多学科团队参考用书

中国医疗保健国际交流促进会影像医学分会　组织编写

同仁眼科影像学

主　编　鲜军舫　王新艳　　　　**副主编**　李　婷　陈青华　闫钟钰　王　媛

编者（按姓氏笔画排序）

于　月　北京市房山区良乡医院

王　媛　首都医科大学附属北京同仁医院

王新艳　首都医科大学附属北京同仁医院

刘云福　首都医科大学附属北京同仁医院

刘兆会　首都医科大学附属北京同仁医院

闫钟钰　首都医科大学附属北京同仁医院

李　勇　首都医科大学附属北京同仁医院

李　铮　首都医科大学附属北京同仁医院

李　婷　首都医科大学附属北京同仁医院

陈青华　清华大学附属北京清华长庚医院

姜　虹　首都医科大学附属北京同仁医院

韩晓伊　首都医科大学附属北京同仁医院

鲜军舫　首都医科大学附属北京同仁医院

人民卫生出版社

·北　京·

图书在版编目（CIP）数据

同仁眼科影像学 / 鲜军舫，王新艳主编． -- 北京：
人民卫生出版社，2025.5. -- ISBN 978-7-117-37997-7

Ⅰ．R770.43

中国国家版本馆 CIP 数据核字第 2025UX4848 号

| 人卫智网 | www.ipmph.com | 医学教育、学术、考试、健康，购书智慧智能综合服务平台 |
| 人卫官网 | www.pmph.com | 人卫官方资讯发布平台 |

同仁眼科影像学

Tongren Yanke Yingxiangxue

主　　编：鲜军舫　　王新艳
出版发行：人民卫生出版社（中继线 010-59780011）
地　　址：北京市朝阳区潘家园南里 19 号
邮　　编：100021
E - mail：pmph @ pmph.com
购书热线：010-59787592　010-59787584　010-65264830
印　　刷：北京瑞禾彩色印刷有限公司
经　　销：新华书店
开　　本：889×1194　1/16　　印张：30
字　　数：691 千字
版　　次：2025 年 5 月第 1 版
印　　次：2025 年 7 月第 1 次印刷
标准书号：ISBN 978-7-117-37997-7
定　　价：159.00 元

前　言

多学科团队（multidisciplinary team，MDT）模式是现代医学的发展趋势之一，其核心目标是为患者制定规范化、个体化、连续性的最佳治疗方案，获得最佳疗效，提升学科诊疗能力和学术水平，推动医学科学进步。影像学是 MDT 临床诊疗路径中的重要组成部分，对于疾病的诊断、预后和疗效评估有非常重要的作用，尤其在头颈部疾病诊疗中起着不可缺少的作用。以前的专著或期刊发表的论文大都专注于本专业的内容，缺乏为 MDT 临床实践提供参考的影像学专著或继续教育材料。与此同时，DRGs（diagnosis related groups，按病种付费）的付费方式在国内逐渐推广普及，将有效降低和控制医疗费用，而且将为全面客观评估每个医疗机构的医疗质量提供一个科学的、可相互比较的分类方法。以上需求对于医学影像学的发展提出了明确的要求：既要客观合理地选择影像学检查方法、避免不必要的影像学检查，又要充分发挥影像学在疾病诊疗中的价值。首都医科大学附属北京同仁医院影像科团队通过近十年的 MDT 临床实践，积累了丰富的经验并总结、归纳了大量的可供 MDT 参考的材料。因此，我们精心设计和创作了一套供 MDT 学习和参考的"同仁头颈部影像学"丛书，旨在为 MDT 中的临床医师和相关人员阐述头颈部疾病的影像学检查路径、检查方案及影像学可解决的哪些临床或 / 和患者问题，以及为影像科医师简明讲述头颈部疾病的临床表现、影像学检查序列与参数设置、影像学表现与分析思路、诊断与鉴别诊断、临床关注点与治疗原则，更好地为头颈部 MDT 提升能力和疾病诊疗效果做好服务。《同仁眼科影像学》是此套丛书中的一本，具有以下三个创新的特点：①以患者和临床问题为中心，根据眼科常见症状或体征讲述影像检查路径、检查方案和分析思路，披沙拣金，授人以渔，使读者能够全面了解疾病并提升解决临床问题的能力。②针对不同解剖部位的病变分别讲述诊断和鉴别诊断的方法，使读者明了相关影像检查路径，厘清分析思路，在 MDT 实践中能够做出合理的诊断与鉴别诊断。③阐明眼科疾病的主要临床表现、影像学表现、临床关注点和治疗原则,将影像与临床诊疗有机地结合起来,更有效地发挥影像学在诊疗中的价值。

在本书策划、编写和修改的过程中,很多前辈、专家和同行提出了宝贵的建设性意见,隋行芳老师对全书的图文修改做了重要的工作,在此一并致谢!本书得到北京市医院管理中心"登峰"人才培养计划(DFL20190203)和北京市医院管理局临床医学发展专项"扬帆计划"眼耳鼻喉影像重点医学专业(ZYLX201704)的资助。

本书适合于影像科医师、眼科医师、放射治疗科医师及相关人员参考。由于本书的写作方式与内容是一个全新的尝试,缺点甚至错误也在所难免,诚恳各位读者批评指正,以期再版时修正补充。

编者

目　　录

第一篇

眼部影像学检查方法及影像解剖

第一章
眼部正常解剖结构概述

眼眶由眶壁、眼球及眼副器共同构成。眼球的功能是接受光波刺激，将感受到的光波刺激转换为神经冲动，经视觉传导通路传至大脑视觉中枢，产生视觉。眼副器位于眼球的周围或附近，包括眼睑、泪器、眼外肌、眶脂体和眶筋膜等，对眼球起支持、保护和运动作用。

一、眶壁

由额骨、筛骨、蝶骨、腭骨、泪骨、上颌骨和颧骨构成，包括四个壁、两个裂和视神经管。

1. 上壁 即眶顶，呈三角形，厚薄不均，由前部的额骨眶板及后部的蝶骨小翼构成，可见不同发育程度的额窦伸入。有以下解剖结构：①泪腺窝，是位于额骨颧突之后眶上壁前外方的凹陷，容纳泪腺；②滑车凹，位于眼眶内上角，邻近突出部为滑车棘；③眶上切迹，眶上切迹的开口处被一骨桥封闭时，称之为眶上孔，位于眶上壁前缘内中 1/3 交界处，有眶上神经、血管经过。

2. 内壁 呈长方形，由前到后依次由上颌骨额突、泪骨、筛骨纸板和蝶骨小翼构成。眼眶内壁前部，由上颌骨额突及泪骨构成泪囊窝，向下经鼻泪管与鼻腔相通。筛骨纸板菲薄并构成眼眶内壁的大部分，是外伤时较易发生眼眶骨折的部位。筛骨纸板与额骨眶部交接处有筛前孔和筛后管孔。筛前管在前，借筛前孔开口于眶壁，向内开口于颅前窝，其内有鼻神经及筛前动脉通过。筛后管在后，借筛后孔开口于眶壁，沿孔向内开口于颅前窝，有筛后动脉通过。

3. 下壁 即眶底，大致呈三角形。主要由上颌骨眶面构成，前外部为颧骨眶突，后部为腭骨眶突。在下壁的眶下裂处可见眶下沟，向前形成眶下管，开口于眶下孔，有眶下血管和神经通过。有时眶下管的顶和底不完整。

4. 外壁 呈三角形，前 1/3 为颧骨眶突，后 2/3 为蝶骨大翼，是眶壁中较厚的部分，可见如下解剖结构：①Merkel 外直肌棘，在眶上裂宽、窄二部交界处的下缘，呈钝圆形的骨性小突起，为外直肌的一部分的起始点；②颧骨沟，自眶下裂前端向前走行，再分支成颧面管及颧颞管，有同名神经、血管通过；③眶外侧结节，为颧骨眶面的小突起，在眶外缘稍后，位于额颧缝之下约 11mm 处，是眼外侧支持带的附着处。

5. 眶上裂 位于眶外壁及上壁之间，蝶骨大、小翼间的裂隙（上缘为蝶骨小翼，下缘为蝶骨大翼），是眼眶与颅中窝间最大的通道。眶上裂内有三叉神经眼支(眼神经)、动眼神经、滑车神经、展神经及眼上静脉通过。

6. 眶下裂 位于眶外壁与眶下壁之间,外侧为蝶骨大翼、内侧为上颌骨眶突,是眼眶与翼腭窝、颞下窝之间的通道。其内有三叉神经上颌支(上颌神经)、颧神经、蝶腭神经节的眶支及眼下静脉至翼静脉丛的吻合支经过。

7. 视神经管 是由蝶骨小翼及蝶骨体围成的骨性管道,沟通眶尖与颅中窝,其内有视神经及其鞘膜(硬脑膜、蛛网膜和软脑膜)、眼动脉通过。眼动脉位于视神经下方,走行于硬脑膜鞘内。

二、眼球

近似球形,位于眼眶前部,借筋膜与眶壁相连,后部与视神经相连。由眼球壁和眼球内容物构成。

1. 眼球壁 从外向内依次分为纤维膜、葡萄膜和视网膜三层。

(1)纤维膜:由纤维结缔组织构成,致密而坚韧,前 1/6 是透明的角膜,后 5/6 是乳白色不透明的巩膜,二者交界处为角膜缘。巩膜后方与视神经的鞘膜相连续。

(2)葡萄膜:又称血管膜、色素膜,富有血管、神经和色素,呈棕黑色。葡萄膜由前至后分为虹膜、睫状体和脉络膜。瞳孔周边棕色部分(白色人种中,因缺乏色素而呈浅黄或浅蓝色)为虹膜。脉络膜占葡萄膜的后 2/3,外面与巩膜疏松相连,内面紧贴视网膜的色素上皮层,后面有视神经穿过。

(3)视网膜:由前至后分为三个部分,即虹膜部、睫状体部和脉络膜部。虹膜部和睫状体部薄而无感光作用,被称为视网膜盲部。脉络膜部接收光刺激并将其转换为神经冲动,被称为视网膜视部。在视神经起始处的圆形隆起称为视神经乳头或视神经盘,在其内侧略偏下方约 3.5mm 处为感光最敏锐的黄斑。视网膜视部分为外层的色素上皮层和内层的神经层,两层之间有一潜在间隙,是造成视网膜外层与内层容易脱离的解剖学基础。

2. 眼球内容物 主要包括晶状体、玻璃体以及房水,这些结构透明而无血管。

(1)晶状体:呈双凸透镜状,借晶状体悬韧带悬挂于虹膜和玻璃体之间。晶状体为人体中蛋白质含量最高的物质,是人体软组织中 CT 值(正常值为 120~140HU)最高的结构。晶状体外面包以具有高度弹性的被膜,即晶状体囊。晶状体实质的周围部较软,被称为晶状体皮质;中央部较硬,被称为晶状体核。随着年龄增长,晶状体核逐渐变大、变硬,弹性减退。

(2)玻璃体:为无色透明的胶状物质。充填于晶状体与视网膜之间,包括玻璃体皮质、中央玻璃体和中央管三部分,中央管为玻璃体中央的空管。玻璃体的主要成分是水,约占 99%,所以密度较低(CT 值在 20~30HU 之间)。玻璃体表面被覆着玻璃体膜。

(3)眼房:晶状体及其悬器之前与角膜间的间隙称为眼房,被虹膜分为前房和后房,其内充满房水。但虹膜在 CT 与 MRI 中均不能清楚显示,且后房甚小,故 CT、MRI 所显示的眼房主要是前房。

三、眼外肌

共有七块，包括一块上睑提肌和运动眼球的四块直肌、两块斜肌，均为骨骼肌。

1. 直肌　共四条，分别是上直肌、下直肌、内直肌和外直肌，共同起自视神经管周围和眶上裂内侧的总腱环；在赤道前方，分别止于巩膜的上方、下方、内侧和外侧。上直肌位于上睑提肌的下方，眼球的上方，该肌收缩可使瞳孔转向上内方。下直肌在眼球的下方，该肌收缩可使瞳孔转向下内方。内直肌位于眼球的内侧，该肌收缩可使瞳孔转向内侧。外直肌位于眼球的外侧，该肌收缩可使瞳孔转向外侧。

2. 斜肌　包括上斜肌和下斜肌。上斜肌位于上直肌与内直肌之间，起于蝶骨体（总腱环内上部及视神经管上缘的眶骨膜），以纤细的肌腱通过附于眶内壁前上方的滑车，经上直肌的下方转向后外，在上直肌与外直肌之间止于眼球后外侧赤道后方的巩膜，该肌收缩可使瞳孔转向下外方。下斜肌位于眶下壁与下直肌之间，起自眶下壁的内侧部分近前缘处，斜向后外，止于眼球下面赤道后方的巩膜，该肌收缩可使瞳孔转向上外方。

3. 上睑提肌　起自视神经管前上方的眶壁，在上直肌与眶顶壁间前行，前端的腱膜呈扇形并止于上睑皮肤和上睑板。该肌收缩可上提上睑，开大睑裂。上睑提肌肌腹和上直肌在一起走行，它们被称为眼上肌群。

四、眶脂体和眶筋膜

1. 眶脂体　是充填于眼球、眼外肌与眶骨膜之间的脂肪组织团块。在眼球后方、视神经与各眼外肌之间的含量较多，前部较少。眶脂体中央部分，即肌锥内间隙部分，由疏松连接的脂肪小叶构成。周边部分，即肌锥外间隙部分，由结合较致密的脂肪小叶构成。眶脂体的功能是固定眶内各种软组织，对眼球、视神经、血管和泪器起弹性软垫样的保护作用。

2. 眶筋膜　包括眶骨膜、眼球筋膜鞘、眼肌筋膜和眶隔。①眶骨膜：除眶缘、裂、孔、缝、泪囊窝和滑车凹等处外，眶骨膜疏松地衬于眶壁内面，在面前部与周围骨膜相连续。在视神经管处，硬脑膜可分为2层，内层成为视神经外鞘，外层延续为眶骨膜。在眼眶后部，靠近视神经管和眶上裂处，眶骨膜增厚形成总腱环，也称 Zinn 环，围绕在视神经周围，为眼外肌提供起点和附着点。动眼神经、展神经和来自三叉神经眼支的鼻睫神经从总腱环内通过，滑车神经、额神经及泪腺神经从总腱环外的外上方通过。②眼球筋膜鞘：是眶脂体与眼球之间薄而致密的纤维膜，又称 Tenon 囊。该鞘包绕眼球大部，向前在角膜缘稍后方与巩膜融合在一起，向后与视神经外鞘结合。眼球筋膜鞘与眼球之间的间隙称为巩膜外隙，此间隙内有一些松软而纤细的结缔组织。③眼肌筋膜：呈鞘状包绕各眼外肌，除了与肌束相延续外，还有系带与周围组织相连。④眶隔：在上睑板的上缘和下睑板的下缘各有一薄层结缔组织分别连于眶上缘和眶下缘，称之为眶隔，与眶骨膜相连续。

五、泪器

由泪腺和泪道组成，泪道包括泪点、泪小管、泪囊及鼻泪管。

（1）泪腺：位于眶上壁前外方的泪腺窝内，分为眶部和睑部，眶部为泪腺上部，较大；睑部为泪腺下部，较小，体积约为眶部的 1/3。泪腺前缘以薄层脂肪与眶隔相接，后方与深部脂肪连接。

（2）泪囊：呈梨形，位于泪骨和上颌骨额突所构成的泪囊窝内，下方开口并连续到鼻泪管。正常情况下，泪囊内可以含气。

（3）鼻泪管：由上颌骨泪沟、泪骨泪沟和下鼻甲泪突所构成，沟通眼眶与下鼻道，其内可含气。

六、眼眶内神经

1. **视神经** 由视网膜神经节细胞轴突组成，属于中枢神经系统白质纤维传导束，显微镜下，大部分视神经有髓鞘，但无神经膜（施万鞘），在神经纤维之间有神经胶质。视神经全长 35～50mm，分为球壁段（神经纤维聚集于视盘，穿过筛板，移行至眶内）、眶内段（从眼球至视神经管眶口）、管内段（位于视神经管内）和颅内段（视神经管后缘至视交叉）。视神经周围包绕视神经鞘膜，自内向外由软脑膜、蛛网膜、硬脑膜构成，其间也存在硬膜下隙、蛛网膜下隙并与颅内蛛网膜下隙沟通。

除了视神经之外，视路还包括视交叉、视束、外侧膝状体、视放射及视皮质。

2. **动眼神经** 自中脑腹侧脚间窝出脑，前行至海绵窦，经眶上裂入眶后分为上、下两支。上支细小，支配上睑提肌和上直肌；下肢粗大，支配下直肌、内直肌和下斜肌。动眼神经中的内脏运动纤维由下斜肌支单独以小支分出，进入睫状神经节换元后进入眼球，支配睫状肌和瞳孔括约肌。

3. **滑车神经** 自中脑下丘下方出脑，绕过大脑脚外侧前行，穿过海绵窦并经眶上裂入眶，越过上直肌和上睑提肌向前内侧走行，支配上斜肌。

4. **展神经** 自延髓脑桥沟中线两侧出脑，前行至颞骨岩部尖端，穿过海绵窦并经眶上裂入眶，支配外直肌。

5. **三叉神经眼支** 从半月神经节发出后经海绵窦外侧壁向前达眶上裂，分支成泪腺神经、额神经和鼻睫神经并经眶上裂入眶，接收来源于眼眶和眼睑的感觉信号。

6. **三叉神经上颌支** 经圆孔入翼腭窝，经眶下裂入眶形成眶下神经，再经过眶下沟、眶下管后出眶下孔，发出小分支分布于下睑、鼻外和上唇的皮肤。

七、眼眶内血管

1. **眼动脉** 眼动脉自颈内动脉发出后走行于视神经鞘内视神经的内下方，经视神经管入眶，穿出视神经鞘并转至视神经外侧，再绕视神经上方移行至视神经内侧前行，沿途发出视网膜中央动脉、泪腺动脉、额动脉、鼻睫动脉、筛前动脉、筛后动脉等。

2. **眼静脉** 包括眼上静脉和眼下静脉，引流眼眶内静脉血。眼上静脉位于视神经与上直肌之间，经眶上裂汇入海绵窦。眼下静脉来源于眼睑底部弥漫的血管丛，向后汇合成两支，主支与眼上静脉吻合或单独汇入海绵窦，小支向下走行，通过眶下裂进入翼静脉丛。

八、眼眶间隙

1. 肌锥内间隙　由四条直肌及其肌间膜所围成,主要为脂肪所充填,内有视神经通过。

2. 肌锥外间隙　位于四条直肌及其肌间膜所构成的肌锥与眶骨膜之间的间隙,主要为脂肪所充填。

3. 巩膜周围间隙　指 Tenon 囊与眼球壁、巩膜之间的潜在间隙。

4. 骨膜下间隙　是眶骨膜和眶壁骨质之间的潜在腔隙。

5. 眶隔前、后间隙　眶隔周围与眶缘处的骨膜相连,中央与睑板前面附着,形成眼睑与眼眶间的隔障,所形成的间隙分为眶隔前间隙和眶隔后间隙。

（刘兆会）

参 考 文 献

[1]　王振常,鲜军舫,兰宝森. 中华影像医学:头颈部卷 [M]. 2 版. 北京:人民卫生出版社,2011:3-9.

[2]　柏树令. 系统解剖学 [M]. 7 版. 北京:人民卫生出版社,2008:261-273.

[3]　鲜军舫,王振常,罗德红,等. 头颈部影像诊断必读 [M]. 北京:人民军医出版社,2007:1-4.

[4]　王振常,刘莎. 颅面骨高分辨率 CT 解剖图谱 [M]. 北京:中国中医药出版社,2002:6-10.

第二章
眼部影像学检查方法

第一节 普通X线片

一、眼部正位片

通常使用柯氏位（Caldwell method），主要用于显示眼球和眶内不透X线的异物等，目前，已不再用于显示骨折和肿瘤等病变。

1. 体位设计 受检者将前额和鼻尖紧贴床面，下颌内收，使得听眦线垂直于床面，正中矢状面垂直于滤线器或床面中线，避免头部旋转或倾斜。将鼻根置于成像板中心，中心线向足侧倾斜23°角，X线经鼻根射入成像板。采取改良后的体位时，受检者可以将下颌颊部和鼻尖紧贴床面，使得听鼻线垂直床面，X线沿中心线垂直入射，可以减少X线斜射引起的图像变形。

2. 影像所见 眶下缘位于图像中心，整个眼眶区域和上颌骨应包含于视野范围内。岩嵴投影于上颌窦下 1/3～1/2 处，两侧眼眶外侧缘与中线的距离相等，双侧眶上裂对称。

二、眼眶侧位片

通常与眼眶正位片结合应用以观察眶内不透X线的异物。

1. 体位设计 受检者将头颅侧面贴于检查床面，患侧贴近成像板，将头颅调整至完全侧面，使正中矢状面平行于成像板，瞳孔连线垂直于成像板。调整下颌，使听眦线垂直于成像板前缘。眼眶下缘位于成像板中线，X线沿中心线垂直射入成像板。

2. 影像所见 眶下缘位于图像中心，整个眼眶区域和上颌骨应包含于视野范围内。眼眶侧位片应无旋转（上颌骨颧突重叠）或倾斜（眶顶和蝶骨大翼重叠）。

三、眼球异物定位

目前常用的有两种方法——巴尔金扣圈法及缝圈法，均在眼眶正位片和侧位片的基础上进行定位。

1. 巴尔金扣圈法 ①扣好圈后调整圈上分别位于3时、6时、9时、12时方向的4个铅点，使6时与12

时两铅点连线与头部中线平行,3 时与 9 时两铅点连线与两侧瞳孔连线平行;②正、侧位图像的中心线均对准上述两连线交点,侧位像上的四个铅点投影应排列在一条直线上,3 时与 9 时两个铅点应重叠为一个。

2.**缝圈法**　在患眼角膜缘上缝合一个与角膜缘直径相同的金属环作为定位标记,环的缺口位于 4 时处,将图像中心线对准环的圆心摄正侧位片。

四、泪囊泪道造影

泪囊泪道造影(DCG)使用碘对比剂使泪囊及鼻泪管显影,拍摄眼眶正、侧位片以显示泪囊的形态和大小、泪道是否堵塞以及堵塞的程度和部位。

五、数字减影血管造影术

数字减影血管造影术(DSA)主要用于对颈动脉海绵窦瘘、硬脑膜海绵窦瘘、眼眶动静脉畸形、眼眶动静脉瘘以及眼动脉的动脉瘤等的诊断和血管内治疗。

第二节　超声检查

超声检查包括 A 型超声、B 型超声、彩色多普勒超声检查和超声生物显微镜检查。

1.**B 型超声**　主要用于眼球病变的检查和眼眶病变的筛查,虽然对眼球病变显示较好,但对软组织肿块仍需进行 CT 和 / 或 MRI 检查,此时 B 型超声常作为辅助检查方法。

2.**彩色多普勒超声检查**　主要用于眼部病变血供的显示。

3.**超声生物显微镜**　可较清楚地显示眼的前部结构。

第三节　CT 检查

一、作用和限度

①对骨质和钙化显示较好。②被广泛用于检查眼眶外伤和有钙化的软组织病变。③对比度相对较差,对软组织肿块的鉴别有明显的限度。

二、眼眶 CT 扫描方法和参数

1.**非螺旋扫描**　①扫描体位:横断面扫描基线为听眶线,冠状面扫描基线为硬腭的垂线。②扫描参数:电压≥120kV,电流≥150mAs,层厚 2～3mm,层间距 2～5mm(观察眼球或眼眶异物时层间距要小于等于层厚),视野(field of view,FOV)为 16cm×16cm～18cm×18cm,矩阵≥512×512,骨算法与软组织算法重建,采取骨算法时还需加边缘增强效应,骨窗的窗宽为 3 000～4 000HU,窗位为 500～700HU,软组织窗的窗宽为300～400HU,窗位为40～50HU。

2.螺旋扫描　进行螺旋CT检查都可采用此方式扫描,但要获得较高质量的图像,则推荐使用四排或四排以上的多排螺旋CT扫描仪采用此方式扫描。①扫描条件或参数:横断面扫描基线为听眶线,电压≥120kV,电流≥250mAs,对于层厚,要选择探测器陈列于Z轴方向上的探测器单元的最小宽度,层厚不要超过1.25mm,螺距(pitch)≤1。②横断面源图像的重建条件和参数:横断面的重建基线为听眶线,重建层厚等于探测器陈列于Z轴方向上的探测器单元的最小宽度,层间距小于或等于重建层厚的50%,FOV为16cm×16cm～20cm×20cm,矩阵≥512×512,分别做骨算法和软组织算法重建,骨算法加边缘增强效应。③各断面重建图像的条件和参数:横断面的重建基线为听眶线,冠状面的重建基线为听眶线的垂线,斜矢状面的重建基线平行于视神经且垂直于听眶线。骨算法重建需要加边缘增强效应,重建层厚为2mm或以下,层间距2～3mm,骨窗的窗宽为3 000～4 000HU,窗位为500～700HU,软组织算法重建,重建层厚3mm,层间距必须小于或等于层厚,软组织窗的窗宽为300～400HU,窗位为40～50HU。观察外伤骨折等病变时以骨算法为主,重建横断面、冠状面和斜矢状面,辅以软组织算法重建的冠状面;选择观察眼球、眼肌或软组织病变时以软组织算法为主,重建横断面、冠状面和斜矢状面,辅以骨算法重建的冠状面。④三维图像重建和后处理:利用表面阴影显示(shaded surface display,SSD)对图像进行切割,去除图像中表面的一部分结构,从不同角度观察所要观察的结构;利用容积再现技术(volume rendering technique,VRT)观察所要显示结构的整体情况。⑤增强扫描:对软组织病变或血管性病变推荐行MRI增强扫描,一般不推荐行CT增强扫描,如果无MRI设备则可行CT增强扫描,推荐使用自动注射器和非离子型碘对比剂,对比剂总量根据患者体重决定,为1ml/kg,关于流速,成人为2.0～3.0ml/s,对于儿童应适当降低流速,延迟扫描时间依病变及设备情况而定;采用软组织算法重建成像。

三、视神经管CT扫描方法和参数

1.非螺旋扫描　①扫描体位:横断面扫描基线为鼻骨尖至后床突上缘连线的平行线,冠状面扫描基线为硬腭的垂线。②扫描参数:电压≥120kV,电流≥200mAs,层厚1mm,层间距≤1mm,FOV为10cm×10cm～12cm×12cm,矩阵≥512×512,骨算法重建,加边缘增强效应,骨窗的窗宽为3 000～4 000HU,窗位为500～700HU。

2.螺旋扫描　进行螺旋CT检查时都可采用此方式扫描,但要获得较高质量的图像,则推荐使用四排或以上的多排螺旋CT扫描仪采用此方式扫描。①扫描条件和参数:横断面扫描基线为听眶线,电压≥120kV,电流≥250mAs,对于层厚,要选择探测器陈列于Z轴方向上的探测器单元的最小宽度,层厚不要超过1mm,螺距(pitch)≤1。②横断面源图像的重建条件和参数:横断面的重建基线为听眶线,重建层厚等于探测器陈列于Z轴方向上的探测器单元的最小宽度,层间距小于或等于重建层厚的50%,FOV为10cm×10cm～14cm×14cm,矩阵≥512×512,骨算法重建,同时加边缘增强效应。③各断面重建图像的条件和参数:横断面的重建基线为鼻骨尖至后床突上缘连线的平行线,冠状面的重建基线为听眶线的垂线,斜矢状面的重建基线平行于视神经，层厚 1mm 或以下（为了照相方便，不宜太薄，必要时可在可疑的地方重建更薄层厚的图像），层间距小于或等于层厚，FOV 为 10cm×10cm～14cm×14cm，矩阵≥512×512，骨算法重建，加边缘增强效应，骨窗的窗宽为 3 000～4 000HU，窗位为 500～700HU。

四、CT 血管造影

1. **概念**　CT 血管造影（CTA）是指静脉注射碘对比剂后在血管显影期进行 CT 扫描，获得血管显影的源图像，然后采用最大密度投影（maximum intensity projection，MIP）进行重建获得三维血管图像。

2. **作用**　在眼部，该检查方法被主要用于进一步显示颈动脉海绵窦瘘的瘘口和引起复视或眼球运动障碍的动脉瘤等。观察颈动脉海绵窦瘘的瘘口时，主要是在重建的薄层二维图像上观察。观察动脉瘤时需结合重建的薄层二维图像和三维图像。

3. **方法**　采用螺旋扫描，推荐使用四排或以上的多排螺旋 CT 扫描仪。①扫描条件和参数：横断面扫描基线为听眶线，电压≥120kV，电流≥250mAs，对于层厚，要选择探测器陈列于 Z 轴方向上的探测器单元的最小宽度，层厚不要超过 1mm，螺距（pitch）≤1。对比剂剂量根据患者体重决定，为 1ml/kg，注射速度根据 CT 扫描仪的扫描速度决定，一般为 3～5ml/s，采用对比剂团注试验获得所需显示血管的显影时间，然后设定扫描延迟时间，也可以使用追踪法，即团注对比剂后对感兴趣区域进行连续监测扫描，在所需显示血管的 CT 值达到一定值后立即进行正式扫描。②横断面源图像重建条件或参数：横断面的重建基线为听眶线，重建层厚等于探测器陈列于 Z 轴方向上的探测器单元的最小宽度，层间距小于或等于层厚的 50%，FOV 为 16cm×16cm～18cm×18cm，矩阵≥512×512，软组织算法重建。③横断面重建图像条件和参数：横断面的重建基线为听眶线，层厚 2mm 或以下（为了照相方便，不宜太薄，必要时可在可疑的地方重建更薄层厚的图像），层间距小于或等于层厚，FOV 为 16cm×16cm～18cm×18cm，矩阵≥512×512，软组织算法重建，软组织的窗宽为 400～600HU，窗位为 70～100HU。④三维动脉或静脉图像：对源图像采用 MIP 进行重建获得三维动脉或静脉图像。

五、CT 泪囊造影

从泪小管注射对比剂后立即进行螺旋 CT 扫描以获得充填对比剂的泪道引流系统的断面影像或三维重建影像。与 X 线泪囊造影相比，CT 泪囊造影不仅有三维重建影像显示泪道引流系统的全貌，而且断面影像可显示泪道引流系统周围的情况，从而可获得更多关于引起阻塞原因的信息。

第四节　MRI 检查

一、作用和限度

软组织对比较好，可较好地显示软组织病变和骨髓腔内改变，帮助诊断和鉴别诊断，但对骨皮质和钙

11

化显示差,且患者装有心脏起搏器是 MRI 检查的绝对禁忌证,眼球内金属异物和颅内动脉瘤银夹术后等是相对禁忌证。

二、MRI 扫描方法

1. **线圈**　头颅正交线圈(或头颅多通道线圈),仅扫描眼球或眶前结构时可使用表面线圈。

2. **扫描体位**　横断面扫描基线为听眶线的平行线,冠状面扫描基线为听眶线的垂线,斜矢状面扫描基线平行于视神经。

3. **扫描序列**

(1)平扫:①横断面,自旋回波(spin echo,SE)序列 T_1WI、T_2WI;冠状面、斜矢状面,T_1WI(病变在横断面显示不佳时,需在显示较好的冠状面或斜矢状面行 T_2WI 扫描)。②脂肪抑制技术,在显示病变较好的断面行脂肪抑制 T_2WI 扫描;当 T_1WI 扫描显示病变内有高信号时,在显示病变较好的断面行脂肪抑制 T_1WI 扫描;目前的设备一般都具有 Dixon 技术,一次扫描可以同时得到同相位、反相位、水相位和脂相位四种图像,水相位图像即为抑脂的图像。③使用场强低或化学位移脂肪抑制技术效果较差的设备时,可行短反转时间反转恢复(short TI inversion recovery,STIR)序列,但 STIR 只能用于 T_2WI 扫描,一般用于冠状位,主要用于视神经的成像。④平扫发现肿瘤或肿瘤样病变(包括炎性病变)时,加扫弥散加权成像(diffusion weighted imaging,DWI),b 值选择 700 和 1 000,同时测量病变区的表观弥散系数(apparent diffusion coefficient,ADC)值。

(2)增强扫描:①动态增强扫描是在平扫的基础上进行的,对比剂用量为 0.1mmol/kg,注射速度为 2～3ml/s;在静脉注射对比剂后的全过程中,利用动态扫描序列连续采集图像,动态扫描采用梯度回波 T_1WI,每 10～20s 扫描一个序列,共扫描 15～20 次;增强后,肿块的信号强度反映肿块的灌注、血管通透性、对比剂流入及流出等药物动力学情况;根据血流动力学模型可得出肿块内感兴趣区的信号强度 - 时间曲线,分析该曲线可以帮助判断肿块的良恶性,对于感兴趣区的选择应避开肿块内囊变区和血管区。②动态扫描结束后,行横断面、管状面、斜矢状面 T_1WI 扫描,同时,在病变显示较好的层面配合使用脂肪抑制技术。

4. **扫描参数**　层厚 3～4mm,层间距 0～0.5mm,FOV 为 16cm×16cm～20cm×20cm,矩阵≥256×256;如果怀疑眶尖或海绵窦区病变,则要求层厚更薄,一般为 2mm,层间距更小,为 0～0.2mm。

5. **特殊扫描方法**　①临床怀疑眼部静脉曲张时,行颈部加压扫描;扫描前,在患者颈部缠绕血压计臂带,颈部加压前行常规平扫,然后向血压计臂带内充气、对颈部加压(给予压力约 5kPa),再次行横断面、冠状面 T_1WI 扫描,通过对比颈部加压前后眼眶肿块的大小来判断有无静脉曲张。②第Ⅲ、Ⅳ、Ⅴ、Ⅵ对脑神经成像,以 GE 设备为例。脑池段:采用三维快速平衡稳态成像(three dimensional fast imaging employing steady state acquisition,3D-FIESTA),层厚为 0.8mm,无间隔或层与层之间重叠 50%,采集范围为脑干区;海绵窦段:静脉注射对比剂后行增强扫描,冠状面成像,在横断面和矢状面上定位,扫描基线垂直于鞍底,采集范围为海绵窦前、后缘间,成像序列为 FSE T_1WI,层厚为 2.0mm,层间距为 0.2mm;眶内段:行单眼斜冠状面增强扫描，扫描基线与视神经眶内段长径垂直，在横断面和矢状面上定位，范围前至晶状体、后达海绵窦前部，采用快速自旋回波序列（fast spin echo，FSE）T_1WI扫描，层厚为2.0mm，层间距为0.2mm。

三、磁共振血管成像

1. 概念 磁共振血管成像（MRA）利用快速流动血液的流空效应对血管进行显影，可不用对比剂就能显示血管；采用注射对比剂后的三维增强梯度回波方法时，可在不同时期扫描获得动脉或静脉图像。

2. 作用 在眼部，主要被用于进一步显示引起复视或眼球运动障碍的动脉瘤、眼眶动静脉畸形或颈动脉海绵窦瘘等。

四、MR泪囊造影

利用MR水成像技术对泪囊和鼻泪管进行显影来观察泪道引流系统是否阻塞。与X线泪囊造影相比，不需向泪道注射对比剂，简单方便，患者无痛苦，尤其是对泪道引流系统阻塞的病例显示非常好。

（刘云福）

第三章
眼部正常解剖影像

一、正常眼眶X线解剖影像

采取眼眶后前位时，X线显示双侧眼眶呈圆形或钝圆形，眼眶壁结构包括眼眶四壁、眶上裂、蝶骨大翼、蝶骨小翼等，通常双侧对称（图1-3-1A）。采取眼眶侧位时可见两侧结构重叠，主要显示眼眶顶壁、底壁（图1-3-1B）。

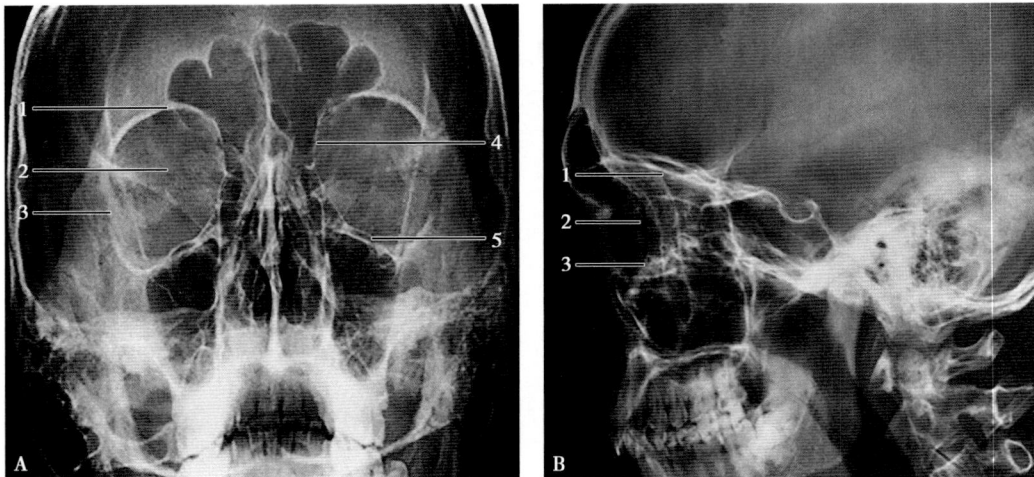

图1-3-1 正常眼眶X线片

A.眼眶后前位，双侧眼眶呈钝圆形，1为眼眶上壁，2为眼眶，3为眼眶外壁，4为眼眶内壁，5为眼眶下壁；
B.眼眶侧位，1为眼眶上壁，2为眼眶，3为眼眶下壁。

二、正常眼眶高分辨率CT解剖影像

眼眶上、下、内、外四壁组成眼眶的锥形结构，眶壁骨质呈高密度。眼球位于眼眶前部，球壁呈近圆环形等密度影；球内前方晶状体呈均匀高密度，CT值达120～140HU；球内后方玻璃体呈低密度。泪腺呈等密度，位于眼球前外上方。球后可见呈低密度的脂肪间隙，六条眼外肌呈等密度，厚薄不同，肌腹处较肌腱处及总腱环处厚,眼外肌厚度因眼位不同而发生变化。视神经呈等密度,走行于肌锥内间隙。眼眶通过眶尖处的眶上裂及视神经管与颅内相通(图 1-3-2、图 1-3-3)。

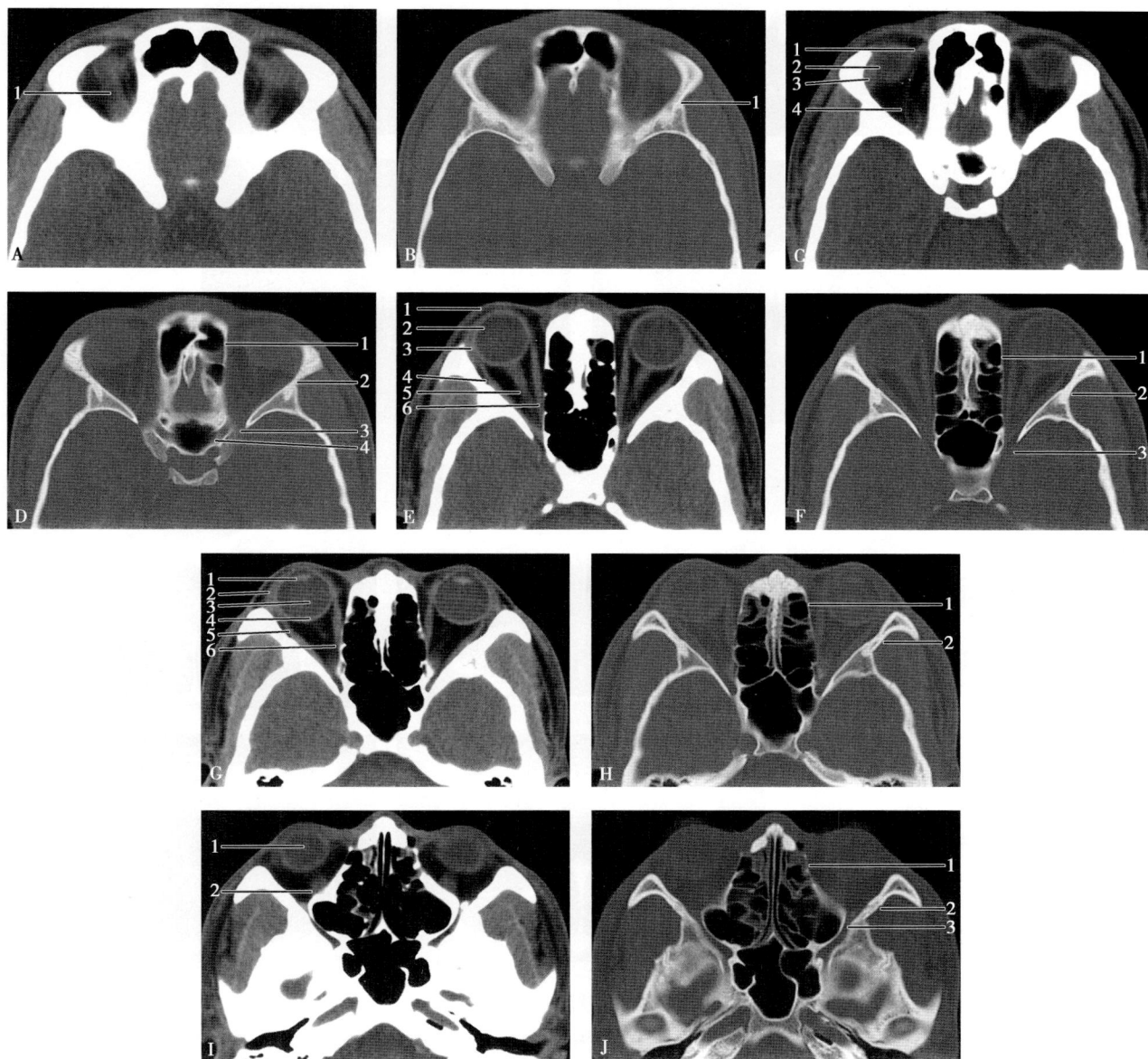

图 1-3-2　横断面眼眶高分辨率 CT(high resolution CT, HRCT)

A. 软组织窗眼眶 HRCT 眼上肌群层面,1 为上直肌及上睑提肌;B. 骨窗眼眶 HRCT 眼上肌群层面,1 为眶壁;C. 软组织窗眼眶 HRCT 眼上静脉层面,1 为上斜肌,2 为眼球,3 为泪腺,4 为眼上静脉;D. 骨窗眼眶 HRCT 眼上静脉层面,1 为眼眶内壁,2 为眼眶外壁,3 为眶上裂,4 为视神经管;E. 软组织窗眼眶 HRCT 视神经层面,1 为眼睑,2 为眼球,3 为泪腺,4 为外直肌,5 为视神经,6 为内直肌;F. 骨窗眼眶 HRCT 视神经层面,1 为眼眶内壁,2 为眼眶外壁,3 为眶上裂;G. 软组织窗眼眶 HRCT 晶状体层面,1 为晶状体,2 为泪腺,3 为玻璃体,4 为眼球壁,5 为外直肌,6 为内直肌;H. 骨窗眼眶 HRCT 晶状体层面;1 为眼眶内壁,2 为眼眶外壁;I. 软组织窗眼眶 HRCT 眶下裂层面,1 为眼球,2 为下直肌;J. 骨窗眼眶 HRCT 眶下裂层面,1 为眼眶内壁,2 为眼眶外壁,3 为眶下裂。

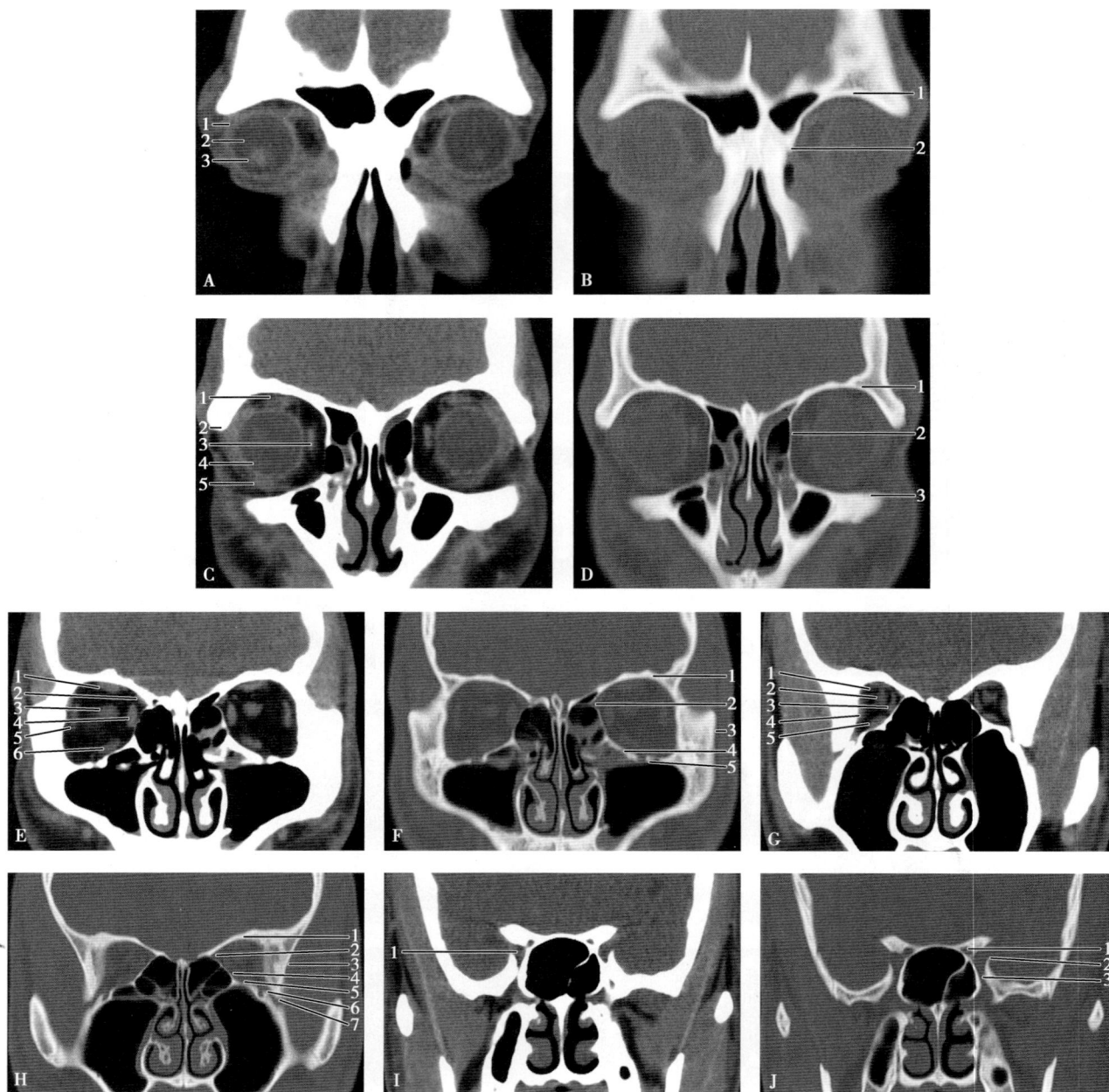

图 1-3-3 冠状面眼眶 HRCT

A. 软组织窗眼眶 HRCT 晶状体层面，1 为泪腺，2 为眼球，3 为晶状体；B. 骨窗眼眶 HRCT 晶状体层面，1 为眼眶上壁，2 为眼眶内壁；C. 软组织窗眼眶 HRCT 下斜肌层面，1 为上直肌及上睑提肌，2 为泪腺，3 为内直肌，4 为眼球，5 为下斜肌；D. 骨窗眼眶 HRCT 下斜肌层面，1 为眼眶上壁，2 为眼眶内壁，3 为眼眶下壁；E. 软组织窗眼眶 HRCT 筛前动脉管层面，1 为上直肌及上睑提肌，2 为上斜肌，3 为视神经，4 为内直肌，5 为外直肌，6 为下直肌；F. 骨窗眼眶 HRCT 筛前动脉管层面，1 为眼眶上壁，2 为筛前动脉管，3 为眼眶外壁，4 为眼眶下壁，5 为眶下管；G. 软组织窗眼眶 HRCT 筛后动脉管层面，1 为上直肌及上睑提肌，2 为视神经，3 为内直肌，4 为外直肌，5 为下直肌；H. 骨窗眼眶 HRCT 筛后动脉管层面，1 为眼眶上壁，2 为筛后动脉管，3 为眼眶外壁，4 为眼眶内壁，5 为眼眶下壁，6 为眶下管，7 为眶下裂；I. 软组织窗眼眶 HRCT 视神经管层面，1 为眶尖；J. 骨窗眼眶 HRCT 视神经管层面，1 为视神经管，2 为眶上裂，3 为眶下裂。

三、正常眼眶 MRI 解剖影像

眼眶各壁骨皮质呈线状低信号影，骨髓腔及眶内脂肪在 T_1WI 及 T_2WI 上呈高信号。T_1WI 上，眼球壁、眼外肌及视神经呈等信号，玻璃体呈低信号，晶状体呈等低信号。T_2WI 上，眼外肌信号较低，玻璃体呈高信号，晶状体呈低信号。眶内血管呈流空信号（图 1-3-4）。脂肪抑制增强 T_1WI 图像上，脉络膜明显强化，但与视网膜区分不清，二者合称视网膜脉络膜复合体，巩膜由于含纤维结构而呈低信号。眼外肌及泪腺呈均匀强化。视神经无强化。眶内脂肪由于脂肪抑制而无信号。

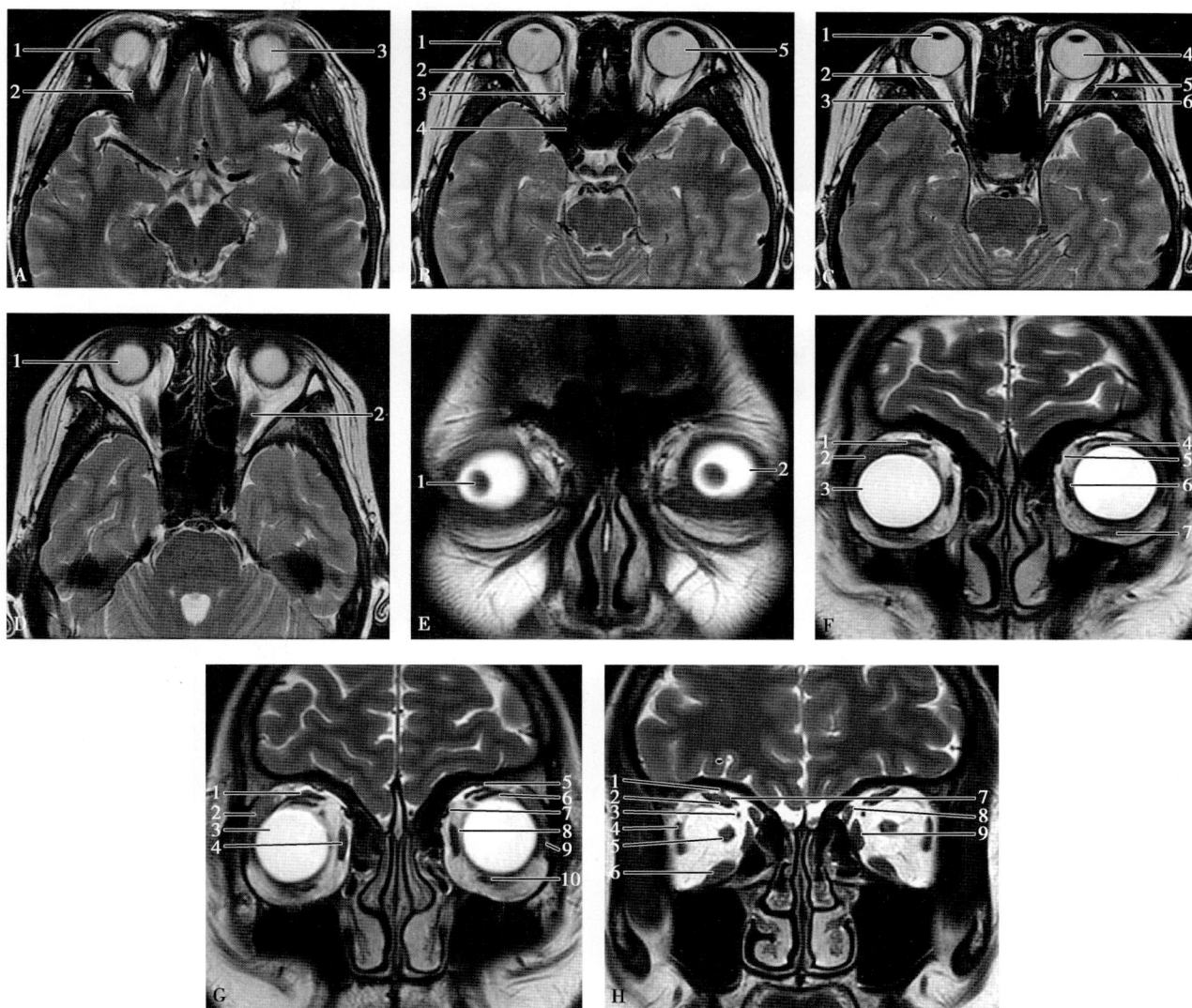

图 1-3-4　眼眶 MRI

A. 横断面眼眶 MRI 眼上肌群层面，1 为泪腺，2 为上直肌及上睑提肌，3 为眼球；B. 横断面眼眶 MRI 视神经管层面，1 为泪腺，2 为外直肌，3 为内直肌，4 为管内段视神经，5 为眼球；C. 横断面眼眶 MRI 晶状体层面，1 为晶状体，2 为眼球壁，3 为视神经，4 为玻璃体，5 为外直肌，6 为内直肌；D. 横断面眼眶 MRI 下直肌层面，1 为眼球，2 为下直肌；E. 冠状面眼眶 MRI 晶状体层面，1 为晶状体，2 为眼球；F. 冠状面眼眶 MRI 下斜肌层面，1 为上睑提肌，2 为泪腺，3 为眼球，4 为上直肌，5 为上斜肌，6 为内直肌，7 为下斜肌；G. 冠状面眼眶 MRI 眼球中部层面，1 为上睑提肌，2 为泪腺，3 为眼球，4 为内直肌，5 为额神经，6 为上直肌，7 为上斜肌，8 为内直肌，9 为外直肌，10 为下直肌；H. 冠状面眼眶 MRI 眼眶中部层面，1 为额神经，2 为上直肌，3 为眼上静脉，4 为外直肌，5 为视神经，6 为下直肌，7 为上睑提肌，8 为上斜肌，9 为内直肌。

四、正常眼超声表现

眼睑及角膜呈高回声带，前房及玻璃体呈无回声暗区，晶状体呈双凸椭圆形低回声区，球后脂肪回声较强，其内可见低回声带状视神经及眼外肌（图1-3-5）。

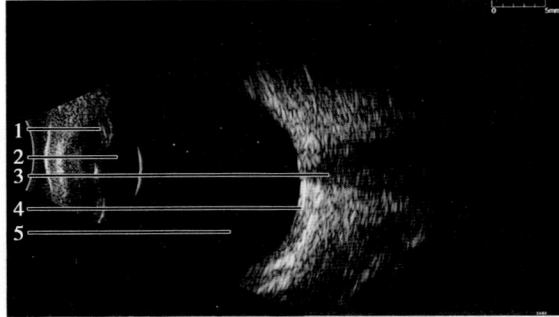

图1-3-5　眼超声

1. 虹膜；2. 晶状体；3. 视神经；4. 眼球壁；5. 玻璃体。

（刘兆会）

第二篇

眼部病变的影像检查路径及诊断分析思路

第一章
概　论

　　眼部疾病临床多见，影像学检查是眼部疾病诊疗的关键技术之一，优化技术流程、规范扫描及后处理、规范报告内容，可以进一步提升影像学对于眼部疾病诊断及评估的价值。

　　对于眼部常见疾病的影像检查路径，可根据临床症状进行划分：视力下降、眼球突出、复视（眼球运动障碍）、眼球内病变以及外伤。其中眼球内病变又可根据患者是成人或儿童而有所区分。本篇后续章节将从上述方面对眼部疾病的影像学检查路径进行详述。

第二章
眼球突出的影像检查路径及诊断分析思路

第一节　影像检查路径

对于眼球突出病变，首选眼部超声或 MRI 检查。超声可被用于评估可疑眼球内病变，但是其对于突破眼球壁的较大病变或球外病变价值有限。MRI 是评估眼球外病变的较好的检查方法，对于可疑肿瘤性病变，推荐采用动态增强扫描及 DWI，并且应进行 CT 扫描观察邻近骨质改变。

1. **眼球内病变**　对于较小的病变首选超声检查，眼眶 MRI 可被用于评估病变的性质及范围，而评估病变是否突破眼球壁或累及视神经具有重要价值。

2. **球外眶内病变**　①特发性炎症：眼眶平扫及增强 MRI 扫描；②甲状腺相关性眼病：眼眶平扫 MRI；③肿瘤：眼眶平扫、动态增强扫描及 DWI；④脉管性病变：眼眶平扫及增强 MRI 扫描，增强后加扫俯卧位或颈部加压 T_1WI 序列，怀疑颈内动脉海绵窦瘘时行数字减影血管造影（digital subtraction angiography，DSA）检查。

3. **眶壁病变**　进行眼眶 CT、眼眶平扫及增强 MRI 检查。

第二节　影像诊断分析思路

眼球突出（exophthalmos）又称突眼，即眼球位置异常，是眼眶病最常见的主要症状和体征之一，任何引起眶腔内容物体积增加或眶腔变形、变小的病变均可导致眼球位置前移、向前突出。根据病因可将这些病变分为肿瘤性疾病、内分泌疾病、炎症、外伤及发育和遗传性疾病等。根据病变部位可将这些病变分为球内、球外眶内及眶周疾病等。除眶内本身病变外，眼球突出也常与内科、耳鼻喉科、神经外科、肿瘤科的疾病有密切关系。此外，还应注意引起假性眼球突出的几种情况，如高度近视、上睑退缩、睑裂不对称、眼外肌麻痹及眶结构异常等。

诊断病理性眼球突出时应注意以下特点：①眶前部肿瘤不一定引起眼球突出，可以表现为眼球偏位，如肿瘤位于眼球赤道部之后，其体积达到一定大小时，才出现突眼。②原发性肿瘤大多表现为单侧性突眼，但要注意炎性假瘤、继发性肿瘤、淋巴细胞性肿瘤、绿色瘤等可为单侧或双侧性。甲状腺相关性眼病可先为单侧性，以后发展为双侧性。③对于眼球突出方向与肿瘤位置关系的判断，眼球向正前方突出者多为原发于肌锥内的肿瘤，但有时也可见于眶壁肿瘤长入肌锥内间隙而使眼球向正前方突出者。肌锥内间隙肿瘤常常会压迫视神经。若眼球偏位突出，则多为眶壁或鼻旁窦来源的肿瘤，此时应注意在眼球偏位对侧去发现肿瘤。④眼球突出的性质，如眼球突出与患者体位变化（如卧位或低头）有关或随同侧颈部静脉加压而明显，则可能为眼眶静脉曲张；若眼球突出呈波动性，且听诊可闻及与心搏同步的血管杂音，则可能是颈内动脉海绵窦瘘或眼眶静脉瘤。眼球波动也可能由正常颅内动脉搏动通过眼眶壁骨性缺损传播所致。

影像学上，眼球突出的诊断标准主要有：①眼球突出度超过 22mm，突出程度目测大于眼球前后径的 1/2；②眼球 2/3 以上部分位于眼眶内、外壁前缘连线之前；③两眼突出度差值大于 2mm。

CT 对于眼眶骨壁及眶腔发育性异常显示较好，同时可显示颅面骨发育畸形，另外，通过 CT 对肿瘤邻近骨质有无破坏进行观察有助于肿瘤定性。MRI 多方位成像的软组织分辨率高，能清楚显示眼外肌、视神经、泪腺、眶内脂肪、眶尖等软组织结构，发现早期病变并判断病变来源、侵及范围及与周围结构的关系，能确定病变部位、边缘及信号、与邻近结构关系等特点，再结合患者发病年龄、病史等特点，往往能对眼球突出的原因做出初步诊断和鉴别诊断。

一、眼球内病变

发生任何引起眼球增大的球内病变时均可出现眼球突出。儿童期常见的引起眼球增大的球内病变为视网膜母细胞瘤，尤其是视网膜母细胞瘤早期阶段，肿瘤发展增大并钙化，占据眼球大部引起眼球增大而导致眼球突出（图 2-2-1）；成人常见的引起眼球增大的球内病变包括脉络膜黑色素瘤，在影像学检查中表现为贴近眼球壁近球内一侧的结节状或半球状软组织影，眼球壁局限性或弥漫性增厚，当病变向球外侵犯

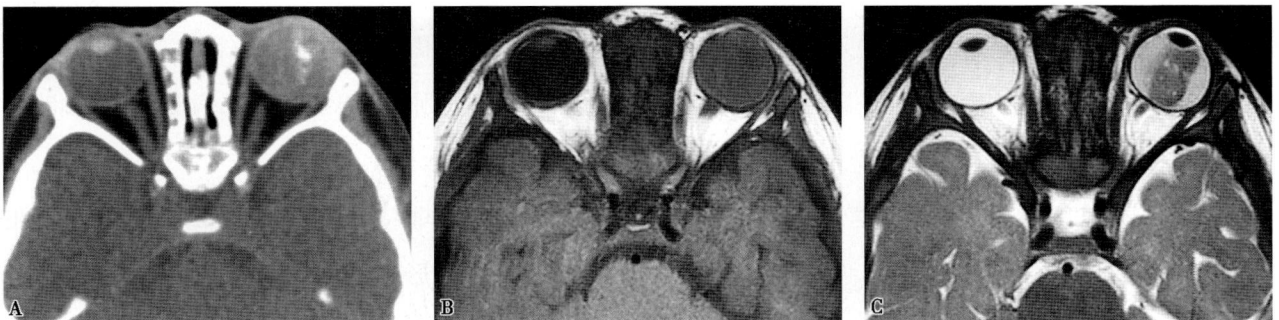

图 2-2-1　视网膜母细胞瘤

A. 横断面 CT 平扫软组织窗，示左侧眼球内不规则高密度肿块，为视网膜母细胞瘤早期阶段，肿瘤发展增大并钙化，占据眼球大部，引起眼球增大而导致眼球突出；B. 横断面 T_1WI 示左侧眼球玻璃体内可见等信号肿块，眼球壁连续；C. 横断面 T_2WI 示肿块呈等至高信号，内部信号不均匀，肿块向前推压晶状体，前房变浅，肿块边缘可见新月形高信号影，为视网膜脱离。

并累及周围结构如视神经时,其更容易引起眼球突出(图2-2-2)。其他少见球内病变包括脉络膜转移癌等进展时,引起眼球壁多个结节状或弥漫性增厚,出现眼球突出。

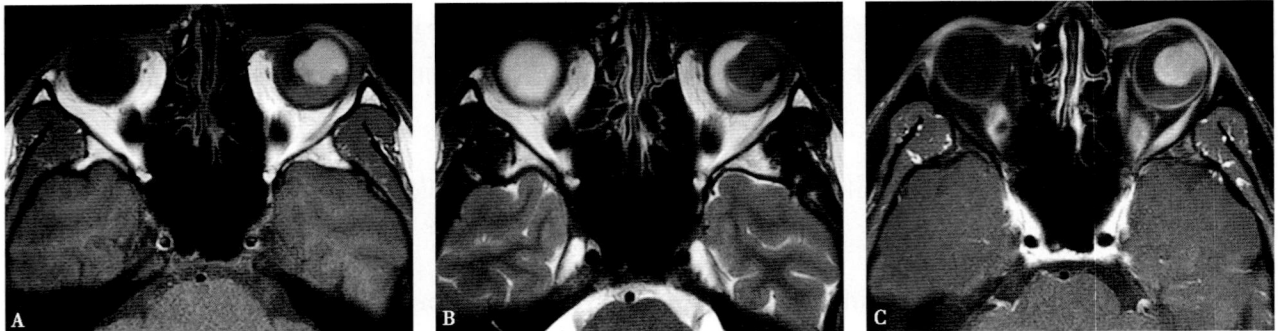

图2-2-2　脉络膜黑色素瘤

A.横断面 T_1WI 示左侧眼球睫状体区不规则形高信号肿块,眼球后壁可见新月形略高信号影,为视网膜脱离;B.横断面 T_2WI 示肿块为低信号,其后方视网膜脱离为高信号;C.增强后横断面脂肪抑制 T_1WI 示肿块强化,与睫状体分界不清,后方视网膜下积液无强化。

二、眶内眼球外病变

包括肿瘤性病变和非肿瘤性病变,是引起眼球突出的常见病变部位。肿瘤和非肿瘤性病变根据累及部位又可分被为肌锥内间隙病变和肌锥外间隙病变。位于肌锥内间隙的常见肿瘤包括海绵状血管瘤、视神经胶质瘤、视神经鞘脑膜瘤等。海绵状血管瘤是眶内最常见的良性肿瘤之一,多呈偏心性生长,边界清晰,动态增强扫描中呈现"渐进性强化"特点(图2-2-3);视神经胶质瘤的特点是位于视神经走行区的软组织肿块或视神经迂曲增粗,平扫时肿瘤与视神经信号相一致,增强扫描时可见肿瘤位于视神经鞘膜内,有时显示外周包膜包绕征象(图2-2-4);视神经鞘脑膜瘤典型的"轨道征"或"靶征"有一定特征性(图2-2-5)。肌锥外间隙肿瘤主要是来源于眼眶外上方泪腺窝区的肿瘤,包括泪腺混合瘤,其具有特征性发病部位,加之肿瘤向后生长突入眼眶内,因此会引起眼球突出和眼外肌活动受限(图2-2-6)。其他泪腺病变还包括泪腺炎性假瘤、神经源性肿瘤(图2-2-7)、结节病、肉芽肿、淋巴瘤等少见病变,定性诊断相对困难一些。

非肿瘤性病变中最常见的为眶内炎性假瘤,为原因不明的眼眶内非特异性炎症(图2-2-8),常常侵犯眼球、眼外肌、视神经及周围脂肪,导致受累组织发生急、慢性炎症并形成软组织肿块,可分为泪腺炎型、眼肌型、肿块型、神经束膜型、弥漫型等,眼肌型和弥漫型炎性假瘤在影像学检查中有一定特征性,前者表现为眼外肌增粗肥大,肌腹和肌腱均增粗;后者多累及球后脂肪间隙,形成弥漫性软组织肿块,与眼眶蜂窝织炎相类似,表现为眼外肌增粗,呈边界不清的肿块,眼球壁与眼睑增厚,视神经增粗,眶脂体密度增高,泪腺密度增高,鉴别时要考虑临床病程、皮肤外观等,鉴别困难者需要活检才能确定诊断结果。

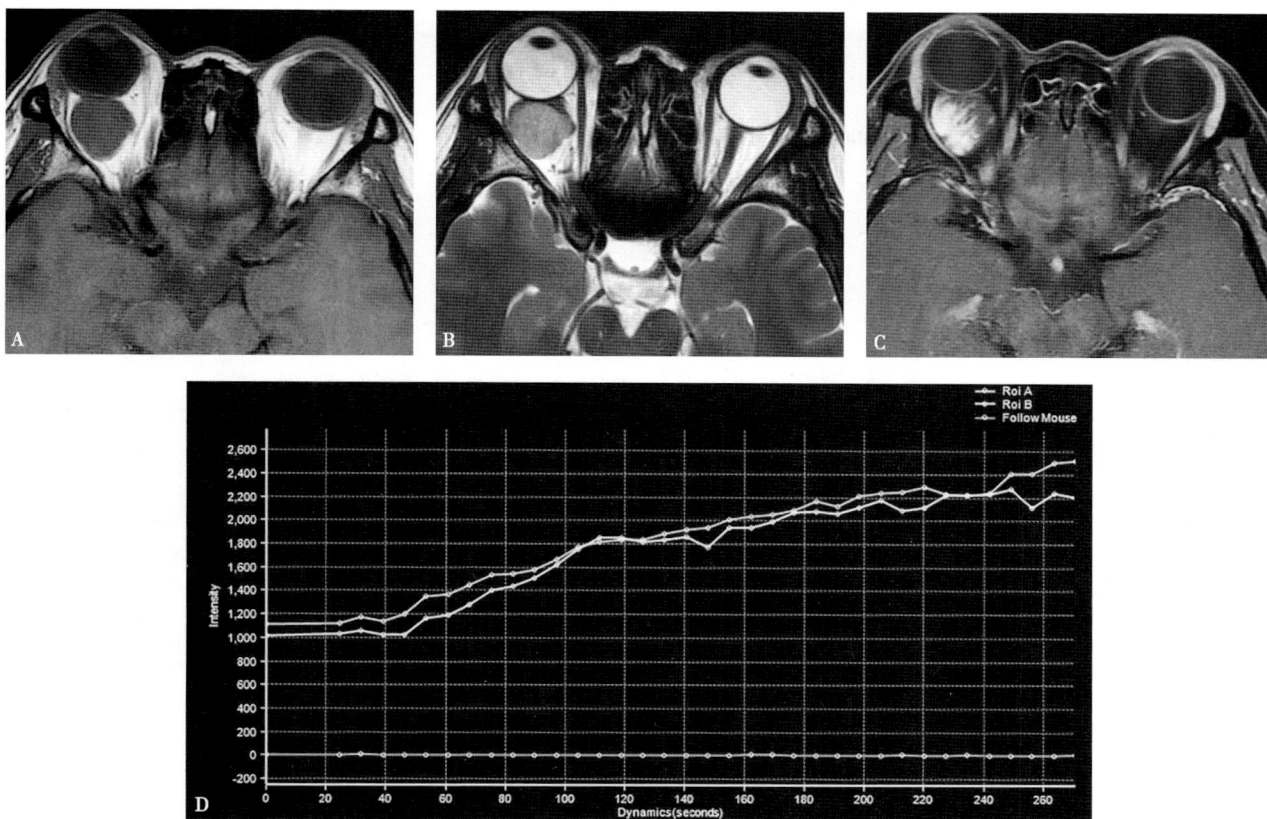

图 2-2-3 海绵状血管瘤

A. 横断面 T_1WI 示右侧眼眶肌锥内间隙类圆形低信号肿块,边界清晰,右侧眼球受压前移,眼球壁变形,周围脂肪间隙清晰;B. 横断面 T_2WI 示肿块呈高信号,内部信号欠均匀,眼外肌及视神经受压移位;C. 增强后横断面脂肪抑制 T_1WI 示肿块呈"渐进性强化";D. 动态增强扫描曲线呈持续上升型。

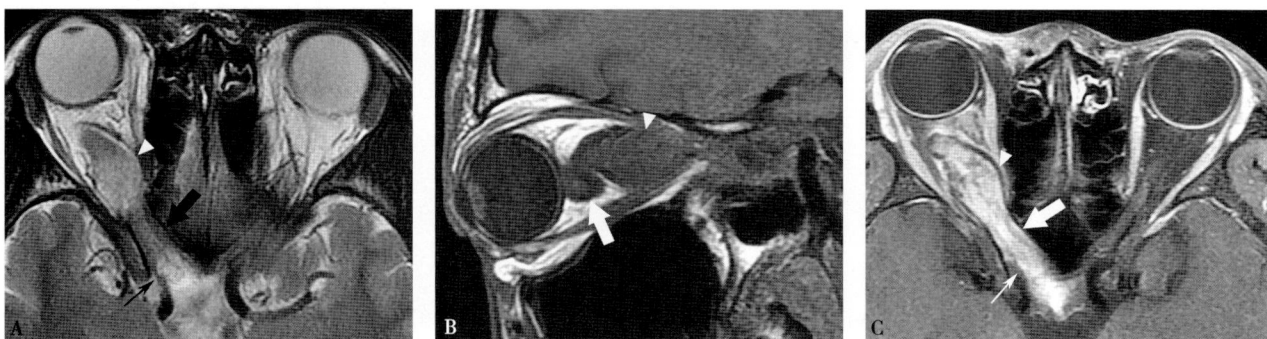

图 2-2-4 视神经胶质瘤

A. 横断面 T_2WI 示右侧视神经眶内段(白箭头)及管内段(大黑箭)迂曲增粗,呈等信号,边界清晰,病变压迫右侧颈内动脉(小黑箭);B. 斜矢状面 T_1WI 示病变呈等信号(白箭头),周围脂肪间隙清晰,视神经眶内段前部走行扭曲(大白箭);C. 增强后横断面脂肪抑制 T_1WI 示肿块不均匀明显强化(大白箭),外周可见略低强化包膜(白箭头),右侧颈内动脉受压(小白箭)。

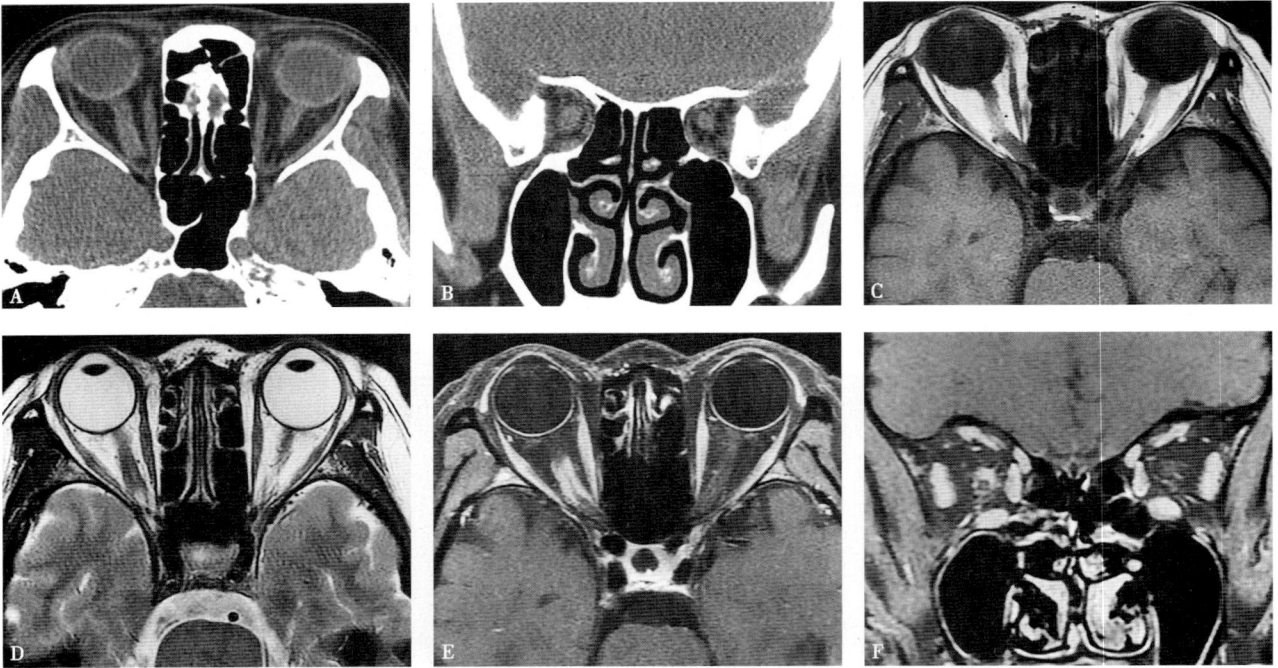

图 2-2-5　视神经鞘脑膜瘤

A、B. 横断面（A）及冠状面（B）CT 平扫软组织窗示右侧视神经眶内段增粗，呈等密度；C. 横断面 T$_1$WI 示右侧视神经增粗，呈等信号，周围脂肪间隙清晰；D. 横断面 T$_2$WI 示病变呈等信号；E. 增强后横断面脂肪抑制 T$_1$WI 示右侧视神经鞘增厚、强化，内部视神经受压，呈"轨道征"；F. 增强后冠状面 T$_1$WI 示右侧视神经鞘增厚、强化，内部视神经未见异常强化，呈"靶征"。

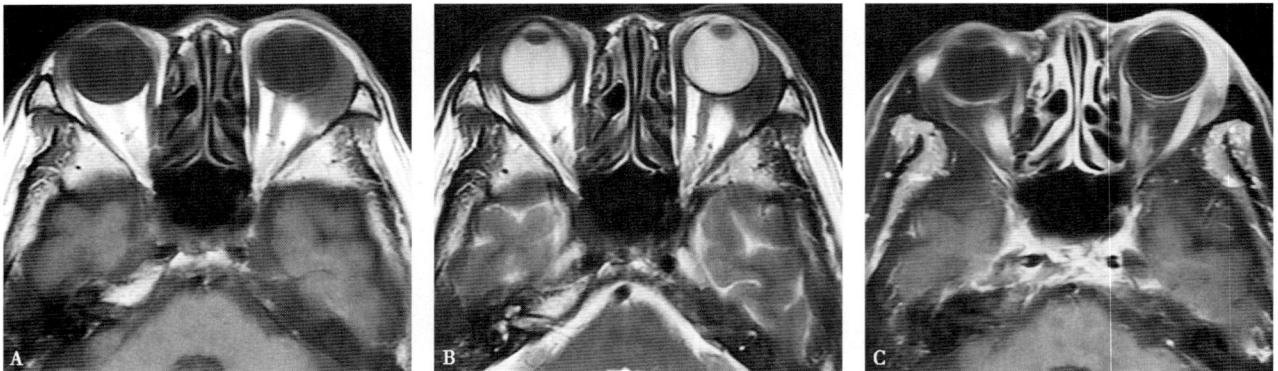

图 2-2-6　泪腺混合瘤

A～C. 泪腺混合瘤，肿瘤引起眼球突出和眼外肌活动受限；A. 横断面 T$_1$WI 示左侧泪腺区等信号肿块，边界清晰，向后生长突入眼眶内；B. 横断面 T$_2$WI 示肿块呈略低信号；C. 增强后横断面脂肪抑制 T$_1$WI 示肿块轻、中度不均匀强化。

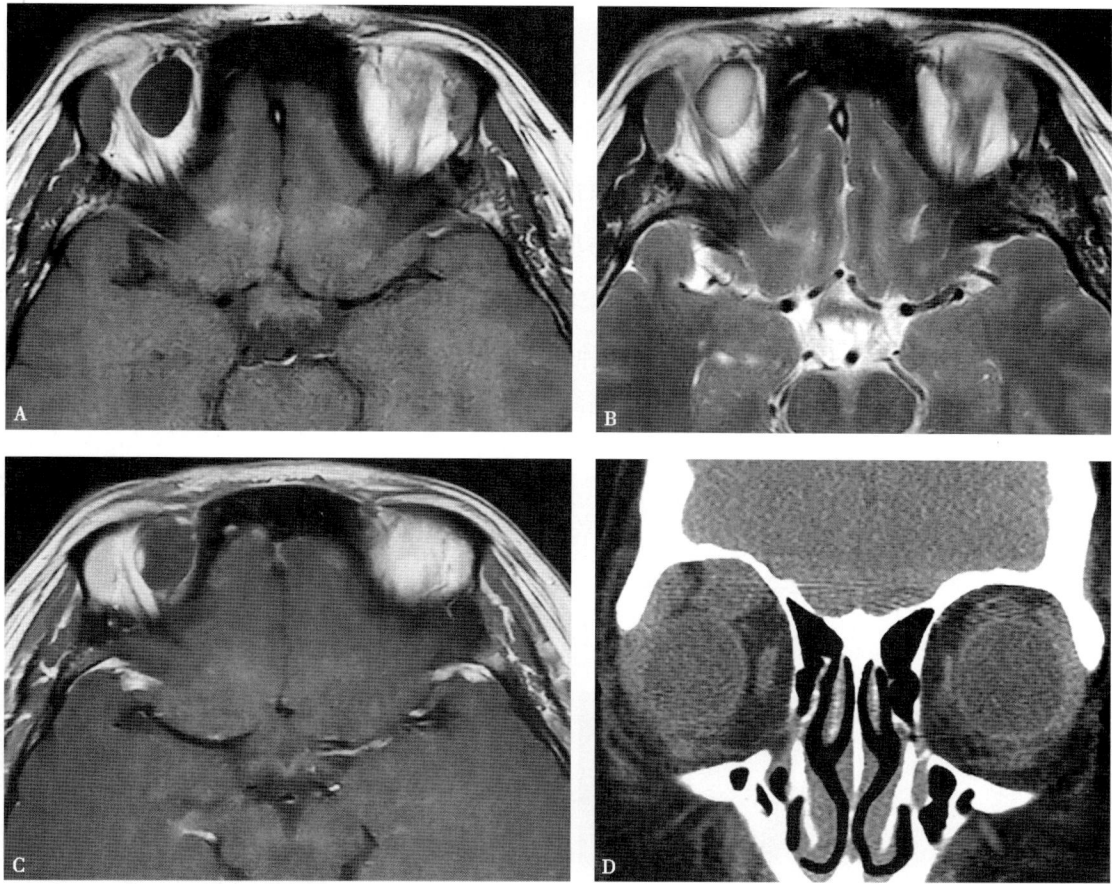

图 2-2-7　神经源性肿瘤

A. 横断面 T_1WI 示右侧眼眶肌锥外间隙类圆形低信号肿块,边界清晰;B. 横断面 T_2WI 示肿块呈高信号,内部信号不均匀,眼上肌群受压移位;C. 增强后横断面 T_1WI 示肿块不均匀强化,内部可见片状低强化区;D. 冠状面 CT 平扫软组织窗示肿块位于眼眶内上象限肌锥外间隙,密度欠均匀,边界清晰,眼上肌群及眼球受压移位。

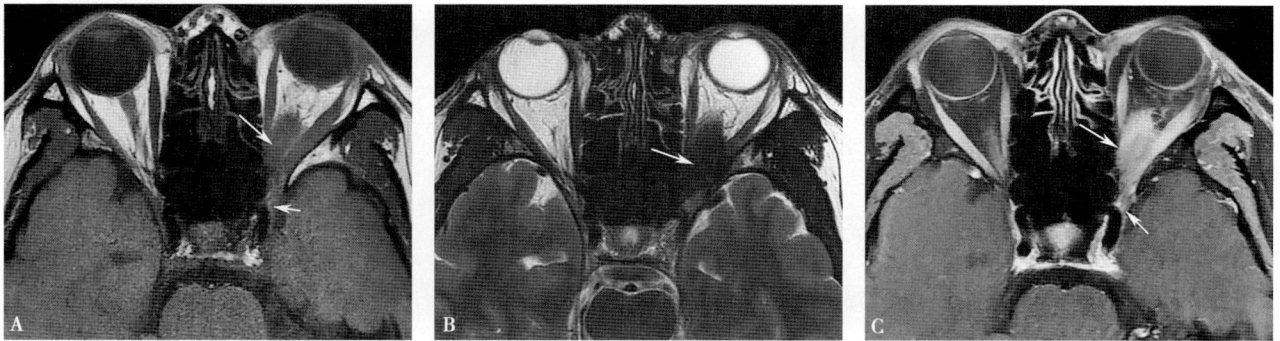

图 2-2-8　眼眶内非特异性炎症

A. 横断面 T_1WI 示左侧眼眶肌锥内间隙及眶尖区可见片状等信号影(长白箭),累及视神经、内直肌及外直肌,视神经眶内段及管内段增粗,边缘模糊,病变向后累及海绵窦前部(短白箭);B. 横断面 T_2WI 示病变呈低信号(长白箭);C. 增强后横断面脂肪抑制 T_1WI 示病变不均匀中等强化(长白箭),向后累及海绵窦前部(短白箭),内直肌及外直肌增粗。

三、眼眶周围病变

眼眶邻近鼻腔、鼻旁窦，通过眶下裂与翼腭窝相通，进而与颞窝、颞下窝沟通；通过眶上裂与颅内相通。因此，鼻腔、鼻旁窦及邻近颅底的炎症、肿瘤性病变均可累及眼眶结构，从而引起眼球突出，影像学检查的重点是观察眼眶与邻近结构的自然孔道、裂隙骨质改变、软组织情况。

1. 鼻源性病变累及眼眶　眼眶上、下、内壁与鼻旁窦仅隔以菲薄的骨壁，鼻旁窦病变进入眶内或累及视神经、眼外肌及眶内脂肪时，可出现眼球突出、复视、视力下降等眼部症状，患者常常以眼部症状首诊眼科。首先，额窦、筛窦肿块较为常见，额窦黏液囊肿是较易累及眼部的病变之一（图2-2-9），常常引起眼眶变形、眼球壁受压、眼球变形等，从而出现眼球突出。其次是发生于鼻腔、鼻旁窦的各类良、恶性肿瘤。良性肿瘤包括鼻腔内翻性乳头状瘤、血管瘤、错构瘤等，恶性肿瘤有发生于鼻腔、鼻旁窦的鳞状细胞癌、腺癌、腺样囊性癌以及其他类型少见肿瘤。肿瘤占位压迫骨壁，引起眶腔变形、眼球突出，有时肿瘤直接侵入眶内结构而引起眼球突出（图2-2-10）。鼻咽部良性肿瘤中，以青少年鼻咽血管纤维瘤多见，该肿瘤具有

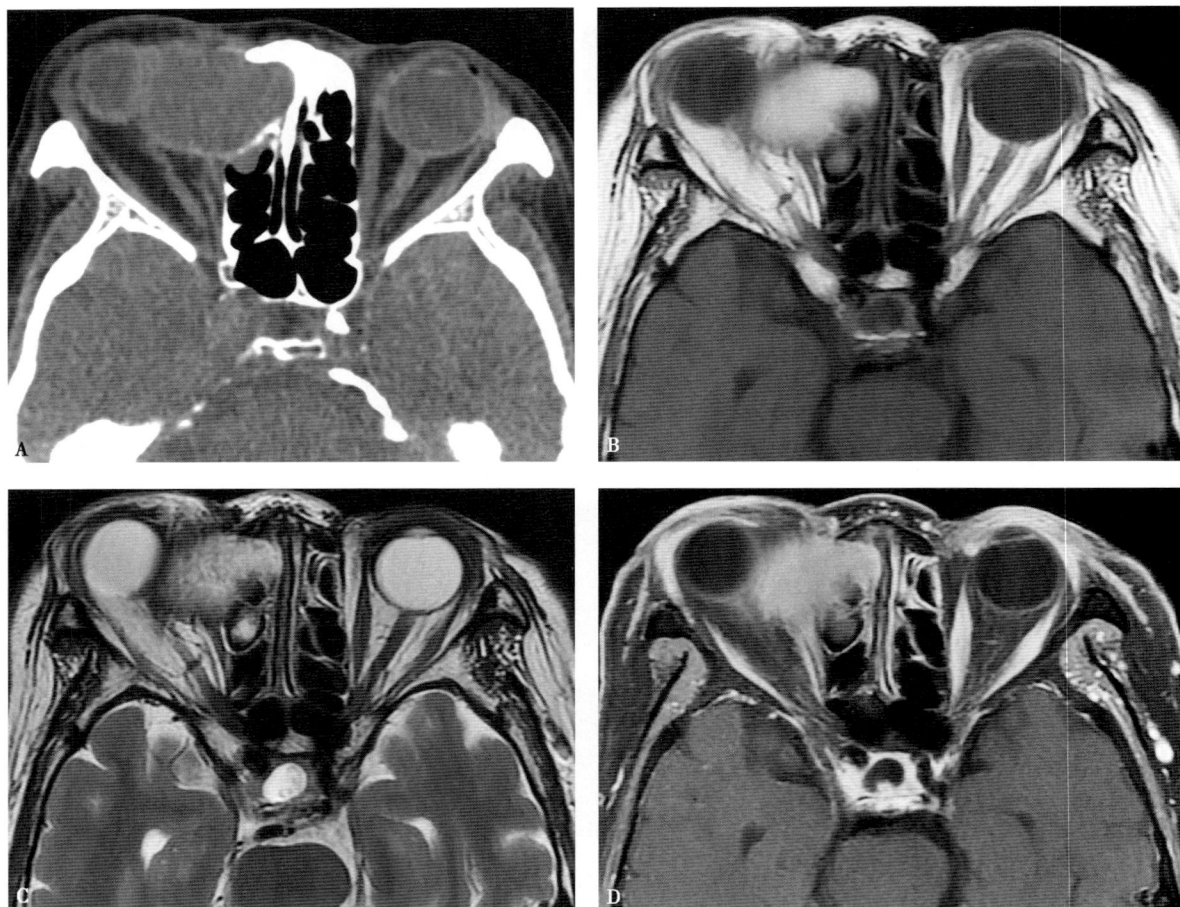

图2-2-9　额窦黏液囊肿

A. 横断面CT平扫软组织窗示右侧额窦内软组织密度影，向外突入眼眶，额窦外壁骨质受压吸收，右侧眼球的内直肌及视神经受压移位，眶内脂肪间隙清晰；B. 横断面T_1WI示右侧额窦病变呈高信号；C. 横断面T_2WI示右侧额窦病变呈高信号；D. 增强后横断面脂肪抑制T_1WI示右侧额窦病变呈高信号，与平扫T_1WI（A）相比未见明显强化。

侵袭性生长的特点,可通过翼腭窝、眶下裂侵入眼眶。鼻咽部恶性肿瘤中常见的为鼻咽癌,其常破坏颅底骨质,侵入眶尖、眶上裂及海绵窦等结构而引起眼球突出。

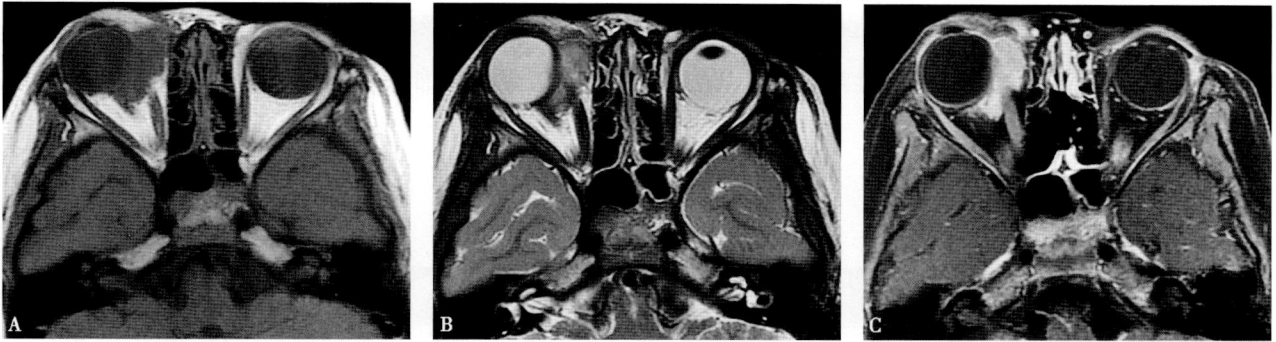

图 2-2-10　右眶横纹肌肉瘤

A. 横断面 T_1WI 示右侧眼眶前部鼻侧不规则形略低信号肿块,边缘模糊,病变包绕眼球,眼球受压变形,眼睑增厚,脂肪间隙模糊;B. 横断面 T_2WI 示肿块呈高信号,内部信号不均匀,边缘模糊,累及内直肌及视神经眶内段前部;C. 增强后横断面脂肪抑制 T_1WI 示肿块不均匀明显强化,包绕眼球,眼球筋膜鞘增厚、强化,肿块包绕、累及内直肌及视神经眶内段前部,眼睑增厚、不均匀强化。

2. 骨源性病变累及眼眶　良性骨源性病变常包括骨瘤、骨化性纤维瘤(如图 2-2-11 中所示的筛骨纤维瘤)、骨纤维性结构不良;恶性骨源性病变常包括眶壁转移瘤、恶性组织细胞增生症、白血病浸润、骨髓瘤、骨肉瘤等。成人以眶壁转移瘤常见,儿童以肾母细胞瘤、肝母细胞瘤等多见。

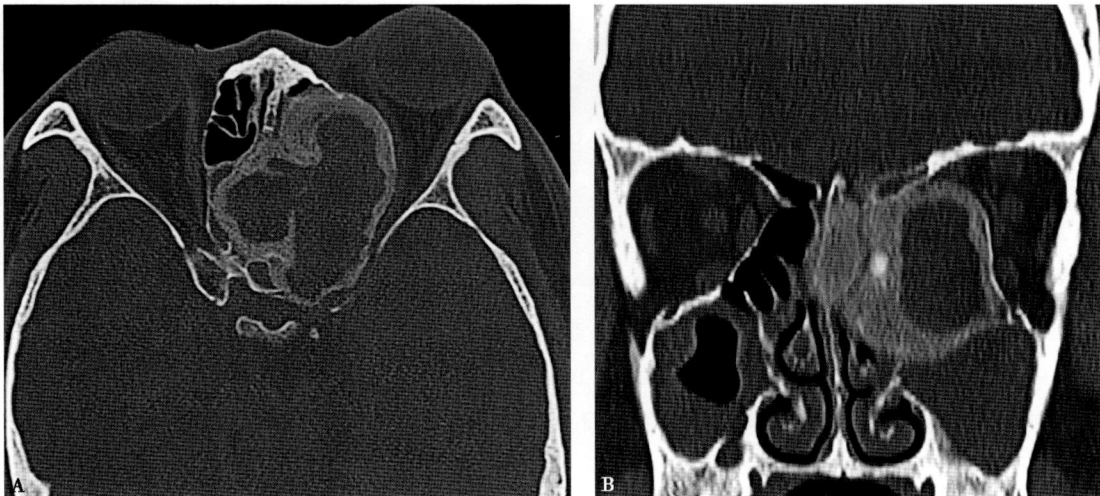

图 2-2-11　筛骨纤维瘤

A. 横断面 CT 平扫骨窗示双侧筛窦不规则形肿块,边缘呈蘑玻璃密度骨性包壳,内部可见片状低密度区,病变呈膨胀性改变,突入左侧眼眶,左侧视神经管受压变窄,左侧外直肌及眼球受压移位;B. 冠状面 CT 平扫骨窗示病变累及筛骨垂直板、左侧筛板、筛窦及眼眶内壁,左侧眼眶受压变窄,上颌窦变小。双侧上颌窦炎。

3. 血管性病变累及眼眶　临床上常以搏动性眼球突出伴眼球运动障碍为特征,此时多考虑颈内动脉海绵窦瘘,由于眶静脉与颅内静脉的特殊解剖关系,80%以上的此类患者以眼球突出等眼部症状和体征就诊。影像学上,直接征象多见海绵窦增宽、眼上静脉增粗等,间接征象包括眶内组织因回流受阻而肿胀、球后压力增大及眼外肌肥厚而引起眼球突出(图2-2-12)。血管畸形表现为一支或多支静脉血管扩张,海绵窦一般不增宽。其他少见血管性病变包括海绵窦血栓等,表现为海绵窦信号或密度不均匀,可见充盈缺损影等。

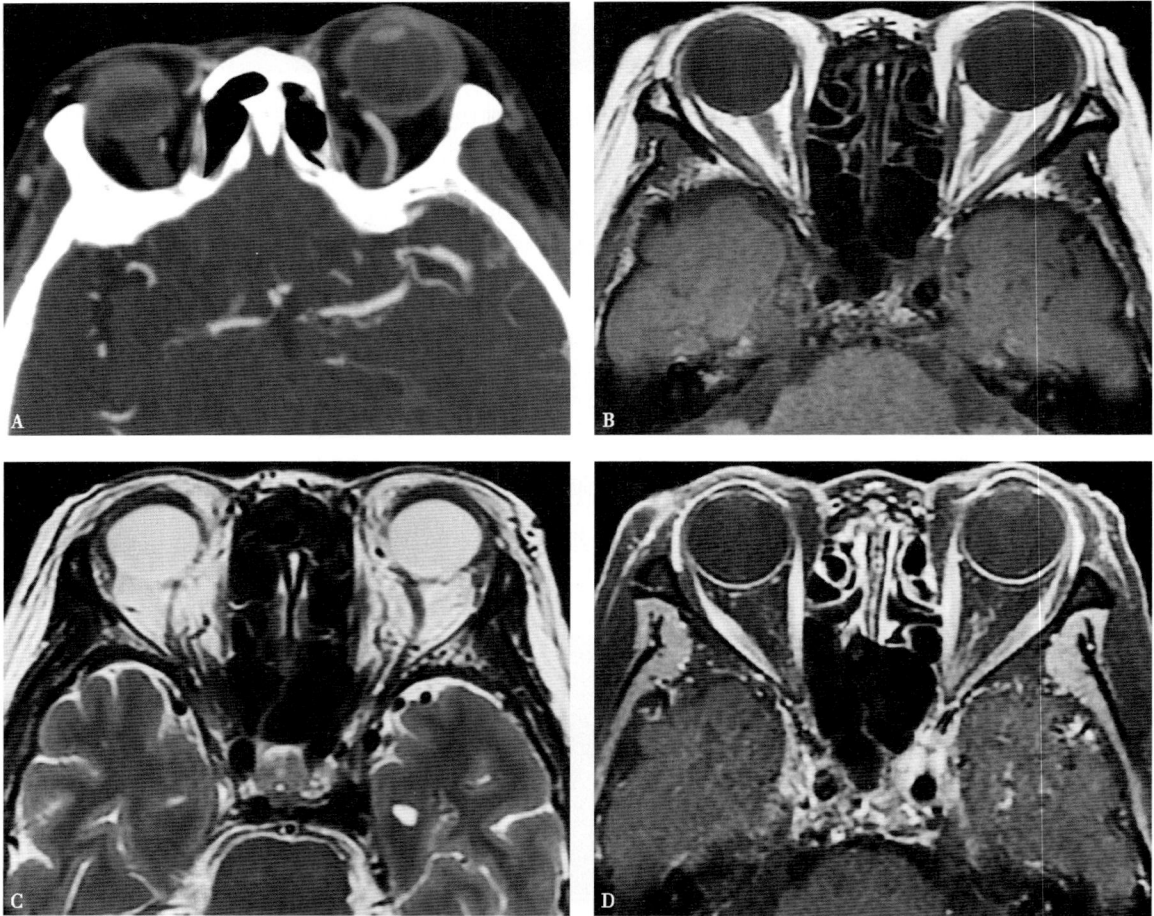

图 2-2-12　颈内动脉海绵窦瘘

A. 增强后横断面 CT 软组织窗示左侧眼上静脉增粗;B. 横断面 T_1WI 示左侧海绵窦增宽,左侧眼球略突出;

C. 横断面 T_2WI 示左侧海绵窦增宽,眼上静脉增粗;D. 增强后横断面脂肪抑制 T_1WI 示左侧海绵窦增宽、强化。

四、全身病变累及眼眶引起眼球突出

许多全身疾病常常累及眼眶或以眼部表现为主,包括自身免疫性疾病、遗传性疾病、血液淋巴系统疾病、结核及病毒感染性疾病等,部分全身疾病眼部表现有一定特征性和影像学特点,认识和掌握全身疾病眼部表现不仅有助于眼眶疾病的诊断和治疗,而且可由此对全身系统性病变做出全面预后评估,为临床提供治疗依据。

临床上较常见的内分泌疾病是甲状腺相关性免疫眼眶病,男、女均可发病,中年女性居多,又称格雷夫斯眼病(Graves' ophthalmopathy)、内分泌眼病,是一种影响甲状腺、眼眶软组织和四肢皮下组织的自身免疫性疾病,眼球突出是较常见、较主要的首诊原因,可以是单侧眼球突出,大多数为不同程度的双侧眼球突出。该病表现为多发、对称性眼外肌增粗,以肌腹改变为著,肌腱不受累,部分病例中或只累及一条眼外肌,眼外肌受累顺序依次为下直肌、内直肌、上直肌和上睑提肌,少数累及外直肌,其他辅助征象包括眶内脂肪密度增高、眶脂肪疝达到眶隔前、泪腺增大脱垂、视神经增粗等(图 2-2-13)。该病的眼上肌群和下直肌增粗在横断面图像上很容易被误诊为眶内肿瘤,CT 重组冠状面及矢状面图像有助于病变定位和鉴别诊断。MRI 显示眼外肌增粗,在病程早期呈等 T_1、长 T_2 信号,中、晚期时 T_2 信号减低或为等信号,增强扫描呈轻、中度强化。结合实验室甲状腺功能检查有助于该病与内分泌性眼球突出的鉴别,当然,甲状腺功能正常和低下者同样可发病,甲状腺功能正常的该类型眼部病变又称甲状腺功能正常性格雷夫斯眼病。IgG4 相关性眼病是近年来逐渐被认识明确的引起眼球突出等眼部表现的自身免疫性疾病,常见征象包括双侧泪腺弥漫性增大、多条眼外肌增粗,以眼上肌群和上睑提肌为多见,肌腹和肌腱均增粗,其他常见辅助征象有三叉神经分支走行区受累呈增粗软组织影、眶脂体炎性浸润改变,结合临床实验室检查中的血清 IgG4 浓度增高多能做出诊断(图 2-2-14)。

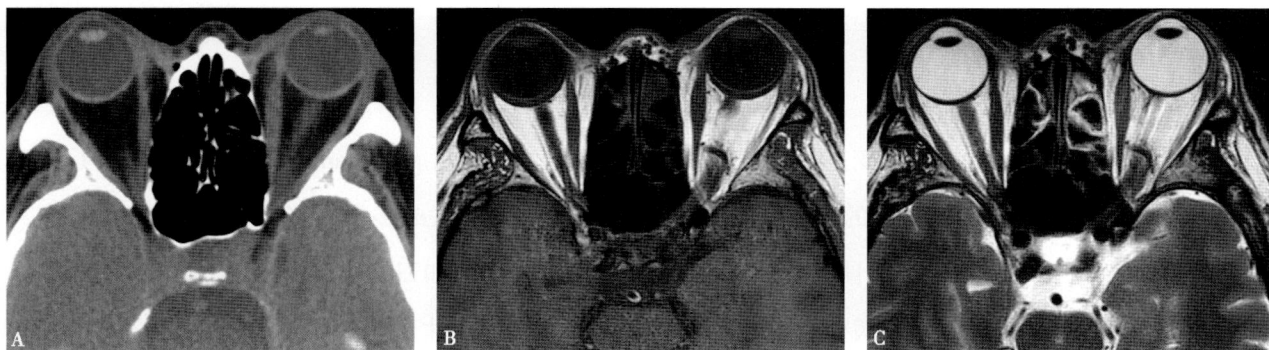

图 2-2-13 格雷夫斯眼病

A. 横断面 CT 平扫软组织窗示双侧眼球突出,双侧内直肌增粗,以肌腹为著;B. 横断面 T_1WI 示双侧内直肌增粗,呈等信号,双侧泪腺前移,信号未见明显异常;C. 横断面 T_2WI 示双侧内直肌增粗,呈等信号,双侧泪腺突出,信号未见明显异常。

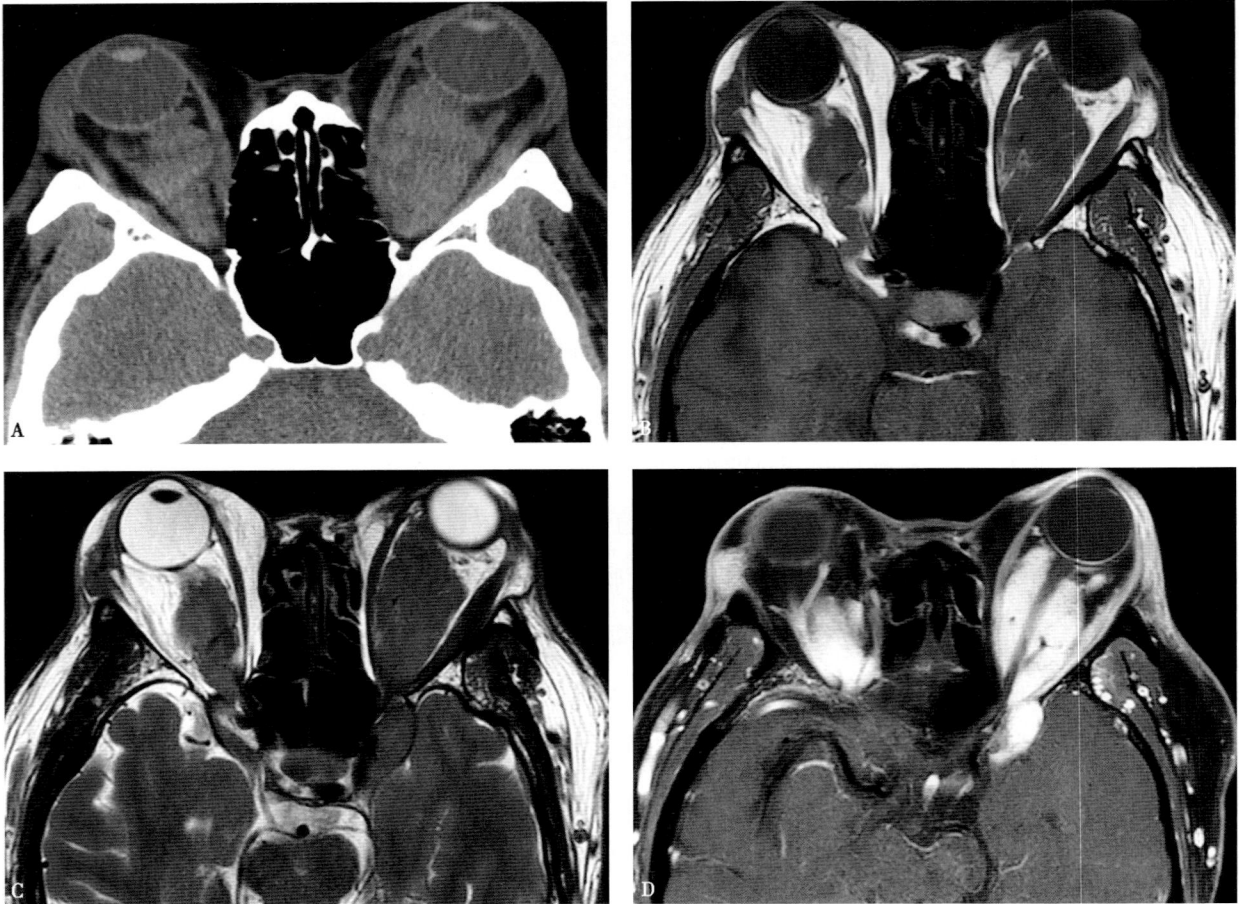

图 2-2-14　IgG4 相关性眼病

A. 横断面 CT 平扫软组织窗示双侧眼眶肌锥内间隙不规则形软组织密度影,与视神经分界不清,向前部分包绕眼球,向后累及眶尖区。眼球突出,双侧泪腺弥漫性增大、多条眼外肌增粗;B. 横断面 T_1WI 示双侧眼眶肌锥内间隙病变呈等信号,双侧泪腺脱垂,眶内脂肪向眶隔前移位,眼球突出;C. 横断面 T_2WI 示双侧眼眶肌锥内间隙病变呈等信号,其内可见点条状低信号影,左侧病变经眶尖向后累及海绵窦;D. 增强后横断面脂肪抑制 T_1WI 示双侧眼眶病变及左侧海绵窦病变明显强化,双侧多条眼外肌不均匀强化,左侧眼睑增厚,可见条片状强化。

　　另一引起眼球突出的少见病变是朗格汉斯细胞组织细胞增生症(Langerhans cell histiocytosis,LCH),以朗格汉斯细胞大量增生为特征的一组疾病,好发于儿童,病变单发或多发。多见于眼眶外、上壁交界区,该区域发生溶骨性骨质破坏,骨质破坏残端不规则,但边缘清晰如刀切样改变,少有硬化。骨质破坏区局部形成不规则软组织肿块,病变多以邻近额颧缝为中心向周围生长,向上、向内累及额骨和额部皮肤,邻近肌肉及硬脑膜也受侵,病变向下进入眼眶外上象限肌锥外间隙,形成软组织肿块,引起眼球突出(图 2-2-15)。其他少见病变如韦氏肉芽肿病(Wegener granulomatosis)、结节病、结核病等均可侵犯眼眶内结构或形成假瘤样病变,推压眼球移位而出现眼球突出,这些疾病的影像表现无特异性,应结合相应临床表现及实验室检查综合做出诊断。

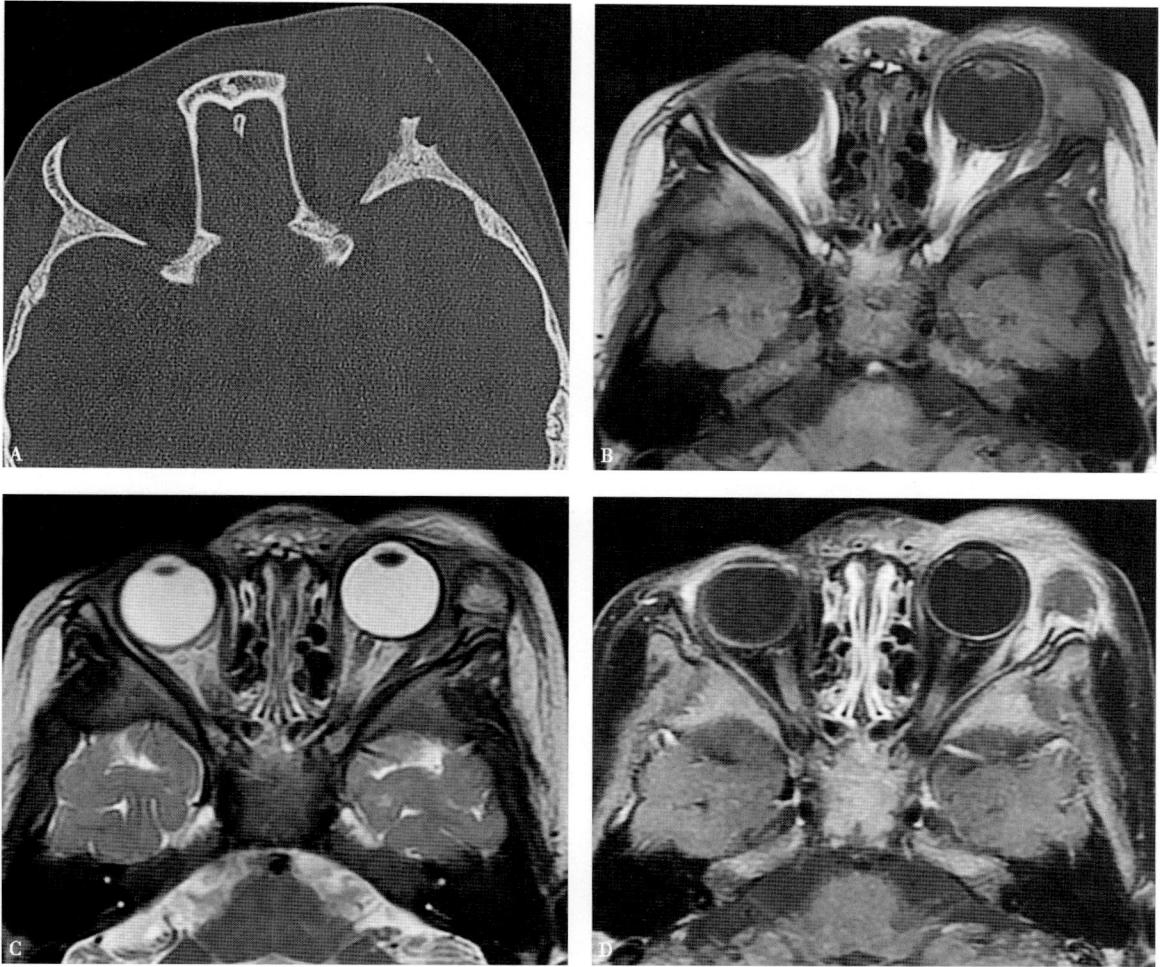

图 2-2-15　眼眶朗格汉斯细胞组织细胞增生症

A. 横断面 CT 平扫骨窗示左侧眼眶外、上壁交界区溶骨性骨质破坏，骨质破坏残端不规则，但边缘清晰如刀切样改变，无硬化，骨质破坏区局部形成不规则软组织肿块；B. 横断面 T_1WI 示左侧眼眶外、上壁肿块呈等信号，累及额部软组织，眼球受压略移位；C. 横断面 T_2WI 示肿块呈高低混杂信号；D. 增强后横断面脂肪抑制 T_1WI 示肿块不均匀明显强化，内部可见片状低强化区。

五、眼眶及眼球发育异常

发育异常导致的眼球突出一般发生于儿童及青少年，表现为单侧或双侧眼球突出、移位，主要见于神经纤维瘤病（图 2-2-16）、颅面骨发育不全及脑膜脑膨出，伴或不伴有视力变化及眼球运动受限，如尖头畸形和克鲁宗综合征（Crouzon syndrome）。尖头畸形是冠状缝及另一颅缝早闭所致，表现为颅骨上下径增加，前后径变短，颅骨顶尖如塔状，颅前窝眶板、筛板下陷，颅中窝蝶骨大翼向前方膨隆，颅腔容积变小，眶腔变形、变浅，导致眼球突出甚至脱出眶外。克鲁宗综合征是某些颅缝过早闭合（图 2-2-17），发育扩大的脑组织压迫颅骨内板呈弥漫分布的脑回样压迹，颅底骨压迫性改变如颅前窝、颅中窝低位。眼眶受压变形可同样引起眼眶变形、变浅，眼眶间距增宽，眼球受压突出，CT 扫描尤其是三维重建有助于对颅缝闭合及头颅形状的整体观察，可为诊断提供依据，MRI 有助于观察颅内结构如脑室、脑回，也有助于对眶内眼外肌、

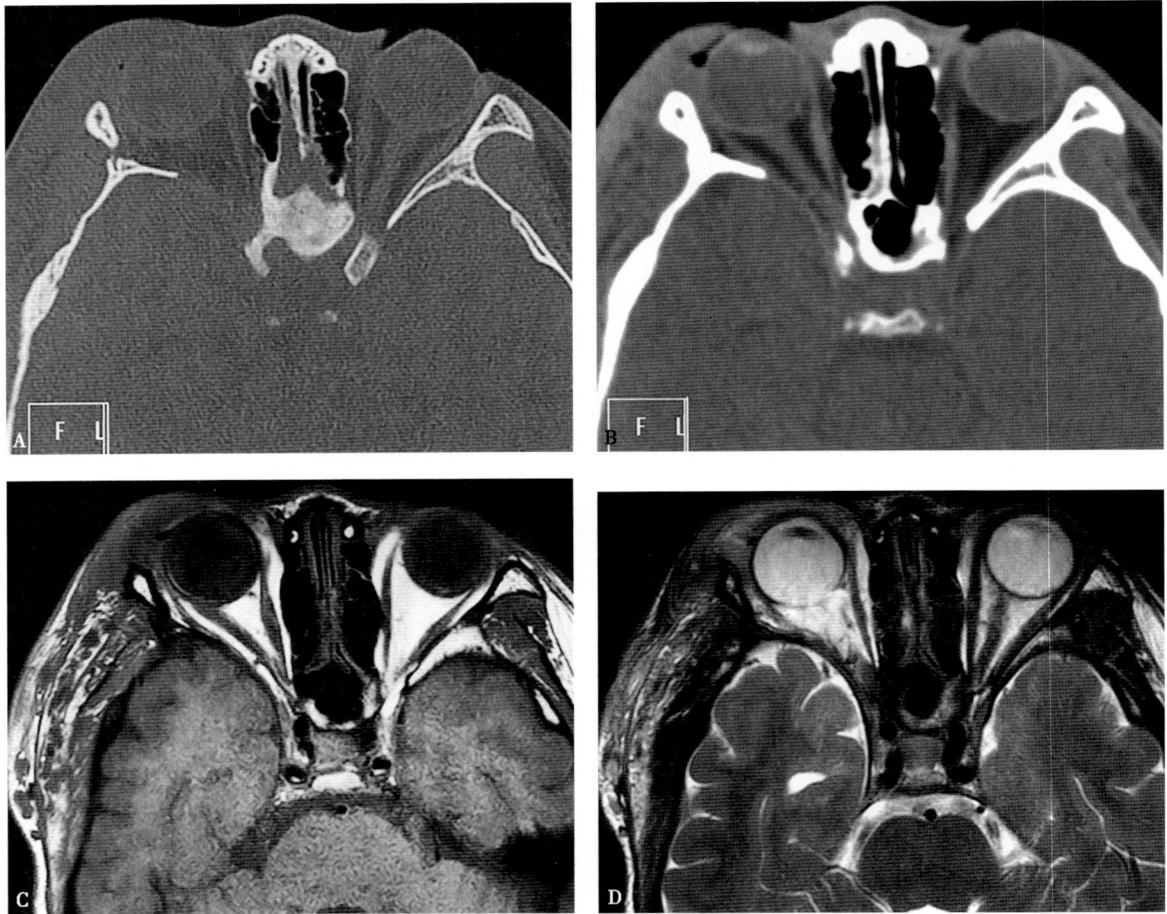

图 2-2-16　神经纤维瘤病

A. 横断面 CT 平扫骨窗示右侧蝶骨大翼骨质缺损，右侧眶腔形态异常；B. 横断面 CT 平扫软组织窗示右侧眼睑及眶周等密度不规则形软组织密度影，右侧脑膜及颞叶向前经蝶骨大翼缺损处突向眼眶；C. 横断面 T_1WI 示右侧眼睑、眶周及颞部丛状等信号影；D. 横断面 T_2WI 示右侧眼睑、眶周及颞部丛状不均匀等～高信号影，右侧眼球略大。

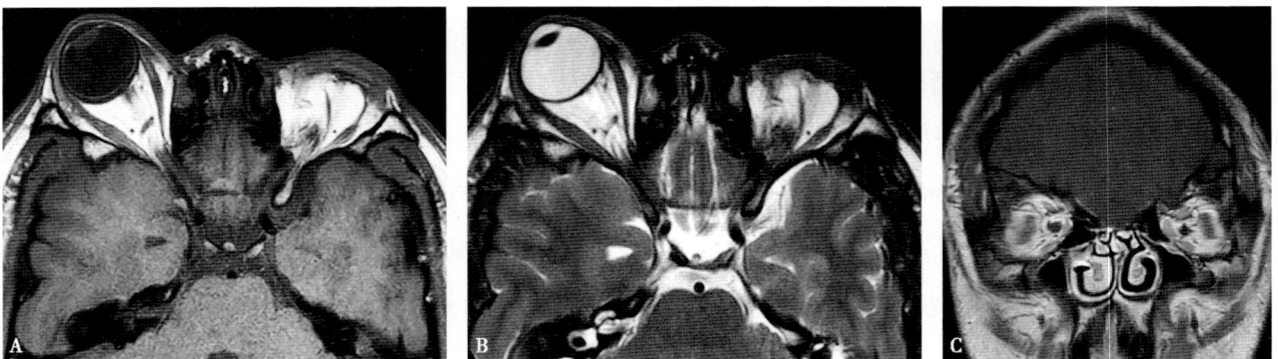

图 2-2-17　克鲁宗综合征

A. 横断面 T_1WI 示左侧眼球缺如，右侧眼球突出，双侧眼眶外壁夹角增大，眶腔变浅，脑实质压迫颅骨；B. 横断面 T_2WI 示蛛网膜下隙变窄，双侧颞叶脑组织与颅骨紧邻，颅骨内板可见脑回样压迹；C. 冠状面 T_1WI 示颅前窝低位，发育扩大的脑组织压迫颅骨内板呈弥漫分布的脑回样压迹。

视神经及眼球内容物的观察,对于尖头、突眼结合颅缝早闭常常能做出诊断。发育性眼球增大(如先天性青光眼和单侧高度近视)均可引起一眼或两眼眼球突出。

六、其他引起眼球突出的病变

其他引起眼球突出的常见病变包括眼眶外伤及眶内发育性囊性病变。眼眶外伤引起眼球突出常见于眶内软组织水肿(图 2-2-18),表现为眶内脂肪间隙密度增高,眼外肌增粗肥大,眼球突出为肌锥内间隙血肿、肌锥外间隙血肿和/或眶骨膜下血肿等情况出现占位效应所致,眶内较多积气也可引起眼球突出。眶壁骨折引起眶腔变形、变小可直接引起眼球突出甚至眼球脱出眶腔外(图 2-2-19)。眶内较常见的发育性囊性病变包括皮样囊肿和表皮样囊肿(图 2-2-20),为胚胎时期中、外胚层隔膜嵌入眶壁或眼睑所致,多见

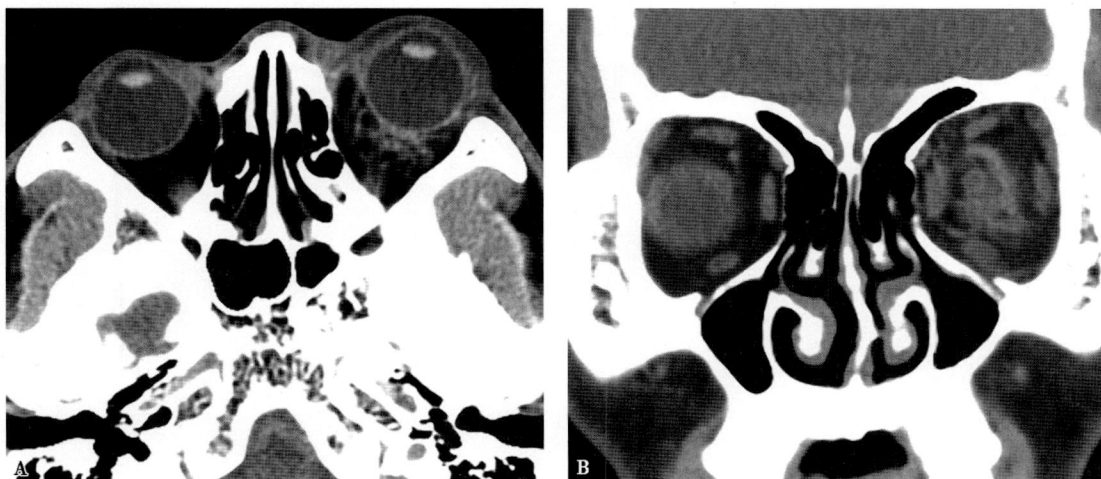

图 2-2-18 眼球突出

眼眶外伤引起眶内软组织水肿,导致眼球突出。A. 横断面 CT 平扫软组织窗示左侧眼球突出,眼球后肌锥内间隙可见条片状软组织密度影;B. 冠状面 CT 平扫软组织窗示左侧眼眶肌锥内、外间隙脂肪密度增高,可见条片状软组织密度影,诸眼外肌增粗肥大。

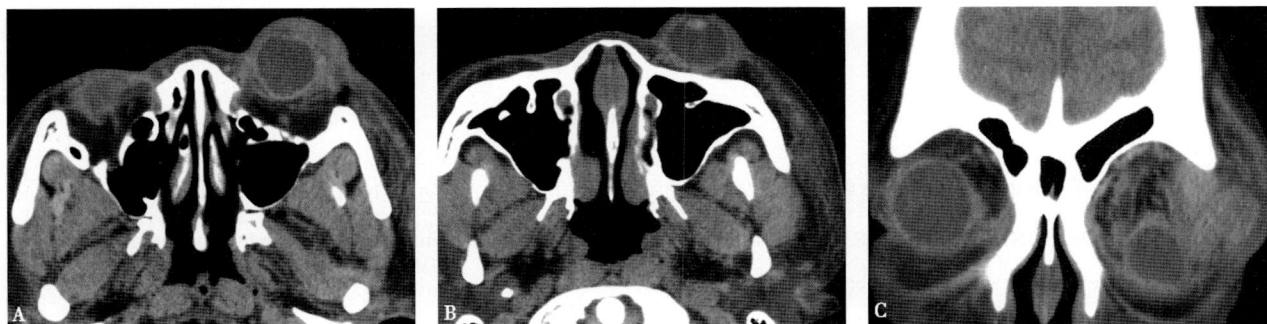

图 2-2-19 眼球脱出眶腔外

眶壁骨折引起眼球脱出眶腔外。A、B. 横断面 CT 平扫软组织窗示左侧眼球向前移位,脱出眶外,眼睑肿胀;C. 冠状面 CT 平扫软组织窗示眼球向前下方移位,其后方脂肪间隙模糊,可见多发索条状密度增高影,左侧眼睑下可见不规则片状软组织密度影,与泪腺分界不清。

于眼眶外上方骨缝处。其他少见囊肿包括寄生虫囊肿，棘球蚴囊肿多发生于眶内而引起眼球突出，表现为眶内巨大囊性占位。囊虫多见于眼球内。

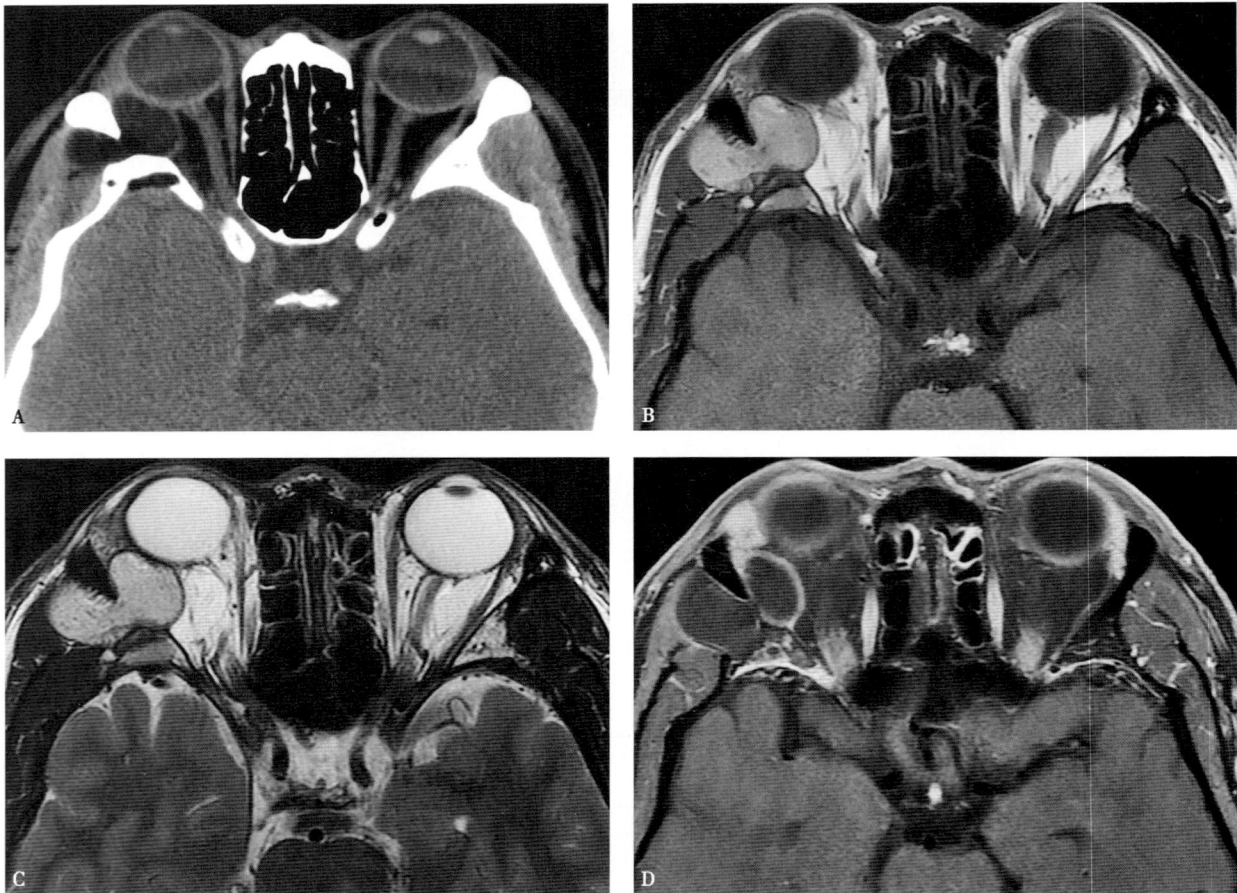

图 2-2-20　眼眶表皮样囊肿

A. 横断面 CT 平扫软组织窗示右侧眼眶外壁蝶额缝骨质缺损，相应区域可见哑铃型脂肪密度影，边缘可见等密度囊壁，眼球受压向前移位；B. 横断面 T_1WI 示病变呈高信号，泪腺受压向前移位；C. 横断面 T_2WI 示病变呈高信号；D. 增强后横断面脂肪抑制 T_1WI 示病变边缘轻度强化，内部呈低信号，未见明显强化。

（闫钟钰）

参 考 文 献

[1] 杜军辉，王雨生. 重视眼球突出的鉴别诊断 [J]. 中国实用眼科杂志，2010，28（2）：105-110.

[2] TANAKA A，MIHARA F，YOSHIURA T，et al. Differentiation of cavernous hemangioma from schwannoma of the orbit：a dynamic MRI study[J]. AJR Am J Roentgenol，2004，183（6）：1709-1804.

[3] 鲜军舫，王振常，杨本涛，等. 眶壁转移瘤的 CT 和 MRI 诊断 [J]. 中华放射学杂志，2006，40（6）：581-584.

[4] GUPTA R，HONAVAR SG，VEMUGANTI GK. Orbital metastasis from hepatocellular carcinoma[J]. Surv Ophthalmol，2005，50（5）：485-489.

[5] KITAGUCHI Y，TAKAHASHI Y，MUPAS-UY J，et al. Characteristics of dehiscence of lamina papyracea found on computed tomography before orbital and endoscopic endonasal surgeries[J]. J Craniofac Surg，2016，27（7）：e662-e665.

[6]　METTU P，GRIFFITH M，YOHE S，et al. Nodular lymphocyte predominant hodgkin lymphoma presenting with unilateral orbital involvement[J]. Ophthal Plast Reconstr Surg，2017，33（2）：e29-e31.

[7]　LIAN C，LU Y，SHEN S. Langerhans cell histiocytosis in adults：a case report and review of the literature[J]. Oncotarget，2016，7（14）：18678-18683.

[8]　VELLA O，CUNY F，ROBARD L，et al. Osteoblastoma of the maxillary sinus in a child presenting with exophthalmos[J]. Eur Ann Otorhinolaryngol Head Neck Dis，2016，133（4）：277-279.

[9]　鲜军舫，王振常，燕飞，等. 眼部病变影像诊断的分析思路及策略 [J]. 中华放射学杂志，2007，41（12）：1427-1431.

第三章
引起视力下降疾病的影像检查路径及诊断分析思路

第一节 影像检查路径

对以视力下降为临床表现的眼部疾病的检查以 MRI 检查为主，短时反转恢复脉冲（short time inversion recovery，STIR）序列是观察视神经病变较理想的序列，怀疑视神经炎性病变时首选该序列。如怀疑脑血管病累及后视路导致视力下降，则应按照脑 MRI 常规扫描方案进行检查并加扫 MRA 序列。如怀疑脑肿瘤累及后视路，则应进行脑 MRI 常规扫描及增强扫描，肿瘤累及颅骨时应进行 CT 扫描。

1. 怀疑眼球或眼眶炎性病变 ①眼球内炎性病变：眼眶平扫及增强 MRI 检查；②眼眶弥漫性炎性病变：眼眶平扫及增强 MRI 检查；③视神经炎：冠状面 STIR、眼眶平扫及增强 MRI，必要时加扫颅脑 MRI。

2. 怀疑血管性病变 ①眼球内病变：超声检查，眼眶平扫及增强 MRI，怀疑血管瘤时进行动态增强扫描；②颅内出血：颅脑 CT 及 MRI 检查；③枕叶脑梗死：颅脑 MRI，重点序列为 T_2FLAIR 和 DWI。

3. 怀疑肿瘤 眼眶平扫及动态增强扫描，并进行眼眶 CT 扫描，进行骨窗及软组织窗重建。

第二节 影像诊断分析思路

视力下降分为急性视力下降和慢性视力下降。急性视力下降指的是发生于几天之内的视力下降，主要原因包括外伤、视网膜中央动静脉阻塞、玻璃体积血、视网膜出血、视网膜脱离、视神经炎、急性闭角型青光眼及葡萄膜炎等。慢性视力下降可分为单纯眼部疾病导致的视力下降和全身疾病导致的视力下降，前者主要包括白内障、屈光不正、原发性开角型青光眼、慢性闭角型青光眼、玻璃体混浊、脉络膜视网膜炎、年龄相关性黄斑变性、视神经炎、眼内炎、眼眶蜂窝织炎、眼球内肿瘤或眼眶内肿瘤等，后者包括脑肿瘤、脑炎、颅脑外伤、糖尿病等。

一、急性视力下降

1. 外伤 ①眼挫伤：主要为钝器击伤眼部所致，首选的检查方法为眼眶 CT 检查，常见影像学表现包括前房积血、脉络膜脱离伴积血、晶状体脱位、眼眶骨折、视神经管骨折、眼外肌嵌顿、眶脂体嵌顿以及视神经损伤。②眼球损伤：包括眼球穿孔伤和贯穿伤。首选的检查方法为眼眶 CT 检查，常见影像学表现为眼球壁不连续、眼球形态不规则、玻璃体积血、晶状体脱位及眼内异物（图 2-3-1）。

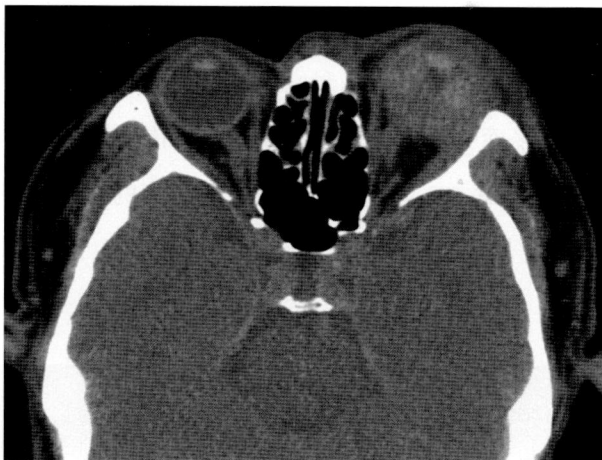

图 2-3-1　左侧眼球破裂，伴视网膜脱离

横断面 CT 平扫软组织窗示左侧眼球体积增大，眼球壁不连续，边缘模糊，晶状体形态异常，玻璃体密度增高，眼球内可见 V 形高密度影，为视网膜脱离合并视网膜下积血。

2. 眼球内病变　①眼球炎症：眼球炎症在临床上多表现为眼球红肿、疼痛、视力下降。眼球各层及眼内容物之间解剖关系密切，炎症可以从一个解剖部位蔓延、累及邻近组织，而且同一种致病因素可能同时引起多个结构的炎症，临床上复合部位炎症多见，按解剖部位划分，较常见的疾病为葡萄膜炎、巩膜炎、玻璃体脓肿、脉络膜肉芽肿及眼球筋膜炎。葡萄膜炎及巩膜炎的首选检查方法为眼部超声，主要影像学表现为葡萄膜及巩膜增厚，CT 及 MRI 的灵敏度及特异度不如超声，但可为鉴别诊断提供依据。玻璃体脓肿的影像学表现为玻璃体内类圆形病灶，边界不清晰，眼球壁增厚，CT 平扫示玻璃体密度增高，内部可见低密度区，T_1WI 呈中等或高信号，T_2WI 呈高信号，增强后边缘可见环形或花环形强化，可伴有眼球中邻近组织的炎性改变。脉络膜肉芽肿是不同病因所引起的脉络膜肉芽肿性炎症的总称，影像学表现为脉络膜单发或多发结节或肿块，边界清晰，CT 表现为眼球壁等密度结节伴眼球壁增厚，结核性结节可见钙化，眼眶 MRI 示病变为 T_1WI 等信号、T_2WI 等至高信号，增强后病变呈轻度至中度均匀或不均匀强化，少数病例可出现视网膜脱离（图 2-3-2）。眼球筋膜炎是发生于眼球周围筋膜的急性炎症，CT 上表现为单侧或双侧眼球壁增厚，MRI 表现为增厚眼球壁呈 T_1WI 稍低信号、T_2WI 高信号，增强后轻度强化。②视网膜病变：影像学检查结果为阳性者中，所发现的较常见的为视网膜脱离。通过超声检查可明确视网膜脱离的部位及范围，也可判断发生的原因以及脱离时间，是首选的检查方法。发生单纯视网膜脱离时，视网膜下方积液的密度与玻璃体的密度相近或略高，MRI 表现为 T_1WI 低信号、T_2WI 高信号的新月形影（图 2-3-3），若合并出血，则 CT 呈明显新月形高密度影，MRI 信号根据出血时期而变化。MRI 平扫及增强扫描可显示是否存在引起视网膜脱离的肿瘤。③脉络膜脱离：临床常表现为低眼压，视力受影响小，眼球后部脉络膜受累和 / 或伴有视网膜脱离时出现视力下降。一般，该病患者有眼外伤、眼球手术或炎症病史，CT 表现为眼球壁局限性增厚，有时表现为眼球两侧呈半球形突向玻璃体的隆起，脉络膜下积液为浆液时呈低密度，内含血液时可呈高密度。MRI 上病变的形态学表现与 CT 一致，浆液性脉络膜脱离时积液呈 T_1WI 低信号、T_2WI 高信号，脉络膜在 T_1WI 及 T_2WI 上均呈等信号。伴有出血时病变内信号复杂，根据出血不同时期而有所差异，部分病变内可见液 - 液平面（图 2-3-4）。④肿瘤：眼球内肿瘤可导致视野缺损，通过超声及 MRI 可评估肿瘤的位置、大小及性质。眼眶 CT 对于大多数眼球内肿瘤的评估效果不如 MRI，但 CT 显示肿瘤内钙化是诊断视网膜母细胞瘤的重要依据。

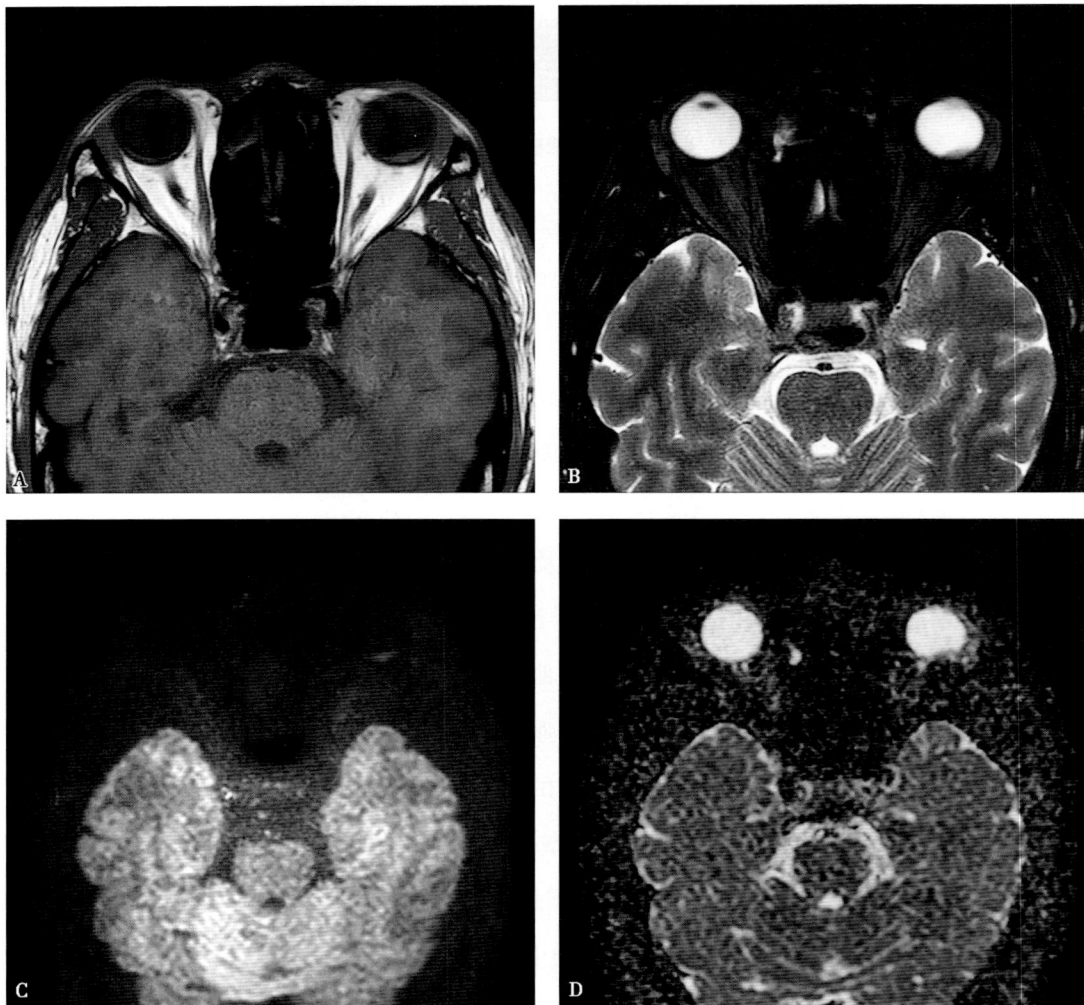

图 2-3-2　眼球结核

左侧眼球结核。A. 横断面 T_1WI 示左侧眼球后壁颞侧梭形等信号病变；B. 横断面 T_2WI 示病变呈略高信号；
C、D. 横断面 DWI 示病变呈略高信号（C），ADC 值未见减低（D），病变无扩散受限。

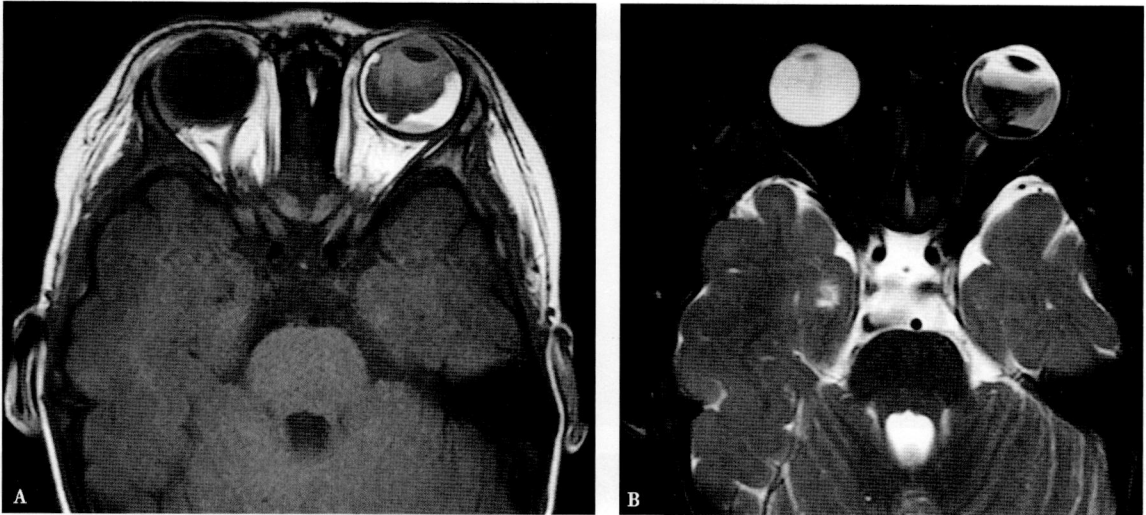

图 2-3-3　左侧眼球视网膜母细胞瘤伴视网膜脱离及视网膜下积液

A. T_1WI 显示左侧眼球内不规则形等～低信号肿块，眼球壁下可见 V 形高信号影，其内可见液 - 液平面及等信号影；

B. 脂肪抑制 T_2WI 显示左侧眼球内不规则形低信号肿块，眼球壁下可见 V 形混杂信号影，局部可见液 - 液平面及低信号影，考虑为视网膜下积液伴出血。

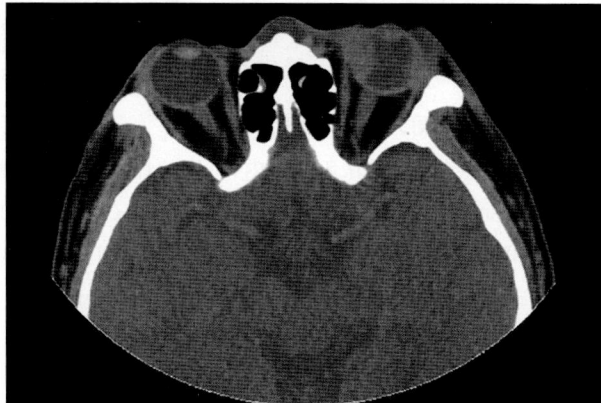

图 2-3-4　脉络膜脱离

横断面平扫 CT 示左侧眼球内、外侧壁可见梭形软组织密
度影，为脉络膜脱离伴脉络膜下出血。

3. 眼球外眼眶内病变　①眼眶蜂窝织炎：为细菌感染引起的眼眶急性炎症，常由鼻旁窦炎、外伤及颜面部化脓性感染引起，小儿多见。CT 表现为弥漫性眶内软组织密度影，可累及眼睑、泪腺、诸眼外肌、球后筋膜鞘等结构，边缘模糊，肌锥内、外脂肪间隙模糊。MRI 检查中表现为 T_1WI 中或等信号、T_2WI 高信号，形成脓肿时可见 DWI 高信号、ADC 图低信号影，呈扩散受限，增强后，炎症累及的结构强化，脓肿边缘呈环形强化。病变向颅内蔓延可造成硬膜下脓肿甚至脑膜炎（图 2-3-5）。②视神经炎：单侧发病多于双侧同时发病，表现为视神经增粗，MRI 表现为 T_2WI 高信号，冠状面 STIR 序列显示视神经增粗及信号增高，是用于诊断视神经炎的较理想序列。增强扫描中可见病变明显强化（图 2-3-6）。

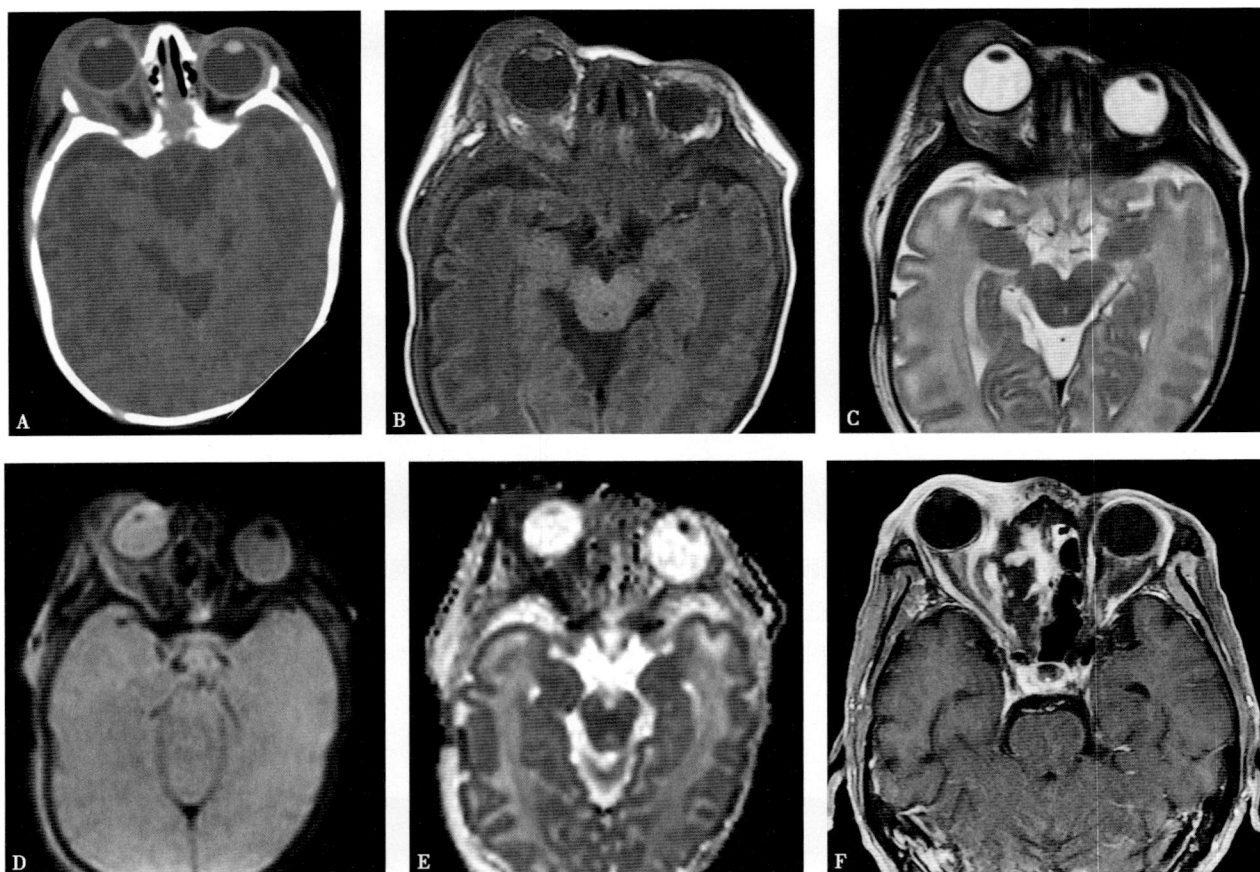

图 2-3-5 眼眶蜂窝织炎

右侧眼眶蜂窝织炎。A. 横断面平扫 CT 软组织窗示右侧眼眶肌锥内、外间隙片状软组织密度影,与外直肌及泪腺分界不清,外直肌增粗,泪腺增大,眼睑肿胀;B. 横断面 T$_1$WI 示病变呈等信号,边缘模糊;C. 横断面 T$_2$WI 示病变呈等至略高信号,包绕眼球,累及泪腺及眼外肌;D. 横断面 DWI 示病变呈等信号;E. 横断面 ADC 图示病变呈低信号;F. 增强后横断面 T$_1$WI 示病变呈不均匀强化,邻近眼外肌增粗、强化,眶骨膜增厚、强化,泪腺增大,眼睑增厚、强化,右侧筛窦炎。

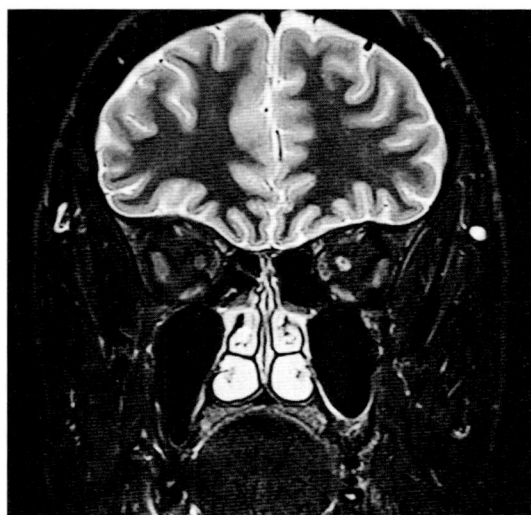

图 2-3-6 左侧视神经炎

冠状面 STIR 序列显示左侧视神经略增粗,信号增高。

4. 颅脑病变　累及视通路结构的疾病也可导致急性视力下降，如垂体瘤卒中导致视交叉受压、枕叶脑梗死、脑出血等。另外，静脉窦血栓或其他原因所致的颅内压增高可导致双侧视盘水肿，从而出现视力下降。

二、慢性视力下降

1. 眼球内病变　①炎性病变：眼内炎症迁延不愈，最终可造成眼球萎缩或眼球痨，CT 可见眼球体积缩小，内部可见钙化灶。MRI 可见眼球缩小，内部见 T_1WI 及 T_2WI 低信号影。②发育异常：如先天性无眼球、视盘缺损、牵牛花综合征、永存原始玻璃体增生症及外层渗出性视网膜病变（Coats disease），常见于儿童。③肿瘤性病变：眼球内肿瘤根据其位置和大小可造成不同程度视力损伤，具体见第三篇。

2. 眼球外眼眶内病变　①炎性病变：眼眶特发性炎性假瘤的临床表现为眼球突出、眼球运动受限、视力下降、局部疼痛或红肿。其 CT 表现根据病变累及结构不同而有所差异，病变一般呈软组织密度，可表现为软组织密度肿块、泪腺增大、眼球壁增厚、眼外肌增粗并累及肌腱，病变周围脂肪间隙模糊。MRI 上，以淋巴细胞浸润为主者病变的表现为 T_1WI 略低信号、T_2WI 等信号，以纤维增生为主者病变在 T_1WI 及 T_2WI 中均为低信号，增强扫描中病变呈不同程度强化。慢性视神经炎也可导致视力下降，需进一步检查颅脑 MRI 以鉴别视神经脊髓炎谱系疾病及多发性硬化。②肿瘤性病变：病变压迫视神经可导致视力下降，详见第三篇。

3. 颅脑病变　累及视通路结构的肿瘤、炎性病变及脑血管病变也可导致进行性视力下降。

（李　婷）

参 考 文 献

[1] 徐亮，吴晓，魏文斌. 同仁眼科手册 [M]. 北京：科学出版社，2011.
[2] 王振常，鲜军舫，史大鹏，等. 头颈部影像学：眼科卷 [M]. 北京：人民卫生出版社，2014.

第四章
复视及眼球运动障碍的影像检查路径及诊断分析思路

第一节　影像检查路径

复视及眼球运动障碍可由多种原因引起，根据不同原因采用不同的检查路径。

1. **怀疑外伤骨折**　首选 CT 检查（详见后面的外伤部分）。

2. **怀疑眼肌源性病变**　眼眶平扫及增强 MRI 检查。

3. **怀疑眼运动神经异常**　观察诸眼运动神经脑池段需采集三维水成像序列并运用多平面重建（multi-plane reconstruction，MPR）技术沿着各眼运动神经走行方向进行任意层面重组。观察海绵窦段需进行冠状面增强 T_1WI 扫描，扫描基线垂直于鞍底，范围为海绵窦前、后缘之间。观察眶内段需进行眼眶斜冠状面薄层增强 T_1WI 扫描，扫描基线垂直于视神经眶内段，范围前达晶状体，后达海绵窦前缘。

4. **怀疑眼运动神经核病变**　颅脑平扫和 / 或增强 MRI。

第二节　影像诊断分析思路

复视可分为单眼复视及双眼复视。单眼复视通常是眼球屈光系统疾病引起的，需要进行眼科检查以确诊，影像检查常见的病例为双眼复视，一般是眼球运动系统相关疾病导致的。根据病变的位置，可将双眼复视进一步分为眼眶内病变导致、颅内病变导致、眼运动神经异常导致及神经突触异常导致。根据病因，则可将其分为免疫性疾病、肿瘤、内分泌疾病、先天性疾病、外伤和代谢性疾病导致的双眼复视。

一、眼眶内病变

1. **眼眶肿瘤**　眼眶肿瘤累及眼外肌或压迫眼球可导致复视。

2. **甲状腺相关性眼病**　是由多种自身免疫性甲状腺疾病引起的眼部损害，主要引起眼外肌的炎症及纤维化。眼眶 CT 及 MRI 中可见眼球突出及眼外肌增粗，其常累及的肌肉依次是下直肌、内直肌、上直肌、斜肌，而外直肌相对较少受累。眼外肌增粗以肌腹为主，不累及肌腱，增粗的眼外肌呈等密度，出现脂肪浸润时可有片状低密度影。95%以上的病例中病变累及多条眼外肌，少数可单独累及一条眼外肌。该病于眼眶 MRI 中的表现为：急性水肿期时，眼外肌呈 T_1WI 略低信号、T_2WI 高信号，晚期病变纤维化，T_1WI 和 T_2WI 均呈低信号（图 2-4-1）。采取激素冲击、营养神经及改善循环等治疗后，眼外肌增粗减轻，眼球运动好转。

3. 眼眶特发性炎症 眼眶特发性炎症影像学表现复杂，较常见的是眼肌炎型、泪腺炎型和弥漫眼眶炎型。眼肌炎型主要表现为眼外肌肌腹和肌腱均增粗，伴有密度和/或信号异常；泪腺炎型表现为泪腺肿大，伴有密度和/或信号异常；弥漫眼眶炎型在急性期表现为眶内结构弥漫受累（图 2-4-2），在慢性期表现为球后铸型的软组织肿块。增强后病变可呈不同程度强化。激素治疗后病情好转。

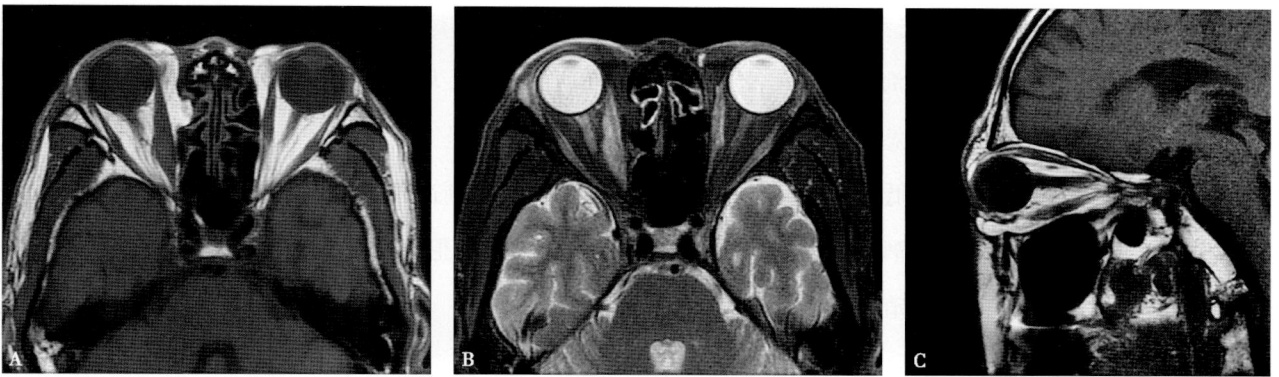

图 2-4-1 甲状腺相关性眼病

A、B. 横断面 T_1WI 及 T_2WI 示双侧多条眼外肌增粗，未累及肌腱，双侧眼球突出；C. 斜矢状面 T_1WI 示双侧内直肌及下直肌增粗，以肌腹为主，肌腱未见受累；眶内脂肪经眶隔向前移位。

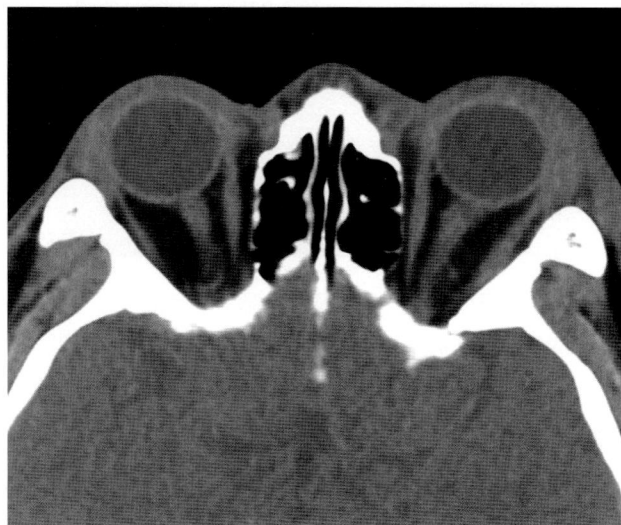

图 2-4-2 眼眶特发性炎症

横断面平扫 CT 示双侧泪腺增大，眼睑增厚，多条眼外肌增粗，累及肌腱。

4. 外伤　眼眶壁骨折导致眼外肌嵌顿时,可出现复视。眼眶 CT 中可见眼眶外壁骨质中断,眶内脂肪及眼外肌移位并嵌顿。

二、颅内病变

1. 海绵窦病变　海绵窦内有很多重要的神经及血管,其中,展神经走行于海绵窦腔内,动眼神经、滑车神经走行于海绵窦侧壁,因此海绵窦的病变可累及眼运动神经从而导致复视。①炎症:一侧海绵窦扩大,双侧海绵窦不对称,偶有双侧海绵窦同时增大者。病变可向眶尖区及颅底蔓延,影像学检查中常可见动眼神经明显强化。②血管性病变:颈内动脉瘤,MRA 示颈内动脉局部呈囊状向腔外突出,病变压迫眼运动神经时可导致后者功能异常。病变在 T_1WI 中可呈高信号(亚急性血栓形成或者流速缓慢)。病变在 T_2WI 中呈低信号(流空效应或者去氧血红蛋白)。颈内动脉海绵窦瘘(carotid-cavernous fistula,CCF)即海绵窦段颈内动脉或其分支与海绵窦直接交通,多由外伤所致,也可为自发性。CT 及 MRI 中可见眼球突出、眼上静脉增粗及海绵窦增宽(图 2-4-3)。海绵状血管瘤,CT 中呈等或略高密度肿块,增强后可见不均匀强化。MRI 中表现为 T_1WI 低信号、T_2WI 高信号,增强后呈明显渐进性强化。③肿瘤:海绵窦内结构起源的肿瘤,如神经鞘瘤、脑膜瘤、血管周细胞瘤等;邻近结构病变侵犯海绵窦,如垂体瘤、软骨肉瘤、鼻咽癌、腺样囊性癌、鼻旁窦癌、生殖细胞瘤、脊索瘤等;转移瘤。

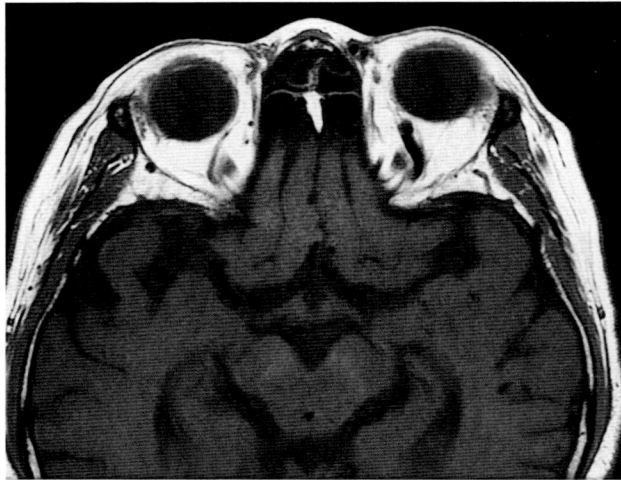

图 2-4-3　左侧颈内动脉海绵窦瘘

横断面 T_1WI 示左侧眼上静脉增粗。

2. 颅内肿瘤累及眼运动神经或相关核团　可导致双眼复视。

3. 视神经脊髓炎谱系疾病及多发性硬化等自身免疫性疾病累及眼运动神经核团　可导致复视症状。此时,通过颅脑 MRI 检查可明确病变定位。

4. 代谢性疾病、营养障碍性疾病　韦尼克脑病(Wernicke encephalopathy,WE)是一种由维生素 B_1 缺乏引起的代谢性疾病,主要临床表现为眼肌麻痹、共济失调、精神异常三联征。WE 患者由于核上性或核性病变可出现垂直性复视。颅脑 MRI 的典型表现为丘脑内侧、中脑顶盖、导水管周围、双侧乳头体呈对称的 T_2WI 高信号、T_1WI 等或低信号。给予大量肌内注射维生素 B_1，患者的复视及共济失调可明显好转。

三、眼运动神经异常

先天性眼运动神经发育不良、先天性眼外肌纤维化、先天性及婴儿期眼外肌麻痹、共同性斜视等疾病可导致复视。使用薄层三维水成像序列扫描结合多平面重组技术可以清晰显示眼运动神经脑池段，通过海绵窦区薄层冠状面 T_1WI 可观察眼运动神经海绵窦段，眼眶斜冠状面 T_1WI 可显示眼运动神经眶内段及其分支。

四、神经突触异常

较常见的疾病是重症肌无力，该病为一种累及骨骼肌的获得性自身免疫性疾病，由乙酰胆碱受体抗体介导，累及神经肌肉接头突触后膜，表现为波动性的部分或全身骨骼肌无力，其较常见的首发症状为眼外肌无力导致的双眼复视和 / 或对称或非对称上睑下垂。该病患者的眼眶及眶内结构无明显异常，上睑下垂，睑裂变窄，约 80% 的患者伴有胸腺异常，包括胸腺增生及胸腺瘤。CT 为常规检测胸腺的方法，胸腺瘤检出率可达 94%；MRI 检查有助于区分一些微小胸腺瘤和以软组织包块为表现的胸腺增生；必要时可行 CT 增强扫描；正电子发射计算机断层显像 CT（positron emission tomography CT，PET-CT）有助于区别胸腺癌和胸腺瘤。

（李　婷）

参 考 文 献

[1] 徐亮，吴晓，魏文斌. 同仁眼科手册 [M]. 北京：科学出版社，2011.

[2] 王振常，鲜军舫，史大鹏，等. 头颈部影像学：眼科卷 [M]. 北京：人民卫生出版社，2014.

[3] 中华医学会放射学分会头颈学组. 眼部 CT 和 MRI 检查及诊断专家共识 [J]. 中华放射学杂志，2017，51（9）：6.

[4] 中国免疫学会神经免疫分会. 中国重症肌无力诊断和治疗指南（2020 版）[J]. 中国神经免疫学和神经病学杂志，2021，28（1）：12.

第五章
成人眼球病变的影像检查路径及诊断分析思路

第一节　影像检查路径

成人眼球病变的影像检查方法包括 X 线片、CT、MRI 等。针对眼球不同病变，合理采用相应的影像检查方法。

一、眼球异物

怀疑高密度异物（也称为阳性异物，如金属物等）时可首选 X 线片或 CT，CT 的分辨率远高于 X 线片且无重叠，可检出微小异物，优于 X 线片，MRI 的软组织分辨率高于 CT，怀疑非高密度异物时建议首选 CT 或 MRI，但需要特别注意的是，怀疑铁磁性异物时禁忌 MRI 检查。通过观察经多排螺旋 CT（四排或以上螺旋 CT）联合多平面重组技术获取的冠状面和斜矢状面 CT 图像，能精确判断高密度金属异物的位置（位于眼球内、外、眼球壁上），与传统的 X 线片异物定位法相比，通过 CT 测量眼内异物距角膜缘的垂直距离、距眼轴的垂直距离和时钟位置等既准确又方便，也减少了患者缝定位圈或定位环的痛苦，虽然国内大多数眼科医师还是依靠传统的 X 线片异物定位法，但是建议拥有多排螺旋 CT 的影像科引导眼科医师选择螺旋 CT 进行眼球异物定位，即采用螺旋 CT 联合多平面重组技术逐渐取代传统的 X 线片异物定位法。

二、眼球内占位性病变

怀疑脉络膜骨瘤或含钙化成分的眼球内病变时，建议首选 CT 检查；怀疑脉络膜骨瘤以外的其他病变时，首选 MRI，还应常规行 MRI 增强扫描（包括动态增强扫描）。

三、眼球先天性病变

怀疑眼球先天性病变时，建议首选 MRI。

第二节　影像诊断分析思路

一、基本思路

对于成人眼球病变,通过观察病变位置、范围及继发和 / 或伴发改变并结合检眼镜下表现、临床病史、症状综合分析进行诊断及鉴别诊断。

(一)眼球内肿块(包括肿瘤和肿瘤样病变)

1. 定位　判断肿块位于虹膜睫状体区还是脉络膜视网膜区。如果位于后者,再判断肿块位于赤道前还是赤道后。

2. 定量　判断病变累及单眼还是双眼。判断病变为单发还是多发病灶。判断其是否累及上述多个部位或眼球外结构。

3. 定性　怀疑脉络膜转移癌、眼内结核等疾病时,除观察眼球及周围结构外,还需仔细观察扫描范围内所显示的颅内有无转移瘤、结核肉芽肿等病变。对怀疑眼球转移瘤但尚未无原发性肿瘤史的患者应进行全身检查以寻找原发灶,对于男性患者,建议先排查肺癌、前列腺癌等,对于女性患者,建议先排查乳腺癌、肺癌等。

(二)眼球外伤

1. 两侧对比,患侧眼球大小有无变化。如果眼球变小、变形,则需考虑眼球破裂的可能。

2. 眼球内有无血肿(或出血)与异物,球后有无渗出性改变。

3. 晶状体形态、密度、位置有无变化。晶状体形态不规则、密度减低提示存在外伤性白内障的可能;晶状体位置改变提示存在脱位的可能。

4. 有无眶壁骨折。如果有眶壁骨折,则观察眶缘有无骨折。一个壁还是多个壁骨折?

5. 对于锐器损伤,还需观察眼外肌或 / 和视神经有无断裂及颈内动脉海绵窦段是否破裂。

6. 有无眼上静脉增粗和 / 或海绵窦扩大。如有,则提示可能伴发外伤性颈内动脉海绵窦瘘或硬脑膜海绵窦瘘。

7. 观察扫描范围内所显示的颅内有无血肿或挫裂伤,颅盖骨有无骨折,眼眶或周围结构有无外伤性脑膜膨出或脑膜脑膨出。

8. 观察扫描范围内所显示的颅底或鼻旁窦、鼻骨、颞骨等是否伴发骨折等。

二、成人眼球内病变影像征象分析

从病变的形态、密度和 / 或信号表现以及强化表现进行分析。

(一)形态学特点

眼球内肿块多呈蘑菇形、球形、梭形(或双凸透镜形)、新月形(或弧形)等,肿块形态对鉴别诊断具有重要参考价值（图 2-5-1）。

（1）蘑菇形肿块：较常见于脉络膜黑色素瘤，少数脉络膜黑色素细胞瘤也可表现为蘑菇形肿块，表现为蘑菇形肿块的多为生长活跃或恶变者。

（2）球形或半球形肿块：较常见于脉络膜黑色素瘤，少数转移瘤、神经鞘瘤也可呈球形或半球形。视网膜脱离、脉络膜脱离在影像上可表现为半球形，但增强后不强化，与实性肿块不同。

（3）梭形或双凸透镜形肿块：较常见于脉络膜血管瘤，也可见于较小的脉络膜黑色素瘤、转移瘤、肉芽肿性病变等。视网膜脱离也可表现为梭形，但增强后不强化。

（4）新月形或弧形肿块：较常见于脉络膜转移癌，也可见于炎性病变。

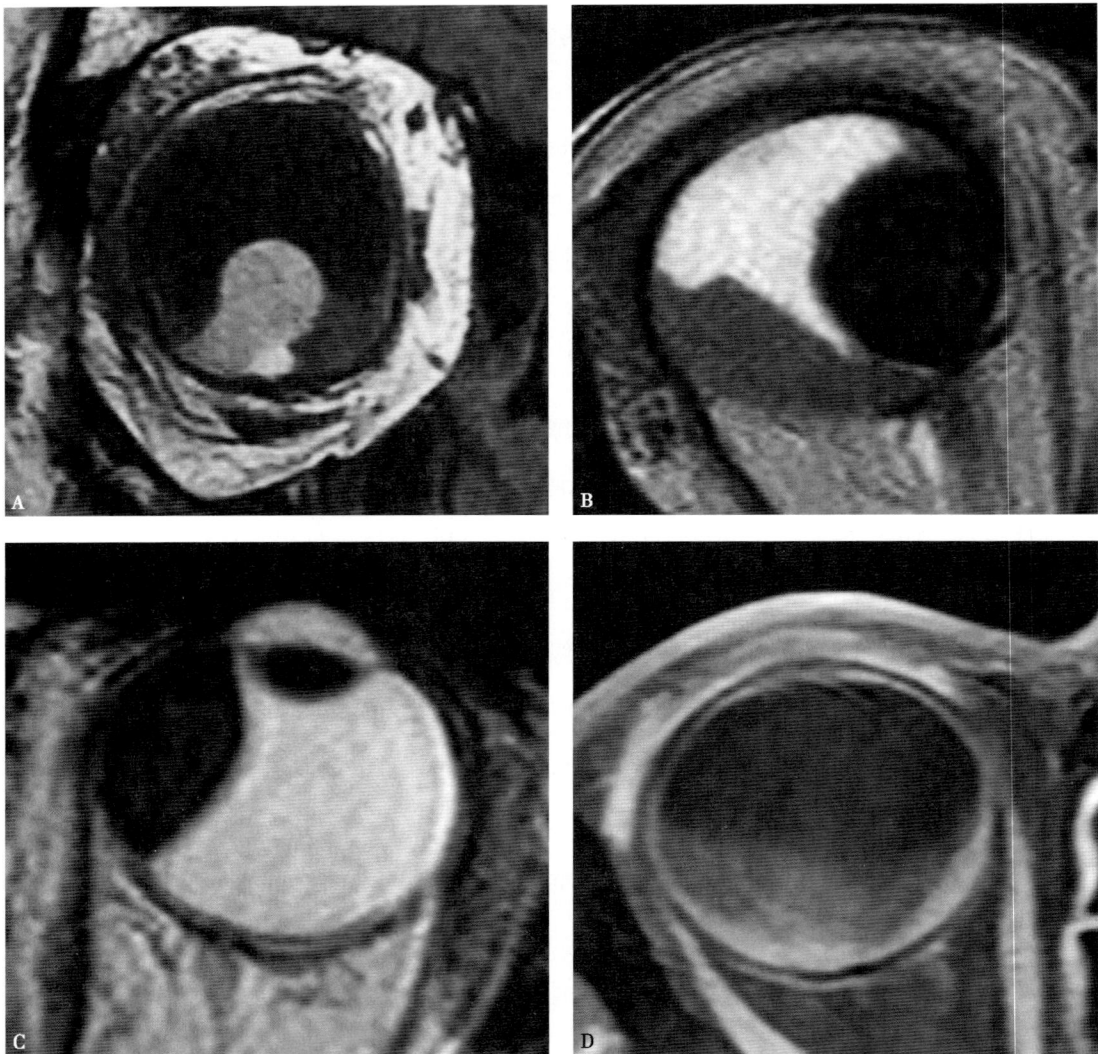

图 2-5-1　眼球内肿块形态

A. 冠状面 T_1WI，眼内肿块呈蘑菇形、短 T_1 信号；B. 横断面 T_2WI，眼内鼻侧肿块呈球形、短 T_2 信号，颞侧病变呈新月形、等 T_2 信号；C. 横断面 T_2WI，眼内鼻侧肿块呈梭形或双凸透镜形、短 T_2 信号；D. 横断面增强后 T_1WI，眼内肿块呈新月形或弧形，中度强化，其玻璃体侧可见梭形略长 T_1 信号影，增强后未见强化，考虑为视网膜脱离、视网膜下积液。

（二）信号、密度特点

对于眼球内肿块，首选 MRI 检查，信号表现对鉴别诊断具有重要参考价值。葡萄膜黑色素瘤多呈短 T_1、短 T_2 信号，增强后中度强化，具有一定特异性。眼球壁高密度影常见于脉络膜骨瘤，通过 CT 进行诊断较容易，但应与视盘疣鉴别，视盘疣的高密度影位于视盘，病变较小，常为双侧。

1. 短 T_1、短 T_2 信号　葡萄膜黑色素瘤的典型表现为蘑菇形肿块，呈短 T_1、短 T_2 信号影，增强后多呈中度强化（图 2-5-2）。如果短 T_1、短 T_2 信号肿块不是蘑菇形而是梭形，则此时判断是否有强化对鉴别诊断很重要。由于 T_1WI 肿块呈高信号，增强后通过肉眼无法直接判断有无强化，故可通过 MRI 动态增强扫描的信号强度 - 时间曲线观察，如果无强化则考虑为视网膜脱离合并视网膜下积液、脉络膜脱离或眼底局限性出血；如果肿块有强化，则一般考虑为恶性黑色素瘤、转移瘤或炎症，通过进行全身检查寻找有无原发

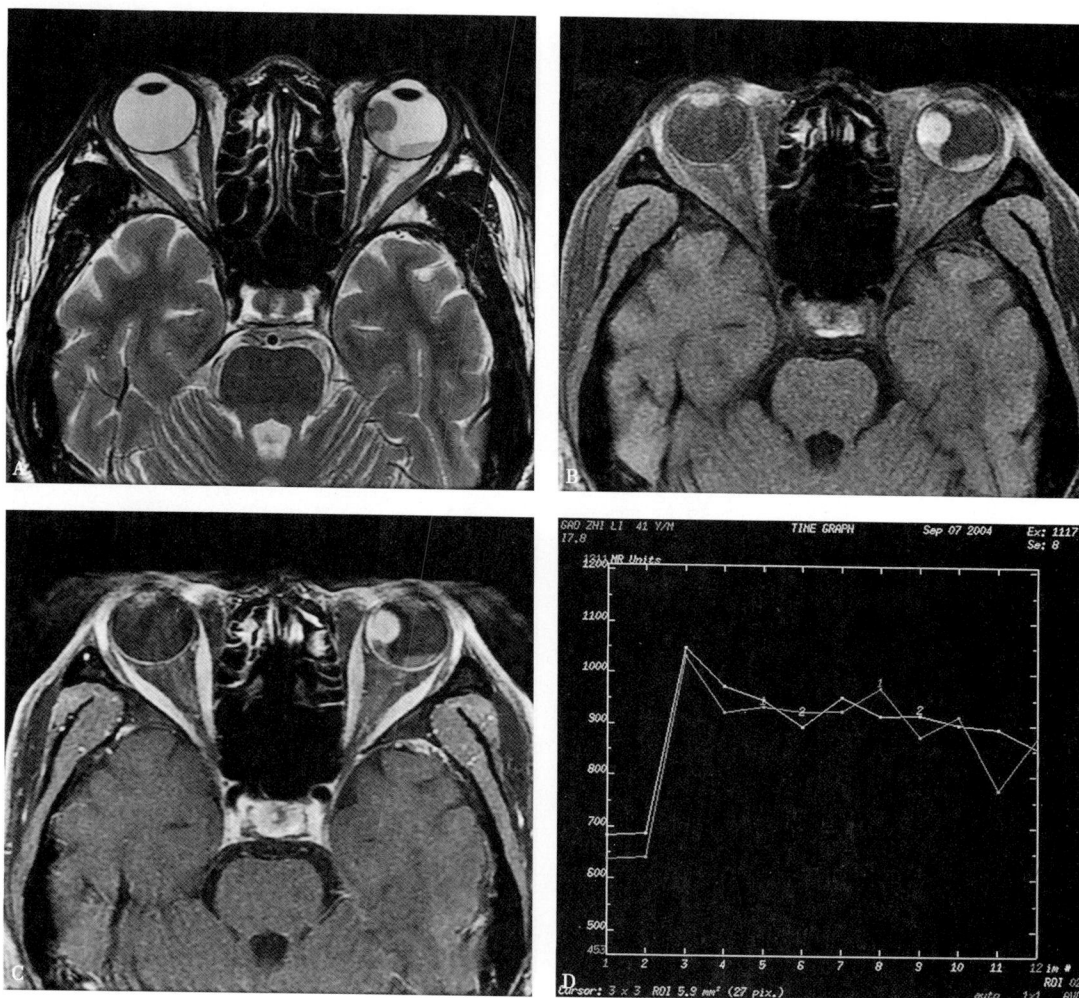

图 2-5-2　左眼脉络膜黑色素瘤

A. 横断面 T_2WI，左眼内鼻侧可见一蘑菇形肿块，呈短 T_2 信号，其颞侧可见 V 形等 T_2、长 T_1 信号影；B. 横断面脂肪抑制后 T_1WI，眼内鼻侧蘑菇形肿块呈短 T_2 信号；C. 横断面增强后脂肪抑制 T_1WI，眼内鼻侧肿块明显强化，V 形病变未见强化，考虑为视网膜脱离、视网膜下积液；D. 动态增强时间 - 信号曲线呈速升流出型。

性恶性肿瘤可确定是否为转移瘤,而恶性黑色素瘤与脉络膜炎性病变的形态略有不同,炎性病变一般表现为基底部较广而病变高度相对较低的眼球壁肿块,黑色素瘤表现为高度相对较高的眼球壁肿块。如鉴别确实困难,可短期复查,通过观察病变体积有无变化帮助诊断,如仍有困难,可行玻璃体切割术进行活检诊断。

2. 长 T_1、长 T_2 信号 脉络膜血管瘤的 MRI 特征表现为梭形肿块,呈长 T_1、长 T_2 信号,增强后明显强化(图 2-5-3),诊断较容易,影像学检查的主要目的是排除其他肿瘤以帮助确诊或在检眼镜不能看清眼底时明确病变本身情况。

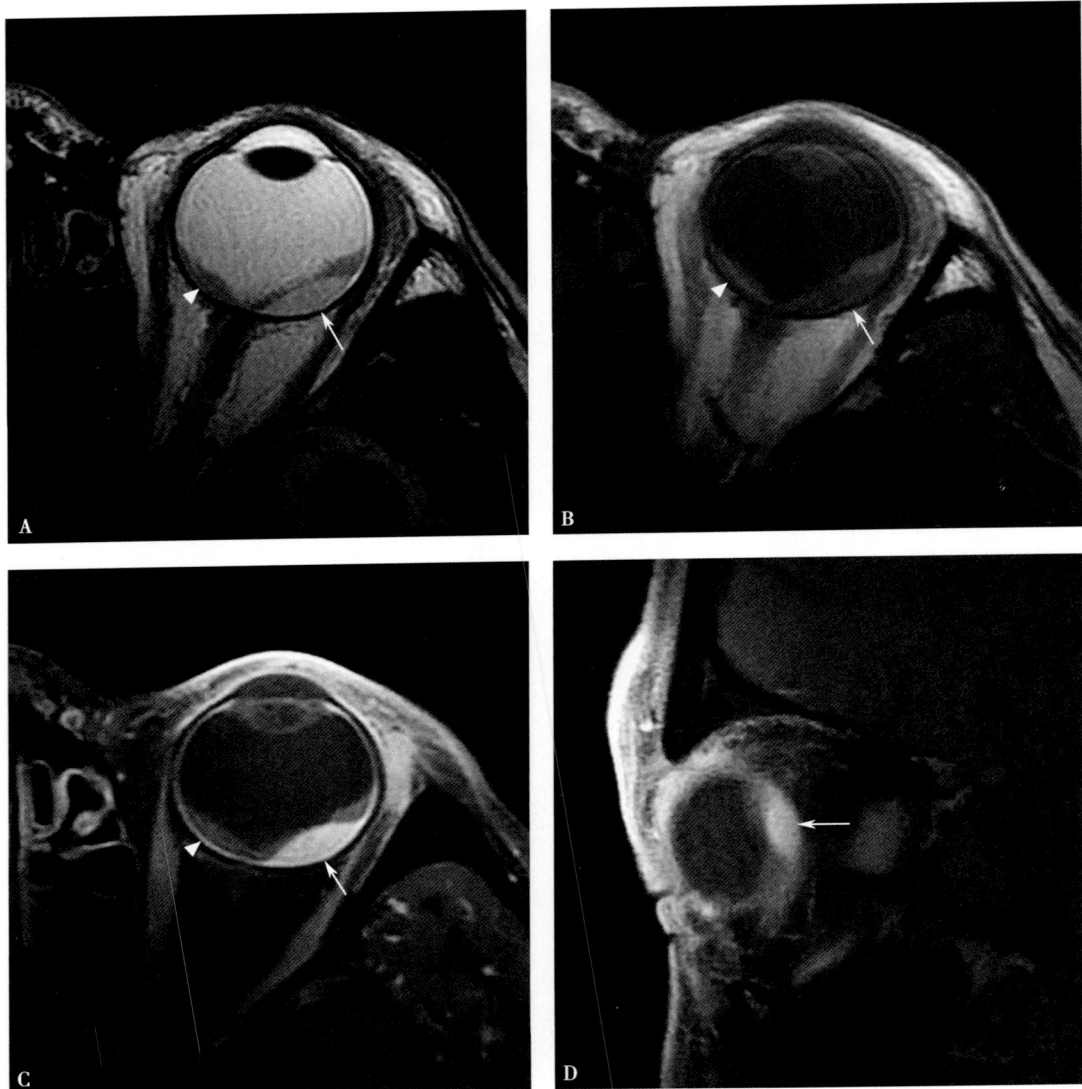

图 2-5-3 左眼脉络膜血管瘤

A. 横断面 T_2WI,示左眼球后壁颞侧可见一梭形肿块(长箭),边界清,呈高信号,肿块周围可见 V 形等 T_2 信号影(箭头);B. 横断面 T_1WI,示肿块呈低信号(长箭),周围可见 V 形略短 T_1 信号影(箭头);C. 横断面脂肪抑制后增强 T_1WI,示肿块呈明显强化(长箭),强化均匀,周围 V 形病变未见强化(箭头);D. 矢状面增强 T_1WI,示肿块呈明显均匀强化(长箭)。

3. 等、略长或略短 T_1，等、略长或略短 T_2 信号　眼球内肿块 T_1WI 及 T_2WI 呈偏等信号时，涉及疾病种类较多，诊断较为困难。脉络膜转移癌常表现为 T_1WI 及 T_2WI 均呈偏等信号，如果同时有原发性肿瘤病史，则诊断较容易。对于其他表现为偏等信号的肿块，需要结合强化特点、临床表现综合分析。

（陈青华）

参 考 文 献

[1] KONSTANTINIDIS L，DAMATO B. Intraocular metastases: a review[J]. Asia Pac J Ophthalmol（Phila），2017，6（2）：208-214.

[2] 陈青华，王振常，鲜军舫，等. 脉络膜血管瘤的 MRI 检查及表现 [J]. 中华放射学杂志，2009，43（7）：735-738.

[3] 陈青华，王振常，鲜军舫，等. 先天性小眼球的 MRI 检查及表现 [J]. 中国医学影像技术，2008，24（4）：520-522.

[4] 陈青华，杨勋，燕飞，等. 硅油填充眼的磁共振成像检查 [J]. 眼科，2007，16（5）：312-315.

[5] 陈青华，王振常，鲜军舫，等. 葡萄膜转移瘤的 MRI 表现 [J]. 中华放射学杂志，2007，41（3）：232-235.

[6] APUSHKIN MA，APUSHKIN MA，SHAPIRO MJ，et al. Retinoblastoma and simulating lesions: role of imaging[J]. Neuroimaging Clin N Am，2005，15（1）：49-67.

[7] KAUFMAN LM，MAFEE MF，SONG CD. Retinoblastoma and simulating lesions. Role of CT，MR imaging and use of Gd-DTPA contrast enhancement[J]. Radiol Clin North Am，1998，36（6）：1101-1117.

[8] MAFEE MF. Uveal melanoma，choroidal hemangioma，and simulating lesions. Role of MR imaging[J]. Radiol Clin North Am，1998，36（6）：1083-1099.

[9] WEBER AL，MAFEE MF. Evaluation of the globe using computed tomography and magnetic resonance imaging[J]. Isr J Med Sci，1992，28（3/4）：145-152.

第六章
儿童眼球病变的影像检查路径及诊断分析思路

第一节　影像检查路径

儿童眼球病变的影像检查方法种类及选择原则与成人基本相同，包括 X 线片、CT、MRI 等。针对眼球不同病变，合理采用相应影像检查方法。请参考相应章节。

第二节　影像诊断分析思路

一、基本思路

对于儿童眼球病变，虽然疾病谱与成人不同，但影像诊断的基本思路与成人类似，通过观察病变位置、范围及继发和/或伴发改变并结合检眼镜下表现、临床病史、症状综合分析进行诊断及鉴别诊断。请参考相应章节。

二、儿童眼球内病变影像征象分析

从眼球大小、病变的形态、密度和/或信号表现以及强化表现进行分析。

（一）眼球大小

对于儿童眼球病变，先观察眼球大小是否正常。如果眼球体积小，且无外伤史及眼部疾病史，需要首先考虑或排除先天发育疾病；如果眼球大小基本正常，首先考虑后天性疾病；如果眼球明显增大且眼球内未见异常密度影或异常信号影，首先考虑先天发育疾病，如先天性大眼球、先天性青光眼等；如果眼球明显增大且眼球内可见软组织影，首先考虑或排除占位性病变。

（二）病变形态学特点

儿童眼球内肿块多呈不规则形，某些特殊形态对鉴别诊断具有重要参考价值，如高脚杯形软组织影、增强后明显强化，提示可能为永存原始玻璃体增生症（PHPV）（图 2-6-1）。

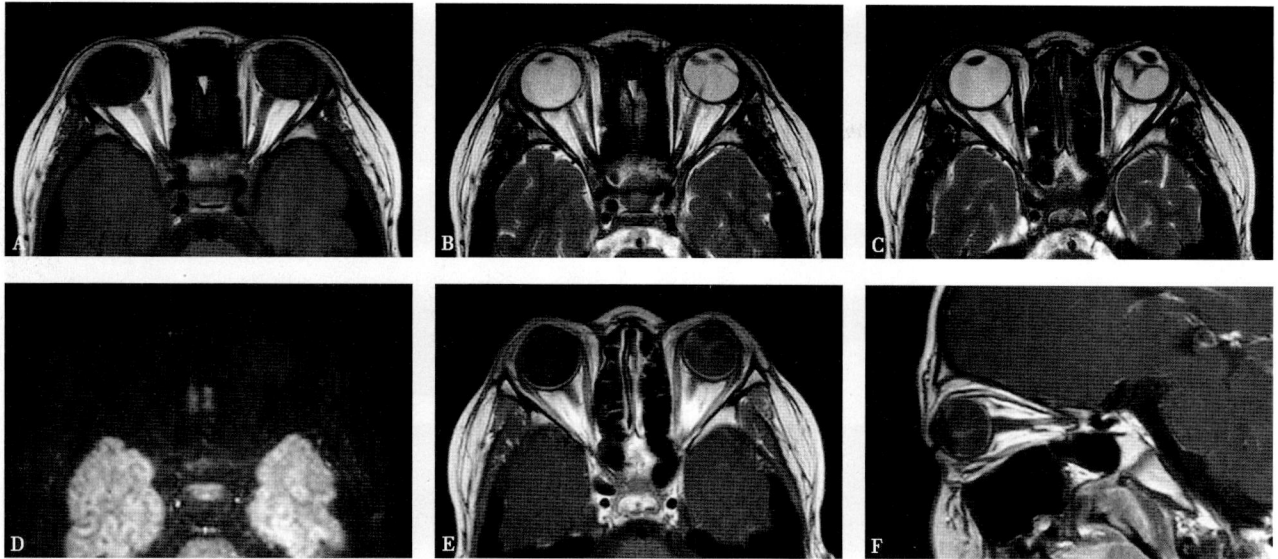

图2-6-1　左眼永存原始玻璃体增生症

A. 横断面 T_1WI，示左眼球略小，晶状体与视盘之间可见高脚杯形软组织影，边界清晰，呈等信号，病变周围可见 V 形稍低信号影；B、C. 横断面 T_2WI，病变呈等信号，周围可见 V 形略短 T_1 信号影；D. 横断面 DWI 示病变呈等信号；E. 横断面增强 T_1WI，示高脚杯形软组织影较明显强化，周围 V 字形病变未见强化；F. 矢状面增强 T_1WI 示高脚杯形软组织影明显强化。

（三）密度、信号特点

对于儿童眼球内肿块，首选超声或 CT 检查，肿块内有无钙化对鉴别诊断具有重要参考价值。对于幼儿眼内肿块伴有钙化，应先考虑视网膜母细胞瘤。眼球内伴有钙化的病变其鉴别诊断如下。

1. 3 岁以下、眼球大小正常、眼球内有高密度钙化的肿块支持视网膜母细胞瘤的诊断（图 2-6-2）。

2. 出生后不久即出现白瞳征、小眼球和位于晶状体后方的高脚杯形纤维组织影，支持永存原始玻璃体增生症（persistent hyperplasia of primary vitreous，PHPV）的诊断（图 2-6-1）。

3. 5～8 岁、眼球大小正常、眼球内高密度影，增强造影或荧光素眼底血管造影检查显示眼底多发血管异常支持外层渗出性视网膜病变的诊断。

4. 如果不符合上述几种病变的特征，则考虑或排外眼球内炎，要仔细询问病史、弄清原因以帮助确定眼球内炎的诊断，常有眼球内囊虫病引起的眼球内炎被误诊为视网膜母细胞瘤和外层渗出性视网膜病变等。

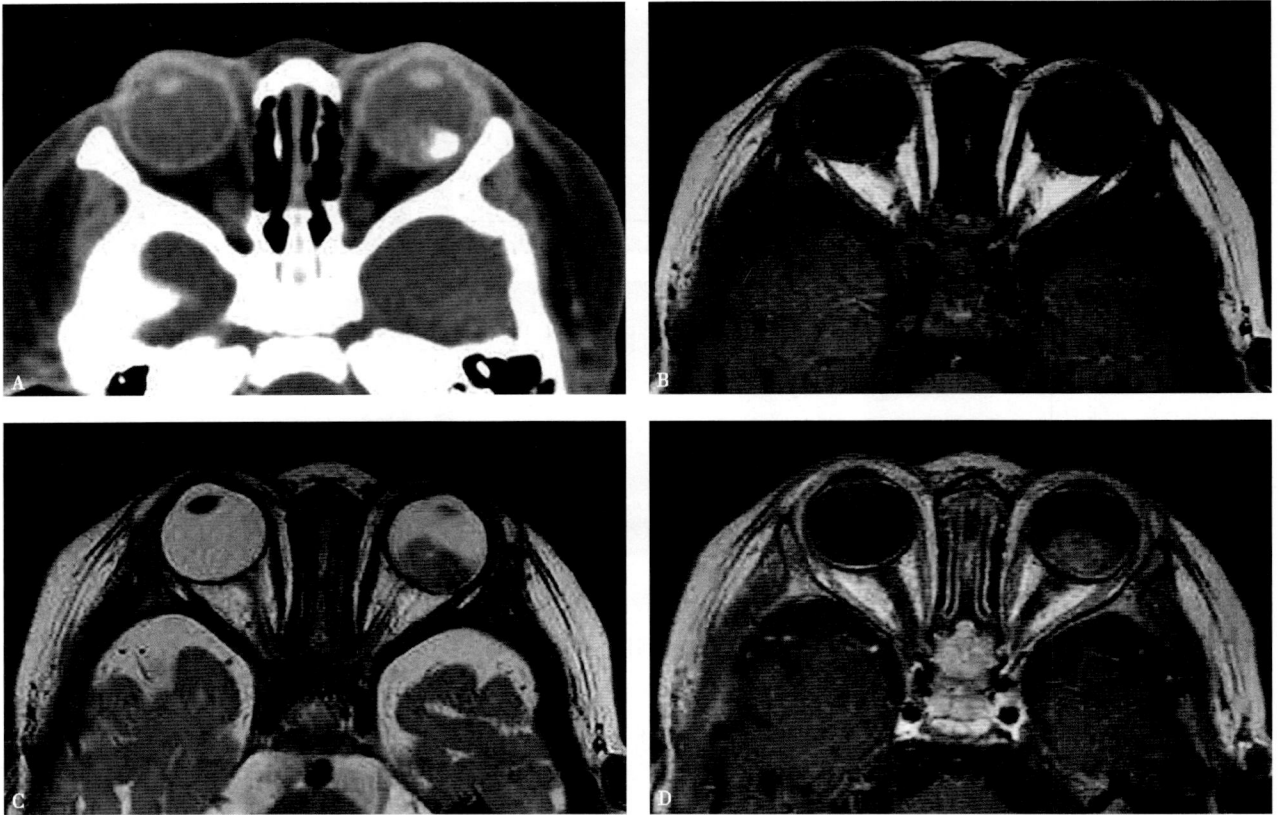

图2-6-2　视网膜母细胞瘤

A. 横断面 CT 平扫，示左眼球内软组织肿块，其内可见斑块状钙化；B. 横断面 T$_1$WI，示左眼球内软组织肿块，病变呈等信号；C. 横断面 T$_2$WI，示病变呈略高信号，其内可见低信号区；D. 增强后横断面 T$_1$WI，示肿块呈中度不均强化，病变累及视盘区。

（陈青华）

参 考 文 献

[1] 陈青华，王振常，鲜军舫，等. 先天性小眼球的 MRI 检查及表现 [J]. 中国医学影像技术，2008，24（4）：520-522.

[2] APUSHKIN MA，APUSHKIN MA，SHAPIRO MJ，et al. Retinoblastoma and simulating lesions：role of imaging[J]. Neuroimaging Clin N Am，2005，15（1）：49-67.

[3] KAUFMAN LM，MAFEE MF，SONG CD. Retinoblastoma and simulating lesions. Role of CT，MR imaging and use of Gd-DTPA contrast enhancement[J]. Radiol Clin North Am，1998，36（6）：1101-1117.

[4] MAFEE MF. Uveal melanoma，choroidal hemangioma，and simulating lesions. Role of MR imaging[J]. Radiol Clin North Am，1998，36（6）：1083-1099.

[5] WEBER AL，MAFEE MF. Evaluation of the globe using computed tomography and magnetic resonance imaging[J]. Isr J Med Sci，1992，28（3/4）：145-152.

第七章
眼外伤的影像检查路径及诊断分析思路

第一节　影像检查路径

　　眼外伤属于眼科较为常见的创伤性疾病，为临床急诊中常见的疾病之一。在眼眶的保护作用下，眼外伤发生时患者多伴有眼眶损伤，较常见的是眼眶骨折，眼眶内壁骨质薄弱，易发生眶壁骨折。眼眶骨折后又会压迫眼球，造成眼球及周围组织损伤。发生眼部外伤后的临床表现很多，检查手段也多样。

　　眼内异物的 CT 诊断明显优于普通 X 线片和眼部彩超。其能可靠地显示异物与眼球壁、眼外肌、视神经等结构的关系，不仅能识别与组织密度相近的异物及多发异物，还尤其对眼眶细小异物及边界异物的识别更具优越性，可补充眼部彩超对异物定位的不足。多平面重组技术对眼内异物的三维定位有重要价值，更加具有优越性。通过上述检查方法能发现并诊断全部金属异物及大部分非金属异物。但该检查方法对植物性异物不敏感，有时需借助其他影像检查。CT 的不足主要为：①对于金属异物，因为伪影影响定位故需用彩超辅助；②显示的异物形状与实际有时有差异；③对玻璃体混浊和积血不能确定。眼部彩超对于 CT 中不显影的非金属异物，能不同程度探测到，而对眼内异物的诸多并发症，如视网膜脱离、玻璃体积血等均能较好地显示，这对异物的处理、手术方式的选择以及判断预后都有很大帮助。眼部彩超检查方便，成像迅速，易于重复检查并可动态显示图像，还能了解异物是否具有磁性及移动性。检查方法是在彩超检查中发现异物时，助手用磁铁靠近患者眼球，判断异物或异物周围组织有无跳动性变化或是移动。彩超的不足为：①不能精确描述异物在眼球内的位置；②多个异物显影时相互影响；③不能显示眼前段异物和眼球外、眼眶内异物；④对于木质和植物等异物显影欠佳，小异物容易被忽略；⑤对于眼球破裂严重者，探头接触或检查有困难。X 线片是检查眼内异物的传统方法，但因其定位烦琐且准确性不高，已被取代。眼部超声检查对异物定位较简便且无创，对眼内及球壁异物，无论金属性还是非金属性，它均能准确分辨，缺点是对眶内异物不敏感，定位不够准确。

　　眼眶血肿在临床中较常见的体征是眼球突出，通过超声检查可确定血肿的位置和形状，有助于对血肿性质的判断，还可明确血肿的范围及其与视神经的关系。行彩色多普勒血流成像（color Doppler flow imaging，CDFI）检查，血肿内部均不能发现明显血流信号。同时，CT 检查对眼眶占位病变的判断具有一定优势,已经被广泛应用于眼眶疾病的诊断中。应对眼眶血肿病例进行 CDFI 扫描检查,这对于了解血肿准确位置、范围及与视神经、眼外肌、眶壁相邻关系非常重要,对手术入路选择有重大参考价值。

螺旋 CT 扫描法采用多方位容积重建(volume reconstruction,VR)和 MPR 重建扫描,扫描出的图像更加直观、清晰,为眼外伤诊断提供了充分的信息指导。眼外伤的 CT 扫描范围包括额骨、眼眶、上颌骨、颧骨及颧弓等相关部位,CT 重建图像可更加直观地显示、提供眼内损伤情况的信息,如眼眶骨折程度、眶内积气或积液、眼周围组织损伤、眼外肌移位或损伤情况、视神经损伤、晶状体损伤、眼内异物及异物位置等,相比其他检查诊断方法,更加直观、全面、系统。

综上所述,对于眼外伤,应首选螺旋 CT 扫描检查。螺旋 CT 扫描检查的优点:①可以在保证对伤情影响最小的情况下,第一时间同时了解面部、鼻部、眼眶、双眼球、颅骨及软组织等结构的情况,尤其是 VR 重建技术,其对于复合性骨折患者和复合伤患者的早期诊断,具有临床意义,可避免漏诊。②对于已知或猜测眼内可能有金属性异物的患者,通过多平面重建技术能够迅速做出定位,制订治疗方案,取出异物。③在法律及卫生知识日渐普及的今天,使用具有直观感的、清晰的 CT 片,能够通俗易懂地向患者介绍病情及治疗方案,便于医患沟通。

第二节　影像诊断分析思路

眼外伤患者多伴有眼内异物,对于伴有眼内异物的眼外伤患者,确定眼球内是否有异物存留及异物所在位置是制定治疗方案时要考虑的首要问题。超声检查的探头需接触患者的眼睑或眼球,操作时产生的压力会对眼球造成损伤,加重患者病情。常规 X 线检查的分辨率低,做异物定位时需缝定位器或定位环,操作烦琐,已经逐步被淘汰。MRI 检查不适用于金属性异物的显影,且由于检查时间较长,对于急诊患者不能快速做出诊断。多层螺旋 CT 有足够的分辨率,即使在屈光间质浑浊的情况下,也能清晰地显示金属性异物与眼球内各部分组织结构的位置关系,特别是 MPR 技术,能够精确定位,从而可对临床上采用合适的手术路径取出异物、尽可能减少眼组织的损伤、挽救视力起到指导作用。螺旋 CT 对于低密度异物如植物、玻璃不能显影,这是其局限性。

眼外伤患者眼部解剖结构的变化,引起病理、生理性改变,造成视力损伤。在合适的平面,多层螺旋 CT 横断面重建所获得的单幅像即能够清晰地显示角膜、晶状体、玻璃体、眼球壁、视神经各部分的组织结构及位置关系。多层螺旋 CT 能清楚地显示眶骨骨折的部位、类型、骨折片的移位等情况,同时也能显示视神经管骨折及邻近软组织的损伤。

眼部软组织包括眼球、眼外肌、视神经、眶周软组织及球后软组织,常由眼部外伤致其损伤。眼球损伤包括晶状体移位、脱落、变性,球内出血,眼球破裂等,这些损伤都可造成严重的视力障碍甚至失明。眼外伤引起晶状体混浊被称为外伤性白内障,眼球壁挫伤表现为眼球壁断裂、肿胀、出血或视网膜脱离。球壁穿孔在多层螺旋 CT 上表现为球壁不连续征象者少见,但如果发现眼内异物、积气则提示有眼球穿孔或穿通。视神经损伤表现为视神经增粗或断裂，单纯的视神经损伤不常见，多层螺旋 CT 能清楚地显示视神经管骨折情况，有利于早期手术治疗以拯救患者视力。眼外肌的损伤、嵌顿、断裂可造成眼球运动障碍、眼球固定、眼球内陷及突出，多层螺旋 CT 能清楚地显示眼外肌肿胀、出血及断裂。眶周软组织损伤临床即可查见，表现为眶周软组织肿胀，其内积血或积气。眼外伤多为复合伤，早期确诊尤其重要。多层螺旋 CT 能够同时显示面部、鼻部、眼眶、双眼球及颅脑各部分结构，且清晰度高，一次检查可提供足够的临床信息，对于复合伤的早期确诊尤有价值，特别是 VR 技术，其能使图像更具直观感，通过该方法可多角度地观察骨折部位，全面认识复合性骨折。

螺旋 CT 检查诊断眼外伤，操作简便，诊断迅速可靠，一次性检查可提供足够的诊断信息，对临床选择治疗方案及评估预后具有重要意义。该检查方法与其他影像学检查相比，对于检查诊断眼外伤具有较强的优越性，故对于眼外伤患者的影像学诊断，应首选 CT 扫描检查。

（姜　虹）

参 考 文 献

[1] 刘家琦,李凤鸣. 实用眼科学 [M]. 北京：人民卫生出版社,2010：63-64.

[2] 李文华,王滨,王振常,等. 眼科影像学 [M]. 北京：人民卫生出版社,2004：399-417.

[3] 李舒茵,史大鹏. 超声活体显微镜和 CT 诊断眼前段异物的对比分析 [J]. 中华眼科杂志,2008,44（3）：229-232.

[4] YUAN J M, JIANG L Z, TANG Z H, et al. Localization of intraocular foreign bodies by the combination of CT ocular axial scan and meridian plane reconstruction[J]. Int J Ophthalmol 2006,6（3）：543-545.

[5] 张虹,宋国祥. 眼眶植物性异物的诊断和治疗 [J]. 眼外伤职业眼病杂志,2002,24（1）：36-38.

[6] 朱豫,张效房,盛艳娟. 多种影像方法联合诊断眼内异物及其并发症 [J]. 中华眼科杂志,2003,39（9）：520-523.

第三篇

眼部疾病影像诊断学

第一章
眼球疾病影像诊断

第一节　眼球病变概述

一、眼球病变分类

根据解剖部位，眼球病变可分为角膜病变、巩膜病变、晶状体病变、玻璃体病变、葡萄膜病变及视网膜病变。角膜病变、巩膜病变、晶状体病变、玻璃体病变以炎性病变及变性较多见，通过临床检查即可做出诊断，一般无须行 CT、MRI 影像学检查；葡萄膜病变及视网膜病变中的肿瘤性病变、肉芽肿性病变多需行影像学检查。

根据眼球病变性质可将其分为先天性病变、外伤性病变、炎性病变、血管性病变、肿瘤、视网膜脱离、脉络膜脱离等。眼球先天性病变包括先天性小眼球、视盘缺损、脉络膜缺损等。眼球外伤包括眼球钝挫伤、破裂伤、异物伤等；眼球炎性病变包括葡萄膜炎、寄生虫病等。眼球血管性病变包括外层渗出性视网膜病变、视网膜血管瘤、脉络膜血管瘤等。

眼球肿瘤可按部位分为结膜肿瘤、角膜肿瘤、葡萄膜肿瘤和视网膜肿瘤，前两者位置表浅，一般无须行 CT、MRI 检查，后两者位置深，常需行影像学检查。根据瘤细胞的组织发生，葡萄膜肿瘤分为黑色素性和非黑色素性肿瘤两种类型，每种又可分为良、恶性两种。其中，良性黑色素性肿瘤包括色素痣、脉络膜黑色素细胞瘤，恶性黑色素性肿瘤包括黑色素瘤、虹膜睫状体色素上皮腺癌；良性非黑色素性肿瘤包括脉络膜血管瘤、脉络膜骨瘤等；恶性非黑色素性肿瘤包括脉络膜转移癌、淋巴瘤、睫状体无色素上皮腺癌等。发生于视网膜的肿瘤较少，包括良性的视网膜血管瘤、星状细胞错构瘤，恶性视网膜肿瘤包括视网膜母细胞瘤、视网膜脉络膜淋巴瘤及视网膜转移癌；视网膜血管瘤为其中较多见的良性肿瘤，视网膜母细胞瘤则是最常见的眼底恶性肿瘤。成年人眼球内最常见的恶性肿瘤是脉络膜黑色素瘤，儿童眼球内最常见的恶性肿瘤为视网膜母细胞瘤。

眼球病变在影像上可分为占位性病变和非占位性病变。后者在临床上更常见，多数通过临床检查即可诊断，一般不需要行影像学检查。对于眼球占位性病变，仅凭检眼镜不易确诊，往往需要进一步行影像学检查。

二、眼球病变影像学分析思路

详见第二篇第五章和第六章。

第二节　眼球先天发育异常

一、先天性无眼球

（一）概述

1. **概念**　先天性无眼球（congenital anophthalmia）是由一侧或双侧原始视泡未发生或早期发育停滞导致眼眶内完全没有眼球组织或临床检查中未发现眼球结构的眼部畸形。临床上把眼副器存在、眼球完全缺失定义为无眼球。

2. **人口统计学特点**　该病罕见，我国先天性无眼球及小眼球的发病率约为 1.18/10 000，其中的 75%～90% 为散发病例。先天性盲病例中的 16.6% 患有小眼球或无眼球，是我国儿童失明的首要原因。50% 的小眼球和无眼球患者合并其他全身系统异常。

3. **病因**　先天性小眼球及无眼球的病因尚不明确且相对复杂，目前，流行病学研究结果提示其影响因素主要为遗传及环境因素。在胚胎发育早期，视沟或视泡形成障碍，可导致先天性无眼球、先天性小眼球或先天性囊性眼。散发病例居多，视泡凹陷形成视杯的过程中如果受到外界因素（母体炎症或外伤）影响而发生障碍，则可能发生上述疾病；少数先天性无眼球受家族遗传因素影响，遗传方式包括常染色体显性遗传（autosomal dominant，AD）、常染色体隐性遗传（autosomal recessive，AR）和 X 连锁隐性遗传（X-linked recessive，XR）。

（二）病理学表现

根据病理学检查结果，将眼眶内完全没有眼球组织的病例称为真性"先天性无眼球"，若有残存眼球组织则称为临床"先天性无眼球"或极度小眼球。通过临床检查难以区分真性"先天性无眼球"和临床"先天性无眼球"。真性"先天性无眼球"的大体表现及组织学、病理学表现为眶内眼球组织完全缺失，镜下未见任何眼球组织成分；临床"先天性无眼球"的病理学表现为眼眶内可见少量不规则形残存眼球组织。

（三）临床表现

先天性无眼球可发生于单侧或双侧眼眶，表现为患侧无视力、眼睑小、眼窝空洞、眼眶发育不良，常伴有其他眼部病变。先天性无眼球可为孤立存在的眼部畸形，也可是全身综合征的眼部表现，50% 先天性无眼球病例合并有其他全身性异常，约 1/5 的病例存在智力发育障碍。

在外观上，由于眼睑、眼窝、眼眶的发育有赖于正常眼球发育的刺激，先天性小眼球或无眼球在胎儿期已对患者的眶面部发育产生了负面影响，表现为出生即明显可见的患侧睑裂和眉毛短小、结膜囊狭窄或闭锁、眼部软组织发育不全、眶口和眶腔狭小。如不经干预，随着出生后眶面发育的继续，健、患双侧发育的不均衡可能持续加剧并影响到颅面其他诸骨，甚至导致面部偏侧萎缩症。

（四）影像学表现

1. 最佳诊断线索　幼儿一侧或双侧眼眶内未见正常眼球，眼眶狭小。

2. 发生部位　一侧或双侧眼球。

3. 形态学表现　患侧眶腔狭小，正常眼球位置未见眼球，部分病例中可见少量残留眼球组织。眼睑、结膜和泪腺等眼附件均可显示。

4. 病变数目　发生于一侧或两侧眼眶，10%单独发生，90%合并眼部其他畸形。

5. CT 表现　①平扫表现：患侧眼眶容积小，正常眼球位置未见眼球结构，部分病例中可见少量条索状原始组织，呈软组织密度，视神经、眼外肌可基本正常，眼睑、泪腺未见明显异常，部分患者伴有枕叶形态、密度轻度异常改变。②增强扫描表现：无须行增强扫描。

6. MRI 表现　①T_1WI 表现：患侧眼眶容积小，正常眼球位置未见眼球结构，有时可见少量条索状等信号原始组织，眼睑、泪腺未见明显异常，视神经、眼外肌表现多样，部分患者伴有脑结构和功能的异常改变，表现为距状沟脑皮质增厚，内囊和视束周围脑白质减少，弥散张量成像（DTI）示患侧视放射各向异性分数（fractional anisotropy，FA）降低。②T_2WI 表现：与 T_1WI 表现相似，残留原始眼球组织呈低信号条索影。

7. 影像学检查方法选择　首选超声检查。也可选择 CT、MRI 平扫，一般无须行增强扫描。

（五）鉴别诊断

1. 先天性隐眼　①眼睑边缘完全融合，无睫毛，通常为双侧病变；②可合并小眼球，可以是临床综合征在眼部的表现。

2. 先天性囊性眼　①患者出生时的眼部表现与先天性无眼球相似，但出生后先天性囊性眼可膨大，表现为眼睑后膨出；②在影像上表现为无正常眼内结构。

（六）治疗及预后

1. 治疗方案选择　目前，由于先天性小眼球及无眼球的病因尚不明确，所以尚无针对病因的治疗方法。但对于小眼球及无眼球患者，改善外观及刺激眼眶的发育至关重要。即使是先天性小眼球的缓慢生长对眼眶的刺激作用也远大于人工植入物，早期眼球摘除会严重减缓眼眶发育，所以应极力避免眼球摘除。即使患者合并眶内囊肿，只要不影响之后义眼片的佩戴，也应避免过早手术，以免造成眶内组织萎缩及影响眼眶的发育。李冬梅等认为应在患者 5 岁前采取眶内植入扩张的方法，并需根据眼眶发育的情况更换不同大小的植入物，以维持一定的眶内压，促进眼部骨骼的发育。

临床上，先天性小眼球及无眼球的干预治疗方法主要为：①通过眶内植入物刺激眼眶发育，从而矫正狭小眶腔；②结膜囊成形，矫正结膜囊狭窄，而后佩戴义眼片；③眼睑整复，将眼睑和睑裂开大，矫正外形。通过上述方法促进眶部发育，矫正眼睑及结膜囊畸形，使眶面部对称性达到较理想的程度。

12 岁后的先天性小眼球及无眼球患者颅面部发育基本已达到成人的 95%，此时再植入或更换眶内植入物已无明显刺激眼眶发育作用。因此应采取相应眼睑、结膜囊整复的方式来矫正睑裂短小、结膜囊狭窄、上睑下垂等颜面部畸形。对于成年的先天性无眼球伴骨性眼窝狭窄、睑板短小、上睑下垂的患者，可应用将骨性眼窝扩大的全眼窝再造术、耳软骨移植睑板再造术、上睑下垂矫正术治疗。

2. 预后　先天性无眼球患者无视力，仅能采取干预治疗或美容治疗促进眶部发育及使眶面部对称性达到较理想的程度。

（七）关键要点

①眼副器存在，眼球完全缺失；②先天性无眼球的影像诊断容易，关键在于对其并发畸形的全面评估。

参 考 文 献

[1] GALINDO-FERREIRO A，ELKHAMARY SM，ALHAMMAD F，et al. Characteristics and management of congenital anophthalmos and microphthalmos at a tertiary eye hospital[J]. Orbit，2019，38（3）：192-198.

[2] KUIJTEN MAAYKE MP，REMMERS JELMER S，MOURITS DAPHNE L，et al. Three-dimensionally printed conformers for treatment of congenital anophthalmos[J]. Ophthalmic Plast Reconstr Surg，2017，33（5）：394-395.

[3] 谢斌羽，李冬梅，魏文斌. 先天性小眼球和无眼球的临床特征及眼眶发育的干预治疗进展 [J]. 中国医学前沿杂志（电子版），2014，6（08）：18-21.

二、先天性小眼球

（一）概述

1. 概念　先天性小眼球（congenital microphthalmia）是由胚胎发育过程中眼球发育异常所致的以不同程度眼球体积缩小为特征的严重眼球发育畸形，是一种相对常见的眼部畸形，通常可以看到正常的眼副器，如眼睑。临床上把角膜直径小于10mm且眼球前后径小于20mm定义为小眼球。

先天性小眼球可分为两类，即单纯性小眼球和并发性小眼球。单纯性小眼球表现为眼球小但结构基本正常，不伴有其他畸形，双眼多见。并发性小眼球伴随一种或多种眼或其他系统的发育畸形，如前房退化、眼部缺损、囊肿、白内障和永存原始玻璃体增生症（persistent hyperplasia of primary vitreous，PHPV）等眼部畸形，心脏缺陷，以及面裂、小头畸形和脑积水等其他系统畸形，大约80%的先天性小眼球为并发性小眼球，单眼多见。

缺损性小眼球（colobomatous microphthalmia）属于并发性小眼球，该病即由于胚胎发育过程中胚裂处视杯内层过度外翻，而又高度分化，使该处胚裂出现闭合不全，形成小眼球合并眼眶囊肿，囊肿大小不等并可逐渐增大，甚至可以达到占据整个眼眶范围，囊肿可与小眼球相通。

2. 人口统计学特点　发病率为 0.22/10 000～2.56/10 000，该病在中国的发病率为 1.18/10 000，无种族和性别差异。先天性小眼球占盲童的 3.20%～11.20%。先天性盲病例中的 16.60% 患有小眼球或无眼球，是我国儿童失明的首要原因。50.00% 的小眼球和无眼球患者合并其他全身系统异常。

3. 病因　先天性小眼球及无眼球的病因一致，同前。

（二）病理学表现

1. 大体病理学表现　单纯性小眼球表现为眼球本积减小，晶状体相对较大，眼球内结构基本正常。并发性小眼球表现为眼球体积减小，眼内充满肿块样组织，可有骨样组织形成或出现钙化，可合并眼眶囊肿。

2. 组织学表现　单纯性小眼球表现为眼球壁及球内结构基本正常。并发性小眼球表现为眼球内表层覆盖增殖的色素上皮细胞，巩膜增厚，由胶原纤维和成纤维细胞组成，胶原纤维细胞肿胀、扭曲、磨损并混合有正常纤维细胞，内皮细胞覆盖前房角结构，不能分辨小梁网及施莱姆管（Schlemm's canal）结构，角膜可见中等厚度、分层的鳞状上皮，前弹力层缺损，角膜基质呈多孔状，内皮细胞内可有空泡。视网膜出现胶质化皱褶。合并眼眶囊肿时，囊肿壁由两层组成，内层为视网膜神经胶质组织，外层为血管性的结缔组织。

（三）临床表现

临床上把角膜直径小于 10mm 且眼球前后径小于 20mm 定义为小眼球。其主要的临床特征包括眼轴变短、高度远视、晶状体与眼球容积比升高等，患者在中年之后闭角型青光眼发生率高。

先天性小眼球有多种临床表现：①单纯性小眼球，眼球体积小于正常但不伴其他显著眼部畸形，临床上称为真性小眼球，常为双侧性，可为散发性或常染色体显性/隐性遗传，常伴有前房浅、远视等。晶状体占眼球体积的 11%～32%（正常为 3%～4%），因而增加了发生瞳孔阻滞和闭角型青光眼的风险。②缺损性小眼球，包括先天性小眼球伴视盘缺损及囊肿、先天性小眼球合并眼眶囊肿等；若缺损少、囊肿较小、眼球结构和大小基本正常者有一定的功能；若缺损明显、囊肿大、眼球发育不好，则小眼球无功能。③并发性小眼球，多并发永存原始玻璃体增生症，90% 的患者单眼发病，视力较差。

在外观上，由于眼睑、眼窝、眼眶的发育有赖于正常眼球发育的刺激，而先天性小眼球在胎儿期已对眶面部发育产生了负面影响，故有的患儿出生即可见患侧睑裂和眉毛短小、结膜囊狭窄或闭锁、眼部软组织发育不全、眶口和眶腔狭小。对于严重的小眼球患儿，如不经干预，随着出生后眶面发育的继续，健、患双侧发育的不均衡可持续加剧并影响到颅面其他诸骨，甚至导致面部偏侧萎缩症。

（四）影像学表现

1. 最佳诊断线索　眼球前后径小于 20mm，眼内结构（晶状体、虹膜、睫状体等）存在，伴或不伴眼眶容积减小。

2. 发生部位　一侧或双侧眼球。单纯性小眼球发生于双眼者多见，不伴有其他畸形；并发性小眼球发生于单眼者多见。

3. 形态学表现　一侧或双侧眼球前后径减小，晶状体、虹膜、睫状体等存在，伴或不伴有眼眶容积小，根据是否伴发眼球壁及球内异常，可将小眼球分为单纯性小眼球、缺损性小眼球和并发性小眼球。

（1）单纯性小眼球：常为双侧眼球变小，晶状体相对较大，边缘圆钝，常伴有前房浅，眼球壁完整，未见增厚（图 3-1-1）。眼外肌及视神经可正常或变细。眼眶容积可基本正常或减小，眼睑、泪腺等眼副器未见异常。

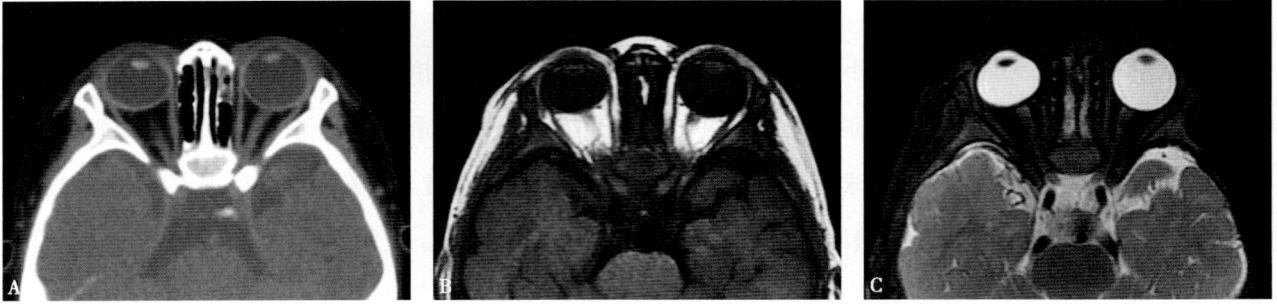

图 3-1-1　先天性小眼球（单纯性）

A. 眼眶 CT 横断面，示右眼球体积小，眼球前后径减小，晶状体位置、形态、密度未见异常，玻璃体内及眼球壁未见异常密度影；B、C. 横断面 T_1WI、T_2WI，示右眼球体积小，眼球前后径减小，晶状体位置、形态未见异常，玻璃体内及眼球壁未见异常信号影。

（2）缺损性小眼球：视盘缺损时主要表现为眼球壁不完整（图 3-1-2），视盘区可见"V"形或杯形突起向后突出至球后；眼球壁缺损伴有囊肿时可见椭圆形、不规则形囊性低密度影，与不完整的眼球壁相连或紧邻，边界清晰。

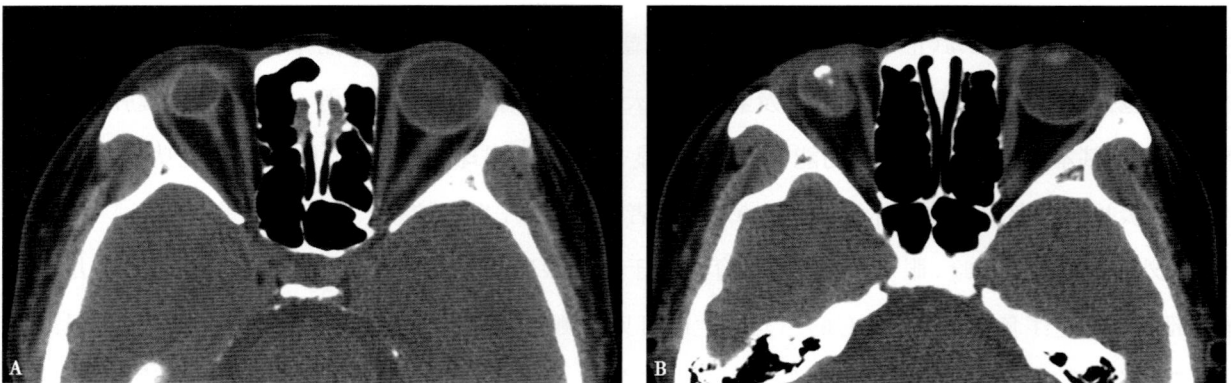

图 3-1-2　先天性小眼球（缺损性）

A. 眼眶 CT 横断面，示右眼球体积小，眼球前后径减小，正常晶状体未显示；B. 眼眶 CT 横断面，示右眼球后部眼球壁局部膨隆、变薄，其内可见斑片状钙化灶。

（3）并发性小眼球：并发 PHPV 时表现为眼球体积小，晶状体后方与视盘之间可见带状或圆锥状软组织影（见第二篇图 2-6-1 左眼永存原始玻璃体增生症）。

4. 病变数目　可累及一侧或两侧眼球。

5. CT 表现

（1）平扫表现：单纯性小眼球表现为患侧眼球前后径减小，晶状体、虹膜、睫状体存在，晶状体和玻璃体密度正常，眼眶容积不同程度减小，视神经、眼外肌正常或略变细，眼睑、泪腺等眼副器未见异常，部分病情严重的患者可伴有枕叶形态、密度轻度异常改变。并发性小眼球内常可见钙化、软组织密度影。

（2）增强扫描表现：对于单纯性、缺损性小眼球，无须行增强扫描，对于并发性小眼球需做增强扫描进行鉴别诊断。并发性小眼球内高脚杯形软组织影在增强后明显强化,向前与晶状体相连,向后与视盘相连,提示 PHPV。

6. MRI 表现

(1)T_1WI 表现:单纯性小眼球表现为患侧眼球前后径减小,晶状体、虹膜、睫状体存在,晶状体和玻璃体信号未见异常,眼眶容积正常或不同程度减小,视神经、眼外肌基本正常或变细,眼睑、泪腺等附属器未见异常,部分病情严重的患者可伴有脑结构和功能异常改变,表现为距状沟脑皮质增厚,内囊和视束周围脑白质减少,弥散张量成像(diffusion tensor imaging,DTI)示患侧视放射 FA 降低。并发性小眼球内常可见钙化、软组织信号影。

(2)T_2WI 表现:与 T_1WI 表现相似。

(3)增强扫描表现:对于单纯性、缺损性小眼球无须行增强扫描,对于并发性小眼球需做增强扫描进行鉴别诊断。并发性小眼球内高脚杯形软组织影在增强后明显强化,向前与晶状体相连,向后与视盘相连,提示 PHPV。

7. 影像学检查方法选择　首选超声。通过超声,在妊娠 2~3 个月时即可诊断,且测量先天性小眼球前后径时最常用的检查方法是超声,患儿出生后可通过眼底检查和荧光血管造影诊断,对不能配合检查的患儿或伴有晶状体或玻璃体混浊时,可选用 CT 或 MRI,特别是 MRI 可以提供更丰富的信息,MRI 对显示小眼球合并的其他眼部及中枢神经系统异常有优势。

(五)鉴别诊断

1. 先天性囊性眼　与先天性单纯性小眼球相鉴别,先天性囊性眼一般无眼内结构(晶状体、睫状体等),视泡未发生凹陷,导致眼球发育成一个或多个囊肿,个别病例中可有晶状体发育。

2. 眼球后极部巩膜葡萄肿　①与缺损性小眼球鉴别,眼球后极部巩膜葡萄肿为任何先天性或获得性眼球壁局部膨胀、扩张,发生位置不局限于视盘,巩膜葡萄肿膨出区与眼球间夹角呈钝角。②眼球体积一般不减小。

(六)治疗及预后

1. 治疗方案选择　同"先天性无眼球"。

2. 预后　同"先天性无眼球"。

(七)关键要点

①先天性小眼球的诊断标准为眼球前后径小于 20mm。②先天性小眼球的影像诊断容易,关键在于对其并发畸形的全面诊断,观察小眼球内是否有钙化、合并其他畸形,颅内有无异常改变。

参 考 文 献

[1] GALINDO-FERREIRO A,ELKHAMARY SM,ALHAMMAD F,et al. Characteristics and management of congenital anophthalmos and microphthalmos at a tertiary eye hospital J]. Orbit,2019,38(3):192-198.

[2] STALLINGS EB，ISENBURG JL，MAI CARA T，et al. Population-based birth defects data in the United States，2011-2015：A focus on eye and ear defects[J]. Birth Defects Res，2018，110（19）：1478-1486.

[3] DHARMASENA A，KEENAN T，GOLDACRE R，et al. Trends over time in the incidence of congenital anophthalmia，microphthalmia and orbital malformation in England：database study[J]. Br J Ophthalmol，2017，101（6）：735-739.

三、视盘缺损

（一）概述

1. 概念　视盘缺损（coloboma of optic disc）为胚胎期视泡胚裂闭合不全所致的先天性病变，常伴虹膜、脉络膜缺损及其他先天性眼部异常，仅有视盘缺损者少见。常为单眼患病，双眼患病者较少见。视盘缺损分为两型，一型为单纯的视神经入口处缺损，缺损完全位于视神经鞘内，是真性视盘缺损，由原始视盘发育不良、胚胎近端未融合或视杯内层过度增生所致，常伴小眼球；另一型为合并脉络膜视网膜缺损（choroidoretinal coloboma），系胚裂近端闭合不全所致，可发展为复杂的孔源性视网膜脱离；前者较少见，后者相对多见。

2. 人口统计学特点　无种族和性别差异。

3. 病因　多为家族性，与常染色体显性遗传有关，常伴有多系统基因异常。

（二）病理学表现

1. 大体病理学表现　视盘通常增大，增大的视盘内下方可见偏心性凹陷，呈"钵形"，缺损区可累及下方的脉络膜、视网膜及下方节段的视神经。视网膜血管未见明显增多且形态正常。

2. 组织学表现　视盘缺损占据了视盘的大部分，其内没有神经胶质增生，内层的视网膜神经层边缘变薄或缺损，外层则相对较厚。视盘周围的视网膜延伸入异常的视盘周围巩膜缺损内，缺损内的视网膜组织变薄、发育不全并萎缩。视盘缺损区可见巩膜内围绕在远端视神经周围并与之同向的平滑肌丝，这可能是罕见的收缩性视盘缺损的发病机制。

（三）临床表现

视盘缺损患者有不同程度的视力下降，且视盘的表现与视力下降程度可不匹配。视盘缺损患者常合并虹膜、睫状体和视网膜缺损，眼部缺损可伴多系统异常，包括 CHARGE 联合征、Walker-Warburg 综合征、局灶性真皮发育不全（Goltz syndrome）、艾卡尔迪综合征（Aicardi syndrome）、戈尔登哈尔综合征（Goldenhar syndrome）和线状皮脂腺痣综合征，基底部脑膨出少见。单纯的视盘缺损易发展为黄斑区视网膜脱离且常伴有小眼球，若合并视网膜脉络膜缺损则可发展为复杂的孔源性视网膜脱离。该病患者的视盘周围色素代谢紊乱程度轻。

眼底检查所见：视盘较大，缺损区呈淡青色、边界清晰、凹陷深，见不到巩膜筛板。

（四）影像学表现

1. 最佳诊断线索　视盘区眼球壁向球后局限性凹陷，可见玻璃体密度或信号影填充。

2. 发生部位　视盘区。

3. 形态学表现 视盘附着处的眼球壁向球后局限性凹陷（缺损），呈杯形、壁龛、隧道状，其内可见玻璃体密度或信号影填充，如果不伴有眼球后缺损性囊肿，则缺损常较小，一般只有几毫米；如果伴有眼球后缺损性囊肿，则缺损可较大，眼球后缺损性囊肿可与玻璃体相通（图3-1-3）。可伴有小眼球、视觉萎缩和视交叉萎缩。

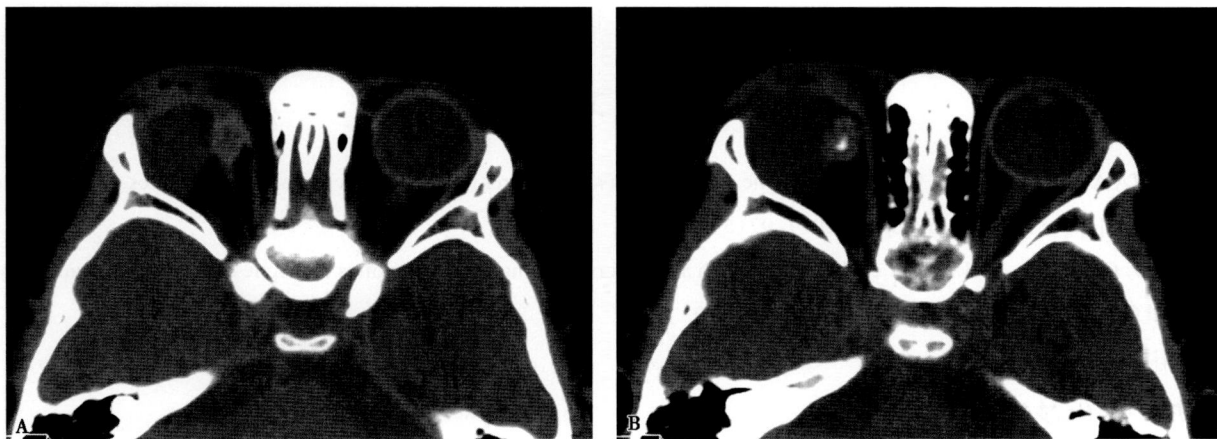

图 3-1-3 眼球后缺损性囊肿

A. 眼眶 CT 横断面，示右眼球小，呈椭圆形，正常晶状体未显示，其颞侧可见类圆形液体密度影；B. 眼眶 CT 横断面，示右眼球小，呈等密度，其内可见斑点状钙化灶，小眼球颞侧可见一巨大类圆形低密度影与之相连。

4. 病变数目 常为单眼，双眼较少见。

5. CT 表现 ①平扫表现：视盘缺损区与玻璃体密度相似，少数病例中缺损边缘可有钙化；如伴有出血，则表现为视网膜下高密度影；眼球后缺损性囊肿多呈低密度。②增强扫描表现：一般无须行增强扫描。

6. MRI 表现 ①T_1WI 表现：视盘缺损区与玻璃体信号相似，如有出血，信号表现由出血的时期决定。②T_2WI 表现：同 T_1WI。③弥散加权像：呈等信号，无高信号影。④动态增强扫描：无须行动态增强扫描。

7. 影像学检查方法选择 首选眼部超声。CT、MRI 检查用于合并其他畸形的复杂病例的鉴别诊断。

（五）鉴别诊断

1. 牵牛花综合征 ①多为单眼发病，视盘缺损呈对称性（视盘位于凹陷中央）；②眼底检查中可见视盘凹陷内有胶质增生，凹陷周围有明显增多的异常血管。

2. 后巩膜葡萄肿 ①指巩膜和葡萄膜一起向后膨出，后极部巩膜和葡萄膜扩张、变薄，多与高度近视有关；②视盘区无缺损，眼球壁膨出部分与相邻球壁间夹角呈钝角，眼球体积多增大而不是减小。

3. 视盘周围巩膜葡萄肿 ①罕见病，单眼发病；②视盘未见缺损，病变发生位置不局限于视盘，眼球壁凹陷较深。

（六）治疗及预后

1. 治疗方案选择 具有治疗的可行性，但缺乏对于治疗的共识。可尝试性进行玻璃体手术治疗，术中沿缺损视盘行激光治疗，或者将其比拟为视网膜脱离进行气体填充治疗。术后需要尽可能避免眼压增高，因为眼压过高可造成填充气体通过缺损进入视神经管甚至颅内。

2. 预后　患眼视力较差，该病可致盲。

（七）关键要点

①儿童视力障碍患者，影像检查发现眼球壁视盘区偏心性缺损。②眼球壁视盘区局部缺损，与玻璃体呈等密度或信号，伴或不伴球后缺损性囊肿与玻璃体相通，伴或不伴有小眼球。

参 考 文 献

[1]　MANTA AS，OLSSON M，EK U，et al. Optic disc coloboma in children：prevalence，clinical characteristics and associated morbidity[J]. Acta Ophthalmologica，2019，97（5）：478-485.

[2]　LEE B，CHOI DG，CHUN BY，et al. A family with a mild form of congenital nystagmus and optic disc coloboma caused by a novel PAX6 mutation[J]. Gene，2019，705：177-180.

四、牵牛花综合征

（一）概述

1. 概念　牵牛花综合征（morning glory syndrome）是以视盘增大并呈漏斗样凹陷为特征的少见的先天性视盘畸形，因眼底表现与牵牛花形态相似而得名，是视盘缺损的一种特殊表现。多为单眼发病，偶见双眼发病，可合并其他眼部先天异常及神经系统疾病，如斜视、无裂孔性视网膜脱离、永存玻璃体动脉、小眼球、先天性白内障、视盘前膜、慢性单纯性青光眼、颅底脑膨出、烟雾病（moyamoya disease）和胼胝体发育不全等。

2. 人口统计学特点　好发于女性，女性发病率约为男性的 2 倍。牵牛花综合征患儿常在出生时即存在先天性视盘发育异常，但因婴幼儿不能配合检查及家长未能及时发现，且多为单眼发病，故往往等到患儿年龄较大能够配合体检时才发现视力异常，甚至是在患儿出现斜视或并发眼球震颤等时才就诊，因此患儿的就诊年龄多在 3 岁以上。

3. 病因　确切发病原因不明，一般认为无遗传倾向。通常为散发。一般认为该病是由胚裂上端闭合不全或者中胚层发育异常引起的。

（二）病理学表现

1. 大体病理学表现　视盘显著增大，呈粉色或橘黄色，视盘及周边可见呈放射状排列的纤细血管，可见起自视盘周围增多的呈放射状走行且异常变直的视网膜血管，视网膜下新生血管偶尔可延伸到靠近视盘的色素环周围区域，视盘周围有一灰白或灰黑色隆起的脉络膜视网膜色素环，中央凹陷的底部为白色绒毛样增殖的胶质组织所充填。视神经被固定在中心位置，周围环绕着深深凹陷的巩膜缺损。视盘周围视网膜呈放射状折叠并延伸入异常的视盘周围巩膜缺损内，缺损内的视网膜组织变薄、发育不全并萎缩，视网膜脱离可发生在此区域。缺损区可累及黄斑。

2. 组织学表现　视盘周围有漏斗状凹陷,凹陷底部被白色的神经胶质簇充填并紧密附着于缺损区内及边缘的视网膜,神经胶质簇内包括胶质细胞和成纤维细胞。对于80%的患者,在凹陷区内可见钙化。

（三）临床表现

患者在儿童时期即可出现视力减退或斜视,视力差,多为眼前指数至0.02之间。可合并眼部异常,包括斜视、白内障、眼球震颤、小眼球、睫状体囊肿、晶状体缺损和眼睑血管瘤等。面部中线畸形（器官距离过远、唇裂和腭裂等）、基底部颅骨缺损导致的基底部脑膨出与牵牛花综合征关系密切;该病还可合并胼胝体发育不全和内分泌异常;45%的患者合并有烟雾病或其他脑血管畸形。

眼底检查中可见视盘范围扩大,中央呈漏斗形深凹陷,周边倾斜、扩大,周围环绕脉络膜、视网膜萎缩带,形似牵牛花。病变常常累及视盘区域的视神经,伴有特征性视网膜血管异常、视神经胶质增生和视盘周围的色素沉着,视盘向后突入,呈漏斗状凹陷,累及视神经和视盘周围的视网膜。

（四）影像学表现

1. 最佳诊断线索　视神经与眼球连接处可见漏斗形或杯形凹陷,即视盘区眼球壁局限性缺损,杯形凹陷的密度或信号与玻璃体相同。与视盘缺损的影像表现相似（见图3-1-3）。

2. 发生部位　视盘区眼球壁。

3. 形态学表现　视神经与眼球连接处可见漏斗形或杯形凹陷,即视盘区眼球壁局限性缺损,凹陷区的巩膜与视神经鞘相连续。

4. 病变数目　多为单眼发病,也可双眼发病。

5. CT表现

（1）平扫表现:视神经与眼球连接处可见漏斗形或杯形凹陷,呈低密度,与玻璃体密度一致。

（2）增强扫描表现:一般无须行增强扫描。

6. MRI表现

（1）T_1WI表现:视盘区眼球壁局限性缺损,视神经鞘前段呈囊状或杯状扩张,与玻璃体腔相通,杯状凹陷信号与玻璃体信号相同。

（2）T_2WI表现:杯状凹陷信号与玻璃体信号相同。

（3）弥散加权像:呈等信号,无高信号影。

（4）动态增强扫描:无须行动态增强扫描。

（5）常规增强扫描:牵牛花综合征的缺损区内少量胶质组织可显示轻中度强化,其余缺损区无强化。

7. 影像学检查方法选择　首选眼部超声。CT、MRI检查可被用于合并其他畸形的复杂病例的鉴别诊断。

（五）鉴别诊断

1. 视盘缺损　①视盘凹陷呈偏心性（视盘位于凹陷上方）。②眼底检查,视盘凹陷内未见神经胶质增生,周围未见明显增多的异常血管。

2. 后巩膜葡萄肿　①指巩膜和葡萄膜一起向后膨出，后极部巩膜和葡萄膜扩张、变薄，多与高度近视有关。②视盘区无缺损，眼球壁膨出部分与相邻球壁呈钝角，眼球多增大而不是不减小。

3. 视盘周围巩膜葡萄肿　①罕见病，单眼发病。②视盘未见缺损，病变发生位置不局限于视盘，眼球壁凹陷较深。

（六）治疗及预后

1. 治疗方案选择　病变程度及视力损害程度不同，目前尚无有效的治疗手段。双眼患者视力接近正常表明单眼患者的视力减低可能是由功能性弱视引起的，该病的早期确诊有利于视力保护和对于早期弱视的治疗。针对无眼部器质性病变、以功能因素为主引起的远视力低下患者，可进行弱视训练治疗以矫正视力。

关于此病的合并症，对于视网膜脱离可采取玻璃体手术联合眼内激光治疗，可使视网膜复位。

2. 预后　患眼视力较差，可致盲。

（七）关键要点

①儿童视力障碍患者，视神经与眼球连接处可见漏斗形或杯形凹陷，即视盘区眼球壁呈对称性缺损，"杯形"凹陷的密度或信号与玻璃体相同；伴或不伴有小眼球。②眼底检查中可见视盘位于凹陷中央，视盘周围可见放射状排列的纤细异常血管。③注意观察有无合并蝶骨骨质缺损及脑膜脑膨出。

参 考 文 献

[1]　CHEN C，XIAO H，DING X. Persistent fetal vasculature[J]. Asia Pac J Ophthalmol（Phila），2019，8（1）：86-95.

[2]　CEYNOWA DJ，WICKSTROM R，OLSSON M，et al. Morning glory disc anomaly in childhood：a population-based study[J]. Acta Ophthalmol，2015，93（7）：626-634.

[3]　周波，杨嘉嵩，刘华，等. 玻璃体切割术治疗牵牛花综合征合并视网膜脱离的疗效观察[J]. 华西医学，2015，30（12）：2242-2244.

[4]　刘廷会，陈俊，左维嵩，等. 高频超声诊断小儿牵牛花综合征的临床价值[J]. 南京医科大学学报（自然科学版），2013，33（4）：555-557.

五、永存原始玻璃体增生症

（一）概述

1. 概念　永存原始玻璃体增生症（persistent hyperplasia of primary vitreous，PHPV）为胚胎期原始玻璃体动脉未退化或未完全退化并继续增殖所致，又称持续性胚胎血管症（persistent fetal vasculature，PFV）。近几年推荐使用 PFV。双眼发病者常伴有诺里病（Norrie disease）或 Walker-Warburg 综合征等。

2. 人口统计学特点　多见于足月婴儿及儿童，约 70% 的初诊 PHPV 患儿≤3 岁，<8 岁的超过 90%。男性多于女性。国外的 PHPV 临床病例平均诊断年龄为 44 天至 0.83 岁。多为单眼发病。

3. 病因　病因尚不明确。

（二）病理学表现

1. 大体病理学表现 肉眼形态为晶状体后纤维血管膜呈不规则形灰白色半透明薄膜状，无色素。视盘与晶状体之间的原始玻璃体纤维和血管残余物增殖，增殖的纤维膜可牵拉视网膜导致视网膜脱离、玻璃体积血。根据眼部受累范围，可将该病分为三型：①单纯前部型（约占 25%），仅可见晶状体后方较小纤维增殖混合物；②单纯后部型（约占 12%），表现为视盘前部增殖膜状物；③前部伴后部型（约占 63%），为较常见的类型，表现为大块纤维血管性增殖物，前方附着于晶状体后囊和睫状突，后方连于视盘。

2. 组织学表现 镜下示晶状体后纤维血管膜含有致密的纤维结缔组织并含有大量细胞，包括淋巴细胞、肥大细胞等炎症细胞，含有大量黏多糖成分 I 型胶原、平滑肌组织、上皮组织、血管组织和神经组织并存在大量增殖细胞。

（三）临床表现

90% 的患者为单眼发病，视力较差。临床表现为足月生产、白瞳征、晶状体混浊、视网膜脱离、玻璃体积血和不能矫正的视力下降、斜视、眼球震颤等，常伴先天性小眼球、白内障，有时还可继发青光眼。部分患者合并其他器官畸形，如唇腭裂、多指、趾畸形及小头畸形等。临床上可将 PHPV 分为前部 PHPV、后部 PHPV 及混合型 PHPV 三种类型。

1. 前部 PHPV 前部原始玻璃体动脉残留，晶状体小，存在血管化的纤维膜，小眼球，浅前房，合并白内障，围绕小晶状体可见被拉长的睫状突。患者出生时即可看到白瞳征，还可合并青光眼。

2. 后部 PHPV 和混合型 PHPV 后部 PHPV 可单独存在，也可与前部 PHPV 同时存在。这两个类型的病例中可见小眼球，前房正常，晶状体透明，不合并晶状体后纤维增殖膜，玻璃体腔内可见花梗样组织从视盘发出，向前伸延，常常沿着视网膜皱襞走行，视网膜皱襞常被拉向颞下周边，这些花梗样组织呈扇面样向着前部玻璃体展开。

（四）影像学表现

1. 最佳诊断线索 单侧小眼球内见高脚杯形软组织影，增强后明显强化（见第二篇图 2-6-1）。

2. 发生部位 大多数（约 90%）为单眼发病，少数双眼发病。

3. 形态学表现 ①眼球小，常伴晶状体小而不规则、前房小；②晶状体后方与视盘之间可见高脚杯形或锥形软组织影，其底部连于晶状体后方，尖端连于视盘，在矢状面上显示较好；③常合并视网膜脱离及玻璃体积血所致的液 - 液平面。

4. 病变数目 绝大多数为单发病变。

5. CT 表现

（1）平扫表现：高脚杯形软组织影呈等密度，视网膜脱离呈等或高密度，玻璃体积血所致的液 - 液平面影呈等或高密度。

（2）增强扫描表现：高脚杯形软组织影明显强化。

6. MRI 表现

（1）T_1WI 表现：与脑灰质信号相比，高脚杯形软组织影呈等信号，大多信号均匀，视网膜脱离呈等或略高信号，玻璃体积血所致的液 - 液平面影因出血时期不同而表现多样，可为低信号、等信号或高信号。

（2）T_2WI 表现：同 T_1WI。

（3）DWI 表现：一般呈等信号，ADC 图中无低信号区。

（4）增强扫描表现：高脚杯形软组织影明显强化，在矢状面上观察较好；视网膜脱离及液 - 液平面影不强化。

7. 影像学检查方法选择 首选 CT 检查，MRI 检查可被用于不典型病例或复杂病变的鉴别诊断。MRI 可更明确地显示晶状体与视盘之间的高脚杯形软组织影和视网膜下积液，还能更清楚地显示视网膜下积液内有无肿块，有助于鉴别 PHPV 和视网膜母细胞瘤（RB）。仅凭 MRI 图像鉴别困难时可参考 CT 软组织窗图像中有无钙化予以鉴别。

（五）鉴别诊断

1. 视网膜母细胞瘤 ①前部 PHPV 需要与 RB 鉴别，前部 PHPV 患者出生时即可有白瞳征、白内障；RB 很少发生于出生时，多见于 3 岁以下婴幼儿，且一般没有白内障。②眼球内偏后部不规则软组织肿块伴肿块内钙化，高度提示 RB。③RB 患者的眼球大小多正常或增大；PHPV 均伴有先天性小眼球。

2. 外层渗出性视网膜病变 ①好发于健康男童，发病年龄较 PHPV 大，发病的高峰年龄为 4～8 岁。②眼球大小正常。③CT、MRI 表现为视网膜下积液，增强后一般无强化，病变表面增生的视网膜可呈弧线形轻度强化。

3. 早产儿视网膜病变（retinopathy of prematurity，ROP） ①后部 PHPV 需要与 ROP 鉴别，ROP 患儿有早产、出生低体重（胎龄 32 周以下、出生体重不足 1 500g），有吸高浓度氧史。②ROP 为双眼发病，眼球大小基本正常；PHPV 多为单眼发病，伴有先天性小眼球。③ROP 的影像表现为视网膜下积液，增强后无强化。

（六）治疗及预后

1. 治疗方案选择 目前，PHPV 治疗以手术为主，以眼球的美观、并发症防治以及视力改善为主要目的。治疗原则：①对于视轴透明且无不良并发症者，随访为先；②眼球萎缩病例无手术意义；③应对≤3 岁的患儿采取比较积极的手术态度，在尽力恢复组织结构的同时争取获得视力改善；④因 >3 岁的患儿已错过视力发育的较重要时期，故对病情稳定且无不良并发症者也可随访，手术以保持眼球正常外观及防治并发症为主要目的。对于手术方式，主要根据病变部位及并发症情况，以晶状体切割术和 / 或玻璃体切割术为基础，其他手术方式包括人工晶状体植入术、激光、剥膜及睫状突光凝术等。对于部分病例可行斜视矫正术、眼球摘除术及假体安装术。

2. 预后 提示 PHPV 患儿视力预后良好的指标包括患儿年龄小、眼后段正常、PHPV 还未进展到浅前房和广泛粘连或难治性青光眼。随着显微外科技术的不断进步，PHPV 累及眼后段的患者在术后也可获得较好的解剖结构及视力结果。术后积极进行弱视治疗、开展严格的术后辅助治疗，均有助于术后视力的改善。

（七）关键要点

①患儿为足月生产，单侧先天性小眼球、白瞳征、白内障，视力差且无法矫正；②晶状体与视盘之间可见高脚杯形软组织影，增强后明显强化。

参 考 文 献

[1] LI JQ, ZHANG JJ, LU PR. Regression of fetal vasculature and visual improvement in nonsurgical persistent hyperplastic primary vitreous: a case report[J]. BMC Ophthalmol, 2019, 19(1): 161.

[2] 胡依博, 郭晓丹, 张培, 等. 牵牛花综合征合并永存原始玻璃体增生症的超声特征[J]. 临床超声医学杂志, 2019, 21(5): 400-401.

[3] JINAGAL J, GUPTA PC, RAM J, et al. Outcomes of cataract surgery in children with persistent hyperplastic primary vitreous[J]. Eur J Ophthalmol, 2018, 28(2): 193-197.

[4] 邓锡源, 孙庆梅. 产前诊断胎儿永存原始玻璃体增生症的研究进展[J]. 中国妇幼保健, 2018, 33(24): 6083-6085.

[5] 张自红, 郑笑娟, 吕明顺, 等. 永存原始玻璃体增生症的超声诊断价值[J]. 浙江医学, 2015, 37(13): 1145-1146.

[6] 马燕, 卢海. 婴幼儿白内障合并玻璃体异常的临床特点和病因分析[J]. 眼科, 2015, 24(2): 103-107.

六、脉络膜缺损

（一）概述

1. 概念　先天性脉络膜缺损（congenital choroidal coloboma）或先天性视网膜脉络膜缺损（congenital retinochoroidal coloboma）是较为少见的先天性眼底异常。典型的脉络膜缺损是由于视泡胚裂闭锁不全，脉络膜发育不良，致使脉络膜和视网膜色素上皮层完全缺损而发生的，可有遗传性。学界对于非典型脉络膜缺损的病因和性质尚无统一的意见，一般认为其可能是外胚叶或中胚叶发育异常导致的，子宫内期脉络膜炎症也可能与之有关。先天性视网膜脉络膜缺损在临床上表现为脉络膜、视网膜神经上皮层、视网膜色素上皮层的缺损，相应部位巩膜向外膨出、变薄。常伴有其他眼部先天性发育不良，如角膜混浊、虹膜缺损、先天性白内障、高度近视、黄斑发育不全、先天性小眼球等畸形。亦可伴发全身他处先天异常，如胆囊缺失等。

2. 人口统计学特点　先天性脉络膜缺损的发病率为0.14%，占儿童致盲眼病的11.2%，60%以上为双侧发病。

3. 病因　多与遗传及宫内感染有关。胚胎发育至第6～7周时胚裂闭合不全，导致相关位置葡萄膜、部分视网膜感觉层、视网膜色素上皮层缺损，因此这种眼内的先天性缺损常包括视盘、脉络膜、视网膜、睫状体和虹膜等组织的缺损。由于缺损区上方视网膜发育不全以及缺少脉络膜血供，故视网膜组织萎缩，容易形成裂孔，同时，视网膜组织与下方巩膜组织粘连，容易发生视网膜脱离。视网膜脉络膜缺损可分为两类：典型性与非典型性。典型性的视网膜脉络膜缺损与胚裂闭合不全有关，故缺损均发生在眼球的下方。

而非典型性的视网膜脉络膜缺损与胚裂闭合不全无关,如黄斑缺损。典型的视网膜脉络膜缺损常有遗传倾向,常染色体显性遗传是较主要的遗传方式。

（二）病理学表现

1. 大体病理学表现　典型的视网膜脉络膜缺损在检眼镜下表现为眼底有透见白色巩膜背景的缺损区,通常呈卵圆形,其后界可距视盘下界不远,间或缺损也包括在视盘内。缺损区可延伸至眼底下方周边,偶尔包括睫状体和虹膜。缺损大多较局限,呈圆形或卵圆形,或沿胚裂位置呈几处分离和孤立的缺损区。约 90% 脉络膜缺损区呈椭圆形,10% 呈圆形,边界清楚。约 77% 缺损区边缘光滑,约 23% 边缘有分叶。有些病例中可见舌状的视网膜缺损区,或缺损区被分割成多个部分,形成所谓桥形缺损。缺损边缘多界限清楚且有色素沉着。缺损区常表现为一定程度的凹陷并向眼外扩张,显著者呈囊肿样。少数缺损区内有少许正常视网膜血管。有时缺损内隐约可见粗大的脉络膜血管,但这些血管稀少。脉络膜缺损区残留的视网膜凹凸不平,交错不齐,而且缺乏视网膜色素上皮和脉络膜的颜色对比。

2. 组织学表现　脉络膜缺损区边缘的视网膜分裂成两层,分开的部位位于内核层、外网层或两层均有,内核层延伸跨越缺损区面,外网层可翻转向后,分裂为两层的视网膜结构已破坏,和视网膜色素上皮融合,脉络膜终止于外网层翻转周围,此处称"微小抵抗部位"。临床上常见这两个地方,即缺损区内层和微小抵抗部位处存在由裂孔引起的视网膜脱离。

（三）临床表现

由于先天性脉络膜缺损常合并其他眼组织的发育不良,如白内障、小角膜、眼球震颤等其他先天异常,导致患者视力不佳,并且常能查出与缺损区位置相应的视野缺损。这种疾病尚无有效的治疗方法,并且会引起诸如眼球震颤、视网膜脱离、视网膜下新生血管等并发症,可造成患者视力的明显下降。先天性脉络膜缺损患者中一般有 23%～42% 合并视网膜脱离,且大多数为青少年患者,视网膜脱离是脉络膜缺损致盲的重要原因。

（四）影像学表现

1. 最佳诊断线索　MRI 增强扫描显示眼球后壁脉络膜弧线形强化影局部中断,中断区不强化,相应位置的巩膜连续,局部可变薄,可向后突出。

2. 发生部位　脉络膜缺损多发生在眼球壁后下方,也可发生于黄斑区。左右侧无差别。

3. 形态学表现　眼球形态未见异常,眼球后壁局部稍变薄,脉络膜弧线形强化影局部中断,脉络膜缺损区较大时,巩膜向后突出,视神经、眼外肌或眼球可受压移位。

4. 病变数目　多数为单发病变。

5. CT 表现

（1）平扫表现:眼球形态未见异常,眼球后壁局部稍变薄。

（2）增强扫描表现:强化的眼球壁局部稍变薄。

6. MRI 表现

（1）T$_1$WI 表现：眼球形态未见异常，眼球后壁脉络膜等信号环局部中断（图 3-1-4）。

（2）T$_2$WI 表现：一般无异常表现。

（3）DWI 表现：无须行 DWI。

（4）增强扫描表现：眼球形态未见异常，眼球后壁局部稍变薄，脉络膜弧线形强化影局部中断。一般无须行动态增强扫描。

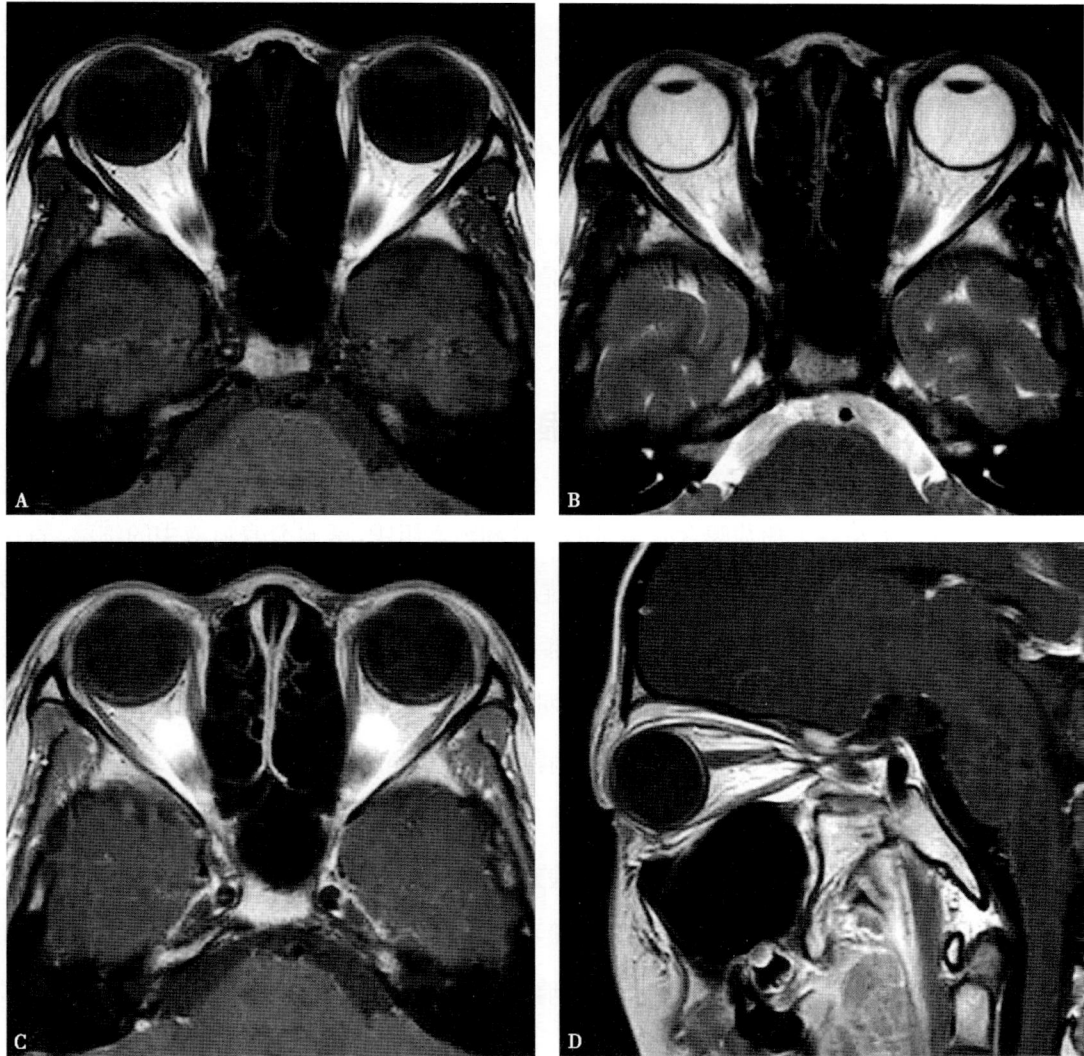

图 3-1-4　脉络膜缺损

A. 眼眶横断面 T$_1$WI，示左眼后极部视盘颞侧脉络膜等信号环可见一点状连续性中断；B. 眼眶横断面 T$_2$WI，
示左眼后极部脉络膜视盘颞侧等信号环局部变薄；C. 眼眶横断面增强 T$_1$WI，示左眼后极部颞侧脉络膜强化
环可见一点状连续性中断；D. 眼眶矢状面增强 T$_1$WI，示左眼后极部视盘下方脉络膜强化环连续性中断。

7. 影像学检查方法选择　首选 MRI，高分辨率 T$_1$WI 和增强 T$_1$WI 在显示特征性的脉络膜环局部中断时表现较好。

（五）鉴别诊断

后巩膜葡萄肿的脉络膜环变薄，但是无局部中断。

（六）治疗及预后

1. 治疗方案选择　以观察为主。

2. 预后　病变较大时会累及眼眶内结构。

（七）关键要点

眼球形态未见异常，眼球后壁脉络膜环局部中断。

参 考 文 献

[1] 毛剑波，劳吉梦，沈丽君，等. 婴儿先天性视神经缺损合并脉络膜缺损光相干断层扫描检查一例 [J]. 中华眼底病杂志，2017，33（5）：546-547.

[2] 卢军，李丽红，李娜，等. 先天性视网膜脉络膜缺损五例 [J]. 中华眼底病杂志，2014，30（3）：317-318.

[3] 费萍，张琦，许宇，等. 儿童牵牛花综合征并发视网膜脱离的临床特征及治疗效果观察 [J]. 中华眼底病杂志，2014，30（1）：46-49.

第三节　眼球炎症

眼球壁各层均可发生炎症。葡萄膜含有丰富的血管和色素组织，来自全身血液中的细菌、寄生虫等致病因子容易滞留而引起葡萄膜炎，且色素组织具有抗原特异性，容易发生自身免疫反应而发病，多数葡萄膜炎由自身免疫反应所致；由于脉络膜和视网膜相邻，视网膜外层的营养由脉络膜供给，故脉络膜炎经常影响视网膜而形成脉络膜视网膜炎。视网膜炎以视网膜组织水肿、渗出和出血为主，引起不同程度的视力减退，一般继发于脉络膜炎。巩膜一旦发生炎症，病程长，反复发作，药物治疗反应差，多伴有全身疾病，如结核、类风湿性关节炎、痛风、梅毒等。

临床上根据症状、检眼镜下表现及相关实验室检查即可诊断葡萄膜炎，一般无须行影像学检查。超声检查能很好地显示葡萄膜炎，尤其是超声生物显微镜可以被用于观察发生葡萄膜炎时眼前段改变的细节，因此，超声为葡萄膜炎的首选影像学检查方法。玻璃体混浊、眼底检查无法窥视时，眼球壁不均匀增厚、需要鉴别诊断时，以及观察球后有无受累时可行 CT、MRI。

一、葡萄膜炎

（一）概述

1. 概念　葡萄膜炎（uveitis）是发生于葡萄膜的炎症，是最常见的葡萄膜病变，多发于青壮年，易合并全身性自身免疫性疾病，常反复发作，治疗棘手，可引起严重并发症，是一类常见的致盲性眼病。葡萄膜发生炎症后，炎性产物干扰晶状体和玻璃体代谢，导致浑浊，发生虹膜睫状体炎时，积聚在虹膜与睫状体表面的渗出物可形成粘连和机化,阻碍房水循环,常导致继发性青光眼。炎症晚期睫状体破坏严重时,房水分泌减少,导致眼球萎缩,视功能丧失。按部位可将葡萄膜炎分为前葡萄膜炎、中间葡萄膜炎、后葡萄膜炎、全葡萄膜炎,其中前葡萄膜炎较多见。在中国,特发性葡萄膜炎、福格特 - 小柳 - 原田综合征(Vogt-Koyanagi-Harada syndrome)、白塞综合征(Behcet syndrome)是较常见的葡萄膜炎类型。

2. 人口统计学特点 葡萄膜炎可发生于各年龄,好发于青壮年,平均发病年龄为 34.4 岁,发病年龄为 20～50 岁者约占总数的 71.7%。好发于男性,男女比例为 1.35∶1。可单眼或双眼发病。福格特 - 小柳 - 原田综合征多见于 20～40 岁,结核性葡萄膜炎多发生于青壮年,结节病多见于 30～60 岁。

3. 病因 葡萄膜炎病因复杂,可分为感染性和非感染性,多数葡萄膜炎由自身免疫反应所致。致病因素可分外源性和内源性,外源性即细菌、病毒、化学毒素等伴随异物进入眼内,或眼内的寄生虫刺激等;内源性是主要且常见的病因,主要是免疫反应及免疫系统对变性组织坏死、肿瘤组织的反应,葡萄膜炎也可继发于某些传染病。

非感染性因素包括自身免疫因素、创伤、理化损伤、免疫遗传机制。各种原因引起的机体自身免疫功能紊乱可导致机体对自身抗原的免疫应答,从而引起葡萄膜炎。创伤和理化损伤主要通过激活花生四烯酸代谢产物而引起葡萄膜炎。已发现多种类型的葡萄膜炎与特定的人类白细胞抗原(human leukocyte antigen, HLA)相关,如强直性脊柱炎伴发的葡萄膜炎与 HLA-B27 抗原密切相关。福格特 - 小柳 - 原田综合征与 *HLA-DR4* 等七个基因相关。白塞综合征与 *IL-10* 等 70 余种基因有关。

(二)病理学表现

1. 大体病理学表现 眼底检查中可见眼底多处渗出灶,视网膜水肿,眼底出血,玻璃体内可见点状絮状物悬浮;晚期患者中可见眼底色素沉着、晚霞状眼底、瘢痕、增殖性改变,以及视网膜下新生血管。福格特 - 小柳 - 原田综合征、交感性眼炎和周边葡萄膜炎等可引起视网膜或脉络膜脱离。

2. 组织学表现 病变可分为肉芽肿性和非肉芽肿性两类。以往认为,肉芽肿性炎症主要与病原体感染有关,而非肉芽肿性炎症与过敏有关,实际上,感染和非感染因素均可引起两种类型的炎症,并且一些类型的葡萄膜炎在疾病的不同阶段以及不同个体中,既可表现为肉芽肿性炎症,又可表现为非肉芽肿性炎症。福格特 - 小柳 - 原田综合征可表现为双眼弥漫性渗出性葡萄膜炎及慢性弥漫性肉芽肿性葡萄膜炎。白塞综合征的主要病理改变为闭塞性血管炎。

脉络膜结核肉芽肿表现为眼底后极部单发或多发粟粒状黄白色结节,少数形成较大的团球状,镜下见肉芽肿周边区域有大量的类上皮细胞、朗格汉斯巨细胞和淋巴细胞,中央区域以干酪样坏死为主,通过抗酸染色可见坏死区的结核分枝杆菌。非结核性脉络膜肉芽肿表现为后极部血管周围黄白色或灰白色渗出,形如橙黄色的结节状隆起,镜下表现类似结核结节,但结节内无干酪样坏死。

(三)临床表现

1. 前葡萄膜炎 前葡萄膜炎是葡萄膜炎中最常见的一种类型,占葡萄膜炎病例总数的 50% 以上,包括虹膜炎、虹膜睫状体炎、前部睫状体炎三种类型。患者可出现眼痛、畏光流泪、视力减退症状,在其前房出现大量纤维蛋白渗出时或出现反应性黄斑和视盘水肿时,上述病变可引起视力明显下降,发生并发性白内障和继发性青光眼时,上述病变可导致视力严重下降。前葡萄膜炎多合并风湿性疾病,如风湿性关节炎、强直性脊柱炎。

2.中间葡萄膜炎 中间葡萄膜炎(intermediate uveitis,IU)又称睫状体扁平部炎或周边葡萄膜炎,是指睫状体平坦部、玻璃体基底部、周边视网膜和脉络膜的炎症性和增殖性疾病。该病多见于年轻人,男、女发病率相似,多为双眼同时或先后发病,慢性病程。一般认为中间葡萄膜炎是在感染的基础上发生的自身免疫性疾病。

多数发病隐匿,轻者早期可无临床症状,也可有眼前黑影、视物模糊及眼睛酸胀感,重者出现囊样黄斑水肿、急性玻璃体积血、视网膜脱离时,可出现突发的严重视力下降,偶有眼痛。

3.后葡萄膜炎 后葡萄膜炎又称脉络膜炎,因脉络膜和视网膜邻接,故该病往往累及脉络膜、视网膜和玻璃体,根据累及范围可称为脉络膜炎、脉络膜视网膜炎等。后葡萄膜炎表现为视力严重下降、闪光感、视物变形、飞蚊症甚至失明,视力减退程度取决于病变部位和玻璃体混浊的程度。后脉络膜炎的特点是无眼部疼痛。

4.全葡萄膜炎 全葡萄膜炎指累及整个葡萄膜的炎症,常伴有视网膜和玻璃体的炎症。当全葡萄膜炎主要发生在玻璃体和房水时,将其称为眼内炎。在中国,全葡萄膜炎主要为福格特-小柳-原田综合征、白塞综合征性全葡萄膜炎等。近年来,结核、梅毒等引起的葡萄膜炎病例以及发生于人类免疫缺陷病毒感染者的巨细胞病毒性视网膜炎等病例也在不断增加,真菌性眼内炎的发生也明显增多。化脓性及结核性葡萄膜炎患者常伴全身症状。

福格特-小柳-原田综合征又称为特发性葡萄膜大脑炎,其特征是双眼弥漫性渗出性葡萄膜炎,伴有脑膜刺激征、听力障碍、白癜风、毛发变白脱落等。以前部炎症为主者称为福格特-小柳综合征(Vogt-Koyanagi syndrome,VK病),以后部炎症为主者称为原田病(Harada disease,H病)。

白塞综合征又称皮肤-黏膜-眼综合征或白塞病,是一种累及全身多器官的慢性迁延性疾病,可侵害人体多个器官,主要表现为葡萄膜炎、口腔溃疡、会阴部溃疡、皮肤损害等。该病可能与遗传(如 *HLA-B51* 基因)有关。

(四)影像学表现

1.最佳诊断线索 视力下降,伴或不伴眼痛,单眼或双眼虹膜、睫状体、脉络膜轻度增厚,边缘毛糙,增强后可见中度强化。

2.发生部位 发生于虹膜、睫状体、部分脉络膜或全部脉络膜。前葡萄膜炎主要累及虹膜和/或睫状体,中间葡萄膜炎主要累及睫状体平坦部,后葡萄膜炎多累及脉络膜、视网膜和玻璃体,全葡萄膜炎累及整个葡萄膜,甚至玻璃体。

3.形态学表现 肉芽肿性和非肉芽肿性葡萄膜炎在影像上表现不同。非肉芽肿性葡萄膜炎根据累及范围不同,表现为虹膜、睫状体、部分脉络膜或全部脉络膜轻度增厚,边缘毛糙。肉芽肿性葡萄膜炎表现为葡萄膜不规则增厚,局部可形成软组织结节。

4. 病变数目 病变局限于虹膜、睫状体、脉络膜或累及全部葡萄膜。可累及单眼或双眼。

5. CT 表现

(1)平扫表现:虹膜、睫状体增厚,部分或全部葡萄膜弧形增厚,呈等密度。如果为肉芽肿性葡萄膜炎(如结核性脉络膜炎),则可形成软组织密度结节,玻璃体密度增高,其内可有不规则索条影。

(2)增强扫描表现:病变区葡萄膜中度或明显强化。发生肉芽肿性葡萄膜炎时,软组织密度结节呈不均匀强化,边缘模糊。

6. MRI 表现

(1)T_1WI 表现:虹膜、睫状体增厚,部分或全部葡萄膜呈弧形增厚,呈等信号,边缘毛糙。

(2)T_2WI 表现:多呈等信号。

(3)DWI 表现:呈等信号。

(4)动态增强扫描表现:无须行动态增强扫描。

(5)增强扫描表现:病变区葡萄膜呈中度或明显强化。发生结核性脉络膜炎时,脉络膜软组织密度结节呈不均匀强化,边缘模糊,病变累及眼球壁各层,相邻 Tenon 囊增厚、强化,邻近的球后脂肪模糊。可伴视网膜或脉络膜脱离,伴眼底出血时可见弧形、新月形或梭形短 T_1、短 T_2 信号影,增强后不强化(图 3-1-5)。

7. 影像学检查方法选择 超声检查能很好地显示葡萄膜炎,尤其是通过超声生物显微镜可以观察葡萄膜炎眼前段改变的细节,因此,超声为葡萄膜炎的首选影像学检查方法。玻璃体混浊、眼底无法窥视或者眼球壁不均匀增厚、需要鉴别诊断,以及观察球后有无受累时可行 CT、MRI,其中 MRI 的软组织分辨率高,显示病变范围及定性优于 CT。

(五)鉴别诊断

1. 眼球淋巴瘤 ①淋巴瘤可浸润眼球壁各层,局部可形成包绕眼球生长的较厚的软组织肿块;多数葡萄膜炎病例中脉络膜增厚程度较轻,一般无明显肿块形成。②淋巴瘤在 DWI 中多呈高信号,在 ADC 图中多呈低信号,其 MRI 动态增强曲线表现为速升速降型,流出率较高,具有较大的鉴别诊断意义。③淋巴瘤多见于中老年人;葡萄膜炎多见于青壮年,多有眼部疼痛、飞蚊症、眼睛酸胀感、视功能紊乱等。

2. 视网膜血管瘤 ①多为脑视网膜血管瘤病(von Hippel-Lindau disease,VHL 病)的眼部表现,视网膜病变局限、微小。②增强扫描中可见眼球壁局部轻度弧形增厚、明显强化,或者视网膜单发或多发明显强化小结节。③好发于中青年,男性多于女性,多无临床症状,继发视网膜脱离时视力下降。

3. 视网膜或脉络膜肿瘤 肉芽肿性葡萄膜炎常导致眼球壁局限性增厚及软组织结节,在影像上需要与视网膜或脉络膜肿瘤鉴别,包括葡萄膜转移癌、葡萄膜黑色素瘤等,应密切结合病史、临床表现及实验室检查,这有助于鉴别,影像鉴别要点详见相应章节。

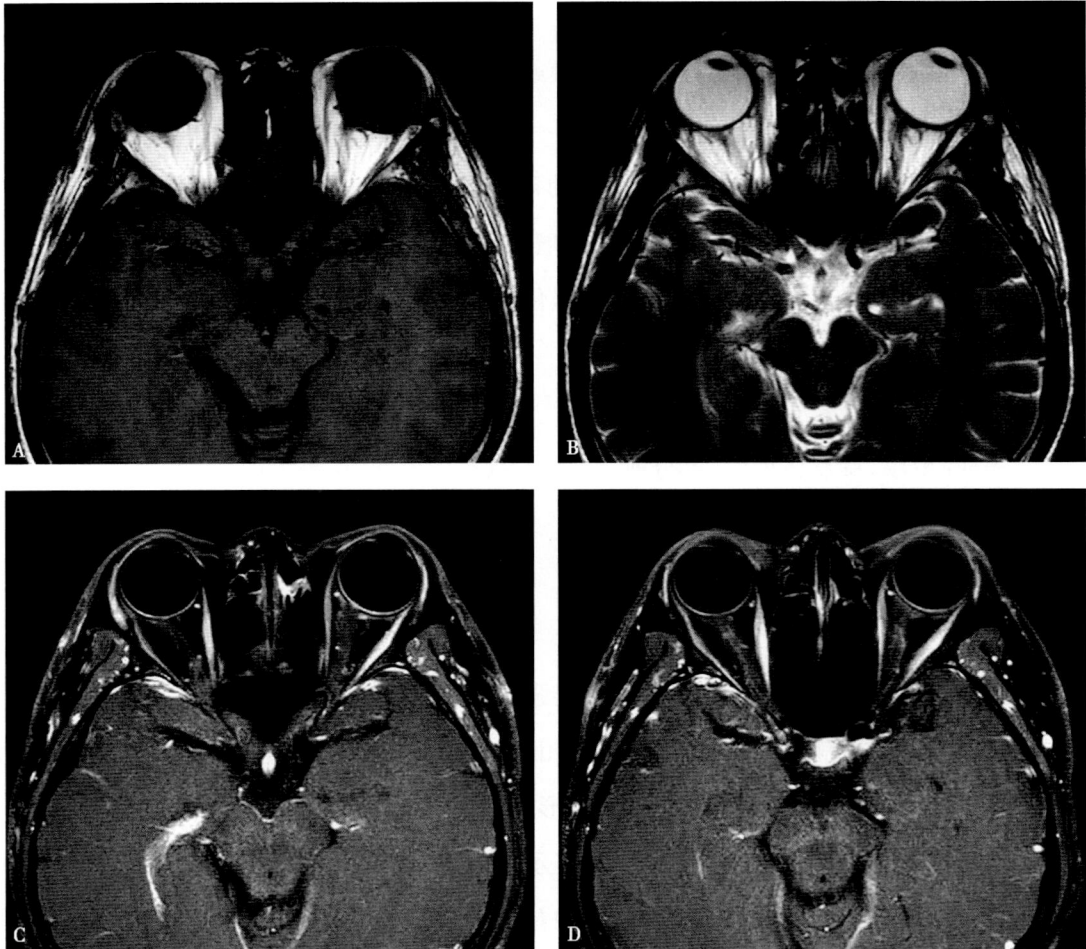

图 3-1-5　葡萄膜炎

A、B. 分别为横断面 T_1WI、T_2WI，示双眼脉络膜呈弥漫性弧形增厚，呈等信号，边缘毛糙；C、D. 横断面增强后 T_1WI，示双眼脉络膜呈弥漫性环形强化，Tenon 囊增厚，边缘毛糙。

（六）治疗及预后

1. 治疗方案选择　葡萄膜炎易合并全身性自身免疫性疾病，常反复发作，治疗棘手。前葡萄膜炎的治疗原则是立即散瞳以防止发生虹膜后粘连，迅速抗炎以防止眼组织破坏和并发症的发生。后葡萄膜炎治疗原则：①对于确定为感染因素所致者，应给予相应的抗感染治疗；②对于由免疫因素引起的炎症，主要使用免疫抑制剂治疗；③对于单侧受累者，可给予糖皮质激素后 Tenon 囊下注射治疗；④对于双侧受累或单侧受累而不宜行糖皮质激素后 Tenon 囊下注射治疗者，考虑口服糖皮质激素治疗。

2. 预后　葡萄膜炎可引起严重并发症，可致盲。长期眼内炎症、渗出与细胞增生性病变不断发生，可导致眼球萎缩或眼球痨。

（七）关键要点

葡萄膜炎病因复杂，临床表现多样，诊断该病时需密切结合患者临床表现、必要的辅助检查和实验室检查进行综合诊断。

参 考 文 献

[1] TRANOS P. Dealing with the complication of uveitis[J]. Acta Ophthalmol, 2019, 97.

[2] DALVIN LA, SMITH WM. Intraocular manifestations of mycobacterium tuberculosis: a review of the literature[J]. J Clin Tuberc Other Mycobact Dis, 2017, 7: 13-21.

[3] GUPTA A, SHARMA A, BANSAL R, et al. Classification of intraocular tuberculosis[J]. Ocul Immunol Inflamm, 2015, 23(1): 7-13.

二、巩膜炎

（一）概述

1. 概念　巩膜炎（scleritis）是最常见的巩膜病变，是以眼红和视力下降为首发症状、以重度眼痛为主要特点的巩膜感染性疾病。常由免疫介导的血管炎引起，通常与系统性免疫性疾病有关。女性多见，双眼可先后或同时发生，半数以上病例中病变累及双眼。依据发病部位可以将该病分为前巩膜炎及后巩膜炎。

2. 人口统计学特点　多发生于40～60岁，女性多于男性。

3. 病因　可能和免疫或感染有关。巩膜炎多伴有全身胶原性、肉芽肿性或代谢性疾病，相关的免疫反应类型多为Ⅳ型迟发型超敏反应或Ⅲ型免疫复合物型超敏反应。

（二）病理学表现

1. 大体病理学表现　约2/3患者为伴有结缔组织病变或自身免疫疾病的坏死性巩膜炎。约1/3患者为弥漫性或结节性巩膜炎。

2. 组织学表现　细胞浸润，胶原破坏，血管重建。

（三）临床表现

巩膜炎发病缓慢，病情扩展发生于几天内。多数患者出现眼部明显疼痛，夜间加重，患者难以入睡，眼痛常引起同侧头痛或面部痛。视力轻度下降，眼压轻微升高，深层血管丛扩张。炎症过后巩膜变薄呈紫色。

发生前巩膜炎时病变位于赤道部前，呈进展性，可分为结节性前巩膜炎、弥漫性前巩膜炎、坏死性前巩膜炎，其中弥漫性前巩膜炎最常见。双眼先后发病，眼部疼痛剧烈。持续数周，迁延可达数月甚至数年。可并发角膜炎、葡萄膜炎、白内障、眼压升高。

后巩膜炎为一种肉芽肿炎症，临床较少见，可单独发生或与前巩膜炎同时出现。病变多位于赤道后方巩膜，多为单眼发病，眼前段无明显改变，可有轻微眼红。患者常出现不同程度眼痛、视力下降，偶尔出现眼球运动障碍。

（四）影像学表现

1. 最佳诊断线索　单眼或双眼外层（巩膜）轻度增厚，边缘毛糙，增强后中度强化。

2. 发生部位　眼球壁外层增厚，多累及巩膜前部、巩膜后部或全部巩膜；并发葡萄膜炎时，可累及眼球壁全层。

3. 形态学表现 眼球壁外层弥漫性增厚。

4. 病变数目 双眼可先后或同时发生病变,半数以上病例累及双眼。

5. CT 表现

(1)平扫表现:赤道前部、后部或全部眼球壁的外层(巩膜前部、巩膜后部或全部巩膜)增厚,边缘毛糙。

(2)增强扫描表现:病变区巩膜中度或明显强化。并发葡萄膜炎时,可累及眼球壁全层,表现为眼球壁各层增厚、强化。

6. MRI 表现

(1)T_1WI 表现:赤道前部、后部或全部眼球壁的外层(巩膜前部、巩膜后部或全部巩膜)增厚,呈等信号,边缘毛糙。

(2)T_2WI 表现:多呈等信号。

(3)DWI 表现:呈等信号。

(4)动态增强扫描表现:无须行动态增强扫描。

(5)增强扫描表现:病变区巩膜中度或明显强化。并发葡萄膜炎时,可累及眼球壁全层,表现为眼球壁各层增厚、强化,巩膜边缘毛糙(见图3-1-5)。

7. 影像学检查方法选择 MRI 的软组织分辨率高,显示病变范围及定性优于CT,故首选MRI检查。

(五)鉴别诊断

1. 脉络膜转移癌 ①病变多呈弧形或梭形,隆起高度较小。②病变多呈等或略长 T_1 信号、等或略长 T_2 信号。③患者年龄较大,病史较短,出现症状的时间多在半年以内,早期临床表现为视力减退和闪光感,晚期继发视网膜脱离,检眼镜下表现为表面不光整的灰黄色或粉红色隆起,一般无疼痛及炎症表现。④患者多有原发性恶性肿瘤病史,因此,对于以眼部症状就诊者,建议追问病史或进行全身检查以寻找有无原发性恶性肿瘤,如肺癌、乳腺癌等。

2. 眼球淋巴瘤 ①淋巴瘤可浸润眼球壁各层,局部可形成包绕眼球生长的较厚的软组织肿块;多数葡萄膜炎病例中脉络膜增厚程度较轻,一般无明显肿块形成。②淋巴瘤在 DWI 中多呈高信号,在 ADC 图中多呈低信号,其 MRI 动态增强曲线表现为速升速降型,流出率较高,具有较大的鉴别诊断意义。③淋巴瘤多见于中老年人;葡萄膜炎多见于青壮年,多有眼部疼痛、飞蚊症、眼睛酸胀感、视功能紊乱等。

3. 葡萄膜炎 ①多发于青壮年,易合并全身性自身免疫性疾病。②一般不累及巩膜,后葡萄膜炎多累及脉络膜、视网膜和玻璃体,全葡萄膜炎累及整个葡萄膜,甚至玻璃体。③CT 或 MRI 中表现为眼球壁内层(虹膜、睫状体、部分脉络膜或全部脉络膜)增厚,边缘毛糙,增强后呈中度强化,一般不累及眼球壁外层(巩膜)。

(六)治疗及预后

1. 治疗方案选择 巩膜炎作为全身胶原性疾病的眼部表现,尽早发现和及时治疗十分重要。

（1）对因治疗：若有感染则采用抗生素治疗，对于全身性疾病相关性巩膜炎应予以相应的对因治疗。

（2）对症治疗：对于单纯性表层巩膜炎可通过冷敷或滴用预冷人工泪液以减轻症状。

（3）抗炎治疗：局部滴用糖皮质激素可减轻结节性或弥漫性前巩膜炎的炎症反应。

（4）对坏死、穿孔的巩膜部位：可实行巩膜加固术或异体巩膜移植术。

（5）并发症治疗：如并发青光眼，则应及时降眼压；并发虹膜睫状体炎时应予以散瞳治疗。

2. 预后　巩膜炎发作可持续数周，常反复发作，病程迁延可达数月或数年，可并发葡萄膜炎、角膜炎、白内障、继发性青光眼。作为全身胶原性、肉芽肿性或代谢性疾病在眼部表现的巩膜炎，其预后与全身性疾病治疗情况密切相关。

（七）关键要点

巩膜炎多伴有结缔组织病变或自身免疫性疾病，诊断该病时需密切结合患者临床表现、全身状况、眼科检查、必要的辅助检查和实验室检查进行综合诊断。

参 考 文 献

[1] 沈琳，李栋军，王子杨，等. 结节型后巩膜炎的超声影像学特征 [J]. 中华超声影像学杂志，2016, 25（11）：980-983.

[2] 陈发棋. 后巩膜炎眼科影像学特征观察 [J]. 基层医学论坛，2015, 19（30）：4251-4252.

[3] 李志，王林丽，梅军，等. 后巩膜炎眼科影像学特征 [J]. 国际眼科杂志，2014, 14（7）：1331-1333.

[4] 黄永志，任菊琴，邓杰. 超声诊断后巩膜炎 6 例 [J]. 临床眼科杂志，2005（6）：541-542.

三、玻璃体炎症

（一）概述

1. 概念　玻璃体炎症常继发于周围组织的炎症，如中间葡萄膜炎、后葡萄膜炎，也可由外伤或手术将细菌带入眼内引发。可分为非感染性玻璃体炎症和感染性玻璃体炎症，后者根据感染途径分为外源性、内源性，其中以外源性较为常见，2/3 外源性感染性玻璃体炎症发生在手术后，多数为白内障手术，其中 90% 由细菌引起。外源性感染性玻璃体炎症又称眼内炎（endophthalmitis），一般指由细菌、真菌或寄生虫引起的感染性眼内炎（infectious endophthalmitis）。当炎症累及巩膜或眼眶外组织时，称为"全眼球炎"。

2. 人口统计学特点　玻璃体炎症可发生于各年龄，可单眼或双眼发病。

3. 病因

（1）外源性眼内炎：①手术后眼内炎，可发生于任何内眼手术后，如白内障、青光眼、角膜移植、玻璃体切割、眼球穿通伤手术后。常见致病菌为葡萄球菌等。②眼球破裂和眼球异物，眼球穿通伤如细小穿通伤口（注射针尖刺伤、铁丝刺伤等）、植物戳伤（芦苇、竹签等）或眼内异物存留易引起眼内炎；真菌感染常发生于植物性眼球穿通伤病例中。

（2）内源性眼内炎：病原微生物通过血流、淋巴进入眼内或因免疫抑制、免疫缺陷而感染，又称转移性眼内炎。好发于免疫缺陷、使用免疫抑制剂、长期使用抗生素、患有糖尿病、患有慢性肾衰竭、患有心内膜炎者等。常见致病菌有葡萄球菌、链球菌、流感嗜血杆菌等。常见的致病真菌为白念珠菌。

（二）病理学表现

1. 大体病理学表现　玻璃体是细菌、微生物极好的生长环境，致病菌侵入玻璃体内后可迅速繁殖并引起炎症反应。眼内炎病理改变的程度与细菌的数量、细菌的毒力、机体的免疫功能和治疗效果有关。患者的角膜发生不同程度的水肿，可见角膜后沉着物，前房积脓，有时混有血液，玻璃体内有大量细胞碎片，局部有白色的团状或成层的混浊，视网膜血管收缩、可见眼底出血斑、可见白色或黄色的结节状浸润病灶。

2. 组织学表现　急性期炎症在显微镜下表现为中性粒细胞浸润、渗出及组织坏死。中性粒细胞弥漫性分布于血管周围并大量聚集于前房和玻璃体内，在巩膜穿孔处更密集。若晶状体囊破裂，则致病菌和中性粒细胞可侵入晶状体，引起晶状体积脓。在前房、后房和玻璃体内出现蛋白类渗出物，在前房和睫状体平坦部形成纤维化脓性结节。坏死的细胞肿胀，失去细胞结构，核固缩、破裂或消失。坏死组织常呈嗜酸性染色。色素颗粒不易被分解破坏，常被巨噬细胞吞噬。角膜中央被毒素或中性粒细胞浸润后形成环形坏死及穿孔。急性化脓性炎症消退后，浸润的中性粒细胞逐渐被单核细胞或淋巴细胞代替。炎性渗出物逐渐被吸收，常与肉芽组织一起形成纤维瘢痕组织。

（三）临床表现

1. 症状　手术后细菌性眼内炎通常发生在术后1～7天，表现为突然眼痛和视力丧失。真菌性感染常发生在手术3周后。内源性眼内炎的症状为视物模糊。

2. 体征

（1）外源性眼内炎：手术后细菌感染时的体征常有眼睑红肿，球结膜混合充血，结膜囊中黄色分泌物增多，角膜水肿，前房下部常有积脓，伤口有脓性渗出，玻璃体积脓，虹膜充血。手术后真菌感染常侵犯前部玻璃体，前部玻璃体表面积脓或形成膜，若治疗不及时，则感染可向后部玻璃体腔和前房蔓延。

（2）内源性眼内炎：病变通常从眼后部开始，可同时存在视网膜炎症，病灶发白，边界清楚，病变经进展可蔓延到视网膜前，玻璃体混浊，也可发生前房积脓。

（四）影像学表现

1. 最佳诊断线索　患者于近期多有内眼手术史或眼部外伤史，患眼玻璃体密度或信号异常改变，眼球壁轻度增厚，边缘毛糙，增强后呈中度强化。

2. 发生部位　主要位于玻璃体，也可累及全部眼球。

3. 形态学表现　眼球形态正常，玻璃体密度呈弥漫性或不均匀增高，眼球壁内层轻度增厚，病变在晚期可累及眼球壁各层，可伴有视网膜脱离或脉络膜脱离、玻璃体渗出性改变、眼球周围炎性改变，终末期时眼球变形、体积减小，眼球壁不规则增厚，可有斑点状钙化。

4. 病变数目　可单眼或双眼发病，呈局限或弥漫性。

5. CT 表现

（1）平扫表现：患眼玻璃体密度不均匀增高，相邻眼球壁内层轻度增厚，边缘毛糙。病变晚期时眼球壁各层增厚，可伴有视网膜脱离或脉络膜脱离、玻璃体渗出性改变、眼球周围炎性改变。

（2）增强扫描表现：病变区眼球壁内层呈中度或明显强化，累及眼球壁各层时表现为眼球壁各层增厚、强化。形成玻璃体脓肿时，可见环形强化影。

6. MRI 表现

（1）T_1WI 表现：患眼玻璃体信号呈不均匀增高，相邻眼球壁内层轻度增厚，边缘毛糙。病变晚期时眼球壁各层增厚，可伴有视网膜脱离或脉络膜脱离、玻璃体渗出性改变、眼球周围炎性改变。

（2）T_2WI 表现：多呈等信号。

（3）DWI 表现：多呈等信号，玻璃体内脓肿形成后，脓腔呈高信号。

（4）动态增强扫描表现：一般无须行动态增强扫描。

（5）增强扫描表现：玻璃体内异常信号影呈中度或明显强化，脓肿呈环形强化（图 3-1-6）。

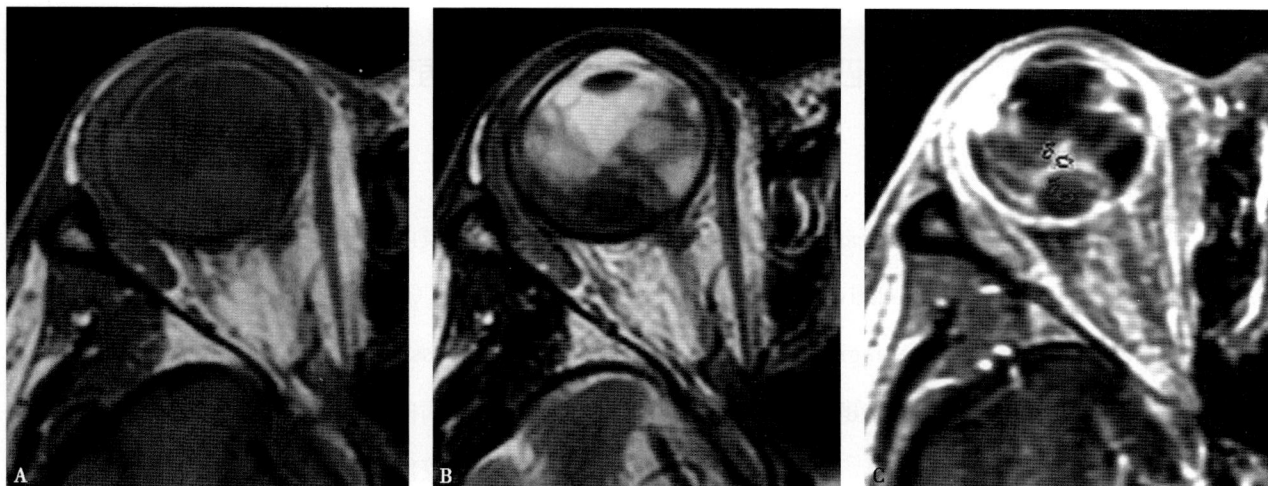

图 3-1-6　右眼结核

A. 横断面 T_1WI，示右眼球壁弥漫性增厚，累及眼球壁各层，边缘毛糙，玻璃体内可见条片状等信号影，边缘模糊，眼内颞侧视盘处可见椭圆形等信号影；B. 横断面 T_2WI，示玻璃体内可见条片状等信号影，边缘模糊，眼内颞侧视盘处可见椭圆形略低信号影；C. 横断面增强后 T_1WI，示眼球壁弥漫性环形强化，玻璃体内条片状影明显强化，视盘颞侧椭圆形病变呈环形强化，内部未见强化。

（五）治疗及预后

1. 治疗方案选择

（1）抗生素和抗真菌药：取决于细菌培养和药物敏感试验的结果，但最初的给药可基于房水和玻璃体革兰氏染色结果。

（2）玻璃体切割术：通过玻璃体切割术能排除玻璃体腔脓肿，清除致病菌，迅速恢复玻璃体透明度，并且有利于前房内感染物质的排出,该手术目前被广泛应用于眼内炎的治疗。

2. 预后　玻璃体炎症导致不同程度的视力损害,甚至不可逆性盲。

(六)关键要点

单纯应用影像诊断玻璃体炎症有一定的局限性,必须结合患者病史、临床检查等才能做出比较准确的诊断。CT、MRI 主要用于评估玻璃体炎症累及范围及并发症。

参 考 文 献

[1] RADHAKRISHNAN R, CORNELIUS R, CUNNANE MB, et al. MR imaging findings of endophthalmitis[J]. Neuroradiol J, 2016, 29(2): 1-8.

[2] 李栋军,陈伟,王子杨,等. 眼外伤所致眼内病理膜的彩色多普勒超声诊断特点 [J]. 中华眼视光学与视觉科学杂志, 2014, 16(11): 655-658.

[3] 刘亚鲁,张琦,赵培泉. 眼弓蛔虫病 [J]. 中华眼底病杂志, 2014, 30(1): 112-114.

[4] 王子杨,李栋军,陈伟,等. 眼内猪囊尾蚴病的超声诊断特征 [J]. 中华超声影像学杂志, 2015, 24(7): 606-609.

[5] 赵堪兴,杨培增. 眼科学 [M]. 8 版. 北京:人民卫生出版社, 2013: 200-202.

第四节　外层渗出性视网膜病变

一、概述

1. 概念　Coats 病(Coats disease)以视网膜血管异常扩张、视网膜内层及外层渗出为特征,亦名外层渗出性视网膜病变(external exudative retinopathy)、视网膜毛细管扩张(retinal telangiectasis)、原发性视网膜血管扩张症(primary retinal telangiectasis)、大量渗出性视网膜病(massive exudative retinopathy)。

2. 人口统计学特点　好发于健康男童,多在 10 岁以前发病,发病的高峰年龄为 4~8 岁。男性患者明显多于女性,男性占 69%~85%,其他年龄段儿童及青少年发病率较低,其他年龄段可发生成人型外层渗出性视网膜病变。多为单眼发病(80%~90%)。无种族差异。

3. 病因　病因不明。该病为非遗传性先天性疾病,散在发病。大多数患者不合并其他系统异常,少数合并有系统性疾病且种类繁多。

二、病理学表现

1. 大体病理学表现　视网膜毛细血管明显扩张,血管周围水肿,内皮细胞肿胀,基底膜增厚,有时有空泡和多发微动脉瘤形成,管壁增厚而且有大量过碘酸希夫染色(PAS)阳性物质沉积。

2. 组织学表现　视网膜血管壁屏障破坏,产生大量渗出物,渗出物可在视网膜内,也可在视网膜下。渗出物中含有大量胆固醇、胆固醇结晶、巨噬细胞及少量红细胞等,渗出量较大时可造成视网膜劈裂症或视网膜脱离。视网膜组织本身可继发变性,外层可出现坏死、瘢痕组织形成,黄斑下偶见钙化灶。

三、临床表现

主要表现为白瞳征、斜视及有痛性青光眼。婴幼儿患者常在家长发现患眼斜视后或在学龄儿体格检查时发现一只眼视力低下方来就诊,眼底改变常为晚期,病变区视网膜的毛细血管异常是该病的特点。

眼底检查中可见眼底后部及周边部小血管尤其是小静脉呈梭形或动脉瘤样迂曲扩张,多在视网膜血管第二分支后,小血管呈现扭曲、囊样扩张或串珠样,新生血管少见,视网膜血管下可见黄白色渗出,间有发亮的胆固醇结晶、点状或片状出血,因渗出使视网膜略隆起不平,故患病时间久者的黄斑区形成致密的机化斑块并掺有黑色素,血浆渗出量大则可致视网膜隆起,大量渗出造成广泛渗出性视网膜脱离,严重者视网膜可呈球形隆起贴近晶状体并可继发虹膜睫状体炎、新生血管性青光眼、并发性白内障,最终导致眼球萎缩。

早期诊断和及时治疗对合并渗出性视网膜脱离的外层渗出性视网膜病变意义重大。Shields 等根据病变严重程度将外层渗出性视网膜病变分为五级:1 级,只有视网膜毛细血管增生;2 级,不仅有视网膜毛细血管增生还有渗出(2A,中心凹外的渗出;2B,中心凹的渗出);3 级,渗出性视网膜脱离(3A,部分脱离;3B,完全脱离);4 级,渗出性视网膜脱离合并青光眼;5 级,疾病终末阶段,如眼球萎缩。

四、影像学表现

1. 最佳诊断线索 健康男童,单眼视网膜脱离,增强后病变不强化,眼球大小正常。

2. 发生部位 多见于眼球内后极部。

3. 形态学表现 病变早期时,CT 和 MRI 可无异常发现,或仅表现为眼球壁轻度增厚,晚期时表现为视网膜脱离。视网膜脱离因视网膜下积液量多少不同而表现为不同形态,可呈 V 形、T 形或 Y 形,向前可达睫状体,向后连于视盘;当发生完全性视网膜脱离时,其前缘可达睫状体,膨隆的视网膜边缘可达晶状体后方,视网膜脱离可占据整个玻璃体腔,在冠状面图像上可呈多瓣花朵形。

4. 病变数目 多为单发病变,范围较大,完全性视网膜脱离时可累及整个玻璃体腔。

5. CT 表现

(1)平扫表现:视网膜脱离、视网膜下积液因含蛋白质及出血而密度表现多样,可呈等、略高或高密度,密度均匀。当发生完全性视网膜脱离时病变可占据整个玻璃体腔,可表现为玻璃体密度普遍增高。病变区一般无钙化,偶见视网膜边缘线状钙化。

(2)增强扫描表现:视网膜脱离、视网膜下积液在增强后不强化,偶见视网膜脱离边缘呈弧线状轻度强化。

6. MRI 表现

(1)T_1WI 表现:视网膜脱离、视网膜下积液因含蛋白质及出血而信号表现多样(图 3-1-7),可呈低、等、略高信号,信号均匀,当发生完全性视网膜脱离时可表现为整个玻璃体信号普遍增高。正常视网膜厚度小,脱离的视网膜更薄,与视网膜下积液难以区分。

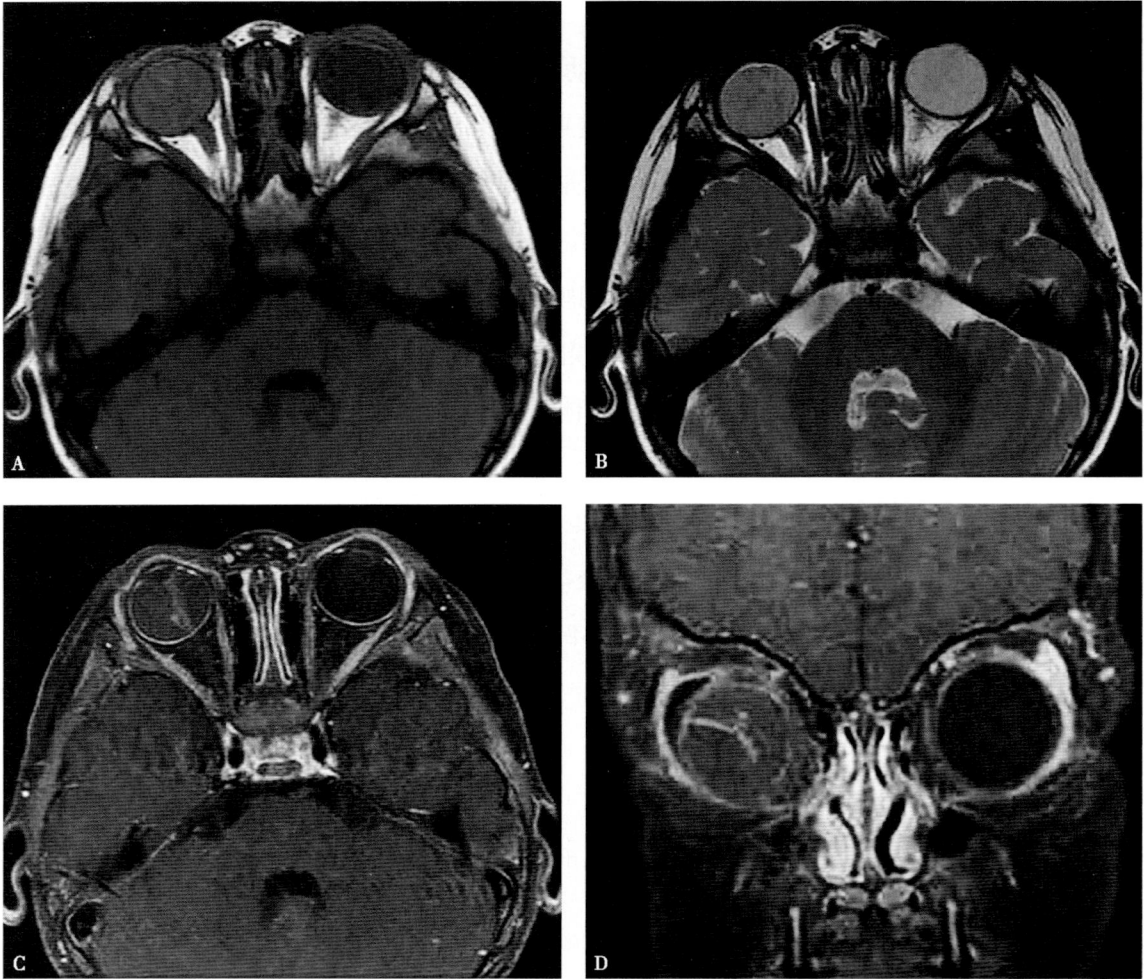

图 3-1-7　外层渗出性视网膜病变

A. 横断面 T_1WI，示右眼球略小，玻璃体信号弥漫性增高；B. 横断面 T_2WI，示右眼玻璃体信号弥漫性减低；C. 横断面增强后 T_1WI，示玻璃体中央可见一线状影，中度强化，为脱离的视网膜，其余玻璃体区未见强化，为视网膜下积液；D. 冠状面增强后 T_1WI，玻璃体内可见一星状影，中度强化，其余玻璃体区未见强化，为视网膜下积液。

（2）T_2WI 表现：视网膜脱离、视网膜下积液因含蛋白质及出血而信号表现多样，可呈略低、等、略高信号，信号均匀。偶见视网膜下由胆固醇、出血机化和纤维化形成的小团块状软组织影，表现为高、低混杂信号。

（3）DWI 表现：呈等信号，无高信号影。

（4）动态增强扫描表现：时间 - 信号曲线多呈直线。

（5）常规增强扫描表现：视网膜脱离、视网膜下积液不强化，偶见视网膜脱离边缘呈弧线状轻度强化，罕见视网膜下小团块状软组织影轻度不均匀强化（见图 3-1-7）。

7. 影像学检查方法选择　首选 MRI。对于典型病例，通过眼底检查即可明确诊断，MRI 检查主要用于对不典型者的鉴别诊断，MRI 能明确显示视网膜下积液并鉴别视网膜下积液与视网膜母细胞瘤。

五、鉴别诊断

1. 视网膜母细胞瘤 ①多见于 3 岁以下婴幼儿，多为单眼发病，眼球大小基本正常；②眼内软组织肿块，伴有钙化，增强后肿块呈中度强化。

2. 永存原始玻璃体增生症 ①患儿为足月生产，单侧先天性小眼球，出生后不久即出现白瞳征、白内障，视力差且无法矫正；②晶状体与视盘之间可见高脚杯形软组织影，增强后呈明显强化。

六、治疗及预后

1. 治疗方案选择 早期行血管病变区和无灌注区的光凝术或冷凝术治疗，防止发生渗出性视网膜脱离和新生血管形成。对于已发生广泛渗出性视网膜脱离的患眼，可结合放视网膜下液及冷冻，对于严重的病例可以试行玻璃体切割术，可能能挽救部分患眼，使之免于致盲。

2. 预后 外层渗出性视网膜病变可导致不同程度的视力损害，甚至不可逆性盲。

七、关键要点

①多见于健康学龄男童（5～10 岁），单眼视网膜脱离，眼球大小正常或略小；②视网膜脱离在增强后不强化，偶见脱离的视网膜增厚、边缘呈弧线状轻、中度强化；③眼底检查时，对于早期病变可见视网膜小血管扩张并可见微动脉瘤，对于晚期病变可见大量视网膜脱离和视网膜下积液。

参 考 文 献

[1] 张黎，袁容娣. 成人 Coats 病的临床特征及误诊分析 [J]. 临床眼科杂志，2019，27（4）：307-310.

[2] KUMAR V，CHANDRA P，KUMAR A. Ultra-wide field imaging in the diagnosis and management of adult-onset Coats' disease[J]. Clin Exp Optom，2017，100（1）：79-82.

[3] 赵琦，杨文利，王廉，等. Coats 病的超声影像特征及血流动力学分析 [J]. 中华眼科杂志，2010（9）：791-794.

[4] 葛坚，王宁利. 眼科学 [M]. 3 版. 北京：人民卫生出版社，2015.

第五节 眼 球 肿 瘤

一、葡萄膜黑色素瘤

（一）概述

1. 概念 葡萄膜黑色素瘤（uveal melanoma，UM）又称色素膜黑色素瘤，是起源于葡萄膜黑色素细胞的恶性肿瘤或由黑色素痣恶变而来。按发病部位，该病可被称为脉络膜黑色素瘤（choroidal melanoma，CM）、睫状体黑色素瘤（ciliary body melanoma）和虹膜黑色素瘤（iris melanoma）。

2. 人口统计学特点 文献报道 UM 的发病率为（4.3～10.9）/100 万。美国国家卫生研究院（NIH）所属监测、流行病学及结局项目数据库（SEER）中的数据指出：UM 的总体平均发病率为 4.3/100 万，男性

（4.9/100 万）高于女性（3.7/100 万）。UM 更多地发生于浅色肤色的人群中。有研究报道 UM 的发病率分别为（每百万人）：黑人为 0.31，亚洲人为 0.38，西班牙人为 1.67，非西班牙白种人为 6.02。UM 在中国人中的发病率目前尚无统计数据。

发病人群多为成年人，好发年龄为 40～60 岁，偶尔见于小儿。多为单眼发病。

3. 病因　UM 起源于葡萄膜组织内的色素细胞和痣细胞（形态改变的色素细胞），也可起源于睫状神经的鞘细胞，但较少见。外伤及长期眼内炎可为诱发因素。有的病例有遗传因素。UM 病例中较多见的细胞遗传学异常表现为部分染色体缺失或获得，如 3 号染色体单体缺失、8 号染色体获得等，UM 病例中典型的分子异常是 *GNAQ/11* 突变。

（二）病理学表现

1. 大体病理学表现　UM 大体病理学表现的共同特点是色素性肿物，肿物呈灰黑色或棕色。

（1）CM：是发生于脉络膜基质内、源于黑色素细胞的恶性黑色素瘤。分为局限型和弥漫浸润型，临床上绝大多数为局限型。

局限型 CM 在早期受巩膜和布鲁赫膜（Bruch's membrane）双重限制，小肿物多呈结节状或半球形，肿瘤厚度＞2mm，界限清楚，表面多呈淡褐色或灰色，少数呈黑色，随着肿物不断生长，肿瘤细胞突破布鲁赫膜和视网膜色素上皮层，向视网膜下生长并形成蘑菇状肿物，即肿瘤顶部呈球形膨大，在布鲁赫膜处呈一细颈，宽基底位于脉络膜，往往引起周围继发性浆液性视网膜脱离，部分肿瘤瘤体顶部可呈分叶状或多结节状；体积较大的肿瘤可侵入玻璃体，瘤体可充满整个眼球。肿瘤内可有坏死、出血或囊变。由于瘤体内黑色素含量不等，黑色素常分布不均，故肿物表面色素颜色深浅不一，但是肿瘤恶性程度与黑色素含量关系不大，而与肿瘤细胞类型有关。

少数 CM 为弥漫浸润型，呈弥漫性扁平状生长，肿瘤厚度≤肿瘤基底径的 20%，一般，肿瘤厚度＜2mm，基底径＞12mm，形态不规则且边界不清晰，常引起广泛视网膜脱离，容易发生早期转移，转移发生率与"肿瘤厚度 / 基底径"的比值呈明显正相关，易侵及视神经和巩膜外并扩散转移，预后不良。

（2）睫状体黑色素瘤：是起自睫状体基质内的黑色素细胞的恶性肿瘤，肿瘤多呈结节状或球形，表面呈棕黑色，相邻的局部巩膜常局限性充血，巩膜血管迂曲扩张，即哨兵样血管，肿瘤长大后易导致晶状体脱位和浑浊。较大肿瘤可蔓延至脉络膜。少数肿瘤沿睫状体弥漫性生长形成环状黑色素瘤（ring melanoma），表现为整个睫状体区弥漫性不规则增厚。

（3）虹膜黑色素瘤：好发于虹膜下部。分为局限性和弥漫性两类，后者罕见。局限性虹膜黑色素瘤表现为境界清楚、形状不规则的黑色素性肿物，直径一般大于 3mm，高度为 1～4mm；大多数虹膜黑色素瘤为梭形细胞型。在早期，肿瘤细胞仅在虹膜基质内生长，随着瘤体增大，可向前房内或向虹膜后方生长，进一步发展可阻塞前房角而发生青光眼，也可向睫状体和巩膜发展，甚至可穿至眼球外。

UM 的扩散要通过巩膜导管或血行转移而实现。大约一半的 UM 患者最终发生血行转移，多转移至肝脏，也可转移至肺、胃肠道、皮肤、中枢神经系统或骨骼，一旦发生全身转移，死亡率很高。上皮细胞型

UM 的转移率较高,最常转移至肝脏,其次是皮下组织和肺。

2. 组织学表现 对于 UM,曾有多种组织病理学分类,目前国际上广泛采用 1980 年 WHO 制定的分类标准,将其分为四类。①梭形细胞型:由不同比例的梭形 A 型和 B 型瘤细胞组成,肿瘤细胞比较致密,排列成束状或漩涡状。②上皮样细胞型:瘤体主要由上皮样肿瘤细胞组成,上皮样肿瘤细胞占 75% 以上,其余为梭形 A 细胞或梭形 B 细胞。③混合细胞型:由不同比例的梭形和上皮样黑色素瘤细胞组成。④其他:不符合上述分类的,如坏死型、气球样细胞型等。在四种病理类型中,梭形细胞型最常见,其次为混合细胞型,上皮样细胞型和其他较少见。梭形细胞型 UM 恶性程度最低,上皮样细胞型 UM 恶性程度最高。

UM 肿瘤细胞内外均可见色素,色素颗粒大小不一,细胞内者细而小,细胞外者粗而大。色素分布多不一致,有的沿血管形成隔状,也有的距离血管较远,一般,肿瘤的基底部和周边区域黑色素较多。根据肿瘤色素含量,可将其分为黑色素瘤、花斑状瘤和白色瘤,肿瘤组织间可见网织纤维,多少不等,网织纤维较多,则肿瘤组织转移的可能性较小。

(三)临床表现

UM 是成年人眼球内最常见的恶性肿瘤,眼底检查呈灰黑色或棕色。

脉络膜黑色素瘤的临床表现与肿瘤位置、体积有密切关系。早期肿瘤、靠近脉络膜周边部的肿瘤或体积较小的肿瘤,可在较长时间内无症状,肿瘤位于后极部者在早期就可出现视力下降、视野缺损、视物变形症状,伴有广泛视网膜脱离者视力明显下降甚至失明,肿瘤侵入玻璃体内时可出现继发性青光眼;如果肿瘤浸润巩膜或经巩膜导管蔓延至球外,则会出现眼痛、眼球突出等并发症。眼底检查中可见大多数脉络膜黑色素瘤为呈灰黑色或棕色的肿物。弥漫浸润型黑色素瘤在视网膜下、脉络膜内顺着血管和间隙浸润生长,进展缓慢,故患者可长期保持视力,无明显自觉症状,脉络膜最终被肿瘤累及全部区域,肉眼观察下类似脉络膜增厚,玻璃膜不受累,视网膜早期无改变。后期视网膜变性、脱离,在肿瘤晚期,眼底检查不易确诊,易误诊为脉络膜视网膜炎或视神经视网膜炎,甚至有先发现眼外蔓延的肿瘤者,也有因肿瘤发生全身转移死亡而尚未发现眼底弥漫浸润型 CM 者。

虹膜黑色素瘤和睫状体黑色素瘤较小时一般无临床症状,在眼底检查中可见色素分布不均的肿物,肿瘤较大时可使晶状体移位、导致白内障,也可阻塞前房角引起继发性青光眼,睫状体黑色素瘤在晚期可引起视网膜脱离。

(四)影像学表现

1. 最佳诊断线索 眼球内蘑菇形或半球形肿块,T_1WI 呈高信号(与脑实质相比),T_2WI 呈低信号,提示脉络膜黑色素瘤的可能性大。虹膜和睫状体区呈高 T_1、低 T_2 信号的小结节为黑色素瘤的可能性大。

2. 发生部位 主要发生于眼球后极部,UM 中的约 90% 起自脉络膜,约 7% 起自睫状体,约 3% 起自虹膜。

3. 形态学表现

(1) CM:分为局限型和弥漫浸润型,临床上大多数病例为局限型。局限型 CM 多呈半球形或蘑菇形,蘑菇形肿块的形态特点是基底宽、颈细、头大,边缘光滑,可有分叶,边界清楚,常伴视网膜脱离;CM 也可呈结节状,少数肿块可呈梭形。肿瘤厚度多 >2mm,肿块隆起高度与基底部直径的比值多 >0.5。病变较大时可突破巩膜。弥漫浸润型 CM 罕见,表现为脉络膜弥漫性增厚,厚度≤2mm,与葡萄膜炎不易鉴别。

(2)睫状体黑色素瘤:多呈椭圆形或结节状,位于睫状体后部者容易突入玻璃体内并扩展到脉络膜,位于睫状体前部者容易向前推压虹膜并使晶状体向对侧移位,最终形成白内障,甚至使晶状体囊破裂,肿瘤长入晶状体内。睫状体黑色素瘤在早期未发生视网膜脱离时即可侵及眼球外或较早出现青光眼。

(3)虹膜黑色素瘤:可由色素痣发展而来,多呈小结节状,边界清楚,生长缓慢;也可生长突然加快,最终充满前房,继发青光眼;还可向睫状体和巩膜发展,累及眼球外,其眼外蔓延出现较早。

4. 病变数目　单发病变。如果双侧眼球内均发现病变,则考虑其中一侧为眼内转移的可能性大。

5. CT 表现

(1)平扫表现:CM 多表现为眼球壁处的半球形或蘑菇形肿块,突入玻璃体,与脑实质相比,病变多呈略高密度,多数密度均匀,边界清楚,肿块隆起高度与基底部直径比值多 >0.5。较小的肿瘤可表现为眼球壁处的小结节状、梭形高密度隆起。少数较大的肿瘤可表现为不规则形肿块,可占据整个玻璃体腔甚至侵及球外。肿瘤周围常继发视网膜脱离,视网膜下积液因含有蛋白质,故密度常高于水而与肿瘤相近,CT 平扫时易与肿瘤相混淆,增强扫描可资鉴别,增强后积液不强化、肿瘤强化;当肿瘤较大或视网膜下积液较少时,不易发现视网膜脱离,当肿瘤较小而视网膜下积液量较大时,易误诊为单纯性视网膜下积液而漏诊肿瘤,继发的视网膜脱离常表现为 V 形的略高或高密度影(与健侧眼正常玻璃体的密度相比),CT 增强扫描可显示被视网膜下积液掩盖的肿瘤。

UM 可通过巩膜导管向眼球外扩散,在球后形成不规则形肿块,CT 上呈等密度,密度不均匀。

(2)增强扫描表现:病变呈轻度至中度强化,较小的肿块强化均匀,较大的肿块强化不均匀,与肿瘤内部出血、坏死有关;肿瘤继发的视网膜脱离、视网膜下积液在增强后无强化。

6. MRI 表现

(1)T_1WI 表现:肿块形态表现与 CT 相同,与脑实质信号相比,病变多呈高信号,信号均匀(图 3-1-8),即使肿块内部发生出血、存在坏死区,因坏死区内仍存在黑色素,故肿块仍呈均匀高信号。15%～40% 的 CM 信号表现不典型,黑色素含量较少的黑色素瘤或无色素性黑色素瘤在 T_1WI 上呈等信号或轻度高信号,在 T_2WI 上呈轻度低信号,与脉络膜转移癌和其他眼内肿瘤鉴别困难。

约 75% 的 CM 可继发视网膜脱离、视网膜下积液,视网膜脱离可位于肿块一侧、两侧甚至远离肿块,呈新月形、V 形等,视网膜全脱离在冠状面 MRI 上呈花环形,信号均匀,视网膜下积液的信号表现多样,可呈长 T_1、长 T_2 信号或短 T_1、长 T_2 信号等,早期积液内蛋白质含量低,T_1WI 呈低信号,积液内蛋白质含量较高时(多见于陈旧性视网膜脱离),T_1WI 呈中、高信号,此时需要行增强 MRI 以使积液与肿瘤区别,增强后各种形态、信号表现的视网膜下积液均不强化。

UM 球外侵犯在 MRI 上可表现为等 T_1、等 T_2 信号,仅部分肿瘤表现为典型的短 T_1、短 T_2 信号。

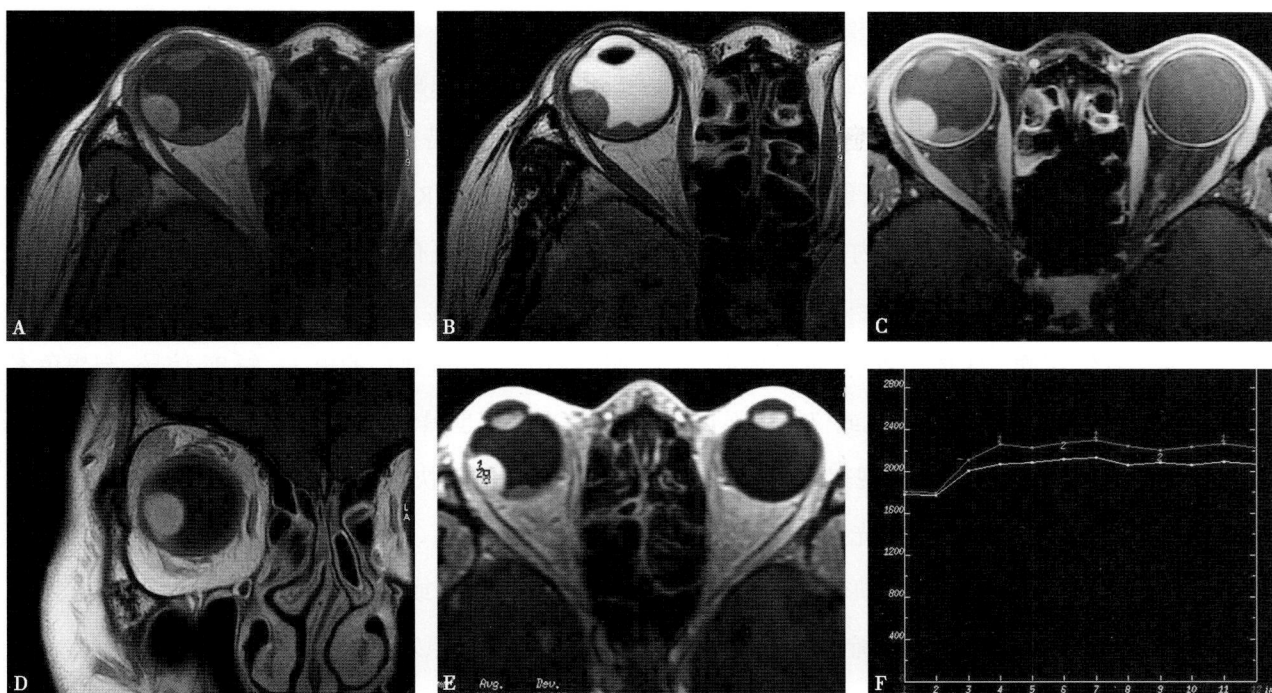

图 3-1-8 脉络膜黑色素瘤

A. 横断面 T_1WI, 示右眼内颞侧壁可见一半圆形高信号影, 信号均匀, 周围可见弧形等信号影; B. 横断面 T_2WI, 示右眼内颞侧壁可见一半圆形低信号影, 信号均匀, 周围可见弧形略低信号影; C. 横断面增强后 T_1WI, 半圆形影轻度强化, 其旁弧形影未见强化, 为视网膜下积液; D. 冠状面增强后 T_1WI, 示半圆形影轻度强化; E. 横断面动态增强, 示时间 - 信号曲线感兴趣区; F. 动态增强曲线呈平台型。

（2）T_2WI 表现：与脑实质信号相比，病变多呈低信号，信号均匀（见图 3-1-8）。肿块周围视网膜脱离在早期呈高信号，蛋白质含量较高时呈中、高信号，此时需要行增强扫描将其与肿瘤鉴别。少数无色素性黑色素瘤和黑色素含量较少的黑色素瘤在 T_2WI 上为轻度低信号，与脉络膜转移癌和其他眼内肿瘤鉴别困难。

（3）弥散加权像表现：黑色素瘤在 T_2WI 上多呈低信号，由于"暗化效应"，肿块在 DWI 上多呈略低、等、略高信号影，而不是呈典型的高信号影，其在 eADC 图上多呈高信号，在 ADC 图上多呈低信号。

（4）动态增强扫描表现：CM 的动态增强曲线多呈速升平台型或速升流出型。由于 CM 在 T_1WI 上呈高信号，通过普通增强扫描难以判断强化程度，故需做动态增强扫描以获取时间 - 信号曲线，由此准确计算肿块强化程度并判断强化方式。

（5）常规增强扫描表现：UM 在增强后呈轻 - 中度强化（见图 3-1-8）。MRI 增强扫描有以下作用：①有助于发现较小的肿瘤，特别是能显示在平扫 CT 上被高密度的视网膜下积液所掩盖的小肿块，将脂肪抑制技术和增强扫描联合使用可更好地显示较小的肿瘤。②对 UM 与黑色素细胞瘤、脉络膜血管瘤、视网膜出血或陈旧性视网膜脱离进行鉴别诊断。③观察病变范围，联合使用脂肪抑制技术和增强的 T_1WI 对于显示 UM 的眼球外扩散的效果较好。UM 发生眼球外侵犯时，眼球外肿块呈中度至明显强化，少数黑色素瘤还可通过视神经扩散，表现为视神经增粗，增强后明显强化。

7. 影像学检查方法选择　首选 MRI，由于肿瘤内的黑色素具有顺磁性，故其在 MRI 上多有特征性表现（在 T_1WI 上呈高信号，T_2WI 上呈低信号），在 CT 上的表现不具有特征性而且很难显示较小的肿瘤，因此，MRI 对 UM 的诊断及鉴别诊断价值较大。使用眼部表面线圈的 MRI 的信噪比及空间分辨率高于使用头线圈者，对显示肿瘤信号特点、内部情况及其对巩膜及巩膜外侵犯更有优势。

（五）鉴别诊断

1. 黑色素细胞瘤　①体积较小，形态扁平，隆起高度较小；②多呈典型的短 T_1、短 T_2 信号，与黑色素瘤信号特点相似；③增强后不强化或仅轻度强化；④眼底检查中多呈黑色或棕黑色，色素含量较黑色素瘤多；⑤良性肿瘤，发展缓慢，长期观察无明显变化，而黑色素瘤进展较快；⑥患者很少有视野缺损，若有视野缺损，亦小于病变的大小；⑦荧光素眼底血管造影中不显荧光。

2. 脉络膜转移癌　①多呈弧形或梭形，隆起高度较小；②多呈等或略长 T_1 信号、等或略长 T_2 信号；③患者年龄较大，病史较短，出现症状的时间多在半年以内；④多有原发性恶性肿瘤病史，以眼部症状就诊者，建议追问病史或行全身检查以寻找有无原发性恶性肿瘤，如肺癌、乳腺癌等。

3. 脉络膜血管瘤　①多呈梭形，体积较小，隆起高度较小，隆起高度与基底部直径比值多小于 0.5；②多呈长 T_1、长 T_2 信号，即与玻璃体信号相似，信号均匀，增强后强化显著，强化程度可高达 2～3 倍；③多见于年轻人，患者多因继发性视网膜脱离、视力下降就诊；④眼底检查中可见病变多呈橘红色；⑤少数患者的肿瘤为斯德奇 - 韦伯综合征（Sturge-Weber syndrome）在眼部的表现之一。

4. 视网膜出血　①视网膜内界膜下出血或神经上皮层下出血可表现为局限性短 T_1、短 T_2 信号，体积小，较扁平，隆起高度与基底部直径比值小于 0.5；②增强扫描中视网膜出血不强化，但出血机化后的边缘可呈环形强化，黑色素瘤多呈中度以上均匀强化，这种差异有助于二者的鉴别；③短期复查见出血可部分吸收，体积缩小；④患者多为老年人。

5. 葡萄膜神经鞘瘤　①眼球壁处的软组织密度结节，边界清楚，可有浅分叶，伴发轻微视网膜脱离；②CT 增强扫描中可见其在动脉期多无明显强化，在静脉期可有轻度强化；③来源于睫状神经的神经源性肿瘤少见，在 T_1WI 中与脑实质呈等信号，在 T_2WI 中与脑实质相比为高信号，与玻璃体呈等信号，增强后明显强化。

（六）治疗及预后

1. 治疗方案选择　目前倡导个体化综合性治疗，即根据肿瘤大小、位置、形态、生长速度、患眼及对侧眼的视力、患者年龄、全身情况、心理因素等，选用合适的、不同的治疗方法或多种方法联合治疗。

（1）眼局部治疗：COMS 等研究结果表明，中型 UM 肿瘤的患者随机接受敷贴放射治疗或眼球摘除术，其生存率并没有显著性差异，因此可根据肿瘤大小及部位来选择治疗方法，在不影响生存率的前提下尽量保存眼球甚或有用视力。

1）巩膜表面敷贴放射治疗：属于近距离放射治疗，对于小型和中型肿瘤，建议采用敷贴放射治疗，即在局部巩膜表面放置一个含 ^{125}I 或 ^{106}Ru 放射粒子的金属盘,可明显抑制肿瘤生长,使瘤体缩小,最终在肿瘤部位形成瘢痕。但有些肿瘤在治疗后不能完全消失或会复发。

2)眼球摘除术:在过去,脉络膜黑色素瘤标准的治疗方案是眼球摘除术。由于术中对眼球的挤压可能将瘤细胞挤入血液循环内、导致发生转移,因此,摘除眼球已不是首选的治疗方法。应适当采用此方法,大型肿瘤且局限于眼球内、患者疼痛且无视力或无光感时采用眼球摘除术。在适宜条件下,对于有希望挽救视功能的患者都应争取保留眼球。

3)眶内容摘除术:适用于肿瘤较大,穿出眼球、扩散至眼眶的病例。

4)其他治疗:包括温热疗法、质子束放射治疗、立体定向放射治疗、肿瘤局部切除术等。

(2)全身治疗:目前尚无证据显示 UM 的全身治疗可以提高患者的生存率。化学治疗、肝动脉化疗栓塞、免疫治疗、免疫靶向治疗、个体化分子靶向治疗以及它们的综合治疗已经被应用于 UM 发生转移的病例,但疗效均非常有限。现阶段,为延长患者生存时间和提高患者生存质量,入组临床试验(MEK 抑制剂、伊匹木单抗等)是治疗转移 UM 的首选。

2. **预后** 在 UM 肿瘤组织中检测单体型 3 号染色体和通过基因表达谱(GEP)对肿瘤分型,已经成为国际上较为公认的评价 UM 预后的方法。细胞遗传学检测:50% 具有单体型 3 号染色体的患者将会在 3 年内死亡,具有二倍体型 3 号染色体的患者如果伴有染色体 8q 扩增则预后会很差。分子遗传学检测:通过 GEP 分析可以辨别出两类在转移潜能方面显著不同的肿瘤。1 类细胞很少发生转移(小于 5%),2 类细胞却有超过 90% 的转移风险。

对于具有高转移风险的患者,需要进行密切的全身查体,以期早期发现微小的转移灶,争取局部切除的机会,甚或可以加入新药的临床试验。对于具有低转移风险的患者,则无须过度频繁体检,从而提高患者的生活质量。

UM 的预后也与肿瘤细胞类型、肿块大小、位置、肿瘤巩膜外蔓延和患者年龄有一定关系。上皮样细胞型 UM 的恶性程度最高,混合细胞型 UM 次之,梭形细胞型 UM 预后较好。美国的眼部黑色素瘤协作研究(collaborative ocular melanoma study,COMS)中,根据肿瘤的最大基底直径和高度将 UM 分为小型、中型和大型。小型:高度≤1mm,基底直径≤5mm;中型:1mm<高度≤2.5mm,5mm<基底直径≤16mm;大型:2.5mm<高度<10mm,基底直径>16mm。发生视网膜受侵犯者里中型占 31%,大型占 59%;玻璃体腔内侵犯者里中型占 13%,大型占 32%;肿瘤已扩散至巩膜表层或穿出巩膜者里中型占 4%,大型占 11%;而巩膜导管受侵或巩膜受侵者里中型与大型所占比例间无显著差异。按发生部位,虹膜黑色素瘤预后较好,脉络膜黑色素瘤次之,睫状体黑色素瘤预后较差。

(七)关键要点

①对于成人眼球内蘑菇形或半球形短 T_1、短 T_2 信号肿块,应先考虑脉络膜黑色素瘤。②对于患者为老年人且 MRI 信号表现不典型者,先要排除脉络膜转移癌。

参 考 文 献

[1] AJCC OPHTHALMIC ONCOLOGY TASK FORCE. International validation of the American Joint Committee on Cancer's 7th edition classification of uveal melanoma[J]. JAMA Ophthalmol，2015，133（4）：376-383.

[2] SHIELDS CL，KALIKI S，FURUTA M，et al. American Joint Committee on cancer classification of uveal melanoma（anatomic stage）predicts prognosis in 7,731 patients：the 2013 zimmerman lecture[J]. Ophthalmology，2015，122：1180-1186.

[3] CARVAJAL RD，SCHWARTZ GK，MANN H，et al. Study design and rationale for a randomised，placebo-controlled，double-blind study to assess the efficacy ofselumetinib（AZD6244；ARRY-142886）in combination with dacarbazine in patients with metastatic uveal melanoma（SUMIT）[J]. BMC Cancer，2015，15：467.

二、葡萄膜黑色素细胞瘤

（一）概述

1. 概念 黑色素细胞瘤（melanocytoma）是一种良性黑色素性肿瘤，一般认为其起源于葡萄膜内的黑色素细胞。最常发生于视盘部位，也可发生在脉络膜、睫状体、虹膜及结膜等部位。

2. 人口统计学特点 可发生于任何年龄，对于性别有无差异罕见文献报道。

3. 病因 对于形成原因罕见文献报道。

（二）病理学表现

1. 大体病理学表现 肿瘤一般呈深黑色或纯黑色，多呈圆顶形的外观，少数可突破布鲁赫膜，表现为蘑菇形外观。脉络膜黑色素细胞瘤通常是相对静止的病变，有缓慢生长倾向，10%～15%可缓慢增大，很少恶变，少数可恶变为恶性黑色素瘤。

2. 组织学表现 肿瘤细胞大小一致，呈多边形，核小而圆，大小一致，未见明显异性，肿瘤细胞内含有大量的黑色素颗粒，且均匀一致，故肿瘤呈深黑色。

（三）临床表现

一般无症状，也可有生理盲点的扩大或神经纤维层缺损引起的相应视野缺损。约 26% 的病例可表现为视力下降，多与肿瘤累及黄斑或渗出性视网膜脱离累及黄斑有关，瘤体较大者可伴有明显的眼内继发性病变。虹膜或睫状体部位的黑色素细胞瘤通常伴有继发性青光眼症状；若瘤体遮挡瞳孔区或伴有视网膜脱离，则可引起视力减退或丧失。

眼底检查中可见肿物位于视盘区，一般不在视盘中央而是偏中心的，呈深黑色或纯黑色，多呈圆顶形的外观。

（四）影像学表现

1. 最佳诊断线索 视盘区或睫状体区小病变，呈短 T_1、短 T_2 信号，信号均匀，增强后不强化或轻度强化。

2. 发生部位 最常发生于视盘区，也可发生在脉络膜、睫状体、虹膜及结膜等部位；左右侧无差别。

3. 形态学表现 发生于视盘区者多呈半圆形或小结节状，发生于睫状体区者多呈小结节状，边界清楚，边缘光滑。

4. 病变数目 单发病变。

5. CT 表现

（1）平扫表现：视盘区或睫状体区小结节或半圆形小肿块，隆起高度小，与脑实质相比，病变呈高密度，密度均匀，边界清楚。

（2）增强扫描表现：病变不强化或均匀轻度强化。

6. MRI 表现

（1）T_1WI 表现：与脑实质信号相比，病变呈明显高信号，信号均匀（图 3-1-9）。

（2）T_2WI 表现：与脑实质信号相比，病变呈明显低信号，信号均匀（图 3-1-9）。

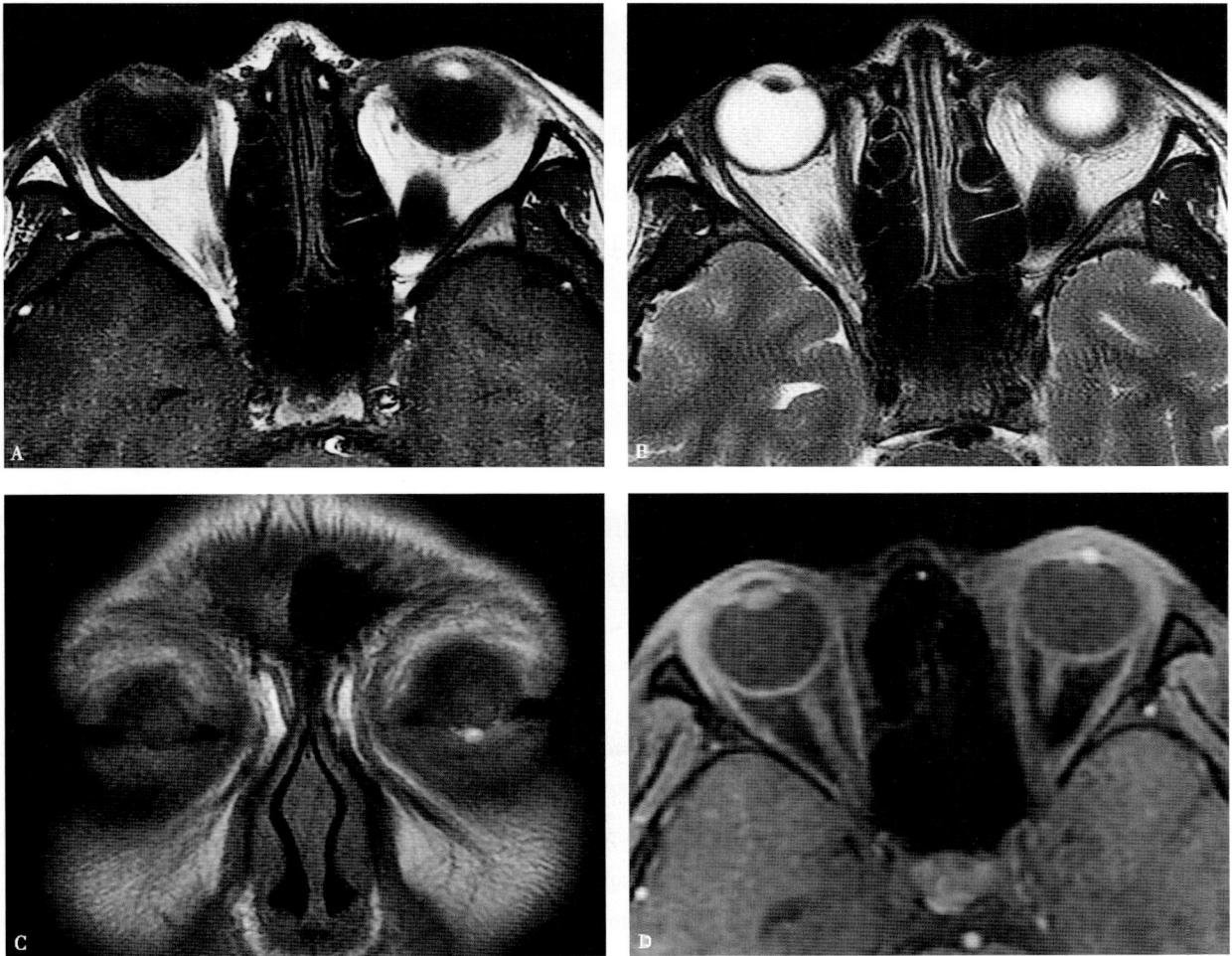

图 3-1-9 虹膜黑色素细胞瘤

A. 横断面 T_1WI，示左眼虹膜 12 点处可见一小圆形高信号影，信号均匀，边缘清晰；B. 横断面 T_2WI，示左眼虹膜处小圆形影呈明显低信号；C. 冠状面 T_1WI，示左眼虹膜 12 点处可见一小圆形高信号影；D. 横断面增强后 T_1WI，左眼虹膜处小圆形高信号影、半圆形影未见明确强化。

（3）弥散加权像表现：病变小，眼球制动困难，常难以显示。

（4）动态增强扫描表现：多呈速升平台型或速升流出型。需要注意的是，由于病变较小，眼球制动困难，动态增强扫描原始图像不同层面之间，病灶的位置常发生移动，故使用工作站后处理软件自动处理评估结果不可靠，需手动确定感兴趣区（region of interest，ROI）并进行评估。

7. 影像学检查方法选择 首选 MRI，动态增强 MRI 对评估病变是否含黑色素及病变有无强化较可靠。

（五）鉴别诊断

1. 葡萄膜黑色素瘤 ①多呈蘑菇形或半球形，体积相对较大；②因病变内黑色素含量低于黑色素细胞瘤，故 T_1WI 高信号程度及 T_2WI 低信号程度低于黑色素细胞瘤；③增强扫描中病变呈轻度至中度强化，动态增强曲线呈速升平台型或速升流出型；④眼底检查中病变呈灰黑色或棕色，色素较黑色素细胞瘤少，不如后者黑。

2. 脉络膜骨瘤 ①多仅累及单侧眼，少数为双侧发病，病变多位于视盘旁，亦可累及黄斑部；②呈扁平状、梭形或新月形高密度影，CT 值常在 200HU 以上，较具特征性；③体积小，隆起高度小，隆起高度仅为 0.5～2.5mm；④T_2WI 中表现为视盘区点状低信号影，边缘清楚，常规 2D T_1WI 常难以显示；⑤临床上可无任何症状，或有轻微视力减退、视物变形和视野缺损。

3. 视盘玻璃膜疣 ①多同时累及双眼；②CT 表现为双眼视盘区点状钙化灶，体积小，直径仅约 1mm；③常规 2D T_1WI、T_2WI 因层厚较大，故常难以显示；④临床症状轻微。

（六）治疗及预后

1. 治疗方案选择 良性病变，随访，一般无须治疗。

2. 预后 生长缓慢，预后良好。

（七）关键要点

①成人眼球内视盘区或睫状体区的短 T_1、短 T_2 信号小肿块，无强化，眼底检查中病变呈深黑色或纯黑色。②诊断黑色素细胞瘤之前，先要排除脉络膜或睫状体区黑色素瘤。

参 考 文 献

[1] ATTIKU Y，RISHI P，BASSI S. Coexisting optic disc melanocytoma and pituitary adenoma[J]. Ocul Oncol Pathol，2019，5（5）：319-322.

[2] TAKKAR B，MOLLA K，VENKATESH P. Swept-source optical coherence tomography of an optic disc melanocytoma：the importance of the hyperreflective foci[J]. Indian J Ophthalmol，2018，66（1）：140-142.

[3] SALVANOS P，UTHEIM TP，MOE MC，et al. Autofluorescence imaging in the differential diagnosis of optic disc melanocytoma[J]. Acta ophthalmologica，2015，93（5）：476-480.

三、脉络膜转移癌

（一）概述

1. **概念** 脉络膜转移癌（metastatic carcinoma of choroids）是指体内其他部位的恶性肿瘤经血行转移到脉络膜而发生的恶性肿瘤。

2. **人口统计学特点** 好发于中老年人，女性多于男性，年龄范围为40～70岁。

3. **病因** 体内其他部位的恶性肿瘤血行转移。

（二）病理学表现

1. **大体病理学表现** 眼球内组织中不存在淋巴管，因此，身体其他部位的恶性肿瘤一般是经过血行转移到眼球内，由于脉络膜血流丰富且缓慢，因此眼球内转移癌常累及脉络膜，尤其是后极部，肿瘤多位于眼底后极部或视盘的周围，表现为多灶性或弥漫性、黄色或无色素性的脉络膜肿物，多数呈扁平状生长，边界不清晰，基底较宽，隆起高度小，多伴有继发性视网膜脱离，少数生长较为活跃者瘤体体积较大，可呈团块状或蘑菇状生长，边界较清晰。脉络膜转移癌主要对脉络膜上腔以及大、中、毛细血管层进行破坏。肿瘤与周围组织分界不清，视网膜色素上皮、布鲁赫膜则较少受累，肿块顶部视网膜可发生脱离。脉络膜转移癌中的约80%位于赤道与黄斑区之间，12%位于黄斑区，8%位于赤道之前，多表现为多灶性或弥漫性、黄色或无色素性的脉络膜肿物，其表面可有不均匀色素沉着；多数呈扁平状生长，切面呈灰白色或灰黄色，边界欠清楚；少数转移瘤可呈团块状或蘑菇状生长，边界清楚。

女性患者的原发癌多为乳腺癌、肺癌等，男性患者的原发癌多为肺癌、胃肠道癌、肾癌、前列腺癌等。约30%患者先发现眼部转移病灶后经全身检查发现原发灶，在眼部症状先于原发性肿瘤症状出现的脉络膜转移癌患者中，以肺癌转移最为常见。原发乳腺癌者中的约8%先发现眼部症状，而原发肺癌者中的约53%先出现眼部症状。

脉络膜转移癌发生于左眼多于右眼，也可累及双眼。双眼脉络膜转移癌约占脉络膜转移癌病例总数的20%～25%，多为双眼先后发生，程度不同。乳腺癌脉络膜转移常为双侧发病（占双眼转移的64%），呈多灶性，肿瘤较扁平。肺癌脉络膜转移多为单侧发病，呈单灶性，肿瘤较厚，常早于原发灶被发现。

2. **组织学表现** 脉络膜转移癌的组织学类型多与原发性肿瘤有关，可为腺癌、鳞状细胞癌、未分化癌等，其中腺癌占大多数，鳞状细胞癌相对较少。癌组织主要破坏脉络膜上腔及血管层，扁平状分布，与周围组织分界不清，视网膜色素上皮、布鲁赫膜很少受累，有的癌肿顶部的视网膜脱离，有时癌细胞侵犯视盘或筛板后视神经。

（三）临床表现

大部分患者表现为视力突然明显下降，病情发展迅速者就诊时视力基本丧失。患者可出现不同程度眼痛、头痛、眼前闪光或黑影，少数患者无任何症状。由于肿瘤浸润性生长可能侵犯睫状神经，故可引起眼痛和头痛，这是脉络膜转移癌区别于脉络膜其他肿瘤如脉络膜黑色素瘤的一个特点。

眼底检查中，病变表现为后极部视网膜下一个或多个、灰黄色或黄白色、结节状的扁平实性隆起，在晚期可发生广泛渗出性视网膜脱离。虹膜转移瘤多表现为位于下象限的孤立性黄色至白色结节。睫状体转移瘤多表现为位于下象限的孤立性、无蒂、圆顶状黄色肿块，但在临床中难于直接观察到。

（四）影像学表现

1. 最佳诊断线索　中老年患者，位于眼球壁的等 T_1、等 T_2 信号且形态扁平的实性肿块，病史较短，眼底检查中可见表面不光整的灰黄色或粉红色隆起，先要考虑或排除脉络膜转移癌。

2. 发生部位　左眼多于右眼，20%～25% 可累及双眼。约 92% 位于眼球后极部（约 80% 位于赤道与黄斑区之间，约 12% 位于黄斑区），8% 位于赤道之前。

3. 形态学表现　眼球壁处有形态扁平的小病灶或眼球壁呈弥漫性轻度增厚。

4. 病变数目　多数表现为一侧眼球壁的单发病变，少数可为多发病灶或双眼内先后出现实性病灶。

5. CT 表现

（1）平扫表现：眼球后壁呈局限性不规则增厚，小病灶常被视网膜脱离及视网膜下积液掩盖，病灶多呈软组织密度。

（2）增强扫描表现：病变呈中度至明显强化，视网膜下积液不强化。

6. MRI 表现

（1）T_1WI 表现：多表现为眼球后壁处的脉络膜局部弧形轻度增厚，或呈新月形、梭形小肿块，与脑白质信号相比，病变呈等或略低信号，信号均匀（图 3-1-10）。

（2）T_2WI 表现：与脑白质信号相比，病变呈等或略高信号，信号均匀。少数来源于腺癌的转移癌可产生黏液，黏液缩短了 T_1 和 T_2 信号，表现为与黑色素瘤相似的短 T_1、短 T_2 信号。

（3）DWI 表现：小病变不易显示，较大病变在 DWI 上呈略高信号，在 ADC 图上呈低信号。

（4）常规增强扫描表现：增强后，病变呈中度至明显强化，一般强化均匀。

（5）动态增强扫描表现：多呈速升流出型或速升平台型。由于病变较小，眼球制动困难，动态增强原始图像不同层面之间病灶的位置常发生移动，故使用工作站后处理软件自动处理评估结果不可靠，需手动放置 ROI 并进行评估。

7. 影像学检查方法选择　首选 MRI。由于病灶较小，形态及密度无特性，故常与伴发的视网膜脱离难以区别，在 CT 上与黑色素瘤不易鉴别。

（五）鉴别诊断

1. 脉络膜黑色素瘤　①多呈蘑菇形或半球形，体积相对较大；②因病变内黑色素含量低于黑色素细胞瘤，故 T_1WI 高信号程度及 T_2WI 低信号程度轻于黑色素细胞瘤；③增强扫描中病变呈轻度至中度强化，动态增强曲线呈速升平台型或速升流出型；④眼底检查中病变呈灰黑色或棕色，色素较黑色素细胞瘤少，不如后者黑；⑤信号表现不典型的脉络膜黑色素瘤与脉络膜转移癌的鉴别有困难，结合临床表现有助于鉴别，脉络膜转移癌病史一般较短，患者多有原发性肿瘤病史，检眼镜下病变表现为表面不光整的灰黄色或粉红色隆起。

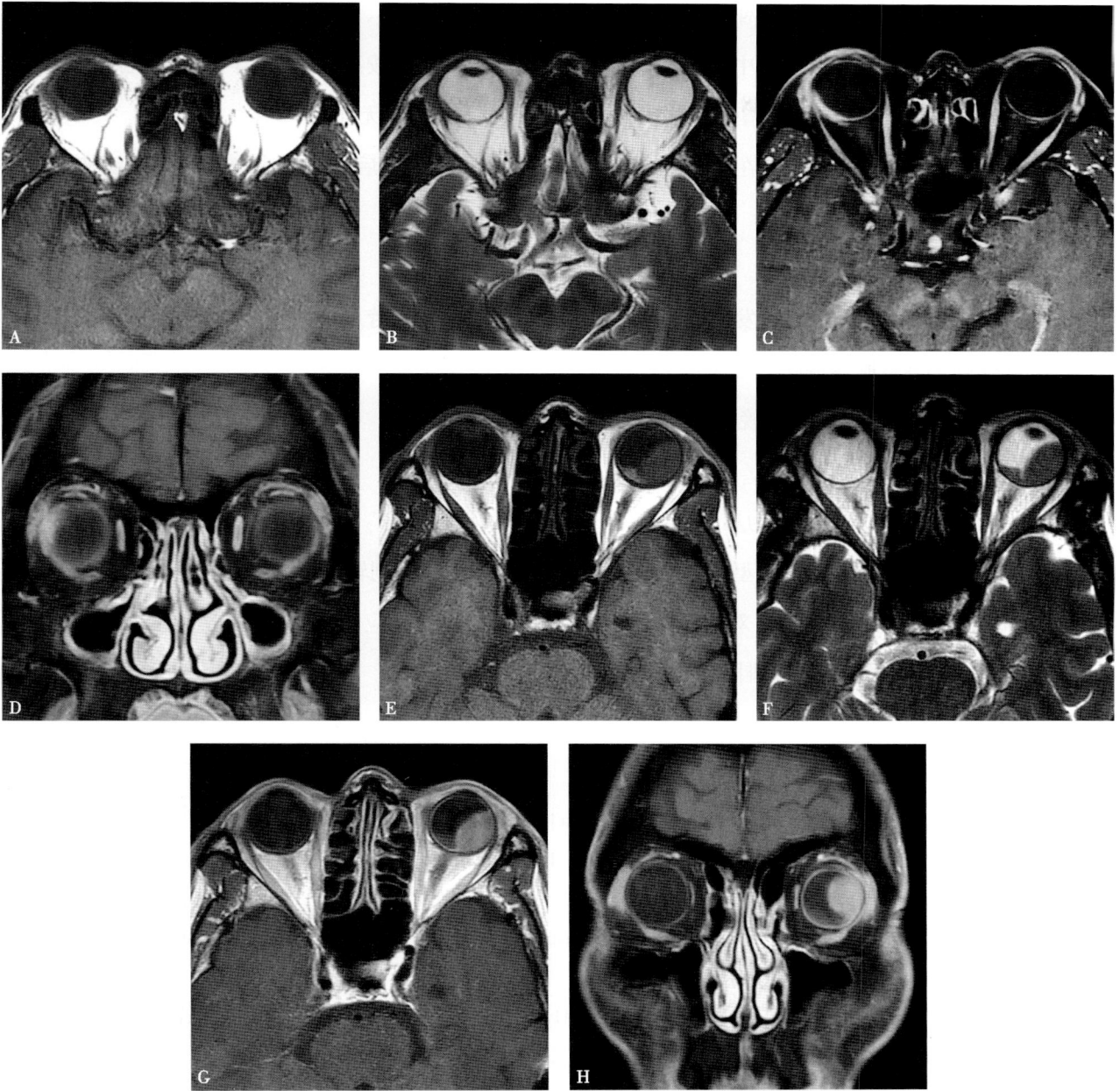

图 3-1-10　脉络膜转移癌

A～D. 同一患者。A. 横断面 T_1WI，右眼颞侧壁局部呈弧形增厚，呈等信号，信号均匀；B. 横断面 T_2WI，右眼颞侧壁弧形增厚区呈等信号（与脑实质相比）；C. 横断面增强后 T_1WI，弧形影呈中度强化；D. 冠状面脂肪抑制增强 T_1WI，弧形影呈中度强化。E～H. 同一患者。E. 横断面 T_1WI，左眼颞侧壁可见一半圆形等信号影，信号均匀，其内侧可见一丘状略高信号影；F. 横断面 T_2WI，半圆影及丘状影均呈等信号（与脑实质相比）；G. 横断面增强后 T_1WI，半圆影呈中度强化，其鼻侧丘状影未见强化；H. 冠状面脂肪抑制增强 T_1WI，半圆影呈中度强化。

2. 脉络膜血管瘤　①多呈梭形，体积较小，隆起高度较小，隆起高度与基底部直径比值多小于 0.5；②多呈长 T_1、长 T_2 信号，即与玻璃体信号相似，信号均匀，增强后强化显著，强化程度可高达 2～3 倍；③多见于年轻人，眼底检查中可见病变多呈橘红色；④少数患者的病变为斯德奇 - 韦伯综合征在眼部的表现之一。

3. 单纯性视网膜脱离 ①视网膜下积液信号表现多样,可呈长 T_1、长 T_2 信号,短 T_1、长 T_2 信号等,早期积液内蛋白质含量低,在 T_1WI 中呈低信号,当积液内蛋白质含量较高时(多见于陈旧性视网膜脱离),在 T_1WI 中可呈中等或高信号;②增强 CT 或 MRI 中,视网膜下积液均无强化。

4. 视网膜或脉络膜血肿 ①在 T_2WI 上病变多呈高信号;②增强后不强化;③短期复查,病变体积可缩小。

(六)治疗及预后

1. 治疗方案选择 可根据原发性肿瘤的情况选用放射治疗或化疗。脉络膜转移癌多为晚期癌症,若已全身转移,则单纯行眼球摘除术已无意义。

2. 预后 脉络膜转移癌多为晚期癌症,预后差。

(七)关键要点

①脉络膜转移癌的典型形态为扁平形,典型信号表现为等 T_1、等 T_2 信号。②对于老年人,如果发现眼球内任何形态的肿块,只要不是典型的短 T_1、短 T_2 信号,就都要考虑到转移癌的可能。③原发性恶性肿瘤病史是诊断脉络膜转移癌的关键,对发现脉络膜肿块的中老年患者,应仔细询问病史并进行全身检查(重点检查肺及乳腺),可明确诊断或排除转移癌。

参 考 文 献

[1] EVERETT L,COPPERMAN T. Metastatic uveal melanoma [J]. N Engl J Med,2019,380(19):1853.

[2] RAMOA R,SAORNIL MA,GARCÍA-ALVAREZ C,et al. Intraocular metastasis:comparison of clinical presentation with a known and unknown primary tumour[J]. Arch Soc Esp Oftalmol,2018,93(1):7-14.

[3] CARVAJAL RD,SCHWARTZ GK,TEZEL T,et al. Metastatic disease from uveal melanoma:treatment options and future prospects[J]. Br J Ophthalmol,2017,101(1):38-44.

[4] CHATTOPADHYAY C,KIM DW,GOMBOS DS,et al. Uveal melanoma:from diagnosis to treatment and the science in between[J]. Cancer,2016,122(15):2299-2312.

四、脉络膜血管瘤

(一)概述

1. 概念 脉络膜血管瘤(choroidal angioma)为先天性血管发育畸形所形成的错构瘤,为良性肿瘤,分为孤立性和弥漫性两种类型。

2. 人口统计学特点 多见于青壮年,年龄范围 4~63(35.0±15.3)岁,男性多于女性。

3. 病因 发病原因不明,为先天性疾病。弥漫性脉络膜血管瘤通常是脑面血管瘤病(斯德奇-韦伯综合征)在眼部的表现。

(二)病理学表现

1. 大体病理学表现 孤立性脉络膜血管瘤为海绵状血管瘤,早期呈淡红色扁平隆起,界限清楚,晚期时肿瘤与色素上皮间常有结缔组织增生,表面变为淡灰色或淡绿色。弥漫性脉络膜血管瘤为毛细血管瘤,多表现为眼球后极部脉络膜弥漫性增厚,呈橘红色或暗红色,易引起广泛的视网膜脱离。

2. 组织学表现 病变由大小不同的血管组成,血管壁为一层内皮细胞,管腔直径大小不一,血管壁之间有纤维组织形成的间隙。

（三）临床表现

孤立性脉络膜血管瘤多为单眼发病,患者出生时即可存在,早期无明显临床症状,往往在出现视网膜脱离致视力下降时才被发现,一般在青壮年期出现症状,在晚期可出现视力减退、视物变形或伴有继发性青光眼症状。病变多位于后极部,呈圆形或近似球形的扁平隆起,境界清楚,呈橘红色、淡红色或灰黄色,大小不等,基底直径平均为 7mm,隆起高度平均为 3mm。常伴有视网膜脱离,视网膜下积液可遮盖肿瘤,此时眼底检查中无法直接观察到肿瘤;晚期时肿瘤与色素上皮间常有结缔组织增生,肿瘤表面变为淡灰色或淡绿色,仅凭检眼镜检查与脉络膜黑色素瘤难以鉴别,吲哚菁绿血管造影(indocyanine green angiography, ICGA)检查有助于鉴别,ICGA 显示瘤体处早期呈现蜘蛛网状荧光,中期呈桑葚状高强荧光,晚期呈现冲洗现象。

弥漫性脉络膜血管瘤通常是脑面血管瘤病(斯德奇 - 韦伯综合征)在眼部的表现。患者常有颜面部血管瘤、患侧眼球结膜及巩膜表层血管扩张、青光眼、脑膜血管瘤,多较早进行眼科检查,发现眼底改变多在 10 岁以前,病变无明显界限,眼底呈明亮的红黄色反光,后极部脉络膜弥漫性增厚,瘤体表现为扁平形、边界不清楚的增厚区,呈橘红色或暗红色,伴有广泛的渗出性视网膜浅脱离、视网膜血管扩张迂曲。

（四）影像学表现

1. 最佳诊断线索 患者为青壮年,眼球壁与玻璃体信号相似(长 T_1、长 T_2 信号)的梭形小肿块,增强后明显、均匀强化,眼底检查呈橘红色或淡红色。

2. 发生部位 多发生于眼球后极部。文献报道约 96% 病变位于赤道后,86% 距黄斑区 3mm 以内,42% 部分或完全位于黄斑下。

3. 形态学表现 孤立性脉络膜血管瘤表现为较扁的梭形软组织密度影,大小为 1～3 个视盘直径,隆起高度较小,隆起高度与基底部直径比值多小于 0.5,边界清楚。弥漫性脉络膜血管瘤表现为脉络膜弥漫性增厚。常伴视网膜脱离及视网膜下积液,多呈 V 形、新月形或弧形。

4. 病变数目 多为单发病变。

5. CT 表现

(1)平扫表现:与脑实质相比,呈软组织密度,密度均匀。

(2)增强扫描表现:病变明显强化,强化均匀。

6. MRI 表现

(1) T_1WI 表现:与脑实质相比,病变呈低信号,信号均匀,与玻璃体信号相同或稍高(图 3-1-11)。常继发视网膜脱离,其信号表现多样,视网膜下积液在 T_1WI 上如果表现为略高或高信号,则可清楚地勾画出血管瘤瘤体，有助于发现病变。

（2）T₂WI 表现：与脑实质相比，病变呈高信号，信号均匀，与玻璃体信号相同或稍低（图 3-1-11）。

（3）DWI 表现：病变呈低信号。

（4）动态增强扫描表现：病变在早期迅速强化，注射对比剂后 52～78 秒即可达到最大强化，时间 - 信号曲线呈速升缓降型（图 3-1-11）；较大病变可有"填充征"，即病灶内靠近玻璃体缘的区域先强化，远离玻璃体缘的区域后强化，对比剂自玻璃体缘向巩膜缘方向逐渐填充病变，推测可能是脉络膜血管瘤的血供来自靠近玻璃体缘的脉络膜和视网膜的缘故。伴发的视网膜脱离的时间 - 信号曲线为直线，特别是对于 T₁WI 呈高信号者，通过动态增强扫描能够准确评估病变有无强化，有助于鉴别视网膜脱离与瘤体。

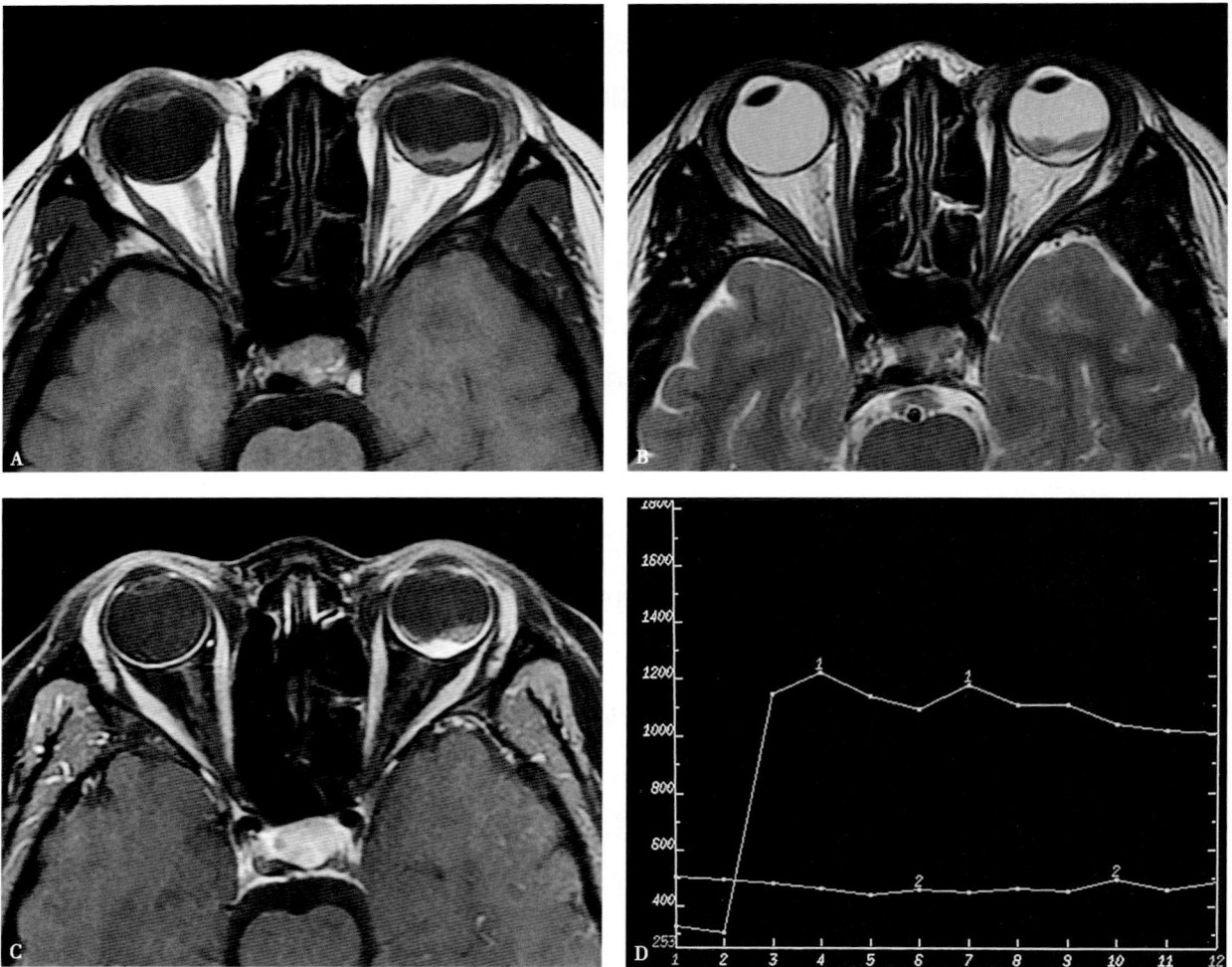

图 3-1-11 脉络膜血管瘤

A. 横断面 T₁WI，左眼球后极部可见一梭形低信号影，信号均匀，边缘清晰，周围可见波浪状高信号影；B. 横断面 T₂WI，左眼球后极部梭形影呈均匀高信号（与玻璃体信号相似），周围波浪状影呈等信号（与脑实质相比）；C. 横断面增强后 T₁WI，梭形影明显强化，周围波浪状影未见强化（考虑视网膜脱离）；D. 动态增强曲线，呈速升流出型，最大强化率约 380%。

（5）常规增强扫描表现：病变呈明显、均匀强化，信号强度可达原来的 2 倍，远高于多数眼球内其他病变。伴发的视网膜脱离在增强后不强化，特别对于较小的血管瘤，其在 MRI 上常与略短或短 T_1 信号的视网膜下积液无法区分，增强后可以明确区分二者。

7. 影像学检查方法选择 首选 MRI 检查，脉络膜血管瘤在 MRI 上具有特征性表现，即与玻璃体信号相比，T_2WI 呈等信号，增强后明显强化，在排除脉络膜黑色素瘤或转移癌后即可诊断该病。

脉络膜血管瘤在临床中易于诊断，其在眼底检查中多表现为眼底淡红色扁平隆起，一般不需进行影像学检查。临床诊断困难时，MRI 是脉络膜血管瘤的最佳影像检查方法，尤其是 MRI 增强扫描可提高小肿瘤的显示率，同时也有助于诊断和鉴别诊断。

CT 不宜作为脉络膜血管瘤首诊或复查的方法。这是由于病变常较小，在 CT 中表现为局限性或弥漫性脉络膜增厚，且常伴视网膜脱离，CT 平扫可能漏诊，且晶状体对 X 线较其他器官敏感。

在临床上往往首选眼部超声作为筛查手段，脉络膜血管瘤表现为眼球后极部隆起物，呈均匀强回声，基底部可见彩色血流，但特异性较低。

（五）鉴别诊断

1. 脉络膜黑色素瘤 ①多呈蘑菇形或半球形，体积相对较大；②与脑实质信号相比，病变呈 T_1WI 高信号、T_2WI 低信号；③增强扫描中病变呈轻度至中度强化，动态增强曲线呈速升平台型或速升流出型；④眼底检查中病变呈灰黑色或棕色。

2. 脉络膜转移癌 ①多呈弧形或梭形，隆起高度较小；②多呈等或略长 T_1 信号、等或略长 T_2 信号；③患者年龄较大，病史较短，出现症状的时间多在半年以内；④多有原发性恶性肿瘤病史，对于以眼部症状就诊者，建议追问病史或进行全身检查以寻找原发性恶性肿瘤，如肺癌、乳腺癌等。

3. 单纯性视网膜脱离 ①视网膜下积液信号表现多样，可呈长 T_1、长 T_2 信号，短 T_1、长 T_2 信号等，早期积液内蛋白质含量低，呈 T_1WI 低信号，当积液内蛋白质含量较高时（多见于陈旧性视网膜脱离），可呈 T_1WI 中等或高信号。②增强 CT 或 MRI 中，视网膜下积液无强化。

（六）治疗及预后

1. 治疗方案选择 ①无症状者无须治疗，当存在视网膜下积液，引起黄斑水肿、感光细胞丢失甚至渗出性视网膜脱离时，需要进行积极干预，以挽救视功能，避免新生血管性青光眼的发生。②对于孤立性脉络膜血管瘤，根据肿瘤大小及位置情况，可选择激光光凝术、经瞳孔温热治疗术、光动力疗法或 ICGA 引导下的光栓疗法等，必要时选择玻璃体手术治疗。③弥漫性脉络膜血管瘤治疗困难，可尝试散在式激光光凝术。

2. 预后 该病虽为良性病变，但瘤体大、面积广者，易发生视网膜脱离，视力预后差。

（七）关键要点

①患者为青壮年，眼底检查呈橘红色或淡红色。②与玻璃体信号相似的梭形小肿块，增强后明显强化，强化均匀。③诊断前需注意先排除脉络膜转移癌或不典型脉络膜黑色素瘤。

参 考 文 献

[1] 刘月明，延艳妮，李洋，等. 国产敷贴器治疗孤立性脉络膜血管瘤的临床效果 [J]. 中华眼视光学与视觉科学杂志，2019，21（8）：576-580.

[2] Singh N，Fonkeu Y，Lorek Bh，et al. Diagnostic A-scan of choroidal tumors：comparison of quantified parameters[J]. Ocul Oncol Pathol，2019，5（5）：358-368.

[3] Silverstein M，Salvin J. Ocular manifestations of Sturge-Weber syndrome[J]. Curr Opin Ophthalmol，2019，30（5）：301-305.

[4] FORMISANO M，ABDOLRAHIMZADEH B，MOLLO R，et al. Bilateral diffuse choroidal hemangioma in Sturge Weber syndrome：a case report highlighting the role of multimodal imaging and a brief review of the literature[J]. J Curr Ophthalmol，2019，31（2）：242-249.

[5] 李骥，王胜资，徐格致. 难治性脉络膜血管瘤放射治疗最佳介入时机及其与疗效关系 [J]. 中华放射肿瘤学杂志，2019，28（1）：13-16.

五、脉络膜骨瘤

（一）概述

1. 概念　脉络膜骨瘤（choroidal osteoma）是由成熟骨组织构成的一种良性骨性肿瘤。

2. 人口统计学特点　多见于青年女性，发病的高峰年龄为 20～30 岁。

3. 病因　发病机制尚不明了，多数学者认为该病属于骨性迷离瘤（choristoma）。单眼发病多见，在双眼病例中有多个家系被报道呈现出遗传倾向。

（二）病理学表现

1. 大体病理学表现　脉络膜骨瘤一般为扁平状或双凸透镜状，其隆起高度仅为 0.5～2.5mm，有些肿瘤表面不平坦、边缘不整齐。瘤体多呈黄白色，椭圆形，轻度隆起，瘤体表面常可见小血管或簇状色素沉着。

2. 组织学表现　由分化成熟的骨小梁结构和少量血管组成，其间可有骨细胞、成骨细胞及破骨细胞等。骨小梁之间含有疏松结缔组织、肥大细胞和泡沫状间充质细胞，瘤体表面的脉络膜毛细血管层可继发性变窄或发生管腔闭塞。有些区域的神经上皮细胞变得扁平、黑色素颗粒消失或变性，尤其是靠近肿瘤顶部的神经上皮细胞时常发生萎缩、破坏，故使其下方的骨性组织暴露，检眼镜下呈黄白色。

（三）临床表现

临床上可无任何症状，或有轻微视力减退、视物变形和视野缺损。病变发展缓慢，常不易被发现，瘤体较大或波及黄斑时出现症状，表现为视力下降、视物变形和视野缺损等。慢性的视力障碍多为肿瘤表面的视网膜变性所致，病变发展呈急性者则与黄斑区的脉络膜新生血管有关。

眼底检查中，见肿瘤主要位于视盘边缘或视盘附近，多为单发病变，呈扇形或环绕视盘，轻度隆起，少数病例中病变单独出现在黄斑及其他部位，近似圆形或椭圆形。肿瘤呈扁平状生长，边界清楚并有圆钝的伪足状突出，瘤体呈黄白色或橙红色，瘤体表面常可见小血管或簇状色素沉着，表面可见散在的色素斑块。

（四）影像学表现

1. **最佳诊断线索**　患者为青年女性、一侧眼球视盘旁新月形或小条状高密度影。

2. **发生部位**　眼球后极部视盘旁，亦可累及黄斑部。

3. **形态学表现**　小条状（或新月形）、梭形（或双凸透镜形），隆起高度小，高度仅为0.5～2.5mm。

4. **病变数目**　大多数为单发病变。

5. **CT表现**

（1）平扫表现：呈高密度，CT值可高达200HU，较具特征性（图3-1-12）。少数病变可伴有视网膜脱离。

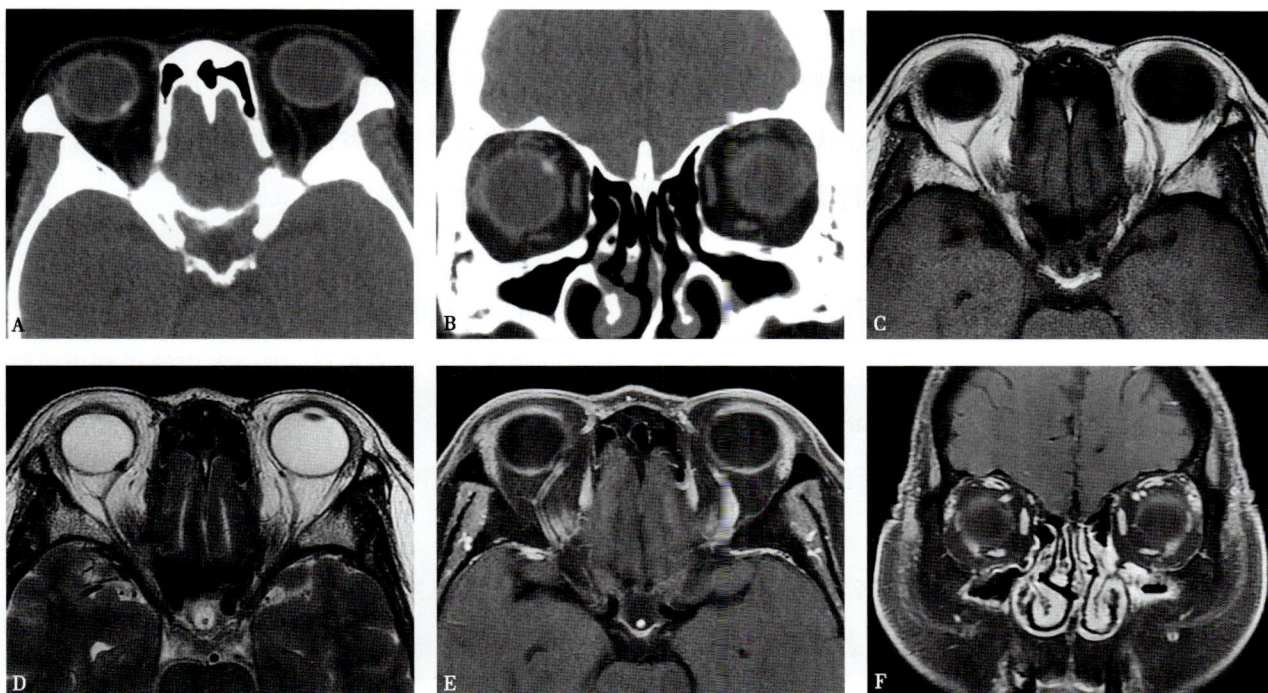

图3-1-12　脉络膜骨瘤

A. 横断面CT，右眼球后壁偏鼻侧可见一小条状高密度影，边缘清晰　B. 冠状面CT，右眼球壁约2点处可见一小条状高密度影；C. 横断面T_1WI，右眼球后极部未见明确病变（考虑病变与玻璃体信号相似）；D. 横断面T_2WI，右眼球后壁偏鼻侧可见一小条状低信号影，周围波浪状影呈等信号（与脑实质信号相比）；E、F. 分别为横断面、冠状面增强后T_1WI，示右眼球后壁偏鼻侧小条状影未见强化，其表面可见线状强化影（考虑为病变表面的视网膜）。

（2）增强扫描表现：增强后不强化。伴发的视网膜脱离不强化。一般无须行增强扫描。

6. **MRI表现**

（1）T_1WI表现：与玻璃体信号相似，一般厚度较小，平扫时不易观察，需结合T_2WI或增强T_1WI观察。

（2）T_2WI表现：与玻璃体信号相比，呈明显低信号，信号均匀（图3-1-12）。

（3）增强扫描表现：不强化（图3-1-12）。

7. **影像学检查方法选择**　CT为首选影像学检查方法，具有定性价值。由于脉络膜骨瘤在T_1WI、T_2WI

上均呈低信号,在 MRI 平扫上与黑色素细胞瘤或黑色素瘤易混淆,故 MRI 不宜作为首选影像检查方法。

（五）鉴别诊断

1. 视盘玻璃膜疣 ①多同时累及双眼,呈双侧对称性病变;② CT 表现为双眼视盘区点状钙化灶,体积小,直径仅约 1mm;③常规二维 T_1WI、T_2WI 因层厚较大,常难以显示病变;④临床症状轻微。

2. 球壁异物 ①患者常有外伤史,临床如能看清患者眼底,则可根据仅有球壁异物者无脉络膜骨瘤特征性眼底改变而鉴别二者;②患者的屈光间质浑浊无法观察眼底时,需行影像学检查,结合病史,通过 CT 所示病变位置、密度可明确诊断。

3. 黑色素细胞瘤 ①体积较小,形态扁平,隆起高度较小;②多呈典型的短 T_1、短 T_2 信号;③增强后不强化或仅轻度强化;④眼底检查中病变多呈黑色或棕黑色。

4. 脉络膜转移癌 ①多呈弧形或梭形,隆起高度较小;②多呈等或略长 T_1 信号、等或略长 T_2 信号;③患者年龄较大,病史较短,出现症状的时间多在半年以内;④患者多有原发性恶性肿瘤病史;对于以眼部症状就诊者,建议追问病史或进行全身检查以寻找原发性恶性肿瘤,如肺癌、乳腺癌等。

（六）治疗及预后

1. 治疗方案选择 ①脉络膜骨瘤是一种发展缓慢的良性肿瘤,目前尚无较好的治疗方法。②对于无症状的脉络膜骨瘤以临床观察为主。③如果发现继发性视网膜下新生血管形成,则应考虑给予新生血管抑制剂、光凝术或光动力疗法（photodynamic therapy,PDT）。

2. 预后 属于良性病变,预后良好,但视力预后较差,最终视力可降至 0.1 以下。

（七）关键要点

①青年女性,一侧眼球视盘旁新月形或小条状高密度影,提示脉络膜骨瘤;②一般不需要行 CT 或 MRI 检查,对于伴视网膜脱离的患者,当检眼镜不能看清眼底时,可进行影像学检查以检出并诊断该病。

参 考 文 献

[1] 牛昊,马秀丽,周军. 眼球壁钙化的 CT 表现及病因分析 [J]. 实用放射学杂志,2017,33（12）:1828-1830.

[2] 李娟娟,黎铧,王萍. 脉络膜骨瘤多种眼底影像特征对比观察 [J]. 中华眼底病杂志,2016,32（3）:283-286.

[3] 张茂菊,吴青松,李家障,等. 玻璃体腔注射雷珠单抗治疗脉络膜骨瘤继发脉络膜新生血管一例 [J]. 中华眼底病杂志,2015,31（1）:91-92.

[4] 马红霞,张承芬. 经瞳孔温热疗法治疗双眼脉络膜骨瘤 1 例 [J]. 协和医学杂志,2013,4（2）:208-210.

六、葡萄膜神经源性肿瘤

（一）概述

1. 概念 葡萄膜神经源性肿瘤包括神经鞘瘤（neurilemmoma,Schwannoma）和神经纤维瘤（neurofibroma）,多为良性肿瘤,葡萄膜处还可发生神经胶质瘤、神经瘤（neuroma）及副神经节瘤,但均罕见。

2. 人口统计学特点 可发生于任何年龄,以青壮年多见。对于性别差异未见文献报道。

3. 病因　形成原因不明。

（二）病理学表现

1. 大体病理学表现　葡萄膜神经鞘瘤是由睫状神经内施万细胞异常增生所致的，可发生在虹膜、睫状体及脉络膜，多为孤立性、局限性肿瘤，仅有少数脉络膜神经鞘瘤并发于神经纤维瘤病。

葡萄膜神经纤维瘤是一种由周围神经纤维成分局限性或弥漫性增生所形成的良性肿瘤性团块，可为孤立性，亦可并发于神经纤维瘤病，主要发生在脉络膜部位，发生于睫状体者少见。一般为单发、结节状、无色素性肿物，界限比较清楚，有缓慢生长倾向。伴发于神经纤维瘤病时，葡萄膜神经纤维瘤的临床表现为脉络膜弥漫性、扁平状增厚或脉络膜内多发性结节状肿物，界限不清；可伴有虹膜多发性、黑色素性神经细胞错构瘤或其他眼部组织（或眶内）的神经纤维瘤。该病为良性肿瘤，生长缓慢，目前尚无对于其发生恶性变的报道。

2. 组织学表现　葡萄膜神经源性肿瘤表现为无色素、隆起的睫状体肿物，切面灰白或淡黄。葡萄膜神经鞘瘤的组织病理学特征与发生于其他部位的神经鞘瘤基本相同，分为 Antoni A 型和 B 型。而神经纤维瘤由神经鞘细胞、成纤维细胞和神经轴突纤维组成，肿瘤细胞呈波浪或漩涡状排列。

（三）临床表现

临床表现多样，缺乏特异性，与肿块所在位置有关。可表现为视力减退、继发性视网膜脱离或视野缺损。对眼内组织和视力的影响主要取决于肿瘤的部位和体积。对于神经纤维瘤病患者，如其眼部有病变，则更需留意有无该病。

（四）影像学表现

1. 最佳诊断线索　葡萄膜神经源性肿瘤罕见，与脑实质相比，肿瘤在 T_1WI 中多呈等信号，在 T_2WI 中呈等或高信号，但影像表现缺乏特征性，诊断时需密切结合临床表现及眼科检查。

2. 发生部位　葡萄膜神经鞘瘤多位于赤道前，可位于脉络膜、睫状体、虹膜。

3. 形态学表现　脉络膜神经鞘瘤多呈半圆形，可骑跨于球壁内、外生长，肿瘤向球壁内、外均有凸出，向玻璃体内凸出虽然明显，但引起的视网膜脱离相对较轻，而其向球外凸起的程度较其他球内肿瘤明显。虹膜睫状体神经鞘瘤多表现为实性小结节。

4. 病变数目　葡萄膜神经鞘瘤中的大多数为单发病变。葡萄膜神经纤维瘤可为孤立性，当其伴发于神经纤维瘤病时，表现为脉络膜弥漫性、扁平状增厚或脉络膜内多发性结节状肿物，界限不清，可伴有虹膜多发性、黑色素性神经细胞错构瘤或发生于其他眼部组织（或眶内）的神经纤维瘤。

5. CT 表现

（1）平扫表现：与脑实质相比，病变呈等密度，密度欠均匀。

（2）增强扫描表现：病变呈不均匀强化。

6. MRI 表现

（1）T_1WI 表现：与脑实质信号相比，病变呈等信号，信号欠均匀，偶见小片状低信号影。

（2）T$_2$WI 表现：与脑实质信号相比，病变呈等或略高信号，肿块较小者信号均匀，较大者内部信号欠均匀，偶见小片状高信号影（图3-1-13）。

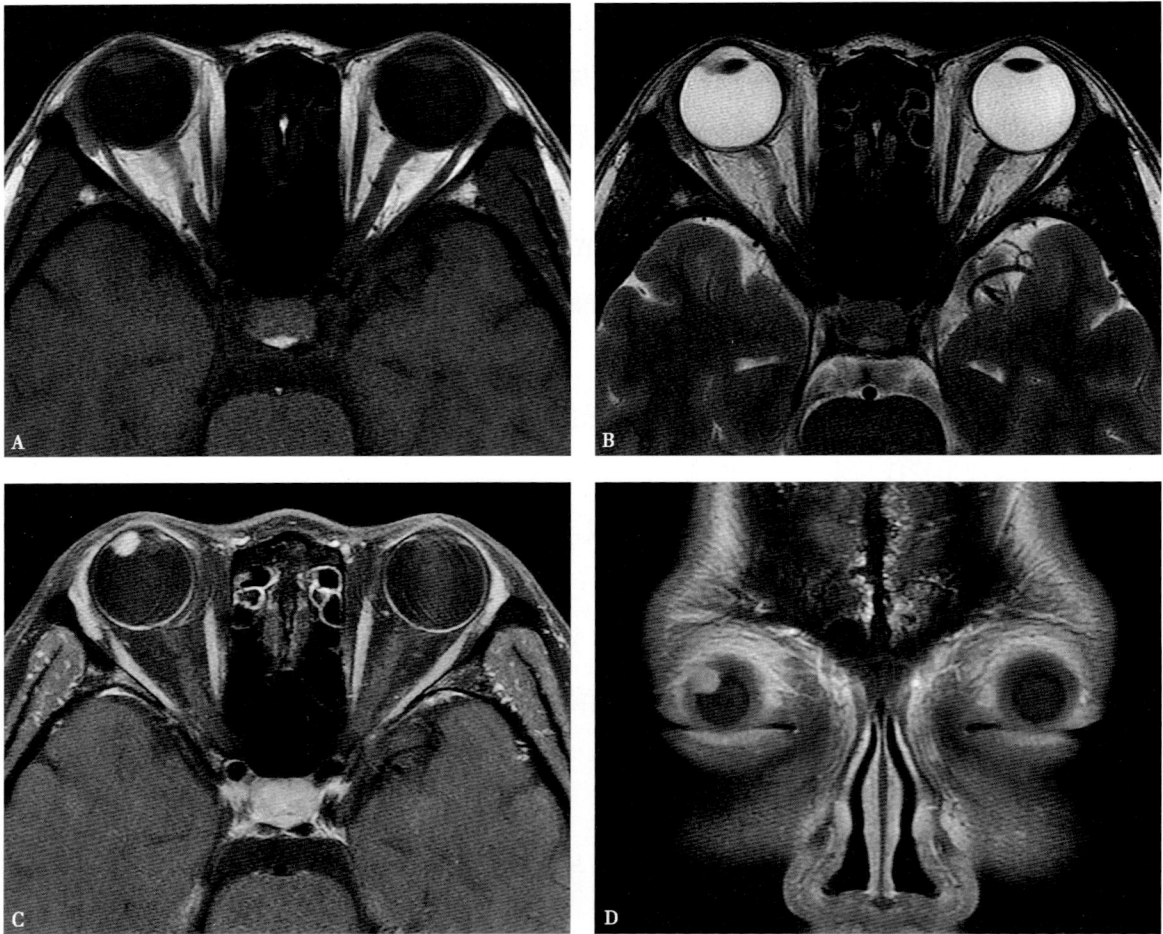

图3-1-13 睫状神经鞘瘤

A. 横断面 T$_1$WI，右眼虹膜睫状体区颞侧可见一小圆形等信号影，信号均匀；B. 横断面 T$_2$WI，右眼病变呈高信号（与脑实质信号相比）；C. 横断面脂肪抑制增强 T$_1$WI，病变明显强化，推压晶状体；D. 冠状面增强后 T$_1$WI，病变位于 11 点处，呈均匀明显强化。

（3）弥散加权像表现：病变多呈等信号。

（4）动态增强扫描表现：动态增强曲线表现多样，可为持续上升型、速升平台型、速升流出型。

（5）常规增强扫描表现：增强后肿瘤中度至明显强化，强化指数为 1.2～2.7。

7. 影像学检查方法选择 首选 MRI，MRI 显示肿瘤的部位、形态以及信号具有一定的特征，有助于与葡萄膜黑色素瘤鉴别。

（五）鉴别诊断

1. 葡萄膜黑色素瘤 ①多呈蘑菇形或半球形，体积相对较大；②与脑实质信号相比，病变呈 T$_1$WI 高信号、T$_2$WI 低信号；③增强扫描时病变呈轻度至中度强化，动态增强曲线呈速升平台型或速升流出型；

④眼底检查中病变呈灰黑色或棕色。

2. 脉络膜血管瘤　①多呈梭形，体积较小，隆起高度较小，隆起高度与基底部直径比值多小于 0.5；②多呈长 T_1、长 T_2 信号，即与玻璃体信号相似，信号均匀，增强后强化显著，强化程度可高达 2～3 倍；③多见于年轻人，患者多因继发性视网膜脱离、视力下降就诊；④眼底检查中病变多呈橘红色。

3. 脉络膜转移癌　①多呈弧形或梭形，隆起高度较小；②多呈等或略长 T_1 信号、等或略长 T_2 信号；③患者年龄较大，病史较短，出现症状的时间多在半年以内；④多有原发性恶性肿瘤病史；对于以眼部症状就诊者，建议追问病史或进行全身检查以寻找原发性恶性肿瘤，如肺癌、乳腺癌等。

（六）治疗及预后

1. 治疗方案选择　对于体积较小但尚不能明确诊断的结节可定期随访观察。对于位于虹膜睫状体部位的神经纤维瘤可行虹膜睫状体切除术或部分板层巩膜睫状体切除术。

2. 预后　该病为良性肿瘤，生长缓慢，目前尚无对于其发生恶性变的报道。由于根据临床、检眼镜、影像表现易将其误诊为黑色素瘤而行眼球摘除，所以术前系统检查是必要的。

（七）关键要点

①葡萄膜神经源性肿瘤罕见，与脑实质相比多呈等信号，不具备短 T_1、短 T_2 信号特点，但影像表现缺乏特征性，诊断时需密切结合临床表现及眼科检查。②脉络膜神经鞘瘤向球外凸起的程度较其他球内肿瘤明显；虹膜睫状体神经鞘瘤多表现为实性小结节。③葡萄膜神经纤维瘤伴发于神经纤维瘤病时，表现为脉络膜弥漫性、扁平状增厚或脉络膜内多发性结节状肿物，结合全身检查可做出诊断。

参 考 文 献

[1] GRAHN B，PEIFFER R，WILCOCK B. Intraocular neoplasia[M]//Histologic basis of ocular disease in animals. New Jersey：Wiley-Blackwell，2018：409-441.

[2] COHEN V，DAMATO B，SINGH AD. Uveal neural tumors[M]//Clinical ophthalmic oncology. Berlin：Springer，2014：307-318.

[3] XIAN J，XU X，WANG Z，et al. MR imaging findings of the uveal Schwannoma[J]. Am J Neuroradiol，2009，30（4）：769-773.

七、视网膜色素上皮腺瘤

（一）概述

1. 概念　视网膜色素上皮（retinal pigment epithelium，RPE）肿瘤包括视网膜色素上皮腺瘤和腺癌，临床上罕见。

2. 人口统计学特点　多见于成年人，发病年龄为 26～79 岁，平均就诊年龄为 50 岁。女性多于男性。

3. 病因　形成原因不明。

（二）病理学表现

1. 大体病理学表现　灰黑色球形肿物，切面呈灰黑色。

2. 组织学表现 镜下表现多样，一般有四种：嵌合形、管状、乳头状及无规则排列。①嵌合形排列方式者，肿瘤细胞呈六角形和椭圆形，细胞核小、呈圆形，胞质含较多黑色素，细胞外基质很少或无；②管状排列者，细胞呈立方形，细胞团周围有薄的基底膜，可有少量的结缔组织间质，常见成簇的黑色素颗粒位于管腔的中央；③乳头状排列方式者，细胞呈立方形，排列成指突状，有薄的基底膜，在乳头中央有一纤细的血管结缔组织；④无规则排列者，细胞呈椭圆形，胞质呈空泡状，含大量黑色素，细胞核被挤到一边。

（三）临床表现

RPE 肿瘤为成年人眼底的色素性病灶，表现为视盘旁或周边视网膜的深灰色至黑色的半球形肿物，边界清晰，生长缓慢，少数病例可为无色素性，病变呈粉色肿物。少数情况下发生于视盘旁的 RPE 腺瘤和 / 或腺癌类似黑色素细胞瘤，甚至早期表现类似于视盘旁脉络膜新生血管。

眼底检查中可见 RPE 肿瘤患者有两个较特征性的体征：①RPE 肿瘤常有视网膜滋养血管，这提示 RPE 肿瘤可能更易侵犯视网膜神经上皮层；②RPE 肿瘤多伴有视网膜内或视网膜下渗出和渗出性视网膜脱离。

RPE 肿瘤与脉络膜黑色素瘤的临床表现十分相似，且临床上罕见，常被误诊为脉络膜黑色素瘤。但一般而言，RPE 肿瘤含色素更多，颜色更深，多为深棕色或黑色。在大体形态上，脉络膜黑色素瘤的典型表现为宽基底、窄颈的蘑菇样外观，RPE 肿瘤由于源于 RPE，发生于布鲁赫膜内侧，故不会形成脉络膜黑色素瘤的典型蘑菇样外观，常呈陡峭隆起的肿物。相对于同等大小的脉络膜黑色素瘤，RPE 肿瘤更容易继发玻璃体内肿瘤细胞种植和玻璃体积血。

（四）影像学表现

1. 最佳诊断线索 中老年女性眼内球形肿物，呈短 T_1、短 T_2 信号，信号均匀，增强后轻度强化，增强后 T_1WI 上的黑线征提示视网膜色素上皮腺瘤。

2. 发生部位 多发生于眼球内视盘旁或赤道前视网膜。

3. 形态学表现 多呈球形，也可呈梭形及扁平形。由于起源于布鲁赫膜内侧的视网膜色素上皮，故不会表现为宽基底、窄颈的蘑菇形。

4. 病变数目 大多数为单发病变。

5. CT 表现

（1）平扫表现：肿块呈略高密度。

（2）增强扫描表现：肿块呈轻度、均匀强化。

6. MRI 表现

（1）T_1WI 表现：肿块呈高信号，信号均匀。

（2）T_2WI 表现：肿块呈低信号，信号均匀。

（3）DWI 表现：肿块呈等信号。

（4）动态增强扫描表现：时间 - 信号曲线多呈平台型。

（5）常规增强扫描表现：肿块呈轻度均匀强化，增强后 T_1WI 上肿块与强化的脉络膜之间可见低信号线状影，即黑线征（图 3-1-14）。

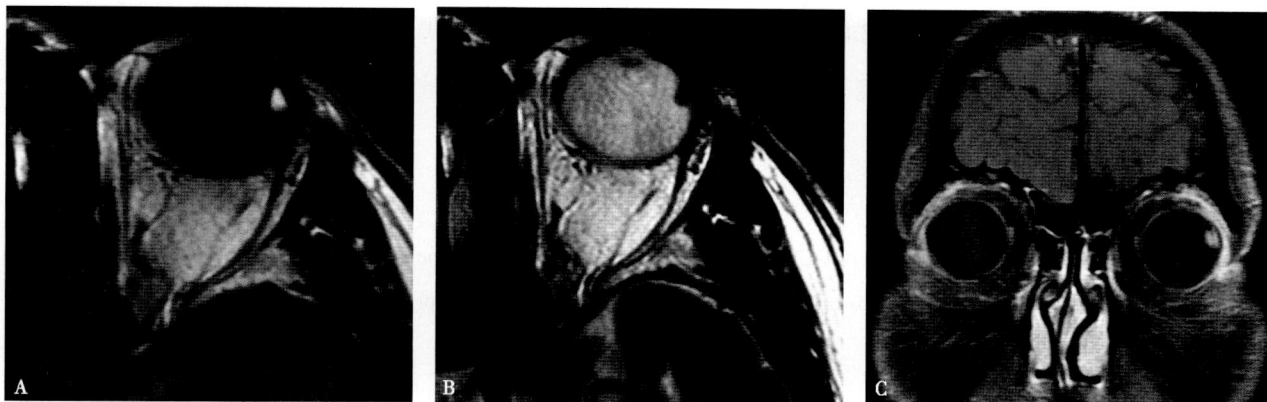

图 3-1-14 视网膜色素上皮腺瘤

A. 横断面 T_1WI，左眼球壁偏颞侧可见一小梭形高信号影，信号均匀，边缘清楚；B. 横断面 T_2WI，病变呈略低信号（与脑实质信号相比）；C. 冠状面脂肪抑制增强 T_1WI，病变呈中度强化，病变内可见一细线状低信号影（黑线征）。

7. 影像学检查方法选择 首选 MRI。增强后 T_1WI 上出现黑线征高度提示该病。

（五）鉴别诊断

1. 葡萄膜黑色素瘤 ①多呈蘑菇形或半球形，体积相对较大；②与脑实质信号相比，病变呈 T_1WI 高信号、T_2WI 低信号；③增强扫描中病变呈轻度至中度强化，动态增强曲线呈速升平台型或速升流出型；④眼底检查中可见肿物呈灰黑色或棕色，颜色一般比视网膜色素上皮腺瘤浅；⑤荧光素眼底血管造影中，病变通常表现为早期的高荧光和晚期的强荧光着染，病变一般内部血管丰富，典型表现为"双循环"，视网膜色素上皮腺瘤内部缺乏血管，多表现为动脉期相对的低荧光，无脉络膜循环。

2. 脉络膜血管瘤 ①多呈梭形，体积较小，隆起高度较小，隆起高度与基底部直径比值多小于 0.5；②多呈长 T_1、长 T_2 信号，即与玻璃体信号相似，信号均匀，增强后强化显著，强化程度可高达 2～3 倍；③多见于年轻人，患者多因继发性视网膜脱离、视力下降就诊；④眼底检查中可见病变多呈橘红色。

（六）治疗及预后

1. 治疗方案选择 基于 RPE 肿瘤的生长特性，目前，一般治疗方案为对于无症状的小瘤体，可定期观察，直至出现威胁视力的并发症。如果诊断不明确则可进行细针穿刺活检以帮助排除脉络膜黑色素瘤的可能，以明确诊断。对于进展性或有症状的肿瘤，若瘤体局限、较靠近周边，则可进行肿瘤局部切除；若瘤体靠近后极部，目前缺乏理想的治疗方案，放射治疗、激光治疗和冷凝术对于 RPE 肿瘤的疗效尚不明确。

2. 预后 一般认为 RPE 肿瘤多呈良性，可能在相当长时期内保持静止，RPE 肿瘤的生长和/或并发症可导致不同程度的视力丧失。目前尚无证据表明 RPE 腺瘤和/或腺癌可发生远处转移，但其可能发生局部侵袭，少数情况下 RPE 肿瘤可能呈高侵袭性生长，充满整个眼球并向眼外扩展、侵袭眶内组织。但总体而言，RPE 肿瘤的预后好于脉络膜黑色素瘤。

（七）关键要点

①中老年女性眼内球形肿物，呈短 T_1、短 T_2 信号，信号均匀，增强后轻度强化，增强后 T_1WI 上出现黑线征提示视网膜色素上皮腺瘤。②该病为罕见病，影像表现与脉络膜黑色素瘤高度相似，拟诊该病时需首先排除脉络膜黑色素瘤。③检眼镜下，视网膜色素上皮腺瘤的色素含量较脉络膜黑色素瘤多，颜色更深。

参 考 文 献

[1] WILLIAMS BK JR，DI NICOLA M，LUCIO-ALVAREZ JA，et al. Choroidal melanoma simulating adenoma of the retinal pigment epithelium arising at the site of congenital hypertrophy of the retinal pigment epithelium[J]. Ocul Oncol Pathol，2020，6（1）：39-43.

[2] SU Y，XU X，WEI W，et al. Using a novel MR imaging sign to differentiate retinal pigment epithelium from uveal melanoma[J]. Neuroradiology，2020，62（3）：347-352.

[3] SHIELDS CL，SHIELDS JA. Tumors and related lesions of the retinal pigmented epithelium[M]//ROJANAPORN D. Ocular Oncology. Singapore：Springer，2019：101-114.

八、睫状体无色素上皮腺瘤

（一）概述

1. 概念　睫状体无色素上皮（non pigmented ciliary epithelium）肿瘤起源于成熟的睫状体无色素上皮层，依据肿瘤组织的细胞学特征，可将其分为睫状体无色素上皮腺瘤（adenoma）和睫状体无色素上皮腺癌（adenocarcinoma）两种，前者为良性肿瘤，后者为恶性且罕见。

2. 人口统计学特点　睫状体无色素上皮腺瘤多见于成年人，年龄为 24～70 岁，平均年龄 45 岁，青中年男性略多于女性。

3. 病因　患者多有眼内炎病史或继发于眼外伤后。

（二）病理学表现

1. 大体病理学表现　境界清晰、圆形或类圆形、无色素实性肿物，多呈灰白色或略呈淡棕色。

2. 组织学表现　增生的睫状体无色素上皮细胞为构成肿瘤的主要成分。肿瘤组织由分化好、相似于成熟的无色素上皮细胞的增殖细胞组成规则排列的增殖巢或不规则条索样（或腺泡状）结构，胞质淡染，细胞间可见较多淡染黏液样物。光镜下，睫状体无色素上皮腺瘤与恶性黑色素瘤鉴别容易。

（三）临床表现

早期瘤体较小，患者无任何不适，肿瘤不易被发现。当肿瘤缓慢增大时，可表现为虹膜局部膨隆、对应前房变浅、局部晶状体赤道部压痕、局限性白内障和晶状体向后移位等，患者多因视力下降而就诊。

由于睫状体无色素上皮腺瘤组织可刺激色素上皮层细胞发生反应性增生，瘤体表面也可呈棕色外观，故临床检查时需与睫状体恶性黑色素瘤鉴别。

（1）肿瘤的解剖部位：睫状体无色素上皮腺瘤多位于睫状突部位，较少位于（侵犯）睫状体基质（睫状肌）内。而黑色素瘤发生于睫状体基质，肿瘤侵犯、占据睫状体深部组织。

（2）肿瘤的色泽和外观：腺瘤的色素含量比黑色素瘤低，腺瘤多为灰白色或淡棕褐色，质地一般不十分致密。而恶性黑色素瘤往往呈棕黑色或棕褐色实性外观，质地比较致密，透照试验结果为阳性。

（3）肿瘤侵犯的范围：腺瘤一般局限位于前部睫状体部位，可向前蔓延、累及虹膜组织，但罕见向后蔓延、侵犯脉络膜组织，且生长缓慢。而恶性黑色素瘤具有明显的向外围生长侵袭性，可同时向前、后方组织蔓延、侵袭、浸润生长。

（4）玻璃体及眼内结构的改变：腺瘤可伴发部分眼前节改变，例如虹膜近周边部局限性膨隆、前房变浅、并发性白内障及晶状体赤道部压痕等，但较少发生眼后段继发性病变，例如继发性视网膜脱离或明显的玻璃体混浊等。

（5）虹膜色泽变化：腺瘤通常不会引起虹膜色泽的明显改变；恶性黑色素瘤可导致虹膜局部色泽加深或有色素痣出现。

（6）新生血管：睫状体无色素上皮腺瘤表面通常无新生血管，病变处巩膜亦无哨兵样血管。

（四）影像学表现

1. 最佳诊断线索　睫状体前部实性小结节，与脑实质信号相比，在 T_1WI、T_2WI 上病变均呈等信号，增强后病变呈轻度至中度均匀强化。

2. 发生部位　多位于睫状体睫状突。

3. 形态学表现　小结节状或圆形。

4. 病变数目　单发病变。

5. CT 表现

（1）平扫表现：与脑实质相比，病变呈均匀等密度。

（2）增强扫描表现：病变呈均匀强化。

6. MRI 表现

（1）T_1WI 表现：与脑实质信号相比，病变多呈等或略高信号，信号均匀（图 3-1-15）。

（2）T_2WI 表现：与脑实质信号相比，病变多呈等信号，信号均匀。

（3）DWI 表现：病变呈等信号，无高信号影。

（4）增强扫描表现：病变呈轻度至中度强化（图 3-1-15）。

7. 影像学检查方法选择　首选 MRI。MRI 显示肿瘤的部位、形态以及信号具有一定的特征，有|与黑色素瘤鉴别。

（五）鉴别诊断

1. 睫状体黑色素瘤　①与脑实质信号相比，病变呈 T_1WI 高信号、T_2WI 低信号；②查体可见病|黑色或棕色。

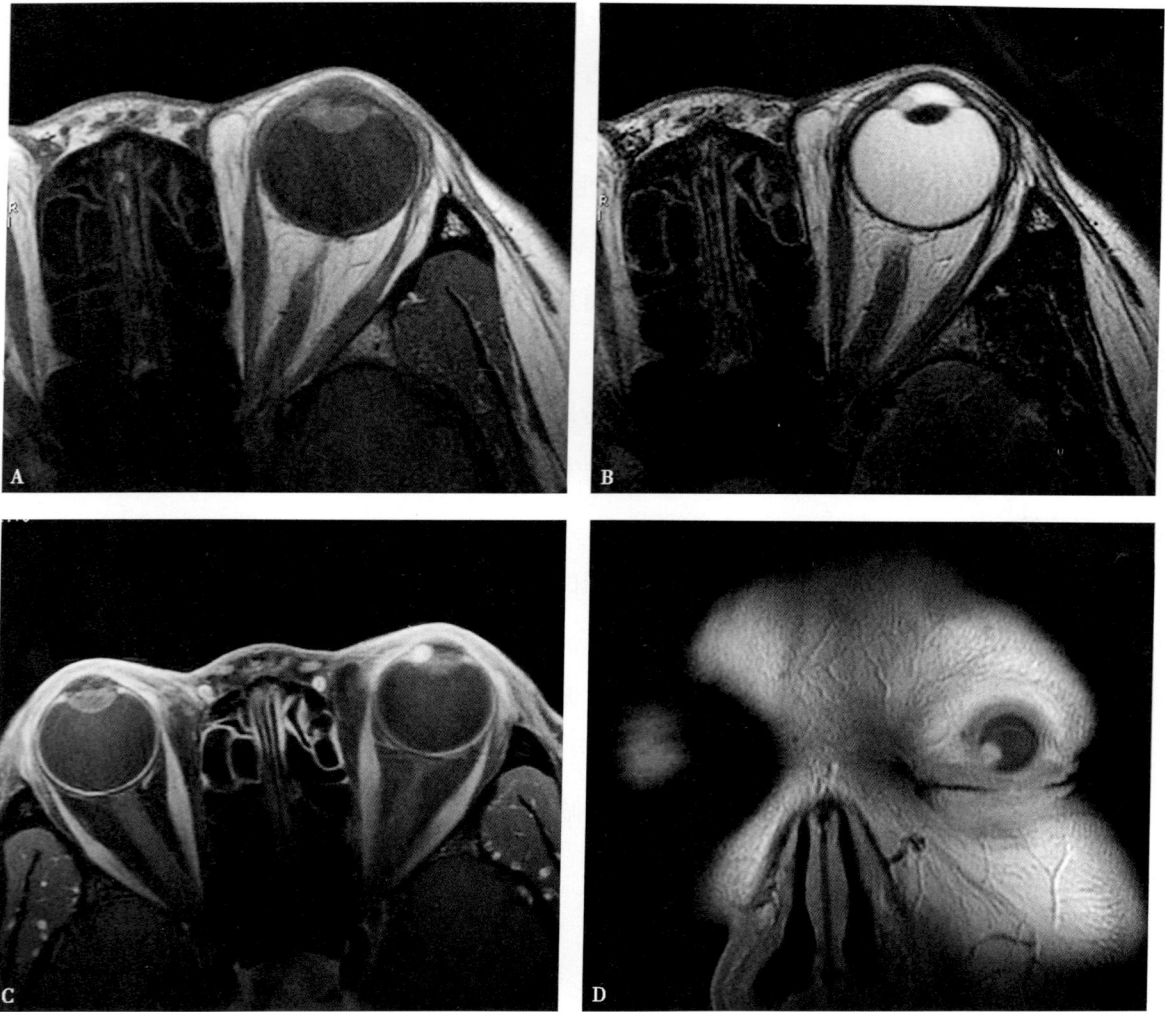

图 3-1-15　睫状体无色素上皮腺瘤

A. 横断面 T_1WI，左眼虹膜睫状体区鼻侧可见一小圆形等信号影，信号均匀；B. 横断面 T_2WI，病变呈高信号（与实质信号相比）；C. 横断面脂肪抑制增强 T_1WI，病变明显强化，推压晶状体；D. 冠状面增强后 T_1WI，病变位于睫状体区约 8 点处，均匀明显强化。

状体神经鞘瘤　①与脑实质信号相比，病变呈 T_1WI 等信号、T_2WI 高信号；②查体可见病变为单无色素性肿物。

了及预后

案选择　①对于睫状体无色素上皮腺瘤通常可行局部肿瘤摘除术。②对于临床上与黑色素包继发性青光眼者，亦可行眼球摘除。

局部板层巩膜睫状体切除术治疗睫状体肿瘤可以保存眼球并可保留有用视力。

小结节，与脑实质信号相比，在 T_1WI、T_2WI 上病变均呈等信号，增强后病变呈轻度及不累及脉络膜、不发生继发性视网膜脱离。③临床检查中，肿块表面通常无新生样血管。

参 考 文 献

[1] 刘显勇,张平,李永平,等. 睫状体无色素上皮腺瘤诊治分析 [J]. 中国实用眼科杂志,2015,33(5):547-551.

[2] 李彬,孙宪丽. 52例睫状体占位病变的组织来源,临床特征及组织病理学分析 [J]. 中华眼科杂志,2000,36(4):250-254.

九、睫状体髓上皮瘤

（一）概述

1. 概念　睫状体髓上皮瘤（medulloepithelioma）是起源于原始视杯内层髓上皮细胞的低度恶性肿瘤，也称视网膜胚瘤（diktyoma）。

2. 人口统计学特点　多见于儿童,平均发病年龄为4岁。无性别及种族差异。患者无家族史及遗传史。

3. 病因　形成原因不明。

（二）病理学表现

1. 大体病理学表现　大体上表现为睫状体上的灰色或粉红色团块,由于肿瘤细胞产生酸性黏多糖,故瘤体内易形成多发性囊肿并可见子瘤样物漂浮于前房和玻璃体。

2. 组织学表现　低分化的神经上皮细胞呈条索状或集状排列,细胞具有深染小圆核,单层或多层排列成指套状、腺管状和网状结构。

（三）临床表现

多见于儿童,肿瘤生长缓慢。单眼发病,双眼的发病率相等。早期瘤体较小,患者无不适,不易被发现。睫状体肿块、白内障、晶状体脱位或缺损、新生血管性青光眼是该病的常见并发症。其中,继发性青光眼的发生率达60%。由于髓上皮瘤的肿瘤细胞产生酸性黏多糖,故瘤体内易形成多发性囊肿并可见白色子瘤样物漂浮于前房和玻璃体;瘤体易产生新生血管因子,常致虹膜红变;因肿瘤性血管形成因子活性增强,故疾病早期即可引起继发性青光眼。

（四）影像学表现

1. 最佳诊断线索　儿童睫状体区实性小结节。

2. 发生部位　睫状体区。

3. 形态学表现　小圆形。

4. 病变数目　大多数为单发病变。

5. CT表现

（1）平扫表现:睫状体区软组织密度小结节。

（2）增强扫描表现:轻、中度强化。

6. MRI表现

（1）T_1WI表现:与脑实质信号相比,瘤体多呈等信号。与房水或玻璃体信号相比,瘤体呈略高信号。

（2）T$_2$WI 表现：与脑实质信号相比，瘤体多呈等信号。与房水或玻璃体信号相比，瘤体呈低信号。

（3）DWI 表现：瘤体多呈等信号。

（4）增强扫描表现：增强检查中可见瘤体强化。增强后的脂肪抑制技术有利于肿瘤形态和边界的显示（图 3-1-16）。

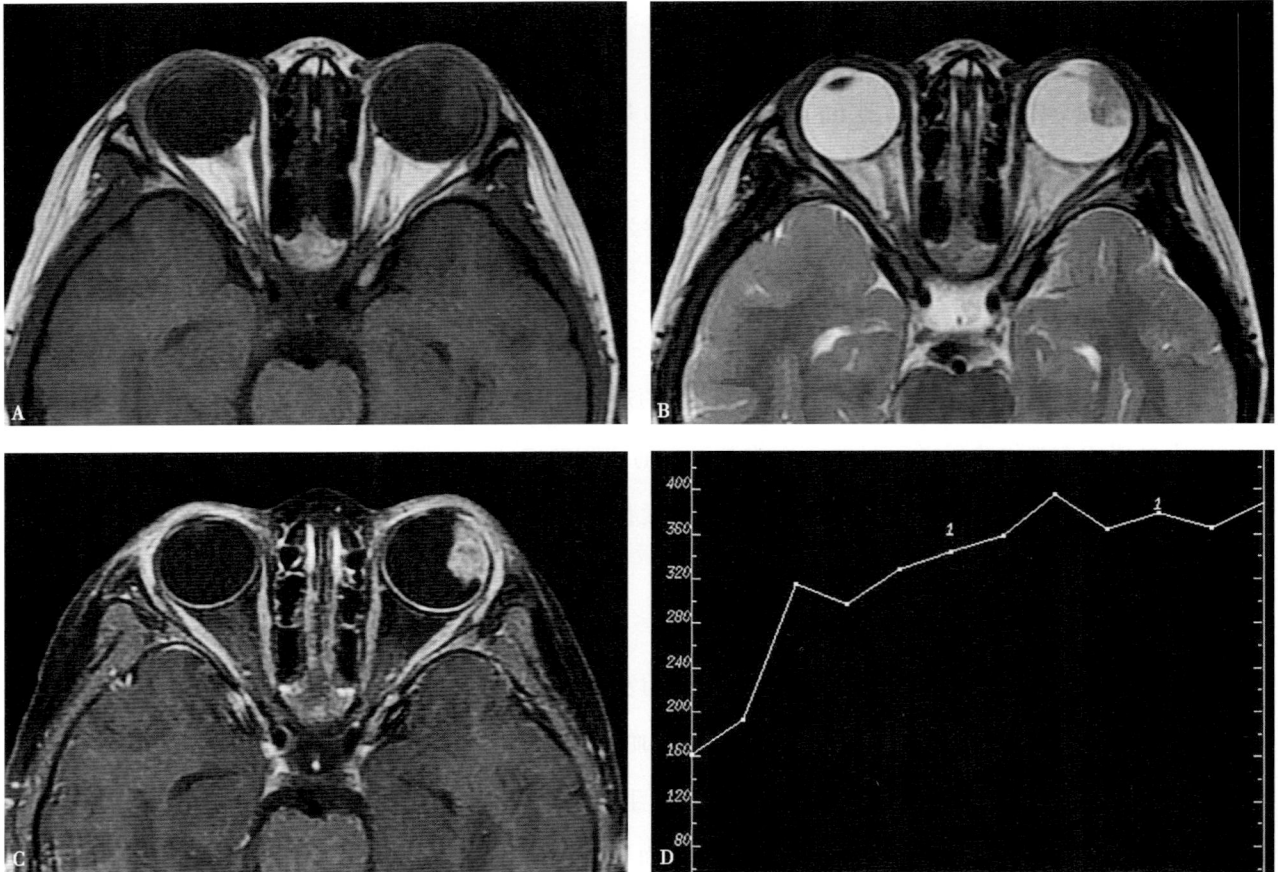

图 3-1-16　睫状体髓上皮瘤

A. 横断面 T$_1$WI，左眼球壁颞侧可见一丘状略低信号影（与脑实质相比），信号欠均匀，与虹膜睫状体分界不清；B. 横断面 T$_2$WI，病变呈不均匀略高信号（与脑实质相比）；C. 横断面脂肪抑制增强后 T$_1$WI，病变明显强化，强化不均匀；D. 动态增强曲线，呈持续上升型。

7. 影像学检查方法选择　首选 MRI。MRI 显示髓上皮瘤的部位、形态以及信号具有一定的特征，有助于与黑色素瘤鉴别。

（五）鉴别诊断

1. 睫状体黑色素瘤　①与脑实质信号相比，病变呈 T$_1$WI 高信号、T$_2$WI 低信号；②查体可见病变呈灰黑色或棕色。

2. 睫状体神经鞘瘤　①与脑实质信号相比，病变呈 T$_1$WI 等信号、T$_2$WI 高信号；②查体可见病变为单发、结节状、无色素性肿物。

（六）治疗及预后

1. 治疗方案选择　因髓上皮瘤易复发和引起继发性青光眼，故多数情况下行眼球摘除术。

2. 预后　髓上皮瘤的实际累及范围常大于临床和影像学检查所提示的边界，因此局部切除后易复发。

（七）关键要点

①对于儿童睫状体区实性小结节，先要考虑或排除髓上皮瘤。②与脑实质信号相比，髓上皮瘤在 T_1WI、T_2WI 上均呈等信号，信号均匀或不均匀，增强后轻度至中度强化。③与房水及玻璃体信号比较，髓上皮瘤呈 T_1WI 略高信号、T_2WI 低信号，与黑色素瘤信号相似，易误诊。年龄是重要的鉴别诊断线索。

参 考 文 献

[1] 陈凯，陈峥嵘，李丽萍，等. 儿童恶性睫状体髓上皮瘤1例[J]. 临床与实验病理学杂志，2019，35（12）：1503-1504.

[2] 邹亮，周建洪，张芸，等. 儿童睫状体髓上皮瘤1例[J]. 临床与实验病理学杂志，2013，29（6）：701-702.

[3] 魏文斌，李彬，杨文利，等. 儿童睫状体髓上皮瘤四例[J]. 中华眼底病杂志，2011，27（2）：186-187.

十、视网膜母细胞瘤

（一）概述

1. 概念　视网膜母细胞瘤（retinoblastoma，RB）是婴幼儿最常见的眼球内恶性肿瘤，是一种先天性肿瘤。

2. 人口统计学特点　发病率为 1∶15 000～1∶2 800，近年发病率有上升趋势。2/3 发生于 3 岁以下，发生于 6 岁以上幼儿者少见，发生于成人者罕见。无种族、地域或性别的差异。

3. 病因　目前认为肿瘤起源于视网膜干细胞，*Rb* 基因缺失、突变或功能异常是视网膜母细胞瘤形成的重要原因。RB 有遗传型和非遗传型两种类型。35%～45% 病例属于遗传型，为常染色体显性遗传；55%～65% 病例属于非遗传型，为基因突变。*Rb* 基因位于染色体 13q 长臂 1 区 4 带，*Rb* 基因发生两次突变而失活，被公认为是 RB 发生的重要机制。

（二）病理学表现

1. 大体病理学表现　肿瘤最初位于视网膜，向玻璃体内或视网膜下方生长，呈团块状，大多呈灰白色，常有钙化和坏死。根据生长方式，RB 可被分为内生型、外生型、混合生长型、弥漫浸润生长型和苔藓样生长型，以混合生长型最常见，后两种罕见。内生型 RB 起自视网膜内层，向玻璃体内生长，呈一个或几个团块状，肿瘤细胞或肿瘤组织易脱落进入玻璃体内，形成漂于玻璃体内的小圆形或不规则形肿瘤岛，可充满部分或整个玻璃体腔。外生型 RB 起自视网膜外层，在视网膜下间隙内生长，肿瘤所在处视网膜呈实性隆起，其附近或对侧可继发视网膜脱离，外生型 RB 在晚期可通过布鲁赫膜侵入脉络膜内，可沿睫状血管及睫状神经进入眼眶内，或侵入脉络膜血管引起血行扩散。

多数患者为单眼发病，约 30% 为双眼受累，第二眼肿瘤也为原发，并非转移而来。双眼 RB 伴松果体区或鞍区原发性神经外胚层肿瘤（neuroectodermal tumor）被称为三侧性视网膜母细胞瘤（trilateral retinoblastoma），双侧眼球 RB 伴鞍上和松果体原发性神经外胚层肿瘤被称为四侧性视网膜母细胞瘤（tetralateral retinoblastoma）。

RB 有以下几种转移途径：①肿瘤沿视神经蔓延至眶内并可通过视神经管进入颅内；②侵犯软脑膜并扩散到脑脊液中，继而经脑脊液种植到脑及脊髓，甚至转移到对侧视神经；③血行播散，转移至肺、脑及其他器官。在临床上，RB 可分为四期：一期肿瘤（一个或多个）局限于视网膜；二期肿瘤局限于眼球内；三期肿瘤局部扩散；四期肿瘤远处转移，可转移到肺、骨和脑等器官。

2. 组织学表现　镜下，RB 可分为未分化型和分化型，前者多见，前者的肿瘤细胞排列不规则，形态差异大，恶性程度高；后者有典型的菊花团（rosette）形成，恶性程度低。组织病理学检查显示 RB 主要由未分化的神经母细胞构成，起源于视网膜的任何一核层，大部分肿瘤细胞核深染，形态大小不一，胞质极少，核分裂象多，部分肿瘤细胞可发生凝固性坏死，坏死区内常见肿瘤细胞钙化，95% 的 RB 连续组织切片中可发现钙质。

（三）临床表现

按 RB 的临床过程将其分为眼内期、青光眼期、眼外期和全身转移期共四期。

由于大多数患者为婴幼儿，故在早期时不易被家长注意到，当肿瘤增大到一定程度时，经瞳孔可见黄白色反光（白瞳征），如猫眼状，或者视力渐进性减退或丧失、发生废用性斜视，甚至因阻塞前房角引起继发青光眼，患儿多因高眼压疼痛而哭闹厉害时被发现才就医。往往在因严重的一眼有上述症状而就医时，对"好眼"行散瞳、检查眼底，才发现双眼患病。早期表现为眼底单个或多个灰白色实性隆起的病灶，可向玻璃体隆起，有时亦可沿脉络膜呈扁平状生长。有时可见肿瘤表面的视网膜血管扩张、渗血，发生渗出性视网膜脱离，有时肿瘤组织穿破视网膜、进入玻璃体，如大量雪球状漂浮，甚至沉积于前房形成假性前房积脓。肿瘤可发生眼球后扩散或侵袭视神经从而导致眼球突出，肿瘤也可向前生长而突出于眶外，还可经淋巴管向附近淋巴结转移及通过血液循环向其他脏器转移，最终导致患儿死亡。

RB 有较高的自发退化率，达 1.8%～3.2%，是部分肿瘤的 1 000 倍。退化主要有三种形式：RB 眼球痨（phthisis bulbi）、视网膜细胞瘤（retinocytoma）或视网膜瘤（retinoma）。

（四）影像学表现

1. 最佳诊断线索　对于 3 岁以下儿童眼球内肿块伴钙化，先要考虑 RB。

2. 发生部位　起自视网膜，多见于后极部，表现为眼底单个或多个实性病灶，可向玻璃体隆起。

3. 形态学表现　圆形、椭圆形或不规则形。常伴有视网膜脱离，呈新月形或 V 字形。RB 侵至眼球外时表现为眼球外不规则形肿块，侵犯视神经时表现为视神经增粗，累及视神经管内段时可导致视神经管扩大，进一步发展可侵及视神经颅内段、视交叉、对侧视神经、视束及脑实质，局部形成肿块。

4. 病变数目　多数表现为单发病变，少数可为两个或以上病变，约 30% 病例为双眼同时或先后发病，可伴松果体区或鞍区原发性肿瘤。

5. CT 表现

（1）平扫表现：肿块呈软组织密度，密度不均匀，肿块内部可见团块状、片状或斑点状钙化（图 3-1-17），90% 以上肿块内可有钙化，钙化是该病的特征性 CT 表现，采用薄层、高分辨率 CT 扫描可以很好地显示肿块内的钙化。有时玻璃体内可见多个小圆形或不规则形的较高密度肿块影。少数 RB 表现为视网膜弥漫性增厚，肿块内无钙化。RB 常伴有视网膜脱离，常与肿瘤密度相似。RB 侵至眼球外时表现为眼球外不规则形肿块，与眼外肌呈等密度，肿块内可无钙化；RB 侵犯视神经时表现为视神经增粗，累及视神经管内段时可导致视神经管扩大，进一步发展可累及视神经颅内段、视交叉、对侧视神经、视束及脑实质，局部可形成肿块。

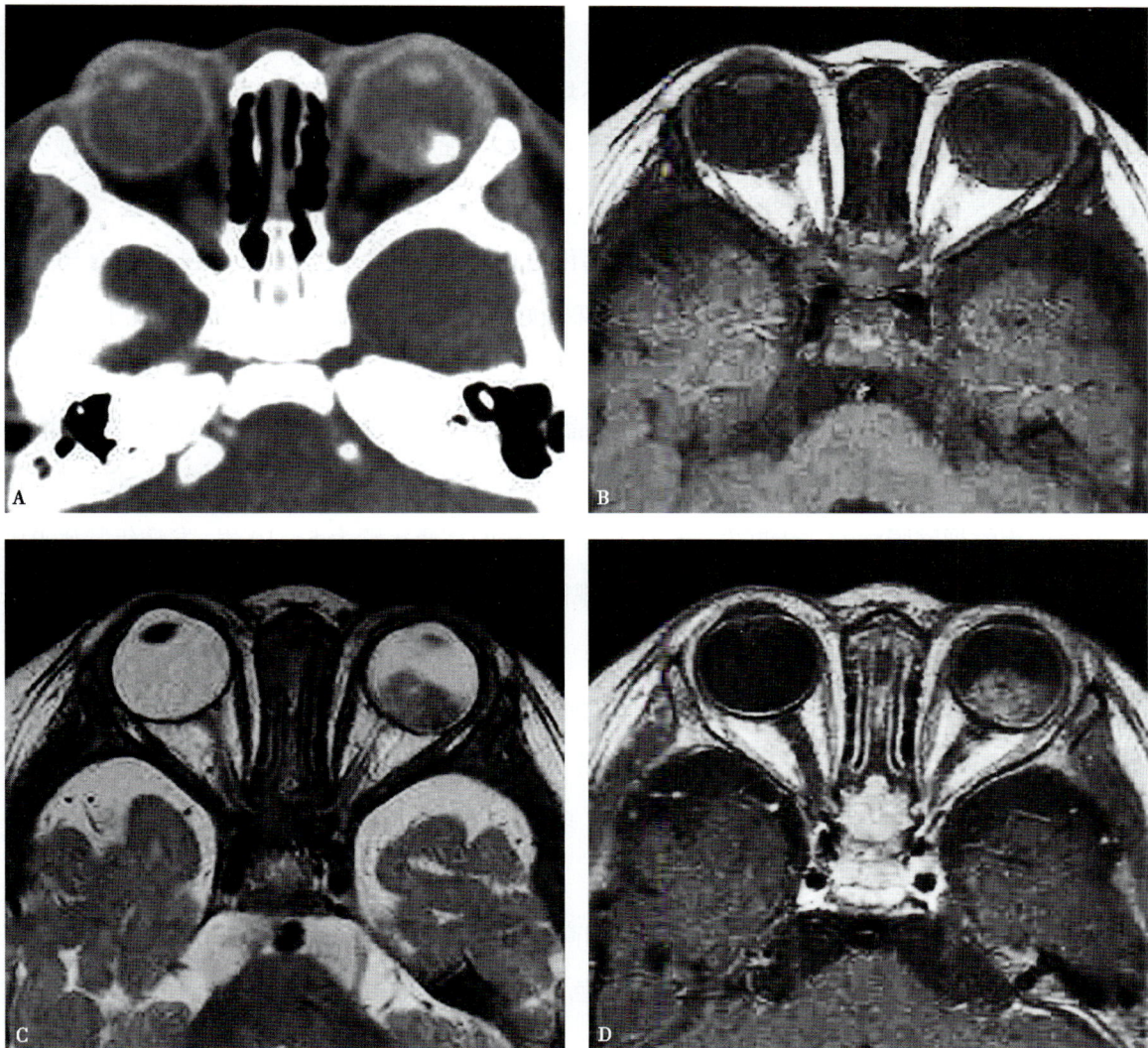

图 3-1-17　视网膜母细胞瘤

A. 横断面 CT 平扫，左眼球后极部可见一半圆形软组织影，累及视盘区，病变内可见斑块状钙化；B. 横断面 T_1WI，病变呈略低信号（与脑实质相比），信号欠均匀；C. 横断面 T_2WI，病变呈不均匀等、略低信号（与脑实质相比），内部可见斑片状更低信号区；D. 横断面增强后 T_1WI，病变呈中度强化，强化不均匀，视神经未见明显增粗及异常强化影。

（2）增强扫描表现：肿块呈不均匀轻度至中度强化，视网膜下积液不强化，由此可区分肿瘤与视网膜脱离。

6. MRI 表现

（1）T_1WI 表现：形态表现同 CT，与脑实质信号相比，肿块呈等或略低信号，信号不均匀，钙化呈略低信号，如发生坏死则可见肿块内片状略低信号影。RB 侵至眼球外时表现为眼球外不规则形肿块，侵犯视神经时表现为视神经增粗，累及视神经管内段时可导致视神经管扩大，进一步发展可累及视神经颅内段、视交叉、对侧视神经、视束及脑实质，局部可形成肿块，多呈略低信号，信号不均匀。

（2）T_2WI 表现：呈明显低信号、略低或等信号，信号多不均匀，钙化呈低信号，如发生坏死则可见肿块内片状高信号影。

（3）DWI 表现：肿块呈高或略高信号。

（4）增强扫描表现：肿块多呈中度强化，强化不均匀，坏死区无强化，视网膜下积液不强化。球后肿块、视神经及颅内肿块在增强后呈轻至中度强化（图 3-1-17）。如果为双侧眼球 RB 伴松果体区或 / 和鞍区有强化的肿块，需要考虑三侧性或四侧性 RB。

7. 影像学检查方法选择　首选 CT，这是因为钙化是 RB 的特征性 CT 表现。增强 MRI 对显示肿瘤侵及视神经、球后、颅内以及三侧性（或四侧性）RB 效果较好，通过 MRI 进行分期的准确性优于 CT。

（五）鉴别诊断

1. 永存原始玻璃体增生症　①眼球小，常可伴晶状体小而不规则；②玻璃体内可见自晶状体后缘与视盘相连的高脚杯形软组织影，无钙化；③增强后病变显著强化；④玻璃体腔内常可见液 - 液平面。

2. 外层渗出性视网膜病变　①好发于健康男童，发病的高峰年龄为 5～10 岁，发病年龄比 RB 患儿大；②单眼发病，较少钙化；③增强后，病变表面的视网膜可明显强化，视网膜下积液不强化；④临床眼底检查中可见无实性隆起肿块。

3. 早产儿视网膜病变综合征（retinopathy of prematurity syndrome，ROP）　①后部 PHPV 需要与 ROP 相鉴别，ROP 患儿有早产、出生低体重（胎龄 32 周以下、出生体重不足 1 500g）和吸高浓度氧史；②ROP 为双眼发病，患儿眼球大小基本正常；PHPV 多为单眼发病，伴有先天性小眼球；③ROP 的影像表现为视网膜下积液，增强后无强化。

4. 眼球内寄生虫病　①晚期可表现为玻璃体内高密度影，在 CT 上有时很难与 RB 鉴别，需紧密结合临床；②眼底检查中可见视网膜下或玻璃体内黄白色半透明圆形猪囊蚴，大小为 1.5～6.0 个视盘直径；对于经眼底检查不能确定者，可通过酶联免疫吸附测定法进行绦虫抗体检查；③患者有时自己看到虫体变形和蠕动的阴影，囊尾蚴死亡或破裂常并发中毒性眼内炎，导致严重视力下降（表 3-1-1）。

（六）治疗及预后

1. 治疗方案选择　根据肿瘤进展的不同时期，采取个性化治疗。选择治疗方案时，先考虑保存和挽救患儿生命，然后根据肿瘤发展程度，进一步保存患眼并保留视力，以提高患儿生存质量。

表 3-1-1　视网膜母细胞瘤鉴别诊断

病名	视网膜母细胞瘤	外层渗出性视网膜病变（或视网膜毛细管扩张）	永存原始玻璃体增生症	早产儿视网膜病变综合征
英文简称	RB	Coats	PHPV	ROP
临床特点				
年龄	3 岁以下（占 2/3），6 岁以上少见	5～10 岁健康儿童	出生时；足月生产	出生时；早产、低体重，高浓度氧吸氧史
性别	无性别差异	男性多于女性，男性占 69%～85%	无性别差异	无性别差异
侧别	约 70% 为单眼发病，约 30% 为双眼同时或先后发病	80%～90% 为单眼发病	90% 为单眼发病	双眼发病
症状	白瞳征，晚期可继发青光眼	白瞳征、斜视及有痛性青光眼	出生后不久即出现白瞳征、白内障，视力差且无法矫正	白瞳征
眼底检查	眼底单个或多个灰白色实性隆起病灶，可穿破视网膜进入玻璃体，其附近或对侧可继发视网膜脱离	眼底后部及周边部小血管呈梭形或动脉瘤样迂曲扩张，视网膜血管下黄白色渗出，晚期广泛渗出性视网膜脱离	晶状体后纤维增殖膜，花梗样组织从视盘发出，向前延伸，呈扇面样向着前部玻璃体展开，增殖的纤维膜牵拉视网膜导致视网膜脱离、玻璃体积血	眼底有和无血管区出现分界线、嵴样隆起，伴有纤维血管膜增生、伸向玻璃体，视网膜脱离
影像特点				
眼球大小	基本正常	基本正常	先天性小眼球	基本正常
软组织肿块	类圆形或不规则形肿块	一般无肿块	高脚杯形肿块	无肿块
钙化或出血	有钙化	无钙化	无钙化，可有玻璃体积血，出现液 - 液平面	无钙化
增强扫描	肿块中度强化	无强化	肿块显著强化	无强化
视网膜脱离	新月形、半球形、V 形，量较小	多为大量	量较大	可为大量
其他	可侵及视神经、颅内及远处转移	非肿瘤性病变	先天性病变	非肿瘤性病变

（1）手术治疗：①眼球摘除术（enucleation of eyeball），处于眼内期时，肿瘤已占眼内容积的 50% 以上，在保眼疗法失败等情况下应行眼球摘除术。术中操作要轻，避免压迫眼球，需在距巩膜后 10mm 外剪断视神经。②眶内容摘除术（exenteration of orbit），肿瘤已穿破眼球向眶内生长、视神经管扩大等情况下，应行眶内容摘除术，术后联合放射治疗，但大多预后不好。此手术影响外观，应严格掌握适应证。

（2）保存治疗：保存眼球的治疗方法包括冷凝术、外放射治疗、巩膜外表面敷贴治疗、化疗等。

2. 预后　早期诊断和治疗可使 RB 患者的 5 年生存率达 90%，视神经或眶组织有无侵犯是影响 RB 预后的重要因素。少数分化好的 RB 可自发退变。由于 RB 具有遗传性，遗传型 RB 患者的后代有 50% 的患病可能，故应广泛进行科普教育，提倡优生优育，进行遗传咨询。

（七）关键要点

①3 岁以下的白瞳征患儿，通过 CT 发现眼内有钙化的软组织肿块，高度提示 RB；②通过影像学检查重点观察病变范围、有无眼球外侵犯及转移，可帮助分期及预后。

十一、视网膜血管瘤

（一）概述

1. **概念**　视网膜血管瘤病（retinal angiomatosis）为斑痣性错构瘤病之一。发生在视网膜上的血管瘤有海绵状血管瘤和毛细血管瘤两种类型，它们均可位于周边或邻近视盘部位的视网膜上。一般情况下，视网膜血管瘤常指位于周边视网膜的毛细血管瘤，此病为一种独立病症，称为 von Hippel 病，如果视网膜血管瘤同时伴有中枢神经系统血管母细胞瘤则称为脑视网膜血管瘤病或希佩尔 - 林道病（von Hippel-Lindau disease，VHL 病），是一种罕见的常染色体显性遗传性疾病，常表现为小脑、延脑、脊髓、肾上腺、肾、肝、附睾及卵巢等部位的血管瘤、囊肿或肿瘤，其中以位于小脑的血管母细胞瘤较为常见。

2. **人口统计学特点**　好发于中青年，视网膜血管瘤病患者的诊断平均年龄为 25 岁，大部分视网膜血管瘤患者在 10～40 岁之间出现症状，仅约 5% 发生在 10 岁之前，发生于 60 岁以后罕见。关于男女比例，文献报道不同，男女比例相同或男性多于女性，有文献报道患者中男女之比为 2：1。

3. **病因**　VHL 病是遗传性疾病，基因连锁研究证明其为第 3 号染色体短臂（3p25-35）基因移位，该基因属于肿瘤抑制基因，该基因的异常导致细胞生长不可抑制，机体易发生肿瘤。该基因突变产生异常的 VHL 蛋白，上调了缺氧诱导因子信号转导通路，使血管内皮生长因子（vascular endothelial growth factor，VEGF）表达增加从而导致视网膜血管瘤形成，但其具体发病机制仍未完全明了。散发的视网膜血管瘤病因不详，可能是 VHL 病的早期表现，也可能为视网膜血管的先天异常。对于视网膜血管瘤病患者，均应做全面的体检，以确诊或排除 VHL 病。对于确诊为 VHL 病或尚不能排除 VHL 病的患者，必须定期进行复查，且需对患者亲属进行筛查。

（二）病理学表现

1. **大体病理学表现**　视网膜血管瘤多表现为视网膜上局限的单个或多个圆形橙红色病变，瘤体呈球形，滋养动脉粗大，引流静脉充盈，瘤体渗漏可引起黄斑渗出、视网膜脱离。

2. **组织学表现**　视网膜血管瘤瘤体主要由呈泡沫状、空泡状的血管瘤"基质"细胞及包绕其周围的呈网络结构分布的大量毛细血管样血管所构成，其间有少量胶质细胞。"基质"细胞是真正的肿瘤细胞。血管瘤的血管间有网状血管内皮细胞，因含有吞噬的脂质而形成假性黄色瘤细胞。局部视网膜胶质细胞增生明显。

（三）临床表现

视网膜血管瘤患者可以在相当长的一段时间内无临床症状，患者常因继发渗出性视网膜脱离并累及黄斑，出现视力障碍而就诊，可有眼前黑影飘动、视物变形。视力下降是由于瘤体引起的渗出、水肿和／或视网膜脱离累及黄斑区而发生的,眼前黑影飘动则是由于血管瘤引起的玻璃体混浊或出血而发生的,视物变形常由黄斑区出现膜增殖、牵拉所致。血管瘤患者一旦出现视力下降,则病情进展迅速。

眼底检查中可见视网膜血管瘤位于视网膜周边部,呈红色球状,均有异常扩张、迂曲的滋养血管与之相连。单发的血管瘤多位于视网膜颞侧,位于颞下象限者多于颞上象限;左、右侧无差别。多发性血管瘤的数目为2～9个,平均为3.5个,可发生在眼底的任何象限。有症状的血管瘤直径为1～5个视盘直径。

（四）影像学表现

1. 最佳诊断线索　小脑血管母细胞瘤患者同时发现眼球壁局限性弧形异常强化影,高度提示视网膜血管瘤。

2. 发生部位　单眼或双眼,多位于视网膜周边部,单发者多位于视网膜颞侧,发生于颞下象限多于颞上象限;左、右侧无差别。

3. 形态学表现　体积小,多呈点状、弧线状、小圆形。

4. 病变数目　多数为单发病变,病例中的20%～36%病变累及双眼,可为两个或以上病变。

5. CT 表现

（1）平扫表现:多难以发现异常征象,也可仅表现为视网膜局部略厚,有时可见伴发的弧形或 V 形视网膜脱离。对于小脑,有时可见血管母细胞瘤表现。

（2）增强扫描表现:病变明显强化,强化均匀,伴发的视网膜脱离不强化。

6. MRI 表现

（1）T_1WI 表现:病变呈等或稍低信号,信号均匀(图3-1-18)。

（2）T_2WI 表现:病变呈高信号,信号均匀(图3-1-18)。

（3）DWI 表现:病变呈等信号。

（4）增强扫描表现:增强后病变明显强化,伴发的视网膜脱离不强化,易发现同时伴有的脑内血管母细胞瘤(图3-1-18)。

7. 影像学检查方法选择　首选 MRI。高分辨率 MRI 可检出视网膜的微小病变,病变呈 T_2WI 高信号提示脉管性病变,如果同时发现小脑血管母细胞瘤则支持视网膜血管瘤的诊断。

（五）鉴别诊断

1. 脉络膜血管瘤　①眼球后极部局限性扁平梭形长 T_1、长 T_2 信号影,体积较视网膜血管瘤大;②增强后显著均匀强化;③多发生于单眼。

2. 脉络膜炎　①脉络膜轻度增厚、毛糙,增强后中度强化;②患者视力严重下降,出现闪光感,视物变形。

3. 脉络膜转移癌　①多呈弧形或梭形,隆起高度较视网膜血管瘤大;②在 T_1WI 及 T_2WI 中多呈等信号;③患者年龄较大,病史较短,出现症状的时间多在半年以内;④多有原发性恶性肿瘤病史,对于以眼部症状就诊者,建议追问病史或进行全身检查以寻找原发恶性肿瘤,如肺癌、乳腺癌等。

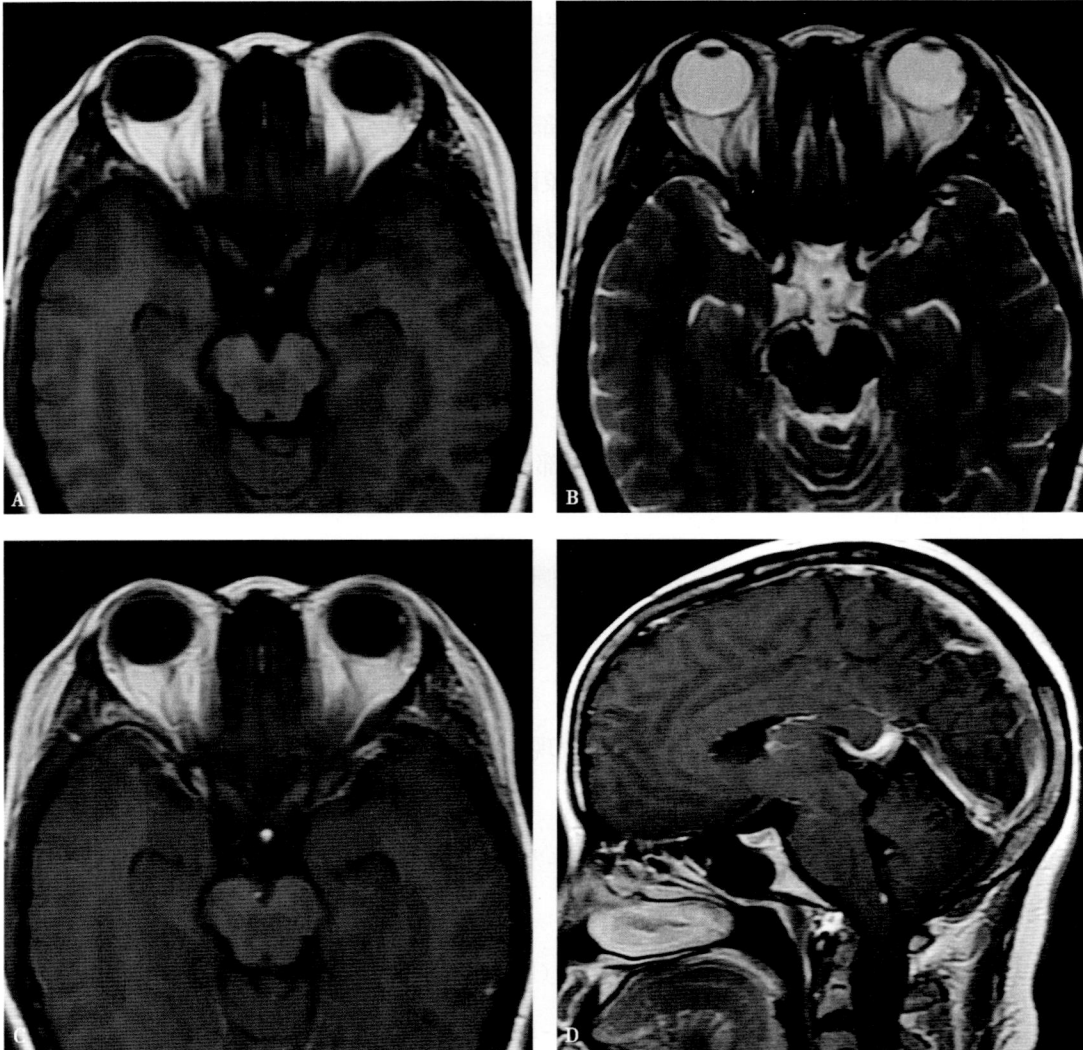

图 3-1-18 视网膜血管瘤病

A. 横断面 T_1WI，左眼球壁颞侧隐约可见一小点状略低信号影（与脑实质相比）；B. 横断面 T_2WI，左眼球壁颞侧可见一小点状稍高信号影（与脑实质相比）；C. 横断面增强后 T_1WI，病变明显强化，强化均匀；D. 矢状面增强后 T_1WI，延髓背侧可见一点状明显强化影。

（六）治疗及预后

1. 治疗方案选择 ①可采取光凝术、冷凝术或电凝术，术后可复发，应长期观察；②患者均需行腹部 CT 或彩超并接受眼底检查，以明确是否为 VHL 病，且需终生定期随访。对于每例怀疑或确诊有家族史的患者均要对其家族成员进行普查，家族中所有成员需定期行神经系统体检，以排除颅内和全身病变，必要时行 CT、MRI 或基因检测，以早期发现病变并及时处理。

2. 预后 视网膜血管瘤长期发展可引起继发性青光眼、葡萄膜炎、白内障或眼球萎缩，可导致视力完全丧失。对于颅内和全身病变，如果能及时治疗，则多不影响患者的生存期。

（七）关键要点

①常因怀疑 VHL 病而行颅脑 MRI 检查时发现眼部病变，视网膜病变微小。②增强扫描中可见眼球

壁局部轻度弧形增厚、明显强化，或者视网膜单发或多发的明显强化的小结节。③对于因眼部病变首诊者，要特别注意观察有无小脑或脑干血管母细胞瘤。

（陈青华）

参 考 文 献

[1]　李静，肖静，梁建宏.视盘型视网膜毛细血管瘤的临床分析[J].中华眼科杂志，2019，55（8）：609-615.

[2]　张国臣，韩磊，赵四军，等.同一家族五例血管母细胞瘤的诊治分析及文献复习[J].中华神经外科杂志，2017，33（11）：1157-1159.

[3]　罗涛，王曲，王超，等.中枢神经系统血管母细胞瘤一系的流行病学调查[J].临床神经外科杂志，2017，14（1）：45-48.

[4]　刘静，高犇，黄芳，等.首诊于眼科的家族性 von Hippel-Lindau 综合征 1 例[J].滨州医学院学报，2016，39（6）：478-488.

[5]　颜立群，侯亚平，王文燕，等.Ⅰ型 Von Hippel-Lindau 综合征的影像学特点[J].实用放射学志，2015，31（3）：353-356.

第二章
眼眶疾病影像诊断

第一节　眼眶病变概述

一、眼眶病变分类

眼眶病变包括原发于眶内的病变以及原发于身体其他部位而侵及眼眶的病变。根据病变的病因和组织学来源，可将其分为先天发育异常、炎症、囊肿、肿瘤、脉管性病变、淋巴增生性病变、外伤等。

1. **先天发育异常**　眼眶的先天发育异常种类较多，包括颅面畸形、先天性小眼球合并眼眶囊肿以及脑膜脑膨出等，其中先天性小眼球合并眼眶囊肿较为多见。

2. **炎症**　眼眶炎症种类繁多，就其发生、发展可分为三类：①急性炎症，如蜂窝织炎、骨髓炎和脓肿；②特发性炎症，如炎性假瘤；③慢性炎症，如血管炎、韦格纳肉芽肿病以及异物肉芽肿等。

3. **囊肿**　对于眼眶囊肿，就其来源和性质可将其分为发育性和获得性两大类，发育性囊肿以皮样囊肿和表皮样囊肿为多见，获得性囊肿以黏液囊肿为多见。

4. **脉管性病变**　脉管性病变包括血管来源病变（海绵状血管瘤、静脉血管瘤、毛细血管瘤、血管内皮细胞瘤、血管外皮细胞瘤等）、淋巴管瘤、血管淋巴管瘤、血管畸形（静脉曲张和颈内动脉海绵窦瘘等）。

5. **肿瘤**　根据组织学来源，眼眶肿瘤可分为神经源性肿瘤、脑膜瘤、间叶来源肿瘤、泪腺肿瘤、淋巴造血系统肿瘤、继发性肿瘤和转移性肿瘤。

（1）神经源性肿瘤：眼眶内含有丰富的神经组织，包括中枢神经、周围神经、神经节和神经纤维，这些结构均可发生肿瘤。其中较常见的为神经鞘瘤、视神经胶质瘤和神经纤维瘤病，较少见的肿瘤包括原始神经外胚层肿瘤、神经母细胞瘤及神经节细胞瘤等。

（2）脑膜瘤：该瘤可原发于眼眶，也可与颅内脑膜瘤互相蔓延。原发于眼眶的脑膜瘤多来自视神经外的蛛网膜及眶内异位脑膜细胞；来源于颅内的脑膜瘤多由颅内蝶骨嵴脑膜瘤蔓延而来。

（3）间叶来源肿瘤：纤维、脂肪、肌肉、骨和软骨均起源于胚胎时期的间叶组织，此类肿瘤发病率不高，但病种复杂，其中骨瘤、横纹肌肉瘤、纤维组织细胞瘤相对多见，其他疾病尤为少见。

（4）泪腺肿瘤：泪腺区比较常见的肿瘤包括良性多形性腺瘤、恶性多形性腺瘤、腺样囊性癌及淋巴瘤等,较少见的肿瘤包括腺癌、未分化癌及黏液表皮样癌等。

(5)淋巴造血系统肿瘤:淋巴造血系统肿瘤主要包括淋巴瘤、绿色瘤、黄色瘤病及嗜酸性肉芽肿等。

(6)继发性肿瘤和转移性肿瘤

1)继发性肿瘤是指发生于邻近结构的肿瘤侵及眼眶。其中最常见的是起源自鼻旁窦的鼻眶沟通性病变,其次是起源自颅内的颅眶沟通性病变。起源于鼻咽及口腔的眼眶继发性肿瘤较少见。

2)转移性肿瘤是指身体其他部位的肿瘤经血行转移至眼眶。

6. 淋巴增生性病变　眼眶淋巴增生性病变为一组从良性至恶性的病变,主要包括反应性淋巴细胞增生、非典型淋巴细胞增生和淋巴瘤。眼眶淋巴增生性病变多为眼眶原发病变,部分为全身性病变的眼部表现。

7. 眼外伤　导致眼外伤的较为常见的原因包括家务意外、工业生产意外(如斧头砸伤、化学性液体入眼或清洁剂入眼等)、打架斗殴、车用蓄电池爆炸、运动损伤、气枪损伤、涂料喷漆枪损伤、车祸伤(包括车内气囊损伤)等。眼外伤可分为眼部钝挫伤、眼眶骨折、眼球破裂、眼睑裂伤、角膜擦伤、眼眶异物和眼内异物等。

8. 全身疾病累及眼部　眼与全身其他器官及系统有十分密切的关系,很多全身疾病都可能在眼部表现出症状和体征。临床上往往可以通过眼部的某些特殊体征协助其他学科做出正确的诊断以及预后评估。

二、眼眶病变影像学分析思路

(一)患者病史特点

不同疾病常常具有不同的临床病史特点,例如发病年龄、性别分布、疾病进展速度、视力下降程度等。

1. 年龄特点

(1)儿童常见的病变:①良性非肿瘤性病变,例如急性感染性病变,常继发于鼻旁窦炎。②良性肿瘤性病变,例如毛细血管瘤多见于婴幼儿。③皮样囊肿、表皮样囊肿等解剖结构异常性疾病及视神经胶质瘤,多见于儿童或青少年。④恶性肿瘤,视网膜母细胞瘤及横纹肌肉瘤。

(2)成人常见的病变:①良性非肿瘤性病变,眶脂肪疝、炎性假瘤、甲状腺相关性眼病、眼外伤、黏液囊肿或植入性囊肿等。②良性肿瘤性病变,神经源性肿瘤、脉管源性肿瘤、泪腺良性肿瘤。③恶性肿瘤性病变,基底细胞癌、鳞状细胞癌、淋巴瘤、泪腺恶性肿瘤、转移瘤。

2. 性别特点　多数眼眶病变的性别倾向性不明显,部分疾病表现出性别差异。发生于婴儿时期的毛细血管瘤女性多于男性,发生于儿童和青年时期的横纹肌肉瘤男性多于女性。眼眶内脑膜瘤多见于中年女性。甲状腺相关性眼病患者中,伴有甲状腺功能亢进者以女性多见,甲状腺功能正常者以男性多见。眼外伤患者以男性多见。

3. 发病与进展　感染性疾病、部分血管性病变和某些恶性肿瘤发病快,例如眶内血肿、气肿、血管畸形出血、蜂窝织炎等可在数小时甚至数分钟内发生;表现为急性炎症型的炎性假瘤或儿童恶性肿瘤(如横纹肌肉瘤、眼眶转移性恶性肿瘤)发病急,进展迅速,1～2周内即可出现明显变化。

原发性、先天性或获得性良性肿瘤及解剖结构性疾病患者在早期缺乏自觉症状和体征，疾病进展缓慢，例如海绵状血管瘤、皮样囊肿、表皮样囊肿、神经鞘瘤等。大部分甲状腺相关性眼病患者的病程进展缓慢，持续时间较长，有的可达十余年；只有少数患者转为严重型，病程进展迅速，短期内可出现明显眼球突出，导致视力受损和暴露性角膜炎。炎性假瘤又具有可表现为亚急性或慢性的特点。

4. 视力下降、复视、疼痛及眼球运动障碍 视力下降、复视和疼痛在视神经肿瘤及眶尖部肿瘤患者中较为常见，该类患者的早期主要症状为视力下降，复视及运动障碍可能在晚期才出现。炎性假瘤、严重甲状腺相关性眼病、眼外伤等疾病也常导致复视、眼球突出、运动障碍和疼痛。因部分恶性肿瘤侵蚀性破坏周围结构，故患者可在短时间内出现视力下降及疼痛。因良性肿瘤进展缓慢，故患者视力受损迟缓，较少表现为疼痛，但常有眼球突出、移位以及复视等症状。

（二）区分病变的数量

多数眼眶病变为单侧发病，淋巴增生性病变和甲状腺相关性眼病常见双侧发病。

（三）区分病变的部位

根据病变的位置来分析肿瘤的来源。眼眶外上象限病变多来源于泪腺，对于眶内鼻侧病变要考虑是否来源于鼻旁窦，肌锥内肿瘤多源于神经源性肿瘤和海绵状血管瘤。

（四）区分是否肿瘤性病变以及良、恶性

1. 非肿瘤性病变 ①炎性病变：往往范围较弥漫，边缘模糊，累及肌锥内、外间隙的多个结构。②先天性病变：常伴有颅面骨的发育异常。

2. 肿瘤性病变 相对范围局限，占位效应明显。①良性肿瘤：形态规则，多为类圆形，边缘光滑、清晰，邻近结构呈受压改变。②恶性肿瘤：形态不规则，边缘不光滑，可表现出侵袭性，破坏邻近结构，常见骨质破坏，部分病变可有骨膜反应。

（五）特殊影像学征象

部分眼眶疾病有特异性的影像学表现，例如海绵状血管瘤的渐进性强化、眼眶静脉曲张在颈部加压后病变体积明显增大、视神经鞘脑膜瘤具有双轨征等。接下来在各节中详述。

第二节 先天发育异常

一、颅面畸形

累及眼眶的颅面畸形有很多种，以下选取常见的几种进行介绍。

（一）尖头并指畸形

1. 概述

（1）概念：尖头并指畸形（Apert syndrome）是一种先天性畸形综合征，临床表现为三联征：面中部发育不良、颅缝早闭、双侧皮肤及骨性并指/趾。

（2）人口统计学特点：胎儿期或者新生儿期即可发现并确诊。男、女发病率无显著差异。多为散发病例，多数患者无家族史，病变为新发基因突变所致，但致病基因可以遗传。新生儿患病率在美洲人中约为15.5/100万，亚洲人中约为22.3/100万，西班牙人中约为7.6/100万。父亲年龄大于50岁是该病的危险因素。

（3）病因：目前认为该病是常染色体显性遗传性疾病，由位于第10号染色体上（10q25-q26）的成纤维细胞生长因子受体2（fibroblast growth factor receptor 2，*FGFR2*）基因突变所致。

2. 病理学表现　由于胚胎时期或发育时期颅骨骨缝过早接合、愈着而形成异常发育。主要是冠状缝及另一颅缝的早期愈合。由于骨缝已经愈合，但大脑体积继续增长，产生压力致使颅骨缝尚未闭合处形成代偿性扩展，造成颅骨前后径变短，上下径增大变长，头颅伸长呈塔形，颅前窝变短，颅中窝、颅后窝加深，故畸形又被称为塔形头。随着脑的发育增大，患者颅内压升高，导致两眼眶由深变浅，容积变小，视神经管窄小，使眼球向前移位并突出。

3. 临床表现　①尖头畸形：头颅前后径小，颅骨沿纵轴增大，前额高耸，囟门部向前上方隆起；两眼之间距离增大，眼球突出，眼窝较浅，可有斜视；鼻小而扁，且额鼻交界处较凹陷；中面部凹陷，腭盖高拱，可有腭裂、牙列拥挤、开颌畸形、反颌畸形。②肢端畸形：并指/趾多累及两侧。

4. 影像学表现

（1）最佳诊断线索：临床表现为颅骨上下径增大，前后径变短，影像学检查显示冠状缝早闭、颅前窝变短、颅中窝加深、颅后窝加深，眶腔变小，眼球突出，结合临床病史，可进行尖头畸形的诊断。

（2）X线表现：头颅X线片显示冠状缝及另一颅缝部分或完全愈合，颅骨顶尖耸，呈塔状。颅骨薄，颅骨板上脑回压迹增多、加深。颅前窝的眶板和筛板下陷，颅中窝的蝶骨大翼向前方膨隆，颅腔容积变小。

（3）CT表现：可显示冠状缝及另一颅缝部分或全部过早闭合，颅骨板增厚，颅前窝变短，致使眼眶变短，眶腔容积缩小，眼球突出，颅中、后窝加深。同时可显示脑室系统正常或扩大、脑皮质变薄及脑内结构发育不良等表现。

（4）MRI表现：对于颅骨的异常改变显示不佳，主要可显示眶内软组织、颅内软组织结构异常表现。

（5）影像学检查方法选择：CT为尖头畸形的首选检查方法，多平面重建技术及表面重建技术可直观显示颅骨畸形的情况，亦可显示眶内及颅内相关改变，为临床进一步检查及治疗提供依据。X线片方便快捷，可显示颅骨的异常改变，但无法由此观察眶内及颅内相关改变，已逐渐被CT取代。

5. 鉴别诊断

（1）舟状头畸形：①矢状缝、顶颞缝、蝶枕缝部分或全部过早闭合；②头颅前后径长，横径短，呈舟状；③高颅压表现。

（2）小头畸形：①所有颅缝均早期闭合；②头颅狭小、脑发育障碍。

6. 关键要点　①冠状缝及另一颅缝过早闭合；②颅骨上下径增加、前后径变短；③颅前窝短，颅中、后窝加深；④颅内压增高表现。

（二）舟状头畸形

1. 概述

（1）概念：舟状头畸形（scaphocephaly）又称长头畸形，在狭颅症中较为多见，为矢状缝过早闭合或伴有顶颞缝和蝶枕缝的过早闭合。和尖头畸形一样，舟状头畸形也可造成眶骨改变。

（2）人口统计学特点：男、女比例为 4∶1。

（3）病因：先天发育障碍导致，部分患者有家族史。

2. 病理学表现　矢状缝过早闭合或伴有顶颞缝和蝶枕缝过早闭合，头颅沿左右径生长受阻，而沿上下径过度生长，导致头颅狭而长，矢状缝的前部升高，枕部相对低下。

3. 临床表现　舟状头畸形常单独存在，主要表现为头颅沿左右径生长受限，沿前后径生长显著，额枕部突出，头长而窄，呈舟状，矢状缝前部抬高，颅底下陷。

4. 影像学表现

（1）最佳诊断线索：头颅前后径增大，颅骨薄，矢状缝、顶颞缝和蝶枕缝部分或全部过早闭合。

（2）X 线表现：头颅 X 线片显示矢状缝、顶颞缝和蝶枕缝愈合，头颅狭而长，颅骨薄，颅骨板上脑回压迹增多、变深。颅底下陷。

（3）CT 表现：可显示矢状缝、顶颞缝和蝶枕缝部分或全部过早闭合，颅骨板增厚。同时可显示脑室系统正常或扩大、脑皮质变薄及相关颅内异常等表现。

（4）MRI 表现：对于颅骨的异常改变显示不佳，主要可显示颅内软组织结构异常表现。

（5）影像学检查方法选择：CT 检查可显示矢状缝、顶颞缝和蝶枕缝部分或全部过早闭合，因此，CT 为该病的影像学首选检查方法。

5. 鉴别诊断

（1）尖头畸形：①冠状缝早闭，头颅上下径增大，前后径变小；②常伴有眶腔减小，眼球突出。

（2）小头畸形：①所有颅缝均早期闭合；②头颅狭小、脑发育障碍。

6. 关键要点　①矢状缝、顶颞缝和蝶枕缝部分或全部过早闭合；②头颅前后径长，左右径短，呈舟状；③高颅压表现。

（三）颅面骨发育不全

1. 概述

（1）概念：遗传性家族性颅面骨发育不全（Crouzon syndrome）是一种少见的先天性畸形，主要是由颅缝闭合过早引起的，与其他颅缝早闭的重要鉴别特征是患者具有正常的手足外观。该病由法国神经病学家 Crouzon 于 1912 年首次报道并命名，又被称为 Morbus Crouzon 综合征或鹦鹉头样畸形。

（2）人口统计学特点：常见于男性，男、女比例约 3∶1。

（3）病因：目前认为该综合征多为常染色体显性遗传病，少数为隐性遗传病。

2. 病理学表现　克鲁宗综合征病理改变的根本原因是某些颅骨骨缝融合过早，发育扩大的脑组织向未融合的骨缝和骨质薄弱的部分膨胀,脑组织压迫颅骨内板使之出现弥漫分布的脑回压迹,甚至变薄。颅底多呈压迫性改变,如颅前、中窝低位,颅后窝凹陷,严重者可能继发脑组织发育不良及高颅压征象,如脑积水、小脑扁桃体下疝和视盘水肿等。眼眶受压可引起双侧眶腔变浅、蝶骨大翼狭长、菲薄并向前外移位,导致眶距增宽和颞窝变小等征象的出现。双侧眼球常受压突出,视神经受压而走行迂曲、萎缩变细,眼外肌常增粗,可能由其引流静脉回流受阻所致,也可能由眶腔变浅、眼外肌舒展受限所致。

3. 临床表现 克鲁宗综合征的临床表现具有特征性,该病常表现为尖头畸形、突眼、眼距增宽、鹰钩鼻、反咬颌等。此外,该病多伴有并发症,如斜视、弱视、鼻塞、打鼾、嗅觉减退及上气道阻塞等。部分病例由于颅缝早闭引起颅内压增高及脑损伤,可有频繁头痛、呕吐、癫痫发作、智力缺陷、脑积水等表现。该综合征以男性患者居多,其症状在患儿出生时可能表现为阴性,于出生后的前几年逐渐表现明显,临床上患者多因眼部症状及睡眠呼吸暂停综合征就诊。

(1)全身表现:颅骨多发畸形,上颌骨发育不全,下颌骨前突,上、下齿反咬合,牙齿排列不齐,鹰钩鼻,冠状缝和人字缝过早愈合,呈短头畸形、额前突。伴有不同程度脑积水、头痛、智力发育异常,还可出现腭弓高而窄或有腭裂、听力下降、四肢抽搐的表现。

(2)眼部表现:双眼轴性突出,眼距过宽,睑裂歪斜,眼球震颤、斜视;视神经管狭窄或颅内压增高时,眼底可见视盘水肿,继发视神经萎缩。视力减退甚至失明。少数病例还有泪器畸形、先天性白内障、虹膜缺损、青光眼、暴露性角膜炎等表现。

4. 影像学表现

(1)最佳诊断线索:双侧眶腔变浅、蝶骨大翼狭长、菲薄并向前外移位,双侧眶外壁夹角增大,眶尖区容积减小,眶距增宽、颞窝变小。双侧眼球常受压突出,视神经受压而萎缩变细、走行迂曲,视盘水肿多见,眼外肌常增粗且位置异常,同时容易伴有眶脂肪疝和眶下裂脂肪疝等。

(2)CT表现:眼眶、鼻腔、鼻旁窦、颞骨、颌骨及颅底异常。眼眶异常表现为眶腔变浅,眶外壁夹角增大、眶距增宽以及眼球突出,视神经迂曲,眼外肌增粗;鼻腔、鼻旁窦异常表现为鼻腔狭窄伴鼻中隔偏曲,鼻旁窦发育差,鼻咽变窄,上颌骨发育不良,硬腭高拱,口咽顶壁呈倒V形;颅底异常表现为颅骨内板上有弥漫性的深大脑回压迹,蝶骨大翼狭长、菲薄,颞窝变小,颅前窝低位。

(3)影像学检查方法选择:CT有助于对该综合征患者颅面骨骨质改变的观察,能为该病的确诊提供客观依据,应该成为该综合征的首选影像学检查方法。通过MRI可明确判断可能存在的多种并发症,如脑积水、视神经病变及眼外肌病变,对于术前评估病变的严重程度有重要意义。

5. 鉴别诊断

(1)尖头畸形:①冠状缝早闭,头颅上下径增大,前后径变小;②常伴有眶腔减小,眼球突出。

(2)小头畸形:①所有颅缝均早期闭合;②头颅狭小、脑发育障碍。

6. 治疗及预后 临床中对该病主要采取对症治疗,旨在降低颅内压、纠正颅面骨畸形;如早期发现和诊断该病,则可以行颅骨解离的颅缝再造术,且预后较好。对于颅面部的矫正有重要意义。

7. 关键要点 ①特征性临床表现如尖头畸形、突眼、眼距增宽、鹰钩鼻、反咬颌等；②眶腔变浅、眶距增宽以及眼球突出；③鼻腔及鼻旁窦发育差伴鼻咽腔变窄；④上颌骨发育不全，硬腭高拱，口腔顶壁呈倒V形；⑤颅骨内板弥漫性的深大脑回压迹，蝶骨大翼狭长、菲薄伴颅前窝低位。

（四）眼距过宽

1. 概述

（1）概念：眼距过宽（ocular hypertelorism）为胚胎期颅面骨发育不良导致两侧眼眶向正中靠拢不足、向两侧分离，而形成的两眼距异常增宽，主要是指眼眶内侧壁间距增大。

（2）人口统计学特点：大多为散发，无明显性别差异。

（3）病因：大多数病例为散发性，但也有常染色体显性遗传的病例被报道。

2. 病理学表现 我国人正常内眦距在男性中平均为20.8mm，在女性中平均为20.3mm，正常生理范围为18～30mm；外眦距在男性平均为96.0mm，在女性中平均为93.1mm；瞳孔距离在男性中平均为（60.9±0.18）mm，在女性中平均为（58.3±0.13）mm。眼眶距离过远者的内、外眼眶距及瞳孔距离均超过正常范围，通常其眶容积正常，眶间的筛骨板比正常位置略低，前组筛窦气房较大、数目较多，后组筛窦、蝶窦正常，双侧视神经管间距亦正常。其特点是两侧眶轴与正中矢状线的夹角增大，可由正常的25°增大到60°。

3. 临床表现 该病患者的主要特点为双眼过度分开，瞳孔距离超过85mm，鼻梁宽而平，前额突出，由于双眼向外移位而出现外斜视，可有眼球运动受限或视力下降，可因视神经管狭窄而发生视神经萎缩。患者常有蝶骨小翼增大或蝶骨体肥大，也有前额脑膜膨出、脑膨出和面裂等。患者大多智力正常，可伴有其他畸形。临床上，该病常合并斜视、小眼球、视神经萎缩以及其他先天性畸形，如脑膜脑膨出、尖头、短头、狭头、小头、巨大头等畸形和多种眼综合征。

4. 影像学表现

（1）最佳诊断线索：X线和CT图像上显示眶间距异常增宽，同时合并颅面骨发育异常，则需考虑该病。

（2）X线表现：正位片上可见两眼眶距离较正常为宽，筛骨气房宽大，眼眶圆而深，且向外移。两眼眼距过远可见于脑膜脑膨出的病例，在多种颅面骨畸形中亦可同时出现，如尖头、短头、狭头、小头等狭颅畸形，以及颅骨锁骨发育不良、颅面骨发育不全等。

（3）CT表现：CT扫描，特别是CT三维重建技术可以更直观地显示眼眶间距及合并的颅面骨发育异常。

（4）影像学检查方法选择：CT扫描，特别是CT三维重建技术可以更直观地显示眼眶间距及合并的颅面骨发育异常，是诊断眼距过宽的首选方法。

5. 鉴别诊断

（1）尖头畸形：①冠状缝早闭，头颅上下径增大，前后径变小；②常伴有眶腔减小，眼球突出。

（2）颅面骨发育不全：①特征性临床表现如尖头畸形、突眼、眼距增宽、鹰钩鼻、反咬颌等；②眶腔变浅、眶距增宽以及眼球突出；③鼻腔及鼻旁窦发育差伴鼻咽腔变窄；④上颌骨发育不良，硬腭高拱，口腔顶壁呈倒V形；⑤颅骨内板上弥漫性的深大脑回压迹，蝶骨大翼狭长、菲薄伴颅前窝底低位。

6. **关键要点**　①两眼眶距离较正常为宽；②眼眶圆而深，且向外移。

参 考 文 献

[1]　赵秀琴，张军. 眼综合征 [M]. 北京：中国广播电视出版社，1995.

[2]　刘家琦，李凤鸣. 实用眼科学 [M]. 2 版. 北京：人民卫生出版社，2003.

[3]　胡亚美，江载芳. 实用儿科学 [M]. 7 版. 北京：人民卫生出版社，2002.

[4]　王振常，鲜军舫，史大鹏，等. 头颈部影像学：眼科卷 [M]. 北京：人民卫生出版社，2014.

二、先天性视神经病变

（一）视神经发育不全

1. **概述**　视神经发育不全（aplasia of optic nerve）是一种非进行性的先天性眼底发育异常，其发病原因是胚胎期视网膜性神经节细胞层分化障碍。该病的少数病例为显性遗传，多数可能与母体孕早期酗酒、药物影响（苯妥英钠、奎宁）或感染性疾病（梅毒、风疹、巨细胞病毒感染等）有关。视神经发育不全在临床中分为两型：Ⅰ型，视盘缺损合并视网膜缺损和脉络膜缺损；Ⅱ型，缺损完全位于视神经鞘内，为真性视盘缺如。

大多数视神经发育不全患者不伴有其他系统的疾病，但部分患者可并发其他神经性或全身综合征，如视隔发育不良（septo-optic dysplasia）和 CHARGE 综合征（心脏疾病、后鼻孔闭锁、生长发育迟缓）。

2. **病理学表现**　根据病变严重程度的不同，可以将该病分为视神经缺如和视神经发育不全。视神经完全未发育则无视神经，无视网膜血管，且视网膜也没有神经节细胞，该病罕见，多为单眼发生。视神经发育不全者还可伴有其他异常，如小眼球、白内障、斜视、视网膜脉络膜缺损等。

视隔发育不良的主要病理特征包括：不同程度的视觉通路发育不良、视交叉变形、透明隔缺如、下丘脑功能异常及垂体功能异常。其又被分为两种不同的亚型：Ⅰ型患者伴发脑裂性孔洞脑畸形，透明隔部分残留，侧脑室和视放射正常；Ⅱ型患者不伴有脑裂性孔洞脑畸形，表现为弥漫性脑白质发育不良，侧脑室增大，透明隔完全缺如。

3. **临床表现**　该病可为单侧或双侧发病，大多数患者表现为视力下降、斜视等。视神经发育不全程度轻者的患眼视力可正常，严重者可以无光感、无瞳孔直接对光反射。眼底视盘小而苍白，视网膜中央动脉多细小。视隔发育不良患者可出现智力发育迟滞、脑性瘫痪（简称"脑瘫"）、全身发育迟缓等。合并下丘脑功能障碍及垂体功能障碍者表现为尿崩症、生长阻滞或生长停滞。

4. **影像学表现**　影像学诊断方法主要有 MRI、CT 和高频超声。

（1）最佳诊断线索：自幼视力障碍，单侧或双侧视神经变细，可有视交叉、视束变细，视神经管变窄。可合并其他眼部及颅脑畸形。

（2）CT 表现：可见单侧或双侧视神经变细。在不同类型的视隔发育不良患者中，均有视觉通路的发育不良，包括视神经、视交叉、视束变细（图 3-2-1），视神经管变窄，视交叉位置、形态异常。另可见透明隔缺如导致侧脑室额角呈方形。CT 对细微结构及微小病变显示不佳。

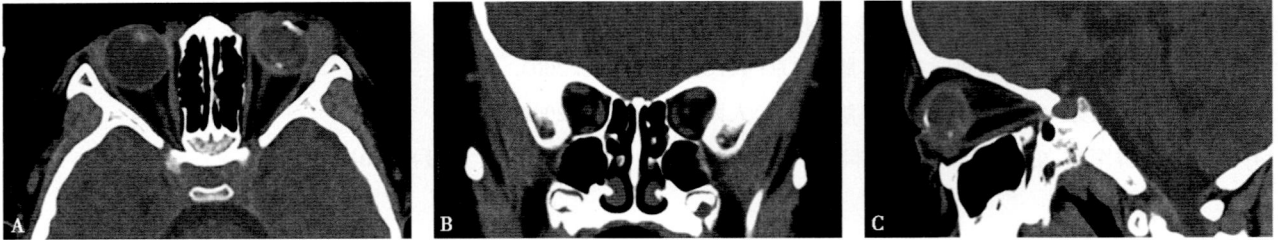

图 3-2-1　左侧小眼球伴视神经发育不全

A. 横断面平扫 CT，左侧眼球体积小，晶状体形态异常、密度增高，玻璃体密度不均匀增高，眼球壁可见钙化，左侧视神经变细，右侧外直肌变细；B. 冠状面平扫 CT，左侧视神经变细，边界清晰，右侧外直肌变细；C. 斜矢状面平扫 CT，左侧视神经变细，左侧小眼球。

（3）MRI 表现：视神经细小，还可发现合并的畸形，如晶状体缺如、囊性眼球等。对于视隔发育不良患者，MRI 可以清楚显示视神经、视交叉及视束的异常（图 3-2-2），通过脂肪抑制图像可以排除化学位移伪影，使病变显示更加清楚。视隔发育不良可分为两型，Ⅰ型：①透明隔部分残留；②伴发脑裂性孔洞脑畸形。Ⅱ型：①透明隔完全缺如；②双侧侧脑室增大，融合成单腔脑室，双侧侧脑室额角呈方形；③弥漫性脑白质发育不良，伴或不伴视放射发育不良。对于伴发下丘脑垂体功能障碍者，图像上可见垂体柄和漏斗增大，垂体变小，除神经垂体以外，下丘脑发育不全。下丘脑垂体发育不良可导致鞍上池、视交叉池扩大。由于视神经、视交叉和漏斗发育不良，故第三脑室下部支撑结构薄弱，可导致第三脑室前憩室状扩大。另外，视隔发育不良患者亦可合并其他畸形，如灰质异位和胼胝体发育不全等（图 3-2-2）。

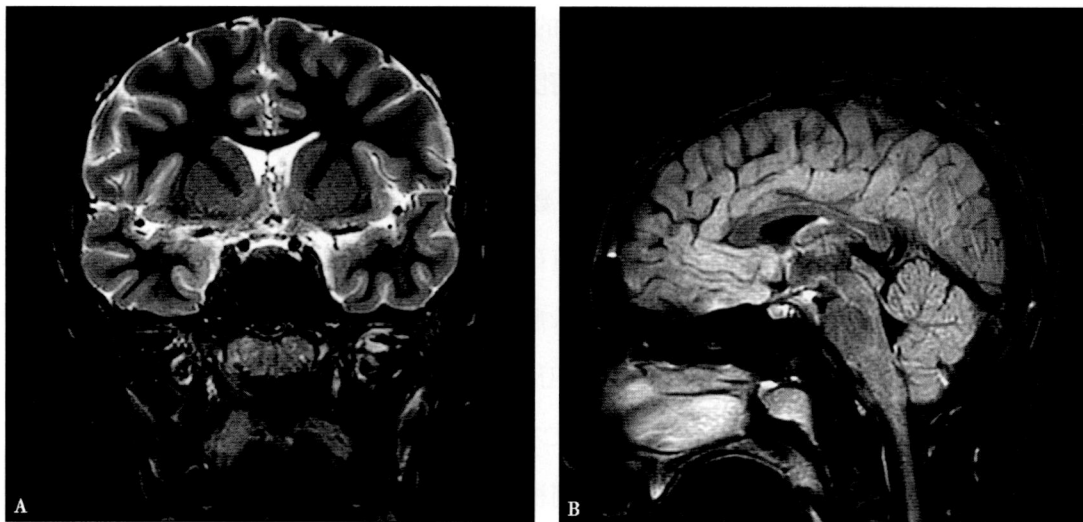

图 3-2-2　视隔发育不良

A. 冠状面 STIR 示患者双侧视神经颅内段变细；B. 矢状面 T_1 FLAIR 示胼胝体发育不全。

（4）超声表现：通过高频超声可以灵活动态地从各个切面观察病变，这种检查方法也有其独到之处。

（5）最佳影像学方法：MRI 是检出该病的最佳手段。

5. 鉴别诊断　①后天性视神经萎缩：结合临床病史。②单纯透明隔囊肿及透明隔间腔：具有形态完整的透明隔结构，视神经形态无异常。

6. 关键要点　①CT、MRI 显示视神经细小；②CT 显示视神经管狭窄；③在 MRI 中发现透明隔缺如和视路发育不良时应该考虑到视隔发育不良。

（二）视盘缺损与牵牛花综合征

见本篇第一章第二节"四、牵牛花综合征"。

（三）视盘周围巩膜葡萄肿

1. 概述　视盘周围巩膜葡萄肿（peripalillary staphyloma）是指视盘周围的葡萄膜基底部形成较深的陷凹，围绕在视盘周围。其为一种罕见的非遗传性先天性异常，病因不明，通常单侧发生。

2. 病理学表现　视盘周围巩膜葡萄肿是由于胚胎在约 20 周时，来自后神经嵴细胞的巩膜分化不全引起视盘周围支持结构减少，故视盘及眼组织向后突出形成葡萄肿。葡萄肿大小不一，较大者直径可达10mm。与牵牛花综合征不同，该病患者的视盘中央无神经胶质覆盖，并且视盘、视网膜血管、视网膜和脉络膜均无任何缺损。

3. 临床表现　该病临床上罕见，通常为单侧发病，发生于双侧的则更少。患者视力多显著下降，偶尔也有视力接近正常者。患者一般有轻度近视，视力下降者可有中心暗点。眼底检查中可见有一个深凹围绕视盘，视盘位于凹陷的最深处，颜色正常或者颞侧苍白。

4. 影像学表现

（1）最佳诊断线索：视神经相连处眼球壁向后局限性膨出，增强后未见明显异常强化。

（2）超声表现：与视神经相连处眼球壁向后局限性膨出，呈锐利的低或无回声区，边界清楚，底部平坦或呈漏斗状并表现为相对强回声光带，其后方为呈弱回声的视神经。

（3）CT 表现：眼球后壁向后局限性膨出，低密度的玻璃体向眼球后方膨隆。

（4）MRI 表现：眼球后壁向后局限性膨出，膨隆处因玻璃体液充填而表现为高信号，其后方的视神经为中等信号，两者对比明显，易于诊断。增强后无明显异常强化。

（5）最佳影像学方法：MRI 可在任意角度成像，对葡萄肿内液体显示清楚，是观察视盘周围巩膜葡萄肿的首选方法。B 超可以作为筛查的手段。

5. 鉴别诊断　视盘周围巩膜葡萄肿与牵牛花综合征、视盘缺损在影像学上表现类似，鉴别较困难，临床眼底检查可帮助鉴别。

6. 关键要点　病变大多为单侧，双侧罕见。CT 和 MRI 显示视神经相连处眼球壁向后局限性膨出，为液体密度或信号。

参 考 文 献

[1] 田国红, 王敏, 孙兴怀. 先天性视盘发育异常的临床特征及鉴别诊断 [J]. 中国眼耳鼻喉科杂志, 2014, 14 (6): 358-362.

[2] 刘兆会, 王振常, 鲜军舫. 视 - 隔发育不良的影像表现 [J]. 临床放射学杂志, 2009, 27 (2): 167-170.

[3] 左赞江, 赖秋荣, 程广, 等. 视 - 隔发育不良的 CT 和 MRI 表现 [J]. 放射学实践, 2013, 28 (9): 951-954.

三、先天性眼外肌变异

(一) 概述

1. 概念　眼外肌发育异常、眼外肌完全或部分不发育以及眼外肌止端异位附着的先天性发育异常。其包括眼外肌发育不全 (atelia of extraocular muscles) 以及眼外肌发育缺陷 (developmental defect extraocular muscles)。

2. 人口统计学特点　临床罕见, 多见于婴幼儿或儿童。男、女发病率无显著差异。先天性眼外肌止端附着异常相对多见, 其中下斜肌附着异常最常见。

3. 病因　尚不明确。

(二) 临床表现

最常见的症状是斜视及眼球运动障碍, 患者亦可出现上睑下垂或睑裂增宽。该病可合并其他眼部发育异常, 如内眦赘皮、小角膜、虹膜脉络膜缺损、黄斑移位、视神经缺损等。患者多视力差, 常见症状为弱视或重度视力不良。

(三) 影像学表现

1. 最佳诊断线索　患侧眼外肌未显示或较对侧眼外肌细而薄。但是诊断此病的前提是保证双侧眼眶摆位对称。

2. 发生部位　眼外肌均可发生, 但眼外肌缺如多见于下直肌, 眼外肌止端附着异常多见于下斜肌。大多数为单侧发病, 少数为双侧发病。

3. 形态学表现　患侧眼外肌未显示或较对侧眼外肌细而薄, 边缘清楚。

4. 病变数目　可累及一条或多条眼外肌。

5. CT 表现　平扫中表现为患侧眼外肌未显示或较对侧眼外肌细而薄, 边缘清楚 (图 3-2-3、图 3-2-4)。眼外肌密度较均匀。周围脂肪间隙清晰。眼球大小可表现为正常。

6. MRI 表现

(1) T_1WI 表现: 患侧眼外肌未显示或较对侧眼外肌细而薄, 呈等信号。

(2) T_2WI 表现: 患侧眼外肌未显示或较对侧眼外肌细而薄, 呈等或略低信号。

7. 影像学检查方法选择　CT 是较理想的影像学检查方法。可将 MRI 作为补充检查手段, 由此可以发现部分患者合并眼运动神经发育异常。

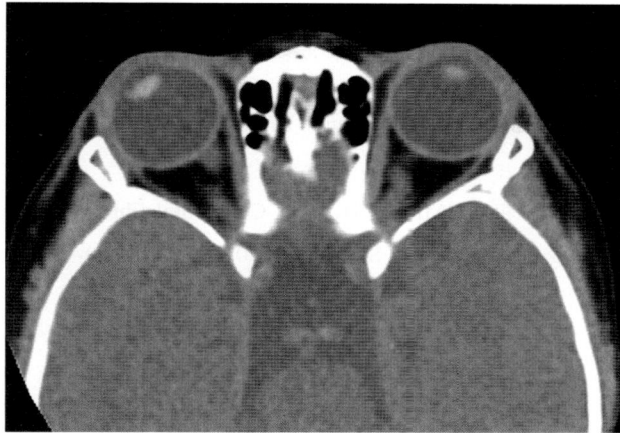

图 3-2-3　双侧外直肌发育不良

横断面眼眶 CT 平扫图像，双侧外直肌变细，密度未见明显异
常，双侧眼位不一致，眼球呈外展位。

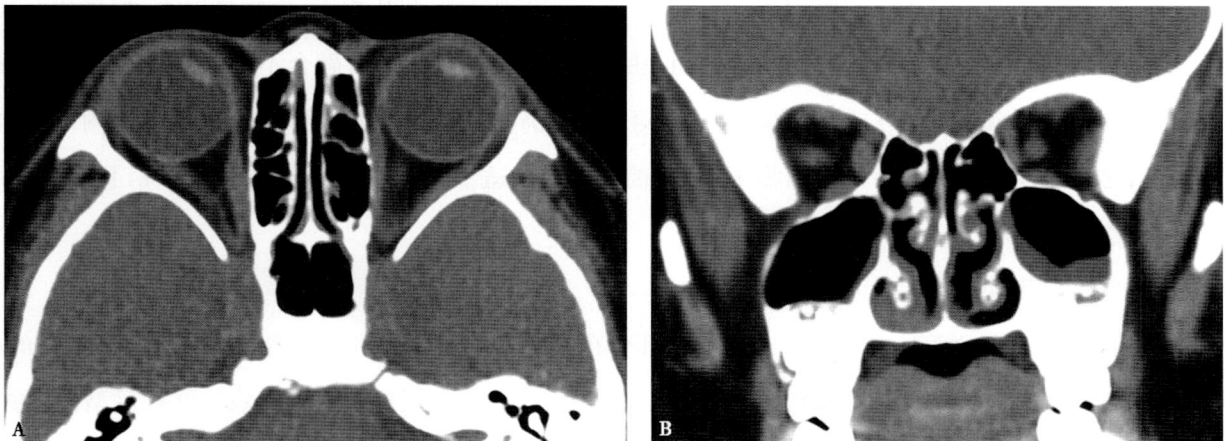

图 3-2-4　右侧外直肌发育不良

A. 横断面眼眶 CT 平扫图像，右侧外直肌变细，内直肌略增粗，眼球呈内收位；B. 冠状面眼眶 CT 平扫图像，右侧外直
肌变细，其余诸眼外肌未见明显异常。

（四）鉴别诊断

1. **眼位不正**　头部摆位不正或者受检者眼位非正视位时，在 CT 或 MRI 上常表现为双侧诸眼外肌粗
细不一致，此时需与单侧眼外肌发育不良鉴别。

2. **继发性眼外肌萎缩**　①多见于成人；②患者常有外伤史。

（五）关键要点

①一侧眼外肌未显示或者较对侧眼外肌明显细而薄；②双侧眼眶摆位对称。

参 考 文 献

[1] SOLANES F，DEMER JL. Clinical and imaging features of congenital and acquired isolated inferior rectus muscle hypofunction[J]. J AAPOS, 2021, 25（1）：11.e1-11.e9.

[2] MERINO P，GÓMEZ DE LIAÑO P，FUKUMITSU H, et al. Congenital fibrosis of the extraocular muscles：magnetic resonance imaging findings and surgical treatment[J]. Strabismus，2013，21（3）：183-189.

四、脑膜脑膨出

（一）概述

1. 概念　先天性或后天性眶骨缺损均可导致颅腔内容物（脑膜、脑及脑脊液）突入眼眶，引起一系列眼部症状和体征，这种先天性异常被称为脑膜脑膨出。

2. 人口统计学特点　男、女比例为2：1，病变一般自患者出生即可被发现并随年龄增长而长大。

3. 病因　正常胚胎早期，神经外胚叶从表面外胚叶分离，最后发育为神经系统。如因粘连而分离不全，二者间的骨形成发生障碍、残留骨孔，颅内和颅外脑组织则会经此孔相连，此种情况下，脑膨出在前，骨孔形成在后。骨化不全学说认为在胚胎晚期，由于某种原因，骨化或骨融合不全，故骨性眼眶的孔裂（视神经孔、眶上裂、筛后孔等）扩大或眶骨壁发育不全，较高的颅内压驱使脑膜、脑组织疝入眶内，此种情况下，骨缺损在前，脑膨出在后。根据临床所见，前部脑膨出适于神经外胚叶分离不全学说，而后部脑膨出适于骨化失败学说。

（二）病理学表现

①眶前型：又名鼻眶型。颅骨缺损或未闭合部分在额骨、筛骨、泪骨和上颌骨之间以及眼眶内壁的前部。膨出物来自颅前窝的脑膜和脑组织。病变出现于内眦部，可发展成很大的包块。②眶后型：又称为蝶眶型。颅骨缺损或未闭合部位在视神经孔或眶上裂，膨出物来自颅中窝。病变出现于眶后，因受眼球限制，故一般体积不大，但可导致搏动性眼球突出。

根据颅骨缺损的范围不同，膨出物内容有所差异，颅骨缺损范围较小者的膨出物可仅有脑膜及脑脊液，称为脑膜膨出；缺损范围较大者的脑组织也膨出，称为脑膜脑膨出；更严重者的脑室前角也膨出颅外，称为脑室脑膨出。

组织病理学检查中可见，膨出物为正常的脑膜、脑脊液及脑组织。病程较长时，脑组织可变性、萎缩，覆盖其上的脑膜中可见细小钙化。

（三）临床表现

1. 眶前型　此类型的脑膜脑膨出常通过额骨和泪骨之间的缺损区膨出，在患者出生时或出生后短期内出现。临床表现为内眦鼻侧出现光滑肿物或眼球向外偏位。突出的肿物有波动感，缓慢按压可变小，但对肿物加压时患者可能出现脉搏减弱、呕吐甚至昏迷等症状。患者咳嗽或用力呼气可引起肿物变大、张力增加。肿物表面皮肤可正常，也可有充血或血管增多。

2. 眶后型　脑膜脑组织通过视神经孔或眶上裂突入眶内,不可扪及包块,临床表现相对不明显。患者的眼球逐渐向前突出、向下方移位并伴有与脉搏同步的搏动,眼球内转受限,轻压眼球可使眼球突出度减小,不发生脑部症状。严重者可出现眼球脱位或眼睑水肿,部分患者可出现上睑下垂。该病可伴有其他眼部异常,如小眼球或无眼球。

(四)影像学表现

1. 最佳诊断线索　突入眼眶内的软组织肿块,肿块为脑膜和脑组织密度或信号;眼眶扩大,眼眶骨质缺损。

2. 发生部位　①前顶组:盲孔或者筛骨顶板;②颅底组:骨缺损位于颅底,膨出物经过蝶骨大翼缺损处突入眼眶后部。

3. 形态学表现　边缘光滑、囊状病变突入眼眶。

4. 病变数目　大多数为单发病变。

5. X线表现　可以发现眼眶骨质的缺失,在蝶眶型和蝶颌型病例中,可见到眶上裂或眶下裂的扩大。如果突入眼眶内的软组织肿物较大,局部可见眼眶透光度降低。

6. CT表现　CT扫描是检出脑膜脑膨出的最好方法,不仅可以由此发现眼眶骨的缺失,还可以显示脑膜脑膨出的部位、范围、程度,对于严重者,可见其眼眶内大部分为膨出的脑膜和 / 或脑组织所占据(图3-2-5A～D)。

7. MRI表现　可以更为清楚地显示突入眼眶内或筛窦内的软组织肿块与颅内脑膜脑组织的相互关系,同时还可以清晰地显示眶内及颅内的并发症,但对于眼眶骨的缺失显示欠佳(图3-2-5E～I)。

8. 推荐影像学检查方案　CT检查是显示眼眶脑膜脑膨出的首选方法,不仅可以显示眶骨的缺失,还可以显示脑膜脑膨出的部位、范围、程度。MRI扫描可以协助了解病变与颅内沟通的情况。

(五)鉴别诊断

1. 皮样囊肿　①常位于眼眶外上象限,呈圆形或椭圆形,边界清楚,部分病例中病变沿骨缝生长,呈哑铃型;②CT图像上可见脂肪密度影,部分病例的囊壁可见钙化;MRI上可见 T_1WI、T_2WI 高信号的脂肪成分,采用脂肪抑制序列时呈低信号;③增强后病变主体不强化,部分病例的囊肿边缘可有轻度强化。

2. 鼻旁窦黏液囊肿　①多发生于额窦和筛窦;②鼻旁窦腔呈膨胀性改变,但轮廓保持完整;③增强后内容物不强化;④易突入眼眶、颅内等邻近结构。

(六)治疗及预后

1. 治疗方案选择　确诊后需根据病变大小、部位及患者年龄决定尽早手术或择期手术。手术年龄以2～3岁为宜,如过早手术,则因小儿耐受力差而风险较大;若手术时间过晚,则严重脑积水可影响患儿智力发育,而且膨出物压迫所致颅面骨畸形亦不易矫正。

(1)手术禁忌证:①大脑发育不良,无正常发育可能者;②大脑发育畸形、有严重脑积水者;③膨出物皮肤有破溃者;④眼内炎并发颅内感染患者。

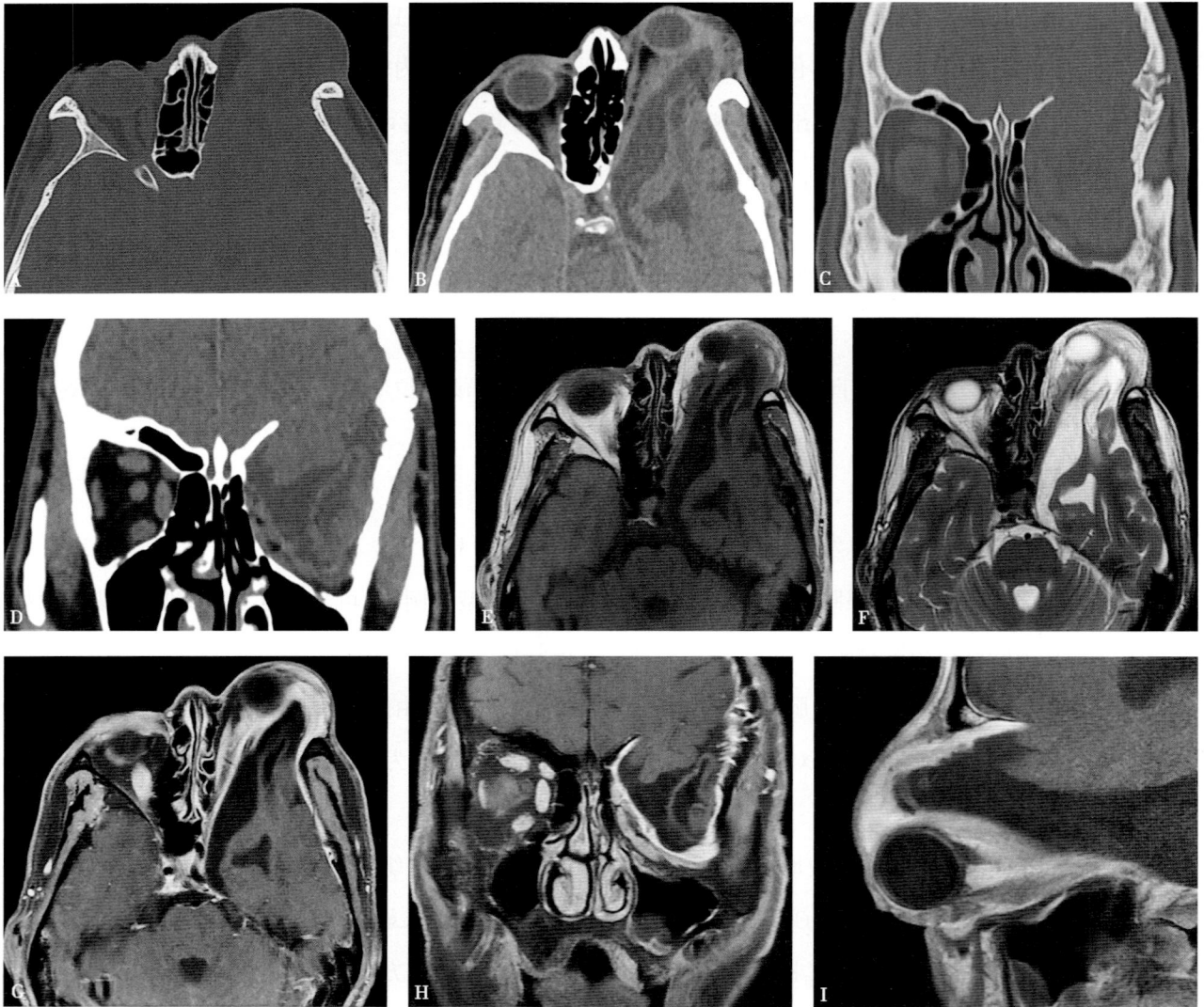

图 3-2-5　左侧前颅底脑膜脑膨出

A. CT 横断面骨窗，左侧眼眶外壁部分骨质缺如，邻近其余骨质连续，眶腔略增宽；B. CT 横断面软组织窗，左侧部分颞叶、脑脊液及脑膜经眼眶外壁骨质缺损区向眶内移位，颞极脑沟及脑回形态欠自然，左侧侧脑室颞角增宽，左侧眼球、泪腺及眶内脂肪向前突出；C. CT 冠状面骨窗，左侧眼眶上壁部分骨质缺如，眶腔扩大；D. CT 冠状面软组织窗，额叶、颞叶脑组织、脑脊液及脑膜向眶内移位，压迫诸眼外肌及视神经，眶内脂肪受压移位，显示不清；E、F. 分别为横断面 T_1WI 及 T_2WI，左侧部分颞叶、脑脊液及脑膜经眼眶外壁骨质缺损区向眶内移位，左侧眼球、泪腺及眶内脂肪向前突出；G、H. 分别为增强后横断面及冠状面脂肪抑制 T_1WI，左侧脑膜增厚强化，颞叶未见明显异常强化；I. 增强后矢状面 T_1WI，左侧眼眶上壁部分骨质缺如，部分额叶、脑脊液及脑膜向眶内移位，脑膜不均匀增厚、强化，左侧眼球、眼上肌群受压，球及眶内脂肪向前突出。

（2）手术原则：①对于眶前型脑膜脑膨出患者，必须行颅前窝开颅术，把小的膨出物回纳至颅内，对大的膨出物、不能回纳者可切断其蒂，用骨水泥封闭颅内骨质缺损；②眶后型脑膜脑膨出一般较小，可在行颅前窝开颅术时尽可能将其回纳至颅内，避免从眶内入路试行切除而引起严重并发症，仅在晚期视力已不能恢复且膨出物很大，不能回纳颅内时，可在行眶内容摘除术时结扎膨出物的蒂，再用骨水泥修补眶尖骨质缺损，最后用肌肉皮瓣填补眶腔并安装义眼；③注意预防手术并发症（包括脑水肿、脑积水及脑膜炎等）的发生。

2. 预后　眼眶脑膜脑膨出突起于皮下者常有遭受外伤或感染的危险。

（七）关键要点

①眼眶壁或眶尖区骨质缺损；②脑膜脑组织膨出；③伴有搏动性眼球突出。

参 考 文 献

[1]　魏文洲，密亚平，刘昌盛. CT 和 MRI 诊断颅底鼻内型脑膜脑膨出的价值 [J]. 中国临床医学影像杂志，2004，15（1）：8-9.

[2]　李雪，武迎，张红，等. 脑膜脑膨出 30 例患者的临床及病理学分析 [J]. 中国医刊，2020，55（8）：885-888.

[3]　魏文洲，王晓玲，黄双炎. CT 和 MRI 在诊断鼻内型脑膜脑膨出中的作用 [J]. 临床耳鼻咽喉科杂志，2004，18（2）：84-85.

[4]　XUE L，GEHONG D，YING W，et al. Nasal meningoencephalocele: a retrospective study of clinicopathological features and diagnosis of 16 patients[J]. Ann Diagn Pathol，2020，49：151594.

五、眶脂肪疝

（一）概述

1. 概念　先天或后天因素造成眶隔局部薄弱或眶内压力增高，使得眶内脂肪可疝出至下睑下，形成眶脂肪疝。

2. 人口统计学特点　主要发生于老年人，无性别差异。

3. 病因　先天或后天因素造成眶隔局部薄弱或眶内压力增高。

（二）病理学表现

眶隔为一层纤维膜，连接于眶缘骨膜与睑板之间，其后方为眶内结构，其前方为眶隔前结构，主要包括眼睑及其血管、神经。眶脂肪疝为眶内脂肪经眶隔突出至下睑下方。

（三）临床表现

下睑皮肤松弛，眶隔向下松垂，眶脂肪疝出呈囊袋状。

（四）影像学表现

1. 最佳诊断线索　眶内脂肪经眶隔突出至下睑下方。

2. 发生部位　下睑。

3. 形态学表现　囊袋状。

4. 病变数目　大多数为双侧发生。

5. CT 表现　眶内脂肪经眶隔突出至下睑皮下。

6. MRI 表现　眶内脂肪经眶隔突出至下睑皮下（图 3-2-5）。

7. 影像学检查方法选择　首选 CT 检查，如怀疑其他眼眶内病变则可行 MRI 检查。

（五）关键要点

①常见于老年人。②眶内脂肪经眶隔突出至下睑皮下。

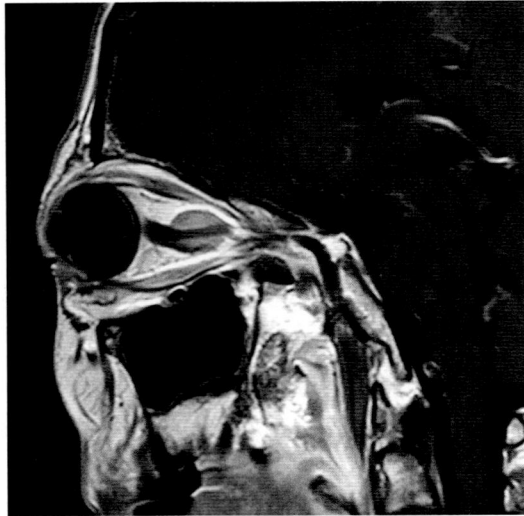

图 3-2-6　眼眶肌锥内间隙占位性病变伴眶脂肪疝

增强后斜矢状面 T_1WI 示眶内脂肪经眶隔向前移位，突出至眶隔前方。视神经
眶内段中后部可见一纺锤形实性肿块，经病理学检查证实为视神经鞘脑膜瘤。

参 考 文 献

[1] 朱月莹,闻祥根,王家祥,等. 眼眶脂肪疝 1 例 [J]. 中国实用眼科杂志,2004,22(5):365.

[2] 林淑英,崔秀芬. 眶膈脂肪疝一例 [J]. 中华眼科杂志,1995,46(3):233.

[3] 杨阳,张力元,邹颖华. 下睑眶隔脂肪疝的 MSCT 测量及相关因素分析 [J]. 中国美容医学,2020,29(1):3.

第三节　眼 眶 炎 症

一、眶骨骨膜炎

（一）概述

1. 概念　眶骨骨膜炎是指覆盖于眶骨表面的纤维结缔组织膜的炎性病变，根据发病部位不同，眼眶骨骨膜炎可分为前、后部眶骨骨膜炎两种，前部眶骨骨膜炎较为多见，患侧皮肤红肿，可触到肥厚的骨缘并有压痛，同时眼球向病灶相对方向移位。而后部眶骨骨膜炎则由于病变深在，虽有眼球突出及压痛等症状，但诊断较困难。上述两种眶骨骨膜炎有时可互相波及。

2. 人口统计学特点　鼻旁窦炎急诊病例中有 60.0%～75.0% 伴有眶内并发症，眶骨骨膜脓肿占其中约 45.3%。该病在小儿中多见，但各年龄段人群均可发病。男、女比例约为 2.3:1。

3. 病因　①由全身传染病迁徙所致。②鼻旁窦的感染，如额窦炎或前筛窦炎可引起前部眶骨骨膜炎；后筛窦炎或蝶窦炎可导致后部眶骨骨膜炎。③眼睑及泪囊部病变（结核、梅毒或真菌感染）的蔓延。④外伤性感染。

（二）病理学表现

病变呈半球形或梭形沿着眼眶壁走行，与邻近眼外肌相邻，病变较大时可蔓延至眶尖区，邻近眼外肌肿胀，眶隔前组织水肿，视神经鞘可见炎症累及。邻近眶壁骨质增生，骨膜增厚。

（三）临床表现

患者自觉有局限性疼痛，尤以晚间更甚，触之疼痛加剧，半有头痛与体温增高等现象。

1. 前部眶骨骨膜炎

（1）急性眶骨骨膜炎：多为鼻旁窦感染所致。初时可见感染处皮肤红肿或结膜充血、水肿，继而则于眶缘部出现局限性的坚硬肿块，有自发性疼痛及触痛，疼痛可延及眉部，夜间尤甚。严重者可伴有发热、头痛、呕吐等症状。病变轻者的炎症于数日后即逐渐消退；病变严重者可化脓，甚至引起骨髓炎，形成死骨，脓肿破溃后常形成瘘管。

（2）慢性眶骨骨膜炎：多为结核、梅毒所致。①结核性眶骨骨膜炎：多见于 20 岁以下的结核病患者，外伤常为诱因。其典型表现是无热脓肿的形成。将脓肿穿破或切开后，用探针可触至粗糙的骨外表面，坏死的骨片或碎屑可自创口排出。创口周围的皮肤组织向内翻卷，久不愈合；或虽愈合，但瘢痕组织与骨壁发生粘连，以致形成睑外翻及眼睑闭合不全。②梅毒性眶骨骨膜炎：见于晚期梅毒，常发生在眶上缘处，眶骨骨膜逐渐变厚，很少形成脓肿，有时可致梅毒瘤。

2. 后部眶骨骨膜炎 主要表现为眼球突出及眼球后部巨痛，而眼外部常无明显炎症现象。病变愈向后发展，对于视神经的威胁愈大，特别是眶尖部骨膜炎，预后较前部眶骨骨膜炎差，常可导致眶上裂综合征或眶尖综合征的发生。如果骨膜下脓肿向眶内穿破，则可引起眼眶蜂窝织炎，甚至向颅腔蔓延引发脑膜炎而危及患者生命。

（四）影像学表现

1. 最佳诊断线索 病变多位于眼眶内侧和鼻旁窦相邻处，呈眶骨骨膜下半月形或半球形隆起软组织影，内有低密度区，MRI 呈等长 T_1、长 T_2 信号，增强后病变边缘呈环形强化，骨膜增厚、强化，邻近骨质破坏、增生，可见骨髓腔呈不均匀强化。

2. 发生部位 病变常见于眼眶内侧和鼻旁窦相邻处。

3. 形态学表现 眼眶壁旁梭形或半球形脓肿，邻近眶壁骨质破坏伴增生、硬化。

4. 病变数目 多为单侧眼眶发病。

5. CT 表现

（1）平扫表现：骨膜下脓肿表现为紧贴眶壁的类圆形、梭形密度增高影，出现占位效应，CT 平扫中病变呈低密度，边界清楚，脓肿壁与眶壁相交、夹角呈钝角（图 3-2-7A）。邻近骨质增生、硬化。

（2）增强扫描表现：注射对比剂后，脓肿周边呈环形强化，邻近眶骨骨膜增厚、强化。MPR 技术中最常用的是冠状位和矢状位的重组，冠状位、矢状位重组对显示眶上、下壁尤为重要，该技术更能明确地显示眶上、下壁骨膜下脓肿向眶内突出的程度及受侵区域的大小、范围，也更能明确地显示眼外肌、视神经、眼球的受压情况及眶壁受累情况；尤其对于范围较小的眶上、下壁脓肿，横断面图像因与眶壁平行，同时受部分容积效应的影响，故容易造成漏诊、误诊，而冠状位、矢状位重组平面与眶上、下壁垂直，消除了部分容积效应的影响，能准确评价骨膜下脓肿的情况，是对轴位的重要、有益补充；眼眶内被累及的结构可呈不同程度强化。

6. MRI 表现

（1）T_1WI 表现：病变多位于眼眶内壁和鼻旁窦相邻处，呈半球形或梭形，与眼外肌相比，病变呈等信号，边缘模糊。眶内脂肪间隙模糊。眼眶壁骨髓腔内脂肪信号减低。

（2）T_2WI 表现：病变多位于眼眶内壁和鼻旁窦相邻处，呈半球形或梭形，与眼外肌相比，病变呈高信号，边缘模糊。脓肿壁中纤维组织较多，呈等或略低信号，内部脓液呈高信号。

（3）DWI 表现：脓肿内部脓液呈高信号；ADC 图示脓肿壁呈稍高信号，脓液呈低信号。

（4）增强后 T_1WI 表现：脓肿壁呈明显环形强化，内、外壁均较光滑，中央脓液不强化。邻近眼外肌可增粗并不均匀强化，呈中度或明显强化，边缘模糊。可见眶骨骨膜及视神经鞘增厚、强化。存在骨髓炎时，骨髓腔内可见强化（图 3-2-7B）。

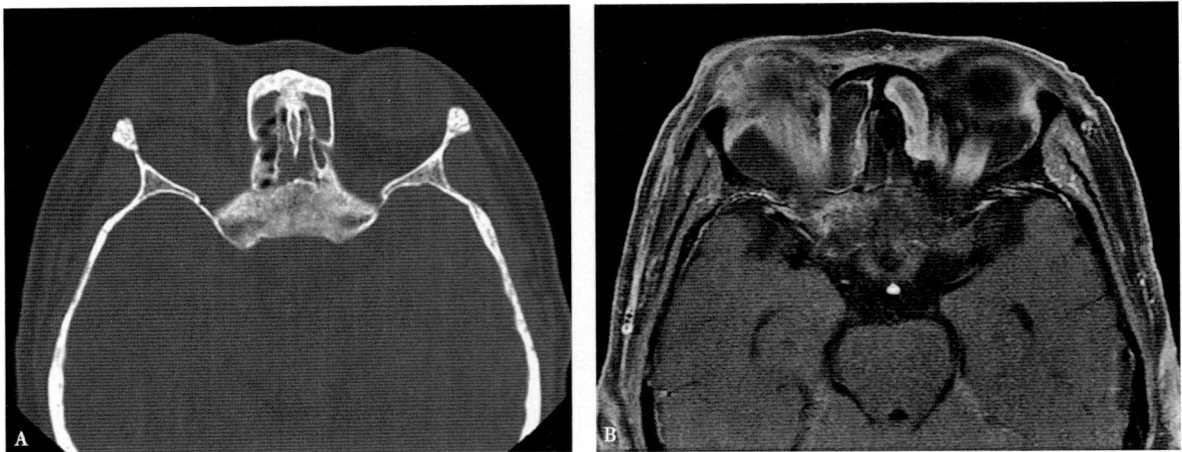

图 3-2-7　右侧眼眶外壁骨膜下脓肿伴骨髓炎

A. 横断面 CT 骨窗示右侧眼眶外壁下可见梭形软组织密度影，邻近骨质形态未见异常；B. 增强后横断面脂肪抑制 T_1WI 示脓肿壁及邻近骨膜增厚、强化，右侧蝶骨大翼骨髓腔可见斑片状强化，为炎症累及。

7. 影像学检查方法选择　MRI 可明确病变发生的部位、范围，并且可以显示病变发展不同时期的相应信号特点，是该病的首选检查方法。DWI 序列有助于鉴别诊断。

（五）鉴别诊断

1. 骨膜下血肿　①骨膜下血肿患者多有外伤史，可伴有眶壁骨折、眼球破裂等其他眼外伤改变。②CT 示病变呈新月形或梭形，急性期血肿呈高密度，慢性期血肿呈混杂密度或低密度。③MRI 示病变呈新月形或梭形，根据出血时期不同，呈不同信号特点，处于亚急性期时可见特征性 T_1WI 高信号，处于慢性期时可

见特征性 T_2WI 低信号。④增强后，病变无明显强化。

2. 表皮样囊肿　①发生部位多在骨缝附近。②在 CT 中表现为混杂或均匀密度，其内可见脂肪密度影，眶壁骨质发生受压改变。③在 MRI 的 T_1WI 中呈等或低信号，在 T_2WI 中呈高信号，其内可见脂肪信号影。④增强后，囊壁可见轻度增强。

（六）治疗及预后

1. 治疗方案选择　既往主张对于眶骨膜下脓肿，在感染控制后再行鼻旁窦引流术。在早期未开展鼻镜手术时，要准确、充分开放鼻旁窦开口较困难，即使开放了鼻旁窦也难以同时通过鼻旁窦引流眶骨膜下脓肿，先行鼻外径路眶骨膜下脓肿切开引流以保存眼球是不得已的选择。目前，鼻镜技术的使用已很广泛、成熟，由此，在鼻旁窦开放后可准确找到眶骨膜下脓肿部位并进行引流。对原发及继发感染病灶同时在早期进行引流，符合脓肿处理原则。于发病 24 小时内即行鼻镜下鼻旁窦开放及眶骨膜下脓肿引流的方法，具有以下优点：①鼻旁窦、脓腔内减压后，可尽快降低眶内压，缓解眼部症状及头痛、发热等全身性反应。②在早期眶骨膜下脓肿影像学表现不典型的情况下，通过行鼻旁窦开放可及早发现并去除隐匿性病灶。③引流鼻旁窦内脓性分泌物，及时消除原发感染灶，可有效减小眶骨膜下脓肿复发的概率。④及早通畅鼻旁窦引流，可防止因脓液蓄积而继发颅内感染等危险性更大的并发症。因此，在治疗眶骨膜下脓肿的同时切除原发病灶，应成为目前治疗该病的较理想方案。

2. 预后　眶骨膜下脓肿若未得到及时、有效的诊治则会进展为眼眶蜂窝织炎、眶内脓肿，引起视力丧失，甚至蔓延至颅内危及患者生命。

（七）关键要点

①常见于儿童。②急性起病，早期眼睑红肿，累及眶隔后可出现突眼、视力下降及眼球运动障碍。③病变多位于眼眶内侧和鼻旁窦相邻处。④CT 显示病变呈等密度半球形或梭形软组织密度影，邻近骨质增生、硬化。⑤MRI 显示病变在 T_1WI 中呈等或略低信号；在 T_2WI 中，病变眶壁呈等或略低信号，脓液呈高信号，DWI 及 ADC 图示弥散受限。⑥增强后病变边缘呈环形厚壁强化，边缘模糊。

参 考 文 献

[1] SIMA D，HONAVAR SG. "Orbital infections" orbital inflammatory diseases and their differential diagnosis[M]. Berlin：Springer，2015.

[2] 梁敏志，杨东辉，邹永娟，等. 鼻源性眶骨膜下脓肿的诊治策略 [J]. 中国眼耳鼻喉科杂志，2014，14（5）：313-315.

[3] SIEDEK V，KREMER A，BETZ CS，et al. Management of orbital complications due to rhinosinusitis[J]. Eur Arch Otorhinolaryngol，2010，267（12）：1881-1886.

[4] MAFEE MF，TRAN BH，CHAPA AR. Imaging of rhinosinusitis and its complications：plain film，CT，and MRI[J]. Clin Rev Allergy Immunol，2006，30（3）：165-186.

[5] HANDLER LC，DAVEY IC，HILL JC，et al. The acute orbit：differentiation of orbital cellulitis from subperiosteal abscess by computerized tomography[J]. Neuroradiology，1991，33（1）：15-18.

二、眼眶脓肿

（一）概述

1. 概念　眼眶脓肿（orbital abscess）是眼眶炎性病变的一种，由坏死组织和化脓性病菌一起聚积在眶内形成脓肿。脓肿和周围组织的炎性反应对眼眶和眼部结构产生严重破坏。

2. 人口统计学特点　可发生于任何年龄，但15岁以下患者多见。

3. 病因　一般由细菌感染引起，感染可经三种途径进入眶内：①鼻旁窦炎，尤其是筛窦和上颌窦感染导致的眼眶脓肿多见；②细菌经血液循环达到眼眶；③外伤后异物存留于眶内。

（二）病理学表现

1. 大体病理学表现　病变多位于眶骨骨膜下，周围有较厚的脓肿壁，脓腔内脓液培养结果大多为金黄色葡萄球菌、链球菌、流感嗜血杆菌和厌氧菌等。

2. 组织学表现　细菌感染引起小血管和毛细血管扩张，血管通透性增强，血管内液体渗出，组织内中性粒细胞浸润，组织水肿。局部组织坏死、溶解，形成脓液，其周围新生毛细血管及成纤维细胞形成的肉芽组织构成脓肿壁。

（三）临床表现

患者可能有眼眶周围疼痛、皮温升高、红肿、上睑下垂、睑裂减小、结膜充血水肿、眼球突出、眼睑闭合障碍和眼球活动障碍，还可出现发热、头痛。眼眶组织炎性水肿可导致眶内压升高，引起视网膜中央静脉回流受阻或视网膜中央动脉阻塞，也可能导致供应视网膜、脉络膜和视神经的血管发生脓毒性血栓，从而引起视力受损甚至失明。并发症有：脑膜炎、脑脓肿、硬膜外脓肿、眶骨骨髓炎、颅骨骨髓炎、暴露性角膜炎。血常规检查白细胞增多，以中性粒细胞为主。

（四）影像学表现

1. 最佳诊断线索　眼眶内的厚壁囊性病变，内壁光滑，边缘清晰或不清晰；可累及眼眶内多个结构，眶壁骨质增生、硬化；病变在DWI中呈高信号，ADC值降低。

2. 发生部位　多位于一侧眼眶，常见于眶骨骨膜下。

3. 形态学表现　病变呈半球形、梭形或不规则形；病变较大时，视神经、眼外肌或眼球可受压移位。

4. 病变数目　大多数为单发病变。

5. CT表现

（1）平扫表现：与脑实质相比，病变呈不均匀等、低密度（图3-2-8A、B），有时内部可见液-液平面。周围脂肪间隙模糊、密度增高，眼球壁增厚，眼外肌增粗，视神经边缘模糊。眼眶骨质增生、硬化，若同时伴有骨髓炎则骨髓腔密度降低。

（2）增强扫描表现：病变边缘明显强化，内部不强化。

6. MRI表现

（1）T_1WI表现：与脑灰质信号相比，病变多呈等、高信号，信号不均匀。病变内可有液-液平面（图3-2-8C）。

（2）T$_2$WI 表现：与脑灰质信号相比，病变呈高信号，周匝可见等、低信号脓肿壁（图 3-2-8D）。

（3）DWI 表现：病变呈高信号，根据脓液的成分差异，ADC 值可降低或升高（图 3-2-8E、F）。

（4）增强扫描表现：脓肿壁明显强化，内部脓液无强化；眶内炎症累及的结构呈明显、不均匀强化，眶骨骨膜增厚、强化（图 3-2-8G、H）。

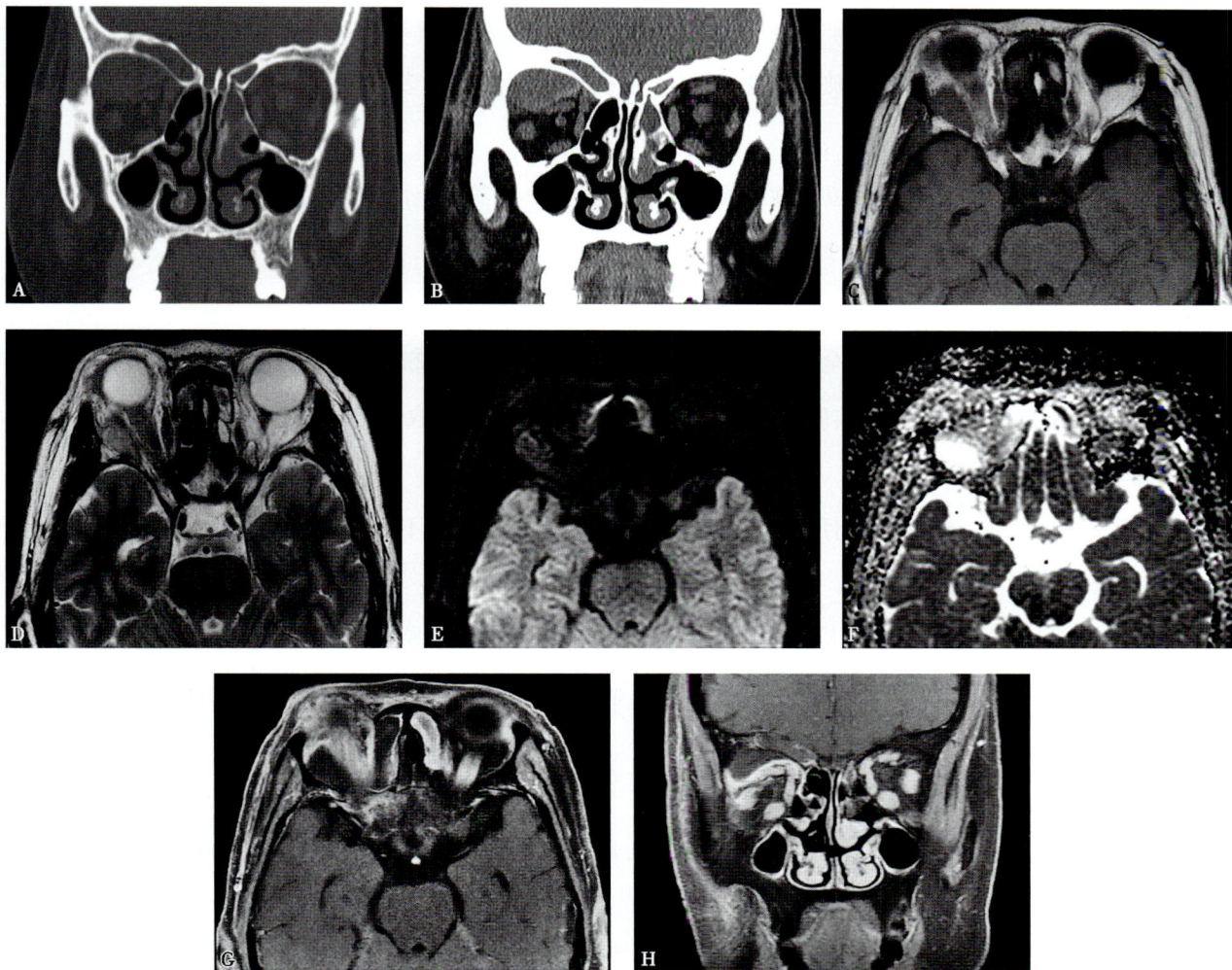

图 3-2-8　右侧眼眶上壁骨膜下脓肿

A．冠状面平扫 CT 骨窗显示右侧眼眶上壁下索性软组织密度影，眶壁骨质未见异常，双侧额窦及左侧筛窦内可见软组织密度影；B．冠状面平扫 CT 软组织窗示病变边缘可见略高密度环形厚壁，周围眼眶内脂肪间隙模糊，眼上肌群、上斜肌、外直肌及视神经受压移位；C．横断面 T$_1$WI 示病变呈等信号，边缘模糊；D．横断面 T$_2$WI 示病变为高信号，内部信号欠均匀，边缘模糊；E．DWI 示病变呈略高信号；F．ADC 图示病变为高信号，无扩散受限；G．增强后横断面脂肪抑制 T$_1$WI 示病变边缘明显环形强化，内部未见强化；H．增强后冠状面脂肪抑制 T$_1$WI 示病变边缘明显环形强化，内部未见强化，邻近眼外肌略增粗，强化不均匀，周围脂肪间隙模糊，为双侧额窦及左侧筛窦炎所致。

7. 超声　A 型超声显示眶内高回声波后有一个或多个低回声波或液性平段，后波高尖。B 型超声显示在眼球后脂肪垫的强回声光团内出现一个或多个低回声区或无回声区，多个无回声区间是脓肿内的纤维间隔。病变边缘清晰或欠清晰。彩色多普勒超声检查中可见眶脂体内及囊壁内有较丰富的彩色血流，无回声区内无血流信号。

8. 影像学检查方法选择 首选 MRI，MRI 可以清晰显示炎症累及的范围，DWI 具有较高的诊断价值。

（五）鉴别诊断

1. 炎性假瘤 ①在 T_2WI 中呈等、低信号。②在增强扫描中呈轻中度强化，未见环形强化。③在 DWI 中呈等、略高信号，ADC 值较高。

2. 横纹肌肉瘤 ①形态不规则，边缘不清楚，病变中实性成分较多。②眶壁溶骨性骨质破坏。③内部有时可见不同时期的出血。

3. 转移瘤 ①患者有其他部位恶性肿瘤病史。②病变中心多位于骨质或眼外肌。③眶壁溶骨性骨质破坏、骨髓浸润。

（六）治疗及预后

1. 治疗方案选择 ①对患者全身应用广谱抗生素以控制感染。②对明确形成的脓肿行切开引流，同时对脓液行细菌培养及药物敏感实验。③如有异物，则应行开眶异物取出术，以利于控制炎症。④存在鼻旁窦炎症时，可做鼻旁窦引流术。

2. 预后 ①及时、有效治疗则预后较好。②迁延不愈则可能导致不可恢复的视力损害。

（七）关键要点

①眼眶红、肿、热、痛，血常规检查显示中性粒细胞增高。②厚壁囊性病变，内壁光滑，边缘清晰或不清晰。③邻近组织可呈炎性改变。④眶壁骨质增生、硬化。⑤病变在 DWI 中呈高信号，ADC 值减低。

参 考 文 献

[1] 王永哲，杨本涛，鲜军舫，等. 儿童急性副鼻窦炎颅眶并发症的 CT 和 MRI 表现 [J]. 临床放射学杂志，2016，35（3）：338-341.

[2] SCIARRETTA V，DEMATTÈ M，FARNETI P，et al. Management of orbital cellulitis and subperiosteal orbital abscess in pediatric patients：a ten-year review[J]. Int J Pediatr Otorhinolaryngol，2017，96：72-76.

[3] EUSTIS HS，MAFEE MF，WALTON C，et al. MR imaging and CT of orbital infections and complications in acute rhinosinusitis[J]. Radiol Clin North Am，1998，36（6）：1165-1183.

三、眼眶特发性炎性假瘤

（一）概述

1. 概念 眼眶特发性炎性假瘤（idiopathic orbital inflammatory pseudotumor）又称为特发性眼眶炎症、眼眶非特异性炎症，是无已知的眼眶内局部和全身系统病因的非感染性临床综合征。

2. 人口统计学特点 发病率在成人眼眶疾病中位居第三，占 5%～10%，仅次于甲状腺相关性眼病和眼部淋巴增生性疾病。该病发病率占引起单侧眼球突出病例的 13%，仅次于甲状腺相关性眼病。成人多见，平均发病年龄为 40～50 岁，儿童少见，无明显性别或种族差异。

3. 病因 尚未完全明确，多与自身免疫有关，部分炎性假瘤继发于感染，有时该病也与轻微创伤或手术后的炎症相关。无明显遗传倾向。有研究结果显示，白细胞介素 -1 也与炎性假瘤有关，前者可以刺激成纤维细胞增殖、中性粒细胞外渗以及血管内皮促凝血活性的激活，导致出现自身免疫活动的异常。

（二）病理学表现

1. 大体病理学表现 肿块无包膜，质硬；泪腺、眼外肌肿大，质硬。

2. 组织学表现 以小淋巴细胞为主的多种成熟细胞浸润和不同程度的纤维结缔组织增生。有人提出组织细胞在感染相关的炎性假瘤中占主导地位，而成纤维细胞的出现则表明病变可能成为真正的肿瘤。

（三）临床表现

可表现为急性、慢性和复发性。眼球突出是最常见的症状，患者可有眼球运动障碍、眼部疼痛、复视、眼睑水肿、球结膜水肿、视力下降甚至失明。处于急性期时，患者出现眼部疼痛、红肿、复视或视力下降明显。通常，血常规检查显示该病患者白细胞增多。

（四）影像学表现

1. 最佳诊断线索 急性突眼和疼痛，常在几个月内发展。多组织受累，眼外肌肌腹及肌腱增粗，边缘不整齐，可为一条或多条眼外肌受累，多为单侧眼眶受累，可有眼球壁增厚和视神经增粗，眶内脂肪组织被淋巴细胞及纤维结缔组织所取代。病灶呈 T_2WI 低信号具有一定特征性，有助于与其他病变鉴别。

2. 发生部位 一般肌锥内、外间隙均受累，病灶可呈大小不一的浸润性、不规则团块状或椭圆形。

3. 形态学表现 ①炎性肿块型：眶内局限性肿块；②弥漫型：累及眶隔前软组织、肌锥内间隙、肌锥外间隙、眼外肌、泪腺以及视神经等，可累及眶尖和海绵窦；③泪腺炎型：泪腺弥漫增大；④肌炎型：眼外肌肌腹和肌腱同时增粗；⑤巩膜周围炎型和视神经周围炎型：眼睑肿胀、增厚，眼球壁增厚，巩膜与视神经结合部的 Tendon 囊内可见软组织密度影，视神经增粗、边缘模糊。

4. 病变数目 多为单侧眼眶受累，可累及眶内多个结构，少数病例累及双侧眼眶，并且双侧肿块常提示存在全身性疾病。

5. CT 表现

（1）平扫表现：①炎性肿块型：眶内局限性软组织密度影，边界不清，密度不均匀，与眼外肌相比呈等或稍高密度。②弥漫型：球后至眶尖区的弥漫性软组织密度影，球后结构模糊不清或消失，可呈铸型改变，可累及视神经管。③泪腺炎型：泪腺弥漫性肿大，保留了腺体的形态，边缘模糊，与眼外肌相比呈等或稍高密度，密度较均匀，压迫眼球向内下方移位，可同时伴有眶内其他组织的炎症。④肌炎型：单条或多条眼外肌增粗，边缘模糊，周围脂肪间隙模糊，特征性表现是肌腹和肌腱（包括肌肉止点）均增粗。⑤巩膜周围炎型和视神经周围炎型：眼球壁增厚，视神经增粗，边缘模糊，周围脂肪间隙中可见渗出改变（图 3-2-9）。骨质破坏少见，颅内侵犯也较少见。

（2）增强扫描表现：轻、中度强化，眼球壁增厚、强化。

155

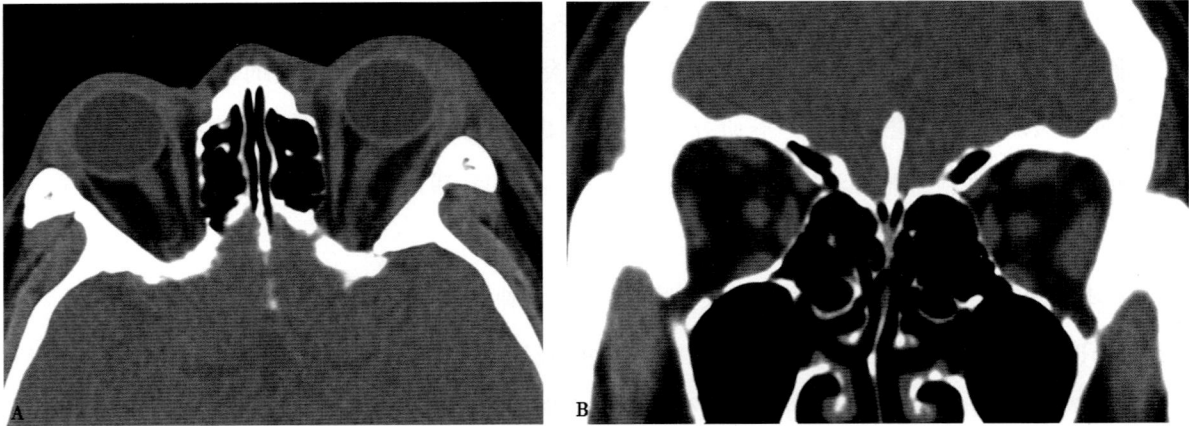

图 3-2-9　左侧眼眶特发性炎症

A. 横断面平扫 CT 软组织窗示左侧泪腺肿大，眼睑增厚，外直肌肌腹及肌腱增粗，视神经增粗；B. 冠状面平扫 CT 软组织窗示左侧眼上肌群及外直肌增粗，视神经略增粗，边缘模糊，周围脂肪间隙模糊。

6. MRI 表现

（1）T_1WI 表现：①炎性肿块型：与肌肉比呈等或略低信号，已经瘢痕化或病变以纤维组织为主时呈低信号。②弥漫型：弥漫性中低信号，边界不清。③慢性泪腺炎型：泪腺肿大，呈中低信号。④肌炎型：眼外肌增粗，呈稍低信号。⑤巩膜周围炎型和视神经周围炎型：眼球壁增厚，视神经增粗，周围脂肪间隙模糊，可见等 - 低信号条片影。

（2）T_2WI 表现：①炎性肿块型：已瘢痕化或以大量纤维组织为主时为低信号。②弥漫型：弥漫性中高信号，边界不清。③慢性泪腺炎型：泪腺肿大，呈中高信号。④肌炎型：眼外肌增粗，呈高信号。

（3）增强 T_1WI 表现：轻 - 中度强化。

（4）DWI 表现：呈等、高信号，ADC 值较高，平均值约 $(1.131 \pm 0.317) \times 10^{-3} mm^2/s$。

7. 超声表现
①炎性肿块型：不规则无回声或低回声区，衰减不一，肿块缺乏可压缩性。②弥漫型：眶内强弱不等、分布不均的异常回声区。③泪腺炎型：重大的泪腺回声减低或缺乏，病变的透声性较好，可压缩性不明显。④肌炎型：眼外肌肥大，回声减低或缺乏，病变的可压缩性不明显，肌附着点肿大。⑤巩膜周围炎型和视神经周围炎型：Tenon 囊水肿，视神经增粗。

8. 影像学检查方法选择
MRI 是首选的检查方法。CT 和超声可以辅助诊断。

（五）鉴别诊断

1. 甲状腺相关性眼病　①双侧眼眶多条眼外肌增粗，边缘清晰；②眼外肌肌腹增粗，肌腱正常；③眼球壁无改变，眼眶脂肪体积增大；④泪腺一般无改变，少见增大；⑤无眼痛；⑥对皮质激素治疗反应不敏感。

2. 淋巴增生性疾病或淋巴瘤　①在 T_1WI 及 T_2WI 中呈等信号；②增强后呈均匀轻、中度强化，边界较清晰，可累及眼眶前间隙；③ADC 值明显低于特发性炎症。

3. 眼眶蜂窝织炎　①常见于儿童；②急性起病，早期眼睑红肿，累及眶隔后患者可出现突眼、视力下降及眼球运动障碍；③病变多位于眼眶内侧和鼻旁窦相邻处；④CT 显示病变呈等密度或略低密度，边缘模糊、不规则，严重时导致眶内结构显示不清；⑤MRI 显示病变在 T_1WI 中呈等或略低信号，在 T_2WI 中呈高信号，DWI 及 ADC 图弥散受限；⑥增强后病变呈不均匀弥漫性强化，边缘模糊。

（六）治疗及预后

1. 治疗方案选择　①药物治疗：全身类固醇激素治疗，也可以使用类固醇药物与非甾体抗炎药联合治疗。②放射治疗：当患者对于系统性皮质类固醇治疗无反应，或者当激素治疗给患者带来明显危险时，可采用低剂量放射治疗。③手术：当病灶内有钙化时，只能通过手术探查和肿块切除术进行治疗。

2. 预后　该病呈亚急性或慢性炎症过程，病情可迅速进展，激素治疗可缓解，病情常反复。

（七）关键要点

急性突眼和疼痛，一条或多条眼外肌肌腹及肌腱增粗，可累及眶内多个结构；病变已瘢痕化或以大量纤维组织为主时，病灶呈 T_2WI 低信号，轻、中度强化，皮质类固醇治疗有效。

参 考 文 献

[1] REN J，YUAN Y，WU Y，et al. Differentiation of orbital lymphoma and idiopathic orbital inflammatory pseudotumor: combined diagnostic value of conventional MRI and histogram analysis of ADC maps[J]. BMC Med Imaging，2018，18（1）：6.

[2] PAKDAMAN MN，SEPAHDARI AR，ELKHAMARY SM. Orbital inflammatory disease: pictorial review and differential diagnosis[J]. World J Radiol，2014，6（4）：106-115.

[3] NARLA LD，NEWMAN B，SPOTTSWOOD SS，et al. Inflammatory pseudotumor[J]. Radiographics，2003，23（3）：719-729.

[4] YUEN SJ，RUBIN PA. Idiopathic orbital inflammation: distribution，clinical features，and treatment outcome[J]. Arch Ophthalmol，2003，121（4）：491-499.

四、眼眶蜂窝织炎

（一）概述

1. 概念　眼眶蜂窝织炎（orbital cellulitis）是细菌性感染引起的眼眶内急性炎症，因可导致永久性视力丧失并通过颅内蔓延造成败血症危及患者生命，故常被视为危症。其常由鼻旁窦炎、外伤、睑腺炎或颜面部化脓性感染导致。

2. 人口统计学特点　小儿多见，平均发病年龄约为 6.8 岁。

3. 病因　①鼻旁窦炎或眶周结构的化脓性感染直接蔓延累及眼眶。其中鼻旁窦炎是较常见的病因，鼻旁窦的感染很容易经由菲薄的眶壁骨质或其他孔道扩散至眼眶。②眼部外伤或手术导致细菌感染、海绵窦血栓、鼻旁窦炎、面部疖、丹毒以及口腔病灶等邻近组织的感染扩散，病原体常为金黄色葡萄球菌。③脓毒血症经血行播散导致眶内感染，面部、鼻旁窦和眼眶的静脉系统缺少瓣膜，感染容易通过相互连通的静脉系统蔓延。

（二）病理学表现

根据发展阶段不同，该病大致可分为以下 5 个类型：①炎性水肿；②骨膜下蜂窝织炎和脓肿；③眼眶蜂窝织炎；④眼眶脓肿；⑤眼静脉和海绵窦血栓形成。

对该病的并发症进行如下介绍。

（1）角膜受累：因眼球突出，角膜暴露，故易发生暴露性角膜炎并可发展为角膜溃疡、穿孔、失明。

（2）眼界坏疽：病情严重者，眼界发生坏疽并有腐肉蜕落。

（3）视神经病变：因眶内压增高，视神经受压，视网膜中央静脉及视网膜的供养血管均被挤压，故而视神经盘可能水肿。如果炎症浸润至视神经鞘膜及视神经实质，则可同时发生视神经炎。视神经实质内可有局灶性脓肿及坏死，视神经很快出现萎缩，患者出现视力减退乃至失明。

（4）视网膜病变：因视网膜中央血管受累，故可能发生视网膜出血、视网膜静脉阻塞（或视网膜动脉阻塞）以及渗出性视网膜脱离。

（5）巩膜炎、脉络膜炎：炎症可波及巩膜、脉络膜及视网膜等组织，可有急性局灶性坏死。

（6）海绵窦血栓性静脉炎：炎症向后蔓延至海绵窦，导致海绵窦血栓性静脉炎、脑膜炎或脓肿而造成患者死亡。

（三）临床表现

临床上表现为眼睑红肿、球结膜充血水肿、眼球运动障碍，局限于眶隔前的感染很少影响眼眶功能，而累及眶隔后的感染可影响视力以及眼运动功能，约 11% 的患者失明。如果感染不能被及时控制，则可导致眼上静脉血栓性静脉炎、颅内血栓性静脉炎、眶内脓肿、脑膜炎和硬膜下脓肿。部分患者可出现发热、头痛、乏力等全身中毒症状。

（四）影像学表现

1. 最佳诊断线索　眼睑增厚、肿胀，眼球突出，病变多位于眼眶内侧和鼻旁窦相邻处，边缘模糊，可累及多个眶内结构，增强后病变呈弥漫性不均匀强化，眶骨膜可增厚、强化。

2. 发生部位　多为单侧发病，少见双侧。病变常见于眼眶内侧和鼻旁窦相邻处。

3. 形态学表现　病变范围较弥漫，可见条索状、片状影，可发展形成梭形或半球形脓肿。

4. 病变数目　多为单侧眼眶，病变弥漫、累及眶内多个结构。

5. CT 表现

（1）平扫表现：炎症早期，眼睑软组织增厚，眶隔前软组织密度增高，边缘模糊，眶内结构尚正常。病变累及肌锥内、外间隙时，常见脂肪密度升高、其内可见索条状或片状软组织密度影，眼外肌增粗且边缘模糊。病情进一步发展，可见眶内弥漫性软组织密度影，正常结构显示不清，病变可使眼球受压移位。根据炎症累及的部位，该病可分为肌锥内、肌锥外、骨膜下、巩膜下以及弥漫性。脓肿表现为占位性低密度病变，边界略模糊（图 3-2-10）。

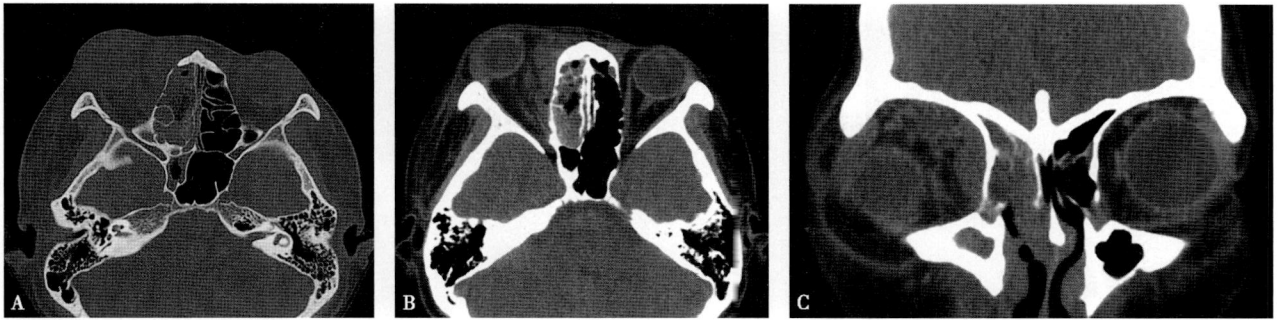

图 3-2-10 右眼蜂窝织炎

A. CT 平扫横断面骨窗，右侧眼球突出，眼眶内壁骨质连续，未见明显骨质破坏；B. 平扫横断面软组织窗，右侧眼眶内象限不规则软组织密度影，边缘模糊，周围脂肪间隙模糊，内直肌增粗，祝神经受压移位，发生了筛窦炎；C. 平扫冠状面软组织窗，右侧眼眶内象限不规则软组织密度影，眼上肌群、上斜肌、内直肌增粗，泪腺肿大，眼球向外下移位，眶脂体向眶隔前移位。

（2）增强扫描表现：眶骨膜增厚、强化，眼眶内累及结构可呈不同程度强化，累及海绵窦及颅内时可见海绵窦增宽、强化，颅内脑膜增厚、强化。脓肿形成时可见呈不形强化的厚壁。

6. MRI 表现

（1）T_1WI 表现：炎症早期病变局限，多位于眼眶内壁和鼻旁窦相邻处，与眼外肌相比，病变呈等信号，边缘模糊且不规则。弥漫性炎症可造成眼眶内结构不清，呈等信号片状或索条状影，眶内脂肪间隙模糊。脓肿形成时可见边界不清的团块影，一般表现为等或低信号。

（2）T_2WI 表现：炎症早期病变局限，多位于眼眶内壁和鼻旁窦相邻处，与眼外肌相比病变呈高信号，边缘模糊且不规则。弥漫性炎症可造成眼眶内结构不清，呈高信号片状或索条状影，眶内脂肪间隙模糊。脓肿形成时可见边界不清的团块影，脓肿壁中纤维组织较多，呈等或略低信号，内部脓液呈高信号。眼静脉血栓形成时，流空信号消失，静脉信号增高。

（3）弥散加权像表现：脓肿内部脓液呈高信号，ADC 图示脓肿壁呈稍高信号，脓液呈低信号。

（4）增强后 T_1WI 表现：病变不均匀强化，呈中度或明显强化，边缘模糊。眶骨膜及视神经鞘可见强化。脓肿壁呈明显、环形强化，内、外壁均较光滑，中央脓液不强化（图 3-2-11）。增强后 T_1WI 有利于显示继发的海绵窦血栓性静脉炎、脑膜炎、硬膜下脓肿和脑内脓肿。

7. 超声表现 眼睑增厚，眼睑一侧声反射增强且无明显边界，组织间回声界面增多。

8. 影像学检查方法选择 MRI 可明确病变发生的部位、范围，并且可以显示病变发展不同时期的相应信号特点，是眼眶蜂窝织炎的首选检查方法。DWI 序列有助于鉴别诊断。

（五）鉴别诊断

1. 炎性假瘤 ①境界清楚的肿瘤样软组织团块；②主要位于肌锥内、外间隙，多伴有眼球壁增厚、眼外肌增粗并累及肌腱；③增强后呈不均匀明显强化。

2. 横纹肌肉瘤 ①范围相对局限，多呈肿块状，边缘可有分叶；②密度不均匀，呈等长 T_1、长 T_2 信号，内部可见坏死区，增强后，实性成分呈中等至明显强化，坏死区不强化；③多可见眶壁骨质破坏。

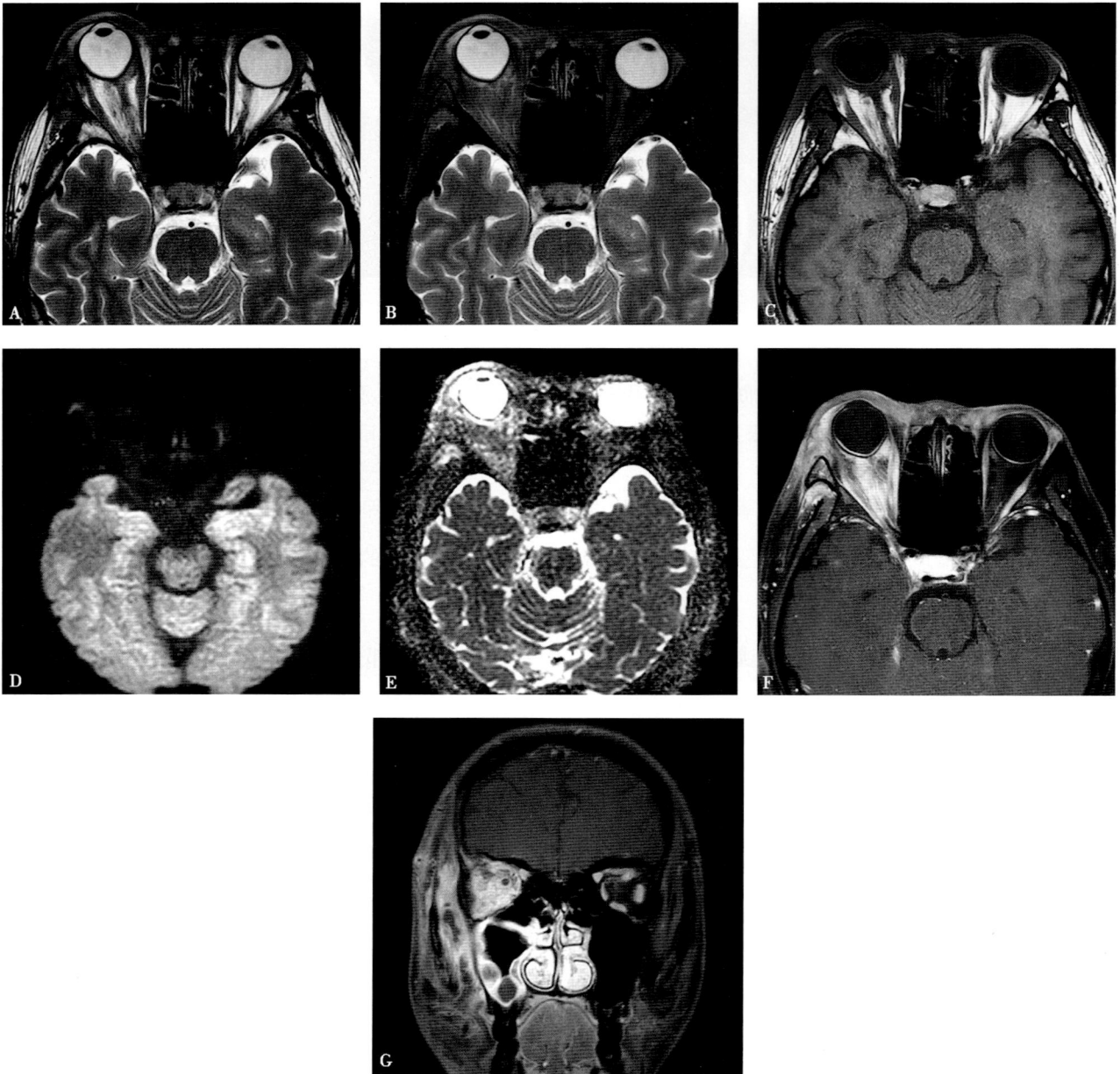

图 3-2-11　右眼蜂窝织炎

A. 横断面 T_2WI，右侧眼球突出、形态欠自然，眼球壁增厚，眼眶肌锥内、外脂肪间隙模糊，可见片状等信号影，球后筋膜囊增厚，内直肌、外直肌增粗，泪腺增大，边缘模糊，眼睑肿胀；B. 横断面脂肪抑制 T_2WI，右侧眼眶内片状影呈略高信号，边缘模糊，眼睑肿胀、呈高信号；C. 横断面 T_1WI，位于眼眶肌锥内、外间隙的病变呈等信号，球后筋膜囊增厚，内直肌、外直肌增粗，泪腺增大，边缘模糊；D. 横断面 DWI，右侧眼眶病变呈低信号；E. ADC 图，右侧眼眶病变呈高信号；F. 增强后横断面 T_1WI，右侧眼眶内病变、眼睑及颞肌呈不均匀明显强化，边缘模糊，右侧蝶骨大翼骨髓腔中可见片状强化影；G. 增强后冠状面 T_1WI，右侧眼眶肌锥内、外间隙处可见片状强化影，诸眼外肌不均匀明显强化，颞窝及颞下窝软组织不均匀强化。

（六）治疗及预后

1. 治疗方案选择

（1）抗感染：如涂片上发现革兰氏阳性球菌，经静脉注射甲氧苯青霉素（methicillin，又称新青霉素 I）

200mg/（kg·d）（每2～4小时一次）。如涂片结果为革兰氏阴性球菌则经静脉应用庆大霉素。如涂片上未发现细菌，则经静脉应用新青霉素I、青霉素及庆大霉素。如患者为5岁以下的儿童则应该联合应用氨苄西林（ampicillin）及新青霉素I。如无条件涂片，则应用新青霉素I、青霉素及庆大霉素。同时可使用磺胺类药，或使用广谱抗生素如诺氟沙星，口服，每日3～4次，每次0.2g，也可用诺氟沙星滴眼剂滴眼，每日5次。对于怀疑有厌氧菌感染者，联合使用甲硝唑或奥硝唑，待得到细菌培养及药敏试验结果后，选择有效抗生素，还应针对病情适量使用糖皮质激素。

（2）一般支持治疗、及时对症处理：卧床休息，多饮水。

（3）切开引流：如已化脓，则应在脓点处或最突起部位切开引流，如果目的为探查切开，则应在眉下于眶上缘内1/3处（相当于滑车部位）或泪腺窝处作切口，深入眶内。

（4）局部用药：眼球局部点用抗生素如0.25%氯霉素及0.3%庆大霉素，必要时用湿盒或温房保护眼球和角膜。

2. 预后 眼眶蜂窝织炎发病后进展迅速，若延误治疗时机、炎性反应扩散，易造成严重后果。故在该病的治疗上应强调早期治疗原发病，需积极明确病因。

（七）关键要点

①常见于儿童。②急性起病，早期眼睑红肿，累及眶隔后患者可出现突眼、视力下降及眼球运动障碍。③病变多位于眼眶内侧和鼻旁窦相邻处。④CT显示病变呈等密度或略低密度，边缘模糊、不规则，严重时导致眶内结构显示不清。⑤MRI显示病变在T_1WI中呈等或略低信号，在T_2WI中呈高信号，DWI及ADC图显示弥散受限。⑥增强后病变呈不均匀弥漫性强化，边缘模糊。

参 考 文 献

[1] DAOUDI A, AJDAKAR S, RADA N, et al. Orbital and periorbital cellulitis in children. Epidemiological, clinical, therapeutic aspects and course[J]. J Fr Ophtalmol, 2016, 39（7）: 609-614.

[2] DANKBAAR JW, VAN BEMMEL AJ, PAMEIJER FA. Imaging findings of the orbital and intracranial complications of acute bacterial rhinosinusitis[J]. Insights Imaging, 2015, 6（5）: 509-518.

[3] PAKDAMAN MN, SEPAHDARI AR, ELKHAMARY SM. Orbital inflammatory disease: pictorial review and differential diagnosis[J]. World J Radiol, 2014, 6（4）: 106-115.

[4] SEPAHDARI AR, AAKALU VK, KAPUR R, et al. MRI of orbital cellulitis and orbital abscess: the role of diffusion-weighted imaging[J]. AJR Am J Roentgenol, 2009, 193（3）: 244-250.

[5] LEBEDIS CA, SAKAI O. Nontraumatic orbital conditions: diagnosis with CT and MR imaging in the emergent setting[J]. Radiographics, 2008, 28（6）: 1741-1753.

[6] CHANDLER JR, LANGENBRUNNER DJ, STEVENS ER. The pathogenesis of orbital complications in acute sinusitis[J]. Laryngoscope, 1970, 80（9）: 1414-1428.

第四节　眼眶囊肿

一、皮样囊肿和表皮样囊肿

（一）概述

1. **概念**　皮样囊肿（dermoid cyst）和表皮样囊肿（epidermoid cyst）是眶内较常见的良性肿瘤，占眼眶内肿瘤的 6.0%～10.0%，为先天发育性双胚层囊性肿瘤，囊肿内含液体和实质部分，好发于眼球附近，可与骨壁粘连。

2. **人口统计学特点**　常见于眼眶前部。由于其生长缓慢，出生时即被诊断的病例占比不到 25%，但大多数病例可在 10 岁以内出现临床症状并得到确诊。

3. **病因**　胚胎发育过程中，外胚层隔膜被嵌入眶壁或眼睑所致。

（二）病理学表现

1. **大体病理学表现**　皮样囊肿属迷离瘤，即发育时形成的异位生长性肿瘤，含有中胚层和外胚层共两层结构。该肿瘤是在孕 5～6 周时由于外胚层结构受限于邻近的神经管内所产生的。该肿瘤多见于眼球周围，多在骨缝间生长，与额颧缝关系密切，常有局部眶壁骨质受压变形或破坏缺损；还有一部分皮样囊肿呈哑铃形生长，骑跨于眶壁上，多数皮样囊肿位于眼眶外壁与上、下壁，骑跨于眶翼额窝、眶颅前窝、眶鼻旁窦腔等结构，可与骨膜粘连，生长缓慢。外观为囊性，形状易变，周围结构多呈受压性改变。皮样囊肿本身有完整包膜，境界清楚，边缘锐利，其壁为鳞状上皮、真皮、皮下组织等，内容物为表皮碎屑、角化物、脂肪、毛发、汗液等皮肤附属成分。

2. **组织学表现**　皮样囊肿和表皮样囊肿均有被覆鳞状上皮的完整囊壁，其外包绕纤维结缔组织的为表皮样囊肿，囊壁中除了表皮之外还有真皮、不等量皮下组织和皮肤附件的为皮样囊肿。表皮样囊肿的内容物主要是豆渣样皮肤角化脱落物、不等量液体和胆固醇；皮样囊肿内含有脂质、角化物、皮质和毛发。

（三）临床表现

肿瘤较小时无任何临床症状或体征，随着肿瘤长大，可出现沿着额颧缝或额筛缝走行的无痛性皮下肿块。

（四）影像学表现

1. **最佳诊断线索**　位于眼眶外上象限的类圆形略低密度影，其内可见脂质成分，边缘清晰，邻近骨质受压改变，病变主体无强化。

2. **发生部位**　80% 以上位于眼眶外上象限或泪囊窝。深部皮样囊肿可位于眼球后方肌锥内间隙。

3. **形态学表现**　可为类圆形，部分表皮样囊肿可沿骨缝生长，呈不规则形或哑铃形。

4. **病变数目**　大多数为单发病变。

5. **CT 表现**

（1）平扫表现：边界清晰、边缘光滑的类圆形或不规则囊性或囊实性肿块，其内可见脂肪密度影

（图 3-2-12A、B），有时边缘可见钙化。

（2）增强扫描表现：增强后病变囊性成分不强化，囊壁可见轻度强化。

6. MRI 表现

（1）T_1WI 表现：单纯囊肿型病变呈均匀的等或低信号，比玻璃体信号高，境界清楚，有完整包膜。当肿瘤内成分混杂的时候，内部可有明显的液 - 液平面，脂质成分表现为高信号，皮肤附属物成分表现为低信号（图 3-2-12C）。

（2）T_2WI 表现：单纯囊肿型病变呈均匀的高信号，与玻璃体信号相近，境界清楚，有完整包膜（图 3-2-12D）。当肿瘤内有毛发、汗液等混杂成分时，可见液 - 液平面，其中，上层脂质成分呈高信号，皮肤附属物呈不均匀混杂信号。采用脂肪抑制序列时可见脂质成分，呈低信号。

（3）动态增强扫描结合延迟扫描表现：注射钆喷酸葡胺后，单纯囊肿型肿瘤多数不强化，但一部分肿瘤的囊肿壁可出现强化，可能为瘤壁中的胶质纤维组织发生了强化，也可能与肿瘤刺激周围正常组织造成反应性改变有关，还可能由于皮样囊肿为双胚层结构、本身有少量血管结构。混合型肿瘤内脂质成分及液性成分不强化，皮肤附属器成分可有轻度强化（图 3-2-12E、F）。

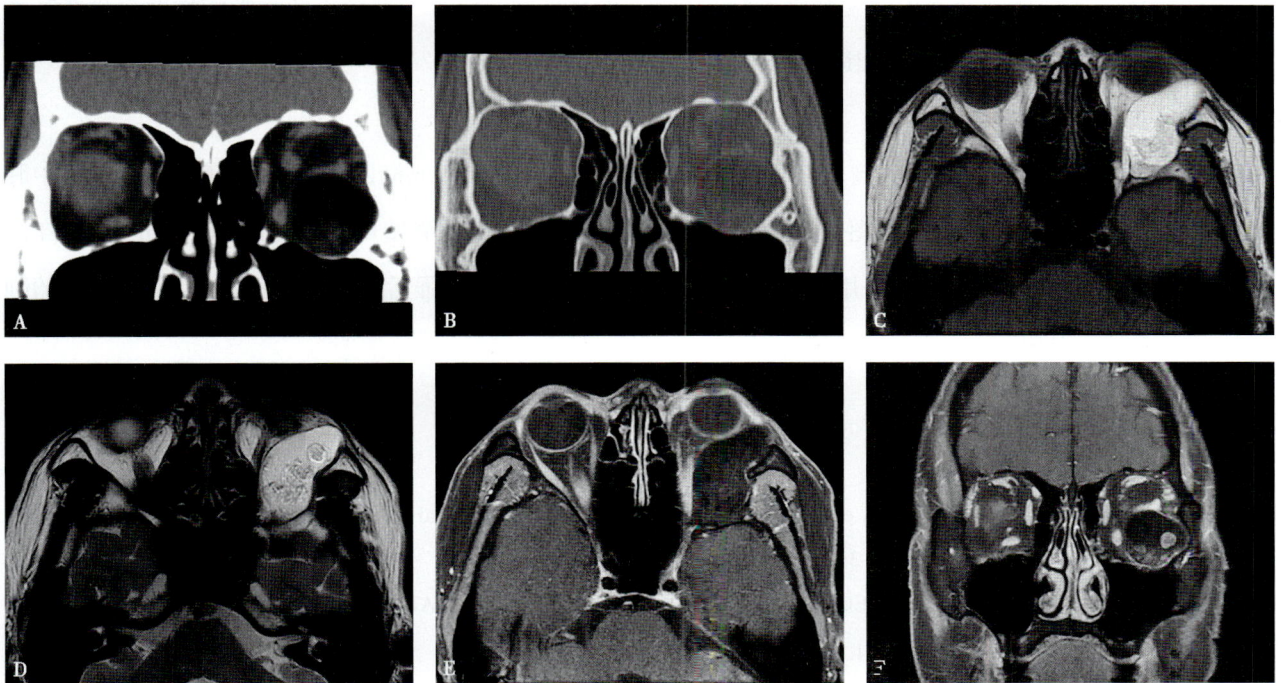

图 3-2-12　左侧眼眶外壁表皮样囊肿

A. 冠状面 CT 软组织窗示左侧眼眶外下象限肌锥外间隙类圆形低密度肿块，其内可见片状脂肪密度影，病变边缘光滑，外直肌及内直肌受压移位；B. 冠状面 CT 骨窗示左侧眼眶外壁及下壁骨质不完整，边缘锐利；C. 横断面 T_1WI 示左侧眼眶肌锥外间隙及蝶骨大翼区类圆形高信号影，其内信号欠均匀，蝶骨大翼骨质不完整，左侧眼球突出；D. 横断面 T_2WI 示病变呈不均匀高信号，提示有脂肪成分；E. 增强后横断面脂肪抑制 T_1WI 示病变边缘呈轻度强化，病变内部脂肪成分区域呈低信号；F. 增强后冠状面脂肪抑制 T_1WI 示病变下部软组织成分呈片状及结节状轻度强化，病变上部脂肪成分呈低信号。

7. 影像学检查方法选择　首选 CT 检查,如有继发感染则可行 MRI 检查,观察病变范围。

(五)鉴别诊断

1. 神经鞘瘤　①T$_2$WI 显示病变呈包括等信号和片状高信号的混杂信号;②增强后可见实性成分强化。

2. 眶内脓肿　①临床上,患者多有感染、发热病史,多由鼻旁窦炎蔓延而来;②形态不规则,边缘模糊,肌锥内、外间隙模糊;③增强扫描中,病变边缘呈环形强化,而且可累及邻近结构。

(六)治疗及预后

1. 治疗方案选择　手术切除皮样囊肿是最佳治疗手段,术后预后良好。当皮样囊肿较小、没有明显功能障碍及美容障碍时,可暂行观察。

2. 手术入路选择　手术原则是将囊壁及内容物完全摘除。由于肿块位置变异大,故手术方法也有所异,对于位于眶周的肿块,一般在局部麻醉下,沿皮纹作局限性切口,仔细分离肿块,以免损伤正常组织或残留上皮组织引起复发。对于无粘连者,仅将囊壁完整摘除;对于轻度粘连者,在骨窝旁 0.5cm 处切开骨膜,分离至骨窝,连同囊壁一同切除。对于位于骨膜下间隙的骨窝以内或以哑铃状通过骨孔与鼻旁窦沟通、与骨缘粘连甚紧的囊肿,应凿开隐蔽凹窝,将骨窝相对骨膜与其粘连的囊壁一同切除。在骨窝内用石炭酸腐蚀可以减少上皮组织残留。

3. 预后　皮样囊肿及表皮样囊肿手术预后很好,少有复发。但有一部分皮样囊肿的囊壁与骨壁粘连紧密,还有一些哑铃形囊肿侵犯范围较广,从而不易全切,术后容易复发。

(七)关键要点

①常见于儿童的眼眶良性肿瘤。②常位于眼眶外上象限,呈圆形或椭圆形,边界清楚,部分病例中肿瘤沿骨缝生长、呈哑铃型。③CT 图像上可见脂肪密度影,部分病例的囊壁可见钙化;MRI 上可见 T$_1$WI 高信号、T$_2$WI 高信号的脂肪成分,采用脂肪抑制序列时呈低信号。④增强后病变主体不强化,部分病例的肿瘤边缘可有轻度强化。

参 考 文 献

[1] KUDO K,TSUTSUMI S,SUGA Y,et al. Orbital dermoid cyst with intratumoral inflammatory hemorrhage: case report[J]. Neurol Med Chir,2008,48(8):359-362.

[2] CHUNG EM,MURPHEY MD,SPECHT CS,et al. From the archives of the AFIP. Pediatric orbit tumors and tumorlike lesions: osseous lesions of the orbit[J]. Radiographics,2008,28(4):1193-1214.

[3] 王宏,吕剑,边远. 眼眶皮样囊肿的 MRI 表现 [J]. 中国医学影像技术,2002,18(11):1161-1163.

二、植入性囊肿

(一)概述

1. 概念　眼眶植入性囊肿是眼眶外伤或术后少见的并发症。由于发病率低,学界对该病认识不足,故该病易与眼眶其他囊性病变混淆。

2. 人口统计学特点　该病主要与外伤及手术史关系密切，从外伤、手术至囊肿发现的时间从 4 个月至 28 年不等。无明显性别差异。

3. 病因　眼眶植入性囊肿可分为原发性囊肿与继发性囊肿，以继发性囊肿较为常见，其形成原因主要是角膜、结膜、皮肤的上皮细胞，因外伤或手术等原因进入前房，少数患者的眼内植入性囊肿由长时间缩瞳引起。当发生眼球开放伤，尤其是锐器伤时，损伤可导致上皮细胞进入眼内，从而形成植入性囊肿。手术缝合结膜时手法欠妥可导致结膜上皮细胞或上皮残留于眶内，进而形成囊肿。

（二）病理学表现

1. 大体病理学表现　眼眶植入性囊肿是由于外伤、手术或穿刺导致上皮细胞植入眼睑皮肤或眼眶软组织内而形成的囊性病变。常见的植入上皮细胞有皮肤上皮细胞、结膜上皮细胞，不常见者为呼吸上皮细胞及汗腺上皮细胞。

2. 组织学表现　皮肤上皮植入性囊肿的囊壁由上皮细胞被覆，囊液含有角蛋白碎屑与上皮细胞；结膜上皮植入性囊肿的囊壁由含有杯状细胞的非角化结膜上皮被覆；呼吸上皮植入性囊肿的囊壁由薄层假复层柱状上皮被覆，上皮层内含有杯状细胞，囊腔内含有黏液；汗腺上皮植入性囊肿被覆双层非角化立方上皮，囊腔内为清亮的液体。与皮样囊肿不同，植入性囊肿的囊壁不含皮肤附属结构。植入性囊肿可发生破裂或出血，出血可能是自发的或由钝性外伤引起的。囊肿破裂后，囊壁周围纤维化和机体对残留囊壁等物质的异物反应可引起囊壁不规则增厚。

（三）临床表现

眼眶骨折或手术后，病例出现无痛性眼球突出，义眼突出、移位，眼球运动障碍。部分病例出现眼眶疼痛、结膜红肿。

（四）影像学表现

1. 最佳诊断线索　明确的眼眶外伤及手术史，外伤或手术部位出现囊性病变，可为单房或多房，病变边界清楚，邻近结构受压，囊壁及分隔可见轻度强化。

2. 发生部位　发病部位与外伤部位或手术类型有一定关系。眶壁骨折整复术、眼球摘除术和视网膜脱离修复术可导致眶隔后眼眶深部植入性囊肿；眶隔前部手术或外伤易导致眶隔前植入性囊肿。

3. 形态学表现　类圆形囊性病变，可为单房或多房，病变边界清楚，病变较大时，视神经、眼外肌或眼球可受压移位。

4. 病变数目　大多数为单发病变。

5. CT 表现

（1）平扫表现：相对于脑灰质，病变为略低密度肿块，边缘光滑无分叶，密度均匀，呈液性密度。周围结构可受压移位，但与病变分界清晰，眶壁骨质受压，无骨质破坏。眼眶呈术后改变（眼球缺如、义眼植入）或可见眶壁骨折。

（2）增强扫描表现：单房病变的囊壁呈环形轻度强化，多房病变中可见内部多个分隔轻度强化。

6. MRI 表现

（1）T$_1$WI 表现：与脑灰质信号相比，病变呈等信号，信号均匀。当病变内有较多蛋白成分或亚急性期出血时也可表现为高信号。囊壁及分隔在 T$_1$WI 中显示不清。眼眶呈术后改变（眼球缺如、义眼植入）或可见眶壁骨折。

（2）T$_2$WI 表现：与脑灰质信号相比，病变呈高信号，可见较薄的囊壁和分隔。有不同时期出血时，信号可较复杂，陈旧性出血可表现为特征性低信号。

（3）DWI 表现：病变在 DWI 中呈等信号，无高信号影。

（4）增强扫描表现：囊壁和分隔轻度强化，囊性成分不强化。单房囊肿边界清晰，囊壁较薄且厚度均匀；多房囊肿内可见完整或不完整的间隔，呈"蜂房样"改变。

7. 影像学检查方法选择　首选 MRI，MRI 可以清楚地显示病变范围及囊肿内成分。CT 可较好地显示邻近骨质情况，可以清楚显示眶壁骨折。

（五）鉴别诊断

1. 皮样囊肿及上皮样囊肿　①多见于儿童，病变发生部位多位于眼眶外上象限，病变可沿骨缝生长，尤其是额颧缝和额筛缝；②其内可见脂质成分，在 CT 中呈低密度影，在 T$_1$WI 及 T$_2$WI 中均呈高信号，在脂肪抑制序列中呈低信号；③多为单房囊肿；④可有液 - 液平面，皮样囊肿内可见毛发等皮肤附属器，信号不均匀；⑤患者无明显外伤或手术史。

2. 畸胎瘤　①罕见病，肿块在婴儿或儿童期出现，为囊实性肿块；②病变内有脂肪、液体及钙化成分，CT 密度混杂，MRI 信号不均匀，可见 T$_1$WI 及 T$_2$WI 高信号影，在脂肪抑制序列中呈低信号。

3. 动脉瘤样骨囊肿　①CT 示眶壁囊状膨胀性及溶骨性骨质破坏，病灶内可见多个骨性分房；②MRI 中可见多发液 - 液平面，病变内含有出血信号，在 T$_1$WI 中呈等或略高信号，在 T$_2$WI 中呈低信号。

4. 眶内脓肿　①病变位于骨膜下、眼眶或眼睑，有眼眶炎症的临床表现；②CT 示病变可见厚壁，边缘不光滑、模糊，周围脂肪间隙模糊，邻近结构可受累；③MRI 示病变呈 T$_1$WI 等、低信号，T$_2$WI 高信号，边缘模糊，在 DWI 中呈高信号，常伴有眼外肌、视神经等结构的炎性改变；④增强后病变呈环形强化，邻近受累结构呈不均匀强化。

（六）治疗及预后

1. 治疗方案选择　治疗方法很多，但局部消炎药物治疗无效，穿刺放液治疗复发率高，丝裂霉素 C 治疗使用不当会造成结膜组织坏死，目前，对于治疗上皮植入囊肿，手术是较为安全可靠的方法。

2. 手术入路选择

（1）对于囊肿过大侵及上睑提肌者：摘除囊肿时易损伤上睑提肌，造成上睑下垂，所以应先找到上睑提肌，行囊肿分离，进而完整摘除囊肿。

（2）术中应避免囊肿破裂：在显微镜下，表面麻醉后，用显微镊提起囊肿旁的结膜行结膜下麻醉，用显微剪剪开结膜，分离囊肿表面的结膜下组织，充分暴露出囊肿并将其摘除；若囊肿破裂，则应扩大切口，将可疑囊壁切除，以免囊壁残留引起囊肿复发。

（3）术毕应放置透明眼模：防止多次手术引起组织粘连及结膜囊狭窄。

3. 预后　术后预后良好。

（七）关键要点

①明确的眼眶外伤或眼眶手术史；②手术范围或外伤区域囊性病变，可为单房或多房；③薄壁或分隔可见轻度强化。

参 考 文 献

[1]　任明玉，刘立民，高宇，等. 眼部上皮性囊肿组织病理学分类和临床特点 [J]. 眼科新进展，2014，34（3）：272-274.

[2]　PASU S，CHAKRABORTY P. Orbital epithelial implantation cyst presenting 40 years after orbital trauma[J]. Open J Ophthalmol，2013，3（2）：25-26.

[3]　张淑慧，王振常，付琳，等. 眼眶上皮植入性囊肿的影像学表现 [J]. 临床放射学杂志，2010，39（5）：595-598.

三、黏液囊肿

（一）概述

1. 概念　眼眶黏液囊肿（mucocele of orbit）多原发于鼻旁窦，囊肿较大导致邻近骨质吸收从而扩展至眶内，引起眼球突出、移位等症状。

2. 人口统计学特点　多见于青年人和中年人。

3. 病因　眼眶黏液囊肿的病因一般被认为是先天性自然窦口狭小或多种原因所致的窦口阻塞，使窦腔内积液不能流出，最常见的为鼻旁窦慢性炎症、变态反应性水肿及息肉等，此外，肿瘤（特别是筛窦基底细胞癌、额窦基底细胞癌、转移性肿瘤）、累及鼻泪管的骨折等也是导致窦口阻塞的原因。窦口阻塞后出现黏液潴留，随着窦腔内压力增加，窦腔扩大，骨壁吸收。由于正常窦壁薄弱处不足 1mm 厚度，故鼻旁窦黏液囊肿可压迫眶板，使得眶壁受侵蚀而缺失，进而向眶内蔓延，引起眼球突出和移位。另一种理论认为小囊肿发生在鼻旁窦的衬里，也许来源于肿胀的杯状细胞，当囊肿增大时，最终使鼻旁窦关闭，囊肿受压并侵蚀相邻骨质，将此称为原发性黏液囊肿。但临床中所遇到的黏液囊肿多为前者。

（二）病理学表现

1. 大体病理学表现　囊肿壁即鼻旁窦黏膜，也有囊肿因慢性炎症而出现纤维化的囊壁，囊肿内容物多为黏稠液体，呈淡黄、黄绿或棕褐色，有时内含胆固醇。发病部位以额窦最多，筛窦次之，发生在蝶窦及上颌窦的黏液囊肿较少见。到疾病的后期，黏液囊肿可扩展到附近的其他鼻旁窦，以致难以确定其原发部位。邻近骨质受压变薄、吸收。

2. 组织学表现　构成黏液囊肿壁的为纤毛柱状上皮，因受压而变为扁平形，黏膜下层可见炎症细胞浸润，有时呈现息肉或纤维性变。囊液内含胆固醇结晶，如有感染则可见中性粒细胞及细菌。

（三）临床表现

因囊肿从不同位置侵入眼眶，故其引起的眼部表现较为复杂，患者常主诉慢性头痛和视力障碍，根据囊肿发生于不同的鼻旁窦而出现不同方向的眼球突出，也可因眼球内转受限而发生复视，同时可出现视神经受压的有关症状、鼻溢和嗅觉减退等。如额窦及前组筛窦囊肿侵入眼眶，则仅引起眼球突出和外、下方移位，眶缘可扪及软性肿物或薄骨片，触之如乒乓球感；后组筛窦和蝶窦黏液囊肿较为隐蔽，在早期，其引起的主要症状如头痛、视力减退、视神经萎缩、眼球运动受限，晚期侵入眼眶才引起眼球突出。

（四）影像学表现

1. 最佳诊断线索　鼻眶沟通性病变，类圆形或不规则形，边界清楚，眶壁骨质受压吸收，病变内可见液体信号或黏液密度影（或信号），增强后不强化。

2. 发生部位　鼻旁窦黏液囊肿最多发生于额窦和筛窦，其次发生于上颌窦，发生于蝶窦者少见。

3. 形态学表现　鼻眶沟通性病变，类圆形或不规则形，边界清楚。

4. 病变数目　大多数为单发病变。

5. CT 表现

（1）平扫表现：鼻旁窦的窦腔扩大，其内可见囊性略低或等密度影（与眼外肌相比），早期囊肿液内含蛋白质较少，密度较低，囊液浓稠、呈固体状以及发生急性感染时，密度可增高；一般，病变内密度较均匀，少数可有出血及钙化。鼻旁窦壁即眼眶壁呈受压、吸收改变，骨皮质变薄，边缘光滑；病变突入眼眶，相邻眼外肌受压移位，眼球受压、向前突出，与病变分界清晰（图 3-2-13A～D）。

（2）增强扫描表现：囊壁可轻度强化，囊肿内部不强化。继发感染时，囊壁增厚并明显强化。

6. MRI 表现

（1）T_1WI 表现：因囊液的蛋白含量、水含量及黏稠度不同，故其信号强度有明显差异。如囊液中蛋白含量不太多、含水较多而黏度较低，则病变在 T_1WI 上呈均匀的低或略低信号肿块；如囊液中蛋白含量较多、水含量较少，则病变在 T_1WI 上呈中等或明显的高信号（图 3-2-13E）。

（2）T_2WI 表现：病变表现为较均匀的高信号，边界清晰（图 3-2-13F）。

（3）DWI 表现：病变呈等或低信号，无高信号影（图 3-2-13G、H）。

（4）增强扫描表现：囊壁可轻度强化，囊肿内部不强化。继发感染时，囊壁增厚并明显强化（图 3-2-13I、J）。

7. 影像学检查方法选择　MRI 可明确病变范围、与周围组织的关系及病变的信号特点，为首选的检查方法；CT 对于鼻旁窦骨质改变显示清晰，是有价值的补充检查手段。

（五）鉴别诊断

1. 皮样囊肿或表皮样囊肿　①常见于儿童的眼眶良性肿瘤。②常位于眼眶外上象限，呈圆形或椭圆形，边界清楚，部分病例中肿瘤沿骨缝生长、呈哑铃形。③CT 中可见脂肪密度影，部分病例的囊壁可见钙化；MRI 上可见 T_1WI 高信号、T_2WI 高信号的脂肪成分，采用脂肪抑制序列时呈低信号。④增强后病变主体不强化，部分病例中肿瘤边缘可有轻度强化。

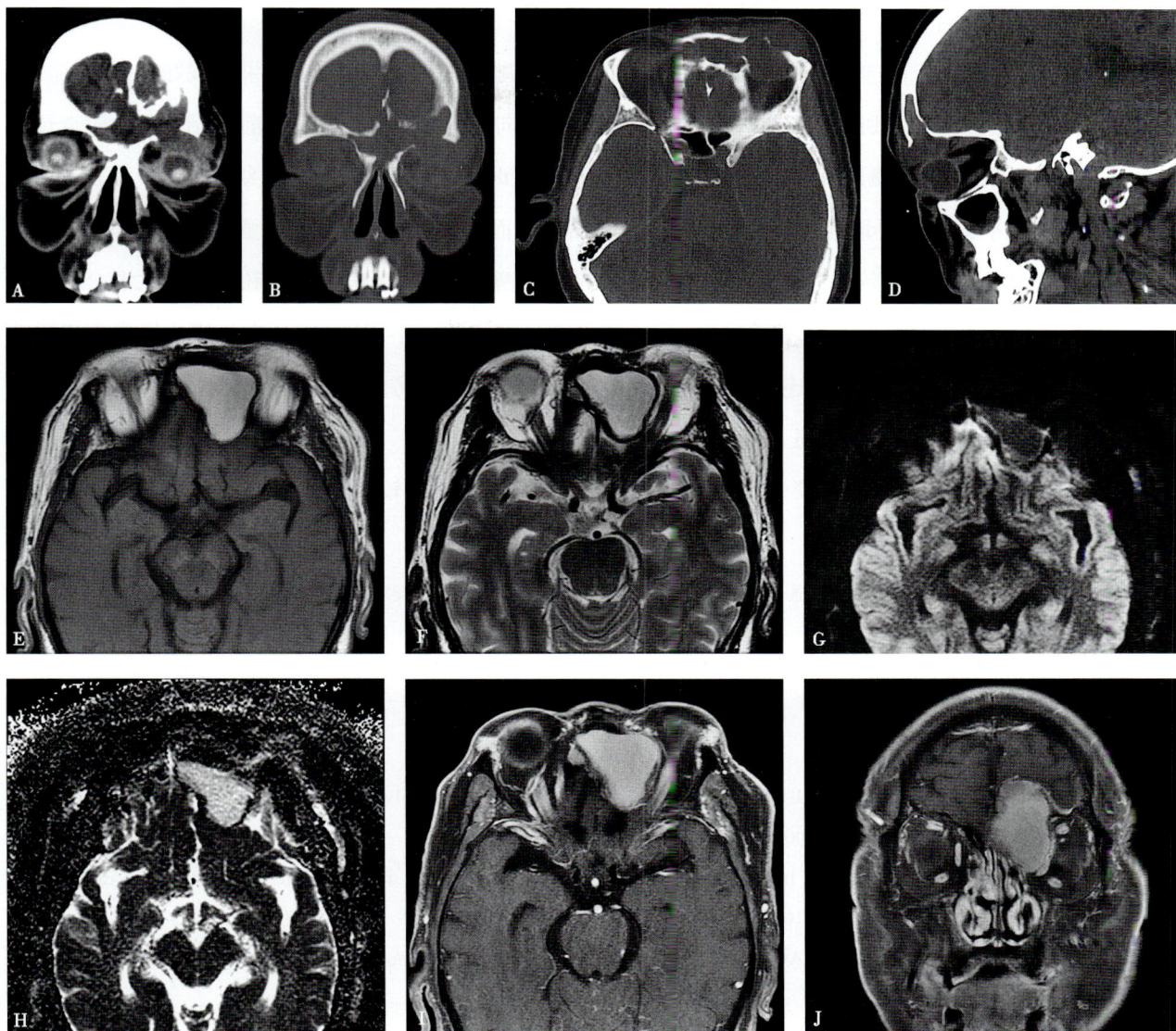

图3-2-13　黏液囊肿累及眼眶

A～D. 左侧额窦黏液囊肿累及左眼眶患者的 CT 图像，同一病例。冠状面 CT 软组织窗示左侧额窦内片状液体密度影，突入右侧额窦、前颅底及左侧眼眶上象限肌锥外间隙，右侧额窦内可见软组织密度影，右侧额叶略受压（A）；冠状面 CT 骨窗示双侧额窦上壁、额窦间隔及左侧眼眶上壁骨质受压吸收，未见骨质破坏（B）；横断面 CT 骨窗示病变突入眼眶，边缘可见受压变薄的骨质（C）；矢状面 CT 软组织窗示病变压迫眼上肌群及眼球，眼球壁连续，眶内脂肪清晰（D）。E～J. 左侧额窦黏液囊肿累及左眼眶患者的 MRI 图像，同一病例。横断面 T$_1$WI 示病变呈高信号（E）；横断面 T$_2$WI 示病变为高信号，边缘可见低信号囊壁（F）；黏液囊肿扩散不受限（G、H）；增强后横断面及冠状面脂肪抑制 T$_1$WI 示病变内部呈高信号，无明显强化，边缘囊壁不均匀增厚、强化，提示合并感染（I、J）。

2. 眶内脓肿　①常见于儿童。②急性起病，早期眼睑红肿，病变累及眶隔后患者可出现突眼、视力下降及眼球运动障碍。③病变多位于眼眶内侧和鼻旁窦相邻处。④CT 显示病变呈等密度或略低密度，边缘模糊、不规则，严重时导致眶内结构显示不清。⑤MRI 显示病变在 T$_1$WI 中呈等或略低信号，在 T$_2$WI 中呈高信号，DWI 及 ADC 图示弥散受限。⑥增强后病变呈不均匀弥漫性强化，边缘模糊。

169

（六）治疗及预后

1. 治疗方案选择　首选方案为手术切除。近年来有报道称囊室内引流治疗效果也很好。

2. 手术入路选择　囊肿长期压迫骨壁，造成骨缺失并向颞窝或颅内蔓延，术前应结合 CT 检查选择最佳手术方案以彻底切除囊肿。若遇较大囊肿，在剥离囊壁时，为减轻其对邻近组织的损伤，可先吸取囊肿的内容物，缩小囊腔后再取囊壁。当囊壁扩张，紧贴骨壁而无法剥离时，在取净囊内容物后，须对囊壁进行清刮，先用石炭酸均匀涂抹在原囊肿位置，后用 75% 乙醇中和，再用庆大霉素和生理盐水混合液反复冲洗，以防有细小囊膜残留。若有骨嵴形成，由于其形态呈波浪状或不规则形，故在骨嵴边缘常有囊膜残存，因此，应在术中将骨嵴的边缘连同囊膜一起用骨凿剔除。对于鼻旁窦黏膜及变性骨质要完全切除，同时需将病变所在处与鼻腔之间打通并放置引流。

3. 预后　①生长缓慢，病变较大时会压迫眶内结构。②手术摘除较易，预后较好，术后很少复发。

（七）关键要点

①多发生于额窦和筛窦；②鼻旁窦腔发生膨胀性改变，但轮廓保持完整；③增强后内容物不强化；④易突入眼眶、颅内等邻近结构。

参 考 文 献

[1] TAILOR R，OBI E，BURNS J，et al. Fronto-orbital mucocele and orbital involvement in occult obstructive frontal sinus disease[J]. Br J Ophthalmol，2016，100（4）：525-530.

[2] BARROW EM，DELGAUDIO JM. In-office drainage of sinus mucoceles：an alternative to operating-room drainage[J]. Laryngoscope，2015，125（5）：1043-1047.

[3] MATSUBA Y，STRASSEN U，HOFAUER B，et al. Orbital complications：diagnosis of different rhinological causes[J]. Eur Arch Otorhinolaryngol，2015，272（9）：2319-2326.

[4] SCANGAS GA，GUDIS DA，KENNEDY DW. The natural history and clinical characteristics of paranasal sinus mucoceles：a clinical review[J]. Int Forum Allergy Rhinol，2013，3（9）：712-717.

[5] RAZMPA E，NAGHIBZADEH B，BAGHERI A，et al. The clinical manifestation，evaluation and surgical management of sphenoid sinus mucoceles：a case series and literature review[J]. B-ENT，2011，7（2）：87-90.

[6] SADIQ SA，LIM MK，JONES NS. Ophthalmic manifestations of paranasal sinus mucocoeles[J]. Int Ophthalmol，2009，29（2）：75-79.

[7] 鲜军舫，燕飞，王振常，等. 鼻窦黏液囊肿的 CT 和 MRI 表现及其诊断价值 [J]. 中华放射学杂志，1999，33（4）：275-277.

第五节　视神经病变

一、视神经炎

（一）概述

1. 概念　视神经炎（optic neuritis）指发生于视神经的一切炎性病变，是神经眼科最常见的视神经疾病之一，也是中青年人最易罹患的视神经疾病。目前，国内外对视神经炎的分类方法主要有两种。一种按发病部位分类，可将视神经炎分为球后视神经炎、视盘炎、视神经周围炎和视神经视网膜炎；另一种根据病因学分类，可将视神经炎分为中枢神经系统炎性脱髓鞘病相关视神经炎、感染性疾病相关性视神经炎及全身系统性自身免疫性疾病相关性视神经炎。

2. 人口统计学特点　全球的单侧视神经炎年发病率为（0.94～2.18）/10 万。美国国家卫生研究院（National Institutes of Health，NIH）视神经炎治疗试验（Optic Neuritis Treatment Trial，ONTT）的调查显示，视神经炎的年发病率为 5.1/10 万，其中 85% 患者为白种人，75% 患者为女性。该病在英国的年发病率为 1/10 万，在日本为 1.6/10 万。国内情况，广西地区眼科门诊的数据显示视神经炎的年发病率为 236.7/10 万，该病在福建地区的年发病率为 88.7/10 万，该病在台湾地区 2000—2004 年累积发病率为 133/10 万。荟萃分析数据显示，该病的春季发病率高于冬季，在高纬度地区及北半球发病率高，女性多见，男、女比例在北欧为 1:3，在日本为 1:1.22。患者的发病年龄多在 20～50 岁（平均 30～35 岁），儿童视神经炎为特殊类型，临床特征有别于成人，平均发病年龄为 9～10 岁。1, 25- 羟二基维生素 D3 的降低与发病风险的升高呈正相关。

3. 病因　发病机制复杂，主要病因如下。

（1）中枢神经系统炎性脱髓鞘病相关视神经炎：较常见，可表现为多发性硬化、视神经脊髓炎或者周围轴性弥漫性脑炎的一部分。

（2）感染性疾病相关性视神经炎：视神经炎可以由感染或感染导致的自身免疫反应引起。由感染因素导致发病的视神经炎患者在发病之前的数日或数周中往往有发热病史。目前有报道的能够引起视神经炎的病原体种类繁多，包括人类免疫缺陷病毒、甲型肝炎病毒、乙型肝炎病毒、柯萨奇病毒、巨细胞病毒、水痘 - 带状疱疹病毒、风疹病毒、EB 病毒、麻疹病毒及多种细菌。另外，梅毒、猫抓病、莱姆病、结核病等均可伴发视神经炎。病因可为局部感染如眼内、眶内、鼻腔和鼻旁窦的炎症，中耳炎，乳突炎，口腔炎症，颅内感染等；也可为各种系统性感染，如细菌、病毒、螺旋体、寄生虫等的感染。病原体可以通过直接蔓延、沿血流播散等途径直接侵犯视神经，也可通过触发免疫机制而导致视神经炎。

（3）全身系统性自身免疫性疾病相关性视神经炎：又被称为炎性视神经病，其可能的病因包括结节病、系统性红斑狼疮、白塞综合征、韦格纳肉芽肿等，临床表现可能合并巩膜炎、葡萄膜炎或全身多器官疾病。

（4）其他：如代谢障碍、中毒或视神经放射治疗后。

（二）病理学表现

1. 大体病理学表现　视神经病变表现为轻微到严重的视盘肿胀，在疾病后期，视神经萎缩，可单眼或双眼发病。

2. 组织学表现　不同病因所致视神经炎的病理特点不同。①炎性脱髓鞘性视神经炎：脱髓鞘、胶质纤维增生和硬化斑形成；②眶内感染、鼻旁窦炎等化脓性炎症浸润导致的视神经炎：急性期表现为视神经鞘内中性粒细胞浸润，慢性期多表现为单核细胞浸润；③各种类型视神经炎发展到后期都可导致视神经纤维变性、神经胶质细胞增生和视神经萎缩。

（三）临床表现

典型的视神经炎临床特征为急性单眼视力下降、色觉障碍、视野缺损伴轻度眼球转动痛，视盘可正常或有轻度水肿，发生视盘水肿的患者约占 1/3，患者可存在相对性瞳孔传入障碍（relative afferent pupillary defect，RAPD）及视觉诱发电位（visual evoked potential，VEP）异常。"Gunn 现象"是该病的特征性表现：视力严重减退，瞳孔直接对光反射减弱，持续光照患侧瞳孔可使其缩小，但之后其自动扩大，或在自然光线下，遮盖健侧眼，患侧眼瞳孔开大，遮盖患侧眼，健侧眼瞳孔不变。

（四）影像学表现

1. 最佳诊断线索　患侧视神经增粗，但无明显肿块形成，急性期病变呈 T_2 高信号，增强后可见强化，处于慢性期时，视神经萎缩，无明显强化。

2. 发生部位　可分为球内的视盘炎和球后视神经炎。视神经脊髓炎更易累及视神经后部和视交叉，而多发性硬化相关的视神经炎更多累及视交叉。

3. 形态学表现　早期可表现为视神经增粗，后期出现视神经萎缩、视交叉体积减小、视神经周围蛛网膜下隙增宽。

4. 病变数目　可为单眼或双眼发病。

5. CT 表现

（1）平扫表现：视神经增粗，但无明显肿块，CT 平扫一般不能显示视神经无明显增粗的视神经炎。

（2）增强扫描表现：增强后病变呈不同程度强化，急性期病变可见强化，处于慢性期时视神经萎缩，无明显强化。

6. MRI 表现

（1）T_1WI 表现：视神经增粗或不增粗，呈等信号，常难以发现病变（图 3-2-14A）。

（2）T_2WI 表现：既往研究认为急性期视神经炎可导致视神经增粗，在 T_2WI 中呈高信号（图 3-2-14B～D），而在慢性期则出现视神经萎缩。但由于扫描过程中容易出现运动伪影，而且视神经体积小，视神经周围还包绕着脑脊液、视神经鞘膜以及眶内脂肪等多种成分，因此，对于视神经的评估仍然面临很多困难。脂肪抑制液体抑制反转恢复序列（fluid attenuated inversion recovery sequence with fat suppression，FS-FLAIR）、脂肪抑制快速自旋回波（fast spin echo with fat suppression，FS-FSE）T_2WI、短反转时间反转恢复序列（short TI inversion recovery sequence，STIR sequence）、频率预饱和结合反转恢复序列（spectral pre-saturation with inversion recovery，SPIR）以及半傅立叶采集 - 单次激发 - 快速自旋回波成像（half-Fourier acquisition single-shot turbo spin echo imaging，HASTE）等序列均可被用于检测急性期视神经炎，但是对于慢性视神经炎的检测仍面临着较多困难。

（3）增强 T_1WI 表现：急性期病变在增强 T_1WI 中显示为高信号，慢性期病变在增强后强化不明显。

（4）DTI 表现：急性期病变的轴向扩散率减低，而且其与视野缺损程度相关。

（5）磁化传递图像表现：磁化传递（magnetization transfer，MT）是 MR 成像新技术之一，在视神经炎急性期、早期，T_2WI 高信号灶的磁化传递率明显减低，而到了疾病的中、晚期，出现髓鞘重塑的病变相比于脱髓鞘的病变磁化传递率增高。而且通过脂肪抑制技术可以更好地避免部分容积效应的影响，从而提高定量测量的准确率。

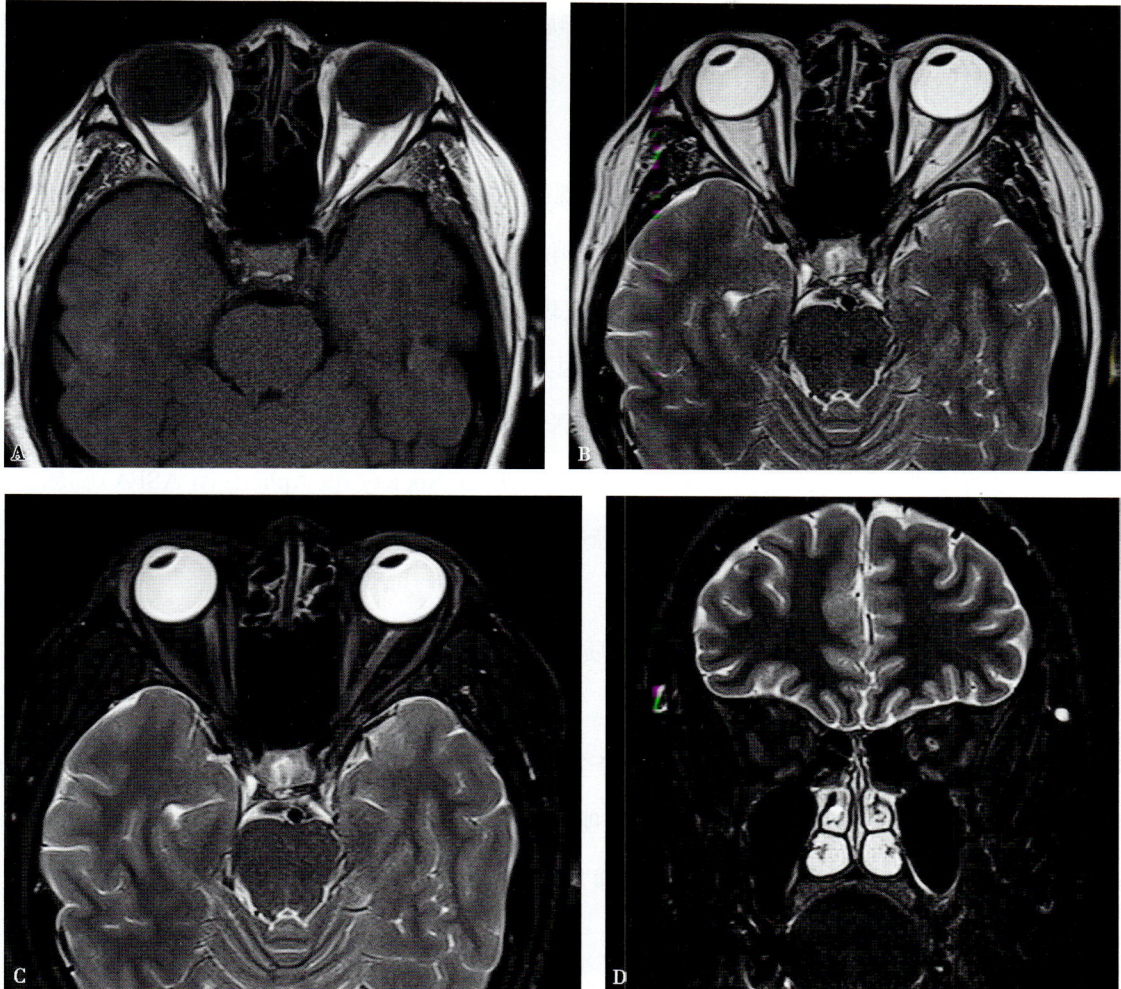

图 3-2-14　左侧视神经炎

A. 横断面 T_1WI 示双侧视神经形态及信号未见明显异常；B，C. 分别为横断面 T_2WI 及横断面脂肪抑制 T_2WI，示左侧视神经信号略增高，脂肪抑制后显示更清晰；D. 冠状面 STIR 显示左侧视神经眶内段信号增高，周围脂肪间隙清晰。

7. 超声表现　视神经直径增大或变小，可伴有视盘水肿。

8. 影像学检查方法选择　MRI 可以清晰显示视神经增粗，冠状面 STIR 序列及增强后冠状面脂肪抑制 T_1WI 可以显示病灶信号增高，是视神经炎的首选检查方法。DTI、磁化传递图像可以为定量诊断提供依据。

（五）鉴别诊断

1. 视神经胶质瘤　①10 岁以下儿童中多见；②视神经呈梭形增粗，可累及视交叉或视束；③在 CT 中显示为中等密度,增强后呈均匀中度至明显强化,无钙化;④MRI 显示病变在 T_1WI 中呈等信号,在 T_2WI 中呈略高信号,增强后呈均匀中度至明显强化,在 DWI 中呈高信号,ADC 值减低。

2. 视神经鞘脑膜瘤 ①在 CT 中显示为沿视神经走行的梭形高密度肿块,部分病例中可见钙化,增强后可见双轨征,肿块包绕视神经并呈中度均匀强化,邻近骨质可增生;②MRI 显示病变在 T_1WI 中呈等信号,在 T_2WI 中呈高信号,信号较均匀,增强后可见双轨征,肿块包绕视神经并呈中度均匀强化。

(六)治疗及预后

1. 治疗方案选择

(1)急性发病:若患者就诊时为急性发病,则在既往无多发性硬化或视神经炎病史时根据 MRI 所显示病灶的多少制订治疗计划。①MRI 未发现明显脱髓鞘病灶时,发生多发性硬化的可能较低,但仍可经静脉给予糖皮质激素冲击治疗,加速视力恢复。②MRI 发现一处脱髓鞘病灶时,可使用糖皮质激素静脉冲击疗法并逐渐减量。勿将口服泼尼松龙作为初期治疗,因其可提升复发的风险。③MRI 发现多处脱髓鞘病灶时,除采用上述糖皮质激素治疗方案外,可请神经科医师会诊,给予 β 干扰素可减少多发性硬化的发生。

(2)治疗性血浆置换:2013 年美国单采协会(the American Society for Apheresis,ASFA)临床治疗指南(第六版)中,将治疗性血浆置换治疗急性期视神经炎评价为:推荐等级 1B,Ⅱ类适应证推荐。

(3)免疫球蛋白:静脉输注免疫球蛋白。

首次治疗后 1~3 个月复查,而且对于用糖皮质激素治疗的患者必须密切观察眼压。

2. 预后 根据原发病因不同,预后各不相同。大多数视神经炎具有自愈性,患者的视力在 2~3 个月内恢复。有典型的视神经炎史不伴结缔组织病等全身相关疾病的患者,视力大多可恢复,但是多于 25% 的病例会有同侧或者对侧眼的复发。MRI 可用于明确患者未来发生脱髓鞘病变的风险。感染性和自身免疫性视神经炎常无明显的自然缓解和复发过程,通常可随着对于原发病的治疗而好转。

(七)关键要点

①急性单眼视力下降、色觉障碍、视野缺损伴轻度眼球转动痛。②患侧视神经增粗,但无明显肿块形成,急性期病变呈 T_2 高信号,增强后可见强化,处于慢性期时视神经萎缩,无明显强化。③急性期病变在增强后 T_1WI 中显示为高信号,慢性期病变在增强后强化不明显。

参 考 文 献

[1] BOEGEL KH, TYAN AE, IYER VR, et al. Utility of coronal contrast-enhanced fat-suppressed FLAIR in the evaluation of optic neuropathy and atrophy[J]. Eur J Radiol Open, 2017, 4: 13-18.

[2] SMITH AK, DORTCH RD, DETHRAGE LM, et al. Incorporating dixon multi-echo fat water separation for novel quantitative magnetization transfer of the human optic nerve in vivo[J]. Magn Reson Med, 2017, 77(2): 707-716.

[3] SCHWARTZ J, PADMANABHAN A, AQUI N, et al. Guidelines on the use of therapeutic apheresis in clinical practice-evidence-based approach from the Writing Committee of the American Society for Apheresis: the seventh special issue[J]. J Clin Apher, 2016, 31(3): 149-162.

[4] GAL RL，VEDULA SS，BECK R. Corticosteroids for treating optic neuritis[J]. Cochrane Database Syst Rev，2015，2015（8）：CD001430.

[5] 田国红，孙兴怀. 视神经炎的分类及诊疗进展 [J]. 中国眼耳鼻喉科杂志，2015，15（2）：79-83.

[6] TOOSY AT，MASON DF，MILLER DH. Optic neuritis. Lancet Neurol，2014，13（1）：83-99.

[7] 中华医学会眼科学分会神经眼科学组. 视神经炎诊断和治疗专家共识（2014 年）[J]. 中华眼科杂志，2014，6：459-463.

[8] TAYLOR BV，LUCAS RM，DEAR K，et al. Latitudinal variation in incidence and type of first central nervous system demyelinating events[J]. Mult Scler，2010，16（4）：398-405.

二、视神经胶质瘤

（一）概述

1. **概念**　视神经胶质瘤（optic glioma）起源于视神经的胶质细胞。

2. **人口统计学特点**　视神经胶质瘤占儿童中枢神经系统肿瘤的 1%～5%，发病高峰年龄为 2～6 岁。约 75% 发生于 10 岁以下儿童，约 40% 视神经胶质瘤患者合并神经纤维瘤病Ⅰ型，成人少见。男女差别不明显。

3. **病因**　视神经胶质瘤起源于神经纤维之间的胶质细胞。

（二）病理学表现

1. **大体病理学表现**　肿瘤沿视神经向前、后蔓延，可以累及视神经球壁段、眶内段、管内段、颅内段，甚至累及视交叉及视束。病变被硬脑膜包绕，呈表面光滑的梭形肿块。

2. **组织学表现**　儿童视神经胶质瘤在组织学上多属于低级别星形细胞瘤，由不成熟的星形胶质细胞组成，部分病变内可见罗森塔尔纤维（Rosenthal fiber）、微囊退变及钙化，肿瘤细胞之间散在分布正常的少突胶质细胞，肿瘤表面可见蛛网膜细胞增生、脑膜增厚，有时被误诊为脑膜瘤。成人视神经胶质瘤则多为恶性胶质瘤，生长迅速，常侵犯双侧视神经及视交叉并向颅内蔓延，甚至危及患者生命。

（三）临床表现

视神经胶质瘤的临床表现为视力下降，视野缺损（中心、旁中心暗点，周边视野缩小，双颞侧偏盲等），眼痛，眼球突出，眼球运动障碍，斜视，复视，眼球震颤，眼底视盘边界不清、水肿、出血、萎缩等，晚期可出现头痛及其他颅内压升高症状和体征，如恶心、呕吐、脑积水等。也可出现肿瘤侵犯脑垂体导致的侏儒症、性早熟等。肿瘤累及下丘脑时可出现体重下降、癫痫发作。伴发神经纤维瘤病Ⅰ型时出现皮肤牛奶咖啡斑、腋窝雀斑、虹膜纤维瘤及周围神经瘤等，且发病年龄较单发者大。

（四）影像学表现

1. **最佳诊断线索**　10 岁以下儿童，临床表现为视力下降，CT 及 MRI 示视神经呈梭形增粗，病变在 CT 中呈等密度，在 T_1WI 中呈等信号，在 T_2WI 中呈略高信号，在增强扫描中呈中度强化，强化较均匀。

2. **发生部位**　80% 以上视神经胶质瘤发生在视神经和视交叉，亦可累及视束、下丘脑和外侧膝状体。

3. **形态学表现**　梭形肿块或视神经管状增粗，边界清晰，肿瘤内可见囊变。

4. **病变数目**　大多数为单发病变。

5. **X线片表现**　视神经孔扩大，但骨皮质边缘清楚，累及视交叉时头侧位片上可见蝶鞍扩大和凹陷。

6. **CT表现**

（1）平扫表现：视神经增粗、扭曲，呈梭形或管状增粗，边界清晰，与脑实质相比，病变呈均匀等密度，出现囊变时可见片状低密度影。约3%的肿瘤内可见钙化。若病变累及视神经管内段，则视神经管骨质受压、管腔增粗。

（2）增强扫描表现：肿瘤实质成分多呈轻度至中等强化，少数胶质瘤强化不明显。

7. **MRI表现**

（1）T_1WI表现：与脑白质信号相比，病变呈等或略低信号，信号均匀或不均匀（图3-2-15A）。

（2）T_2WI表现：与脑白质信号相比，病变呈略高信号，病变前方可见视神经周围蛛网膜下隙增宽（图3-2-15B）。

（3）DWI表现：与脑实质相比，病变呈高信号，病变在ADC图中呈略低信号。

（4）增强扫描表现：轻度至中度强化（图3-2-15C、D）。肿块经眶尖累及视神经管时可见哑铃征。对于伴神经纤维瘤病I型的患者，在漏斗、中脑、丘脑等处可见增强后有不同程度强化。

8. **B超表现**　视神经呈梭形或半圆形增粗，其内回声较弱，眼球向前移位，有时可见视盘水肿。

9. **影像学检查方法选择**　首选MRI，脂肪抑制的T_2WI显示眶内和视神经管内视神经最佳，T_2-FLAIR显示颅内段视神经至视交叉的胶质瘤最佳，视交叉在冠状面、矢状面或斜矢状面显示较好。

（五）鉴别诊断

1. **视神经鞘脑膜瘤**　①成年人好发，儿童罕见。②视神经增粗，呈不规则形，增强扫描可见特征性的双轨征。

2. **视神经周围炎型炎性假瘤**　①眼痛、结膜充血等炎症症状明显。②CT示视神经周围不规则软组织密度影，与视神经分界不清，可向前部分包绕眼球呈铸型状，周围眼眶肌锥内脂肪间隙模糊。③MRI示病变在T_1WI中呈等信号，在T_2WI中呈略低信号，增强后不均匀明显强化。

3. **视神经炎**　①视神经不增粗或略增粗，呈长T_2信号。②增强后视神经强化。③发生视神经周围炎时可出现视神经鞘强化，但无明确肿块。

（六）治疗及预后

1. **治疗方案选择**　视神经胶质瘤的治疗存在争议。对于肿瘤无明显增大、视力良好且不影响外貌的患者，可能不需治疗。而恶性胶质瘤（胶质母细胞瘤）患者，即使接受高剂量放射治疗和化疗也通常会在6～12个月内死亡。对于治疗计划，必须针对每位患者进行个体化制订。主要有以下几种治疗方案。

（1）随诊观察：特别是对于患侧视力良好的患者，可采用此方法。如果通过影像学检查可确诊为该类型肿瘤并且胶质瘤局限于视神经，则要仔细跟踪。必须定期进行随访检查和影像学复查（推荐进行MRI复查）。许多患者保持良好的视力，不需要手术。

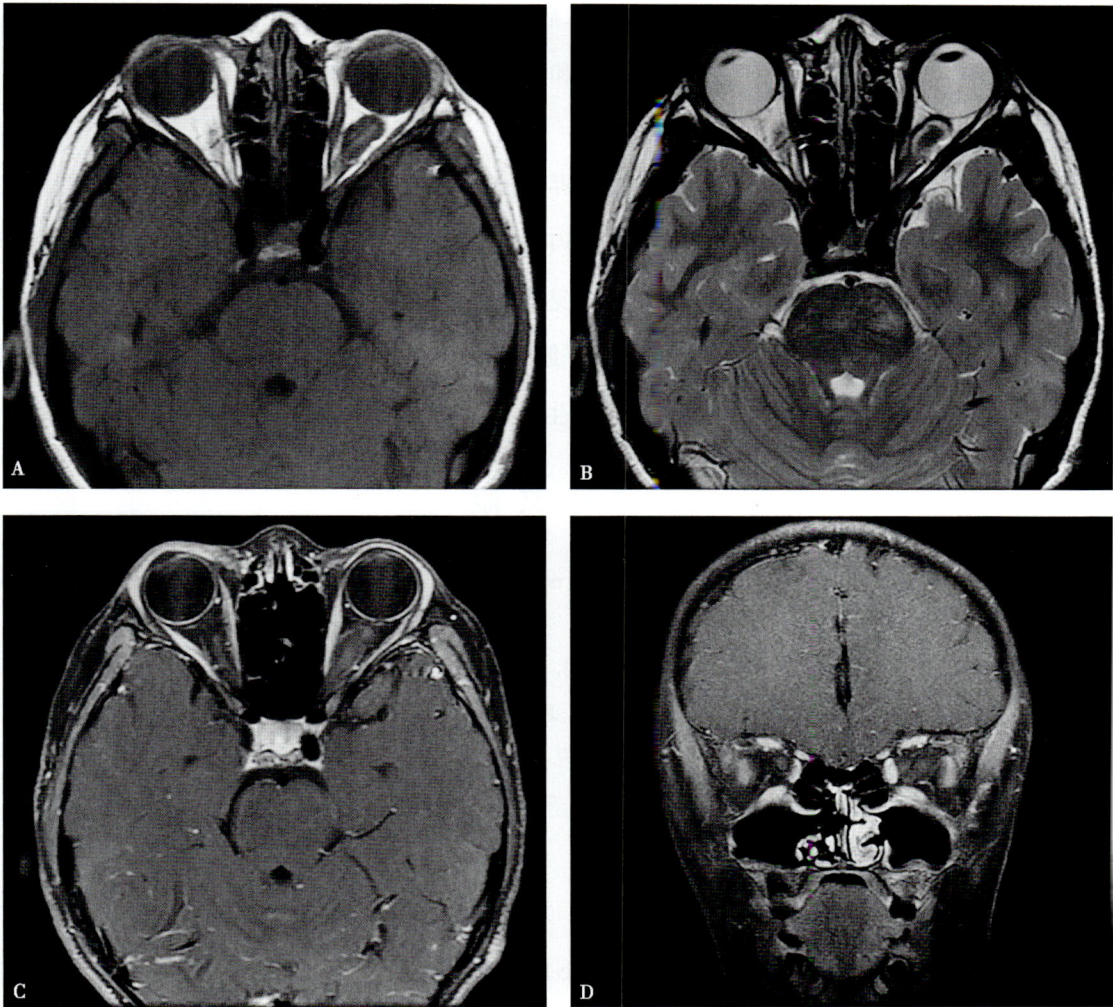

图 3-2-15　左侧视神经胶质瘤

A. 横断面 T_1WI，左侧视神经增粗，与脑实质相比呈等信号；B. 横断面 T_2WI，视神经增粗，呈等信号，周围蛛网膜下隙增宽；C、D. 分别为增强后横断面、冠状面，增强后病变轻度强化，边界清晰。

（2）手术切除：如果眶内肿瘤快速生长或者引起颅内压增高，则进行手术切除。如果肿瘤累及视神经颅内段，也可在初次诊断时或在短时间观察后通过颅内入路切除。外科医师应该尽量完整切除肿瘤。如果肿瘤边缘位于视交叉前方 2～3mm 处，则可以完全切除。

（3）放射治疗：当肿瘤不能切除（通常为累及视交叉或者视束时）并且症状（特别是神经系统症状）持续进展时，需采取放射治疗。如果术后影像学检查中发现视交叉或视束内残存肿瘤，也需进行术后放射治疗。由于放射治疗后会出现副作用（包括智力迟钝、发育迟缓、视神经病变、视网膜病变以及继发性肿瘤），故放射治疗一般是儿童患者的最后选择。

（4）化学疗法：据报道，使用放线菌素 D、长春新碱、依托泊苷、贝伐珠单抗和其他药物的联合化疗对于进行性视交叉或下丘脑胶质瘤患者有效。化疗可延缓放射治疗，从而促进儿童长期智力发育和保持内分泌功能。然而，化疗也可能带来血源性癌症的长期风险。

2. 预后　肿瘤全切除后预后良好。部分切除术后辅以放射治疗时，患儿的预后也比较好。部分患者可出现自发性视神经胶质瘤消退。弥漫累及视交叉和累及视交叉 - 下丘脑的肿瘤预后较差。

（七）关键要点

①儿童多见。②视神经呈梭形或管状增粗，边界清楚，病变沿视神经蔓延，可累及视神经各段、视交叉及视束。③病变在 CT 中呈等或略低密度，在 T_1WI 中呈等或略低信号，在 T_2WI 中呈略高信号，病变前方可见视神经周围蛛网膜下隙增宽。④增强后，病变呈轻度至中度强化。⑤伴有神经纤维瘤病的患者可有双侧视神经胶质瘤；冠状面 T_2WI 显示部分神经纤维瘤病病例中发生的视神经胶质瘤具有同心圆征，中央呈略高信号，周围呈较高信号（此表现为蛛网膜增生所致）。

参 考 文 献

[1] SHOFTY B，BEN-SIRA L，KESLER A，et al. Isolated optic nerve gliomas：a multicenter historical cohort study[J]. J Neurosurg Pediatr，2017，20（6）：549-555.

[2] 范存雷，陈少武，魏祥，等. 视神经胶质瘤的 MRI 表现 [J]. 影像诊断与介入放射学，2013，6：408-410.

[3] 蒯新平，王胜裕，陶晓峰. 磁共振扩散加权成像在眼眶病变中的应用 [J]. 放射学实践，2013，28（6）：692-694.

[4] 鲜军舫，王振常，于文玲，等. 视神经胶质瘤的影像学研究 [J]. 中华放射学杂志，2004，38（7）：677-681.

三、视神经鞘脑膜瘤

（一）概述

1. 概念　视神经鞘脑膜瘤（meningioma of optic nerve sheath）是第三常见的视神经肿瘤，其是起源于蛛网膜成纤维细胞或硬脑膜背面内皮细胞的良性肿瘤，少数恶变。

2. 人口统计学特点　常见于 30～50 岁，男、女比例为 1∶2，儿童较少见，如该病发生于儿童，则需警惕是否为神经纤维瘤病Ⅱ型。

3. 病因　原发性视神经鞘脑膜瘤起源于包绕视神经的蛛网膜细胞或者由颅内脑膜瘤通过视神经管延伸至眼内。但其仅占视神经鞘脑膜瘤的 10% 左右，继发性视神经鞘脑膜瘤多起源于海绵窦、蝶骨嵴等部位，还有较少病例起源于肌锥内或眼眶壁的蛛网膜细胞。

（二）病理学表现

1. 大体病理学表现　肿瘤呈淡红色，无包膜，边界清楚，若肿瘤细胞丰富则肿块质软、切面呈颗粒状，若纤维性成分多则肿瘤质硬、切面可见纤维条索。肿瘤在晚期可充满眶内并侵犯眶内组织。临床中，视力下降与眼球突出不成比例，该病患者眼球突出明显而视力下降轻微。

2. 组织学表现　肿瘤来源于视神经周围的蛛网膜细胞，组织学分类与颅内脑膜瘤相同，较常见的为脑膜上皮型。镜下可见螺旋状排列的纺锤形和椭圆形细胞，部分病变内可见玻璃样变性和沙砾样钙化。

（三）临床表现

肿瘤生长缓慢，病程较长。临床症状根据肿瘤位置不同而有所差异，若肿瘤位于视神经眶内段，则眼球突出常是最先出现的症状，同时或随后出现视力障碍；若肿瘤发生于眶尖或视神经管内段，则首先出现视力障碍。

（四）影像学表现

1. **最佳诊断线索**　肿瘤环绕视神经生长，呈梭形或偏心形肿块。采用脂肪抑制技术后的增强 T_1WI 显示肿瘤的特征性双轨征（tram-track sign）和袖管征（sleeve sign），CT 可显示钙化、邻近骨质增生和视神经管扩大。

2. **发生部位**　常单侧发病。

3. **形态学表现**　视神经周围梭形或偏心性肿块。

4. **病变数目**　常为单发。

5. **CT 表现**

（1）平扫表现：需用 1.5～3.0mm 薄层扫描，病变呈边界清晰，包绕视神经的略高密度肿块（图 3-2-15A，B），约 20% 病变有线状、斑片状或点状钙化，在冠状面上可显示特征性的包绕视神经的环状高密度钙化，邻近骨质增生，视神经管内段受累时视神经管可扩大。

（2）增强扫描表现：增强后肿块表现为均匀的明显强化，其内部视神经不强化，横断面上显示双轨征，冠状面上显示袖管征。

6. **MRI 表现**（图 3-2-16C～K）

（1）T_1WI 表现：边界较清晰的包绕视神经的梭形或偏心性肿块，呈等信号，周围脂肪间隙清晰（图 3-2-16C）。

（2）T_2WI 表现：边界较清晰的包绕视神经的梭形或偏心性肿块，呈等或略高信号，周围脂肪间隙清晰（图 3-2-16D～F）。

（3）动态增强扫描结合延迟扫描表现：增强后肿块呈均匀或不均匀明显强化，强化曲线呈持续上升型，肿块内部包绕的视神经不强化，横断面上显示双轨征（图 3-2-16I～K），冠状面上显示袖管征；部分病变中可见硬脑膜尾征；采用脂肪抑制技术后的增强 T_1WI 显示效果最佳。

7. **超声表现**　视神经明显增粗，边界清晰，其内部回声较少，分布不规则，后方声衰减显著。偶尔可见强回声光斑。

8. **影像学检查方法选择**　MRI 具有较好的软组织分辨率，而且脂肪抑制后增强 T_1WI 具有较高的特异性，是首选检查方案。CT 可显示肿块内钙化，对于诊断有重要意义。

（五）鉴别诊断

1. **视神经胶质瘤**　①多发生于 10 岁以内的儿童；②视神经增粗，呈纺锤形或管形，肿瘤可沿视神经累及视交叉并向颅内生长，表现为等或略长 T_1、长 T_2 信号，肿瘤边缘可见环形长 T_1、长 T_2 脑脊液信号；③无钙化，无双轨征或袖管征。

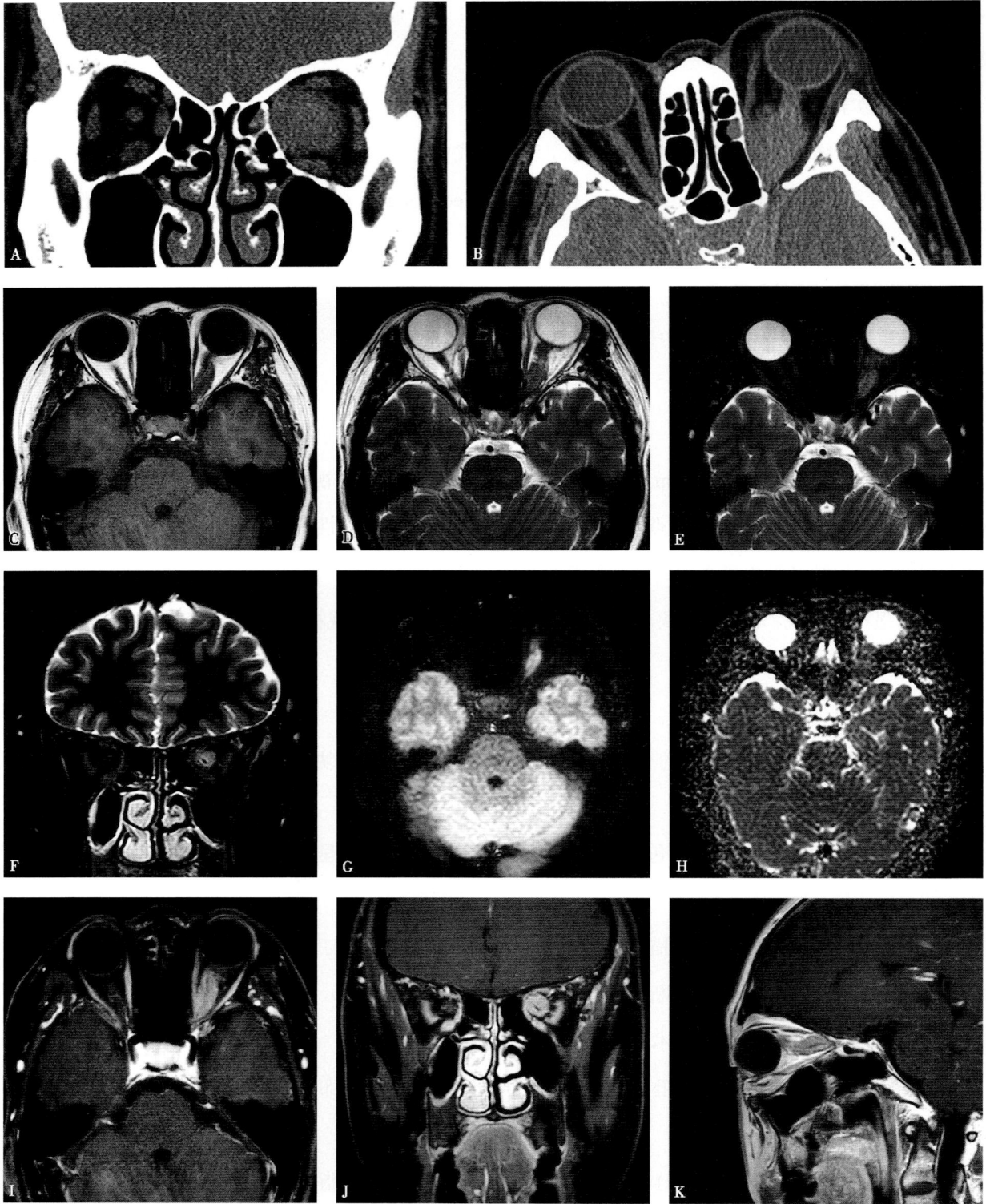

图 3-2-16 左眼视神经鞘脑膜瘤

A. 冠状面 CT 软组织窗,左侧眼眶肌锥内间隙视神经走行区可见软组织肿块,包绕视神经,密度较均匀,边缘光滑,周围脂肪间隙清晰;B. 横断面 CT 软组织窗,左眼眶肌锥内间隙可见一梭形肿块影,边缘清楚,呈均匀等密度;C. 横断面 T_1WI,肿块呈等 T_1 信号;D~F. 横断面 T_2WI、脂肪抑制 T_2WI 和冠状面脂肪抑制 T_2WI,左侧视神经周围可见梭形高信号肿块影,可见双轨征,冠状面可见肿块中央的视神经;G. 横断面 DWI,肿块呈高信号;H. ADC 图,肿块呈等信号,弥散受限;I~K. 增强后横断面、冠状面及斜矢状面图像,肿块呈均匀明显强化,其内可见双轨征

2. 神经鞘瘤　①圆形或卵圆形,不包绕视神经;②呈等 T_1、长 T_2 信号,信号不均匀;③增强后呈不均匀明显强化。

3. 视神经炎　①视神经不增粗或略增粗,呈长 T_2 信号;②增强后视神经强化,无双轨征或袖管征;③发生视神经周围炎时可出现视神经鞘强化,但无明确肿块。

(六)治疗及预后

1. 治疗方案选择

(1)放射治疗:目前,治疗的主要目的已转变为提高或维持患者视力,对于成人视神经鞘脑膜瘤,首选采取放射治疗以控制肿瘤生长。

(2)手术治疗:当脑膜瘤可能扩散到颅内、影响对侧眼、眼球突出影响外观或眼球疼痛时应手术切除,但是手术切除极易损害视神经的供血动脉,这一原因造成术后视力下降者约占 95%。过去,外科治疗中主要采取经颅手术方式,目前经鼻镜手术可获得较好的效果。

2. 预后　良性病变预后较好,但手术后局部复发率较高,需随诊复查或辅以放射治疗。青少年视神经鞘脑膜瘤较成人侵袭性高,患者年龄越小,恶变率越高,术后复发率也越高。

(七)关键要点

①常见于中年女性。②肿瘤环绕视神经生长,呈梭形或偏心形肿块。③采用脂肪抑制技术后的增强 T_1WI 显示特征性双轨征和袖管征,CT 可显示钙化、邻近骨质增生和视神经管扩大。

参 考 文 献

[1] HUNT PJ, DEMONTE F, TANG RA, et al. Surgical resection of an optic nerve sheath meningioma: relevance of endoscopic endonasal approaches to the optic canal[J]. J Neurol Surg Rep, 2017, 78(2): e81-e85.

[2] NARAYAN DS, TRABER GL, FIGUEIRA E, et al. Natural history of primary paediatric optic nerve sheath meningioma: case series and review[J]. Br J Ophthalmol, 2018, 102(8): 1147-1153.

[3] VANIKIETI K, PREECHAWAT P, POONYATHALANG A. Pediatric primary optic nerve sheath meningioma[J]. Int Med Case Rep J, 2015, 8: 159-163.

[4] NABAVIZADEH SA, SANTI M, BELASCO JB, et al. Primary atypical optic nerve sheath meningioma in a child with restricted diffusion on magnetic resonance imaging[J]. J Neuroophthalmol, 2014, 34(2): 173-176.

[5] SHAPEY J, SABIN HI, DANESH-MEYER HV, et al. Diagnosis and management of optic nerve sheath meningiomas[J]. J Clin Neurosci, 2013, 20(8): 1045-1056.

[6] 鲜军舫, 王振常, 安裕志, 等. 视神经鞘脑膜瘤影像学研究 [J]. 中华放射学杂志, 2004, 38(9): 952-956.

[7] 王振常, 蒋定尧, 鲜军舫, 等. 眶颅沟通性病变的 CT 和 MRI 研究 [J]. 中华放射学杂志, 2001, 35(5): 351-354.

[8] 杨媚, 孙丰源, 唐东润, 等. 眼眶神经源性肿瘤 45 例 CT 与 MRI 表现 [J]. 中国实用眼科杂志, 2015, 33(7): 817-820.

第六节　眼眶血管性病变

一、海绵状血管瘤

（一）概述

1. 概念　眼眶海绵状血管瘤（orbital cavernous hemangioma）是低流量动静脉畸形，曾被认为是血管性肿瘤或有包膜的静脉畸形而并不是真正的肿瘤，但由于海绵状血管瘤与肿瘤一样有明显的占位效应并逐渐增大，所以临床上仍愿意将海绵状血管瘤作为肿瘤考虑。

2. 人口统计学特点　好发于女性（60%～70%），发病年龄范围为10～72岁，平均发病年龄为43～48岁。

3. 病因　形成原因一直都有争议。有学者认为眼眶海绵状血管瘤是先天性血管错构瘤的内皮增生形成的，但眼眶海绵状血管瘤较少发生于儿童或青少年，不支持此观点；还有学者认为眼眶海绵状血管瘤为静脉来源，并将其归为有包膜的静脉畸形一类。现在较公认的观点为眼眶海绵状血管瘤起源于动脉，是血流动力学表现为低流量的动脉血通过病变。下面两点证实了眼眶海绵状血管瘤起源于动脉：眼眶海绵状血管瘤容易发生在富动脉的睫状后动脉走行的眼眶肌锥内间隙的外象限，进行 DSA 检查时偶尔可发现瘤体内细小的供血动脉和延迟强化。海绵状血管瘤与体动脉并无明显联系，只借助细小的滋养动脉与瘤内血管沟通，其导出静脉也很细。低速血流和缺血导致局部血流动力学紊乱以及缺氧，可能是使海绵状血管瘤形成的病因。另外，雌激素或胞质介导的血管生成因子可加速病变生长，因此，该病在女性中发病率较高，且在青春期和妊娠期可发生快速进展的眼球突出。

（二）病理学表现

1. 大体病理学表现　眼眶海绵状血管瘤为良性非侵袭性的椭圆形肿块，呈紫红色，周边为边界清楚的纤维假包膜。切面呈海绵状，在灰白色纤维间隔之间可见紫红色小叶。

2. 组织学表现　病变由大小不等、形状各异的血管窦构成，内部充满血液，血管窦管壁薄，可见薄扁的内皮细胞，间质为纤维组织，含黏液样成分，少数病变中可有平滑肌细胞，可见小的毛细血管从血管窦延伸至间质内。这些毛细血管增生及随后发生的管腔扩张可导致海绵状血管瘤缓慢增大。与颅内海绵状血管瘤常自发出血不同，眼眶海绵状血管瘤很少发生自发出血，这是由于眼眶海绵状血管瘤内含有丰富的纤维组织，肿瘤结构较致密，而颅内海绵状血管瘤结构疏松，故常发生自发出血。

（三）临床表现

病变较小时，患者无任何临床症状或体征，常在脑 MRI 检查时偶然发现病变。病变较大时，常表现为无痛性眼球突出，突出度的范围是0～15mm，平均5～6mm，可在患者照镜子时偶然发现或被别人发现，可持续几年都没有变化，持续时间范围为数周到十几年，平均为4年。少部分病例可发生疼痛、眼睑肿胀、复视或反复发生视力下降。青春期和妊娠期发病时可发生快速进展的眼球突出，还有相当一部分发生了快速进展眼球突出的患者表现为视力下降以及视野缺损，这主要是视神经受压所致。发生在眶尖的海绵状血管瘤一般较小，虽然眼球突出不明显，但在早期就可压迫视神经，导致视力下降。位于肌锥内间隙较大的海绵状血管瘤可引起视盘水肿。如病变导致眼肌功能受损则可出现复视的表现。

（四）影像学表现

1. 最佳诊断线索 位于肌锥内间隙的单发圆形或椭圆形肿块，动态增强扫描中表现为渐进性强化征象。

2. 发生部位 约80%位于肌锥内间隙，20%发生于肌锥外间隙；约60%位于眼眶外象限（颞侧），40%位于眼眶内象限（鼻侧）；左右侧无差别。

3. 形态学表现 约90%呈椭圆形，10%呈圆形；约77%病变边缘光滑，约23%边缘有分叶。病变边界清楚。病变较大时，视神经、眼外肌或眼球可受压移位。

4. 病变数目 大多数为单发病变，少数可为两个或以上病变，蓝色橡皮疱痣综合征（blue rubber bleb nevus syndrome）患者可有多个眼眶海绵状血管瘤和其他部位的多发血管瘤。

5. CT表现

（1）平扫表现：与脑实质相比，病变呈均匀等密度。有文献报道，部分眼眶海绵状血管瘤中可有点状或片状高密度钙化或静脉石，而总结分析笔者医院有手术病理证实的300多例眼眶海绵状血管瘤，病变内没有见到明确的高密度钙化或静脉石。

（2）增强扫描表现：病变内不均匀强化，根据增强后扫描时间的不同，病变强化范围和程度不同，在注射对比剂后30秒～1分钟，病变表现为点片状强化影，强化程度很高，随着时间延长，对比剂在病变内不断充填、扩散，强化范围越来越大，但强化程度越来越低。

6. MRI表现

（1）T_1WI表现：与脑灰质信号相比，病变呈等信号，信号均匀（图3-2-17）。眼眶海绵状血管瘤很少发生自发出血，病变内无片状高信号影或液-液平面。

（2）T_2WI表现：与脑灰质信号相比，病变呈高信号（图3-2-17），非高分辨率T_2WI显示大部分病变呈均匀高信号，而高分辨率T_2WI可显示病变内弥漫分布的网线状低信号分隔影，较大的、生长时间较长的海绵状血管瘤内的纤维分隔可较厚，线状低信号分隔影较粗大。病变内无明显的信号流空动脉血管影。

（3）DWI表现：病变呈等信号，无高信号影。

（4）MRA表现：不能显示明显的供血动脉或引流静脉。

（5）动态增强扫描结合延迟扫描表现：病变显示出特征性的渐进性强化表现（图3-2-17），开始时表现为点片状强化影，可位于病变周边或中心，可为一个点强化，也可为两个点强化，少数情况下可为三个点强化，而后对比剂逐渐充填、扩散，一般在15～60分钟内可见肿瘤整体明显强化，病变内分隔影可强化，但强化程度较窦腔信号低，整个渐进性强化过程在MRI动态增强扫描结合延迟扫描图像上显示明确且清楚。如果不采用动态增强扫描，则病变的强化范围与扫描时期有关，在不同扫描时期，病变可呈片状或化、不均匀强化或全部强化，与神经鞘瘤等病变的强化方式相似。因此，对于眼眶肿块，尤其是需明确诊断其是否为眼眶海绵状血管瘤时，一定要采用动态增强扫描结合延迟扫描。与 CT 相比，MRI 动态增强扫描结合延迟扫描对于显示渐进性强化有明显优越性：一是 MRI 对顺磁性对比剂较敏感，显示渐进性强化过程明确；二是 MRI 无辐射损伤，多次重复扫描对患者身体无影响。在 MRI 显示渐进性强化征象时，显示整个强化过程需要的时间不同，所需时间较长的在 60 分钟才能显示，而实际工作中，不需将整个强化过程显示，否则需要的时间太长，不适用于临床。根据文献和笔者的病例总结，只要从注射对比剂开始扫描到注射对比剂后 10～15 分钟（相当于三个断面的静态增强扫描时相）就能判断是否存在渐进性强化征象。有研究者还进一步提出增强起始时出现的强化点是供血血管与病变的连接点，这一征象对手术切除病变有很大帮助，因为手术切除海绵状血管瘤时必须先钝性分离病变，最后再剪断供血血管并将病变全部取出，如果在病变被全部分离前不慎使供血血管破裂，则将增加出血量并使术野模糊。眼眶海绵状血管瘤渐进性强化表现的形成机制与肝脏海绵状血管瘤相似，其发生均是因为肿瘤由大小不等的血管腔构成，管腔之间为纤维组织分隔，注入对比剂后，对比剂从供血血管与肿瘤的连接点进入病变，然后通过纤维间隔逐渐填充各个血管腔，最后病变内所有血管腔为对比剂所充填。但二者之间也有区别，肝海绵状血管瘤在增强起始时的强化点很多，而眼眶海绵状血管瘤在增强起始时只有一个到三个强化点。

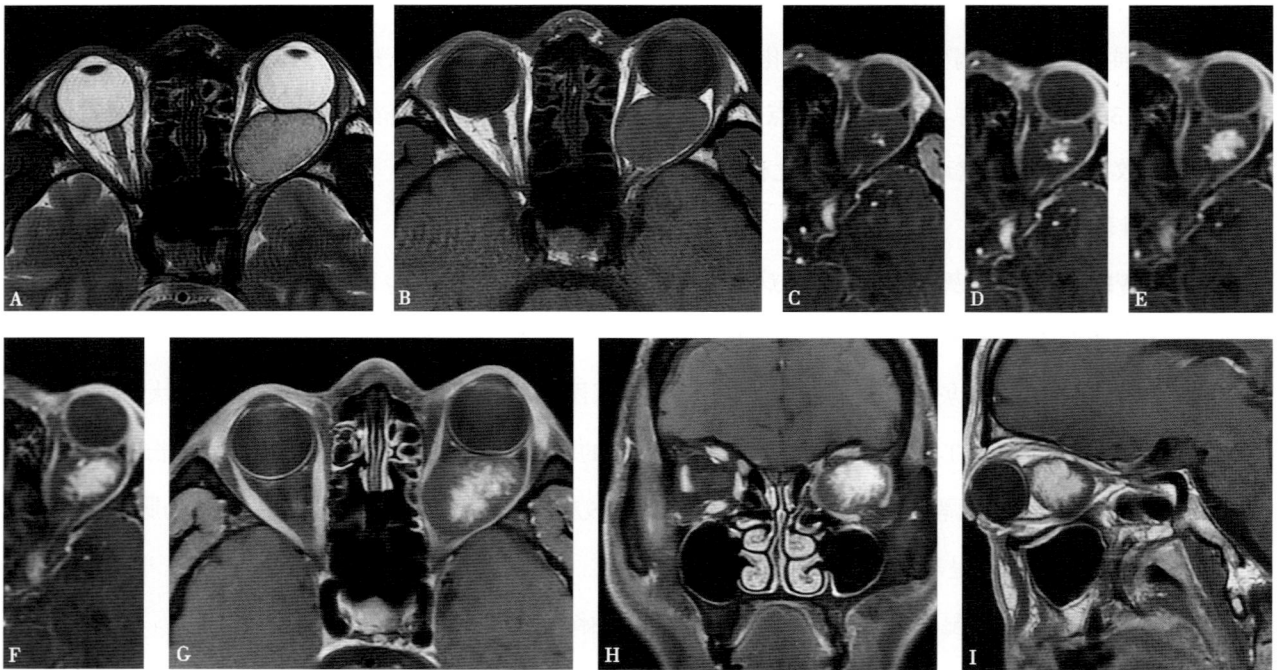

图 3-2-17　左眼眶海绵状血管瘤

A. 横断面 T_2WI，左眼眶肌锥内间隙可见一类圆形肿块影，边缘光滑清楚，呈高信号，病变内弥漫分布网线状低信号分隔影；
B. 横断面 T_1WI，呈略长 T_1 信号；C～F. 动态增强扫描系列图像，显示增强早期病变中心出现点、片状强化，随着时间的延长，强化范围逐渐扩大，呈渐进性强化；G～I. 增强后横断面、冠状面及斜矢状面 T_1WI 图像，可见强化范围进一步扩大。

7. 影像学检查方法选择 首选 MRI，包括高分辨率 T_2WI 和动态增强扫描的 MRI，对显示特征性的病变内线状低信号分隔影和渐进性强化表现最佳。

（五）鉴别诊断

1. 神经鞘瘤 ①T_2WI 显示包括等信号影和片状高信号影的混杂信号影。②动态增强扫描未显示渐进性强化。

2. 局限性淋巴管瘤 ①形态不规则，不是圆形或椭圆形。②T_1WI 和 T_2WI 常显示液 - 液平面，大自发出血形成。③增强扫描显示片状或不均匀强化，无渐进性强化表现。

3. 静脉曲张 ①体位性眼球突出。②颈静脉加压前、后扫描显示病变在加压后明显增大。

4. 血管外皮细胞瘤 ①病变内可见信号流空血管影。②增强后明显强化，无渐进性强化表现。

5. 转移瘤 ①病史短，生长速度快。②动态增强扫描未显示渐进性强化。

（六）治疗及预后

1. 治疗方案选择 ①对无症状或仅有眼球突出的海绵状血管瘤患者，以观察为主，而不是首选手术。②对视力受影响、出现眼球运动障碍或其他明显症状以及有美容需要的患者，可手术切除。③对手术并发症发生率较高的、不适合手术切除的眶尖病变患者，也以观察为主。

2. 手术入路选择 手术入路选择是根据病变的位置而定的，应选择其中损伤较小、较方便、较直接的入路。

（1）结膜入路：对位于肌锥内间隙而无明显粘连的，位于视神经外上、外侧、外下、下方及内下象限的，直径在 1.5cm 以上的海绵状血管瘤，可选择结膜入路。

（2）外侧开眶术：现在一般只被用于切除位于肌锥外间隙外侧或肌锥内间隙粘连较严重的海绵状血管瘤，以及被用于切除结膜入路不能取出的海绵状血管瘤。

（3）内侧开眶术和前路开眶术：对位于肌锥外间隙内侧、上方和肌锥内间隙视神经上方、内上的海绵状血管瘤，采用内侧开眶术和前路开眶术。

（4）经额部颅眶切开术：对位于眶尖的海绵状血管瘤，采用经额部颅眶切开术，此手术并发症发生率相对较高。

（5）鼻镜下经鼻入路：近几年来，对位置较深且病变主体位于内象限的海绵状血管瘤，采用鼻镜下经鼻入路，此入路手术对眼眶结构损伤较轻。

3. 预后 ①病变生长缓慢，病变较大时会累及眼眶内结构、眶骨受压变形。②病变生长的原因可能为：毛细血管增生及随后发生的管腔扩张致病变不断扩大；激素或胞质介导的血管生成因子可加速病变生长。第二个因素可能是青春期和妊娠期眼眶海绵状血管瘤快速生长的原因。③手术摘除较易，预后较好，术后很少复发，除切除眶尖病变以外的手术并发症发生率很低。

（七）关键要点

①眼眶海绵状血管瘤是成人眼眶内最常见的单发肿块，表现为进展缓慢的无痛性眼球突出，常在行脑

MRI 检查时被意外发现。②病变常位于肌锥内间隙,呈圆形或椭圆形,边界清楚。③高分辨率 T_2WI 显示病变呈高信号影,病变内可见弥漫分布的线状低信号分隔影。④动态增强扫描显示特征性的渐进性强化。⑤对眼眶海绵状血管瘤,MRI 可显示其特征性表现,医师在平时书写报告时应给出明确诊断。

参 考 文 献

[1] RE M,TARCHINI P,GIOACCHINI FM,et al. Endonasal endoscopic approach for removal of intraorbital cavernous hemangioma in childhood[J]. Head Neck,2016,38(1):E1-E6.

[2] ROOTMAN DB,HERAN MK,ROOTMAN J,et al. Cavernous venous malformations of the orbit(so-called cavernous haemangioma):a comprehensive evaluation of their clinical,imaging and histologic nature[J]. Br J Ophthalmol,2014,98(7):880-888.

[3] MCNAB AA,SELVA D,HARDY TG,et al. The anatomical location and laterality of orbital cavernous haemangiomas[J]. Orbit,2014,33(5):359-362.

[4] HEALY DY JR,LEE NG,FREITAG SK,et al. Endoscopic bimanual approach to an intraconal cavernous hemangioma of the orbital apex with vascularized flap reconstruction[J]. Ophthal Plast Reconstr Surg,2014,30(4):e104-106.

[5] XIAN J,ZHANG Z,WANG Z,et al. Evaluation of MR imaging findings differentiating cavernous haemangiomas from schwannomas in the orbit[J]. Eur Radiol,2010,20(9):2221-2228.

[6] 鲜军舫,王振常,燕飞,等. 眼部病变影像诊断的分析思路及策略[J]. 中华放射学杂志,2007,41(12):1427-1431.

二、淋巴管瘤

(一)概述

1. 概念　眼眶淋巴管瘤(lymphangioma)又称静脉淋巴管畸形(venous lymphatic malformation),是一种由大小不等的淋巴管组成的良性肿瘤。国际脉管性疾病研究学会(International Society for the Study of Vascular Anomalies)将其分类为 1 型眼眶脉管畸形(低流量无血流型)。

2. 人口统计学特点　该病占眶内肿瘤的 1%～3%。该病好发于儿童,43% 患者在 6 岁以前确诊,60% 在 16 岁以前确诊,少数亦可见于 30～40 岁的成年人,男、女无明显差异。

3. 病因　因眼眶内不存在内皮衬托的淋巴管,也无淋巴滤泡或淋巴结,故认为其可能是因胚胎期淋巴管发育异常而形成的错构瘤。

(二)病理学表现

1. 大体病理学表现　眼眶淋巴管瘤是一种无包膜的淋巴管畸形,常弥漫累及周围结构,眼睑和上睑提肌受累引起上睑下垂,眼肌受累可引起复视和眼球运动障碍。该病可分为四种主要类型:毛细淋巴管瘤、海绵状淋巴管瘤、血管淋巴管瘤和囊性淋巴管瘤,一个标本中可含有多种成分,常以一种为主。肿瘤的肉眼形态为无包膜的不规则形肿块,可有分叶,瘤体呈蜂房状、海绵状或者囊状。单纯的淋巴管瘤瘤体内有清亮的液体,而在血管淋巴管瘤中既有紫红色的成熟静脉,又有含清亮液体的淋巴管。伴发感染或自发出血时,病变可于短期内体积明显增大。

2. 组织学表现　光镜下可见瘤体由不规则、迂曲的淋巴管构成，淋巴管腔宽窄不一，其管壁由单层扁平内皮细胞构成，管内由清亮液体填充。肿瘤在早期内部间质稀疏，在晚期间质致密且含有许多新生的小血管，还有淋巴细胞浸润和淋巴滤泡形成。间质内的小滋养血管壁薄，如破裂出血则可形成血肿（由周围纤维组织构成假包膜）或血囊肿（由周围淋巴管壁内皮细胞包裹），导致临床症状突然加重。

（三）临床表现

病变较小时，患者无明显临床症状或体征，随病变长大，患者常表现为进行性眼球突出、疼痛、上睑下垂、眼外肌麻痹和斜视。病变内急性出血可导致眼球突出突然加重。出血常常是自发性的，也可见于局部感染、全身感染或者外伤。

（四）影像学表现

1. 最佳诊断线索　多房不规则囊性肿块，无包膜，可跨间隙生长，易出血，伴有液 - 液平面。

2. 发生部位　可分为弥漫性和局限性。①弥漫性：广泛累及眼睑和眼眶肌锥内、外间隙。②局限性：多发生于肌锥内间隙。

3. 形态学表现　弥漫性淋巴管瘤呈不规则形，边界不清；局限性淋巴管瘤为圆形或椭圆形肿块，边界清楚。

4. 病变数目　大多数为单发病变，少数可为两个或以上病变。

5. CT 表现

（1）平扫表现：与脑实质相比，多数病变为同时包含高、等或低密度区域的混杂密度肿块，囊性成分呈低密度，出血则表现为高密度。少数病例的肿块中可出现钙化。弥漫性淋巴管瘤与邻近结构分界不清晰，局限性淋巴管瘤与邻近结构分界清晰。肿瘤长期压迫可致眶腔扩大，眼眶骨壁受压变薄。

（2）增强扫描表现：病变内不均匀强化，囊性区域不强化，如果瘤体内有较大的血管，则可表现为肿块内的条形明显强化。

6. MRI 表现（图 3-2-18）

（1）T_1WI 表现：病变常信号不均匀，发生自发出血时，瘤体内可见液 - 液平面（图 3-2-18A）。当肿瘤内以淋巴液为主、蛋白质较少时，与脑灰质信号相比，病变呈低信号，与玻璃体相近；当肿瘤内蛋白质含量较高时，其在 T_1WI 中信号增高；该病容易反复出血，根据出血的不同时期，肿瘤信号表现不同，亚急性出血在 T_1WI 中呈高信号，其他时期出血可表现为等或低信号。

（2）T_2WI 表现：病变信号较为复杂（图 3-2-18B）。当肿瘤内以淋巴液为主时，与脑灰质信号相比，病变呈高信号；当肿瘤内蛋白质含量较高时，其在 T_2WI 中信号略低。该病容易反复出血，因此可在肿瘤内观察到不同时期出血的表现：亚急性出血的早期在 T_2WI 中呈高信号，亚急性出血的晚期或慢性期，可见由含铁血黄素沉着引起的低信号。发生自发出血时瘤体内可见液 - 液平面。

（3）DWI 表现：病变呈等或低信号，无高信号影（图 3-2-18F）。

（4）MRA 表现：不能显示明显的供血动脉或引流静脉。

（5）动态增强扫描结合延迟扫描表现：一般病变的囊壁或实质部分强化，呈轻度到明显强化，囊变区域不强化。海绵状淋巴管瘤或海绵状血管淋巴管瘤可表现为渐进性强化，动态增强曲线表现为持续上升型（图3-2-18G）。无脂肪抑制的图像上，肿瘤强化不易与眶内脂肪的高信号相区别，所以适时采用脂肪抑制技术非常重要。

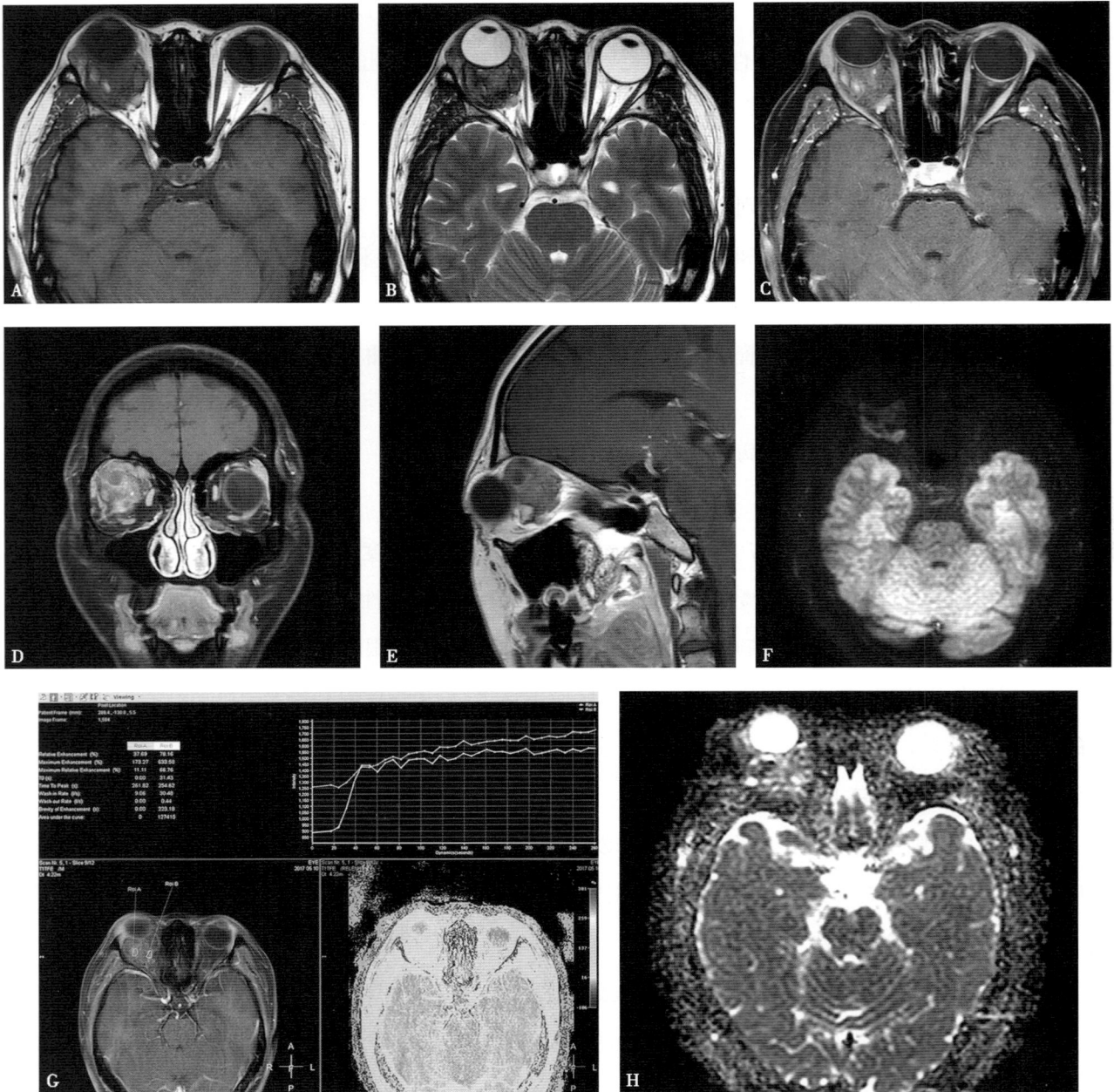

图 3-2-18　右眼眶淋巴管瘤

A. 横断面 T_1WI 示右侧眼球后方眼眶肌锥内、外间隙不规则形肿块影，边缘清楚，可见浅分叶，内部信号不均匀，局部可见片状高信号；B. 横断面 T_2WI 示病变呈不均匀混杂信号，内部可见条状低信号影；C～E. 分别为增强扫描横断面、冠状面、矢状面 T_1WI 图像，显示病变内呈不均匀强化，局部可见未强化区；F. 横断面 DWI，肿瘤呈等 - 略低信号；G. 动态增强曲线，呈持续上升型；H. ADC图示肿瘤不均匀高信号。

7. 影像学检查方法选择 首选 MRI，包括 T_1WI、T_2WI 和动态增强扫描的 MRI 对显示病变、出血、液 - 液平面以及不均匀强化表现最佳，而且持续上升型动态增强曲线对病变的诊断有重要意义。

（五）鉴别诊断

1. 毛细血管瘤 ①一般为先天性，出生即存在，随着年龄生长可自行消退；②有皮肤颜色改变；③大多数病变位于眼睑或眶周软组织，较少累及眼眶；④密度及信号较均匀；⑤CT 或 MRI 增强后，病变均匀明显强化。

2. 横纹肌肉瘤 生长迅速，短期内可发生明显变化，可侵犯邻近结构、破坏眶壁骨质。CT、MRI 显示病变形状不规则，边界不清楚，密度或信号常不均匀，增强后明显强化，结合病史一般能鉴别。

3. 炎性假瘤 ①成人多见，多有眼眶肿痛病史；②广泛累及肌锥内、外间隙，常伴有眼外肌及泪腺肿胀，多数病灶在 T_2WI 中呈低信号或等信号，信号不均匀。

4. 海绵状血管瘤 需与局限性淋巴管瘤相鉴别。平扫时两者表现类似，但动态增强扫描中海绵状血管瘤表现为不均匀强化或全部均匀强化，没有渐进性强化的特点。

5. 神经鞘瘤 需与局限性淋巴管瘤相鉴别。多位于肌锥外间隙，在 T_1WI 中呈略低信号，在 T_2WI 中呈略高信号，其内可见散在的 Antoni B 区或陈旧性出血，此部分增强后不强化。

（六）治疗及预后

1. 治疗方案选择

（1）保守治疗：病变很小且不引起症状时，可随诊观察，据报道这种小淋巴管瘤中的约 45% 可出现自发萎缩。如出现瘤内出血、肿瘤长大等情况，则应积极治疗。

（2）手术治疗：由于淋巴管瘤无包膜、形态不规则，因此难以将其完全切除，对于多数病例采用部分切除手术。该方法可以减轻肿瘤占位效应，缓解症状。目前，应用二氧化碳激光进行手术可以减少出血、淋巴管瘘以及瘢痕形成等手术并发症的发生，进一步提高了患者的生活质量，但肿瘤术后复发仍难以避免。

（3）非手术治疗：向病变的囊性成分内注射纤维蛋白胶、十四烷基硫酸钠等物质可以使肿物硬化、缩小。术前硬化治疗可提高手术成功率、降低肿瘤复发率。此外，对于难以实施手术的病例，硬化治疗可以作为手术的替代方法。

2. 手术入路选择

（1）前入路或外侧入路：对于局限于眼球表面或穹窿部结膜下的囊性病变，通常予以直接手术切除，采用前入路或外侧入路，尽量以不影响上睑提肌和不形成眼睑畸形为度。

（2）冷冻或二氧化碳激光照射：病变范围弥漫，甚至侵犯全结膜时，可采取冷冻或二氧化碳激光照射，但应尽量减少使用电凝和冷冻，以免形成过多的瘢痕组织。

3. 预后 良性肿瘤，术后容易复发，需长期随访复查。

（七）关键要点

①为较少见的眼眶肿瘤，相对多见于儿童，80% 以上患者在 10 岁前出现症状。②病变为多房、不规

则囊性肿块,易出血,其内可见多发液-液平面,病变可以很大且跨间隙生长,边界清晰。

参 考 文 献

[1] SMOKER WR,GENTRY LR,YEE NK,et al. Vascular lesions of the orbit:more than meets the eye[J]. Radiographics,2008,28(1):185-204.

[2] NASSIRI N,ROOTMAN J,ROOTMAN DB,et al. Orbital lymphaticovenous malformations:current and future treatments[J]. Surv Ophthalmol,2015,60(5):383-405.

[3] RUSSIN JJ,RANGEL-CASTILLA L,KALANI MYS,et al. Surgical management,outcomes,and recurrence rate of orbital lymphangiomas[J]. J Clin Neurosci,2015,22(5):877-882.

[4] KAZIM M,KENNERDELL JS,ROTHFUS W,et al. Orbital lymphangioma. Correlation of magnetic resonance images and intraoperative findings[J]. Ophthalmology,1992,99(10):1588-1594.

三、毛细血管瘤

(一)概述

1. 概念　毛细血管瘤(capillary hemangioma)又称草莓痣或焰痣,是婴幼儿最常见的眼眶脉管性肿瘤。毛细血管瘤沿三叉神经第一支或第二支分布时被称为斯德奇-韦伯综合征(Sturge-Weber syndrome),可伴有脉络膜血管瘤或脑膜血管瘤。

2. 人口统计学特点　好发于出生后3个月内的婴儿,总发病率为5.6%,病变在6~12个月内迅速增大,多数病变于患儿1岁以后静止,部分病变在发病后5~7年内可自发消退。女性更常见,男、女比例为2:3。

3. 病因　病理生理学证据显示眼眶毛细血管瘤可能来源于胚胎期的异常血管增殖。

(二)病理学表现

1. 大体病理学表现　多数毛细血管瘤完全位于眶外或者很大一部分瘤体位于眶外,它们可位于浅表也可位于深部,可沿视神经管或者眶上裂延伸至颅内。该病可分为表层、深层、综合三种类型,表层毛细血管瘤仅局限于真皮内,可单发于眼睑皮肤,也可发生于身体其他部位;深层毛细血管瘤侵犯眼睑深层及眶隔后,表现为眼睑皮肤或结膜呈蓝紫色隆起,患儿哭闹时肿物增大;综合型毛细血管瘤既侵犯真皮,又向深层蔓延,具有表层及深层肿瘤共有的症状和体征。切除肿瘤后,肉眼观察肿瘤呈深红色,表面见许多小凹陷,如同草莓样,边界清晰、无包膜,边缘不规则,可见分叶。

2. 组织学表现　肿瘤内含大量毛细血管和血管内皮细胞,边缘可见供血血管及引流血管,肿瘤与体循环相通。纤维结缔组织增生可导致血管闭塞,此时肿瘤可皱缩、消失。

(三)临床表现

临床表现为眼睑暗红色或蓝色肿块,质软,患儿出生后6~12个月内肿瘤生长较快,随后可逐渐缩小。多发生于眶隔前眼睑软组织内,但也可累及眶内,以发生于眼眶内上象限较常见,偶可累及颅内。肿块生长迅速时易引起上睑下垂，影响视觉发育，如不及时治疗则可引起弱视及斜视，肿块较大时可出现眼球突出，严重者可导致暴露性角膜炎。患儿哭泣或紧张时肿物有可能略微增大。并发症很少见，但可能包括出血、血栓形成、视神经压迫。毛细血管瘤可单独出现，也可能与PHASE综合征（罕见的神经皮肤综合征，特征为颅后窝脑畸形、面部大血管瘤、动脉异常、心脏异常以及主动脉缩窄）、Sturge-Weber综合征有关。

（四）影像学表现

1. 最佳诊断线索 婴幼儿眼睑或眶隔前的暗红色质软肿块，6个月内生长迅速，有自发消退的倾向，在CT中呈等或低密度。在T₁WI中呈低信号或等信号，在T₂WI中呈等信号或高信号，增强后轻度至明显强化，强化不均匀。

2. 发生部位 肿瘤位于眼睑深层或眶隔前结构内，常累及眶周结构如颞肌等，少数肿瘤可累及眶内甚至颅内。

3. 形态学表现 呈不规则形肿块，边缘可见分叶。

4. 病变数目 多为单发。

5. CT 表现

（1）平扫表现：肿瘤位于眼睑深层或眶隔前结构内，肿瘤形态不规则，边界清楚，多呈等、低密度（与眼外肌相比），其内部密度不均匀，可见片状低密度区，少见钙化。

（2）增强扫描表现：肿瘤呈轻度至明显强化，强化不均匀。

6. MRI 表现

（1）T₁WI表现：肿瘤呈低或等信号，其内信号不均匀，可见片状低信号区（图3-2-19A）。少数病变内部或边缘可见血管流空信号。

（2）T₂WI表现：肿瘤呈等或高信号（图3-2-19B）。少数病变内部或边缘可见血管流空信号。

（3）弥散加权像表现：肿瘤在DWI中呈低信号（图3-2-19C，D）。

（4）动态增强扫描表现：肿瘤呈轻度至明显强化，强化不均匀，动态增强曲线呈持续上升型（图3-2-19E～G）。

7. 超声表现 肿瘤的形状不规则，边界较清楚，表现为不均匀高回声肿块，有压缩性；CDFI显示肿瘤内部可见丰富的弥漫性彩色血流，呈高速低阻的动脉型血流信号。

8. 影像学检查方法选择 MRI及动态增强扫描是首选检查方法。CT和超声可作为筛查方法。

（五）鉴别诊断

1. 眶前部脑膜膨出 ①额鼻移行部骨质缺损。②脑膜膨出在影像学检查中呈低密度。③在T₁WI中呈低信号，在T₂WI中呈高信号。④增强后不强化。

2. 横纹肌肉瘤 ①多半有邻近结构（如眼外肌）的侵犯。②增强后多为均匀中等或明显强化，少数肿瘤强化不均匀。③肿块较大时可突破眶壁并向邻近结构蔓延。

3. 静脉曲张 ①体位性眼球突出。②颈静脉加压前、后扫描显示病变在加压后明显增大。

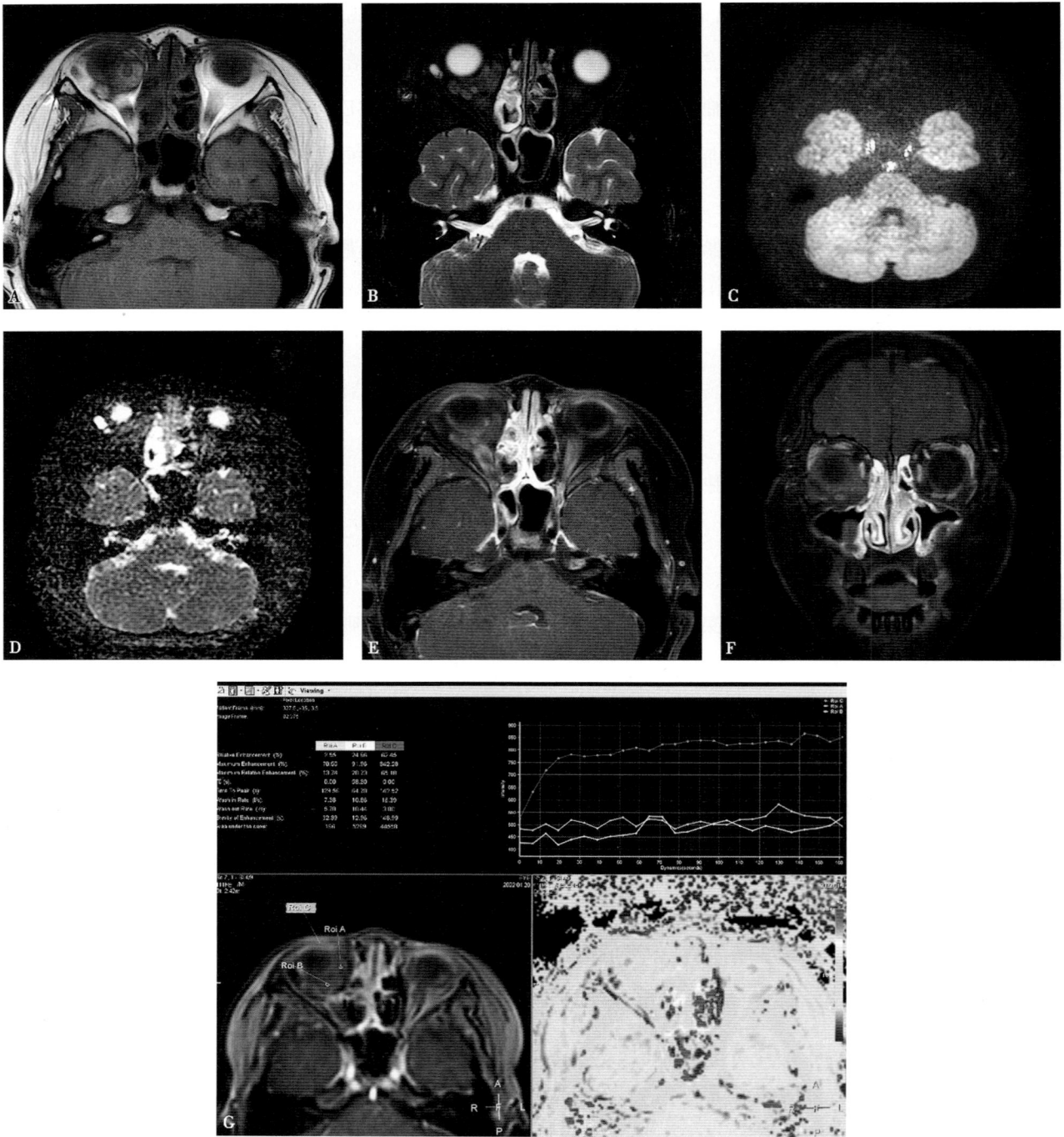

图 3-2-19　右侧眼眶毛细血管瘤

A. 横断面 T_1WI 示右侧眼眶肌锥内、外间隙可见不规则形等低信号肿块，包绕眼球，边缘可见环形低信号；B. 横断面脂肪抑制 T_2WI 示肿块呈不均匀高信号，边缘可见环形低信号；C、D. 横断面 DWI 示肿块呈低信号（C），ADC 图呈低信号（D），提示肿瘤扩散不受限；E、F. 横断面及冠状面脂肪抑制 T_1WI 示肿块不均匀强化，邻近结构未见明显异常；G. 动态增强扫描曲线呈持续上升型。

4. 血管外皮细胞瘤　①中年人多见。②良性病变常呈圆形或卵圆形，恶性病变形态不规则，病变内可见信号流空血管影。③增强后明显强化。

（六）治疗及预后

1. 治疗方案选择　①口服糖皮质激素，长期服用可能引起并发症。②硬化剂或糖皮质激素瘤内注射。③冷冻和放射治疗。④局部治疗效果不佳或所需疗程较长时，应进行手术治疗。术前常采用皮质激素局部注射，使部分血管闭锁，肿瘤体积减小，然后进行手术切除。

2. 手术入路选择　手术一般经前路开眶，于病变周围做钝性分离，采用电灼闭锁病变内较粗的滋养血管。若病变距离皮肤较近，为防止皮肤坏死或形成电灼瘢痕，不宜过多切除病变，对于残留部分，可在术中或术后采用皮质激素局部注射进行治疗。

3. 预后　病变治疗后预后良好。

（七）关键要点

①发生于婴幼儿，出生时即有或者出生后 3 个月内发生，6 个月内迅速生长，部分可自发消退；②好发于眼睑软组织或眶隔前结构，少数累及眶内；③CT 示肿瘤呈等或低密度，MRI 示肿瘤在 T_1WI 中呈低信号或等信号，在 T_2WI 中呈等信号或高信号，增强后轻度至明显强化，强化不均匀。

参 考 文 献

[1] DESAI S, GLASIER C. Sturge-Weber syndrome[J]. N Engl J Med, 2017, 377（9）: e11.

[2] DUTKIEWICZ AS, EZZEDINE K, MAZEREEUW-HAUTIER J, et al. A prospective study of risk for Sturge-Weber syndrome in children with upper facial port-wine stain[J]. J Am Acad Dermatol, 2015, 72（3）: 473-480.

[3] XU S, JIA R, GE S, et al. Treatment of periorbital infantile haemangiomas: a systematic literature review on propranolol or steroids[J]. J Paediatr Child Health, 2014, 50（4）: 271-279.

[4] SMOKER WR, GENTRY LR, YEE NK, et al. Vascular lesions of the orbit: more than meets the eye[J]. Radiographics, 2008, 28（1）: 185-204.

[5] O'KEEFE M, LANIGAN B, BYRNE SA. Capillary haemangioma of the eyelids and orbit: a clinical review of the safety and efficacy of intralesional steroid[J]. Acta Ophthalmol Scand, 2003, 81（3）: 294-298.

[6] 王蔚, 王毅, 黑砚, 等. 少年儿童眼眶血管瘤 26 例临床分析 [J]. 中国实用眼科杂志, 2004, 22（4）: 274-276.

四、血管内皮细胞瘤

（一）概述

1. 概念　血管内皮细胞瘤（hemangioendothelioma）是由内皮细胞增生引起的肿物，其由单一内皮细胞构成。临床上，眼眶血管内皮瘤罕见。该肿瘤在形态表现上介于良性的血管瘤和恶性的血管肉瘤之间，为交界性、中间性或低度恶性肿瘤，可发生转移，而且即使是形态学表现为良性的上皮样细胞型血管内皮瘤也可发生转移。

2. 人口统计学特点　常见于婴幼儿。

3. 病因　目前，该病病因尚不清楚。不同的抗原可能促进血管内皮细胞增殖，近期有研究显示单核细胞趋化蛋白 -1 可以导致血管内皮细胞增殖并提高该病发病率。Budousquie 等发现了该类肿瘤的一些影殖细胞团的异常：7号染色体和22号染色体出现易位突变，14号染色体出现罗伯逊易位，以及Y染色体丢失。最近还有学者提出该病可能与慢性巴尔通体属细菌感染有关。

（二）病理学表现

1. 大体病理学表现　目前，血管内皮细胞瘤至少分为四型，上皮样细胞型、梭形细胞型、卡波西型和血管内乳头状型，几种类型可混合存在。

（1）上皮样细胞型血管内皮瘤：于1982年被首次报道，是一种罕见的以血管为中心的血管内皮细胞瘤，多见于四肢远端皮下软组织中，大体形态为无包膜的坚硬肿块，与周围组织紧密相连，切面呈红色，类似机化血栓。

（2）梭形细胞型血管内皮细胞瘤：于1986年被首次报道，80%左右病例见于四肢远端的真皮及皮下浅部软组织内，大体形态为边界呈暗红色的肿块，无包膜，切面为蜂窝状或有部分实性区。

（3）卡波西型血管内皮细胞瘤：是一种罕见的具有侵袭性的血管肿瘤，大体形态为灰白色、无包膜的肿块。

（4）血管内乳头状型：皮内或软组织内可见粉色或黑蓝色无痛结节，部分皮肤呈弥漫性肿胀。

2. 组织学表现

（1）上皮样细胞型血管内皮瘤：在低倍镜下可见肿瘤细胞类似上皮样细胞，排列成条索状或巢状，可形成血管腔或腺管腔样，特征性的改变是肿瘤细胞的胞质内可见空泡，呈印戒状。肿瘤细胞无明显异型性，常无坏死及核分裂象，含有丰富的黏液性或透明软骨样基质。免疫组织化学检查结果显示大部分肿瘤细胞的波形蛋白（vimentin）、FⅧRAg、UEA-1及CD34呈阳性。

（2）梭形细胞型血管内皮细胞瘤：在低倍镜下表现为许多薄壁的血管或畸形的静脉，在塌陷的薄壁血管之间有增生的梭形细胞，形成小片状实性细胞区，细胞丰富区域与充满血液、扩张的血管区互相穿插交错，增生的梭形细胞无明显异型性，核分裂象少见。免疫组织化学检查结果显示，梭形细胞中仅波形蛋白呈阳性。

（3）卡波西型血管内皮细胞瘤：肿瘤内含有毛细血管、上皮样内皮细胞和梭形细胞，细胞核有轻度异型性和少量核分裂象，血管之间为梭形细胞，有时梭形细胞围绕内皮细胞形成增生的毛细血管，呈肾小球样区，在梭形细胞之间和上皮样细胞之间有红细胞、含铁血黄素及透明小体。免疫组织化学检查结果显示，CD34呈阳性，FⅧRAg和UEA-1有时为阴性。

（4）血管内乳头状型血管内皮细胞瘤：组织学上，这类肿瘤由大而分化好的血管构成，管腔内有增生的内皮细胞或透明液体，在血管内和间质内有淋巴细胞浸润，有的增生的血管内皮细胞呈淋巴细胞样，细胞核呈圆形、深染，细胞质较少，细胞内有空泡形成。增生的内皮细胞形成乳头状突向血管内，特征性的表现是细胞核位于面向管腔的一侧。免疫组织化学检查结果显示，肿瘤细胞的FⅧRAg、UEA-1、CD34及CD31呈阳性。

（三）临床表现

常见表现为眼球突出、眼球活动受限，病史为数月至数年不等。血管内皮细胞瘤为交界性或低度恶性肿瘤,呈浸润性生长,可发生转移,多转移至肝、肺、骨骼肌淋巴结。即使是形态学表现为良性的上皮样组胞型血管内皮细胞瘤也可发生转移。

（四）影像学表现

1. 最佳诊断线索　肌锥外间隙、结膜和眼睑处的椭圆形肿块,局部边缘不规则,周边可见血管流空信号,早期强化明显,动态增强扫描曲线为速升速降型。

2. 发生部位　最常见于肌锥外间隙、结膜和眼睑。

3. 形态学表现　椭圆形或不规则肿块。

4. 病变数目　大多数为单发病变,少数可为两个或以上病变。

5. CT 表现

（1）平扫表现:与脑实质相比,病变呈等密度,密度较均匀,少有钙化、出血或囊变坏死。部分肿瘤邻近的骨质呈受压改变,骨质破坏不明显。

（2）增强扫描表现:病变明显强化,强化不均匀。

6. MRI 表现

（1）T_1WI 表现:与脑灰质相比,病变呈略低信号或等信号,内部信号可不均匀。

（2）T_2WI 表现:与脑灰质信号相比,病变呈高信号,内部信号不均匀,部分病灶内部空间可见多发散在的更高信号影,肿瘤周边可见血管流空信号。

（3）DWI 表现:病变呈等信号,无高信号影。

（4）动态增强扫描结合延迟扫描表现:对比剂流入和流出均很快,强化程度很高,动态增强扫描曲线呈速升速降型($T_{peak} < 90$ 秒, $WR > 20\%$, $ER > 1.0$)。

7. DSA 表现　病变在 DSA 中显示为富血供肿瘤,内有很多扩张的血管和对比剂积聚,没有动静脉瘘。

8. 影像学检查方法选择　MRI 具有较好的软组织分辨率,可以清楚地显示病变与邻近组织结构的关系,并且可以观察到周围血管流空信号,动态增强曲线对于诊断该病也有较大的意义。CT 对肿瘤内成分结构显示不清,但可以显示邻近骨质的改变。因此 MRI 应作为该病的首选检查方法,CT 为辅助检查手段。

（五）鉴别诊断

1. 毛细血管瘤　①常见于婴儿;②眼睑草莓痣或眼睑蓝紫色肿物,患儿哭闹时肿物可增大;③肿物形态不规则、边界不清晰,增强后呈中度至明显强化。

2. 血管外皮细胞瘤　①常见于中年人,男性较多,肿块质地中等、较有弹性;②良性肿瘤形态规则、边界清晰,恶性肿瘤形态不规则、边界模糊,可伴有骨质破坏,向眶外侵犯;③增强后强化不均匀。

3. 横纹肌肉瘤　①生长迅速,早期可出现眼球突出、视力减退、眼球运动障碍,患儿哭闹时瘤体不增大;②肿块不规则,呈弥漫浸润性,侵犯邻近结构,邻近骨质破坏;③不均匀明显强化。

（六）治疗及预后

1. 治疗方案选择　①手术切除;②放射治疗;③化学治疗。

2. 预后　①婴幼儿血管内皮瘤通常预后较好，手术切除后局部复发率和转移率低。②对于成人患者，手术切除、放射治疗及化学治疗后的局部复发率及转移率为15%～20%。③发生远处转移时可转移至骨、肺及肝等。

<h2 style="text-align:center">参 考 文 献</h2>

[1] SANCHEZ-ORGAZ M，INSAUSTI-GARCIA A，GREGORIO LY，et al. Epithelioid hemangioma of the orbit or angiolymphoid hyperplasia with eosinophilia[J]. Ophthalmic Plast Reconstr Surg，2014，30：e70-72.

[2] SARDARO A，BARDOSCIA L，PETRUZZELLI MF，et al. Epithelioid hemangioendothelioma: an overview and update on a rare vascular tumor[J]. Oncol Rev，2014，8（2）：259.

[3] ALDER B，PROIA A，LISS J. Distinct, bilateral epithelioid hemangioma of the orbit[J]. Orbit，2013，32（1）：51-53.

[4] 何立岩，鲜军舫，王振常，等. 眼眶血管内皮瘤及血管外皮瘤的MRI表现[J]. 临床放射学杂志，2012，31（12）：1711-1714.

[5] 鲜军舫，何立岩，李彬，等. 眼眶血管内皮瘤的影像表现[J]. 中华放射学杂志，2007，41（6）：593-597.

[6] MCEACHREN TM，BROWNSTEIN S，JORDAN DR，et al. Epithelioid hemangioma of the orbit[J]. Ophthalmology，2000，107（4）：806-810.

五、血管外皮细胞瘤

（一）概述

1. 概念　血管外皮细胞瘤（hemangiopericytoma，HPC）是由毛细血管网状纤维鞘外血管外皮细胞增生形成的肿瘤。

2. 人口统计学特点　该肿瘤多见于四肢、腹膜后、盆腔及头颅，发生于头颈部者占15%，通常位于鼻旁窦或鼻腔内，发生于眼眶者少见。眼眶血管外皮瘤约占原发性眼眶肿瘤的2.7%，发病高峰为30～50岁，平均发病年龄为42岁，男、女比例约为4:3。肿瘤分为良性、交界性及恶性，恶性者占30%～50%。

3. 病因　发病原因不详，可能与外伤、长期使用皮质类固醇、妊娠以及高血压等有关。

（二）病理学表现

1. 大体病理学表现　肉眼下，肿瘤呈深红色或紫色实性肿瘤，质地韧或中等，切面为灰红或灰白色，呈鱼肉状，可见扩张的血管腔、出血和囊性变，肿瘤常有较薄的包膜或假包膜。部分病变中可有钙化。

2. 组织学表现　显微镜下，肿瘤细胞呈椭圆形、短梭形或多边形，位于毛细血管网状纤维鞘外，以此可以与血管内皮瘤相鉴别。肿瘤细胞核异型性大，核分裂象明显，核内染色质丰富。肿瘤细胞排列紧密，分布比较单一，间质成分较少，肿瘤实质中有不等量的毛细血管样间隙，血管间隙的数量与外皮细胞数量成反比。鹿角状血管是该肿瘤较为特征性的表现。该肿瘤的免疫表型特点为：波形蛋白阳性、CD34阳性、SMA阳性，CD99和层粘连蛋白（laminin）也可表现为局灶阳性。当肿瘤细胞有丝分裂象增多或出现不典型有丝分裂象，肿瘤内出现坏死、边缘浸润时，提示为恶性病变。

（三）临床表现

肿瘤较多发生于眼眶上部，可使眼球受压下移，眼球上转困难，从而导致复视。其中，良性病变的局部可触及表面光滑、具有弹性的肿物,可移动,无压痛;恶性病变表现为眼睑水肿,多呈蓝紫色,表面可有粗大血管,肿瘤生长迅速,中等硬度或较硬。部分肿瘤位于眼眶中后部,其中,良性血管外皮瘤生长缓慢,常见症状为渐进性无痛性眼球突出,眼周围皮肤及球结膜红肿;而恶性血管外皮瘤表现出眼球运动障碍和视力减退往往先于眼球突出。恶性血管外皮瘤转移不常见,但是有研究结果显示,该病一旦发生转移,最常见的转移部位是肺。

(四)影像学表现

1. 最佳诊断线索　病变血供丰富,强化明显。

2. 发生部位　可以发生于眼眶的任何部位,但以眼眶上部最常见,也可见于结膜、脉络膜、视神经和内眦部。多数病变为单发,少数可多发。

3. 形态学表现　圆形或类圆形,良性病变边界清楚,恶性病变边界不清。

4. 病变数目　多为单发。

5. CT 表现

(1)平扫表现:①良性肿瘤表现为位于肌锥内间隙或肌锥外间隙的高密度圆形或卵圆形肿块,密度均匀,边界清晰,少数病例有钙化;②恶性肿瘤表现为位于肌锥内间隙或肌锥外间隙的不规则肿块,密度不均匀,可见低密度坏死区,边缘模糊。可侵犯眼外肌及视神经,有时破坏眶壁骨质,也可向眼眶外侵犯(图 3-2-20A～E)。

(2)增强扫描表现:①良性肿瘤表现为均匀明显强化,边界清晰,与周围结构分界清楚;②恶性肿瘤表现为不均匀明显强化,可侵犯眼外肌及视神经。

6. MRI 表现(图 3-2-20F～K)

(1)T_1WI 表现:肿瘤与脑灰质信号相近,良性肿瘤信号均匀,边界清晰,恶性肿瘤信号不均匀,边界模糊。有时可见血管流空信号。

(2)T_2WI 表现:肿瘤与脑灰质信号相近或呈高信号,良性肿瘤信号均匀,边界清晰,恶性肿瘤信号不均匀,边界模糊。有时可见血管流空信号,伴有出血时可见低信号。

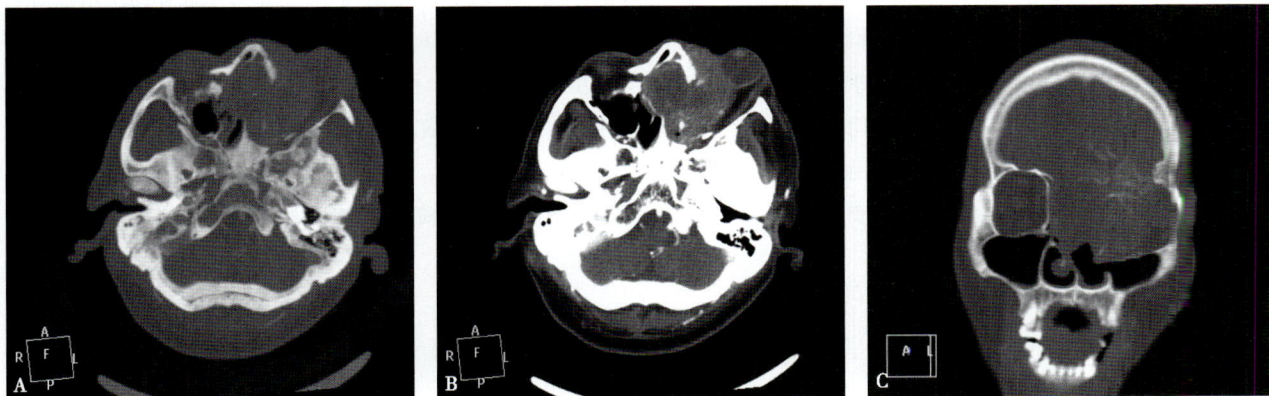

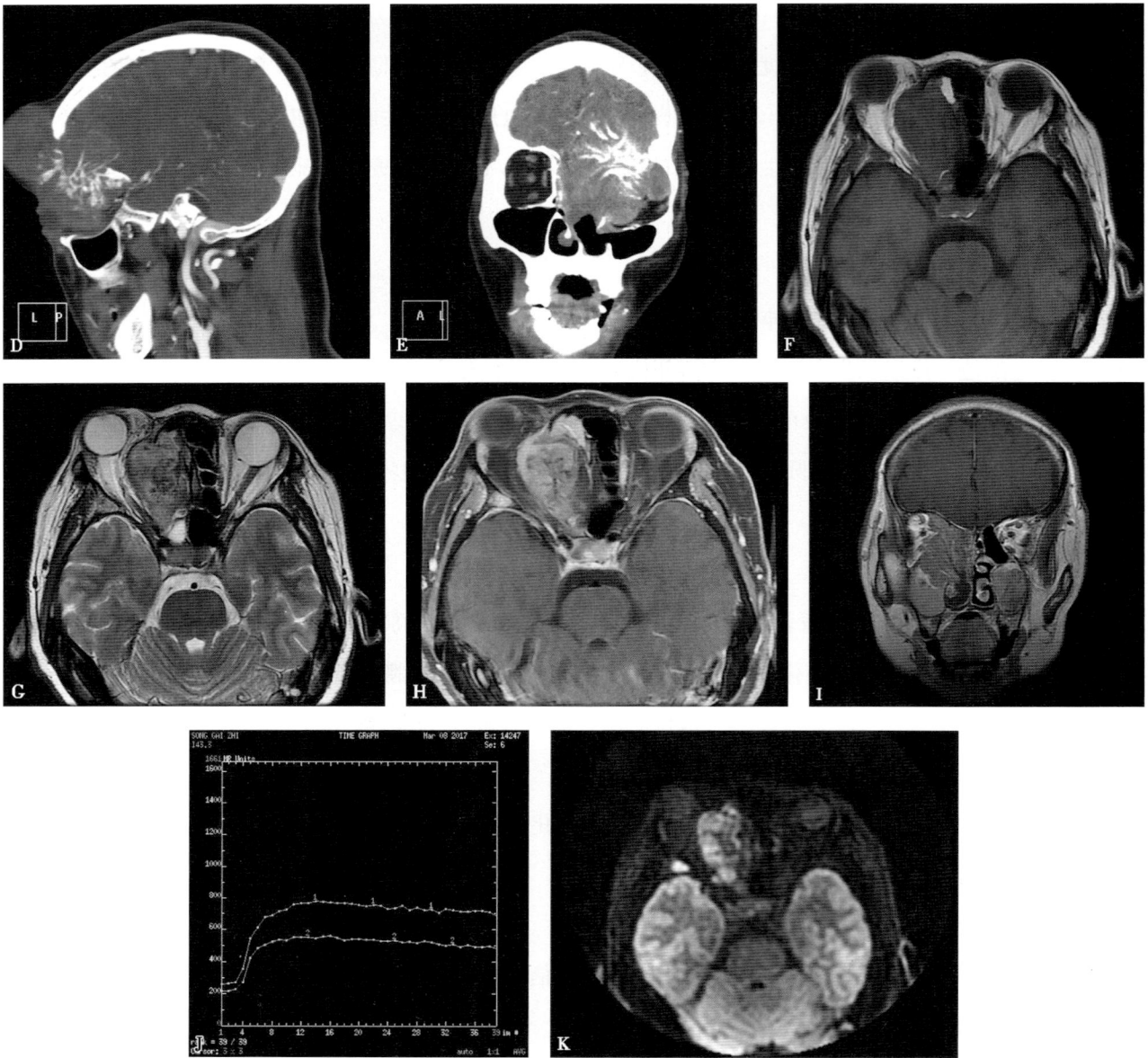

图 3-2-20　鼻颅眶沟通性血管外皮瘤

A. 横断面 CT 骨窗，左侧额窦、眼眶、鼻腔内不规则软组织肿块，边缘呈分叶状，可见骨质破坏；B. 增强后横断面 CT 软组织窗，肿块内部强化不均匀，侵犯眼眶肌锥外间隙及眼睑皮肤软组织，眼球向外侧移位；C、D. 冠状面及矢状面 CT 骨窗，肿块向后上累及颅前窝，肿块内部可见放射状高密度影，前颅底，鼻中隔，筛房间隔，眼眶内壁、上壁骨质破坏；E. 增强后冠状面 CT 软组织窗，肿块与眼外肌、视神经及脑实质分界欠清晰，呈不均匀强化；F. 横断面 T_1WI，右侧鼻眶沟通性血管外皮瘤，右侧筛窦及眼眶不规则形 T_1WI 等信号，其内信号欠均匀，边界欠清晰；G. 横断面 T_2WI，右侧筛窦及眼眶不规则形 T_2WI 高信号，边界欠清晰，其内信号不均匀，可见斑片状低信号影；H、I. 增强后横断面脂肪抑制图像及冠状面 T_1WI 图像，可见肿瘤边缘呈分叶状，其内可见点状血管流空信号，增强后呈不均匀明显强化，肿瘤累及右侧颅前窝，邻近脑膜增厚强化，向右累及右侧内直肌、上斜肌、上颌窦及蝶窦；J. 动态增强曲线呈平台型；K. 横断面 DWI，肿块呈不均匀略高信号。

（3）DWI 表现：肿瘤呈等或稍高信号。

（4）动态增强扫描表现：肿瘤呈不均匀明显强化，动态增强曲线可呈持续上升型或平台型。恶性肿瘤内可见不强化的坏死区。

7. 超声表现　良性病变呈圆形或卵圆形，边界清晰；恶性病变形态不规则，边界不清。肿瘤内部回声强度和分布取决于病变的结构。如果病变内实性成分较多，则内部回声较少。彩色多普勒超声显像中可见丰富的红、蓝色血流，呈弯曲管状或粗细不等的条状。病变的脉冲多普勒图呈快血流低阻力动脉频谱。

8. DSA 表现　血管外皮细胞瘤中血管多，管径较粗，动静脉吻合，眶前部肿瘤由眼动脉及颈外动脉末梢供血，眶深层肿瘤由眼动脉供血，可见鹿角样分支的血管。可见早期的持续肿瘤染色。

9. 影像学检查方法选择　MRI 为该病的最佳检查手段，可清晰显示病变与邻近结构的关系，根据信号改变及增强后的特点可以做出诊断。CT 可显示骨质的变化，对于判断良、恶性有重要意义。

（五）鉴别诊断

1. 海绵状血管瘤　①眶内圆形或卵圆形、边界清楚的肿块；②在 T_2WI 中呈明显高信号，其内信号较均匀；③增强后呈特征性的渐进性强化。

2. 神经鞘瘤　①常位于肌锥外间隙，多呈卵圆形，边界清晰；②长 T_1、长 T_2 信号，其内信号不均匀；③增强后呈不均匀明显强化。

3. 孤立性纤维瘤　①分叶状、边缘光滑的肿块，在 T_1WI 中为等或低信号，在 T_2WI 中为等或稍高信号，在 T_2WI 中肿瘤内可见片状或结节状略低信号；②有轻度、中等、显著强化三种方式，但多数病例为中等程度强化，强化程度较均匀，动态增强曲线多呈速降型，偶可见瘤内血管流空信号；③Bcl-2 可为阳性。

（六）治疗及预后

1. 治疗方案选择

（1）手术治疗：治疗时应争取手术全切，无论切除程度如何，术后均应该常规辅以放射治疗，目前多数学者认为复发率的高低与放射治疗的剂量有关系，不经放射治疗者肿瘤术后复发率为 90% 左右，而放射治疗后的复发率可降低至 38% 左右。因此，目前最佳治疗方案是肿瘤全切加剂量不小于 50Gy 的术后放射治疗。

（2）栓塞：血管内栓塞可以有效阻断血流，有利于手术。

（3）术后放射治疗：对于未完全切除的病灶，推荐术后放射治疗。

2. 预后　有报道称 15 年内可有多达 91% 的患者发生肿瘤原位复发，10%～15% 的患者发生转移，并且病变可能在完成治疗 30 年以后复发。

（七）关键要点

①中年人多见；②眼眶内富血供肿瘤，良性病变呈圆形或卵圆形，边界清晰，恶性病变形态不规则，边缘不光滑；③可有血管流空信号；④增强后呈不均匀明显强化。

参 考 文 献

[1]　董驰, 周俊林, 袁治, 等. 颅内血管外皮细胞瘤 42 例临床病理分析 [J]. 中国耳鼻咽喉颅底外科杂志, 2010, 5: 353-358.

[2] SMOKER WR，GENTRY LR，YEE NK，et al. Vascular lesions of the orbit: more than meets the eye[J]. Radiographics，2008，28（1）：185-204.

[3] DUFOUR H，METELLUS P，FUENTES S，et al. Meningeal hemangiopericytoma: a retrospective study of 21 patients with special review of postoperative external radiotherapy[J]. Neurosurgery，2001，48（4）：756-762.

[4] KARCIOGLU ZA，NASR AM，HAIK BG. Orbital hemangiopericytoma: clinical and morphologic features[J]. Am J Ophthalmol，1997，124（5）：661-672.

[5] ENZINGER FM，SMITH BH. Hemangiopericytoma. an analysis of 106 cases[J]. Hum Pathol，1976，7（1）：61-82.

六、眼眶静脉曲张

（一）概述

1. **概念**　眼眶静脉曲张（orbital varix）是一种先天性静脉发育异常，为单个静脉囊状扩张或多条静脉迂曲扩张，这些异常静脉常于患者出生时已经存在。

2. **人口统计学特点**　该病占眼眶疾病的 5% 左右。最常见于 10～30 岁人群。发病无明显性别差异，偶见家族性遗传。

3. **病因**　多为先天性静脉血管异常发育所致。

（二）病理学表现

1. **大体病理学表现**　一支或数支眶内静脉明显迂曲、扩张。输入、输出血管均为静脉，畸形血管之间缺乏或少有增生的纤维组织。

2. **组织学表现**　病变为一些不完整的血管组织，镜下可见高度扩张的静脉血管，伴有较多的血栓形成，管壁内缺乏内弹力层及弹性纤维组织，输入和输出血管均为静脉。患者处于弯腰、低头等特殊体位时，由于颈静脉回流受阻，故眶内压力增大，引起患侧眼球突出。

（三）临床表现

患者出生时即存在异常静脉，但早期可缺乏临床症状。在患者的成长过程中，这些潜在的静脉床与体循环沟通可导致出现临床症状，主要表现为间歇性或体位性眼球突出［低头、弯腰、咳嗽、憋气以及瓦尔萨尔瓦（Valsalva）动作可导致眼球突出加剧，而直立位或卧位时眼球正常］。在病变晚期，眶内脂肪垫因受压而部分吸收，患者处于直立位或卧位时眼球内陷。病情严重者可出现眶内出血甚至视力减低。当异常静脉内形成血栓或者出血时，可出现快速眼球突出并伴有疼痛。

（四）影像学表现

1. **最佳诊断线索**　病变多呈不规则形，颈部加压前病变较小，有时甚至显示不明确，采用颈部加压后病变明显增大，可确诊。

2. **发生部位**　常单侧发病。

3. **形态学表现**　扭曲、增粗的条状或团块状软组织影。

4. **病变数目**　常为单发。

5. CT 表现

（1）平扫表现：患者采取仰卧位时可无异常，采取俯卧位或颈部加压以后病变体积增大、眼球突出。眶内静脉曲张表现为团块状软组织密度影，部分病变内可见高密度静脉石。颈部加压前需进行颈部加压试验，确定没有异常表现时再进行颈部加压扫描，压力不要超过 5kPa。

（2）增强扫描表现：眶内团块状软组织密度影明显强化。

6. MRI 表现

（1）T_1WI 表现：病变呈 T_1WI 低或等信号影，边界清晰，静脉石表现为结节状无信号区（图 3-2-21A）。可见血管流空影。有血栓时信号较复杂。

（2）T_2WI 表现：病变呈 T_2WI 高信号影，内部信号均匀或不均匀，边界清晰，静脉石表现为结节状无信号区（图 3-2-21B）。可见血管流空影。有血栓时信号较复杂。

（3）DWI 表现：病变呈低信号，未见弥散受限。

（4）动态增强扫描结合延迟扫描表现：病变明显强化（图 3-2-21C～E），强化曲线呈持续上升型。

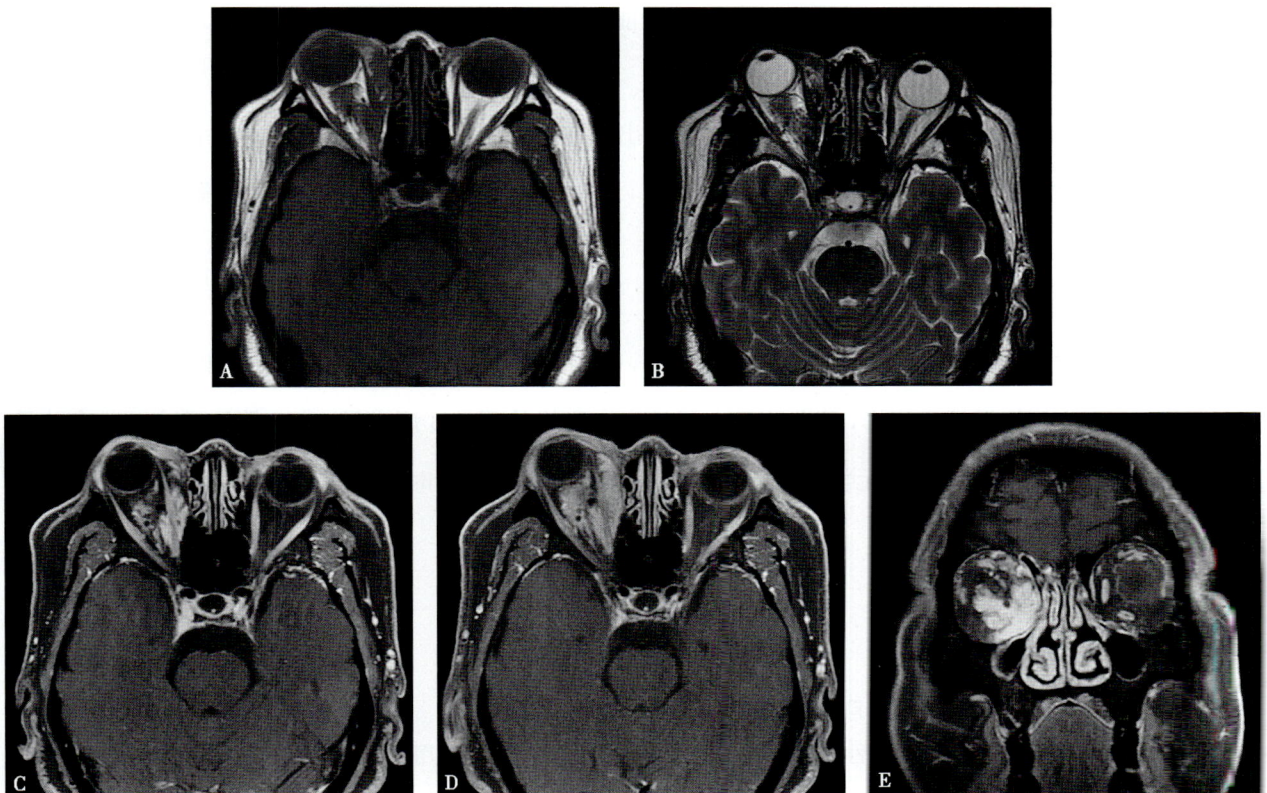

图 3-2-21　右侧眼眶静脉曲张

A. 横断面 T_1WI 示右眼眶内象限肌锥内、外间隙可见不规则形等信号肿块，边缘可见多分叶，病变与视神经、内直肌分界不清；B. 横断面 T_2WI 示病变呈不均匀高信号，周围可见血管流空信号；C～E. 增强后加压前横断面、增强后加压后横断面、冠状面 T_1WI 图像，可见肿块呈不均匀明显强化，加压后病变体积增大。

7. 超声表现 一般患者仰卧时不能探及异常回声,压迫颈内静脉或低头时可探及无回声区或不均匀回声区,有静脉石时可有强回声伴后方声影。

8. 影像学检查方法选择 颈部加压前、后分别进行 MRI、CT 或超声检查。

（五）鉴别诊断

1. 颈内动脉海绵窦瘘 ①患者常有外伤史。②眼球表面血管扩张,搏动性眼球突出伴血管杂音,复视、眼外肌麻痹。③CT 或 MRI 示增粗的眼上静脉和增宽的海绵窦。

2. 海绵状血管瘤自发性出血 ①急性出血引起眼球突出,出血吸收后眼球回纳,如出血反复发生可出现间歇性突眼,但与体位无关;②病变在颈部加压前、后体积无明显变化;③动态增强扫描示病变主体呈 T_1WI 低信号、T_2WI 高信号影,其内出血区信号多变,增强后病变主体表现出渐进性强化特点,而出血区不强化。

（六）治疗及预后

1. 治疗方案选择

（1）保守观察。

（2）手术:①介入性栓塞治疗;②手术切除,眼眶静脉曲张多位于肌锥内,采用传统手术方法时出血较多,且容易损伤邻近正常结构。利用伽玛刀治疗既能封闭畸形血管,又能保存正常视力,定位准确率达 0.5mm。③血管栓塞。

2. 预后 因病变位于肌锥内间隙,故手术切除出血较多,难度较大,并发症多,术后易复发。范围较大的静脉曲张常混杂正常组织结构,切除非常困难,故对于眶后段病变不主张手术切除,多采用保守治疗。伽玛刀有较好的治疗效果,较安全、并发症少。

（七）关键要点

①病变为不规则形肿块,颈部加压前病变较小,有时甚至显示不明确,采用颈部加压后病变明显增大。②CT 示团块状软组织密度影,部分病变内可见高密度静脉石。③病变呈 T_1WI 等信号,T_2WI 高信号,边界清晰,静脉石表现为结节状无信号区。可见血管流空影。有血栓时信号较复杂。④病变呈明显强化,强化曲线呈持续上升型。

参 考 文 献

[1] 赵云,赵红. 眼眶静脉曲张颈部加压前后变化 [J]. 眼科,2016,5:350.

[2] 毛永征,王振常,鲜军舫,等. 原发性眼眶静脉曲张的 CT 和 MRI 表现 [J]. 实用放射学杂志,2007,23(2):181-183.

[3] RUBIN PA, REMULLA HD. Orbital venous anomalies demonstrated by spiral computed tomography[J]. Ophthalmology, 1997,104(9):1463-1470.

[4] WILDENHAIN PM, LEHAR SC, DASTUR KJ, et al. Orbital varix: color flow imaging correlated with CT and MR studies[J]. J Comput Assist Tomogr, 1991,15(1):171-173.

[5] WINTER J, CENTENO RS, BENTSON JR. Maneuver to aid diagnosis of orbital varix by computed tomography[J]. AJNR Am J Neuroradiol, 1982,3(1):39-40.

七、颈动脉海绵窦瘘

（一）概述

1. 概念　颈动脉海绵窦瘘（carotid-cavernous fistula，CCF）是指颈动脉（包括颈内动脉、颈外动脉）或其分支与海绵窦间的直接或间接交通所引起的一组神经眼眶综合征，是动静脉交通引起的眶内血管畸形中最常见的一种疾病。按病因可将其分为外伤性、自发性、先天性三类，其中外伤性颈动脉海绵窦瘘占75%以上；按解剖部位可将其分为颈内动脉海绵窦瘘和硬脑膜海绵窦瘘，前者是颈内动脉与海绵窦之间的直接交通，后者是颈内动脉或颈外动脉的脑膜分支与海绵窦的间接交通；根据严重程度可将其分为高流量颈动脉海绵窦瘘和低流量颈动脉海绵窦瘘。

2. 人口统计学特点　此病好发于中青年男性，患者多有头部外伤史，而女性中以孕妇多见；硬脑膜海绵窦瘘多见于中老年妇女，自发性多见。

3. 病因　外伤性颈内动脉海绵窦瘘最常见，占病例总数的75%。主要由颈内动脉海绵窦段的创伤引起，通常是高通量瘘，常见于脑创伤后的患者。

自发性海绵窦瘘的发病机制主要有以下几种：①颈内动脉海绵窦段的动脉瘤破裂；②动脉粥样硬化、胶原血管病、雌激素分泌减少等原因导致的动脉血管壁异常；③梅毒性和真菌性动脉炎；④先天性发育异常；⑤蝶窦炎和海绵窦炎，炎性病变继发产生栓子，阻碍静脉回流，导致窦内压力增大，促使脑膜动、静脉的细小分支与海绵窦之间的网状交通开放而形成动静脉瘘。

（二）病理学表现

1. 大体病理学表现　当颈内动脉或其分支破裂后，动脉血进入海绵窦，造成海绵窦扩张。由于眼静脉无瓣膜，故90%以上的颈动脉海绵窦瘘患者中，血液经海绵窦向前流向眼静脉，导致患侧眼球搏动性突出；部分血流向后经岩下窦、横窦及乙状窦引流，可产生明显的血管杂音；血流向上进入上矢状窦、侧裂静脉及皮质静脉时，可出现颅内静脉扩张和颅内压升高；血流向下经翼静脉丛引流，可引起鼻咽部静脉扩张；如果血流通过海绵间窦向内侧引流，也可引起对侧症状。

2. 组织学表现　蝶鞍两侧、硬脑膜层和骨膜层之间为海绵窦腔，其内被分隔为多个静脉空隙。海绵窦前部起于眶上裂，后部达岩骨尖，内侧为蝶窦和垂体，眼上静脉、眼下静脉、蝶顶窦、外侧裂静脉和基底静脉汇入其中。血流经此主要被引流到岩上窦、岩下窦。汇入海绵窦内的静脉均无瓣膜。颈内、外动脉都有细小的分支分布于硬脑膜并与海绵窦相连。由于颈内动脉海绵窦段被其入口处的硬脑膜牢牢固定，所以一旦此处的颈内动脉发生自发性破裂，就易出现海绵窦区硬脑膜动静脉瘘。而颈内动脉由海绵窦的内侧壁通过，当颈内动脉本身或其分支破裂时，动脉血流入海绵窦，使窦内压力增大，眼静脉回流受阻，引起眶内静脉压升高，眶内组织和眼外肌水肿，导致球结膜充血水肿、眼球突出、视盘水肿和视网膜静脉迂曲扩张等眼底改变。由于眶内容物能将海绵窦内的动脉搏动传导到眼部，所以眼眶颞部听诊中可闻及与脉搏一致的持续性隆隆杂音。另外，海绵窦内还有展神经、动眼神经、滑车神经及三叉神经眼支通过，所以如果上述神经受压，患者就会出现复视、眼肌麻痹和感觉异常。

（三）临床表现

临床表现的严重程度取决于：①瘘口在海绵窦内的位置；②瘘口的大小；③不同的静脉与海绵窦开放的程度；④异常的动脉与静脉间的交通。主要临床表现如下。

（1）眼球表面血管怒张和红眼：是最为常见的体征，几乎所有患者均有，而且均为首发体征。表现为以角膜为中心的呈放射状排列的、高度迂曲的血管，呈鲜红色或紫红色，严重时眼结膜翻出眼睑之外，造成眼睑闭合困难和暴露性角膜炎。

（2）眼球突出、搏动：90%的患者出现眼球突出，并且伴有与心跳同步的搏动。眼球突出的程度与瘘孔持续的时间长短有关。如果海绵间窦发达，则一侧的动脉血可向双侧海绵窦及眼静脉引流，引起双侧搏动性眼球突出。低流量颈动脉海绵窦瘘患者的眼球突出症状相对较轻。眼球突出主要是眶内静脉扩张淤血、眶内脂肪水肿及眼外肌水肿所致。

（3）颅内血管杂音：大多数颈内动脉海绵窦瘘患者和部分硬脑膜海绵窦瘘患者有此征象。患者多自述可闻及颅内与动脉搏动一致的吹风样或机器轰鸣样杂音，夜间或安静时较为明显，使患者难以忍受、烦躁不安。听诊时在患侧眼眶、额部、外耳乳突部、颞部听到与心律一致的节律性杂音。压迫患侧颈内动脉可使杂音减弱或消失；而压迫对侧颈内动脉则杂音不消失，甚至更响。颅内杂音的大小与瘘口的大小有关，由于其静脉引流方向不同，眼眶部、额部、颞部、耳后的杂音强度也不同。

（4）复视和眼外肌麻痹：约半数患者可有复视、上睑下垂、眼球活动受限等症状。眼外肌麻痹以展神经麻痹最为多见，其次为动眼神经麻痹，滑车神经麻痹较为少见。

（5）球结膜充血、水肿：多数情况下是由海绵窦血液经眼上静脉或眼下静脉异常引流至眶内，眶内组织血液回流不畅引起的，严重时球结膜外翻。球结膜充血、水肿是最常见的临床表现，几乎100%患者均有不同程度的球结膜水肿。

（6）视力下降：颈动脉海绵窦瘘患者还可出现视力障碍，即眼静脉回流受阻、淤血、静脉压增高及眼动脉供血不足，导致视网膜及视盘水肿、出血、发生继发性青光眼，视力减退，甚至失明。在部分患者中，由于面静脉等侧支循环不良，致使眼内压急剧升高，出现剧烈头痛，可在短时间内导致视力丧失。有文献报道颈动脉海绵窦瘘患者中失明的发生率约为3.1%。

（四）影像学表现

1. 最佳诊断线索　表现为患侧海绵窦增宽，眼上静脉扩张，眼外肌增粗，眶内脂肪水肿，眼球突出。

2. 形态学表现　眼上静脉扩张伴有搏动，眼外肌肥大、眶内脂肪垫增大。同侧海绵窦增宽。

3. 病变数目　多为单发。

4. 超声表现　眼上静脉扩张，表现为与心脏同步搏动的无回声空腔，颈内动脉加压后该空腔闭锁、搏动消失。彩色多普勒血流成像显示眼上静脉内同时存在离心血流（红色）和向心血流（蓝色）。可见眼外肌增粗，眶内脂肪体积增大。

5. CT 表现

（1）平扫表现：①患侧眼球突出，选择双侧眼球最大径层面，对比双侧眼球前缘顶点距离双侧眼眶外壁前端连线的距离，距离超过 18mm 为眼球突出。②患侧眼上静脉扩张，呈自眼眶内前上方走行至眶尖的蚓状影，直径 >4mm。③患侧海绵窦较对侧增宽，海绵窦在平扫时与相邻脑实质密度差异小，部分病例中难以显示增宽的海绵窦。④患侧眼外肌增粗、模糊，为眼静脉回流受阻所致，其中以外直肌增粗最常见。⑤颅底骨折，最常出现于颅中窝底、眼眶壁等部位，尤以蝶窦壁骨折多见。⑥眶内脂肪垫增大以致出现眶脂肪疝，眼睑肿胀。

（2）增强扫描表现：增粗的眼上静脉及同侧海绵窦明显强化，海绵窦增宽，当眼上静脉内有血栓时可无强化。有时可见位于蝶窦周围的假性动脉瘤。

（3）CTA 表现：①患侧海绵窦于动脉期早显、扩张，患侧海绵窦与颈内动脉同期显示、密度一致，部分严重病例中，病变可通过海绵间窦累及对侧海绵窦。②患侧眼上静脉扩张、早显，面静脉扩张，双侧海绵窦扩张时常合并双侧眼上静脉扩张。③海绵窦瘘（carotid-cavernous fistula，CCF）瘘口得到显示，通过 MPR 及 CPR 可显示颈内动脉与海绵窦间的直接瘘口。④假性动脉瘤，系由于血液从颈内动脉裂口处进入血管周围间隙形成的假腔，周围无正常血管壁组织，为机化血栓或纤维所包裹。

6. MRI 表现

扩张的眼静脉及海绵窦内静脉在 T_1WI 和 T_2WI 上呈条状无信号影，同时可以见到眼外肌增粗，眼眶肌锥内、外间隙模糊。增强后可见患侧眼静脉及同侧海绵窦明显增宽（图 3-2-22）。MRA（3D TOF）可显示扩张的海绵窦、眼静脉、颈内动脉及其分支、基底动脉环情况，在部分病例中可显示瘘口和异常静脉引流。

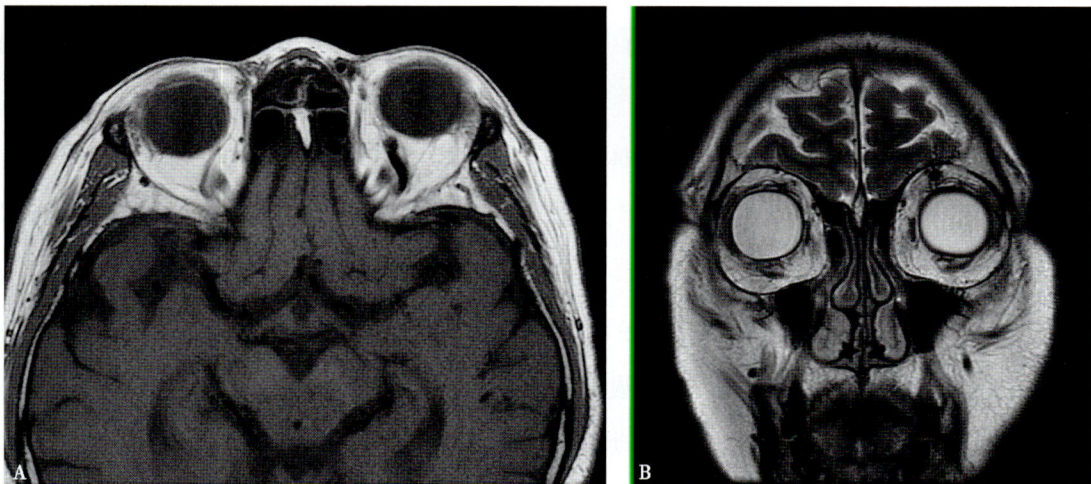

图 3-2-22　左侧颈动脉海绵窦瘘

A. 横断面 T_1WI 示左侧眼上静脉增宽，呈血管流空信号，周围脂肪间隙清晰；B. 冠状面 T_2WI 示左侧眼上静脉增宽。

7. DSA 表现　表现为对比剂自颈内动脉或颈外动脉分支溢入海绵窦，海绵窦及眼静脉等早期显影，并且可清楚地观察到瘘口位置、大小、静脉引流及侧支代偿情况。目前，DSA 仍是诊断 CCF 的"金标准"，且在造影的同时可以进行病变的治疗。但 DSA 属于创伤性介入手段，风险较高，且无法直接显示血管外病变，因此，单纯诊断时没有必要行此检查。

8. 影像学检查方法选择　对于眼眶外伤，首选 CT 平扫，当 CT 平扫可疑该病时，可选择 MRI、MRA、CTA 或者彩色多普勒超声检查。而 DSA 是诊断颈动脉海绵窦瘘的"金标准"。

（五）鉴别诊断

1. 眼眶动静脉畸形　①可见眶内搏动性肿块；②有粗大的输入血管和输出血管；③位置较浅表；④海绵窦不增宽。

2. 海绵窦区硬脑膜动静脉瘘　①多见于中年女性，常与月经、妊娠有关，患者一般无外伤史，分流量相对较小，临床表现一般较 CCF 轻，部分患者有自愈倾向；②CTA 表现与 CCF 类似，主要区别是硬脑膜动静脉瘘一般瘘口较小，供血动脉常见于颈外动脉系统，瘘口无法显示，对于部分鉴别较难的病例需行 DSA 进一步鉴别。

3. 眼眶静脉曲张　①系先天性静脉畸形，呈串珠样改变，患者多无外伤史；②无海绵窦早显及异常沟通等表现；③患者在做 Valsalva 动作或俯伏时静脉扩张明显。

4. 正常变异的眼上静脉增粗　①呈双侧对称性，CTA 检查中无海绵窦扩大及早显；②球后脂肪密度正常。

（六）治疗及预后

1. 治疗方案选择　尽早封闭瘘口是治疗该病的关键措施。

（1）颈动脉压迫法：对于症状轻、瘘口较小者，可以采取单纯颈动脉压迫法，即用手指压迫颈总动脉，每次 15～30 分钟，每天可压迫多次，10 天至 1 个月即可减轻相应症状。但此法有导致臂丛神经损害、锁骨上神经损害以及单侧眼球致盲的危险。

（2）手术治疗：颈内动脉海绵窦瘘症状和体征严重，对视力危害大，患者需手术治疗。目前使用球囊或者弹簧圈的经皮动脉栓塞被认为是最佳手术方法。其他手术方法还包括非球囊栓塞和血栓形成，而开颅对颈内动脉直接手术而言是最后的治疗手段。

2. 手术入路选择　近年来，可脱性球囊导管栓塞治疗被认为是首选治疗方法。但瘘口较大时，有时即使放置多个球囊仍不能闭塞瘘口，需改用球囊辅助弹簧圈联合 Onxy 胶栓塞治疗。对于有脑膜血管参与供血的颈动脉海绵窦瘘，即海绵窦区的硬脑膜动静脉瘘，可采用经静脉入路，用球囊辅助弹簧圈联合 Onxy 胶栓塞治疗。

3. 预后　颈内动脉海绵窦瘘自愈的可能性小，对于少数患者，经颈动脉压迫可使症状减轻。也有少数长期未治疗的患者可伴发眼眶前部动静脉血管瘤。迁延的病例可由角膜暴露、缺血综合征等造成视功能损害，个别病例可因海绵窦破裂、大出血而突发死亡。长期的眶静脉淤血、脂肪水肿可造成眼眶组织纤维化,预后不良,因而应尽早手术。手术治疗后,一些迟发性视神经损害和早期的脑神经麻痹仍有望得到部分恢复。多数患者术后预后良好。

（七）关键要点

①患者常有外伤史。②眼球表面血管扩张,搏动性眼球突出伴血管杂音,复视、眼外肌麻痹。③CT或MRI示增粗的眼上静脉和增宽的海绵窦。

参 考 文 献

[1] GOVINDARAJU R，NARAYANAN P. Carotid-cavernous sinus fistula[J]. N Engl J Med, 2016, 374(13): e15.

[2] ELLIS JA，GOLDSTEIN H，CONNOLLY ES JR，et al. Carotid-cavernous fistulas[J]. Neurosurg Focus, 2012, 32(5): E9.

[3] 于加省,胡道予,李振强,等. 动脉瘤性颈内动脉海绵窦瘘的临床与影像学表现[J]. 放射学实践,2011,26(10): 1085-1088.

[4] 于瀛,黄清海,许洪波,等. Onyx经动脉入路栓塞创伤性颈内动脉海绵窦瘘[J]. 中华神经外科杂志,2011,27(12): 1191-1194.

[5] GEMMETE JJ，CHAUDHARY N，PANDEY A，et al. Treatment of carotid cavernous fistulas[J]. Curr Treat Options Neurol, 2010, 12(1): 43-53.

[6] KARAMAN E，ISILDAK H，HACIYEV Y，et al. Carotid-cavernous fistula after functional endoscopic sinus surgery[J]. J Craniofac Surg, 2009, 20(2): 556-558.

[7] CHEN CC，CHANG PC，SHY CG，et al. CT angiography and MR angiography in the evaluation of carotid cavernous sinus fistula prior to embolization: a comparison of techniques[J]. AJNR Am J Neuroradiol, 2005, 26(9): 2349-2356.

[8] RAI AT，SIVAK-CALLCOTT JA，LARZO C，et al. Direct carotid cavernous fistula in infancy: presentation and treatment[J]. AJNR Am J Neuroradiol, 2004, 25(6): 1083-1085.

[9] 燕飞,梁熙虹,丁宁,等. MRI对颈动脉海绵窦瘘的诊断价值[J]. 实用放射学杂志,2004,20(5): 394-397.

[10] TECH KE，BECKER CJ，LAZO A，et al. Anomalous intracranial venous drainage mimicking orbital or cavernous arteriovenous fistula[J]. AJNR Am J Neuroradiol, 1995, 16(1): 171-174.

八、眼眶动静脉畸形

（一）概述

1. 概念 动静脉畸形（arteriovenous malformation）也被称为动静脉血管瘤（arteriovenous hemangioma），多发生于四肢、头颈和颅内,局限于眶内者比较少见。

2. 人口统计学特点 在头颈部动静脉血管畸形中,发生在颅外的仅占8%,而眼眶动静脉畸形的发生率仅占颅外动静脉畸形的3%。

3. 病因 该病为先天发育性血管畸形,为胚胎期血管形成缺陷造成,多出现在颈内动脉的眼动脉起始处,常在蝶鞍上方向颅内延伸,有时可进入视神经管。其病变是由动脉和静脉两种成分相互交通构成的血管团块,中间无毛细血管床为其特征。在胚胎早期,原始血管胚芽形成管道,构成原始血管网,然后分化为动脉、静脉和毛细血管,如邻近动、静脉相互沟通,血液不通过毛细血管,动脉血直接注入静脉,则静脉压力增高,血管迂曲、扩张并产生侧支循环,逐渐形成管径大小不等的扩张扭曲的血管团,外面无包膜。

（二）病理学表现

1. 大体病理学表现　肉眼下病变为紫色团块，可见大小不同的血管，表面无包膜。

2. 组织学表现　镜下可见动静脉混合而成的病变，血管管径大小、管壁厚度不等。管壁可接近正常，也可缺乏弹力层或肌层，甚至只有一层内皮细胞。在畸形血管之间，大量纤维毛细血管增生，构成纤维和畸形的血管肿块。

（三）临床表现

1. 眼眶前部及眼睑搏动性肿物　眼睑皮肤不规则隆起，可呈紫红色分叶状，也可表现为内眦部边界不清的红色隆起。触之有搏动或震颤，听诊可闻及与心脏同步的血管杂音，肿物受压迫时体积可缩小。眶前部病变发展缓慢、病程较长者，上、下睑均可受累，表现为紫红色肿物，表面粗糙，其破溃可引起严重出血。

2. 搏动性眼球突出　当异常血管团位于眼球后方时，可出现渐进性眼球突出并伴有搏动及杂音。

3. 眼球表面血管扩张　球结膜下静脉呈螺旋状迂曲、扩张，严重的病例中可见结膜也被紫红色的血管侵犯，常伴有结膜水肿，严重者突出于睑裂之外，导致眼球闭合不全，引起暴露性角膜炎。

4. 眼底改变　多数患者的眼底是正常的；少数血管畸形累及眼底，眼底血管高度迂曲、扩张，动静脉吻合，同时可出现视网膜出血、渗出以及视盘水肿，严重者可继发青光眼。

5. 眼内压和巩膜表面静脉压增高　仅在少数患者中可发生，其升高程度不如颈动脉海绵窦瘘。

6. 肿块发生于眶前区患者　病变多累及眼睑，可累及颅内、翼腭窝和面额部皮下等处，如出血则病变可突然增大。其临床表现的严重程度与病变的部位、程度有很大的关系。

7. 同时伴有颅内动静脉畸形的患者　可有头痛、癫痫、蛛网膜下腔出血、偏瘫、失语等症状。

有学者报道内分泌的改变可促进病变的发生和加重，如一些女性患者，在月经或怀孕期间，其症状和体征可加重。

（四）影像学表现

1. 最佳诊断线索　眶内不规则团块状软组织影，在 MRI 平扫中呈团状血管流空信号，周围可见引流血管影，增强后强化程度与动脉相近，T_2WI 示其内部或边缘可见含铁血黄素的低信号影。

2. 发生部位　可位于眼眶的任何部位。

3. 形态学表现　形态不规则，边界不清晰。

4. 病变数目　多为单发。

5. CT 表现

（1）平扫表现：眶内不规则团块状软组织密度影，密度不均匀，边界不清晰，也可表现为不整齐的管丛状，在视神经和上直肌之间显示粗大的眼上静脉。

（2）增强扫描表现：病灶显著强化，呈扭曲、增粗的条状、团块状高密度影，其间可有不强化的间隔影。伴有静脉血栓形成时，病变可部分无强化。眶内血管畸形常伴有颅内血管异常，增强 CT 有助于检测颅内病变。

6. MRI 表现

（1）T$_1$WI 表现：病变呈盘曲的条状、团状血管流空信号影，周围可见供血动脉和引流静脉的血管流空信号影（图 3-2-23A）。

（2）T$_2$WI 表现：病变呈盘曲的条状、团状血管流空信号影，周围可见供血动脉和引流静脉的血管流空信号影（图 3-2-23B）。伴有静脉血栓时信号较复杂。

（3）DWI 表现：病变呈低信号。

（4）增强扫描表现：病变明显强化，呈扭曲、增粗的条状或团块状，其间可有不强化的间隔影，伴有静脉血栓形成时，血栓无强化（图 3-2-23C～F）。

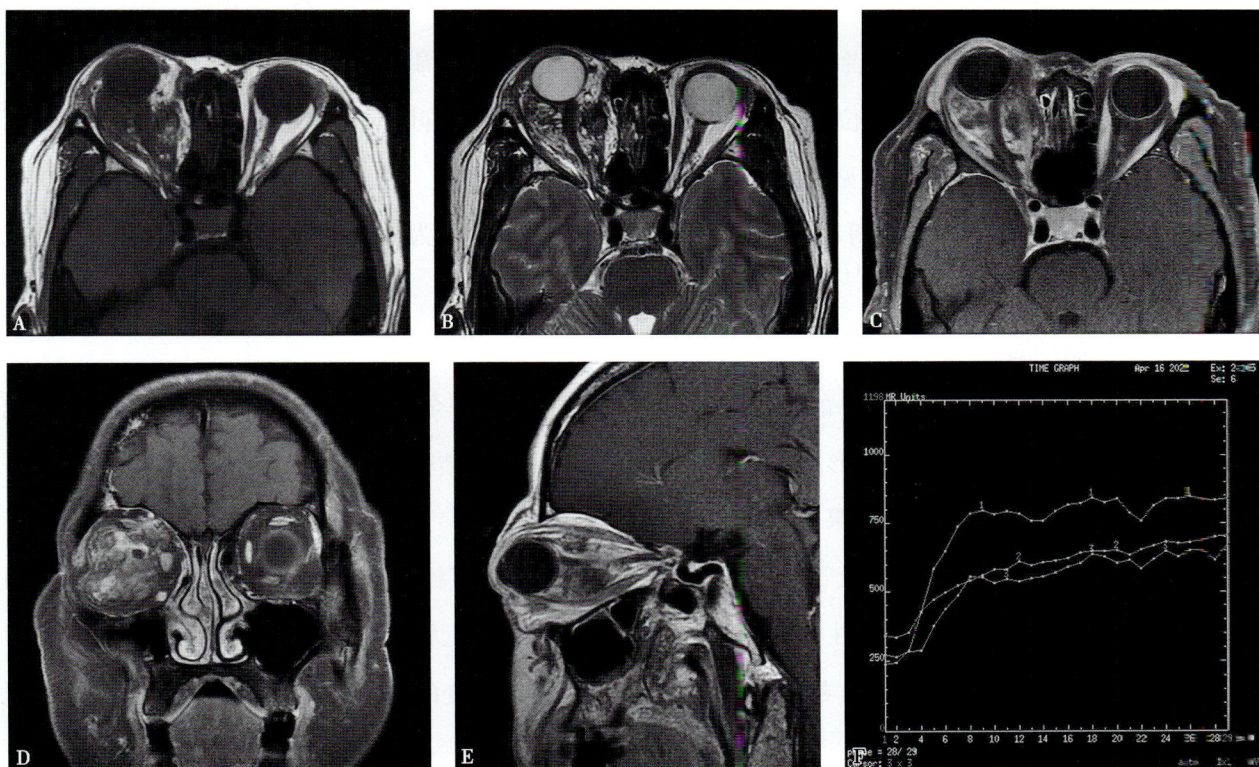

图 3-2-23 右侧眼眶动静脉畸形

A. 横断面 T$_1$WI，右侧眼睑下及眼眶肌锥内、外间隙可见不规则团片状等信号影，眼睑肿胀，眼眶内壁骨质不连续；B. 横断面 T$_2$WI，病变呈不规则形等至低信号，可见迂曲的血管流空信号，眼球受压前移，视神经未见明显异常；C. 增强后横断面脂肪抑制 T$_1$WI，病变不均匀明显强化，周围脂肪间隙模糊，右侧颅中窝脑膜增厚、强化，右侧海绵窦增宽；D. 增强后冠状面脂肪抑制 T$_1$WI，病变呈不均匀明显强化，与诸眼外肌关系密切，部分包绕视神经，右侧颅前窝脑膜不均匀增厚、强化；E. 增强后矢状面 T$_1$WI，右侧眼眶肌锥内间隙不规则形不均匀强化病灶，周围脂肪间隙模糊；F. 动态增强曲线呈持续上升型。

7. 超声表现 眶内不规则、分叶状病变，内部回声较少，声衰减不显著。压迫可使病变变形、变小，呈无回声区甚至消失。在病变边缘，有时可探及弯曲的无回声管状暗区，表示异常扩张的畸形血管。CDI 显示病变内有大小不等的红、蓝色血流，利用脉冲多普勒超声检查这些血流时均显示为动脉频谱，利用能量图可见病变内的弥漫血流。

8. **DSA 表现** 是最可靠的检查方法，既可显示病变范围及供血血管，又对治疗有很大帮助。进行眼部血管 DSA 时应选择两侧颈内动脉和颈外动脉，必要时包括椎动脉，以便全面探查病变及其供血血管的关系。眶内血管畸形往往由颈内动脉和颈外动脉两个系统供血，但也有主次。由颈内动脉供血为主者的病变区为迂曲的血管团块，眼动脉明显增粗，同时可见眼上静脉增粗。由颈外动脉供血为主者，其上颌动脉的终末支——眶下动脉或眼眶周围动脉异常扩张。

9. **影像学检查方法选择** MRI 可明确病变发生的部位、范围，可以显示病灶内增粗、迂曲的低信号流空血管，是首选检查方法。CT 可清晰显示周围骨质情况，有助于鉴别诊断。选择性 DSA 是诊断该病的"金标准"。

（五）鉴别诊断

1. **颈内动脉海绵窦瘘** ①患者常有外伤史；②眼上静脉扩张，海绵窦增大。

2. **静脉曲张** ①特征性的体位性眼球突出，晚期患者在直立或仰卧时可出现眼球内陷；②颈部加压时病灶显著增大；③部分病灶内可见静脉石。

3. **动脉瘤** ①圆形、椭圆形搏动性肿块，边界清晰；②MRI 显示为流空信号，但无扭曲血管团、供血动脉或引流静脉。

（六）治疗及预后

1. **治疗方案选择** ①采取单一的栓塞治疗时，常因为栓塞不完全而不能完全根治或复发，所以应先栓塞供血动脉，再在侧支循环尚未形成前予以切除。②睑结膜、球结膜均受累时，治疗比较困难，近年研究表明伽玛刀治疗或可取得较好效果。

2. **手术入路选择** 由于畸形血管团供血动脉多且紊乱，故瘘口栓塞后，应将畸形血管团小的供血动脉逐一栓塞，栓塞物应以末梢永久性栓塞剂为主，如聚乙烯醇微粒、无水乙醇或平阳霉素碘油乳剂等，对于导管要尽量超选至栓塞部位口部，超选困难时可用微导管进入病变的供血血管内，避免栓塞物质反流造成正常组织的坏死。

3. **预后** 术后预后良好。

（七）关键要点

①位于眼眶前部及眼睑的搏动性肿物，边界不清，形态不规则；②搏动性眼球突出；③CT 显示粗大的管状及丛状软组织密度影；④MRI 显示增粗、扭曲的流空血管，增强后明显强化；⑤DSA 中可见异常血管团，显示粗大的输入和引流血管。

参 考 文 献

[1] SMOKER WR, GENTRY LR, YEE NK, et al. Vascular lesions of the orbit: more than meets the eye[J]. Radiographics, 2008, 28（1）: 185-204.

[2] RUBIN PA, BILYK JR, DUNYA IM, et al. Spiral CT of an orbital venous malformation[J]. AJNR Am J Neuroradiol, 1995,

16（6）：1255-1257.

[3] FLANAGAN JC. Vascular problems of the orbit[J]. Ophthalmology，1979，86（5）：896-913.

[4] JACAS R，LEY A，CAMPILLO D. Congenital intraorbital arteriovenous aneurysm[J]. J Neurol Neurosurg Psychiatry 19□，22（4）：330-332.

[5] WEEKERS R，DELMARCELLE Y. Pathogenesis of intraocular hypertension in cases of arteriovenous aneurysm[J. AMA Arch Ophthalmol，1952，48（3）：338-343.

第七节　眼眶肿瘤及肿瘤样病变

一、神经鞘瘤

（一）概述

1. 概念　神经鞘瘤（neurilemmoma）来源于神经外胚层的施万（Schwann）细胞，是眼眶的常见肿瘤。

2. 人口统计学特点　神经鞘瘤占眼眶肿瘤的 1.00%～6.43%，其在眼眶神经源性肿瘤中所占比例居第一位，约占 34.4%。该肿瘤可发生于任何年龄，多见于 21～50 岁，无明显性别差异，无明显左、右侧别差异，多为单侧发病。1.5%～18.0% 伴有神经纤维瘤病Ⅰ型。

3. 病因　位于眼眶的神经鞘瘤起源于第Ⅲ、Ⅳ、Ⅴ、Ⅵ对脑神经，交感神经，副交感神经或睫状神经的施万细胞。多数病变起源于三叉神经的眼支。

（二）病理学表现

1. 大体病理学表现　肿瘤大小不一，可呈圆形、卵圆形或锥形。包膜完整，呈灰白色，表面光滑，包膜易碎。肿瘤切面呈灰白色或黄白色，质地脆软，其间可见囊变或出血。偶见肿瘤呈囊性，囊壁中仅有薄层肿瘤细胞。

2. 组织学表现　肿瘤主要分为两种类型：Antoni A 型和 Antoni B 型。Antoni A 型：主要由梭形的 Schwann 细胞构成，具有典型的栅栏状排列（椭圆形或梭形细胞平行排列），肿瘤是由这些细胞和纤维组成束有规则地互相交错而成。典型的 Schwann 细胞呈梭形，两端尖细，细胞核位于中央，偶尔能检测到一种触觉小体样结构，称为 Verocay 小体。血管稀少，管壁厚，管腔小。Antoni B 型：瘤体组织比较疏松，肿瘤细胞稀少，多为小圆形，排列紊乱，间质呈网状，似黏液组织，内部有许多微小囊腔。肿瘤细胞间还可见数量不等的血管，管壁薄，管腔大。血管周围有大量的网状纤维或胶原纤维。

（三）临床表现

肿瘤生长缓慢，初期缺乏明显体征，患者主要以眼球突出就诊。不同的临床表现与肿瘤的原发部位和起源的神经有关。当肿瘤起自运动神经或位于眼肌附近时，患者常出现眼外肌运动障碍和复视；肿瘤起自睫状神经者，常表现为眼痛、头痛或牵引痛；肿瘤起自眼眶边缘间隙者，可没有明显临床症状；生长在眶尖的肿瘤即使很小也可引起眼球运动障碍或视力下降，少数病例有中心暗点及其他视野改变；肿瘤位于眶前部或肿瘤较大时，可触及中等硬度肿块，表面光滑，可以推动，其中 60% 的病例有不同程度的眼球受压变变,可出现视盘水肿、黄斑部变暗、放射条纹形成及黄斑变性。

患者的病程为 2 个月至 20 年不等,平均为 3～5 年。

(四)影像学表现

1. **最佳诊断线索** 位于眼眶上部、眼球后方、肌锥外间隙的肿瘤,呈圆形、椭圆形、锥形或哑铃形。密度、信号不均匀,边缘光滑。

2. **发生部位** 可位于眼眶的任何部位,位于眼眶上方、眼眶后部及肌锥外间隙者相对多见,这可能与眼眶内神经分布有关。

3. **形态学表现** 病变多呈圆形或卵圆形,部分呈串珠状,若为颅眶沟通性病变则呈不规则形或哑铃形。

4. **病变数目** 大多数为单发病变。

5. **CT 表现**

(1)平扫表现:圆形、椭圆形肿块,沿眼眶前后轴方向生长,边缘光滑、清晰,密度不均匀且较海绵状血管瘤和脑膜瘤低,肿块内可见斑片状低密度区,少见钙化。

(2)增强扫描表现:病变内呈不均匀强化,平扫显示囊变区无强化。

6. **MRI 表现**(图 3-2-24)

(1)T_1WI 表现:肿瘤与眼外肌相比呈等信号,其内囊变区呈低信号(图 3-2-24A)。

(2)T_2WI 表现:与脑灰质信号相比,肿瘤呈高信号,其内信号不均匀,囊变区呈明显高信号(图 3-2-24B)。

(3)DWI 表现:肿瘤呈等信号,无明显高信号影(图 3-2-24E)。

(4)动态增强扫描表现:开始增强扫描后肿瘤的强化取决于组织学上 Antoni A 型组织的范围以及黏液变、囊变或出血的程度,Antoni A 型组织明显强化,Antoni B 型组织、陈旧性出血区无强化。肿瘤实性成分的动态增强曲线呈持续上升型。

7. **超声表现** 圆形、椭圆形、锥形或哑铃形肿瘤,包膜完整,边缘光滑。肿瘤内部回声数量不等,Antoni A 型为主者内部回声较少,Antoni B 型为主者内部回声较多;内部回声较多时分布均匀;内部回声较少时分布不均匀,并可见无回声暗区或分隔,说明肿瘤内有囊变。肿瘤可有轻度的可压缩性。CDI 显示肿瘤内可有数量不等的彩色血流,部分病变内无彩色血流。

8. **影像学检查方法选择** 首选 MRI,高分辨率 T_2WI 和增强扫描的 MRI 显示病变内囊变区最佳。CT可以清楚显示眶骨改变,但对肿瘤内部小囊变以及与脑组织密度相近的颅内沟通部分显示不清,因此可以作为 MRI 的补充检查方法。

(五)鉴别诊断

1. **海绵状血管瘤** ①更多见于肌锥内间隙。②在 T_2WI 中呈高信号,未见囊变区。③动态增强扫描显示渐进性强化表现。

2. **丛状神经纤维瘤** ①形态不规则,呈长条形。②在 CT 中呈等至略低密度,在 T_1WI 和 T_2WI 中常为等信号,内部信号不均匀,边缘可见多分叶。③在增强扫描中呈中度强化,强化欠均匀,无明显囊变区。

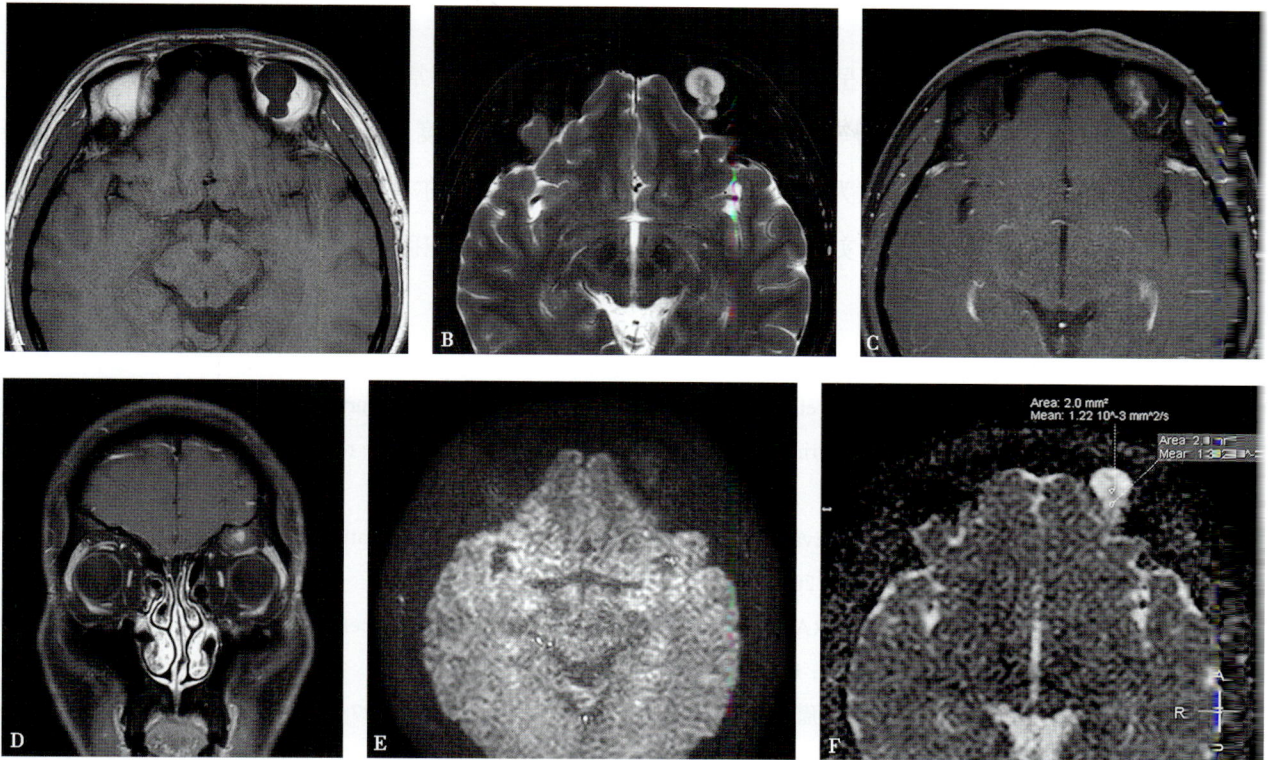

图 3-2-24　左侧眼眶神经鞘瘤

A. 横断面 T_1WI 示左侧眼眶上象限肌锥外间隙哑铃形低信号肿块，边缘清晰，周围脂肪间隙清晰；B. 横断面 T_2WI 示肿块呈不均匀高信号，内部可见斑片状等信号影；C. 增强后脂肪抑制横断面 T_1WI 示肿块内等 T_2WI 信号区呈不均匀明显强化；D. 增强后脂肪抑制冠状面 T_1WI 示肿块呈不均匀明显强化，眼眶上壁骨质及眼上肌群呈受压改变；E. DWI 示肿块呈低信号；F. ADC 图示肿块呈等、高信号，未见扩散受限。

3. 血管外皮细胞瘤　①肿块质软，眼睑水肿，皮肤可呈蓝紫色。②CT 显示圆形或卵圆形高密度肿块，密度较均匀，边界清晰，少数病变有钙化。③在 T_1WI 中呈等信号，在 T_2WI 中呈等或略高信号，病变内可见信号流空血管影，部分病变内可见不同时期出血。④增强后明显强化。

（六）治疗及预后

1. 治疗方案选择

（1）手术切除：手术完整切除是最有效的治疗方法。肿瘤与周围组织粘连紧密，术中应注意保护视神经、眼外肌等重要结构。如分离困难，则可采用囊内切除法：切开包膜，用刮匙刮出肿瘤实质，使肿瘤体积缩小后再分离包膜与周围组织的粘连，最后将包膜完整取出。

（2）放射治疗：对于肿瘤紧密包绕视神经而视力良好者可试行放射治疗。

2. 预后　①肿瘤生长缓慢，病变较大时会累及眼眶内结构、眶骨受压变形。②大多为良性肿瘤，完整切除后预后好；手术不彻底可导致复发。③一般不恶变，但也有恶变的个案报道。伴有神经纤维瘤病Ⅰ型者的肿瘤有恶变趋势，约占 10%。

（七）关键要点

①眼眶内或颅眶沟通性肿瘤，呈圆形、椭圆形、锥形或哑铃形。②常位于眼眶上部、眼球后方、肌锥外间隙。③多数肿瘤在 CT 上表现为等密度，较大的囊变区表现为低密度。在 MRI 上，实性成分为 T_1WI 等信号、T_2WI 等或略高信号，囊变区为 T_1WI 低信号、T_2WI 高信号。偶尔在 T_1WI 中可见斑片状高信号出血灶。④增强后肿瘤呈不均匀强化，实性成分明显强化，疏松黏液样组织区不强化。

参 考 文 献

[1] SWEENEY AR, GUPTA D, KEENE CD, et al. Orbital peripheral nerve sheath tumors[J]. Surv Ophthalmol, 2017, 62（1）: 43-57.

[2] MORTUZA S, ESMAELI B, BELL D. Primary intraocular ancient schwannoma: a case report and review of the literature[J]. Head Neck, 2014, 36（4）: E36-38.

[3] XIAN J, ZHANG Z, WANG Z, et al. Evaluation of MR imaging findings differentiating cavernous haemangiomas from schwannomas in the orbit[J]. Eur Radiol, 2010, 20（9）: 2221-2228.

[4] HAYASHI M, CHERNOV M, TAMURA N, et al. Gamma knife surgery for abducent nerve schwannoma: report of 4 cases[J]. J Neurosurg, 2010, 113（Suppl）: 136-143.

[5] 王毅, 杨新吉, 鲁小中, 等. 眼眶神经鞘瘤的 MRI 影像研究 [J]. 眼科新进展, 2007, 27（12）: 932-935.

二、眼眶转移瘤

（一）概述

1. 概念　眼眶转移瘤（metastatic tumor of the orbit）是其他部位的恶性肿瘤通过血流转移到眼眶。由于眼动脉是以直角方向从颈内动脉发出的，因此，瘤栓进入眼动脉的机会不多，因而眼眶转移瘤并不常见。眼眶转移瘤可分为眶壁转移瘤和眶内转移瘤。

2. 人口统计学特点　男、女比例为 1 ∶ 1。儿童和中老年是两个好发年龄段。男性中，原发性肿瘤以肝癌和肺癌多见，女性中，原发性肿瘤以乳腺癌和肺癌多见。原发性肿瘤为神经母细胞瘤及尤因肉瘤者多见于儿童。

3. 病因　最常见的眶壁转移瘤是交感神经母细胞瘤，该肿瘤大多来自腹膜后交感神经节或者肾上腺髓质；其次是尤因肉瘤。眶内转移瘤中较常见的是乳腺癌转移，其次是子宫颈癌、肾癌、甲状腺癌、前列腺癌、胰腺癌及肺癌。恶性黑色素瘤以及其他肉瘤也可转移至眶内，但相对较少见。转移瘤多经肺循环血行播散，80%～85% 病例同时伴有肺转移瘤，少数经椎静脉系统转移。

（二）病理学表现

1. 大体病理学表现　与原发性肿瘤的病理学类型有关。

2. 组织学表现　与原发性肿瘤的病理学类型有关。

（三）临床表现

病变较小时无明显临床症状或体征，随其长大可表现为与其他眼眶恶性肿瘤相近的临床表现，如进行性眼球突出、疼痛、上睑下垂、眼外肌麻痹和斜视等，缺乏特异性。

（四）影像学表现

1. 最佳诊断线索　突然出现眼球突出、复视、视力损害，患者有其他部位恶性肿瘤病史，眼眶壁或眶内不规则肿块，累及多个结构，眶壁骨质破坏。

2. 发生部位　可分为眶壁转移瘤和眶内转移瘤。眶壁转移瘤常见于眼眶外壁及上壁。眶内转移瘤较常见于眼外肌。

3. 形态学表现　眶壁转移瘤呈不规则形软组织肿块伴骨质破坏，可累及眼眶内及颅内。眶内转移瘤常累及眼外肌，表现为眼外肌增粗，外直肌受累相对更常见。发生于眶内其他部位者常表现为不规则形、边界不清的肿块。

4. 病变数目　大多数为单发病变，少数可为两个或以上病变。

5. CT 表现

（1）平扫表现：①眶壁转移瘤表现为软组织肿块伴眼眶溶骨性骨质破坏。成人眶壁转移瘤中，肾癌、甲状腺癌常表现为溶骨性破坏，前列腺癌常表现为成骨性骨质破坏。儿童眶壁转移瘤中的骨质破坏与成人不同，其眶壁骨质轮廓存在，骨皮质边缘毛糙，或可见垂直针状或日光放射状肿瘤骨。②眶内转移瘤在累及眼外肌时，表现为眼外肌局限性增粗，边缘模糊，多为单侧眼眶眼外肌受累，少数情况下可见双侧眼外肌增粗，可伴有邻近骨质破坏。肌锥内间隙转移瘤表现为弥漫浸润性肿块，边界不清。肌锥外间隙转移瘤常侵犯泪腺或眶隔后部的脂肪组织。眶内转移瘤与眼外肌相比呈中等密度或中、低混杂密度，形态多不规则，边缘模糊，肿块较大时可累及多个结构。眼球壁受累表现为眼球壁增厚；视神经受累表现为视神经增粗、边缘模糊甚至出现结节或肿块；泪腺受累表现为泪腺肿大、边缘模糊；病变可累及邻近眶壁骨质或眶周软组织。

（2）增强扫描表现：病变内呈不均匀强化。

6. MRI 表现（图 3-2-25）

（1）T_1WI 表现：与眼外肌相比，肿块呈略低信号，信号可均匀或不均匀（图 3-2-25A）。

（2）T_2WI 表现：与眼外肌相比，肿块呈等或略高信号，信号均匀或不均匀（图 3-2-25B）。

（3）DWI 表现：肿块呈等或略高信号。

（4）动态增强扫描表现：肿块呈均匀或不均匀中度至明显强化。动态增强曲线符合恶性肿瘤特点，多呈速升平台型或速升缓降型。

7. 影像学检查方法选择　CT 和 MRI 均能清楚显示肿瘤，CT 显示眶壁骨质破坏较好，对诊断有重要帮助。MRI 有助于明确肿块对周围软组织结构的侵犯情况。所以需结合 CT 平扫、MRI 平扫和脂肪抑制的 MRI 增强扫描进行联合诊断。

（五）鉴别诊断

1. 横纹肌肉瘤　生长迅速，短期内可发生明显变化，可侵犯邻近结构、破坏眶壁骨质。CT、MRI 显示病变形状不规则，边界不清楚，密度或信号常不均匀，增强后明显强化，结合病史一般能鉴别。

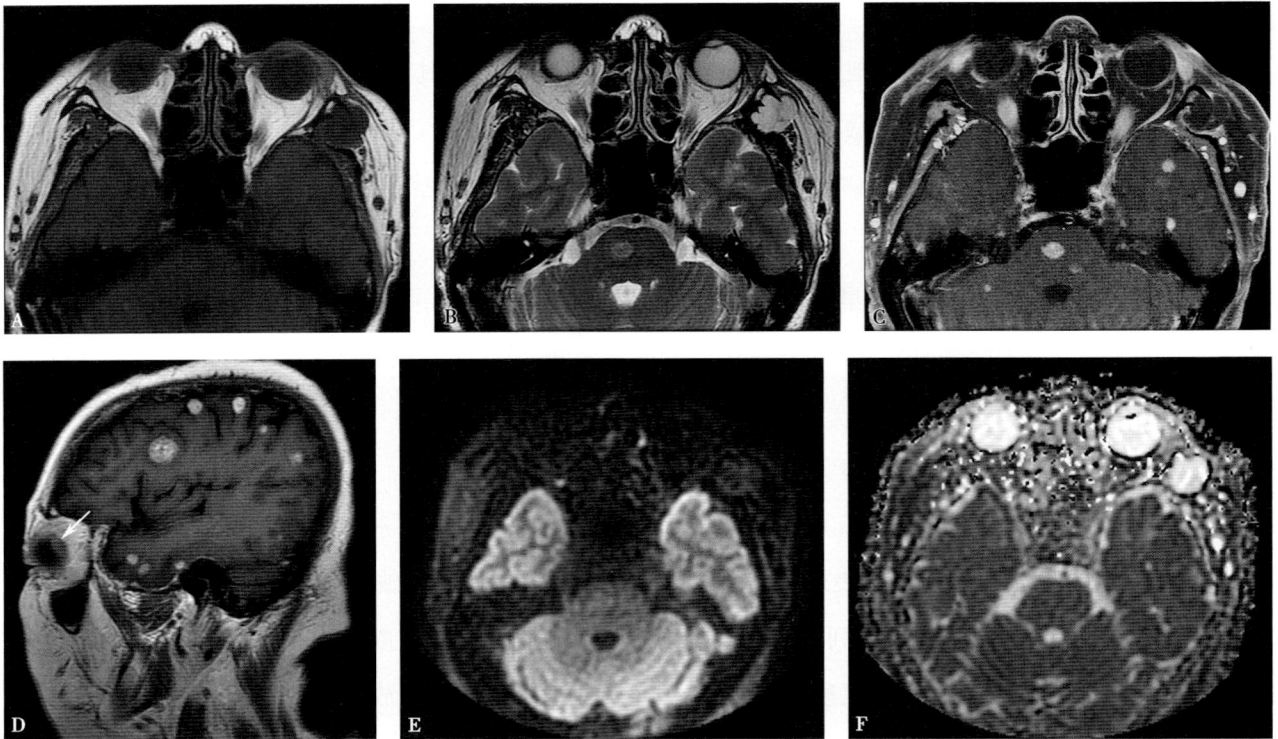

图 3-2-25 左侧眼眶外壁、眼球壁及脑多发转移瘤

A. 横断面 T_1WI 示左侧眼眶外壁低信号结节,边缘可见分叶,眼眶外壁骨质破坏;B. 横断面 T_2WI 示病变呈高信号,脑干及左侧颞叶可见类圆形高信号转移瘤;C. 增强后横断面 T_1WI 示左侧眼眶外壁转移瘤边缘不规则、环形强化,内部坏死,脑内多发转移瘤明显强化;D. 增强后斜矢状面 T_1WI 示位于眼球壁的不均匀明显强化的转移瘤(白箭),脑内可见多发类圆形不均匀明显强化结节,为脑转移瘤;E. 横断面 DWI 示眼眶外壁转移瘤呈低信号;F. 横断面 ADC 图示眼眶外壁转移瘤 ADC 值未见减低,无明显扩散受限。

2. 炎性假瘤 成人多见,患者多有眼眶肿痛病史,常伴有眼外肌及泪腺肿胀,多数病灶在 T_2WI 中呈低信号或等信号,信号不均匀。

3. 软骨肉瘤 不规则形软组织肿块,内部可见多发点状、斑片状、环形钙化,在 T_2WI 中呈不均匀高信号,增强后呈蜂窝状或分隔状不均匀强化。

4. 朗格汉斯细胞组织细胞增生症 类圆形软组织密度肿块,周围可见刀切样骨质破坏,边界清晰,无骨膜反应。预后好,治疗后骨质可恢复。

(六)治疗及预后

1. 治疗方案选择 ①放射治疗:是最主要的治疗手段,主要采用 30~40Gy 的剂量进行放射治疗。②化疗:根据原发性肿瘤的病理类型采用相应的治疗方案。③手术:通常不采用手术治疗。只有对于眼眶单发肿瘤并且无法确定原发病灶的病例才进行手术切除。

2. 预后 发现眼眶转移瘤通常提示恶性肿瘤进展及广泛转移,因此预后较差,大多数患者在 1 年内死亡,而从诊断到死亡的平均时间大约为 4 个月。

（七）关键要点

①儿童或老年人多见。②其他部位原发性恶性肿瘤病史。③眼眶疼痛、眼球突出、视力下降、触及肿块。④溶骨性、成骨性或混合性骨质破坏。⑤软组织肿块进展较迅速。

参 考 文 献

[1] PATEL KC, KALANTZIS G, EL-HINDY N, et al. Sclerotherapy for orbital lymphangioma-case series and literature review[J]. In Vivo, 2017, 31（2）: 263-266.

[2] LALLY SE. Update on orbital lymphatic malformations[J]. Curr Opin Ophthalmol, 2016, 27（5）: 413-415.

[3] 鲜军舫, 王振常, 何立岩, 等. 儿童眼眶转移性神经母细胞瘤和绿色瘤的特征性 MR 表现 [J]. 临床放射学杂志. 2007, 26（1）: 60-63.

[4] 鲜军舫, 王振常, 杨本涛, 等. 眶壁转移瘤的 CT 和 MRI 诊断 [J]. 中华放射学杂志, 2006, 40（6）: 581-584.

三、横纹肌肉瘤

（一）概述

1. 概念　横纹肌肉瘤（rhabdomyosarcoma）是一种发生于儿童的少见的眼眶原发性恶性肿瘤。

2. 人口统计学特点　眼眶横纹肌肉瘤的发病率为 4.5/100 万，占全身各系统横纹肌肉瘤病例的 25%～35%，约 50% 的病例在 10 岁前发病，平均发病年龄为 8 岁，男性多于女性。男、女比例为 1.3:1。不同种族间发病率无明显差异。

3. 病因　眼眶横纹肌肉瘤起源自中胚叶未分化的多能间充质细胞，该细胞具有分化为横纹肌细胞的能力。分子生物学研究表明，控制细胞生长、分化的基因表达及功能改变可能是导致该病发生的重要因素，癌基因 *RAS* 和抑癌基因 *p53* 在横纹肌肉瘤的形成中起重要作用。

（二）病理学表现

1. 大体病理学表现　横纹肌肉瘤多为呈鲜红色或稍呈黄色的肿物，表面光滑，无结缔组织包膜。

2. 组织学表现　分为四种组织学类型：胚胎型（包括葡萄状型）、腺泡型、多形型及硬化型，但各组织学类型之间可能有重叠。横纹肌肉瘤中，胚胎型最常见，约占 80%，多见于儿童；其次为腺泡型，恶性度高，多见于青春期患者；多形型多发生于年龄较大的人；硬化型可发生于各个年龄段。胚胎型横纹肌肉瘤的大部分为疏松的黏液结构与致密的细胞所构成。葡萄状型是胚胎型的一种变异类型，肿瘤多位于黏膜表面，呈无定形生长。腺泡型横纹肌肉瘤由分化差的肿瘤细胞构成，肿瘤细胞沿着结缔组织小梁排列，形成类似于肺的腺泡结构。多形型横纹肌肉瘤具有含有丰富嗜酸性胞质并疏松排列的不同形态的肿瘤细胞。横纹肌肉瘤细胞为小圆细胞，细胞分化程度不一，苏木精 - 伊红染色（hematoxylin and eosin staining, HE staining）显示这些细胞为圆形或多边形，胞质呈伊红色。细胞核呈圆形或卵圆形，核仁明显，核分裂象多见。免疫组织化学染色中 SMA（+），Myod1（+），Myogene（+），CD99（+），VIM（+）。

（三）临床表现

多见于 10 岁以下儿童，急性发病，多出现于一侧眼眶，仅有少数病例发生于两侧眼眶。首发症状常为发展迅速的无痛性眼球突出，伴有眼眶肿胀、上睑下垂、结膜充血或水肿、眼球运动障碍及视力下降，1～2 周内可明显加重。肿瘤可很快累及鼻旁窦甚至进入颅内。眼底检查中可见视盘水肿、视网膜水肿、脉络膜 - 视网膜皱褶。

（四）影像学表现

1. 最佳诊断线索　儿童患者（常小于 10 岁），急性起病，病变进展迅速，MRI 示不规则软组织肿块，内有囊变坏死，肿块呈不均匀中等至明显强化，CT 示邻近骨质虫蚀样破坏。

2. 发生部位　眶内存在多能间充质细胞的部位均可发生横纹肌肉瘤，但最多见于眼眶上部。

3. 形态学表现　类圆形或不规则形软组织肿块，边缘较清晰，邻近骨质破坏。

4. 病变数目　多数为单发病变。

5. CT 表现

（1）平扫表现：病变早期常位于肌锥外间隙，最常见于眼眶内上部或上部，随着病变进展，其可侵犯邻近的鼻旁窦、颅内、颞下窝或翼腭窝。病变较小时，呈均匀等密度，边界较清晰，无眶壁骨质破坏。进展期肿块呈不规则形或分叶状软组织密度，密度欠均匀，内部坏死灶呈低密度区，边界模糊，邻近可见溶骨性骨质破坏。病变包绕眼球时，表现为铸型。

（2）增强扫描表现：病变较小时强化均匀，病变较大时呈不均匀中度至明显强化。

6. MRI 表现（图 3-2-26）

（1）T_1WI 表现：与眼外肌信号相比，病变呈均匀或不均匀的等、低信号（图 3-2-26A）。瘤内出血表现为高信号。

（2）T_2WI 表现：与眼外肌信号相比，病变呈不均匀高信号，其中可见片状囊变、坏死区，有时可见不同时期的出血。

（3）DWI 表现：病变呈高信号，在 ADC 图中呈低信号。

（4）增强扫描表现：病变呈不均匀中等至明显强化，可伴有不强化的囊变区。

7. 影像学检查方法选择　肿瘤进展较快，临床上怀疑该病时应先进行 CT 检查，如需明确病变累及范围则需行 MRI 以进一步诊断。

（五）鉴别诊断

1. 绿色瘤　①多发生于眼眶上象限，可以多发。②起病较缓慢。③CT 示邻近骨质破坏较轻。④CT 示病变密度均匀，在 MRI 的 T_1WI 及 T_2WI 中呈等信号，信号均匀，增强后呈均匀中等程度强化。

2. 转移瘤　①在儿童中，多为神经母细胞瘤转移，多发生于蝶骨大翼区。②CT 中可见明显骨质破坏及放射状肿瘤骨。③在 T_1WI 中呈等或低信号，在 T_2WI 中呈高信号，其内信号不均匀。④增强扫描中呈不均匀明显强化。

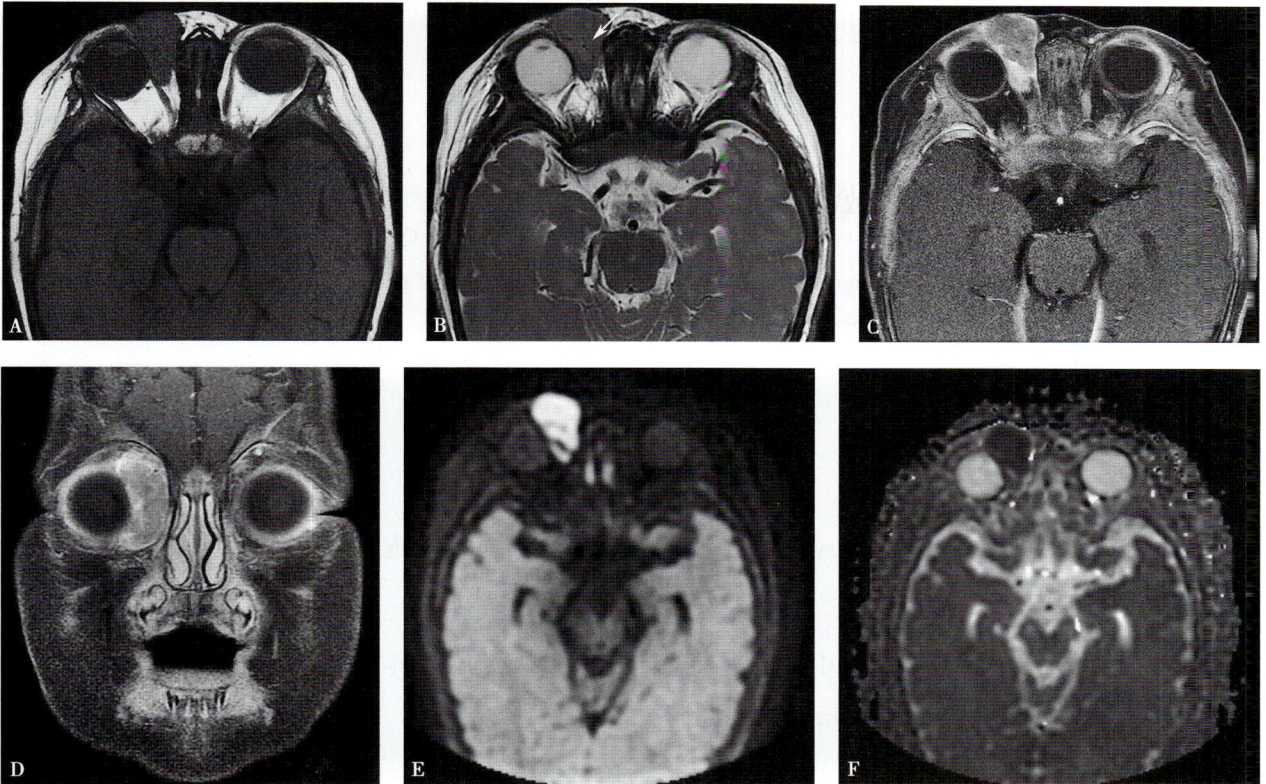

图 3-2-26　右侧眼眶横纹肌肉瘤

A、B. 右侧眼眶内眦部不规则形肿块，T_1WI 呈等信号（A），T_2WI 呈等信号（B），其内可见血管流空信号（白箭），压迫眼球及内直肌向外侧移位；C、D. 增强后脂肪抑制 T_1WI 示肿瘤不均匀明显强化，边缘模糊；E. DWI 示肿块呈高信号；F. ADC 图示肿块呈低信号，提示肿瘤扩散受限。

（六）治疗及预后

1. 治疗方案选择

（1）手术治疗：肿瘤切除、眼球摘除术或眶内容摘除术。

（2）化疗：①VAC 方案，使用长春新碱、放线菌素 D 和环磷酰胺；②VAC＋IE 方案，使用长春新碱、放线菌素 D 和环磷酰胺，再加上异环磷酰胺和依托泊苷。

（3）放射治疗：辅助外照射（3 600～5 040cGy）。

2. 预后　①腺泡型横纹肌肉瘤预后较差，治疗后患者的 5 年生存率约为 75%，胚胎型横纹肌肉瘤患者的 5 年生存率为 95% 左右。②眼眶横纹肌肉瘤化疗、手术及辅助放射治疗后患者的 5 年生存率较高，但累及鼻旁窦者预后较差，5 年生存率约为 25%，且鼻旁病例比眼眶病例更易复发。治疗后该肿瘤仍可出现骨髓转移或脑转移。

（七）关键要点

①儿童常见的原发性眶内恶性肿瘤，起病急，发展快。②最常见于眼眶内上部或上部，随着病变进展可侵犯邻近的鼻旁窦、颅内、颞下窝或翼腭窝，边界清楚。③肿块较大时伴有明显骨质破坏。④呈 T_1WI

等或略低信号、T_2WI 高信号，其内信号不均匀，可伴有囊变坏死及出血。

参 考 文 献

[1] BRENEMAN J, MEZA J, DONALDSON SS, et al. Local control with reduced-dose radiotherapy for low-risk rhabdomyo-sarcoma: a report from the children's oncology group D9602 study[J]. Int J Radiat Oncol Biol Phys, 2011, 83（2）: 720-726.

[2] KOUSOUBRIS P, ELLIOTT A. Magnetic resonance imaging in the analysis of pediatric orbital tumors and the utility of diffusion-weighted imaging[J]. J AAPOS, 2010, 14（3）: 203-204.

四、孤立性纤维瘤

（一）概述

1. **概念**　孤立性纤维瘤（solitary fibroma）是起源于树突状间叶细胞的一种少见梭形细胞肿瘤，好发于胸膜，发生于眼眶者罕见。

2. **人口统计学特点**　较多见于中年患者，也可见于儿童，平均发病年龄为 42.5 岁，无明显性别差异。

3. **病因**　起源于 CD34 阳性的树突状间叶细胞。

（二）病理学表现

1. **大体病理学表现**　孤立性肿块，表面光滑，质地韧，有假包膜，切面呈灰红或灰黄色，呈编织状，瘤体内可有出血、坏死及囊变。部分肿瘤上可见蒂附着于正常组织，少数肿瘤与周围组织粘连紧密。

2. **组织学表现**　镜下可见肿瘤主要由梭形细胞构成，肿瘤细胞胞质较少，细胞核细长，无明显异型性，核仁不明显。肿瘤内细胞稀疏区与密集区交替排列，具有特征性，细胞密集区的肿瘤细胞呈束状、编织状、漩涡状或杂乱无章排列，细胞间含有粗细不等、形状不一的胶原纤维。肿瘤的部分区域间质血管丰富，血管壁周围常出现纤维化及玻璃样变性，部分区域出现黏液变性。

免疫组织化学检查中，CD34、波形蛋白、CD99 及 BCL-2 呈阳性，结蛋白、角蛋白及 SMA 呈阴性。

（三）临床表现

该病为缓慢生长的肿物，主要临床表现为渐进性单侧无痛性突眼、溢泪、视觉障碍、眼睑（或眼眶）可触及的肿块。

（四）影像学表现

1. **最佳诊断线索**　眶内无痛性缓慢生长的质韧肿块，边缘清晰，密度、信号多均匀，偶可见钙化、坏死及囊变，无骨质破坏。

2. **发生部位**　可发生于眼眶的肌锥内间隙、肌锥外间隙、泪腺、泪囊及眼睑；左、右侧无差别。

3. **形态学表现**　多呈类圆形，部分病变边缘可见浅分叶。病变边界清楚。病变较大时，视神经、眼外肌或眼球可受压移位。

4. **病变数目**　多数为单发病变。

5. CT 表现

（1）平扫表现：与脑实质相比，病变呈均匀等密度，出血时可见斑片状高密度影，坏死及囊变区呈低密度（图 3-2-27A、B）。

（2）增强扫描表现：病变呈均匀或不均匀中度强化。

6. MRI 表现

（1）T$_1$WI 表现：与脑灰质信号相比，病变呈等信号，信号较均匀（图 3-2-27C）。

（2）T$_2$WI 表现：病变信号多变，与脑灰质信号相比主要呈不均匀等或低信号，提示富含胶原纤维；存在囊变、坏死时呈高信号。病变内部可见冠状或分枝状的血管流空信号（图 3-2-27D）。

（3）DWI 表现：病变呈等至高信号影（图 3-2-27E）。

（4）增强扫描表现：病变出血、坏死、囊变较少时，表现为较均匀的强化（图 3-2-27F～H）；出血、坏死、囊变较多时，强化不均匀。病变的强化程度从轻度到显著强化不等，但多数病例为中等程度强化。病变的动态增强曲线多呈速升速降型（图 3-2-27I），偶可见瘤内血管流空信号。

7. 影像学检查方法选择　患者存在相关临床症状时，应先进行 MRI 检查，还应通过 CT 检查观察骨质情况。

（五）鉴别诊断

1. 神经鞘瘤　①T$_2$WI 显示包括等信号和片状高信号的混杂信号。②T$_2$WI 显示病变中无低信号纤维成分，无明显血管流空信号。③病变在增强扫描中呈不均匀明显强化，动态增强曲线呈持续上升型。

2. 海绵状血管瘤　①在 T$_1$WI 中呈等、低信号，在 T$_2$WI 中呈高信号。②动态增强扫描显示渐进性强化，动态增强曲线呈持续上升型。

3. 淋巴瘤　①病变发生于眶隔前外上象限为主，可见铸型生长，占位效应轻或无。②增强后呈均匀轻至中度强化。

4. 转移瘤　①病史短，生长速度快。②多伴有溶骨性骨质破坏。③动态增强扫描中多呈速升缓降型或速升平台型曲线。

（六）治疗及预后

1. 治疗方案选择　手术切除。

2. 预后　①肿瘤生长缓慢，大多数为良性，但是其生物学行为难以预料，10%～15% 肿瘤出现复发或转移等侵袭性行为。②完整切除后患者的 5 年生存率接近 100%，手术完整切除是最重要的预后指标。

（七）关键要点

①眼眶孤立性纤维瘤是常发生于眼眶肌锥内间隙、肌锥外间隙、泪腺、泪囊和眼睑的孤立性软组织肿块。②临床表现为单侧渐进性无痛性突眼，可触及质韧肿块。③密度或信号可均匀或不均匀。病变内可见低信号纤维成分及血管流空信号。④病变在增强扫描中呈均匀或不均匀强化，动态增强曲线呈速升速降型。

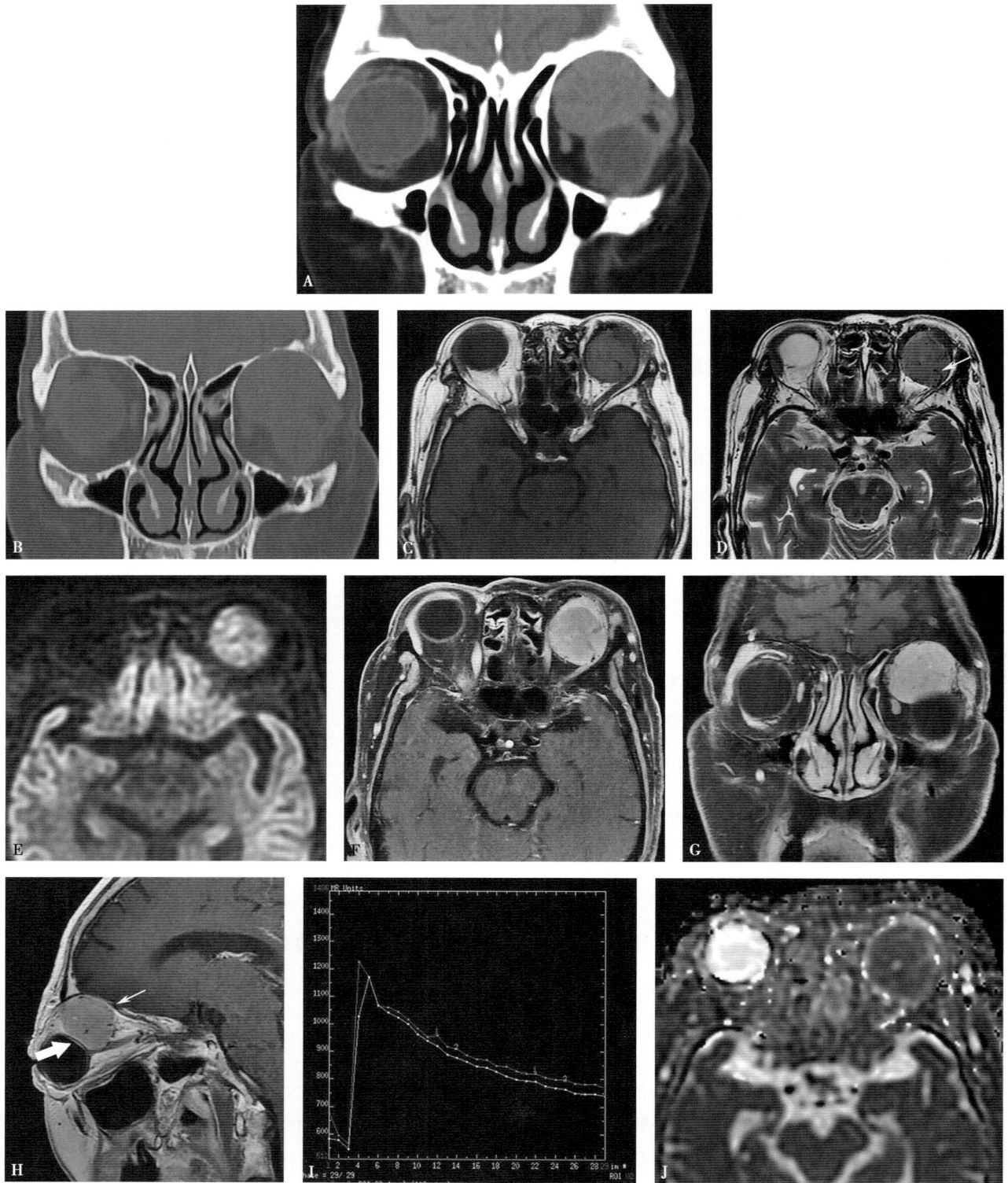

图 3-2-27　左侧眼眶孤立性纤维瘤

A. 冠状面平扫 CT 软组织窗示左侧眼眶上象限类圆形软组织肿块，密度欠均匀，边缘光滑，邻近眼外肌及眼球受压移位；
B. 冠状面平扫 CT 骨窗示眼眶上壁骨质受压变薄；C、D. 横断面 T_1WI（C）示肿块呈等信号，横断面 T_2WI（D）示肿块呈高信号，内部可见条状血管流空信号（白箭）；E. DWI 示肿块呈高信号；F～H. 增强后横断面（F）及冠状面（G）脂肪抑制 T_1WI 示肿块呈不均匀明显强化，斜矢状面 T_1WI（H）示肿块压迫眼上肌群向上移位（细白箭），眼球及视神经向下移位，眼球变形（粗白箭）；I. 动态增强曲线呈速升流出型；J. ADC 图示肿块 ADC 值减低，呈扩散受限。

参 考 文 献

[1] ZHANG Z，SHI J，GUO J，et al. Value of MR imaging in differentiation between solitary fibrous tumor and schwannoma in the orbit[J]. Am J Neuroradiol，2013，34（5）：1067-1071.

[2] YANG BT，WANG YZ，DONG JY，et al. MRI study of solitary fibrous tumor in the orbit[J]. Am J Roentgenol，2012，199（-）：506-511.

[3] GRIEPENTROG GJ，HARRIS GJ，ZAMBRANO EV. Multiply recurrent solitary fibrous tumor of the orbit without malignant degeneration：a 45-year clinicopathologic case study[J]. JAMA Ophthalmol，2013，131（2）：265-267.

[4] GUPTA S，VERMA R，SEN R，et al. Solitary fibrous tumor of the orbit[J]. Asian J Neurosurg，2016，11（1）：78.

[5] CHEN H，XIAO CW，WANG T，et al. Orbital solitary fibrous tumor：a clinicopathologic study of ten. cases with long-term follow-up[J]. Acta Neurochir，2012，154（2）：249-255.

[6] JUNG SK，PAIK JS，PARK GS，et al. CD34＋tumours of the orbit including solitary fibrous tumours：a six-case series[J]. BMC Ophthalmol，2017，17（1）：1-7.

五、软骨肉瘤

（一）概述

1. 概念　软骨肉瘤（chondrosarcoma）是常见的恶性骨肿瘤之一，特点是具有软骨样基质。

2. 人口统计学特点　该病多发生于中年患者，中位发病年龄约为 40 岁，男性多见。

3. 病因　大多数为原发性肿瘤，仅少数继发于软骨瘤、骨软骨瘤、软骨黏液纤维瘤、骨纤维结构不良等病变。

（二）病理学表现

1. 大体病理学表现　肿块质硬，压迫邻近眼外肌、视神经，造成眼球突出，可导致不同程度的眼眶骨质破坏。肉眼见肿瘤呈半透明、灰白色、分叶状结构，其内常夹杂一些淡黄色的小钙化灶。

2. 组织学表现　肿瘤呈分叶状，由肿瘤性软骨细胞及软骨基质构成，软骨细胞在小叶边缘处较密集，中央稀疏，软骨基质常钙化，肿瘤细胞呈圆形、三角形或星形，位于陷窝内。组织学上，将软骨肉瘤分为普通型、间叶型、去分化型和透明细胞型四种类型，其中普通型最常见。间叶型软骨肉瘤由未分化的间叶细胞和软骨组织构成，常有明显血管，起源于骨或骨外结构，易发生于头颈部，上、下颌骨是常见骨性受累部位，骨外常发生于眼眶和脑膜，也可起源于鼻黏膜。去分化型软骨肉瘤是指在低度恶性软骨肉瘤周边出现纤维肉瘤、骨肉瘤和恶性纤维组织细胞瘤等高度间变肉瘤区，镜下可见两种成分界线分明。

（三）临床表现

主要临床表现为进行性突眼，可伴不同程度眼球运动障碍、复视、视力下降、头痛等。

（四）影像学表现

1. 最佳诊断线索　眼眶或邻近鼻旁窦、鼻腔的不规则形软组织肿块，内部可见散在、多发的点状、斑片状或环形钙化，在 T_2WI 中可见不均匀高信号，增强后呈不均匀强化，内部可见多发未强化区。

2. 发生部位　可发生于眼眶壁或邻近鼻旁窦、鼻腔。眼眶软骨肉瘤多发生于靠近滑车或眶骨膜的肌锥外间隙。

3. 形态学表现　不规则形肿块，边缘可见分叶。

4. 病变数目　大多数为单发病变。

5. CT 表现

（1）平扫表现：不规则形软组织肿块影，内部可见多发、散在的点状、斑片状、环形钙化，肿块压迫眼球前移。可有骨质破坏，部分病变骨质破坏不明显。钙化是该病最重要的影像学征象。

（2）增强扫描表现：肿块呈不均匀强化。

6. MRI 表现

（1）T_1WI 表现：肿块呈等至低信号。

（2）T_2WI 表现：肿块呈不均匀高信号，瘤体内散在形态及数量不一的低信号区，大致对应 CT 上所见的软骨基质钙化。

（3）DWI 表现：肿块实质部分呈不均匀高信号，ADC 值减低，肿瘤实质内水分子扩散受限。

（4）增强扫描表现：肿块呈轻到中度不均匀强化，典型者表现为边缘及间隔明显强化，而内部强化较轻或不强化，外观呈斑驳状或蜂窝状。

7. 影像学检查方法选择　CT 可以清晰显示病变内钙化，MRI 可显示软骨基质的高信号区，需结合 CT 及 MRI 进行诊断。

（五）鉴别诊断

1. 有钙化的海绵状血管瘤　①更多见于肌锥内间隙，形态规则，边界清晰。②在 T_2WI 中呈高信号，未见囊变区。③动态增强扫描显示渐进性强化表现。

2. 静脉曲张　①体位性眼球突出。②形态不规则，在 T_2WI 中呈明显高信号，增强后明显强化。③颈部加压后扫描中可见病变增大。

3. 蝶骨大翼扁平肥厚型脑膜瘤　①位于眼眶蝶骨大翼，造成局部骨质肥厚并有围绕蝶骨生长的扁平状软组织肿块。②在 T_1WI 及 T_2WI 中呈均匀等信号。③增强后呈均匀中度强化。

（六）治疗及预后

1. 治疗方案选择　外科手术完全切除是软骨肉瘤的最有效治疗方法。由于软骨肉瘤对血管的侵袭性，手术往往难以完全切除，故手术加放射治疗为常用的治疗手段。

2. 预后　患者的预后取决于手术切除范围和组织学分化程度，完整切除患者的 5 年生存率达 66%～77%。

（七）关键要点

①位于眼眶或邻近鼻旁窦、鼻腔的不规则形软组织肿块，内部可见散在多发点状、斑片状或环形钙化。②内部软骨基质呈 T_1WI 低信号、T_2WI 不均匀高信号。③增强后呈不均匀明显强化，可呈蜂窝状或分隔状强化。

参 考 文 献

[1]　杨本涛,王振常,刘莎,等. 鼻眶部软骨肉瘤的 CT 和 MRI 诊断 [J]. 中华放射学杂志,2006,40(6): 572-576.

[2]　吴凤鸣,肖曼君,李亚军. 眶颅沟通软骨肉瘤一例并文献复习 [J]. 磁共振成像,2016,7(11): 867-869.

[3]　CHOI KH, SUNG MS, SHINN KS, et al. Orbital mesenchymal chondrosarcoma[J]. AJNR Am J Neuroradiol, 1992, 13(4): 1253-1255.

[4]　KIRATLI H, DIKMETAŞ O, TARLAN B, et al. Orbital chondrosarcoma arising from paranasal sinuses[J]. Int Ophthalmol, 2013, 33(4): 403-407.

六、眶壁骨瘤

（一）概述

1. 概念　骨瘤（osteoma）是一种来源于骨膜组织的良性肿瘤。

2. 人口统计学特点　好发于颅面骨,占眼眶肿瘤的 0.6%～2.0%。由于许多小的骨瘤只是经临床诊断而未经手术病理证实,因此,骨瘤的实际发生率较以上数字要高。发病年龄为 11～73 岁,男性较女性多见。

3. 病因　关于骨瘤的成因有三种学说:胚胎残留、外伤和感染。目前,学者多倾向于胚胎残留学说,认为不同胚胎来源组织的交界部位易发生骨瘤。

（二）病理学表现

1. 大体病理学表现　境界清楚的骨性肿块,边缘光滑。病理上分为致密骨瘤、松质骨瘤和混合骨瘤,其内仅含骨组织。①致密骨瘤:骨表面的骨膜发生的骨瘤,致密似骨皮质,也被称为外周性骨瘤。②松质骨瘤:骨内膜发生的骨瘤,疏松似骨松质,也被称为中心性骨瘤。

2. 组织学表现　①致密骨瘤:含粗大骨小梁,排列如骨皮质。②松质骨瘤:骨小梁较细,含较多的骨髓腔,疏松如海绵。

（三）临床表现

常起源于鼻旁窦,累及单侧眼眶。病灶较小时无明显症状,较大的骨瘤根据其所在的部位,对眶内结构产生压迫从而出现相应的症状,如眼球突出和视力障碍等。肿块生长缓慢。

（四）影像学表现

1. 最佳诊断线索　位于眼眶或鼻旁窦的类圆形或分叶状骨性密度肿物,与邻近骨质相连,边界清晰,部分病变内可见骨小梁,增强后无强化。

2. 发生部位　多发生于鼻旁窦,少数发生于眶骨。

3. 形态学表现　类圆形或分叶状,与邻近骨质相连,病变边界清楚,病变较大时,眶内结构可受压移位。

4. 病变数目　大多数为单发病变,但加德纳综合征（Gardner syndrome）患者可有多发骨瘤。

5. CT 表现

（1）平扫表现：骨样高密度肿块，边界清晰，呈类圆形或分叶状，CT 值可达 1 500HU。在致密骨瘤中很难分辨骨皮质与骨小梁，松质骨瘤很少单独发生，周围一般环绕骨皮质，内部可见骨小梁结构（图 3-2-28）。

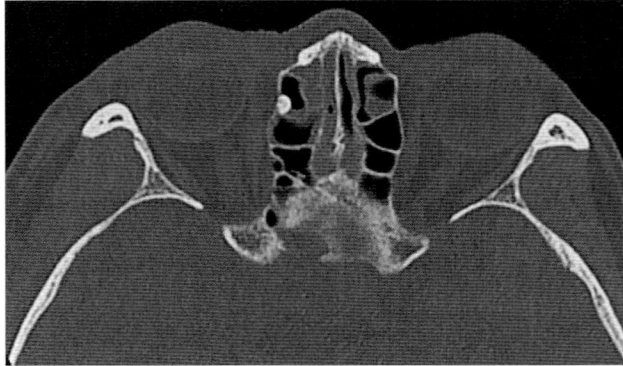

图 3-2-28　右侧筛窦骨瘤

横断面 CT 骨窗示右侧筛窦骨性密度结节，累及右侧眼眶内壁。

（2）增强扫描表现：病变不强化。

6. MRI 表现

（1）T_1WI 表现：与脑灰质信号相比，病变呈低信号。

（2）T_2WI 表现：与脑灰质信号相比，病变呈低信号。

（3）DWI 表现：病变呈低信号。

（4）增强扫描表现：病变无强化。

7. 影像学检查方法选择　首选 CT，可明确病变的起源、范围及肿瘤密度特点，还可以进行三维重建，为手术入路提供依据。MRI 对软组织显示清晰，可以显示肿瘤周围结构受压、推移的程度。

（五）鉴别诊断

1. 骨纤维性结构不良　①骨质膨大、弥漫性增厚，形态不规则，病变多局限于单骨，不跨越骨缝。②磨砂玻璃状密度，病变内部可有囊变。③多数在 T_1WI 和 T_2WI 中呈不均匀的低信号，T_2WI 脂肪抑制像上呈中等信号。④增强后可见强化。

2. 眶骨膜脑膜瘤　①呈半球形高密度影，常见于蝶骨大翼，其内可见软组织密度影及多发钙化。②可引起眶骨壁硬化、增厚。③在 T_1WI 及 T_2WI 中呈等信号，信号较均匀。④增强后呈均匀明显强化，可见眶骨膜增厚、强化。

（六）治疗及预后

1. 治疗方案选择　①对无症状的骨瘤，以观察为主。②对视力受影响、出现眼球运动障碍或其他明显症状以及有美容需要的患者，可手术切除骨瘤。

2. 预后　①生长缓慢，病变较大时会累及眼眶内结构、眶骨受压变形。②预后好。

（七）关键要点

①位于眼眶或鼻旁窦的类圆形或分叶状骨性密度肿物；②与邻近骨质相连，边界清晰，部分病变内可见骨小梁；③增强后无强化。

参 考 文 献

[1] MCHUGH JB, MUKHERJI SK, LUCAS DR. Sino-orbital osteoma: a clinicopathologic study of 45 surgically treated cases with emphasis on tumors with osteoblastoma-like features[J]. Arch Pathol Lab Med, 2009, 133（10）: 1587-1593.

[2] RAMAKRISHNA R, NAIR MN, HUBER B, et al. A rare case of recurrent frontal osteoma complicated by mucopyocele with an unusual organism, Moraxella catarrhalis[J]. World Neurosurg, 2014, 82（1/2）: 240.e213-240.e249.

[3] MCCANN JM, TYLER D, FOSS RD. Sino-orbital osteoma with osteoblastoma-like features[J]. Head Neck Pathol, 2015, 9（4）: 503-506.

[4] BADRAN KW, SUH JD, NAMIRI N, et al. Pediatric benign paranasal sinus osteoneogenic tumors: a case series and systematic review of outcomes, techniques, and a multiportal approach[J]. Am J Rhinol Allergy, 2018, 32（6）: 1945892418793475.

[5] WEI LA, RAMEY NA, DURAIRAJ VD, et al. Orbital osteoma: clinical features and management options[J]. Ophthalmic Plast Reconstr Surg, 2014, 30（2）: 168-174.

七、骨纤维结构不良

（一）概述

1. 概念　骨纤维性结构不良（fibrous dysplasia）又称骨纤维异常增殖症，是一种病因不明、缓慢进展的自限性良性骨纤维组织疾病，可单骨或多骨受累。

2. 人口统计学特点　眼眶骨纤维性结构不良仅占眼眶肿瘤的 0.65%，约 85.00% 患者在 30 岁以前发病，主要发病高峰年龄为 10～20 岁，无明显性别差异。

3. 病因　病因至今未明，多数学者认为该病与胚胎原始间充质发育异常有关，是正常骨组织被异常增生的纤维组织和不规则排列的不成熟骨小梁所取代的一种疾病，也有文献认为其可能与外伤及神经内分泌功能有关。临床上将该病分为单骨型、多骨型和奥尔布赖特综合征（Albright syndrome），若骨质系统改变的同时伴有皮肤色素沉着和 / 或内分泌紊乱，则称为 Albright 综合征。

（二）病理学表现

1. 大体病理学表现　肉眼观察下病变呈白色、灰色或苍黄色，比正常骨组织稍软，切割时含砂感或弹性感，骨损害从骨髓向外侵蚀和扩展，骨皮质变为薄壳。病变内可继发出血、坏死、囊变及黏液变性。

2. 组织学表现　镜下可见骨小梁的大小、形状和分布不一，无规律地包埋于质地疏松或致密的富含细胞和血管的组织中。骨小梁的形态变异较大，多呈球形，在横切面上呈曲线形、C 形或弓形，边缘不规则，骨细胞间腔隙宽阔。骨小梁由粗纤维的原骨构成，排列紧密，形成骨网，有时可见弓状骨小梁环绕一中心血管。

（三）临床表现

该病临床进展比较缓慢，大多患者自幼发病，但往往儿童或青少年才出现症状，病变较小时一般无明显临床症状，外形异常比功能障碍发生早。随着病情的发展，其在临床上可表现为眼球突出，眶骨局部隆起、疼痛，视力下降、复视，严重者可引起失明。额骨侵犯较多见，此时患者出现眼眶上部扁平硬性隆起，致使头面部不对称，触之呈骨性硬度。当额骨眶部受侵时，病变引起眼球突出并向下移位。蝶骨受累时，除眼球向前方突出外，因蝶骨小翼病变压迫视神经，故其可引起视力减退、视盘萎缩；受侵的蝶骨体膨大并压迫视交叉，引起视野缺损。

发生颅底侵犯时患者可出现头痛、复视、眼外肌麻痹和三叉神经痛。筛骨受累则眼球向前外方突出。上颌骨受累可阻塞鼻泪管，引起面颊部隆起、鼻塞及溢泪。多骨骼受累可能是 Albright 综合征的一部分，特点是发生于青春期女性，患者发生早熟和骨侵犯同侧色素沉着。

该病慢性起病，病程为数年到数十年不等。多数学者认为该病是一种自限性疾病，大部分病变在患者的青春后期趋于静止，个别病例中病变在成年后继续生长，有些病例中病变在妊娠期再活跃起来。该病中有 2%～4% 恶变为骨肉瘤、骨纤维肉瘤、软骨肉瘤等，当病变生长加快、疼痛加剧，影像学检查中出现溶骨性破坏、肿瘤骨形成、软组织肿块形成时，则提示恶变。

（四）影像学表现

1. 最佳诊断线索　位于颅面部的单骨或多骨病变，病变骨质呈弥漫性膨胀、增大。

2. 发生部位　可发生于颅面部单骨或多骨；左、右侧无差别。

3. 形态学表现　形态不规则，边缘模糊；病变较大时，视神经、眼外肌或眼球可受压移位。

4. 病变数目　可累及单骨或多骨。

5. X 线表现　表现为受累骨质膨胀、增生、硬化，正常骨质结构消失，密度增高。因该检查方法不能很好地显示病变的范围和程度，故目前已经被 CT 取代。

6. CT 表现　病变累及一骨或多骨，病变骨质局限性或广泛性膨大畸形，边界不清。内、外板变薄，可伴有高密度硬化缘（图 3-2-29）。病变区内正常骨结构消失，代之以密度均匀一致的无小梁结构区，多呈磨玻璃样，在磨玻璃样背景内散在分布有不规则形局灶性低密度影，密度高低不均，呈丝瓜络样改变，灶周增生、硬化。少数病变呈与肌肉相似的软组织密度，内有不规则斑点状、条带状钙质样更高密度影或与磨玻璃样高密度硬化影同时存在。在颅盖骨，病变广泛，膨胀轻微且以外板为主。在颅面骨和颅底骨，病变膨大非常显著，占据眶腔和鼻旁窦的大部或全部，导致眼球突出和鼻旁窦气房消失。视神经管、眶上裂、眶下裂、圆孔、卵圆孔、翼腭窝等骨性腔隙变窄。

7. MRI 表现

（1）T_1WI 表现：与脑灰质信号相比，病变呈等至低信号，其内信号均匀或不均匀，伴有出血时在 T_1WI 中呈高信号。

（2）T_2WI 表现：与脑灰质信号相比，病变主要呈不均匀等或低信号，存在囊变、坏死时呈高信号。

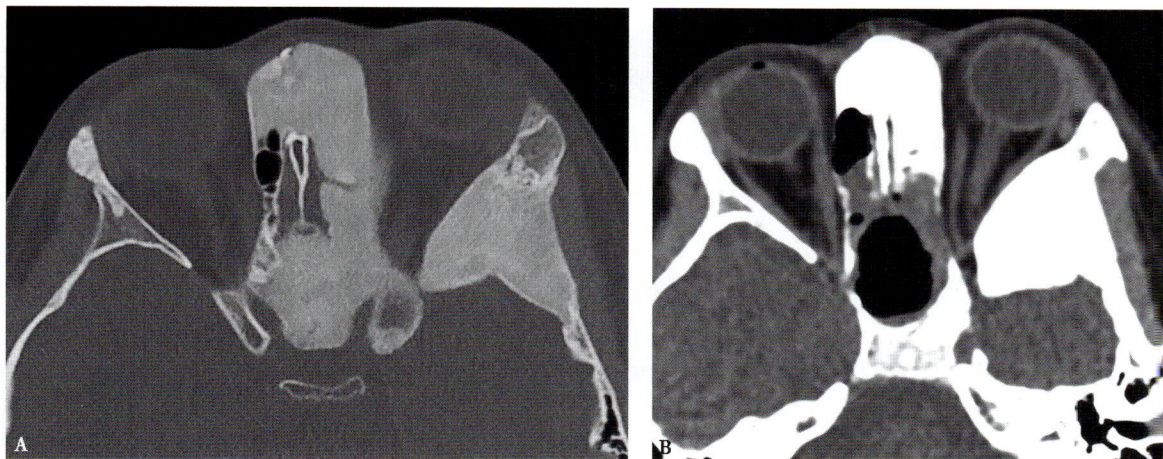

图 3-2-29　骨纤维结构不良

A. 横断面 CT 骨窗示筛骨、左侧蝶骨大翼及蝶骨小翼骨质膨胀性改变，呈磨玻璃密度，左侧视神经管及圆孔狭窄；

B. 横断面 CT 软组织窗示左侧眼眶内结构受压移位，左侧颞叶受压改变。

（3）增强扫描表现：增强后病灶明显强化。

8. 影像学检查方法选择　CT 可以显示病变骨质范围、骨质内囊变、破坏、钙化，三维重建可以显示眶腔、视神经管、眶上裂、眶下裂等结构的狭窄程度，应将其作为首选检查方法。MRI 显示病变的病理成分较 CT 优，可作为辅助检查方法。

（五）鉴别诊断

1. 骨瘤　①通常发生于骨缝处，呈结节状，侵入眶内。②CT 中可见基底窄，也可有细蒂在眶顶或自鼻旁窦延伸至眶内，顶端较大，边缘光滑。③增强扫描无明显强化。

2. 蝶骨嵴脑膜瘤　①眶外、上壁骨密度增高，边界清楚、不规则，病变局限于蝶骨的某一部位。②眶内骨膜增生肥厚或邻近骨膜占位性病变。③增强后可见强化的软组织肿块影。

3. 畸形性骨炎　①多见于成人，以发生于颅骨、脊柱、股骨、胫骨及骨盆多见。②患者的头颅不断增大，颅骨板广泛增厚，外板进行性疏松，内板硬化。③血清碱性磷酸酶浓度显著增高。

4. 骨化性纤维瘤　①圆形或椭圆形单发肿瘤，骨膨胀性生长，骨皮质变薄但连续、完整。②与周围正常组织有明确界限。③增强后呈明显强化。

（六）治疗及预后

1. 治疗方案选择　根据不同情况设计不同手术切除和重建方案，可采取经头皮冠状切口、口内切口及下睑缘切口入路，对病灶进行完全或部分切除；采用自体颅骨外板或内板、下颌骨外板及个体化修复本修复眼眶。

2. 预后　①病变生长缓慢，大多数为良性，2%～3% 可出现恶变。②完整切除病变后患者的 5 年生存率接近 100%，手术完整切除是最重要的预后指标。

（七）关键要点

①常见于青年患者；②颅面骨硬性隆起，致颅面部两侧不对称；③出现眼球突出，可伴视力受损；④一骨或多骨膨胀性生长；⑤骨密度增高或呈丝瓜络状；⑥视神经管、眶上裂、眶下裂或颅底诸孔变窄；⑦MRI增强后可见病灶明显强化。

参 考 文 献

[1] BURKE A，COLLINS MT，BOYCE AM. Fibrous dysplasia of bone：craniofacial and dental implications[J]. Oral diseases，2017，23（6）：697-708.

[2] 司建荣，张雅丽，姜兆侯. 骨的纤维结构不良，骨性纤维结构不良和骨化性纤维瘤：易混淆的病名，病理本质和影像学表现 [J]. 临床放射学杂志，2016，35（2）：308-310.

[3] ATALAR MH，SALK I，SAVAS R，et al. CT and MR imaging in a large series of patients with craniofacial fibrous dysplasia[J]. Pol J Radiol，2015，80（1）：232-240.

[4] TEHLI O，DURSUN AM，TEMIZ C，et al. Computer-based surgical planning and custom-made titanium implants for cranial fibrous dysplasia[J]. Neurosurgery，2015，11（2）：213-219.

八、扁平肥厚型脑膜瘤

（一）概述

1. 概念　位于眶骨骨膜的脑膜瘤多数位于眼眶蝶骨大翼，造成局部骨质肥厚并有围绕蝶骨生长的扁平状软组织肿块，故又被称为扁平肥厚型脑膜瘤（en plaque meningioma）。

2. 人口统计学特点　是特殊类型的脑膜瘤，其发生率仅占所有脑膜瘤的 2%～9%，好发于中年女性，女、男比例为（3～5）：1。

3. 病因　起源于蛛网膜颗粒帽状细胞。

（二）病理学表现

1. 大体病理学表现　血供丰富，病变多为紫红色，有时可见局部硬膜血管异常增多。

2. 组织学表现　以内皮型、过渡型及纤维型为主，而砂粒体型少见。与颅内脑膜瘤相比，眶内脑膜瘤上皮膜抗原（epithelial membrane antigen，EMA）指标的表达率较低。

（三）临床表现

临床病史较长，最常见的症状为眼球突出，占 80% 以上。其他症状包括视力下降、头痛、复视、眼睑水肿以及颞部软组织肿胀。

（四）影像学表现

1. 最佳诊断线索　中年女性，单侧慢性无痛性眼球突出，CT 中可见位于眶壁的扁平状高密度肿块，邻近骨质增生、肥厚，在 T_1WI 及 T_2WI 中呈均匀等信号，增强后呈均匀中度强化。

2. 发生部位　多为眼眶蝶骨大翼。

3. 形态学表现 扁平状肿块。

4. 病变数目 多为单发。

5. CT 表现

（1）平扫表现：眼眶扁平肥厚型脑膜瘤多呈略高密度肿块，围绕蝶骨大翼呈扁平状生长，可压迫外直肌及视神经；突向颅内部分多呈半圆形，也可为扁平状，边缘清楚，主要分布于海绵窦区及颞极前部。病变多与脑组织分界清晰，推压颞叶，可造成颞叶大片水肿，外侧累及颞窝。受累骨质改变具有特征性，主要表现为蝶骨大翼骨质增生肥厚，可累及或不累及邻近骨质。增厚的骨质边缘毛糙，多呈毛刷状，不半有骨质破坏和骨膜反应。由于脑膜瘤呈扁平状，围绕蝶骨大翼生长，颅内部分呈等密度，故有时在 CT 上不易发现软组织肿块。

（2）增强扫描表现：增强扫描后肿块显著强化，可以为诊断提供帮助。

6. MRI 表现

（1）T_1WI 表现：与脑灰质信号相比，病变呈等信号，信号均匀（图 3-2-30A）。

（2）T_2WI 表现：与脑灰质信号相比，病变呈等或略低信号，信号均匀（图 3-2-30B）。

（3）DWI 表现：病变呈等信号，ADC 值不减低（图 3-2-30C、D）。

（4）增强后脂肪抑制 T_1WI 表现：病变呈中度到明显强化，强化较均匀（图 3-2-30E～G）。

（5）动态增强扫描表现：动态增强曲线呈持续上升型（图 3-2-30H）。

7. 影像学检查方法选择 CT 可显示眼眶扁平肥厚型脑膜瘤的特征性骨质改变，MRI 对于显示肿瘤本身及其范围具有优势，二者相结合可为诊断提供充分的信息。

（五）鉴别诊断

1. 骨纤维性结构不良 ①一般累及多骨。②受累骨质膨大，呈磨玻璃样改变，不伴有软组织肿块。

2. 成骨性转移瘤 ①患者有原发性肿瘤病史，常见继发于前列腺癌。②病变发展迅速。

3. 骨髓炎 ①临床常有红、肿、热、痛的表现，发病迅速。②同时存在骨质破坏和骨质增生。③无明显软组织肿块的占位效应。

（六）治疗及预后

1. 治疗方案选择 以手术治疗为主，多采取外侧开眶或经颅开眶，必要时，可行改良型眶内容摘除术以治疗。近年有报道，放射治疗可抑制肿瘤的生长。

2. 预后 脑膜瘤难以完全切除干净，术后易复发、视力丧失，甚至危及患者生命。儿童脑膜瘤与成人脑膜瘤相比，更具侵犯性，预后更差。

（七）关键要点

①围绕蝶骨大翼呈扁平状生长的肿块。②蝶骨大翼增生肥厚，边缘毛糙，多呈毛刷状，不伴有骨质破坏和骨膜反应。③CT 上肿块呈略高密度，肿块在 T_1WI 中呈等信号，在 T_2WI 中呈等或略低信号。④增强后呈中度到明显强化。

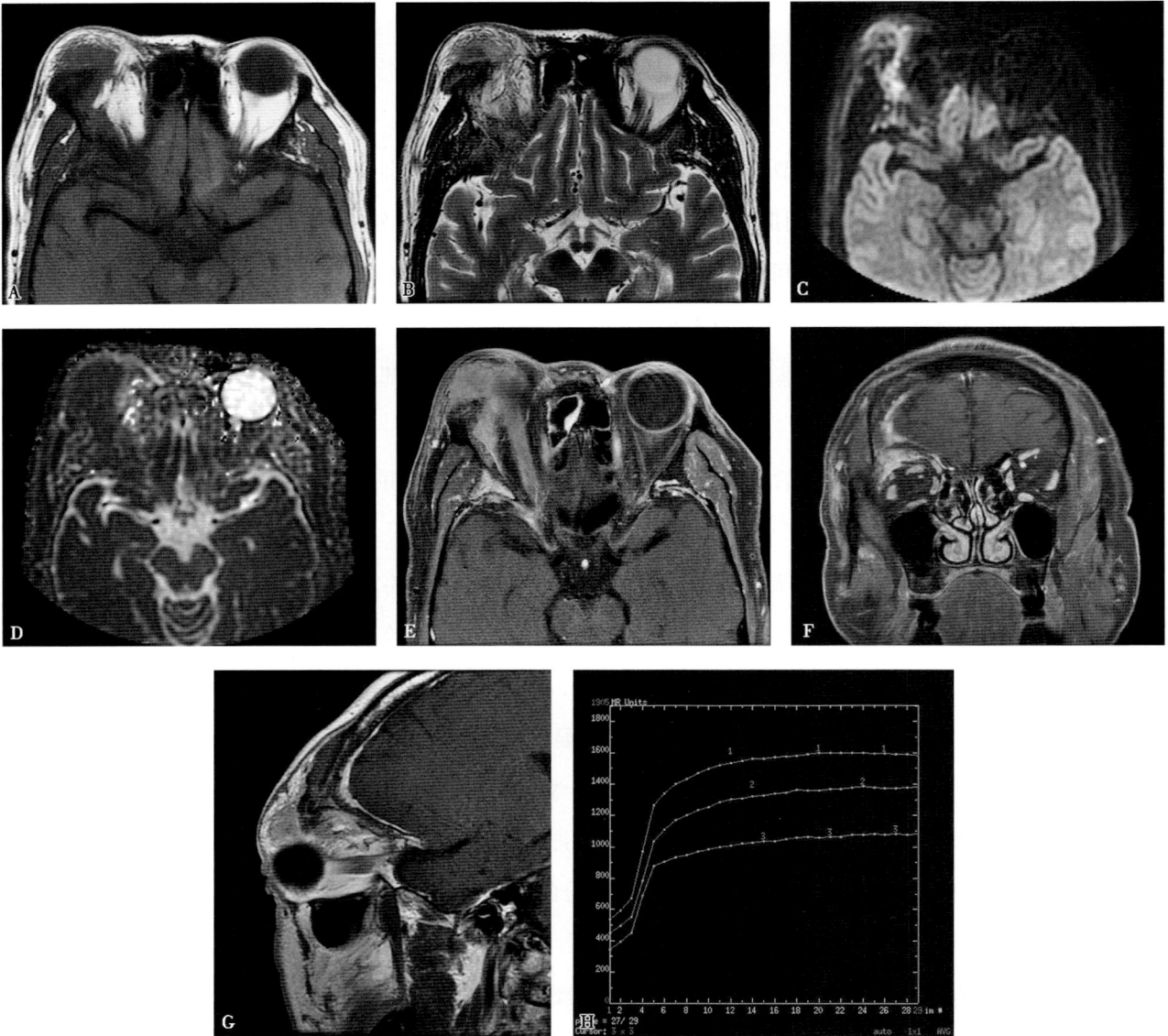

图 3-2-30　右侧眼眶上壁及外壁扁平肥厚型脑膜瘤

A. 横断面 T_1WI 示右侧蝶骨大翼骨质肥厚，边缘模糊，可见不规则形等信号肿块；B. 横断面 T_2WI 示病变呈等信号；C、D. DWI 示肿瘤呈高信号（C），ADC 图示肿瘤 ADC 值减低（D），提示肿瘤扩散受限；E. 增强后横断面 T_1WI 示病变呈中等强化，内部强化较均匀，眼眶外壁骨膜增厚、强化，右侧蝶骨大翼骨髓腔明显强化，右侧颅中窝硬脑膜增厚、强化；F. 增强后冠状面 T_1WI 示病变累及眼眶外上象限肌锥外间隙，邻近眼外肌受压移位，右侧颅前窝脑膜增厚、强化；G. 增强后斜矢状面 T_1WI 示额骨骨质增生、硬化，眼眶上壁肿块形态不规则，压迫眼球向前下移位；H. 动态增强曲线呈持续上升型。

（李　婷）

参 考 文 献

[1] 高爱英，王振常，杨本涛，等. 眼眶扁平肥厚型脑膜瘤 CT 及 MRI 表现 [J]. 中国医学影像技术，2004（2）：186-188.

[2] 黑砚，张新武，王毅，等. 眼眶脑膜瘤组织病理学特征的观察 [J]. 中华眼科杂志，2006，42（11）：998-1001.

[3] HONEYBUL S，NEIL-DWYER G，LANG DA，et al. Sphenoid wing meningioma en plaque: a clinical review[J]. Acta Neurochirurgica，2001，143（8）：749-758.

[4] BOARI N，GAGLIARDI F，SPINA A，et al. Management of spheno-orbital en plaque meningiomas: clinical outcome in a consecutive series of 40 patients[J]. Br J Neurosurg，2013，27（1）：84-90.

第三章
眼睑及泪器病变

第一节　眼睑病变概述

一、眼睑病变分类

眼睑位于眼球外表面，起到保护眼球的屏障作用。从组织学上，眼睑分为皮肤层、皮下组织层、肌肉层、纤维层和结膜层，所以全身或局部的皮肤、黏膜、肌肉等病变均可波及眼睑。睑缘附近分布着许多汗腺和皮脂腺的开口，眼睑皮下组织疏松，因此，发生炎症时的组织液或外伤时的血液易在此聚集，炎症反应也容易在此扩散。眼睑常见病变包括眼睑先天性发育异常、炎症和肿瘤等。

二、眼睑病变影像学分析思路

许多眼睑疾病只需肉眼观察即可诊断，并且眼睑位置表浅，取材活检相对容易。影像学检查的目的主要在于明确眼睑病变的范围及邻近眶内结构有无受累以指导治疗。

眼睑先天性发育异常的常见类型是眼睑位置的异常以及由此引起的眼睑功能异常，如倒睫、乱睫、双行睫、睑内翻、睑外翻及眼睑缺损等。对于此类疾病，一般依据肉眼观察、临床症状即可进行诊断。对于先天性上睑下垂，需通过 MRI 观察引起上睑下垂的原因，观察有无上睑提肌或者动眼神经的发育异常。最常见的眼睑炎症是急性睑腺炎，俗称麦粒肿，由化脓性细菌侵入眼睑腺体引起，依据眼睑红、肿、热、痛的改变即可诊断，一般不需进行影像学检查。眼睑脓肿多见于 14 岁以下的儿童，影像学检查中可见 CT 低密度或者 MRI 长 T_1、长 T_2 信号的脓腔形成。

眼睑肿瘤分为良性肿瘤、恶性肿瘤两大类。良性肿瘤较常见，如眼睑血管瘤、色素痣等。依据典型的外观特点，大多数眼睑良性肿瘤容易确诊，很少对其进行影像学检查。眼睑恶性肿瘤最常见的依次是基底细胞癌与睑板腺癌。对于眼睑恶性肿瘤，需依靠影像学检查观察病变内部结构并明确病变累及范围。基底细胞癌多发生于老年人，特别是老年男性，虽然是恶性肿瘤，但其病程长、发展慢，肉眼观察下可见眼睑肿胀，中央有溃疡，外观呈火山口状表现，影像学检查显示异常强化结节，表面不规整伴凹陷。睑板腺癌多发于中老年人群，女性多见，其病变进展相对较快，影像学检查显示眼睑不规则增厚并明显强化，邻近结构可受累。

第二节　眼睑病变

一、眼睑先天发育异常

（一）先天性上睑下垂

1. 概述

（1）概念：上睑下垂（ptosis）是指在睁眼平视前方时上睑遮盖瞳孔超过 2mm，视物受到阻挡，睑裂变窄并造成不同程度的视力障碍。先天性上睑下垂（congenital ptosis）是由上睑提肌发育不良或动眼神经功能不全所致。先天性上睑下垂分为三种类型：①单纯性上睑下垂，最常见，常有遗传倾向，可为单眼或双眼发病；②先天性上睑下垂伴其他眼睑畸形，一般为双侧性；③上睑下垂伴眼外肌麻痹，患者常伴有眼球运动障碍。

（2）人口统计学特点：患者出生时或出生后不久即出现。

（3）病因：先天性上睑下垂属于常染色体显性或隐性遗传病。病因复杂，主要分为肌肉源性和神经源性。肌肉源性病因为上睑提肌发育不全或缺损，神经源性病因包括中枢性神经发育障碍和周围神经发育障碍。

2. 病理表现　病变眼外肌的正常肌纤维被纤维及脂肪组织替代，造成眼外肌收缩及舒张功能减弱或消失。

3. 临床表现　根据上睑下垂程度将其分为轻、中、重度。轻度上睑下垂是在自然睁眼平视时上睑缘遮盖角膜上缘超过 3mm；中度下垂为遮盖角膜 1/2；重度下垂者超过角膜 1/2 或遮盖全部角膜。双眼上视时，上睑下垂侧眉毛高竖。双侧上睑下垂者常需仰头视物。中、重度上睑下垂病例中，由于眼睑遮挡视线，除影响患者外观外，还会在视力发育的过程中影响患者视网膜感光细胞的发育，造成弱视。

4. 影像学表现

（1）最佳诊断线索：MRI 显示上睑提肌细小，动眼神经变细或缺如。

（2）发生部位：多为双侧上睑。

（3）形态学表现：睑裂变窄。

（4）病变数目：多为双侧上睑下垂，单侧少见。

（5）CT 及 MRI 表现：先天性上睑下垂的影像学表现包括眼肌异常和眼神经异常。眼肌的异常表现为上睑提肌发育不良，肌腱、肌腹均变细，冠状面上显示上睑提肌的截面积较正常人小，矢状面上显示上睑提肌的厚度较正常人小，部分患者的上睑提肌呈现为少量索条影，螺旋 CT 多平面重建及 MRI 均可显示病变，MRI 显示效果优于 CT（图 3-3-1）。

眼神经异常改变主要表现为患侧动眼神经脑池段变细或显示不清，眶内段上干显示不清，此表现需在 MRI 上进行观察，显示动眼神经脑池段较好的序列为横断面三维快速平衡稳态成像序列（3D fast imaging employing steady state acquisition，3D-FIESTA）或三维稳态进动结构相干序列（3D constructive interference in steady state，3D-CISS），显示动眼神经海绵窦段及眶内段较好的序列为增强后冠状面 T_1WI。

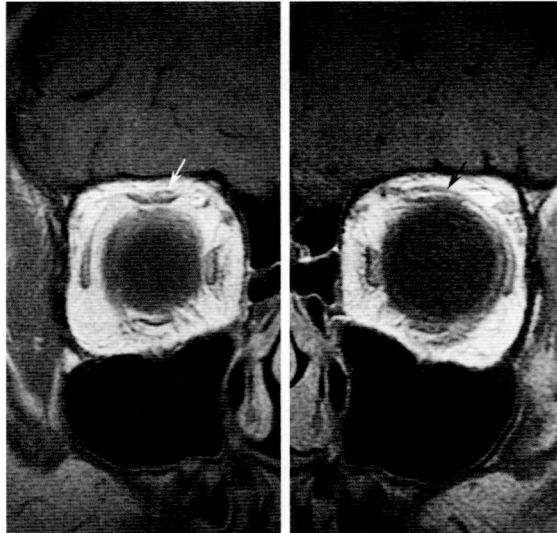

图 3-3-1　右侧上睑提肌发育不良

斜冠状面 T_1WI 示右侧上睑提肌明显变细，厚度及截面积均变小，

呈细线样（白箭），黑箭所示为左侧正常上睑提肌。

（6）影像学检查方法选择：MRI 可显示眼外肌的全程走行及形态、信号特征，3D-FIESTA MRI 可显示动眼神经的走行情况及毗邻结构，CT 的软组织分辨率不足以全面显示眼外肌及眼神经情况。因此，MRI 为首选影像学检查方法。

5. 治疗原则　①先天性上睑下垂最有效的治疗方法是手术疗法。②根据原理，上睑下垂矫正术的手术方式可分为三大类：增强上睑提肌力量的手术、借用额肌力量的手术及借用上直肌力量的手术，其中，上睑提肌缩短术及额肌筋膜瓣悬吊术是最常用且效果较好的两种术式。

6. 关键要点　①病变在患者出生时或出生后不久即出现；②有双侧上睑下垂症状；③MRI 显示上睑提肌细小，患侧动眼神经较对侧变细或缺如。

（二）先天性眼睑缺损

1. 概述

（1）概念：先天性眼睑缺损（congenital blepharocoloboma）是一种少见的先天性眼睑畸形，是指眼睑的全层结构缺损，包括皮肤、眼轮匝肌、睑板、结膜及其附属腺体，多见于上睑，可合并眉毛缺失、睑球粘连、角结膜皮样瘤等。

（2）人口统计学特点：先天性病变，患者出生时即出现。女性多见，多为单眼受累。

（3）病因：动物实验表明先天性眼睑缺损可能与胚胎期接触 X 射线或萘等化学性致畸剂有关，有的患者家族中有近亲结婚史。

2. 临床表现　上睑缺损最常见于上睑缘中、内 1/3 交界处，呈底朝睑缘的三角形或凹陷状缺损区；下睑缺损少见，最常见位置为眼睑缘的中外侧部分。若缺损区较大，角膜失去保护，则容易发生干燥或感染。

3. 影像学表现　根据临床表现即可做出诊断，影像学检查对于先天性眼睑缺损诊断的价值不大。进行影像学检查的主要目的是发现同时存在的眶内其他畸形或病变，如皮样囊肿、皮样脂肪瘤等。

4. 治疗及预后

（1）治疗方案选择：手术修复以保护角膜、改善面容。

（2）预后：术后外观满意，眼睑瞬目功能正常，角膜透明。

二、眼睑脓肿

1. 概述

（1）概念：眼睑脓肿（palpebral abscess）是由金黄色葡萄球菌侵犯毛囊深部及周围组织引起的皮肤炎症，多与体质弱、抵抗力差有关，与皮肤不洁、多汗及搔抓也有关。

（2）人口统计学特点：该病多见于儿童，特别是 14 岁以下儿童，可能与小儿免疫力尚不完善，免疫屏障作用弱，容易受到感染有关。

（3）病因：该病常由邻近组织炎症或眼睑外伤后细菌直接侵入引起，也可见于全身病灶的血行扩散。邻近组织炎症所致的眼睑脓肿常由睑腺炎发展而来，也可因外伤感染、眶蜂窝织炎、泪腺炎或穿透性鼻旁窦积脓累及而发生。

2. 病理表现　表现为局限性化脓性炎症，特征为大量中性粒细胞渗出，形成充满脓液的腔。脓液为黄绿色的混浊凝乳状液体，富含蛋白质和坏死崩解的细胞碎屑。

3. 临床表现　患者自觉灼热、疼痛明显。查体可见眼睑充血、水肿、有硬结且触痛明显，伴有球结膜水肿，脓肿形成时有波动感；严重时伴发热、全身不适、耳前淋巴结肿大等全身反应。

4. 影像学表现

（1）最佳诊断线索：眼睑增厚，可见脓腔形成，在 CT 上呈低密度，在 T_2WI 及 DWI 上呈高信号，增强后脓腔不强化。

（2）发生部位：眼睑及周围软组织。

（3）形态学表现：一般形态不规则，边界不清。

（4）病变数目：一般为单侧发病，偶可见双侧同时发病。

（5）CT 表现：①平扫表现，与眼外肌相比，增厚的眼睑在 CT 上呈等密度，脓腔在 CT 上表现为局限性低密度区。②增强扫描表现，增厚的眼睑及脓肿壁呈中度或明显强化，脓肿腔不强化。

（6）MRI 表现：①T_1WI 表现，与眼外肌相比，增厚的眼睑呈等信号，脓腔呈略低信号。②T_2WI 表现，与眼外肌相比，增厚的眼睑呈略高信号，脓腔呈高信号，信号多不均匀，其内可见线状分隔。③DWI 表现，明显弥散受限，病变的信号高于脑实质。④普通增强及动态增强扫描表现，增强后增厚的眼睑呈明显强化，脓腔不强化（图 3-3-2）。

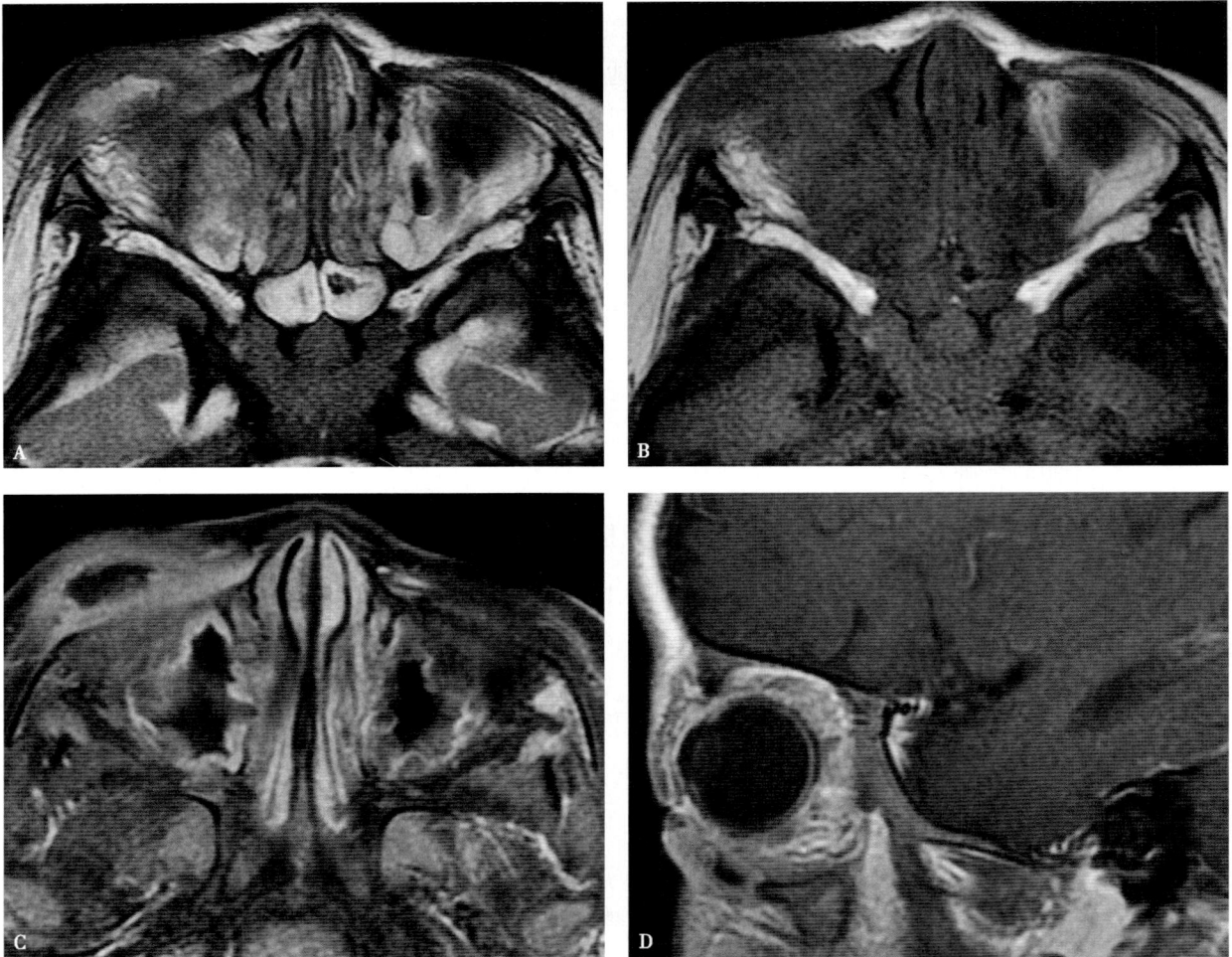

图 3-3-2 右侧下睑脓肿

A. 横断面 T_2WI，右侧下睑增厚、呈等信号，内部可见不规则的高信号脓腔；B. 横断面 T_1WI，增厚的眼睑呈略长 T_1 信号，脓腔呈长 T_1 信号；C. 横断面增强 T_1WI 脂肪抑制图像，可见增厚的眼睑明显强化，边界模糊，内部脓腔未强化，呈低信号；D. 矢状面增强 T_1WI，可直观显示增厚、强化的下睑及内部未强化的脓腔。

（7）超声表现：病变在超声检查中表现为一个或多个低回声或无回声区，彩色多普勒血流成像显示脓肿壁有较丰富的血流信号，脓腔内无血流信号。

（8）影像学检查方法选择：超声检查方便快捷，可确定肿胀的眼睑内有无脓腔形成，是该病的首选检查方法。CT、MRI 可显示相关的原发病变，可作为进一步检查的影像学方法。

5. 鉴别诊断

眼睑肿瘤：①病程相对较长，症状相对较轻。②增强 CT 及 MRI 可显示肿块征象，增强后病变整体强化。

6. 治疗及预后

（1）治疗方案选择：①给予抗生素并结合细菌药敏试验结果进行调整，可有效地控制感染。②在脓肿形成明显时，切开引流可加速脓肿吸收，切口放置引流条。

（2）预后：预后良好。

7. 关键要点　①发病急，局部症状重，有红、肿、热、痛的表现。②超声检查显示肿胀的眼睑内不规则的低回声、无回声区。③CT 显示病变呈低密度，T_2WI 及 DWI 显示病变呈高信号，增强后病变中心无强化，边缘呈环形强化。

三、眼睑基底细胞癌

1. 概述

（1）概念：眼睑基底细胞癌（basal cell carcinoma of eyelid），又名基底细胞上皮瘤、毛母细胞癌，起源于眼睑皮肤表皮基底层的不成熟多能干细胞，具有向皮脂腺、毛囊等多向分化的潜能，发病率居眼睑恶性肿瘤的第一位，多发于下睑及内眦，约占眼睑恶性肿瘤中的 90% 及眼睑肿瘤中的 29%。

（2）人口统计学特点：眼睑基底细胞癌多见于中老年人，发病年龄在 37～83 岁之间，男性略多于女性。

（3）病因：光化学损伤是导致基底细胞癌发生的最重要因素，紫外线照射是最重要的环境危险因素；其他危险因素包括放射治疗、免疫缺陷、烧伤、局部慢性炎症、溃疡、慢性砒霜中毒等。

2. 病理学表现

（1）大体病理学表现：肿瘤为结节状，部分有皮损或浅溃疡，部分有黑褐色素沉着，切面呈灰白或灰黑色。

（2）组织学表现：组织学上，基底细胞癌细胞呈基底细胞样，核深染，胞质少，核分裂象少见，基底层细胞呈栅栏状排列，间质可见黏液变性。眼睑基底细胞癌的组织学形态大致可分为实体型、浸润型、浅表型、硬化型等，不同分类的组织学形态可有不同程度的重叠，以实体型最为多见。

3. 临床表现　眼睑基底细胞癌为低度恶性肿瘤，病程长，发展慢，患者无疼痛、不适。该肿瘤多发生于下睑及内眦，无刺激症状；起始为小结节、色素痣或脂溢性角化病，周围血管曲张，表面覆有痂皮、鳞屑，继而病变中央溃疡不愈，边缘向内卷起，外观呈火山口状，与周围组织界限不清。

4. 影像学表现

（1）最佳诊断线索：眼睑不规则形结节样肿物，表面凹凸不平，结节中央可见溃疡。

（2）发生部位：发生于眼睑，以下睑最多见，其次是内眦部及上睑。

（3）形态学表现：形态不规则。

（4）病变数目：一般为单发病变。

（5）CT 表现：①平扫表现，与脑实质相比，病变呈等密度（图 3-3-3A），密度较均匀，眶骨一般无破坏等异常改变。②增强扫描表现，病变呈轻度或中度强化，大部分强化较均匀。

（6）MRI 表现：①T_1WI 表现，与脑实质信号相比，病变呈等或略高低信号，信号均匀。②T_2WI 表现，与脑实质信号相比，病变呈等或高信号，病变中央溃疡区信号不均匀。③普通增强扫描表现，病变呈轻至中度强化（图 3-3-3B～D）。

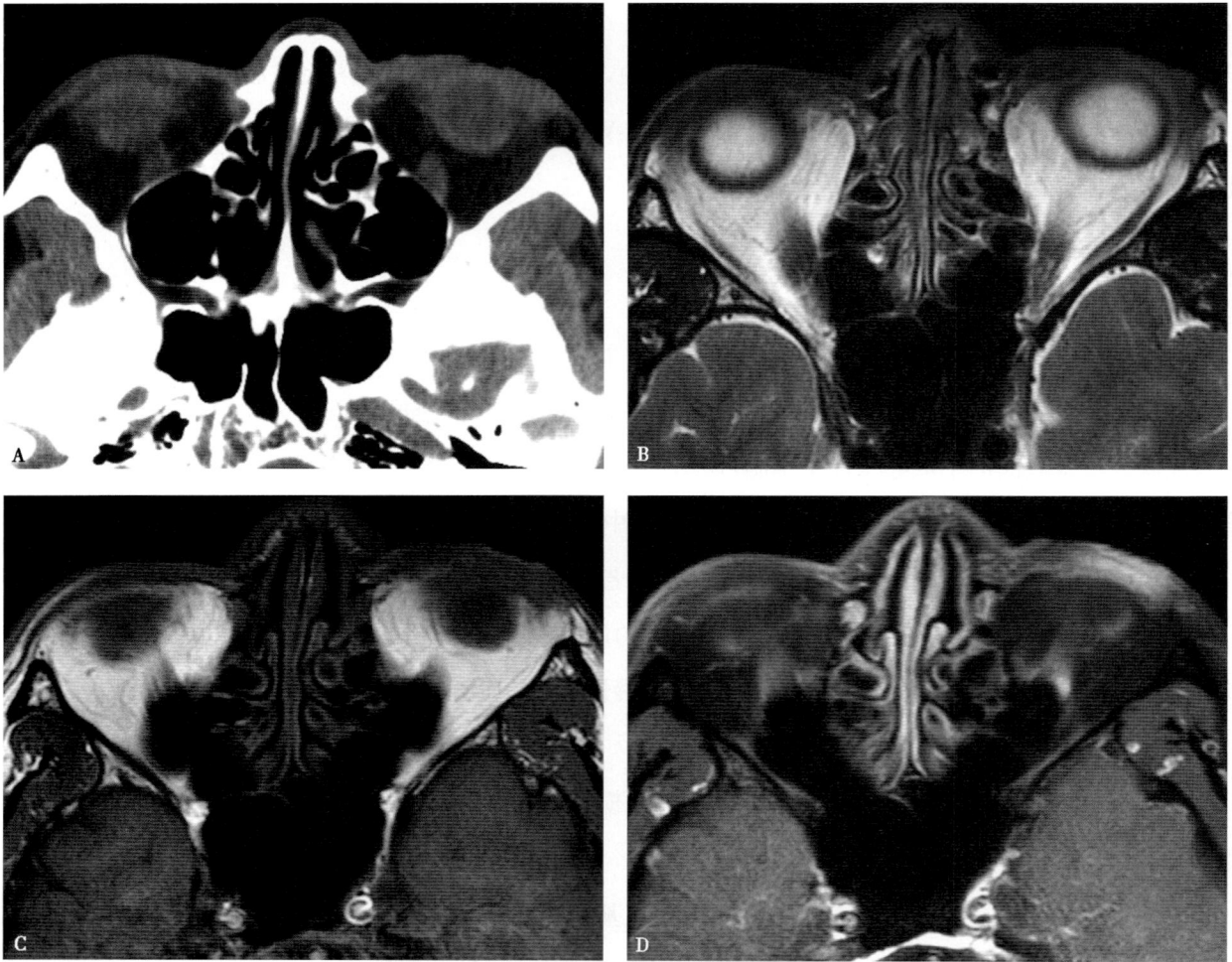

图 3-3-3　左侧下睑基底细胞癌

A. 横断面 CT 软组织窗，左侧下睑软组织增厚，呈等密度，表面凹凸不平；B. 横断面 T_2WI，左侧下睑增厚，呈略高信号；C. 横断面 T_1WI，左侧增厚的下睑呈略长 T_1 信号，表面不规整；D. 横断面增强 T_1WI 脂肪抑制图像，增厚的眼睑呈中度强化，边界欠清晰。

（7）影像学检查方法选择：眼睑基底细胞癌位置表浅，一般主要根据临床相关症状、体格检查及活检可确定诊断。影像学检查的目的主要是明确病变侵犯范围及其对邻近结构的累及情况。有文献报道，MRI，特别是使用表面线圈的高分辨率 MRI，能精确显示眼睑基底细胞癌的累及范围，是其首选检查方法。

5. 鉴别诊断

（1）睑板腺癌：①中老年女性多见；②一般好发于上睑；③很少形成溃疡。

（2）眼睑鳞状细胞癌：①病变发展较快，临床症状较重；②病变累及范围更广，周围结构受侵常见。

6. 治疗及预后

（1）治疗方案选择：①首选治疗方式是手术彻底切除。一般基底细胞癌向四周浸润的范围超出临床检查中所显示的正常边缘以外，所以手术切除的范围应该足够大。②基底细胞癌对放射治疗敏感，所以术后辅以放射治疗可提高患者的远期生存率。

（2）预后：①眼睑基底细胞癌为低度恶性肿瘤，预后好，很少复发，一般只局部侵袭。②转移罕见，发生率低于 0.1%，最常转移的部位为局部淋巴结，其次是肺、骨、皮肤、肝、脾及肾上腺。

7. 关键要点 ①多发生于中老年人，特别是老年男性；②病程长，发展慢；③眼睑肿胀，病变中央有溃疡，外观呈火山口状表现；④影像学检查显示异常强化结节。

四、睑板腺癌

1. 概述

（1）概念：睑板腺癌（carcinoma of meibomian gland）是一种起源于睑板腺（迈博姆腺）的恶性上皮性肿瘤，上睑多见，发病率居眼睑恶性肿瘤第二位，仅次于基底细胞癌。

（2）人口统计学特点：好发于中老年人，患者多在 50.0～70.0 岁发病，平均发病年龄为 67.7 岁；女性好发。睑板腺癌在欧美人群中罕见，欧美人群发病所占比例不足 5.0%，但其却是亚洲人群中最常见的恶性眼睑肿瘤之一，亚洲人群发病所占比例接近 40.0%。

（3）病因：病因不明，导致癌变的环境因素广泛作用于眼睑板腺的腺体细胞是可能的病因。

2. 病理学表现

（1）大体病理学表现：肿瘤多呈结节状及分叶状，切面呈黄白色或淡黄色，有时表现为在淡黄色背景上分布有大小不等的棕色斑点，是肿瘤坏死所致；肿瘤质地较硬，界限欠清晰，无包膜。

（2）组织学表现：光镜下，睑板腺癌分为分化型、鳞状细胞型、基底细胞型、腺型及梭形细胞型这五个亚型。

在分化型睑板腺癌中，癌细胞形成腺小叶样癌巢，较正常睑板腺小叶大 10～20 倍。癌巢中央常有坏死，犹如乳腺癌中的粉刺样结构，这类睑板腺癌被称为粉刺型，是由分化型演变而来的。

鳞状细胞型睑板腺癌中，癌细胞异型性大，癌巢内可见角化珠，呈典型的皮脂腺小叶样结构，癌细胞可浸润皮肤表皮，形成佩吉特样网状细胞增多症（Pagetoid reticulosis）样图像。

基底细胞型者癌细胞分化较差，癌细胞小，核质比大，核着色很深。

腺型睑板腺癌少见，细胞呈小叶状或条索状排列，偶可出现腺腔。

梭形细胞型者中，不仅癌细胞呈梭形，其排列而成的癌巢为囊状或漩涡状，和梭形细胞型黑色素瘤酷似，且细胞可含有少量色素，有时易被误诊为恶性黑色素瘤。连续切片找到癌组织与睑板腺的过渡处和脂肪染色阳性，是确认此癌的依据。

3. 临床表现
临床症状多以眼睑肿胀、局部破溃出血、睁眼受限为主。

病变初起时，眼睑睑板面有一无痛性逐渐长大之小硬结，边缘清楚，表面皮肤完整，结膜可见黄色斑点，形似睑板腺囊肿。而后肿瘤在睑板内弥漫生长，使睑板呈弥漫性斑块状变厚，皮肤、结膜不破。晚期睑缘受累，形成皮肤溃疡，病变可侵犯眼眶，发生耳前或颌下淋巴结转移。依据临床表现可将该病分为三期：Ⅰ期，睑板内肿块与皮肤无粘连，肿块在皮下滑动自如；Ⅱ期，肿块与皮肤粘连，有的在结膜面出现不均匀的黄色斑点,有的在皮肤或结膜面穿破并形成菜花样溃疡;Ⅲ期,肿块侵犯邻近组织如眼球、眶内组织或有远处转移。

4. 影像学表现

(1)最佳诊断线索:睑板腺癌的影像学表现无特征性,表现为眼睑不规则增厚,边界不清,较易累及邻近结构。

(2)发生部位:好发于上睑,下睑罕见。

(3)形态学表现:多表现为弥漫性隆起的不规则睑结膜软组织肿块,后缘呈弧形,也可表现为广基底菜花样肿块。

(4)病变数目:单发病变多见,未见多发睑板腺癌报道。

(5)CT 表现:①平扫表现,与脑实质相比,病变呈等或略低密度,多数密度均匀(图 3-3-4A),少数病例内部可出现气体密度影,有时出现点片状稍高密度影,提示出血。②增强扫描表现,病变呈中度或明显强化,大部分强化均匀。

(6)MRI 表现:①T_1WI 表现,与脑灰质信号相比,病变呈等或略低信号,多数信号较均匀。②T_2WI 表现,与脑灰质信号相比,病变呈等或略高信号,大部分病变的 T_2WI 信号不均匀。③普通增强表现,眼睑结节状、菜花状、环条状或不规则形软组织肿块,增强扫描后可见不均匀强化(图 3-3-4B～E)。

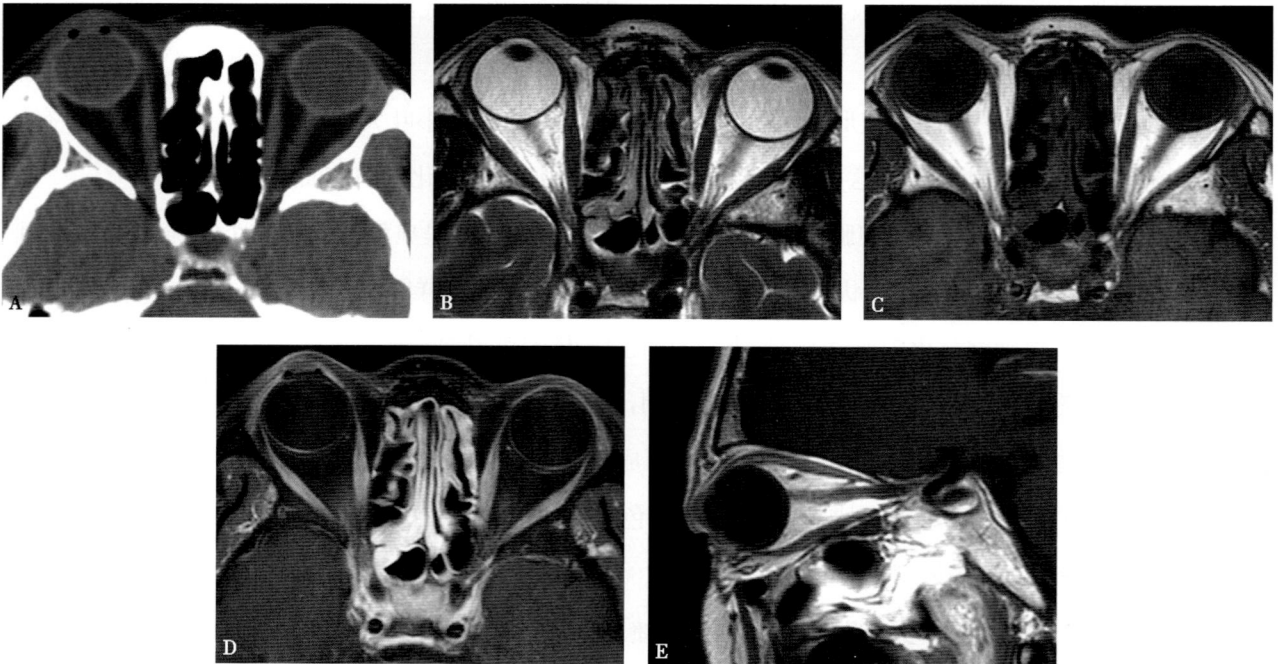

图 3-3-4　右侧上睑睑板腺癌

A. 横断面 CT 软组织窗,右侧上睑可见等密度结节影,眼睑表面光滑;B. 横断面 T_2WI,右侧上睑结节呈等信号;C. 横断面 T_1WI,病变呈等信号,信号较均匀;D. 横断面增强 T_1WI 脂肪抑制图像,病变呈轻度强化,强化较均匀;E. 矢状面增强 T_1WI,结节局限于上睑内,与上睑表层脂肪分界清楚。

（7）影像学检查方法选择：MRI 软组织分辨率高，是睑板腺癌的首选检查方法，通过 MRI 可清楚地观察病变累及的范围及其与邻近结构的关系。

5. 鉴别诊断

（1）基底细胞癌：①病变位置较浅，多位于下睑近内眦处；②男性多见；③病程进展缓慢；④晚期形成蚕食性溃疡；⑤恶性程度较低，基本不发生转移。

（2）睑板腺囊肿：①离睑缘较远，位于睑缘少见，表面光滑；②青年时期容易发生，老年人的腺体萎缩，分泌减少，该病罕见；③如反复发作，则必须考虑睑板腺癌的可能。

6. 治疗及预后

（1）治疗方案选择：睑板腺癌恶性程度高，对放射治疗不敏感，以手术治疗为主。

（2）预后：①早期肿瘤局限时，手术切除预后良好；②晚期肿瘤侵犯邻近组织，手术切除后容易复发。

7. 关键要点 ①多发于中老年人群，女性多见；②病变进展相对较快；③影像学显示眼睑不规则增厚并明显强化，邻近结构可受累。

第三节 泪器病变概述

一、泪器病变分类

泪器由分泌泪液的泪腺与排泄泪液的泪道两部分组成。泪腺主要包括主泪腺（睑部和眶部）和副泪腺（Krause 腺及 Wolfring 腺等）。泪道由上、下泪点，上、下泪小管，泪总管，泪囊和鼻泪管组成，其主要功能是引流泪液入鼻腔。

泪液分泌系统疾病主要包括泪腺炎症和肿瘤，泪腺炎症分为急性泪腺炎和慢性泪腺炎，泪腺肿瘤中最常见的是上皮源性肿瘤，多形性腺瘤是最常见的泪腺良性肿瘤，腺样囊性癌和恶性混合瘤是最常见的泪腺恶性肿瘤。泪液排泄系统的疾病主要包括泪道阻塞、泪道狭窄和泪囊炎。

二、泪器病变影像学分析思路

泪道阻塞或狭窄是泪道系统的常见疾病。鼻泪管开口处及下端是解剖学狭窄段，最易出现阻塞。对于临床表现为溢泪的患者，需首先考虑泪道阻塞，若 X 线及 CT 泪道碘油造影显示为对比剂滞留于阻塞以上部位或者对比剂排空延迟，且管腔不规则狭窄，即可进行诊断。泪道阻塞或狭窄导致泪液滞留于泪囊伴细菌感染，继发慢性泪囊炎症，是最常见的泪囊疾病。该病的临床表现为溢泪，影像学检查显示泪囊不规则扩大，呈软组织密度，边界不清，泪道造影中可见泪道阻塞或狭窄。急性泪囊炎多在慢性泪囊炎的基础上发生，临床症状典型：急性起病，泪囊区红肿、疼痛、压痛明显；影像学检查中可见泪囊区软组织影，边界模糊，伴脓肿形成时密度及信号不均匀，可见脓腔，增强后脓腔不强化。泪囊肿瘤属少见疾病，其中恶性上皮性肿瘤最常见，鳞状细胞癌发病率居泪囊区上皮源性恶性肿瘤的首位；泪囊乳头状瘤是泪囊区最常见的良性肿瘤。若出现血性溢泪及泪囊区的不规则痛性肿块，则应首先考虑泪囊恶性上皮性肿瘤，其影像学表现为肿块形态不规则、边界不清，可伴骨质破坏。泪囊乳头状瘤的临床表现无特异性，较大的肿块可在 MRI 图像上显示出"卷曲脑回征"。

泪腺炎症在泪腺疾病中占较大比重，主要包括急性泪腺炎和慢性泪腺炎。急性和慢性泪腺炎均表现为泪腺弥漫或局限肿大，急性泪腺炎边界模糊，易累及眼睑，临床表现典型，对其的诊断一般不依赖于影像学检查；而慢性泪腺炎病程较长，边界较清楚，沿眶缘塑形生长，MRI 检查可显示炎症累及范围，该病对激素治疗敏感。

泪腺肿瘤中，上皮源性肿瘤最常见，约占所有泪腺肿瘤的 70%，其中恶性上皮性肿瘤和良性上皮性肿瘤约各占一半。多形性腺瘤是最常见的泪腺良性上皮性肿瘤，腺样囊性癌和恶性混合瘤是最常见的恶性上皮性肿瘤。对于泪腺窝区的肿块，若病程长、生长缓慢，呈圆形或类圆形，没有向前、后生长的趋势，邻近骨质受压呈壳样凹陷、无破坏，则应首先考虑多形性腺瘤；若泪腺窝区肿块形态不规则或呈梭形，呈向前、后生长的趋势，后缘呈尖样改变，伴有邻近骨质破坏，则应首先考虑腺样囊性癌；若泪腺区肿块于近期突然增大伴压痛，影像学检查显示泪腺窝肿块伴有邻近眶壁骨质破坏，则应首先考虑泪腺混合瘤恶变。

第四节　泪 道 疾 病

一、泪道狭窄及阻塞

（一）概述

1. **概念**　泪道狭窄及阻塞（stenosis or obstruction of lacrimal passage）是眼科常见病、多发病，是引发溢泪最常见的原因。泪道阻塞常发生在泪点、泪小管、鼻泪管。鼻泪管阻塞常发生在泪囊与鼻泪管交界处，也可位于鼻泪管下口处，是引起泪囊炎的最重要原因。

2. **人口统计学特点**　泪道阻塞一般发生在中年以后，发生于老年者多于儿童和青年，50 岁左右人群中发病率最高，占 75%～80%。由于女性的骨鼻泪管相对狭窄，鼻指数较大（鼻指数 = 鼻宽 × 100/ 鼻高），且女性好哭而擤鼻少，易发生泪液滞流，泪道黏膜充血、肥厚，容易导致泪道狭窄或阻塞，所以泪道阻塞在女性中多见，男、女比例约为 1:1.67。

3. **病因**　泪点阻塞可以是泪点先天性缺如、外伤、炎症后瘢痕形成所导致的或者是泪点息肉所导致的。泪小管管口阻塞可见于睫毛插入或者异物堵塞者，也可为真菌菌丝堵塞所致。鼻泪管阻塞多是由沙眼或者炎症导致的阻塞，也可以是先天性异常、外伤、肿瘤压迫等导致的。

（二）病理学表现

泪道阻塞导致泪道炎症可被分为三期：急性炎症期，以渗出性病变为主，病理学表现为泪道上皮细胞层水肿、增厚，部分上皮层破碎，管腔内可见渗出物。慢性炎症期，部分泪道黏膜组织增生并形成息肉样隆起；部分黏膜上皮细胞坏死脱落，固有层纤维结缔组织增生，淋巴细胞及单核细胞浸润。瘢痕期，病理学表现为泪道黏膜上皮细胞层坏死脱落，鳞状上皮化生，固有层出现大量纤维结缔组织增生。

（三）临床表现

主要表现为溢泪，给患者带来不适感，溢泪没有时间、地点差异，但是在寒冷、刮风、烟尘等因素刺激下，溢泪会加重；病变长期发展会引起慢性刺激性结膜炎。泪道系统先天性病变引起的泪道阻塞患者多在出生时或者出生后不久被发现有溢泪的症状，若泪囊有继发感染则会出现脓性分泌物，形成新生儿泪囊炎。

（四）影像学表现

1. 最佳诊断线索　X 线及 CT 泪道碘油造影显示对比剂滞留于阻塞处以上部位或者对比剂排空延迟，管腔不规则狭窄。

2. 发生部位　泪道阻塞可发生在泪道的任何部位，常发生在泪点、泪小管、泪囊 - 鼻泪管交界处以及鼻泪管下口，泪小管阻塞的病例占 13%，泪小管以下部分阻塞的病例占 87%。

3. 形态学表现　出现泪道炎症时可表现为泪道不规则狭窄，泪囊可增大，呈囊样改变。

4. 病变数目　双侧泪道阻塞多见，亦可见单侧发病。

5. CT 表现　进行泪道常规 X 线或 CT 检查时均需引入高密度对比剂，使泪道和周围组织产生密度差，从而根据泪道显影情况来判断泪道疾病的病变部位。①泪小管阻塞：在 CT 泪道造影中表现为下泪小管处对比剂显影中断，泪囊、鼻泪管内未见对比剂显影。②泪总管阻塞：CT 泪道造影显示结膜囊、泪小管可见显影，而泪囊、鼻泪管未见显影。③鼻泪管阻塞：多发于鼻泪管与泪囊交界处，表现为泪小管、泪囊内对比剂滞留，鼻泪管内对比剂显影中断（图 3-3-5）。④不完全阻塞：表现为对比剂排空延迟，管腔不规则狭窄和扩张。

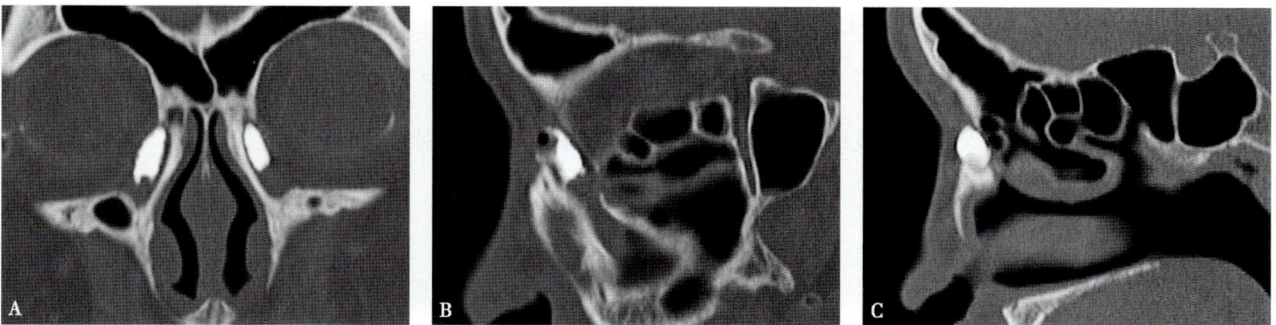

图 3-3-5　双侧鼻泪管阻塞

A. 冠状面 CT 骨窗，显示对比剂滞留于泪囊内；B. 矢状面 CT 骨窗，右侧泪道完全阻塞，对比剂滞留于右侧泪囊，鼻泪管内未见对比剂显影；C. 矢状面 CT 骨窗，左侧泪道完全阻塞，对比剂滞留于左侧泪囊内。

6. MRI 表现　MRI 检查前，需向患者双侧眼睑下穹隆处滴入无菌盐溶液。MRI 显示梗阻部位以上的泪囊和 / 或鼻泪管扩张增粗，在 T_2WI 及水成像序列中呈明显高信号，阻塞段的管腔内可见 T_2 等或略高信号影填充。

MRI 水成像形态学表现：①泪囊与鼻泪管接合部狭窄仅表现为泪囊显影、体积扩大，泪囊边缘不规则。②鼻泪管上、中段狭窄表现为泪囊显影、扩大，鼻泪管上段显影；③鼻泪管下段狭窄表现为鼻泪管上、中段呈短棒状或串珠状显影。

7. 影像学检查方法选择　①CT 泪道造影为首选检查方法，可为临床提供明确的阻塞部位、泪囊扩张程度和鼻泪管扩张程度，并且能测量泪囊的大小及其与周围结构间的距离，还可显示阻塞的原因如肿瘤、外伤骨折等。②X 线泪道碘油造影是临床诊断泪道疾病时常用的影像学检查方法，但造影图像存在重叠，无法完全、清楚地显示泪道解剖结构。

（五）鉴别诊断

鉴别引起泪道狭窄的病因对于治疗方案的选择十分重要。

1. 肿瘤　①CT 及 MRI 显示阻塞部位以下可见占位性病变。②CT 可显示病变邻近骨性泪道骨质的受压吸收及破坏。

2. 骨折　①患者有外伤史。②CT 可清楚显示骨性泪道骨质中断，以鼻泪管内侧壁的骨折最常见。

（六）治疗及预后

1. 治疗方案选择　①以手术治疗为主，目的是重建或恢复泪液的引流通路。②对于泪点阻塞，可用泪点扩张器反复扩张泪点；若无效，可行泪点切开成形术。③对于泪小管阻塞，在使用抗菌药物滴眼后，用泪道探针探通泪小管，必要时可在泪小管内留置塑料管以支撑。④对于泪囊及鼻泪管狭窄或阻塞，在使用抗菌药物滴眼后，用泪道探针探通狭窄或阻塞处；或采用激光泪道探通术治疗；对于伴有慢性泪囊炎者，行外路泪囊鼻腔吻合术。

2. 预后　术中泪道阻塞再通率为 100%，对单纯泪道阻塞患者进行术后随访，治愈率约为 82%，上泪道阻塞和鼻泪管阻塞的治愈率分别为 80% 和 84%。

（七）关键要点

①临床出现溢泪症状。②X 线或 CT 泪道造影显示为泪道梗阻或对比剂排空延迟。

二、泪囊炎

（一）概述

1. 概念　泪囊炎（dacryocystitis）分为慢性泪囊炎和急性泪囊炎，以慢性常见。慢性泪囊炎（chronic dacryocystitis，CD）是最常见的一种泪道疾病，是泪道系统不同程度的组织增生肥厚，伴炎症细胞增多、新生血管增多，导致管腔狭窄甚至阻塞，进一步发展成为慢性泪囊炎；急性泪囊炎是泪囊黏膜的急性卡他性或化脓性炎症。

2. 人口统计学特点　发病高峰年龄为 50 岁左右，老年患者多于儿童和青年，女性较男性更易受累，特别是绝经期女性，文献报道男、女发病比例约为 1∶2。

3. 病因　泪囊炎的发生主要与鼻泪管阻塞有关。慢性泪囊炎由鼻泪管阻塞、泪液潴留、细菌在泪液内繁殖引起，常见致病菌为肺炎球菌、链球菌、葡萄球菌等；急性泪囊炎大多数在慢性泪囊炎的基础上发生，最常见的致病菌为金黄色葡萄球菌或乙型溶血性链球菌，患者也可无溢泪史而突然发生该病。

（二）病理学表现

1. 大体病理学表现　大体肉眼观察，可见慢性泪囊炎患者的泪囊多数增大，呈囊状，灰色或灰红色。

2. 组织学表现　泪囊炎的早期病理改变为泪囊上皮细胞呈中度增殖，向泪囊腔内形成齿突状突起；泪囊上皮下组织表现为不同程度增厚伴慢性增殖性炎症细胞浸润；泪囊内积聚大量脓性或黏液性分泌物。随着炎症反复发作，泪囊上皮发生萎缩、坏死或脱落。泪囊黏膜下组织瘢痕形成，使泪囊腔变狭窄或阻塞。有些长期慢性泪囊炎病例中，由于泪囊内黏液性分泌物不断增多，泪囊囊腔呈不同程度扩张，继而形成黏液囊肿；少数长期的慢性泪囊炎病例中，由于泪囊黏膜破坏，局部可形成非特异性炎性肉芽肿或炎性息肉样改变。

（三）临床表现

急性泪囊炎起病急，患眼充血、流泪，有脓性分泌物；泪囊区红肿、疼痛、压痛明显，可波及眼睑、鼻根及颜面部，严重时患者可有全身不适、体温增高、颌下淋巴结肿大及耳前淋巴结肿大。

慢性泪囊炎主要表现为溢泪，长期的泪液浸渍可导致患者面部皮肤湿润、潮红，继发湿疹、睑缘炎；患者眼部分泌物增多，无感染时为透明黏液，继发感染时分泌物为黏稠脓性液，挤压泪囊区时可见脓性分泌物自泪点溢出。

（四）影像学表现

1. 最佳诊断线索　泪囊不规则扩大，呈软组织密度，边界不清，泪道造影显示对比剂潴留或泪道不规则狭窄。

2. 发生部位　泪囊区。

3. 形态学表现　形态一般不规则。

4. 病变数目　多为单发病变，少数可见双侧发病。

5. CT 表现

（1）平扫表现：发生急性泪囊炎时忌用造影检查。CT 平扫中可见泪囊区软组织密度影，边缘模糊，呈等密度（图 3-3-6），若病变内形成脓肿，则病变内部呈略低密度。对于慢性泪囊炎，CT 泪道造影显示阻塞平面以上泪道扩张、对比剂潴留，泪囊增大，阻塞平面以下泪道不显影，处于炎症活动期时可见泪囊壁显影、不光滑，且伴有周边软组织炎性改变。

（2）增强扫描表现：病变呈中度或明显强化，脓肿形成时可见环形强化。

6. MRI 表现

（1）T_1WI 表现：急性泪囊炎呈等或略低信号，大多信号均匀，伴有脓肿形成时呈低信号；慢忄泪囊炎呈等信号。

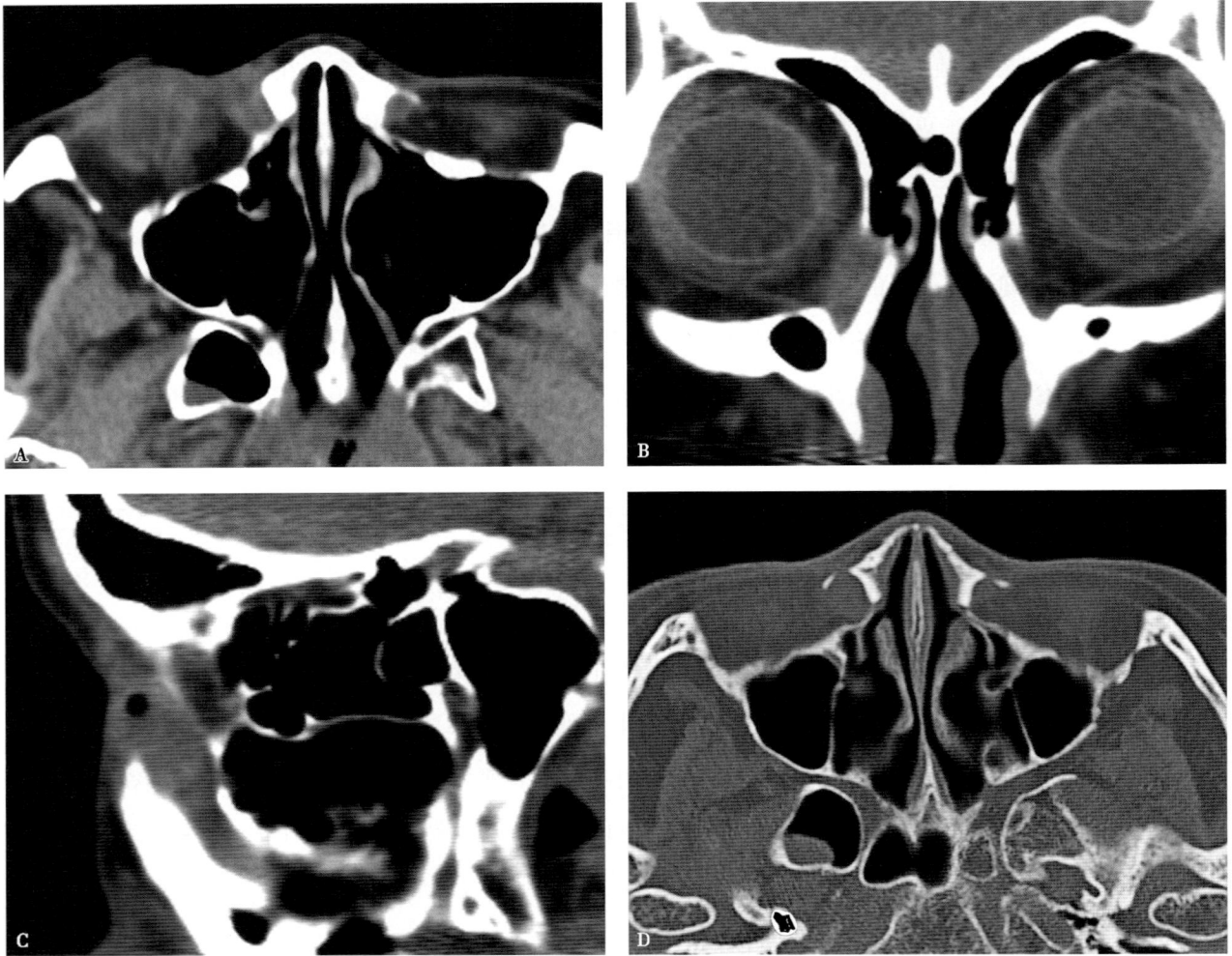

图3-3-6 右侧泪囊炎

A～C. CT横断面软组织算法重建图像（A）、CT冠状面软组织算法重建图像（B）及矢状面软组织算法重建图像（C）示右侧泪囊区软组织密度影，密度均匀；D. CT横断面骨算法重建图像示右泪囊区骨质略受压扩大，无破坏等其他改变。

（2）T₂WI表现：急性泪囊炎呈略高信号，信号均匀或不均匀。慢性泪囊炎呈等或略高信号，泪囊扩大，呈单囊或多囊状，后期纤维组织增生及瘢痕形成后泪囊可萎缩变小。

（3）DWI表现：轻度弥散受限，病变的DWI信号低于脑实质；形成脓肿时弥散受限明显，DWI信号高于脑实质，病变在ADC图中呈低信号。

（4）普通增强扫描表现：病变呈中度至明显强化，慢性泪囊炎一般强化均匀，急性泪囊炎强化多不均匀，伴脓肿形成时呈环形强化。

7. 影像学检查方法选择 CT不仅可显示泪囊炎的形态、密度特点，而且可显示邻近结构受累情况及泪囊区骨质吸收、压迫情况，可作为泪囊炎检查的首选方法。若需进一步详细观察病变范围需选择MRI进行检查。

（五）鉴别诊断

泪囊癌：①早期为结节状质硬肿块；②逐渐扩大，病程较长；③不仅局限于泪囊，多数会累及鼻泪管及内眦部；④慢性泪囊炎迁延不愈时应考虑恶变可能。

（六）治疗及预后

1. 治疗方案选择　①对于慢性泪囊炎需手术治疗，开通阻塞的鼻泪管是关键；②首选泪囊鼻腔吻合术或在鼻镜下行泪囊鼻腔造口置管术。

2. 手术入路选择　①外路泪囊鼻腔吻合术是治疗慢性泪囊炎的经典手术，需切开皮肤并凿除鼻骨，手术创伤大是其手术设计的主要缺陷。②随着鼻镜和鼻眼相关学科的发展，鼻镜下泪囊鼻腔开窗引流术以其独特的优势被认为是当今治疗慢性泪囊炎的一种理想手段，它具有无颜面部瘢痕、微创、手术径路直接、可同期处理妨碍泪液引流的鼻部病变等优越性。

3. 预后　预后良好，手术成功后可无溢泪。

（七）关键要点

①急性起病或病变反复发生；②影像学检查中可见泪囊不规则扩大，呈软组织密度，边界不清；③泪道造影显示对比剂潴留或泪道不规则狭窄。

三、泪囊肿瘤

（一）泪囊恶性肿瘤

1. 概述

（1）概念：泪囊肿瘤分为原发性和继发性，原发性泪囊肿瘤是指原发于泪囊的上皮性及非上皮性肿瘤，继发性泪囊肿瘤是指邻近器官如眼睑、眼眶及鼻腔的肿瘤累及泪囊；这里主要论述原发性泪囊恶性肿瘤。泪囊恶性肿瘤中，上皮源性肿瘤居恶性肿瘤的首位，约占87%，鳞状细胞癌居泪囊区上皮源性恶性肿瘤的首位（67%），未分化癌居第二位（10%），其他种类的泪囊区上皮源性恶性肿瘤还包括黏液表皮样癌、腺癌、移行细胞癌等。

（2）人口统计学特点：原发性泪囊恶性肿瘤好发于成人，平均发病年龄为53～58岁，偶发于年轻人；没有明显性别及种族倾向。

（3）病因：病因不明确，有文献报道泪囊上皮性肿瘤的发生与人乳头瘤病毒（human papilloma virus，HPV）感染有关。

2. 病理学表现

（1）大体病理学表现：泪囊恶性肿瘤易在泪囊部皮下被扪及，软硬度不一，富于细胞者质软，纤维组织丰富者质韧。

（2）组织学表现：泪囊上皮源性恶性肿瘤的组织学表现不一，最常见的鳞状细胞癌具有多种分化级别，从含有角化珠及细胞间桥的高分化型到两者都不具备的低分化型均可出现。典型的鳞状上皮细胞具有丰富的嗜酸性胞质，细胞核呈多形性，核仁突出，核分裂象多见。

3. 临床表现　一般根据肿瘤的生长过程，可将临床表现分为四个时期。①溢泪流脓期（慢性泪囊炎期），表现为溢泪、溢脓、血性溢泪，类似慢性泪囊炎病史。此期可持续多年。对于久治不愈的慢性泪囊炎患者，如病程长达数年，一旦出现血性分泌物，特别是伴有疼痛的实性肿物时，应高度怀疑泪囊恶性肿瘤。②泪囊肿块期，泪囊位于骨性泪囊窝中，肿块易在泪囊部皮下被扪及，与眶骨粘连，不易推动。③局部扩展期，肿瘤表面与皮肤粘连，形成溃疡、瘘管；肿瘤深部向眶内发展，引起眼球突出和视力下降，也可侵入鼻旁窦和鼻腔，表现为鼻出血或鼻腔检查中可见鼻泪管开口处有肿瘤组织浸润。④转移期，肿瘤细胞经血液循环或淋巴系统转移至肺、肝、胃肠道等，引起相关临床症状。

4. 影像学表现

（1）最佳诊断线索：泪囊区肿块，形态不规则，在 CT 中可见伴或不伴骨质破坏，在 MRI 中呈等信号，多累及鼻泪管。

（2）发生部位：有文献报道约 83% 的病例中病变同时累及泪囊和鼻泪管区域，仅局限于泪囊内的肿瘤为少数（约 17%），约 88% 的病例中病变累及内眦部。

（3）形态学表现：泪囊恶性上皮源性肿瘤多呈侵袭性生长，病灶边界不清，形态不规则。

（4）病变数目：多为单发病变。

（5）CT 表现：①平扫表现，恶性上皮源性肿瘤在 CT 中多呈等密度（图 3-3-7A），泪囊区及鼻泪管骨质大多表现为受压扩大改变，少数病例中会出现骨质破坏，而肿瘤早期一般不伴有骨质异常改变。②增强扫描表现，泪囊恶性上皮源性肿瘤多呈中度强化，少数可表现为轻度或明显强化。

（6）MRI 表现（图 3-3-7B～D）：①T_1WI 表现，与脑灰质相比，病变在 T_1WI 中呈等信号，信号多不均匀。②T_2WI 表现，病变在 T_2WI 中呈等信号，信号多不均匀。③普通增强及动态增强扫描表现，增强后病变一般呈中度强化，部分病例中病变呈轻度强化或者明显强化，动态增强曲线以流出型为主。

（7）影像学检查方法选择：有文献报道薄层（1.25mm）CT 除显示病变位置、形态及侵犯范围外，还可显示邻近骨质有无破坏，可为诊断及鉴别诊断提供有价值的信息，为该病的首选检查方法。MRI 为该病的补充检查方法，可清晰显示病变范围以及眶内、鼻旁窦侵犯情况。

5. 鉴别诊断

（1）泪囊炎：①慢性泪囊炎有压痛、活动性好；②无近期病变明显增大、疼痛等病史；③对于久治不愈的慢性泪囊炎患者，一旦出现血性分泌物，特别是伴有疼痛的实性肿物，应高度怀疑泪囊恶性肿瘤。

（2）泪囊良性肿瘤：①良性肿瘤病程长；②一般形态规整，边缘清晰；③不伴周围结构侵犯。

6. 治疗及预后

（1）治疗方案选择：①对于泪囊恶性肿瘤，首选手术治疗，手术最小的切除范围应包括泪囊、鼻泪管、上泪小管和下泪小管，完整切除泪道有助于防止肿瘤复发；②有人主张采用鼻侧切开术，在切除泪道的同时切除骨性泪窝、鼻泪管口和周围筛房；③对于有眶内和鼻旁窦侵犯的晚期患者，需做眶内容物剜除和鼻旁窦切除；④泪囊上皮源性的恶性肿瘤对放射治疗较敏感，术后应辅以放射治疗。

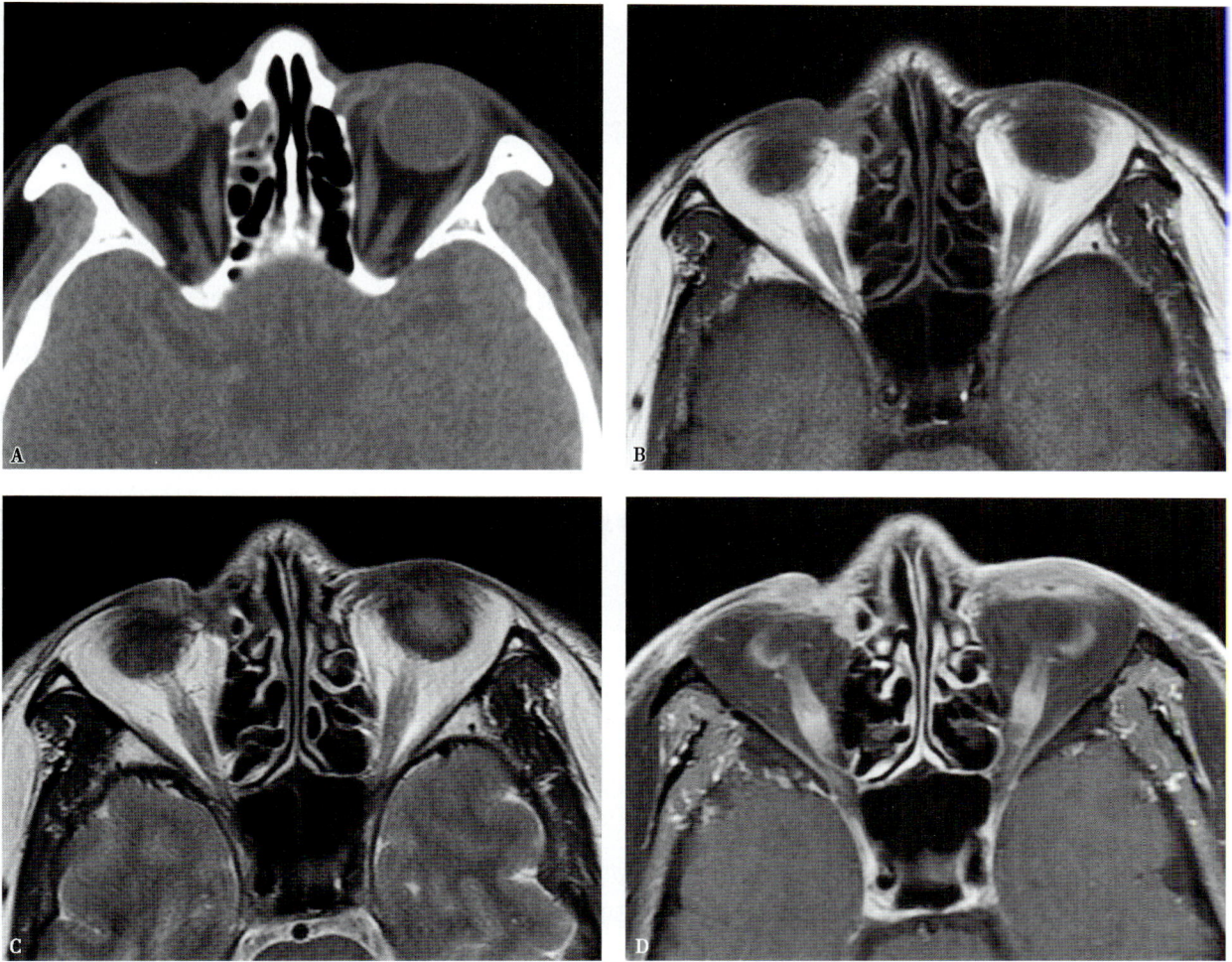

图3-3-7　右泪囊鳞状细胞癌

A. CT横断面软组织算法重建图像,示右泪囊区不规则软组织密度影,与脑实质相比,呈等密度,表面可见不规则凹陷；B. T₁WI横断面,与脑灰质相比,病变呈略低信号；C. T₂WI横断面,与脑灰质相比,病变呈等、略高信号,信号不均匀,边界不清；D. 横断面增强T₁WI脂肪抑制图像,示病变较明显强化,强化不均匀。

（2）预后：①有文献报道,泪囊恶性肿瘤的复发率与手术切除方式有关,接受大范围手术切除者的复发率为12.5%,而接受单纯鼻泪管切除者的肿瘤复发率为43.7%；②泪囊恶性肿瘤累及眼睑及眶内容物时,预后差,患者病死率在50%以上。

7. 关键要点　①血性溢泪,泪囊区痛性肿块；②影像学检查显示泪囊区不规则形肿块,增强后呈不均匀强化；③由于泪囊肿瘤一般发现较早,故其在CT中可无邻近骨质破坏。

（二）泪囊乳头状瘤

1. 概述

（1）概念：泪囊乳头状瘤（papilloma）是起源于泪囊上皮的良性肿瘤,在泪囊良性肿瘤中最为常见,其可呈外生性、内翻性和混合性生长；与鼻腔鼻旁窦乳头状瘤一样,泪囊乳头状瘤虽然是良性肿瘤,但具有恶变倾向,复发率较高。有时可见鼻腔鼻旁窦的内翻性乳头状瘤累及泪囊。

（2）人口统计学特点：泪囊乳头状瘤罕见，平均发病年龄约为 34 岁，文献个案报道发病年龄范围为 28～55 岁。女性略多见，男、女比例为 1∶1.2。

（3）病因：在胚胎发育过程中，鼻黏膜的异位迁移导致在与鼻道相通的部位发生异位乳头状瘤。

2. 病理学表现

（1）大体病理学表现：依据乳头状瘤的生长方式，可以将其分为外生型、内生型以及混合型。

（2）组织学表现：根据细胞成分可将该病分为三种类型。①鳞状细胞乳头状瘤，肿瘤主要由棘层增厚的复层鳞状上皮细胞构成，偶可见角化不良病灶。②移行细胞乳头状瘤，肿瘤主要由增生的柱状上皮细胞构成，伴散在分布的杯状细胞、中性粒细胞。③混合型乳头状瘤，肿瘤由鳞状上皮细胞及移行上皮细胞混合构成。

3. 临床表现

主要临床表现为溢泪及泪囊区肿块，多无压痛，肿物阻塞鼻旁窦窦口后可能引起阻塞性鼻旁窦炎症状，一般病程较长。

4. 影像学表现

（1）最佳诊断线索：泪囊区肿块，边界清楚，邻近骨质受压变薄，无骨质破坏。

（2）发生部位：泪囊区。

（3）形态学表现：肿块形态较规则，边界清。

（4）病变数目：多为单发病变。

（5）CT 表现：①平扫表现，病变在平扫 CT 上呈等密度，膨胀性生长，邻近骨质受压变薄。②增强扫描表现，病变呈中度或明显强化，大部分呈不均匀强化。

（6）MRI 表现（图 3-3-8）：①T_1WI 表现，与脑灰质信号相比，病变多呈等信号，大部分信号均匀。②T_2WI 表现，与脑灰质信号相比，病变在 T_2WI 中呈等信号或略高信号，大部分 T_2WI 信号不均匀。③DWI 表现，轻度弥散受限，病变信号低于脑实质。④普通增强及动态增强扫描表现，病变呈中度至明显强化，大部分强化不均匀，有文献报道，泪囊内翻性乳头状瘤也具有卷曲脑回样强化。动态增强曲线均为持续上升型或者平台型。

（7）影像学检查方法选择：薄层 CT 是首选检查方法，该方法可显示病变的累及范围及骨质改变情况。

5. 鉴别诊断

（1）慢性泪囊炎：①有脓性分泌物；②形态不规则，边界不清楚；③强化相对较均匀，无脑回征。

（2）恶性肿瘤：①病程较短；②痛性肿块；③形态不规则、表面凹陷；④累及周围结构；⑤有时可见骨质破坏。

6. 治疗及预后

（1）治疗方案选择：①泪囊乳头状瘤的首选治疗方法是手术切除。②通过泪囊摘除术完整切除肿瘤是最常见的手术方式；对于复发的泪囊乳头状瘤，可在行外路泪囊鼻腔吻合术后予以 0.02% 丝裂霉素。

（2）预后：预后良好，完整切除肿瘤有助于减少肿瘤复发或恶变。

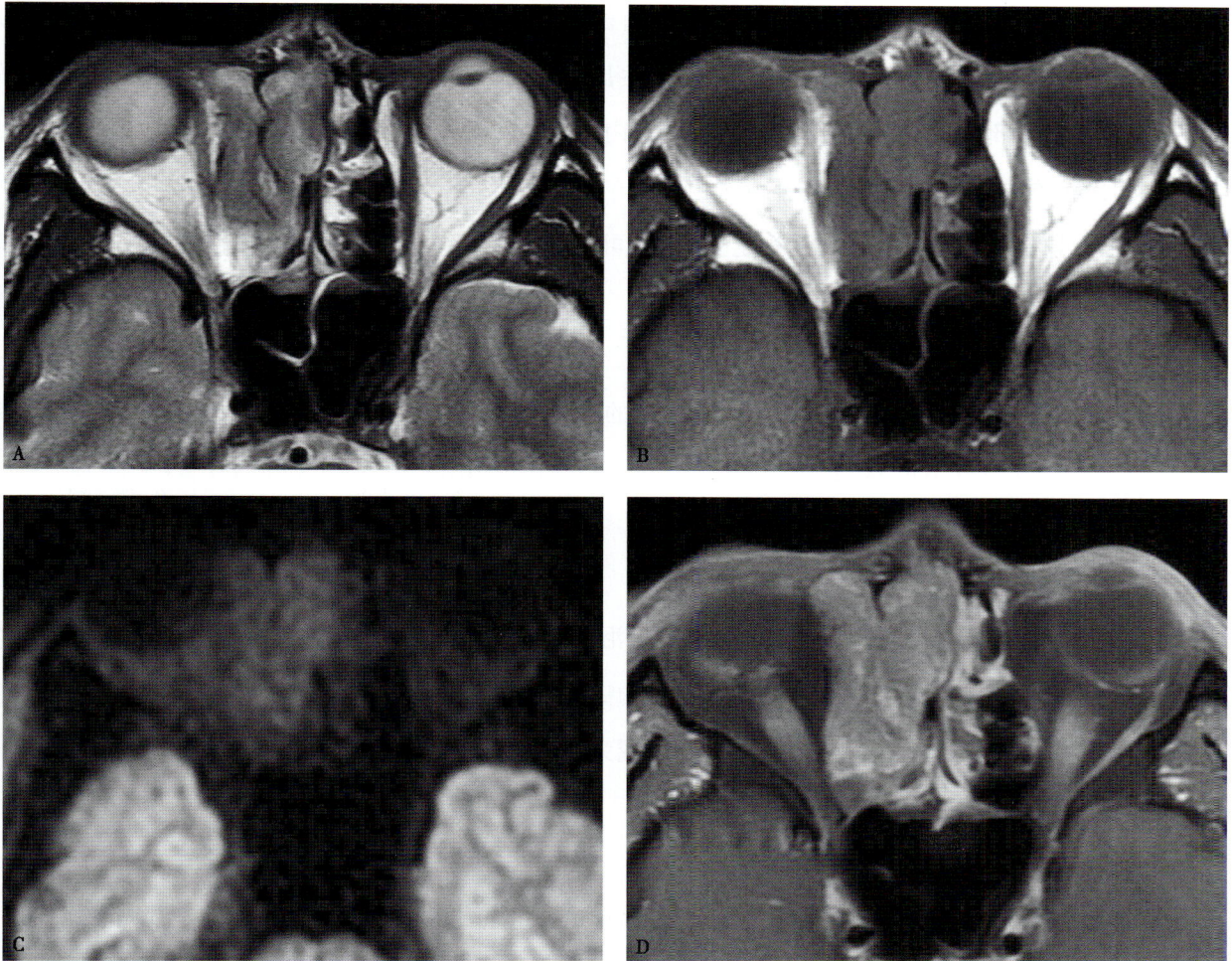

图 3-3-8 右侧筛窦内翻性乳头状瘤累及右侧泪囊

A. MR T$_2$WI 横断面示右侧泪囊、筛窦区不规则形软组织肿块,与脑灰质相比,病变呈等、略高信号,信号不均匀;B. MR T$_1$WI 横断面,与脑灰质相比,病变呈等低信号,信号不均匀;C. DWI 显示肿瘤有轻度弥散受限,与脑灰质相比呈低信号;D. 横断面增强 T$_1$WI 脂肪抑制图像示病变呈中度强化,强化不均匀,可见卷曲脑回样改变。

7. 关键要点 ①最常见的泪囊良性上皮源性肿瘤;②病程长、生长缓慢的无痛性肿块;③肿瘤形态较规则,边界清;④CT 显示泪囊骨质受压改变,无破坏;⑤T$_2$WI 及增强后 T$_1$WI 显示病变信号不均匀,可见卷曲脑回样改变。

第五节 泪腺病变

一、泪腺先天性发育异常

(一)概述

1. 概念 泪腺先天性发育异常主要包括泪腺缺如(lacrimal gland absence)和泪腺异位(ectopia of lacrimal gland)等。泪腺缺如指患者在胚胎时期无泪腺发育,自出生后即无眼泪。泪腺异位包括泪腺先天脱位和泪腺迷走（异位）生长两种情况。前者为泪腺下垂而长入上睑外上方，具有遗传性，可在儿童期或成年期出现，可能由固定泪腺的筋膜结构变弱所致。迷走生长的泪腺也被称为泪腺迷离瘤，多出现在颞侧球结膜下，也可在眶内任何部位，迷走泪腺组织出现在眼球内者罕见。

2. 人口统计学特点　患者多为青年女性。

3. 病因　异位泪腺发生的原因没有定论，该病可能是泪腺组织在胚胎期向眶内移位所致的，也可能是移位的表面上皮分化为泪腺的结果。

（二）病理学表现

泪腺缺如病理检查中可见其眼球外上方穹窿部的结膜上皮轻度向内生长而未分化为泪腺。异位泪腺的切面呈白色或粉红色，分叶状，包膜不明显。镜下可见肿物为泪腺组织，可见叶间导管，其间质中可见血管及少量淋巴细胞、浆细胞浸润。

（三）临床表现

泪腺缺如表现为结膜囊中只有很少泪液或者无泪液，受刺激的情况下也无泪液分泌或只有很少泪液分泌。由于眼部干燥，患者会出现畏光和结膜充血的症状，结膜囊内有黏稠分泌物。泪腺异位表现为异位泪腺所在部位肿胀，形似囊肿，病变位于球后者表现为缓慢出现的眼球突出，也可出现复视、眼球运动障碍、上睑下垂、视力障碍等，但较少见。

（四）影像学表现

泪腺缺如表现为泪腺窝内无正常泪腺结构显示。泪腺异位表现为位于相应区域的不规则软组织影，在 CT 中呈略高密度，在 T_1WI、T_2WI 中均呈等、略低信号，增强后可见不同程度强化，病变与眶内正常组织结构分界清楚，可压迫邻近结构如眼外肌、视神经等。异位泪腺组织无特异性影像学表现，对其的诊断依赖于病理学检查。

（五）鉴别诊断

异位泪腺的形态多不规则，需与眼眶恶性肿瘤进行鉴别。恶性肿瘤起病急，易引起邻近骨质破坏，易侵犯邻近组织结构。

（六）治疗及预后

1. 治疗方案选择　临床上，术前常不能排除恶性肿瘤的存在，所以对于异位泪腺最常用的治疗手段是手术切除全部肿块。

2. 预后　异位泪腺较局限，一般不累及视神经，故视力预后较好。

（七）关键要点

①泪腺缺如：患者自出生后即无眼泪，泪腺窝内无正常泪腺结构显示。②泪腺异位：于相应区域可见不规则软组织影，与眶内正常组织结构分界清楚，无特异性影像学表现，诊断依赖于病理学检查。

二、泪腺炎症

泪腺炎症在泪腺病变中占较大比重,约50%的肿物为炎症性肿物。泪腺炎症包括急性泪腺炎和慢性泪腺炎。

（一）急性泪腺炎

1. 概述

（1）概念：急性泪腺炎（acute dacryoadenitis）是一种单纯性炎症过程,多为炎性病灶直接扩散至泪腺,或者在全身感染性疾病的基础上由病原体感染所致,最常见的病原体为金黄色葡萄球菌或肺炎球菌,该病也可见于某些病毒感染,真菌罕见。

（2）人口统计学特点：主要见于小儿及青少年,多为单侧发病,双侧少见。

2. 病理学表现 早期表现为大量中性粒细胞浸润,组织血管扩张、充血或局灶性坏死,后期代之以淋巴细胞。

3. 临床表现 急性泪腺炎起病急,通常表现为眼眶外上方红肿、疼痛和不适,有流泪或者脓性分泌物,同时伴有眼睑高度水肿,可伴有畏寒、发热、头痛等全身症状。眼睑内可扪及硬核样包块伴压痛,包块与眶壁、睑缘无粘连。

4. 影像学表现

（1）最佳诊断线索：泪腺肿大,边界模糊。

（2）发生部位：泪腺睑部和眶部均可受累,可单独或者同时发病,以睑部受累多见。

（3）形态学表现：泪腺弥漫性或局限性增大,形态不规则,边界不清。

（4）病变数目：多数为单侧发病,也有双侧同时受累者。

（5）CT表现：①平扫表现,与脑实质相比,病变呈等密度。②增强扫描表现,病变呈明显强化,邻近眶壁骨质一般不受累。

（6）MRI表现：①T_1WI表现,与脑灰质信号相比,病变呈略低信号或等信号,信号较均匀。②T_2WI表现,与脑灰质信号相比,病变呈略高信号,大部分T_2WI信号均匀。③DWI表现,病变呈较明显的弥散受限,信号低于或近似脑实质。④普通增强扫描表现,病变明显强化,边界模糊,多伴有眼睑肿胀（图3-3-9）。

（7）影像学检查方法选择：急性泪腺炎临床症状典型,其诊断一般不依赖于影像学检查。影像学检查的目的主要在于明确病变范围。CT作为首选检查方法可明确病变部位与范围,MRI作为补充,能更清楚地显示病灶的部位、信号特点,为鉴别诊断提供依据。

5. 鉴别诊断

（1）眼睑脓肿：①影像学检查中可见眼睑增厚,有脓腔形成。②泪腺形态多正常,无明显肿大。

（2）泪腺肿瘤：①病程一般较长。②良性肿瘤边界清楚,病变局限；恶性肿瘤易累及邻近结构,可伴有骨质破坏。

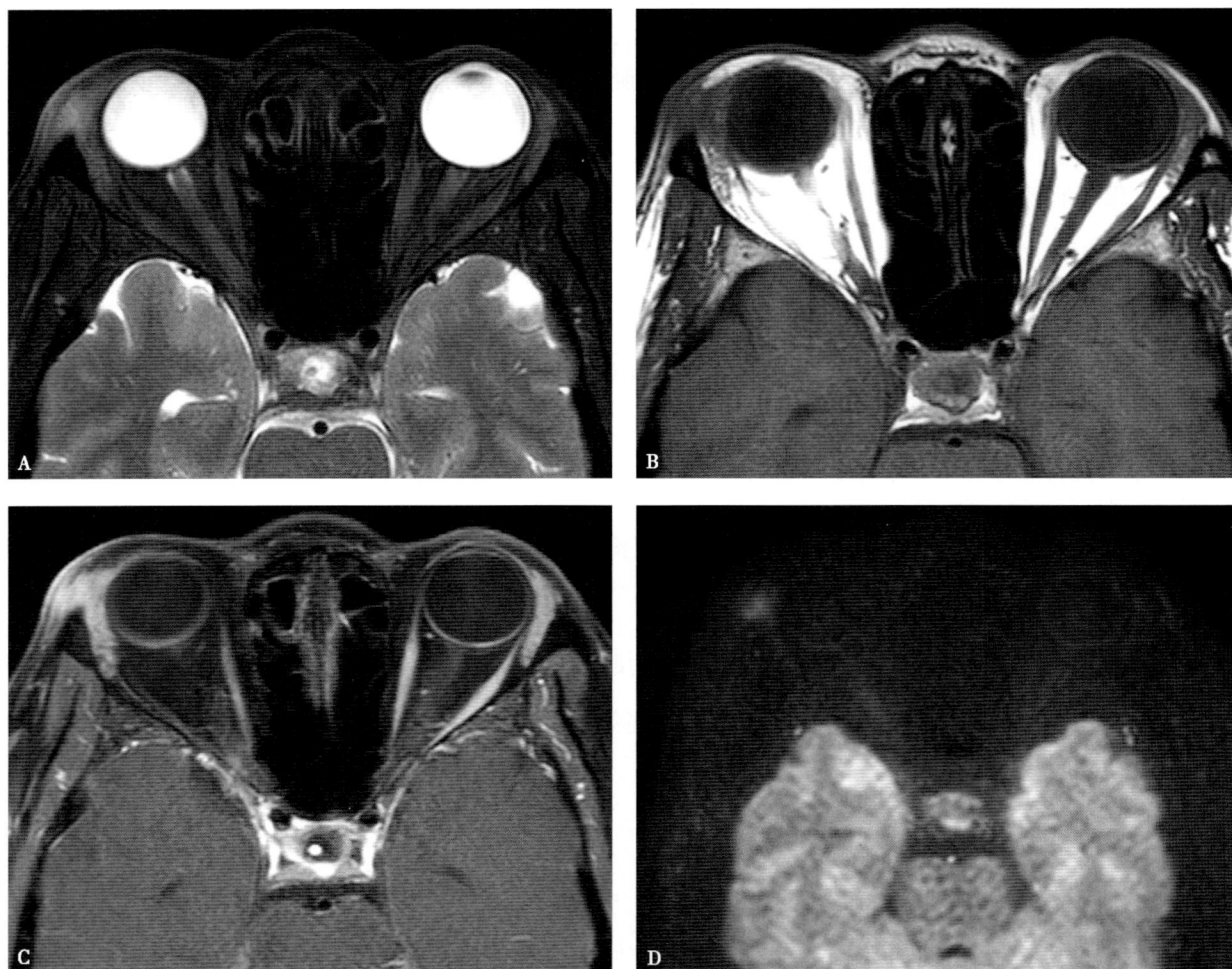

图 3-3-9 右侧急性泪腺炎

A. 横断面 T_2WI 脂肪抑制图像示右侧泪腺增大,以睑部增大为主,呈高信号,边界模糊;B. 横断面 T_1WI 示病变呈长 T_1 信号;C. 横断面增强 T_1WI 脂肪抑制图像,可见病变明显强化,边界模糊,右侧眼睑肿胀;D. DWI 显示病变弥散受限,与脑灰质相比呈低信号。

6. 治疗及预后

(1)治疗方案选择:非化脓性的急性泪腺炎常可自愈。针对病原体的治疗可减轻症状、缩短病程。对于经积极治疗后局部仍有脓肿形成者可行泪腺切开术,排出脓液。

(2)预后:单纯性急性泪腺炎一般预后良好;发生化脓性泪腺炎时,若引流不畅,病变可扩散入颅内。炎症后泪腺组织萎缩过多可使泪腺分泌减少,甚至引起干燥性角膜炎、干燥性结膜炎。

7. 关键要点 ①急性病程,眼眶外上方肿痛,伴眼睑水肿;②影像学检查显示泪腺肿大,边界模糊,增强后明显强化。

(二)慢性泪腺炎

1. 概述

(1)概念:慢性泪腺炎是病程进展缓慢的增殖性炎症,多为双侧性。

（2）人口统计学特点：多见于成年人，发病高峰年龄为 30 岁左右，女性更好发，儿童少见。

（3）病因：慢性泪腺炎可由急性泪腺炎迁延而来，但多数属于原发性病变，见于良性淋巴细胞浸润、结核等，也可由局部结膜慢性炎症如沙眼所引发。

2. 病理学表现

（1）大体病理学表现：泪腺肿大，质地较硬，充血不明显。

（2）组织学表现：腺体及腺体间质内可见淋巴细胞及浆细胞浸润，有时可见急性期残留的多形核白细胞。间质纤维组织增生，腺体减少或者萎缩。

3. 临床表现　一般无疼痛，可有轻微胀感。泪腺腺体逐渐增大使眼睑外上侧隆起，在眼睑外上方可扪及硬性肿块，但无压痛；患者可出现上睑下垂，眼球向外上方运动受限、复视。炎症侵犯泪腺睑部时，翻开患者上睑，在外上穹隆处可见肿块。

4. 影像学表现

（1）最佳诊断线索：泪腺弥漫肿大，沿眶缘塑形生长，呈等密度、等信号，增强后明显强化，边界清楚。

（2）发生部位：泪腺睑部及眶部均可受累。

（3）形态学表现：泪腺弥漫性肿大。

（4）病变数目：双侧先后或者同时患病较多见，偶可见单侧发病。

（5）CT 表现：①平扫表现，泪腺呈弥漫性肿大，与脑实质相比，病变呈等密度，向前可越过眶缘，向后可沿眼眶外侧壁及外直肌走行，肿大的泪腺与邻近结构轮廓一致，可包绕眼球，可伴有周围结构炎症，如巩膜炎、眼球筋膜鞘积液及眼外肌增粗，肌腹和肌腱均受累。邻近眶壁骨质无受压及侵蚀性改变。②增强扫描表现，增强后病变明显强化。

（6）MRI 表现：①T_1WI 表现，泪腺均匀增大，位于眶缘、呈塑型生长，与脑灰质信号相比，病变呈等或略低信号。②T_2WI 表现，与脑灰质信号相比，病变呈等或稍高信号，部分病变在 T_2WI 中呈略低信号。大部分病变信号较均匀。③DWI 表现，病变呈明显弥散受限。④普通增强扫描表现，病变呈明显强化，强化较均匀（图 3-3-10）。

（7）影像学检查方法选择：对于慢性泪腺炎，首选 MRI 检查，可明确显示病变范围，包括眶外侵犯，特别是海绵窦受累等，增强后的脂肪抑制 T_1WI 序列可清楚地显示眶内脂肪浸润、视神经周围炎症。

5. 鉴别诊断

（1）泪腺肿瘤：①一般起源于单侧泪腺，发生于双侧泪腺者少见；②呈肿块样生长，肿块较小时在其周围可见正常的泪腺组织；③较大肿瘤可伴有骨质受压吸收或者破坏。

（2）淋巴增生性病变：①常规 CT 及 MRI 鉴别两者困难；②DWI 有助于两者的鉴别，泪腺炎症的 ADC 值高于淋巴增生性病变；b 值取 $0s/mm^2$、$1\,000s/mm^2$ 时，泪腺炎性假瘤的 ADC 值约为 $1.05 \times 10^{-3}mm^2/s$，淋巴瘤的 ADC 值约为 $0.70 \times 10^{-3}mm^2/s$。

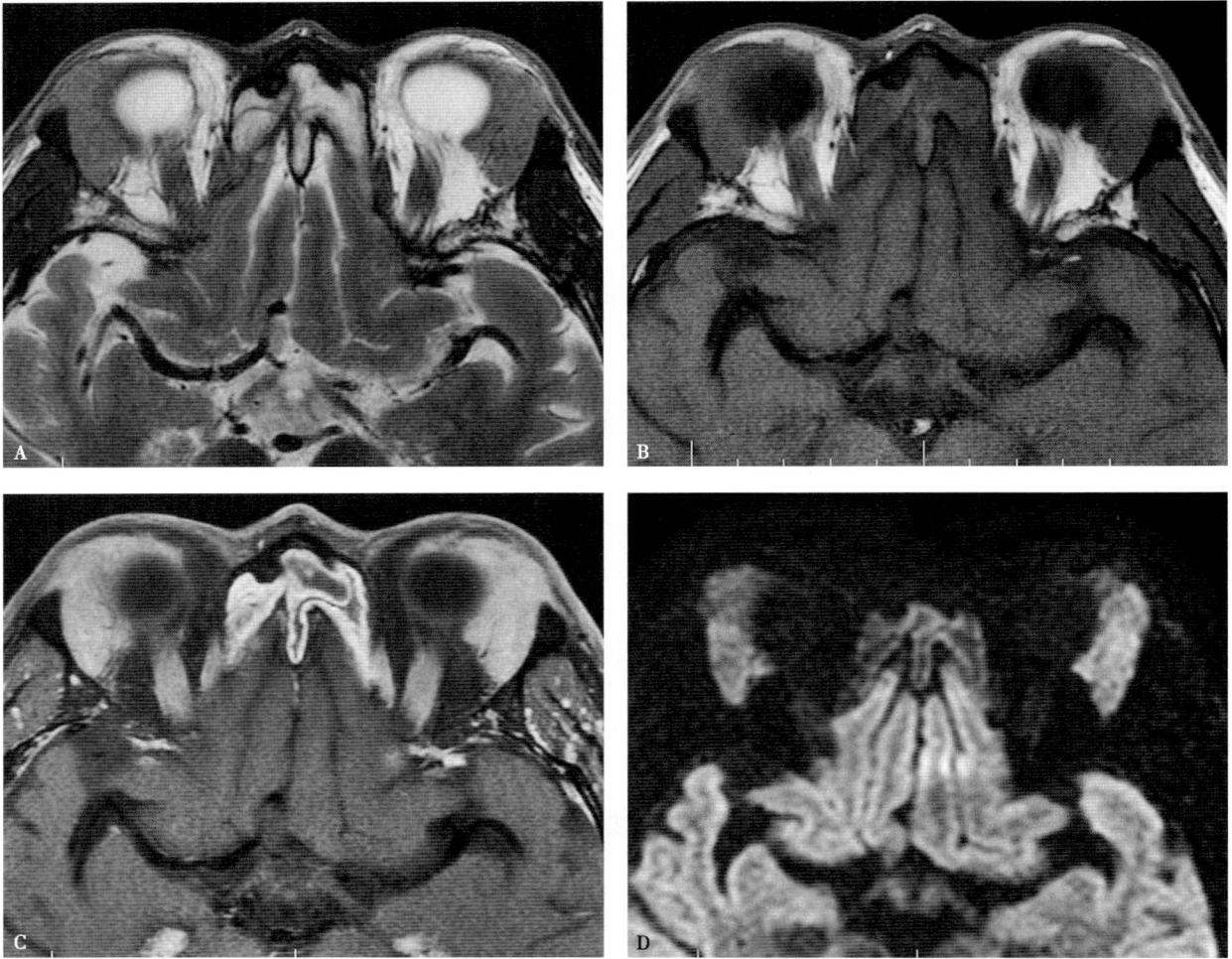

图 3-3-10　双侧泪腺慢性炎症

A. 横断面 T_2WI 示双侧泪腺增大，与脑实质相比呈等信号，信号均匀，边界清楚；B. 横断面 T_1WI，病变呈等 T_1 信号，信号均匀；C. 横断面增强 T_1WI 脂肪抑制图像，病变明显强化，边界清楚；D. DWI 显示病变有明显弥散受限，与脑灰质相比呈等信号。

（3）米库利兹病（Mikulicz disease）：单纯依靠影像学检查难以鉴别 Mikulicz 病与泪腺炎型炎性假瘤，需进行组织学活检。

6. 治疗及预后

（1）治疗方案选择：①明确诊断，查找病原体，针对病原体治疗是最理想的治疗方法；②对于病因不明者，尝试免疫抑制剂及糖皮质激素治疗；③手术治疗，对于泪腺长期肿大者，必要时可手术切除肿大的泪腺，术后如病变复发可继续应用皮质类固醇药物以巩固治疗。

（2）预后：炎性假瘤对糖皮质激素治疗敏感，但易复发。

7. 关键要点　①部位：眼眶外上侧；②CT 特点：双侧泪腺肿大，多无骨质改变；③MRI 信号特点：等信号，强化比较明显；④经激素治疗好转。

三、泪腺多形性腺瘤

（一）概述

1. **概念**　泪腺多形性腺瘤（pleomorphic adenoma of the lacrimal gland）是最常见的泪腺良性上皮性肿瘤，起源于泪腺的导管、基质及肌上皮成分，由于肿瘤组织结构复杂，成分多样，又被称为良性混合瘤；大多泪腺多形性腺瘤发生于泪腺眶部，少数起源于泪腺睑部，偶可起源于副泪腺或异位泪腺组织。

2. **人口统计学特点**　泪腺多形性腺瘤好发于 20～50 岁的青壮年，平均发病年龄约为 41 岁，一般不发生于儿童及 80 岁以上的老年人，无明显性别差异。

3. **病因**　病因不明，文献报道泪腺多形性腺瘤的发生没有明显的种族差异，该病也没有明确的致病因子。

（二）病理学表现

1. **大体病理学表现**　肉眼观察下，泪腺多形性腺瘤为圆形或椭圆形的灰白色肿块，肿瘤表面常呈结节状或分叶状，大部分多形性腺瘤表面可见包膜，其可能是肿瘤在生长过程中引起的周围组织反应形成的纤维性包裹而并不是一个真性的组织被膜；肿瘤切面较均质，部分肿瘤切面上可见较大囊性腔隙，腔内有淡黄色胶状物质。

2. **组织学表现**　泪腺多形性腺瘤在组织病理学上呈多样性，上皮成分的形态及排列形式多样，且部分区域出现向间充质成分的分化。依据多形性腺瘤内肿瘤上皮及间质组织所占的比例不同，可将肿瘤划分为三个亚型。①肿瘤主体成分 80% 以上是上皮细胞的称为上皮细胞为主型，这类肿瘤中，上皮细胞排列成实体状、囊状或由少量黏液基质围绕的大量导管状结构。②肿瘤主体成分 80% 以上是间质成分的称为间质丰富型，间质成分主要为黏液样、软骨样和透明样基质。③中间型的肿瘤中，上皮成分和间质成分含量相当。中间型及上皮细胞为主型比较常见，间质丰富型少见。

（三）临床表现

泪腺多形性腺瘤的典型症状为缓慢、进行性、无痛性眼球突出或者眼眶外上方眼睑肿胀，眼球向下、向鼻侧移位，眼眶外上方可扪及硬性肿物、无触痛。一般情况下病程较长，超过 1 年，起病初期不易发现肿瘤，随着肿瘤逐渐生长、变大出现症状，但当肿瘤起源于泪腺睑部时，可在早期即出现症状。少数患者可出现上睑下垂、眼球运动障碍等症状，较大的肿瘤压迫眼球使之变形时可出现视力下降。

（四）影像学表现

1. **最佳诊断线索**　位于泪腺窝区的单发圆形或椭圆形肿块，边界清楚，邻近骨质受压凹陷，无骨质破坏。

2. **发生部位**　位于眼眶外上象限的泪腺窝区，其中，约 80% 位于泪腺眶部，约 20% 位于泪腺睑部；无侧别差异。

3. **形态学表现**　80% 左右呈圆形或类圆形，直径一般小于 2.5cm，约 76% 病变边缘光滑，部分病变边缘可见突起。

4. **病变数目**　均为单发病变。

5. CT 表现

（1）平扫表现：与脑实质相比，病变呈等密度，约84%肿块密度均匀，16%肿块密度不均匀，约12%肿块实质内有钙化，少数病例中，病变内部出现囊变、坏死。病变邻近骨质受压、凹陷变形（图 3-3-11），没有骨质破坏。如果病变周围骨质出现破坏、侵蚀改变，应高度怀疑恶变。

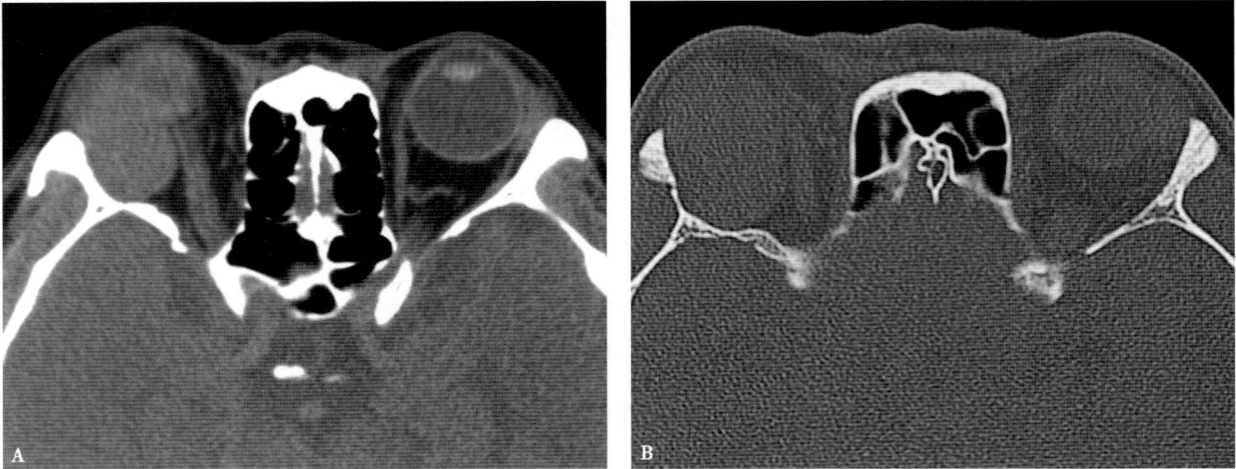

图 3-3-11　右侧泪腺多形性腺瘤

A. 横断面 CT 软组织算法重建，右侧泪腺窝区可见一椭圆形肿块影，边缘光滑、清楚，呈均匀等密度；B. 横断面 CT 骨窗显示病变邻近眼眶外侧壁骨质受压凹陷、变形。

（2）增强扫描表现：病变呈中度或明显强化，大部分强化均匀。

6. MRI 表现（图 3-3-12）

（1）T_1WI 表现：与脑灰质信号相比，病变呈等信号，约50%的病例信号均匀，约50%信号不均匀。

（2）T_2WI 表现：与脑灰质信号相比，病变呈等信号、略高信号或者等高混杂信号，大部分病变的 T_2WI 信号不均匀，约19%的病例伴有囊变，表现为长 T_1、长 T_2 信号。

（3）DWI 表现：病变有轻度弥散受限，信号低于脑实质。

（4）普通增强及动态增强扫描表现：病变呈中度至明显强化，约30%病例中，在肿块外周出现细环状强化。泪腺多形性腺瘤的动态增强曲线均为持续上升型，即对比剂流入很慢，无流出或仅有少量流出。

7. 影像学检查方法选择　CT 与 MRI 相互补充，CT 显示病变骨质改变特点，MRI 有利于观察病变的内部结构，还利于观察病变与泪腺的关系。

（五）鉴别诊断

1. 腺样囊性癌　①病程短，除眼球突出、眼球运动受限外还会出现明显的疼痛；②病变形态不规则，沿眼眶外侧壁向后蔓延，可累及颅内；③邻近骨质呈锯齿状或者虫蚀状破坏。

2. 淋巴增生性病变　①病变形态不规则，而不是圆形或类圆形；②病变在 T_1WI 和 T_2WI 中呈等信号，信号均匀；③病变在 DWI 中呈明显高信号。

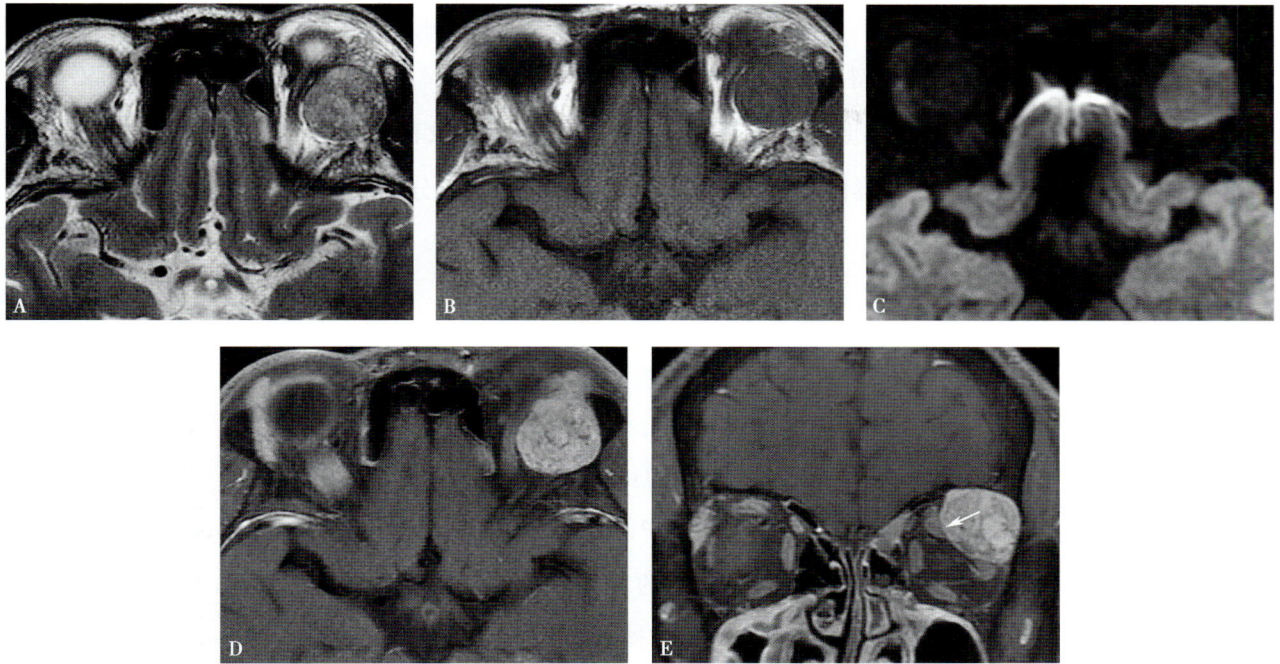

图3-3-12　左侧泪腺多形性腺瘤

A. 横断面 T_2WI，左眼眶泪腺窝区可见一类圆形肿块，边缘光滑、清楚，呈等、高混杂信号；B. 横断面 T_1WI，肿块呈略长 T_1 信号；C. DWI 显示肿瘤有弥散受限，与脑灰质相比呈略低信号；D. 横断面增强 T_1WI 脂肪抑制图像，可见肿瘤不均匀强化；E. 冠状面增强 T_1WI 脂肪抑制图像，可见肿瘤周围的细环状强化（白箭）。

3. 炎性假瘤　①形态不同，炎性假瘤一般沿前、后方向生长，形态不规则；②与眼球关系不同，炎性假瘤包绕眼球，而不是像多形性腺瘤一样压迫眼球。

4. 神经鞘瘤　①T_2WI 显示包括等信号影和片状高信号影的混杂信号影；②增强后，神经鞘瘤中有多发未强化的囊性区域。

（六）治疗及预后

（1）治疗方案选择：①泪腺多形性腺瘤有恶变倾向，治疗方式首选手术切除，完整地切除包膜可防止复发；②切除前必须明确肿瘤的精确部位、大小、边界、侵犯范围；③切除时，对于眶骨膜和眶骨应尽量保持完整以避免肿瘤细胞播散及肿瘤复发。

（2）手术入路选择：①对于泪腺肿瘤来说，经典的外科手术入路是外侧开眶术，其能够充分暴露泪腺窝以及球后区，可将肿物连同泪腺一并切除。若肿瘤切除不完全或术中肿瘤包膜破裂，则容易导致肿瘤残留、复发或恶变。②从睑上外侧经眶隔入路手术更容易操作，并且采用这种不经骨膜的手术入路可以避免眶骨膜的损伤。

（3）预后：①泪腺多形性腺瘤虽然属于良性肿瘤，但术后容易复发，复发肿瘤中的大多数仍为良性；完整切除肿瘤有助于减少肿瘤复发或恶变。②文献报道，接受了术前活检者的复发率为 32%，术前未做活检者的复发率为 3%。因此，只要术前准确诊断，避免活检，初次手术完整摘除肿瘤就可以在较大程度上避免复发。

（七）关键要点

①最常见的泪腺良性上皮肿瘤，病程长、生长缓慢的无痛性肿瘤。②位于眼眶外上象限、泪腺窝区，与泪腺分界不清或者未见泪腺。③肿瘤呈圆形或类圆形，边界清楚，没有向前、后方向生长的趋势。④CT显示邻近眼眶外壁骨质受压呈壳样凹陷，无破坏。⑤由于肿瘤内部成分复杂，T_2WI 显示病变内信号不均匀，呈等、高混杂信号。

四、泪腺恶性上皮性肿瘤

（一）概述

1. 概念 泪腺恶性上皮性肿瘤包括腺样囊性癌、多形性腺癌、原发性腺癌、黏液表皮样癌、鳞状细胞癌、皮脂腺癌、腺泡细胞癌、导管癌等多种类型，其中，腺样囊性癌（adenoid cystic carcinoma）是泪腺最常见的恶性上皮性肿瘤，占所有泪腺恶性上皮性肿瘤的 51%～76%，多起源于泪腺的眶部，起源于睑部者较少见，但患者就诊时，肿瘤多已累及整个泪腺。多形性腺癌（malignant pleomorphic adenoma）又被称为泪腺恶性混合瘤，是第二常见的泪腺恶性上皮性肿瘤，占所有泪腺恶性上皮性肿瘤的 8%～35%，可由多形性腺瘤复发、恶变而来。

2. 人口统计学特点 腺样囊性癌患者的发病年龄小于其他泪腺恶性上皮肿瘤，该病的发病高峰年龄在 30 岁左右，其中发生于儿童和青少年的腺样囊性癌也并不少见，无明显性别差异。多形性腺癌的平均发病年龄为 47 岁，比多形性腺瘤发病年龄稍大，无明显性别差异。

3. 病因 病因不明。

（二）病理学表现

1. 大体病理学表现 肉眼观察下，泪腺腺样囊性癌无包膜或包膜不完整，切面灰白或伴有出血、坏死，呈小囊样改变，肿瘤细胞常沿血管、神经向周围组织浸润生长，易侵及颅内、颞窝、鼻旁窦等结构。泪腺多形性腺癌多无包膜或包膜不完整，切面呈灰白或灰黄色，质脆。

2. 组织学表现 泪腺腺样囊性癌的组织学表现一般分为三种类型：①筛状型，瘤巢呈筛状，一些空腔分泌黏蛋白；②管状型，衬以多层上皮细胞的管状结构；③实体型，肿瘤细胞排列紧密，呈片状或实体状；每一种组织学类型均可作为一个肿瘤的主要成分，也可能有各种类型混合存在。对于泪腺多形性腺癌，镜下可见良性混合瘤中有恶性病灶，可见核异型上皮细胞，管腔不规则，出现异常核分裂象。

（三）临床表现

泪腺腺样囊性癌的典型临床表现为眼球突出、眼球向内下方移位、眶区疼痛及压痛，也可出现麻木、上睑下垂、复视等症状。疼痛为其特征性的临床表现，也是与泪腺区其他病变鉴别的重要参考征象，病变早期即可出现疼痛，这主要由肿瘤浸润血管、神经、骨组织和眼外肌所致。多形性腺癌可有三种临床表现形式：①确诊的泪腺良性混合瘤，近期肿块突然增大伴疼痛；②有多形性腺瘤手术切除病史，术后局部出现肿块并且临床症状进展迅速；③没有良性混合瘤病史，突眼、眼眶包块等症状发展迅速。

（四）影像学表现

1. 最佳诊断线索　①腺样囊性癌：临床表现有眶区疼痛，影像学检查显示，位于泪腺窝区的肿块，沿眶壁向眶尖生长，邻近眶壁骨质破坏。②多形性腺癌：位于泪腺区的肿块在近期突然增大伴压痛，影像学检查显示位于泪腺窝的肿块伴有邻近眶壁骨质破坏。

2. 发生部位　位于眼眶外上象限的泪腺窝区，约80%病变位于泪腺眶部，约20%病变位于泪腺睑部；侧别无差异。

3. 形态学表现　为不规则形、圆形或类圆形肿块，边缘通常不规则，类圆形病变后缘变尖，部分腺样囊性癌的形状为扁平形或梭形，可沿眶外壁向眶尖生长，包绕并浸润邻近的外直肌。

4. 病变数目　均为单发病变。

5. CT表现

（1）平扫表现：正常泪腺轮廓消失；与脑实质相比，多数病变呈均匀软组织密度，少数病例内部密度不均匀，极少数可出现片状钙化。部分病例可引起泪腺窝区骨质呈虫蚀样破坏，但也有部分病例不伴有骨质改变或骨质呈受压改变，邻近骨组织上可见弧形压迹，深浅不等。

（2）增强扫描表现：病变呈中到明显不均匀强化。

6. MRI表现（图3-3-13）

（1）T_1WI表现：与眼外肌信号相比，病变呈等信号或者低信号。

（2）T_2WI表现：与眼外肌信号相比，病变一般呈高信号，少数病变呈等信号，大部分病变信号不均匀，可见囊变、坏死。

（3）DWI表现：腺样囊性癌DWI一般显示为轻、中度弥散受限，信号低于脑实质。

（4）普通增强及动态增强扫描表现：腺样囊性癌呈中度至明显强化，强化多不均匀。

7. 影像学检查方法选择　CT可准确显示病变的生长方式、骨质改变特点，是泪腺恶性肿瘤最佳检查方法，但其对病变蔓延范围显示欠佳。MRI能清楚地显示病变的内部结构、与邻近结构的关系及蔓延范围，可作为重要的补充方法。

（五）鉴别诊断

1. 良性混合瘤　①骨质改变：良性混合瘤常引起泪腺窝骨质受压、凹陷，当有眶壁骨质破坏时强烈提示为恶性上皮性肿瘤。②钙化：有文献报道，良性混合瘤内可见钙化，但相对少见，而恶性上皮肿瘤内可见片状钙化。③形态：泪腺恶性上皮性肿瘤的形态一般不规则，边缘可呈不规则锯齿状，部分病例中可见肿瘤后缘变尖，提示肿瘤向眶尖方向生长，良性混合瘤病例中少见这种表现。④生长方式：肿瘤沿眶外壁向眶尖生长，形状呈扁平形或梭形，是公认的腺样囊性癌的生长方式。⑤邻近结构改变：泪腺恶性上皮性肿瘤的浸润性生长方式常可造成对邻近结构的侵犯，除明显的对眶尖、海绵窦、脑膜及脑实质的侵犯外，有时还可见到肿瘤对眶内脂肪的浸润及对眼球壁的侵犯。

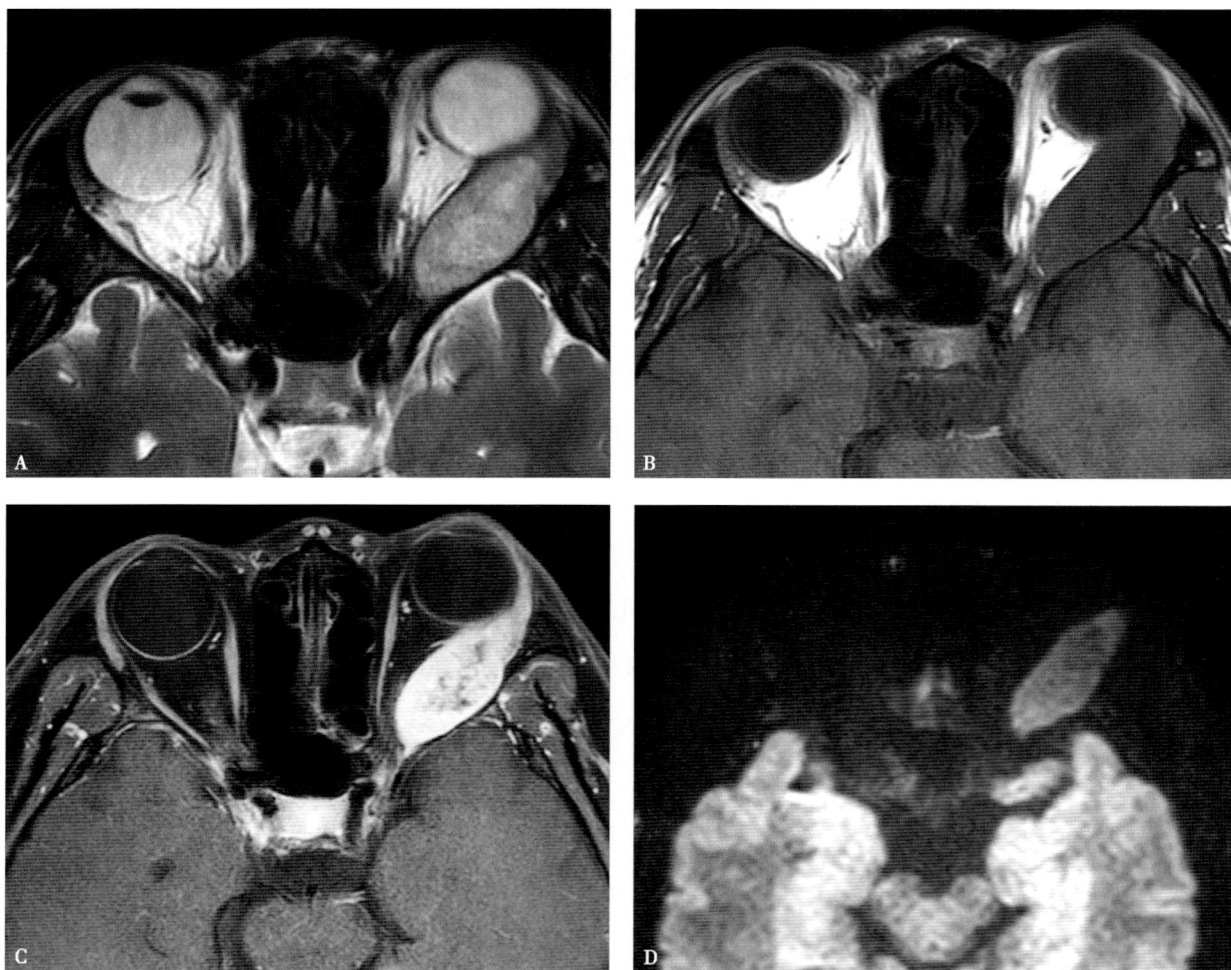

图 3-3-13　左侧泪腺腺样囊性癌

A. 横断面 T_2WI，左眼眶泪腺窝区可见前、后走行的梭形肿块，呈高信号；B. 横断面 T_1WI，肿块呈长 T_1 信号；C. 横断面增强 T_1WI 脂肪抑制图像，可见肿瘤不均匀强化，肿块前、后缘变尖；D. DWI 显示肿瘤有明显弥散受限，与脑灰质相比呈略低信号。

2. 泪腺炎或淋巴增生性病变　①CT 或 MRI 示泪腺弥漫性肿大，边界不清，形态不规则。②病变在 T_1WI 和 T_2WI 中呈等信号，信号均匀。③病变易向眶前发展，常伴有邻近眼外肌和眼睑肿胀，但极少向眶后部蔓延，多无骨质破坏。

（六）治疗及预后

1. 治疗方案选择　①手术治疗，由于肿瘤没有包膜并伴有瘤周浸润，所以眶内容摘除术是一直以来的首选治疗方式。由于该手术严重影响患者容貌，而手术效果缺乏确切的临床验证，因此，学界对于手术方式仍有争议。②新近研究表明，扩大的局部切除联合放化疗的效果明显优于单纯手术治疗。

2. 预后　泪腺上皮恶性肿瘤，特别是实体型腺样囊性癌预后较差，治疗后早期容易出现复发、转移和患者死亡。

（七）关键要点

①最常见的泪腺恶性肿瘤。②临床表现有眶区疼痛，或泪腺区肿块近期突然增大伴压痛。③影像学检查显示位于泪腺窝的肿块伴有邻近眶壁骨质破坏。④肿块呈不规则形、扁平形或梭形，沿眶壁向眶尖生长。⑤邻近结构受到侵犯。

（王新艳）

参 考 文 献

[1] DIKA E, SCARFÌ F, FERRACIN M, et al. Basal cell carcinoma: a comprehensive review[J]. Int J Mol Sci, 2020, 21（15）: 5572.

[2] WATANABE A, ANDREW NH, UEDA K, et al. Clinico-radiological features of primary lacrimal gland pleomorphic adenoma: an analysis of 37 cases[J]. Jpn J Ophthalmol, 2016, 60（4）: 286-293.

[3] BAHETI AD, TIRUMANI SH, GIARDINO A, et al. Basal cell carcinoma: a comprehensive review for the radiologist[J]. AJR Am J Roentgenol, 2015, 204（2）: W132-W140.

[4] 周虹, 徐文荣, 唐静, 等. 眼睑基底细胞癌 91 例临床特征及病理学分析 [J]. 国际眼科杂志, 2012, 12（5）: 997-999.

[5] 赵堪兴, 杨培增. 眼科学 [M]. 北京: 人民卫生出版社, 2013.

[6] 鲜军舫, 史大鹏, 陶晓峰. 头颈部影像学: 眼科卷 [M]. 北京: 人民卫生出版社, 2013.

[7] 程玉, 郝平. 先天性上睑下垂的研究进展 [J]. 中国美容医学, 2016, 25: 121-123.

[8] STRIANESE D. Epithelial tumours of the lacrimal gland: a clinical, histopathological, surgical and oncological survey[J]. Acta Ophthalmol, 2014, 91（3）: e79-80.

[9] 蒋韵佳, 孙松, 朱婷婷. 两种手术方式治疗先天性上睑下垂的疗效 [J]. 国际眼科杂志, 2014, 14: 2274-2276.

[10] 鲜军舫, 史大鹏, 陶晓峰. 头颈部影像学: 眼科卷 [M]. 北京: 人民卫生出版社, 2013.

[11] 孙倩, 李冬梅, 姜虹, 等. 单纯性先天性上睑下垂患者提上睑肌形态学磁共振测量研究 [J]. 眼科, 2012, 21: 201-205.

[12] 王振常, 鲜军舫, 兰宝森. 中华影像医学: 头颈部卷 [M]. 2 版. 北京: 人民卫生出版社, 2011.

[13] 刘辉, 李永平, 张文忻, 等. 泪腺多形性腺瘤组织病理学研究 [J]. 中华实验眼科杂志, 2011, 29（11）: 978-982.

[14] ZENG J, SHI JT, LI B, et al. Epithelial tumors of the lacrimal gland in the Chinese: a clinicopathologic study of 298 patients[J]. Graefes Arch Clin Exp Ophthalmol, 2010, 248（9）: 1345-1349.

[15] 何立岩, 鲜军舫, 王振常, 等. 泪腺多形性腺瘤的常规 MRI 及动态增强扫描表现 [J]. 放射学实践, 2008, 23（1）: 20-22.

[16] 李冬梅, 闫燕. 先天性眼睑缺损修复术 [J]. 眼外伤职业眼病杂志, 2003, 25: 48-49.

第四章
眼部淋巴组织增生性病变

第一节　概　　述

眼部淋巴组织增生性病变（lyphoproliferative disease）最常发生于眼眶内，占眼眶实体肿瘤病变的 10%～15%，占第二位；其次为结膜和眼睑。由于眼部无淋巴结和淋巴管，因此眼部淋巴组织增生性病变均属结外淋巴样病变。眼部淋巴组织增生性病变最常发生于中老年人，女性多于男性，大部分为单侧发病，7%～24% 病例中可双侧发病。

一、眼部淋巴组织增生性病变分类

一般根据组织病理学特征将眼眶淋巴组织增生性病变分为三种类型：良性反应性淋巴组织增生（reactive lymphoid hyperplasia，RLH）、非典型淋巴组织增生（atypical lymphoid hyperplasia，AH）和恶性淋巴瘤（malignant lymphoma，ML）。其中，淋巴瘤占的比例最大，占所有眼眶淋巴组织增生性病变的 67%～90%。最近研究中发现部分眼眶淋巴组织增生性病变是自身免疫性疾病——IgG4 相关性疾病的全身表现之一，对于后者的诊断需进行实验室检查（检测血清 IgG4 水平）和活检（对病变组织进行病理免疫染色），明确有无 IgG4$^+$ 浆细胞浸润等异常。非典型淋巴组织增生实质上是淋巴组织增生病变分类的灰色区域，病理学家将难以确诊、介于反应性淋巴组织增生和淋巴瘤之间的病变归入此类。

1. **良性反应性淋巴组织增生**　病变可呈弥漫分布或滤泡样结构，主要由弥漫增生的小而圆的成熟淋巴细胞组成，细胞呈多样性，可见散在的浆细胞、组织细胞。与炎性假瘤相比，该病中淋巴增生更显著，淋巴滤泡更常见，滤泡周围细胞分化成熟，常见活跃的有丝分裂生发中心。

2. **非典型淋巴组织增生**　介于良性反应性淋巴组织增生和恶性淋巴瘤间的过渡性病变，不成熟的淋巴细胞数量较多，与良性反应性淋巴组织增生中的成熟细胞不同，该病主要表现为近成熟细胞或有大而易染核仁的非典型细胞散布于淋巴细胞和浆细胞间。

3. **恶性淋巴瘤**　原发于眼部的淋巴瘤有四个主要类型，即黏膜相关淋巴组织结外边缘区 B 细胞淋巴瘤（extranodal marginal zone B cell lymphoma of mucosa associated lymphoid tissue，MALT 淋巴瘤）、淋巴浆

细胞性淋巴瘤（lymphoplasmacytic lymphoma，LPL）、滤泡性淋巴瘤（follicular lymphoma，FL）和弥漫性大B 细胞淋巴瘤（diffuse large B cell lymphoma，DLBCL），其中以 MALT 淋巴瘤最常见，占该部位淋巴瘤的90% 以上。

二、眼部淋巴组织增生性病变影像学分析思路

规范、合理的影像学检查是检出眼部淋巴组织增生性病变的重要途径。CT 可清楚地显示病变位置、病变形态、眶壁骨质改变，但有时对肿瘤与眼外肌、视神经的关系显示欠佳。MRI 的软组织分辨率高，可清晰显示病变形态、信号特点，对诊断和鉴别诊断有较大帮助，在显示病变眶外侵犯（如海绵窦侵犯）方面具有优势；增强后使用脂肪抑制技术还能使病变更清楚。

大多数眼眶淋巴增生性病变位于眶隔前间隙和肌锥外间隙，可表现为仅累及一两个间隙或结构的局限性肿块，也可弥漫累及整个眼眶。眼眶淋巴增生性病变常表现为形状不规则、边界不清楚的实性肿块，但其中的少部分可表现为边界清楚的类圆形肿块，也就是说，对于边界不清楚的、不规则实性肿块需考虑眼眶淋巴增生性病变，而边界清楚的类圆形实性肿块也可能是眼眶淋巴增生性病变。眼眶淋巴增生性病变常包绕眼眶结构，这是其重要特点之一，有文献报道 86%～100% 眼眶淋巴瘤包绕眼球。与眼外肌信号相比，眼眶淋巴增生性病变在 T_1WI 和 T_2WI 中呈等信号，信号均匀，增强扫描中显示为均匀强化，DWI 显示病变扩散明显受限，即 ADC 值较低；动态增强扫描显示病变的强化指数（contrast index，CI）≤1.0，其动态增强曲线呈速升缓降型或者速升速降型。

第二节　眼部淋巴组织增生性病变

一、良性反应性淋巴组织增生

（一）概述

1. **概念**　良性反应性淋巴组织增生（reactive lymphoid hyperplasia，RLH）过去也被称为良性淋巴瘤、假性淋巴瘤等，主要由弥漫增生的成熟淋巴细胞组成，病变中具有淋巴滤泡、反应性生发中心，以及包含淋巴细胞、组织细胞和浆细胞在内的多种细胞。根据其病因及病理表现，可将 RLH 分为单纯性和特异性两大类。单纯性 RLH 可继续被分为淋巴滤泡增生为主、T 区增生为主以及实性增生为主三个类型，而特异性 RLH 中多形成肉芽肿坏死，一般由某些特殊病原体，如真菌、结核分枝杆菌等引起。

2. **人口统计学特点**　各年龄段人群均可发病，常发生于中老年人，45～60 岁多见，无性别差异。

3. **病因**　目前，病因尚未被完全研究清楚，主流观点认为其可能与慢性的炎症刺激以及免疫系统异常有关。有研究发现部分 RLH 可见于干燥综合征（Sjögren syndrome）患者。

（二）病理学表现

1. **大体病理学表现**　RLH 的大体标本多呈现为灰白或黄白色病灶，质地由软到硬不等。发生于结膜

267

者可见小卵石样或多结节外观；发生于眶前部或结膜下者，可触及硬韧结节。

2. 组织学表现 镜下表现为淋巴细胞增多，淋巴细胞形态总体呈现为高分化形态，无细胞异型性改变。巨噬细胞、淋巴细胞以及树突状细胞镜下组成满天星状。形态及分布不规则的大小各异的次级淋巴滤泡存在，其内生发中心可见明显的有丝分裂活性，滤泡间区宽，滤泡周围套区完整且有成熟的淋巴细胞分布，极少见纤维化改变。

（三）临床表现

发病初期，症状、体征较隐蔽。随后，根据发病部位不同可出现不同的临床表现，常见症状及体征为眼睑肿胀、眼睑下垂、视力下降、复视、视物模糊、眼球突出、眼球运动受限，可触及无痛性肿块。

（四）影像学表现

1. 最佳诊断线索 位于眶隔前间隙或/和肌锥外间隙的不规则肿块，包绕眼眶结构是其重要特点，DWI显示肿块扩散明显受限，ADC值较低。

2. 发生部位 可发生于眼眶任何部位，泪腺和眼球周围为好发区域，其次为眼睑和结膜区。多位于眶上象限及眼眶前部，左、右侧无差别。

3. 形态学表现 常表现为形态不规则、边界不清晰的实性肿块，但少部分病变可表现为边界清晰的类圆形实性肿块。

4. 病变数目 多为单侧病变，部分为双侧发病，可为多发性病变。

5. CT 表现

（1）平扫表现：边界清晰，多数病变密度均匀，累及泪腺的病变与眼外肌呈等密度，睑部及眶部均增大，邻近骨质可轻微受压凹陷，骨皮质较为光整，无骨质破坏。

（2）增强扫描表现：强化后病变呈轻至中度均匀强化。

6. MRI 表现（图3-4-1）

（1）T_1WI表现：与眼外肌信号相比，病变呈中等偏低信号，信号均匀。

（2）T_2WI表现：与眼外肌信号相比，病变呈等信号或稍高信号。

（3）DWI表现：病变明显弥散受限，呈高信号，病变在ADC图中呈低信号。

（4）动态增强扫描表现：动态增强曲线可呈平台型或速升流出型。

7. 影像学检查方法选择 首选MRI，可明确病变发生的部位、范围及肿瘤信号特点。CT对于眶壁骨质显示清晰，可帮助进行鉴别诊断。

（五）鉴别诊断

1. 炎性假瘤 ①以纤维组织增生为主的炎性假瘤在T_2WI中呈低信号。②以淋巴细胞增生为主的炎性假瘤的影像学表现与眼眶淋巴增生性病变基本相同，通过影像学检查很难鉴别，因此，对于此类以淋巴细胞增生为主的炎性假瘤，建议将影像学诊断意见写为"眼眶淋巴增生性病变可能性大"。

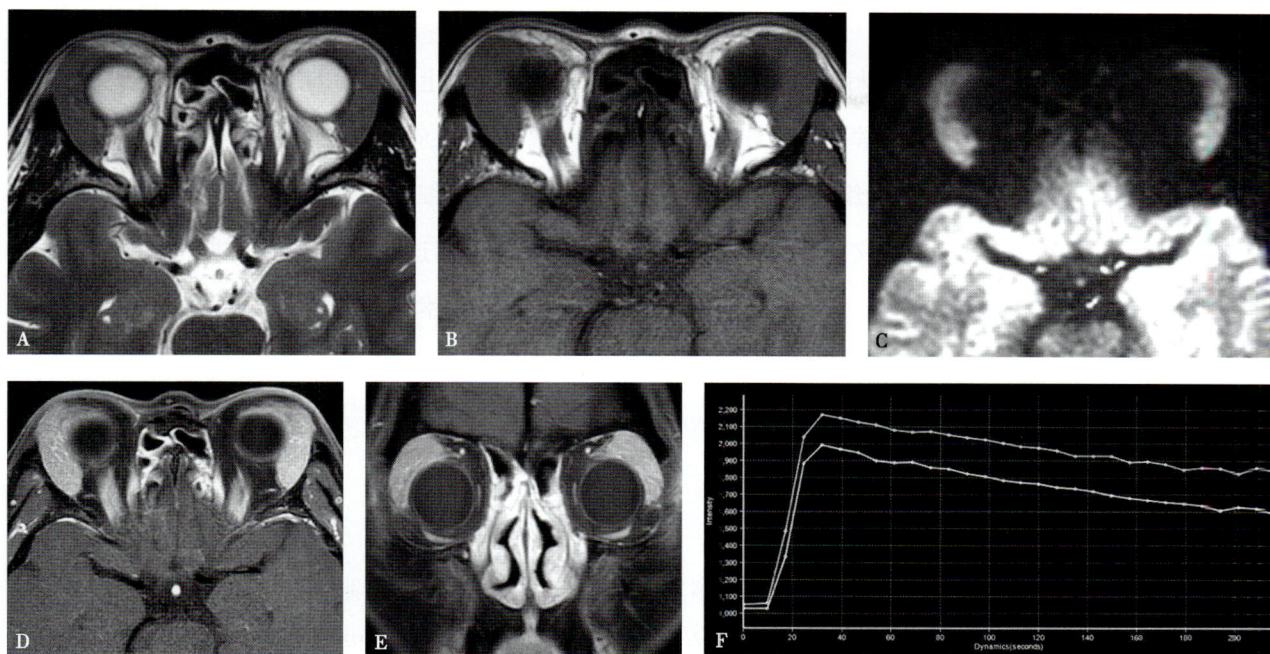

图 3-4-1　双侧眼眶良性淋巴组织增生

A. 横断面 T_2WI 示双侧泪腺明显增大，呈等信号，边界清楚，包绕双侧眼球；B. 横断面 T_1WI，双侧泪腺增大，呈等信号；C. DWI 显示病变呈高信号；D、E. 横断面、冠状面增强后脂肪抑制 T_1WI，显示病变呈中度均匀强化；F. 病变的动态增强曲线呈速升流出型。

2. 神经鞘瘤　①一般不包绕眼球而使眼球受压变平。②病变的 T_2WI 信号不均匀，可见片状高信号影，增强后呈不均匀强化。

3. 泪腺肿瘤　①位于泪腺窝区。②常不伴有眼外肌受累，较大的良性肿瘤可伴有压迫性骨质吸收。③恶性肿瘤常边界不清，MRI 信号多不均匀，可伴有骨质破坏。

4. 转移瘤　①有原发性恶性肿瘤，病史短，生长速度快。②肿块密度或信号不均匀，增强后呈不均匀强化；常有骨质破坏。

（六）治疗及预后

1. 治疗方案选择　①对于被诊断为反应性淋巴细胞增生的患者采取定期观察，可不采用手术干预。②许多专家建议，对于反应性淋巴组织增生可给予剂量为 28～36Gy 的局部放射治疗。据报道，治疗时所用剂量小于 28Gy 的病例中再发率高，而剂量超过 36Gy 的病例中，并发症多见。迄今，国际上还没有一个公认的放射治疗剂量标准。

2. 预后　病变生长缓慢，应采取定期观察。发生于结膜的淋巴组织增生多较局限，较眶内病变预后好。

（七）关键要点

①临床上多数为慢性病程，多表现为无痛性肿块。②眶隔前间隙和/或肌锥外间隙受累，病变呈形态不规则的肿块并包绕眼球。无骨质破坏或骨质增生。③在 CT 中表现为均匀等密度，在 T_1WI 和 T_2WI 中呈均匀等信号，多呈轻度均匀强化。④DWI 显示病变弥散受限。

二、非典型淋巴组织增生

非典型淋巴组织增生为眼眶淋巴组织增生性病变的一种,病理学上,将难以明确为淋巴瘤或良性反应性淋巴组织增生的病变归类为非典型淋巴组织增生,其是介于良性反应性淋巴组织增生和淋巴瘤之间的过渡性病变,与良性反应性淋巴组织增生的不同之处为不成熟的淋巴细胞数量较多,且在生发中心外有核分裂现象。非典型淋巴组织增生实为病理学诊断中的灰色区域,做出这一诊断不利于进一步选择治疗方案和判断预后,应尽量避免出现这一诊断。该病的临床表现和诊断技术与淋巴瘤相似,故一并在淋巴瘤相关内容中叙述。

三、淋巴瘤

(一)概述

1. **概念** 眼眶淋巴瘤(orbital lymphoma)多为非霍奇金淋巴瘤,占所有眼眶肿瘤的 10%,大多数原发于眼部,B 细胞来源者占大多数,眼眶淋巴瘤中有 30%~50% 是全身淋巴瘤累及眼部所致。眼科医师和病理学家对眼眶淋巴瘤最常采用的分类方法是修正的欧美淋巴瘤分类,共分五类:①眼眶黏膜相关淋巴样组织淋巴瘤或淋巴组织边缘带淋巴瘤;②淋巴浆细胞性淋巴瘤;③滤泡性淋巴瘤;④弥漫性大 B 细胞淋巴瘤;⑤其他组织类型淋巴瘤。

2. **人口统计学特点** 成人多见,女性略多,发病年龄范围为 50~70 岁(亚洲发病年龄范围为 40~50 岁)。

3. **病因** 病因不明确,主流观点认为其可能与慢性的炎症刺激以及免疫系统异常有关。不少研究者提出,鹦鹉热衣原体在眼副器淋巴瘤的病变组织中阳性检出率较高,此外,幽门螺杆菌被证实与胃、十二指肠等部位的淋巴组织增生有一定关联,但未发现其与眼部淋巴瘤的关联。

(二)病理学表现

1. **大体病理学表现** 在病理形态学上,眼部的淋巴瘤与发生在其他部位的同类型淋巴瘤类似,肿块不规则,质地中软,呈粉红色、鱼肉状。

2. **组织学表现** 眼眶淋巴瘤中的大多数为黏膜相关淋巴组织边缘带 B 细胞淋巴瘤,镜下可见病变由弥漫分布、单一、小至中等大小的淋巴细胞组成,细胞核略不规则,染色质致密程度中等,核仁不明显,胞质较为丰富,呈淡染。浆细胞瘤由弥漫性增生的浆细胞组成,细胞中等大小,椭圆形,胞质偏嗜酸性,核圆形、偏位,核周胞质有空晕,染色质呈块状靠近核膜,呈钟面状。弥漫性大 B 细胞淋巴瘤由弥漫性增生的大细胞组成,细胞直径为小淋巴细胞的 2 倍或 2 倍以上;细胞呈圆形或椭圆形,泡状核,染色质较细,单个或多个核仁,居中或靠近核膜。胞质的量中等,嗜碱性。淋巴母细胞性淋巴瘤由弥漫性增生的大细胞组成,肿瘤细胞的核呈圆形或椭圆形,核膜不同程度卷曲;染色质细,核仁通常不明显;核分裂象多见;胞质含量中等,呈浅蓝至蓝灰色,偶有空泡形成。

(三)临床表现

临床上,淋巴瘤分为急性型和慢性型。急性型淋巴瘤起病急,发展快,患者多于 1~2 个月内就诊。大多数患者所患的为慢性型淋巴瘤，起病隐匿，开始症状轻，后进行性加重，病程长，预后较好。症状为眼睑肿胀及下垂、眼球突出移位、眼球运动障碍、球结膜充血水肿等。眶内可出现无痛性包块，位于眼睑、结膜、泪腺、肌锥内间隙和肌锥外间隙，质硬，呈索条或结节状，各型淋巴瘤均无包膜。当眼眶淋巴瘤为系统淋巴瘤的局部表现时，患者可伴有全身症状，如发热、消瘦、疲劳、淋巴结肿大。

（四）影像学表现

1. 最佳诊断线索　位于眶隔前间隙或 / 和肌锥外间隙的不规则肿块，包绕眼眶结构，DWI 显示肿块弥散受限明显。

2. 发生部位　可发生于眼眶任何部位，大多数位于眶隔前间隙和肌锥外间隙，可表现为仅累及一两个间隙或结构的局限性肿块，也可弥漫累及整个眼眶。

3. 形态学表现　46%～52% 病变表现为边界不清晰的不规则肿块，48%～54% 病变表现为边界清晰的类圆形或长扁形肿块。

4. 病变数目　可单侧发病或双侧同时发病，单侧多见，也可由单侧进展为双侧。

5. CT 表现

（1）平扫表现：病变为局限性或弥漫性软组织密度影，边缘模糊，密度均匀。一般不引起骨质破坏。病变有包绕眼球生长的趋势，眼球壁与肿物的接触面无凹陷及压迹，眼球内结构无异常。发生于眼睑或结膜的病变常呈圆形或椭圆形，有分叶，常沿肌锥外间隙向眶内生长，呈铸型样改变，肿块后缘呈锐角。发生于泪腺的病变呈不规则长条形，可累及邻近眼外肌，尤其是累及上直肌者多见，也可累及多条眼外肌。少数淋巴瘤可发生于肌锥内间隙甚至视神经鞘，极少数淋巴瘤为多发肿块，同时发生于眼睑、结膜、肌锥内间隙及肌锥外间隙。有些病例中，肿瘤还可通过眶下裂扩散至翼腭窝或颞下窝，通过眶上裂扩散至海绵窦。

（2）增强扫描表现：增强后病变呈轻至中度均匀强化。

6. MRI 表现（图 3-4-2）

（1）T_1WI 表现：与眼外肌信号相比，病变呈中等偏低信号，信号均匀。

（2）T_2WI 表现：与眼外肌信号相比，病变呈稍高信号或等信号。

（3）DWI 表现：淋巴瘤弥散受限明显，在 DWI 中呈高信号。其表观弥散系数低于眼睑、泪腺、视神经、眼肌等眼眶内其他正常组织，也明显低于炎症及眼眶良性肿瘤。

（4）动态增强扫描表现：病变常呈均匀轻度或中度强化，少数病变呈明显强化或无强化，动态增强曲线呈速升缓降型或者速升速降型。

7. 影像学检查方法选择　CT 可清楚地显示病变位置、病变形态、眶壁骨质改变，但对肿瘤与周围结构的关系显示欠佳。MRI 的软组织分辨率高，可清晰显示病变形态、信号特点，特别是 DWI 可显示病变内部水分子弥散受限水平，诊断准确率较高。

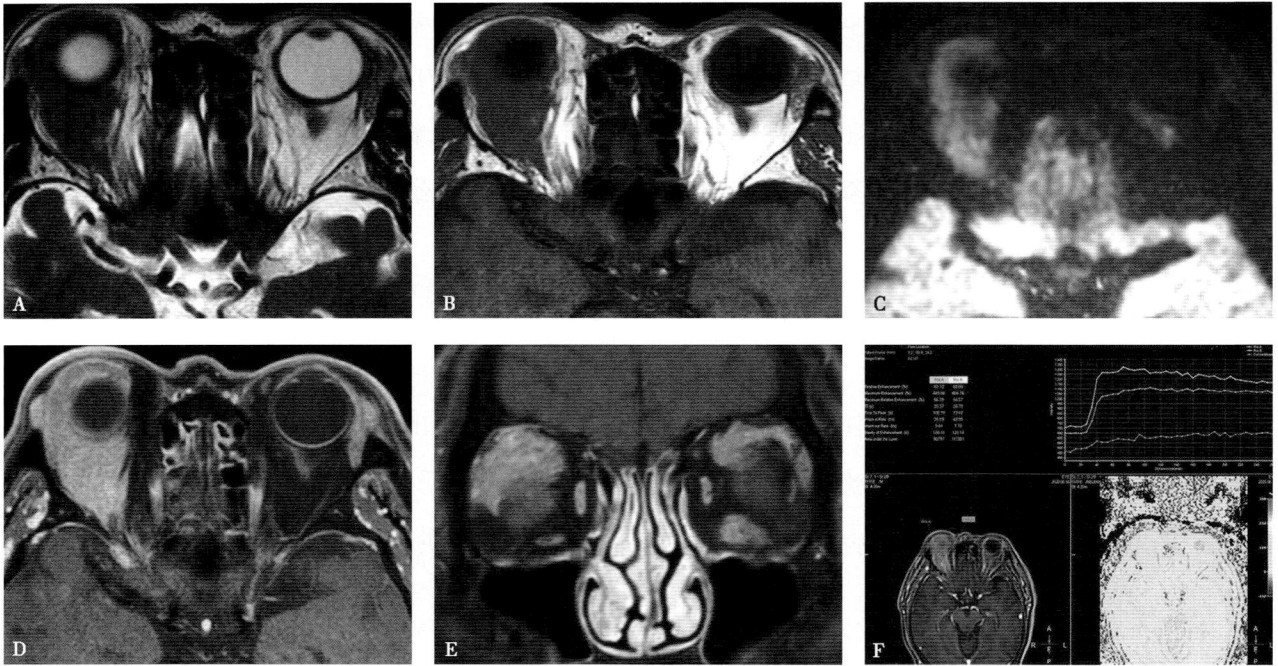

图 3-4-2 双侧眼眶 MALT 淋巴瘤

A. 横断面 T_2WI 显示双侧眼眶内软组织肿块影，右侧肿块较大，呈等信号，累及右侧泪腺，包绕右侧眼球；B. 横断面 T_1WI 显示病变呈等信号；C. DWI 显示病变与脑组织相比呈等信号，提示病变弥散受限明显；D. 横断面增强后脂肪抑制 T_1WI 显示病变呈中度均匀强化；E. 冠状面增强后脂肪抑制 T_1WI 显示左侧眼眶内病变累及左侧眼上肌群及下直肌；F. 病变的动态增强曲线呈速升缓降型。

（五）鉴别诊断

1. 良性反应性淋巴组织增生 目前学界认为良性反应性淋巴组织增生和淋巴瘤是同种疾病发生及发展的不同阶段，故影像学鉴别困难，功能磁共振成像的发展为两者的鉴别提供了一定的帮助，眼部淋巴瘤的 ADC 值低于良性反应性淋巴组织增生。

2. 炎性假瘤 ①纤维型炎性假瘤在 T_2WI 中呈明显低信号。②在动态增强扫描中呈延迟性持续性强化。③强化程度较淋巴瘤明显。

3. 泪腺恶性上皮性肿瘤 ①位于泪腺窝的不规则或椭圆形肿块。②CT 显示邻近骨质呈溶骨性破坏。③在 T_1WI 中呈等信号，在 T_2WI 中呈高信号，信号不均匀，在增强扫描中呈明显不均匀强化。

（六）治疗及预后

1. 治疗方案选择 ①手术切除是淋巴瘤的首选治疗方式之一。②最常见的 MALT 淋巴瘤属于低度恶性肿瘤，采取局部切除还是全部切除与 MALT 淋巴瘤的复发无显著关联。③目前认为放射疗法有明显疗效，T_{1a} 期患者接受局部放射治疗后的 5 年、10 年生存率分别为 96.0% 和 89.6%。④如为弥漫性病变需联合化学治疗。

2. 预后 ①眼副器淋巴瘤的预后与临床分期关系密切，从病例类型看，MALT 淋巴瘤的预后明显好于非 MALT 淋巴瘤，弥漫性大 B 细胞淋巴瘤及 T 细胞淋巴瘤恶性度高、预后差。②眶内淋巴瘤多无包膜，呈浸润性生长，易于累及周围的肌肉、神经，很难将肿瘤组织切除干净。

（七）关键要点

①临床上多数为慢性病程，多表现为无痛性肿块。②肿瘤沿眼球、眼外肌、泪腺、视神经、眶隔等蔓延并包绕眼球呈铸型生长，眶骨多无明确异常。③肿瘤在 MRI 中呈均匀等信号，在增强扫描中常呈轻、中度均匀强化，在 DWI 中呈高信号。④有时与良性反应性淋巴组织增生及不典型炎性假瘤鉴别困难，最后诊断依赖于组织病理学及免疫组织化学检查。在书写报告时建议将影像学诊断意见写为"眼眶淋巴增生性病变可能性大"。

（于　月）

参 考 文 献

[1] 首都医科大学眼部肿瘤临床诊疗与研究中心，中华医学会放射学分会头颈学组. 眼眶肿瘤和肿瘤样病变 3.0T MR 检查与诊断专家共识 [J]. 中华放射学杂志，2021，55（10）：1008-1023.

[2] 何为民，蹇欢，王钰娇. 眼附属器淋巴组织增生性疾病的病理诊断 [J]. 眼科学报，2021，36（9）：676-683.

[3] SUN B，SONG LY，WANG XY，et al. Lymphoma and inflammation in the orbit: diagnostic performance with diffusion-weighted imaging and dynamic contrast-enhanced MRI[J]. J Magn Reson Imaging, 2017, 45（5）：1438-1445.

[4] 王敏，张美芬. 原发性眼内淋巴瘤 [J]. 中华眼底病杂志，2015，31（2）：208-211.

[5] 郭鹏德，鲜军舫，陈光利，等. 眼部淋巴瘤临床表现，病理及 MRI/CT 影像分析 [J]. 中华医学杂志，2015，95（11）：814-818.

[6] 王振常. 中华影像医学：头颈部卷 [M]. 北京：人民卫生出版社，2011.

[7] 鲜军舫，王振常，张征宇，等. 眼眶淋巴组织增生性病变的影像学诊断及鉴别诊断 [J]. 放射学实践，2010，25（1）：10-13.

第五章
眼 外 伤

第一节 概 述

一、眼外伤分类

眼外伤是指眼球和/或其附属器官受到各种外部伤害,发生各种病理性改变,从而影响其正常功能的状态。在全球范围内,眼外伤均是单眼致盲的重要因素,且近年来发病率不断上升,致失明的发生率为6.4%～56.3%。根据解剖部位,眼外伤可累及眼睑、结膜、角膜、前房、虹膜、睫状体、晶状体、玻璃体、巩膜、视神经、泪腺、泪囊、眼外肌及眶壁等单一部位或多个不同部位。根据外伤的性质,眼外伤可分为机械性损伤与非机械性损伤,前者又分为开放性损伤与闭合性损伤,后者包括化学性烧伤、热烧伤、爆震伤等。机械性眼外伤的原因常见有拳击伤、撞击伤、砸伤、锐器扎伤、爆炸伤等多种类型。

本章内容主要讨论眼部机械性损伤。

二、眼外伤影像学分析思路

眼外伤患者一般均有明确的病史,在行影像学检查之前一般均经过了详细的眼科专科查体,对于眼睑、结膜、角膜、前房等表浅结构的损伤及异物基本可以做出诊断,但对于深部结构的损伤及异物,尤其是在伴有屈光介质混浊(如前房积血、晶状体混浊、玻璃体积血等)、晶状体脱位、眼球破裂(或变形)、眶壁骨折及其他累及多种结构的复杂损伤时,仅进行临床检查往往不能满足需要,常需进行影像学检查。

一般说来,对于眼部表浅部位的损伤或者异物,如眼睑、结膜、角膜、前房等部位的损伤或者异物,通过眼科查体、眼科 B 超或超声生物显微镜(ultrasound biomicroscopy, UBM)即可显示,同时,眼科 B 超或 UBM 也能显示前房积血、晶状体混浊(或脱位)、玻璃体积血、视网膜脱离伴或不伴网膜下积液、眼球变形等改变。对于眼球后结构,UBM 几乎不能显示,眼科 B 超可以显示视神经、诸眼外肌与眼上静脉等脉管性结构,但显示效果不如眼眶前部结构好,尤其是在眼球表浅部位屈光介质发生改变如前房积血、玻璃体积血等的情况下,或者是在患者眼睑等部位损伤严重而难以配合的情况下,眼球后部结构显示较差。

对于大部分眼外伤,CT 与 MRI 检查均可以很好地显示。由于大部分眼外伤患者为急诊就诊,所以

CT 应用更多，而对于眼外伤后随诊复查的病例或者需要重点观察软组织情况的复杂眼外伤病例，MRI 检查则非常重要。目前眼部 CT 检查均为高分辨率扫描，推荐采用骨算法与软组织算法两种重建算法，还要有合适的显示窗宽与窗位；CT 扫描或扫描后重建时，需要做到双侧眼眶对称，进行多个平面上图象的重组，层厚与层间距合乎要求。对于较小的损伤或异物，需要重建较薄的层厚和层间距，以利于显示病变及其与周围结构的关系。MRI 检查中需要扫描合适的序列并配合脂肪抑制技术（需要将眼部脂肪均匀地抑制下去，否则脂肪抑制不完全的地方容易与病变混淆）。

一般来说，对于眼眶骨折和眼部高（或低）密度异物采用薄层 CT 联合三维重建显示较好，若怀疑伴有视神经损伤和 / 或累及颅内，则需行 MRI 检查；当异物较小或异物呈等密度且周围结构无明显改变时，如存在小的石质异物、玻璃碎片、瓷器碎片、湿的木质异物等时，CT 较难显示，则需要行 MRI 检查。传统的眼内异物定位中，医师多采用 X 线片缝圈法定位，因为该方法操作复杂且需要患者很好地配合，故现在多已废弃不用。螺旋 CT 多平面重组可以很好地显示异物大小、形态及其与角膜缘、眼轴、眶腔各壁的距离，根据异物所在的部位，可以进行任意角度的平面重组。如外伤伴有眼上静脉增粗或海绵窦增宽，则需行 MRA 或 CTA 检查，以观察有无外伤性颈动脉海绵窦瘘或硬脑膜海绵窦瘘等。对于眼外伤造成溢泪等鼻泪管阻塞症状的病例，则需行 CT 泪囊造影检查，明确泪道情况。

第二节　眼　部　异　物

（一）概述

1. **概念**　眼部异物为外界物质进入眼部而致的眼部创伤，包括眼球外异物和眼内异物，往往造成多个解剖结构的损伤，有很高的致盲率。眼部异物可停留于从眼睑皮肤至眶尖的任何部位，甚至累及邻近鼻旁窦和 / 或颅内结构。本节主要对眼内异物、眼眶内眼球外异物进行讨论。眼部异物的类型多种多样：根据其密度不同，可以将其分为高密度异物（如重金属类、质地坚韧的石块等）、等密度异物（如轻金属、玻璃、质地松软的石块）、低密度异物（如竹、木等植物类）；根据其物理属性不同，可以将其分为金属类异物（如钢、铁、铜、铅等）与非金属类异物（石块、玻璃、植物类等），其中金属类异物中的铁、钴、镍属于铁磁性材料，可以被磁场吸引。

2. **人口统计学特点**　眼部异物的发病年龄跨度较大，从幼儿至老年人均可发生，但青壮年与少年儿童是两个好发年龄段，前者更多见，其中男性占大多数，女性少见。有文献报道，男性患者可占到全部患者的 83.8%，该病好发于青壮年男性可能和此人群与工作、生活中的危险场景接触更多有关；而少年儿童好奇心及动手欲望强，但对危险的认知程度及规避能力相对欠缺，容易受到伤害。

3. **病因**　眼部异物大多由工作、生活中的意外伤害所致，少数由人为伤害所致。常见致伤因素包括金属物体、植物类、爆炸物碎屑、碎石块、玻璃碎片、玩具、车祸伤、摔伤或人为伤害等，其中金属物体致伤者最多，但近年来车祸伤、摔伤或人为伤害所占的比例有逐渐增多的趋势。

（二）病理学表现

1. **直接损伤表现**　眼部异物的直接损伤表现即是对眼部组织的穿通损伤，异物在从前部进入眼内的路径上对所经过的组织造成离断；较小的异物可仅仅造成细小的孔道，较大的异物不仅会对眼睑、结膜、角膜等前部组织造成局部切割伤，还会造成深部组织的损伤，比如结膜出血、前房积血、晶状体脱位、晶状体浑浊、睫状体断裂、眼球破裂变形、玻璃体积血和／或积气、视网膜脱离伴或不伴视网膜下积血（或积液）、眶壁骨折、眶内间隙积血、渗出等改变。

2. **继发表现**　较小或较表浅的眼部异物，往往能被及时取出，多无明显的继发表现；较大的异物经常由于不能被及时取出而造成某些严重的并发症。铁质、铜质等金属异物进入眼部后可引起不同程度的化学反应并在眼内蔓延、沉积，刺激周围结缔组织增生，异物靠近眼球后部时，可引起视网膜节细胞等组织变性，导致视网膜萎缩、脱离，严重影响患者的视力。大多数异物并非无菌状态，进入眼内后会造成局部感染，导致化脓性炎症。

（三）临床表现

根据异物进入眼部的路径、异物存留部位以及异物对眼部结构损伤的程度不同，眼部异物的临床表现各异。较小或较表浅的异物可仅表现为局部疼痛，眼内异物可导致患者出现视力模糊、视野缺损及眼球疼痛等表现；眶内异物若累及眼外肌，患者可有复视、斜视等眼球运动障碍的表现，若眶内异物累及视神经则可致盲。当眼部异物累及邻近鼻旁窦时可出现鼻腔流清水或流血等鼻漏表现；当异物停留于眶尖部时，患者可出现眶尖综合征，表现为眼球突出、上睑下垂、眼球固定、瞳孔放大等；当异物累及颅内时，还会出现相应神经系统的症状。

（四）影像学表现

1. **最佳诊断线索**　患者有明确外伤史，眼部有异常密度或信号影。

2. **发生部位**　眼部异物可出现于任何部位，从眼睑皮肤至眶尖均可出现，甚至可累及邻近鼻旁窦和／或颅内结构。

3. **形态学表现**　眼部异物形态与大小各异。

4. **病变数目**　眼部异物多少不定，依据外伤类型不同，可单发，亦可多发。大多数为单发，但在爆炸伤、发生于某些工业制造场景的损伤中，往往出现多发异物。

5. **CT 表现**　眼部异物的直接表现即异物存在伴邻近组织的损伤；根据异物质地的不同，其 CT 表现亦不同。金属类异物、爆炸物碎屑、碎石块、较大的玻璃异物可表现为高密度影，其中金属类异物周围伴有明显的放射状伪影（图 3-5-1），但无法确认其是否具有铁磁性，而其他高密度异物一般无明显伪影。质地松软的砂石碎块、较小的玻璃碎片、塑料类异物往往密度较低，有时通过 CT 平扫难以发现，需要依赖眼科详细查体，或行眼超声检查（或 MRI 检查）才能发现。植物类异物的 CT 表现与其新鲜程度有关，新鲜者含水量较高，接近正常组织的密度，难以显示较小异物的轮廓；较干燥的植物类异物往往密度很低，反而容易显示其轮廓。

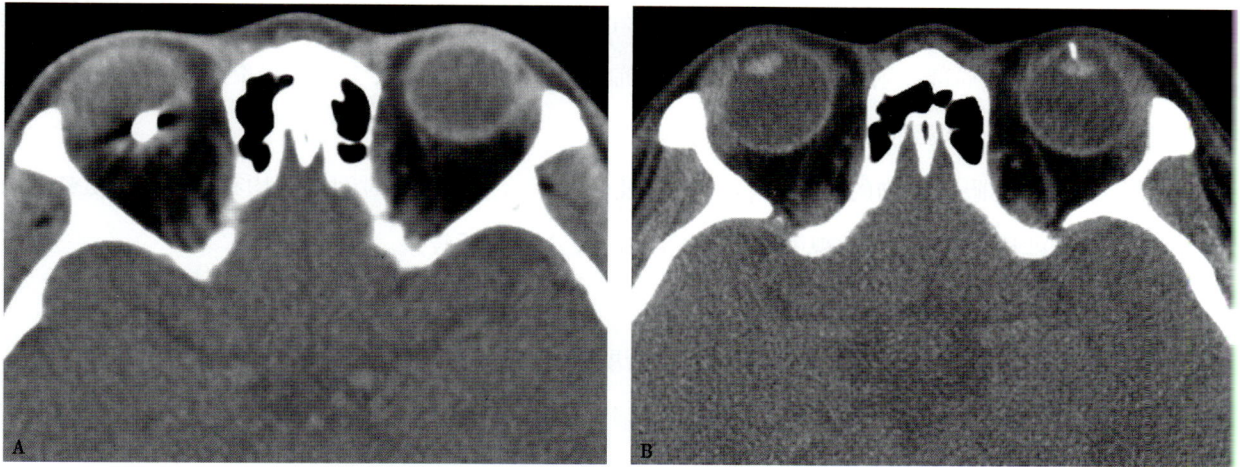

图 3-5-1 眼部异物

A. CT 横断面软组织窗显示位于右侧眼球玻璃体内的高密度异物,周围伴有放射状伪影;B. CT 横断面软组织窗显示位于左侧眼球前房内的条状高密度异物,后端与晶状体分界不清。

眼部异物的间接表现主要有:眼球壁贯通伤、前房积血、晶状体浑浊(或脱位)、睫状体离断、玻璃体积血(或积气)、视网膜脱离、球后间隙积血(或渗出)、眼外肌肿胀(或模糊)等。

6. MRI 表现 对于大多数高密度、低密度异物,无须行 MRI 检查;对于病史明确的铁磁性异物禁止行 MRI 检查,以防止异物移动造成眼部组织的二次损伤。对于较小、难以确诊的等密度异物,MRI 检查非常有优势。

非植物类等密度异物在 MRI 中一般表现为长 T_1、短 T_2 信号,MRI 可以清晰显示其位置、大小、形态及其与邻近重要结构的关系;新鲜的植物类异物由于含水较多,可表现为长 T_1、长 T_2 信号,脂肪抑制 T_2WI 序列可清晰显示其位置、形态、大小及其与邻近重要结构的关系,而干燥的植物类异物含水很少,依赖眶内脂肪组织的衬托反而能更好地显示。

除了异物本身,对于异物刺激造成周围组织的继发炎症反应,MRI 的显示能力优于 CT,尤其是 MRI 增强扫描,采用此检查方法时,继发炎症反应表现为异物周围形成不同厚度的环形强化。

7. 影像学检查方法选择 对于高密度异物及明显低密度异物,高分辨率 CT 扫描为最佳影像学检查方法,可很好地显示异物本身及继发改变;对于较小、难以确诊的等密度异物与植物类异物,MRI 检查有其独特优势。

(五)鉴别诊断

较小而又规则的高密度异物,尤其是嵌于眼球壁、睫状体旁的异物,需要与眼球壁钙化相鉴别;单侧、滑车附近的高密度小异物需要与滑车钙化鉴别;低密度异物需要与眼部积气相鉴别。

(六)治疗及预后

1. 治疗方案选择 眼部异物的治疗包括异物取出与对继发改变的治疗。如伴有前房积血、玻璃体积血则应尽快将血肿取出,以免血肿机化后影响视力;对于伴有眼内炎者需要尽快行玻璃体切除术并行玻璃体内抗生素注射,以挽救并保留视力;研究显示,眼外伤后眼内炎症约 75% 由革兰氏阳性菌造成,如不能尽快取出异物,则可在局部注射抗革兰氏阳性菌的抗生素,以预防炎症发生或减轻炎症反应的程度;对于伴有视网膜脱离者,需行玻璃体切除术及视网膜复位。

2. 预后　预后与眼部异物的位置、大小、成分及受伤至治疗之间的时间长短均有关系,一般来说,异物越小、越表浅,就诊越及时,术后视力恢复情况越好,反之则预后较差。

(七)关键要点

①明确外伤病史。②CT 或 / 和 MRI 显示异常密度或信号影。

第三节　眼球损伤

(一)概述

1. 概念　眼球损伤是指由直接或间接的外力作用造成的眼内组织损伤。致伤因素既可以在直接受力部位造成组织损伤,也可以通过力量传导造成后部组织损伤。眼球损伤可以分为闭合性损伤与开放性损伤,自前向后可以累及角膜、虹膜、晶状体、玻璃体、巩膜等不同结构,造成不同类型与不同程度的损伤,其中比较常见且比较重要的损伤有虹膜离断、晶状体损伤、眼球壁破裂、玻璃体积血。

2. 人口统计学特点　眼球损伤的发病年龄跨度非常大,从幼儿至老年人均可发生,但青壮年与少年儿童是两个好发年龄段,以前者更多见,其中男性占大多数,女性少见。青壮年男性在工作中接触到的危险场景多,生活中发生意外或人为伤害事件也比较多,而少年儿童由于好奇心及动手欲望较强,也容易发生眼球损伤。

3. 病因　眼球损伤多由工作、生活中的意外伤害或人为伤害所致,致伤因素可分为钝力作用、锐器扎伤两大类,具体包括:金属(或非金属)硬物碰伤、车祸伤、投掷伤、拳击伤、玻璃(或刀具等锐器)扎伤等。

(二)病理学表现

1. 虹膜离断　瞳孔括约肌或瞳孔开大肌断裂,造成瞳孔不规则变形或虹膜与睫状体分离,虹膜外缘出现裂隙或缺损;因为直接的组织损伤或血管机械性撕裂,虹膜损伤在早期常伴有不同程度缺血、坏死或组织水肿。

2. 晶状体损伤　晶状体完全或不完全脱位、外伤性白内障(晶状体变混浊、不透明)、异物存留。

3. 眼球壁破裂　眼球壁三层组织不同程度撕裂,眼球变形,眼球内容物流出。

4. 玻璃体积血　来自眼球壁的血管破裂,血液进入玻璃体腔内,可形成含铁血黄素沉着、玻璃体机化并牵拉视网膜脱离。

(三)临床表现

虹膜离断与晶状体损伤的常见临床表现有眼部胀痛、视物模糊、单眼复视、眩光、晶状体混浊甚至失明。较严重的眼部损伤往往造成眼球破裂和／或玻璃体积血，引起明显的视力下降甚至失明，同时还可伴有眼睑及周围软组织的损伤。

（四）影像学表现

1. 最佳诊断线索 ①虹膜离断：虹膜连续性中断或者瞳孔变形。②晶状体损伤：晶状体位置改变、密度变低、晶状体内显示异物。③眼球壁破裂：眼球变形，眼球内容物流出。④玻璃体积血：玻璃体腔内的高密度出血。

2. 发生部位 ①虹膜离断：可发生于任何部位，但虹膜根部最薄弱，也最容易出现离断。②晶状体损伤：晶状体。③眼球壁破裂：发生于眼球赤道前部者更多见。④玻璃体积血：玻璃体腔内的任何部位均可出现。

3. 形态学表现 ①虹膜离断：可呈裂隙状、楔形、条带状甚至半环形中断。②晶状体损伤：晶状体脱位表现为晶状体位置改变；发生外伤性白内障时多见不规则片状低密度影；晶状体异物可表现为不同形状和密度。③眼球壁破裂：随破裂的严重程度不同而形态各异，但均伴有眼球不同程度变形，眼球壁皱缩、变厚。④玻璃体积血：形态差别较大，呈点片状或团块状，积血甚至可充满玻璃体腔。

4. 病变数目 多数为一处损伤，在发生严重外伤的情况下，也可出现多处损伤。

5. CT 表现

（1）虹膜离断：对于轻微的外伤，CT 难以显示；在严重的情况下，通过 CT 可发现虹膜连续性中断，或瞳孔边缘楔形（或裂隙样）低密度影。

（2）晶状体损伤：晶状体脱位表现为晶状体离开其正常位置（图 3-5-2），其可向前进入前房，向后进入玻璃体，其形态、密度可没有改变；外伤性白内障表现为晶状体密度降低，密度越低，损伤程度越重；异物可表现为不同形态及不同密度。

（3）眼球壁破裂：眼球变形，失去正常形态，眼球壁局部皱缩、变厚，眼球壁表面出现渗出、毛糙。

（4）玻璃体积血：玻璃体腔内高密度影，形态及数量不定（图 3-5-3）。

6. MRI 表现

（1）虹膜离断：MRI 难以显示轻微的外伤，严重情况下可显示虹膜呈楔形或裂隙样中断，其内可见长 T_1、长 T_2 液体信号影。

（2）晶状体损伤：晶状体脱位的 MRI 表现与 CT 表现相近，可表现为晶状体位置改变，其信号与对侧正常晶状体一致；外伤性白内障表现为晶状体信号不均，出现片状长 T_1、长 T_2 信号影；根据材质不同，晶状体异物信号各异，一般均表现为低信号。

（3）眼球壁破裂：眼球变形，失去正常形态，眼球壁局部皱缩、变厚；眼球壁表面毛糙，可见片状渗出，呈长 T_1、长 T_2 信号，此外还可以显示玻璃体腔内积血。

（4）玻璃体积血：位于玻璃体腔内的不同形态出血信号，出血时期不同，信号不同。

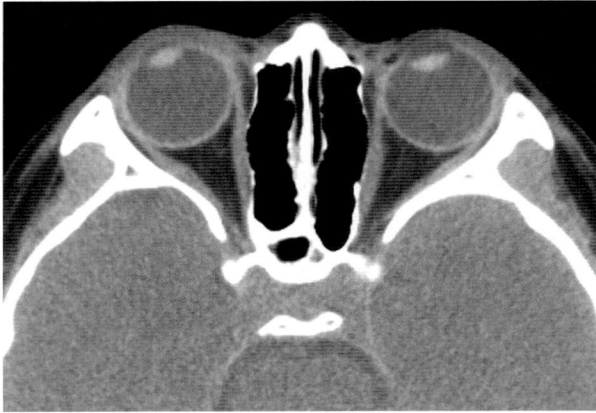

图 3-5-2　右侧晶状体不全脱位伴晶状体损伤

CT 横断面软组织窗，右侧晶状体略向前移位，密度减低，边缘稍模糊，前房变浅。

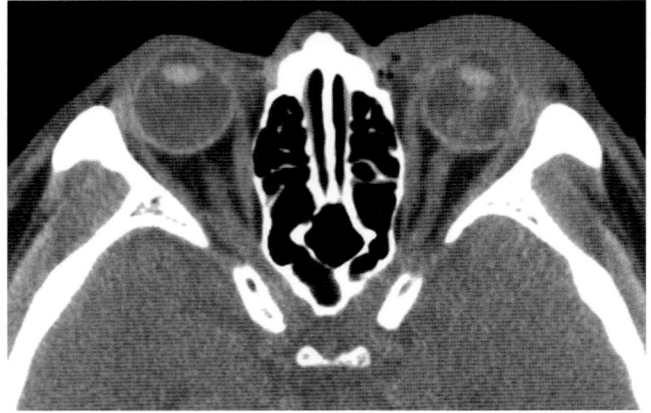

图 3-5-3　左侧眼球破裂、玻璃体积血伴晶状体不全脱位

CT 横断面软组织窗示左侧眼球不规则变小，玻璃体内可见片状、混杂高密度影，边界模糊；晶状体略向后移位，前房变深；眼球赤道后方眼球壁增厚、模糊。

7. 影像学检查方法选择　虹膜离断与晶状体损伤等眼前节病变，位置表浅，眼科超声简便、灵活，可以很好地显示较小的病变，为最佳影像学检查方法，而 CT 对这些损伤的显示效果常常较差，仅作为补充或被用于显示眶壁骨折及眼眶深部结构情况。由于眼前节损伤位于头线圈扫描范围的边缘，故使用普通头线圈进行 MRI 扫描时，受空间分辨率和信噪比的限制，显示较差，确有需要时，可使用眼表面线圈，以提高局部分辨率和信噪比，有助于显示较小的病变。

眼球破裂、玻璃体积血位置稍深，在对其进行检查的同时需要观察球后间隙软组织情况与眶壁骨折情况，故而可同时行骨算法重建与软组织算法重建的高分辨率 CT 扫描应作为首选检查方法，而 MRI 扫描有助于显示眼球壁、泪腺以及视神经的损伤情况，可作为必要的补充。

（五）鉴别诊断

在患者有明确外伤病史及临床症状的情况下，虹膜离断无须鉴别；晶状体损伤需要与老年患者的白内障鉴别。眼球变形需要与眼球痨、术后眼球萎缩变形等相鉴别，对此，根据患者的既往病史可明确诊断。玻璃体积血需要与玻璃体内肿物相鉴别，主要是婴幼儿视网膜母细胞瘤，对于成人则需要了解患者有无玻璃体手术、硅油填充的病史。

（六）治疗及预后

1. 治疗方案选择　对于虹膜损伤需要进行早期缝合、修复，对于损伤轻微者也可仅作加压、包扎。对于晶状体损伤轻微且无位置改变者可保守观察，对于晶状体脱位明显、损伤较重或有较大异物者可行摘除手术并植入人工晶状体。对于眼球破裂较轻微且无明显皱缩、变形者可保守观察，如伴有玻璃体积血则应尽快将血肿取出，以免血肿机化后影响患者视力；对于伴有视网膜脱离者，需行玻璃体切除术及视网膜复位。

2. 预后 与眼部损伤的位置、严重程度、有无伴发损伤以及就诊时间的长短均有关系，一般来说，损伤越轻微、伴发损伤越少、就诊越及时，术后恢复情况越好，反之则较差。

（七）关键要点

①明确的外伤病史。②在眼科专科查体与影像学检查中发现相应改变。

第四节 眶壁骨折及眼外肌损伤

（一）概述

1. 概念 眶壁骨折是指在外力作用下，眶壁一个或多个骨壁的连续性中断，常伴有错位等形态改变，可以继发眶周、眶内软组织、眼球、视神经以及眼外肌等结构的损伤。眶壁骨折分类方法众多：①按外力传导方式分类：直接骨折、爆裂骨折（间接骨折）、复合型骨折；②按骨折数量分类：单发骨折，多发骨折；③按骨折部位分类：眶缘骨折、眶底骨折、颧骨三脚架骨折及面部复合型骨折。其中第一种分类方法突出眶壁骨折的成因，易于理解，简单实用。

眼外肌损伤多伴发于眶部和/或头面部外伤，由于眼外肌本身或支配眼外肌的神经损伤而引起眼球运动障碍的表现，又被称为外伤性眼外肌麻痹。故而根据致伤部位，可以将外伤性眼外肌麻痹分为：①肌源性：指眼外肌的直接损伤，如挫伤、水肿、出血、断裂等，影像学检查可以显示其形态、密度或信号的改变；②神经源性：指外伤造成支配眼外肌的神经损伤甚至断裂，影像学检查常常难以显示；但有些情况下，如外伤造成海绵窦损伤，可在一定程度上推测病因。

2. 人口统计学特点 年龄分布范围广泛，从幼儿至老年人均可发生，但大多数发生于青壮年男性，而女性较少见。文献报道，眶壁骨折及眼外肌损伤患者中，男性约占92.3%，其中15～60岁者占90%以上。

3. 病因 眶壁骨折可以由不同原因外伤所致，如交通事故、工作或生活中意外伤害、人为打斗等，可与严重的颅脑外伤相伴发。眼外肌的损伤常伴发于眼眶的骨折或颅面部的骨折，很少单独发生。

（二）病理学表现

眶壁骨折的直接病理学表现就是眶壁骨质连续性中断，伴有或不伴有错位、成角等改变，严重的眶壁骨折多伴有眶周软组织挫伤、眶内软组织挫伤、水肿或者血肿，尤其是视神经、眼外肌、泪腺等重要结构的损伤。

眼外肌损伤主要表现为受累眼外肌增粗、水肿、肌肉内出血、肌纤维断裂等，如在早期发生眼外肌嵌顿而处理不及时，则后期可出现肌肉萎缩、脂肪变性甚至纤维化。

（三）临床表现

临床表现主要包括眶周和眶内两方面。损伤早期，眼睑及周围软组织肿胀、淤血，患者睁眼困难，眶内软组织钝挫伤、水肿或眶内出血，眼球突出，眼外肌损伤并伴有不同程度运动障碍，若骨折累及眶上管、眶下管,可有眶上神经、眶下神经支配区域的感觉异常;损伤后期,眶周软组织钝挫伤好转,眼球可由突出变为内陷(眶内水肿吸收,容积变小),如未进行有效处理,眼球运动障碍可持续存在。

(四)影像学表现

1. **最佳诊断线索**　眶壁骨质中断、错位、成角,失去正常形态与连续性。眼外肌局部增粗、模糊,或牵拉、嵌顿。

2. **发生部位**　眶壁骨折最常发生于内侧壁、下壁,其次是上壁与外侧壁。眼外肌损伤由眶壁骨折所致,故内直肌、下直肌损伤最常见,其次为上、外直肌与上、下斜肌损伤。

3. **形态学表现**　不同类型的眶壁骨折形态不一。

(1)爆裂骨折:多发生于眼眶内侧壁、下壁,又可分为两类。①眶壁大面积塌陷骨折,眶内侧壁向内侧弯曲、移位,眶内容物突入邻近筛窦,内直肌增粗并向筛窦方向移位;眶下壁向下方塌陷、突出,眶内容物下移、疝入上颌窦内,形成特征性的泪滴征,下直肌亦可出现增粗、移位。②眶壁局限性骨折、错位,骨折片一端与邻近眶壁相连,而眶壁整体形态无明显改变,邻近眶内容物通过骨折破口疝出(图3-5-4)。此种骨折多见于眶壁薄弱处,比较特殊的情况是累及眶内侧壁内上角、内下角的骨折,此时应注意观察有无上斜肌、下斜肌的损伤。

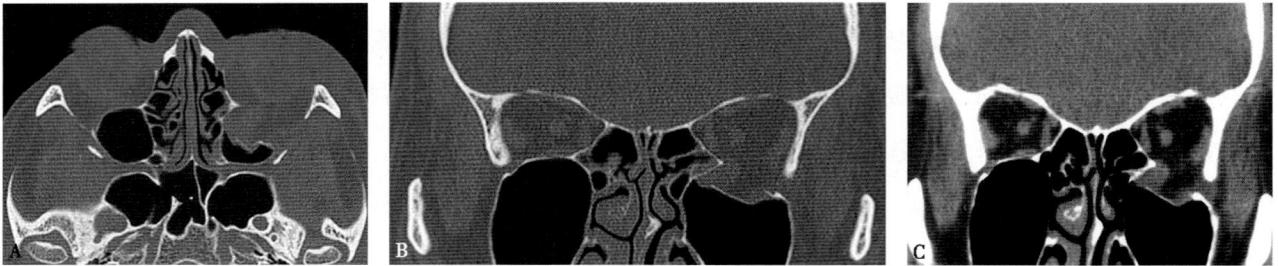

图3-5-4　左侧眼眶下壁骨折伴下直肌嵌顿

A、B. CT横断面与冠状面骨窗示左侧眼眶下壁骨质中断,断端向下方移位;C. CT冠状面软组织窗示左侧下直肌增粗、模糊,向下移位并与眼眶内下角骨质分界不清。

(2)直接骨折:眶壁受直接外力打击造成受力部位骨折,多见于严重颅面部外伤,可累及眶缘;根据外力大小不同,骨折可为线性骨折或粉碎性骨折。

(3)混合型骨折:同时存在上述两种类型的骨折。

4. **病变数目**　根据外伤的严重程度、受力的方向不同,骨折的数量多少不等。我院150例眼外伤病例中,多发骨折占一半以上。

5. **CT表现**　眶壁骨折的CT表现可分为直接征象、间接征象。①直接征象:眶壁骨质连续性中断、碎裂及移位改变。②间接征象:眼睑软组织肿胀,眼球凹陷,眶内容物疝入邻近鼻旁窦窦腔,邻近鼻旁窦窦腔积血、积液,眼外肌肿胀、移位,眶内积气,眶内血肿等。

眼外肌损伤的CT表现主要是眼外肌增粗、肿胀,边缘模糊;当嵌顿于邻近眶壁骨折处时,眼外肌走行明显迂曲，形态失常；当眼外肌内出血时，表现为位于眼外肌内的局限性高密度影；严重外伤时，可发生眼外肌断裂。

6. MRI 表现 MRI 检查对于眶壁骨折显示效果欠佳，尤其是对于眶内侧壁、眶下壁骨折，但可以通过眶壁形态改变来判断骨折的存在；T_1WI、脂肪抑制 T_2WI 可以通过显示骨髓内水肿或积液证实眶外侧壁骨折的存在；MRI 对于显示伴发的软组织改变具有优势，如眼睑肿胀、眶周软组织肿胀、邻近鼻旁窦窦腔积血、邻近鼻旁窦窦腔积液、眶内血肿等。MRI 显示眼外肌损伤水肿时呈稍长 T_1、长 T_2 信号，而出血在 T_1WI 上可呈高信号。眼外肌损伤后期出现变性、纤维化时，在 T_2WI 上呈低信号。

对于伴发严重颅脑外伤的患者，MRI 还可显示颅内出血、脑实质挫裂伤等改变。

7. 影像学检查方法选择 高分辨率 CT 扫描为显示眶壁骨折的最佳检查方法，目前大多数医院均行多排螺旋 CT 容积扫描，然后再进行多平面重组（multiplanar reformat，MPR）来实现对眶壁骨折的显示，重组层厚与层间距以 2～3mm 为宜；对于软组织的显示，需同时行软组织算法重建图像。

T_1WI 与脂肪抑制 T_2WI 序列显示眶内软组织损伤最佳，前者可显示眶内结构的解剖关系，后者可以有效抑制眶内脂肪信号，更好地显示软组织损伤形成的高信号。如伴发眶内感染，则可行增强 T_1WI 联合脂肪抑制扫描，以更好地显示炎症的范围及其对周围结构的累及情况。

（五）鉴别诊断

在患者有明确外伤病史的情况下，眶壁骨折与眼外肌损伤无须与其他疾病鉴别；但在外伤病史不明确或仅有轻微外伤的情况下，眼外肌增粗需要与甲状腺相关性眼病（Graves 病）、眶内特发性炎症（肌炎型）、眼外肌淋巴组织增生性病变以及眼外肌转移瘤相鉴别。

1. 甲状腺相关性眼病（Graves 眼病） ①双侧多条眼外肌出现不同程度增粗。②以肌腹增粗为主，而肌腱不增粗。

2. 眶内特发性炎症（肌炎型） ①多为单侧、单条眼外肌增粗，累及肌腹与肌腱。②处于急性期时，病变在 T_2WI 中呈高信号，在慢性期常呈低信号，增强后呈中等程度至明显强化。

3. 眼外肌淋巴组织增生性病变 ①可累及一条或多条眼外肌。②病变在 T_2WI 呈等信号，增强后呈中等程度均匀强化。

4. 眼外肌转移瘤 ①眼外肌局限性增粗，增强后可见明显强化。②多数情况下，患者有明确原发性肿瘤病史。

（六）治疗及预后

1. 治疗方案选择 对于无明显移位的眶壁骨折，一般采取保守治疗；当患者骨折移位明显，眶腔容积改变较大，尤其在眼球内陷比较明显时，需要手术治疗。治疗的基本原则是修复眶壁缺损，使眶控尽可能准确地恢复原始形态与大小。

2. 预后 手术时机距创伤的时间间隔越短越好，这是因为时间越短，眶内软组织与骨折部位尚未发生明显的粘连，嵌顿的眼外肌尚未发生明显缺血、变性，软组织复位越容易，手术效果越好。

（七）关键要点

①患者有明确外伤病史并伴有眶周软组织改变。②高分辨率 CT 显示眶壁骨质中断及伴发的软组织改变。③T$_1$WI 序列或脂肪抑制 T$_2$WI 序列显示软组织水肿或出血的信号改变。

第五节　视神经管骨折和视神经损伤

（一）概述

1. 概念　视神经管骨折是指在某种外力作用下，视神经管发生一个或多个骨壁的连续性中断，伴有或者不伴有位置、形态的改变；大部分情况下，视神经管骨折都会造成某种程度的视力改变，较轻者可能是短暂、轻度的视力下降，严重者可能是永久、完全性的视力丧失。根据不同外力的类型，视神经损伤分为直接损伤与间接损伤两种。直接损伤是指视神经在直接的外力作用下发生离断、撕脱或扭转，视神经完整性发生改变；间接损伤是指外力并未直接作用于视神经，而是通过视神经周围的骨质或硬膜作用于视神经，视神经的宏观形态保持完整。

2. 人口统计学特点　年龄范围广泛，从幼儿至老年人均可发生，但大多数发生于青壮年男性，女性少见。我院所统计的 150 例眼外伤患者中，20～40 岁男性患者占比约为 50%。

3. 病因　视神经管骨折主要由不同类型的外伤所致，常见的原因有车祸撞伤、骑车摔伤、高空坠落、棍棒击伤等，常与较严重的颅脑外伤相伴发生。视神经直接损伤多由锐器伤、异物进入眶内或者骨折片明显移位插入视神经内所致；视神经间接损伤多由同侧额颞部外力经眶骨传导至视神经所致。

（二）病理学表现

1. 大体病理学表现　视神经管骨折表现为视神经管壁骨质中断，失去正常连续性，并可出现不同类型和不同程度的错位、成角等改变，骨折线一般可分为线型、凹陷型、粉碎型等形态。视神经损伤较轻者可以仅表现为视神经增粗、扭曲、移位，视神经损伤较重者表现为视神经断裂、撕脱，视神经断端之间可见出血。病变处于慢性期时，视神经形态可以正常，也可以出现萎缩、变细。

2. 组织学表现　视神经直接损伤表现为视神经纤维的部分或全部断裂，视神经鞘膜裂伤，视神经断端之间及邻近蛛网膜下腔内可见出血。视神经间接损伤主要是外力造成的剪切伤，视神经发生水肿、神经纤维肿胀及部分断裂，视神经内可有点状出血；病变处于急性期时，由于视神经管骨折断端错位、软组织钝挫伤、软组织肿胀等因素极易造成视神经及周围血管受压，导致视神经局部循环障碍、静脉回流受阻，故会进一步加剧视神经肿胀、缺血、出血等继发改变；病变处于慢性期时，视神经损伤部位纤维数量减少，视神经变细、萎缩，周围蛛网膜下腔增宽。

（三）临床表现

主要表现为不同程度的视力下降，甚至失明。视神经损伤较轻者可仅有轻度的视力下降、视物模糊以及头痛等非特异性表现；视神经损伤较重者的视力严重下降，患侧瞳孔散大，直接对光反应明显减弱或消失,间接对光反应良好,在患者发生外伤后意识不清时,此征象非常有助于判断有无同侧视神经损伤。

视神经管骨折常伴有眶壁、颅前窝底、蝶骨大翼、蝶骨小翼、视柱、蝶窦窦壁等邻近骨质骨折;当骨折累及颅前窝底或蝶窦窦壁时,患者可出现鼻腔流清水或流血等鼻漏表现;当骨折累及眶尖部时,患者可出现眶尖综合征,表现为眼球突出、上睑下垂、眼球固定、瞳孔放大等。

(四)影像学表现

1. **最佳诊断线索**　视神经管管壁骨质中断、失去正常连续性,伴有或不伴有移位、成角等改变。视神经直接损伤主要表现为视神经离断、撕脱或走行扭曲;视神经间接损伤在急性期主要表现为视神经增粗、扭曲,间接损伤在慢性期主要表现为视神经萎缩,其周围蛛网膜下腔增宽。

2. **发生部位**　视神经管骨折最常出现在内侧壁,其次是下壁。我院所统计的150例眼外伤患者中,视神经管骨折发生于内侧壁、下壁者分别占总数的1/3和1/4。视神经损伤最常出现在眶内段,其次为颅内段;前者靠近视神经管骨折的部位,后者靠近视神经外鞘与颅内硬脑膜的转折处,容易造成间接性剪切伤。

3. **形态学表现**　根据视神经管骨折的骨折线形态,文献中一般将其分为线状型、凹陷型、错位型及混合型,其中凹陷型最多见,我院所统计的150例眼外伤患者中,视神经管骨折病例中凹陷型占比接近50%,其次为线状型及错位型。视神经直接损伤严重者表现为神经离断、撕脱,损伤较轻者表现为视神经增粗、肿胀,走行迂曲,发展至慢性期时可表现为视神经萎缩。

4. **病变数目**　视神经管骨折与视神经损伤可单发,也可多发。统计我院150例患者,单发骨折患者占比约30%,多发骨折患者占比约70%;在左、右侧别方面,视神经管骨折与视神经损伤发生于左侧者约占1/3,发生于右侧者约占1/2,发生于双侧者约占1/6。

5. **CT表现**　视神经管骨折表现为视神经管管壁骨质中断(图3-5-5A、B),可以伴有凹陷、错位等改变,除此之外,还可伴有邻近重要结构骨折。视神经直接损伤较轻者多由骨折片嵌插所致,CT显示骨折片移位进入视神经内,视神经本身可无明显异常,也可表现为视神经增粗、迂曲;视神经严重损伤者可表现为视神经离断、脱离或扭曲,CT还可显示致伤的锐器、异物等;视神经间接损伤在CT上多无明显改变,少数伴有视神经损伤部位出血者可以显示点片状高密度影。

6. **MRI表现**　MRI检查主要显示视神经的损伤,视神经直接损伤表现为视神经离断,视神经断端增粗,呈不均匀长T_2信号,以STIR序列(图3-5-5C、D)或脂肪抑制重T_2WI序列显示较好,在T_1WI上显示不明显。视神经间接损伤主要表现为视神经增粗、迂曲,可见局限性长T_2信号。

7. **影像学检查方法选择**　高分辨率CT为显示视神经管骨折的最佳检查方法,目前均通过多排螺旋CT容积扫描,然后再进行多平面重组(multiplanar reformat,MPR)来实现对视神经管骨折的显示,横断面重组的层厚与层间距为1mm,冠状面重组的层厚与层间距为1～2mm。磁共振STIR序列或脂肪抑制重T_2WI序列显示视神经损伤最佳,这些影像学检查方法可以有效抑制眶内脂肪信号,更好地显示视神经损伤造成的高信号。

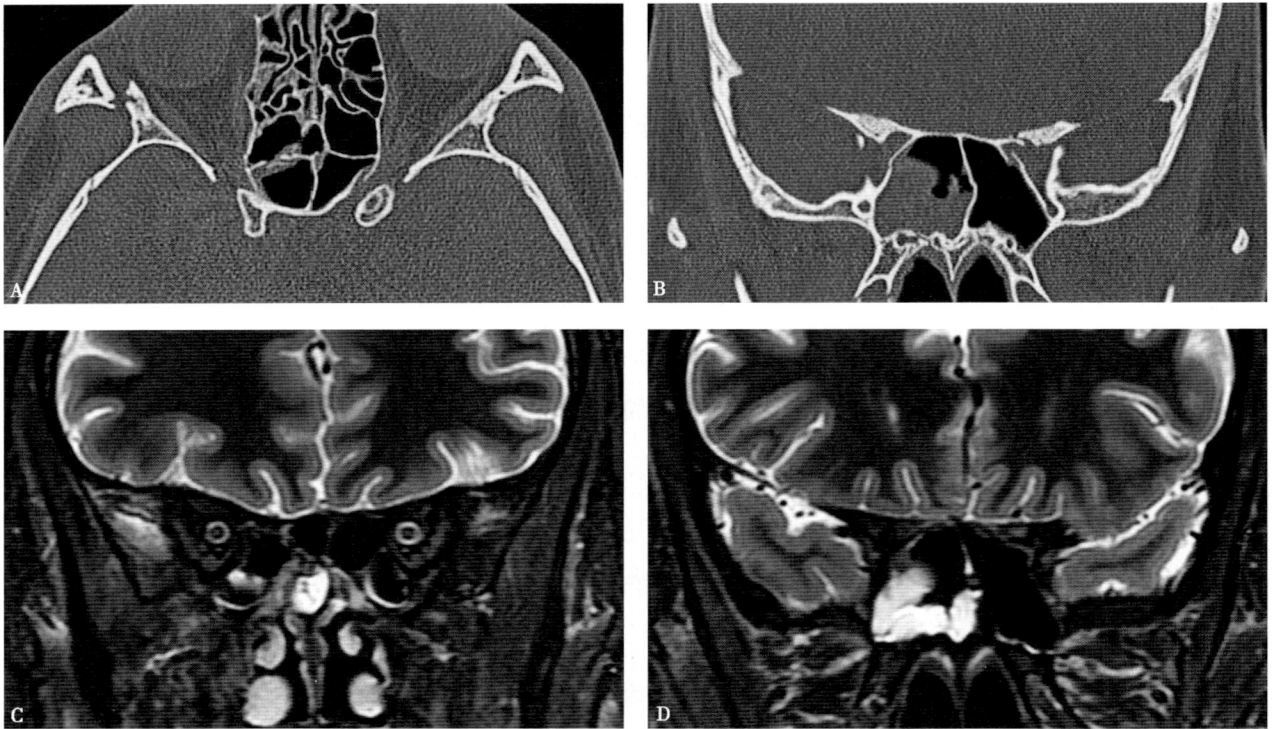

图 3-5-5　左侧视神经管骨折伴视神经损伤

A、B. CT 横断面、冠状面骨窗，示左侧视神经管上壁、内下壁骨折，断端错位，右侧眼眶外壁骨折（A）；C、D. MR 冠状面 STIR 序列，双侧视神经眶内段对称，呈均匀低信号，其中心点线状高信号为视网膜中央动脉（C），左侧视神经管内段呈高信号（D）。

（五）鉴别诊断

在明确外伤病史的情况下，视神经管骨折与视神经损伤无须与其他疾病鉴别。

（六）治疗及预后

在无视神经明显移位或者无严重视力下降的情况下，一般采取保守治疗，患者可在不同程度上恢复视力；目前，临床上多给予视神经管骨折和视神经损伤患者大剂量激素及甘露醇脱水治疗，以有效地减轻视神经及周围软组织水肿，减轻周围组织对视神经及血管的压迫，改善局部血液循环状态，减轻血液再灌注后产生的自由基对神经轴突的损害，同时给予患者神经营养制剂，帮助神经纤维修复。

对于骨折移位明显、视力下降严重且距离发生外伤时间较短的患者，可施行视神经管减压术，切除部分视神经管壁，解除凹陷的视神经管壁对视神经及其周围血管、鞘膜的压迫，改善局部血液循环状态，有利于减轻外伤对视神经的损害、促进视神经结构与功能的恢复。对于手术时机的选择，既往研究认为外伤后失明患者在伤后 3 天内手术效果较好，而伤后 3 周以上再接受手术则效果多不理想。

（七）关键要点

①明确外伤病史，伴有不同程度视力下降或失明。②高分辨率 CT 显示视神经管骨质连续性中断。③磁共振 STIR 序列或脂肪抑制重 T_2WI 序列显示视神经呈高信号。

第六节　眼 眶 血 肿

（一）概述

1. **概念**　眼眶血肿是指眼眶内局限性大量出血,包括各种原因引起眶内间隙的出血,可发生于任何间隙,临床上以外伤引起者最多见。

2. **人口统计学特点**　发病年龄范围广泛,从幼儿至老年人均可发生,但大多数发生于青壮年男性,女性少见。

3. **病因**　眼眶血肿主要分为自发性(如凝血功能障碍或血管畸形继发出血等)、外伤性两种。常见出血来源有:①颅骨板障静脉:眶壁骨折造成血管破裂;②眶内血管:眶壁骨折碎片、异物造成血管割裂伤,或发生爆裂骨折时软组织瞬间移位形成的剪切力造成血管撕裂伤;③脑膜血管或供应鼻旁窦的血管:眶壁骨折,尤其是上壁骨折,造成颅底或供应邻近鼻旁窦的血管破裂,出血通过骨折裂缝进入眶内,形成眶骨膜下血肿;④其他医源性损伤造成的眶内出血。

（二）病理学表现

眶内或眶周血管破裂出血,进入眶内间隙,形成不规则形血块;可伴有其他软组织损伤、水肿。

（三）临床表现

主要表现为受伤侧眶区疼痛,伴有不同程度的视力下降、眼球运动障碍等表现;其他非特异性表现包括头痛、恶心、呕吐、眩晕等。当骨折累及眶尖部时,患者可出现眶尖综合征,表现为眼球突出、上睑下垂、眼球固定、瞳孔放大等;当骨折累及颅底时,患者可出现脑脊液鼻漏表现。

（四）影像学表现

1. **最佳诊断线索**　CT或MRI显示眶内间隙出现不同密度或不同信号的血肿。

2. **发生部位**　眼眶血肿可以发生于骨膜下间隙、肌锥内间隙、肌锥外间隙、眼球筋膜鞘间隙、眶隔前间隙与眶隔后间隙等任何眶内间隙。

3. **形态学表现**　根据血肿位置不同,其形态各异。由于有骨膜的限制,骨膜下间隙血肿常呈梭形;眼球筋膜鞘间隙血肿则环绕眼球壁呈弧形;肌锥内、外间隙血肿多呈不规则形。

4. **病变数目**　眼眶血肿多为单发;外伤比较严重时,可在多个眼眶间隙内形成多个血肿。

5. **CT表现**　不同时期的血肿在CT中表现不同;由于CT检查距发生外伤的时间比较短,故外伤造成的眼眶血肿多呈高密度,CT值在50～80HU之间,多数密度均匀,边界较清晰,尤其是眶骨膜下血肿,呈特异性的梭形(图3-5-6);发展至中、晚期时,血肿密度逐渐减低;增强扫描中,血肿无强化。

6. **MRI表现**　眼眶血肿与其他部位血肿一样,不同时期的MRI表现各异。①超急性期:血肿内尚含氧血红蛋白,在T_1WI中呈稍低信号,在T_2WI中呈等、高信号;②急性期:血肿内的含氧血红蛋白逐渐变为去氧血红蛋白,在T_1WI中呈稍低或等信号,在T_2WI中呈低信号;③亚急性期:血肿内的血红蛋白逐渐变

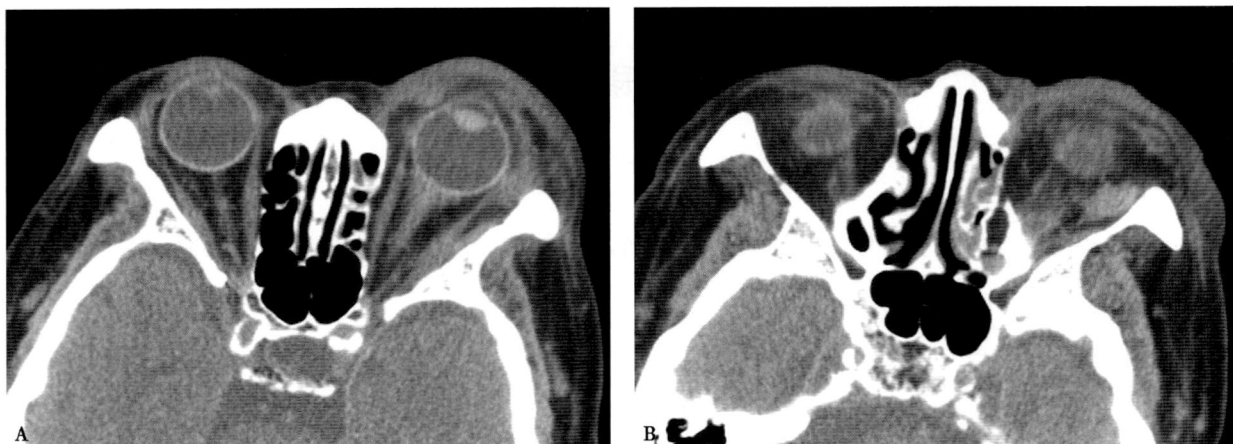

图 3-5-6　左侧眼眶血肿（眶内血肿、骨膜下血肿）

A. CT 横断面软组织窗显示左侧眼球后方、视神经鞘周围片状高密度影，边界不清晰；眼眶外象限、外直肌外侧可见长梭形高密度影，为眶骨膜下血肿；B. CT 横断面软组织窗显示左侧眼眶外下象限、肌锥外间隙可见团块状高密度影，形态不规则，为眶内血肿。

为高铁血红蛋白，在 T_1WI 中呈高信号，在 T_2WI 中呈等或高信号；④慢性期：血肿吸收，在 T_1WI 中呈低信号，在 T_2WI 中呈高信号，血肿的边缘由于含铁血黄素沉积，呈环形低信号。

7. 影像学检查方法选择　CT 与 MRI 均是诊断眼眶血肿的最佳检查方法。容积 CT 多平面重组（层厚 3mm）和磁共振 T_1WI、T_2WI、梯度回波序列（gradient echo sequence）或重 T_2^* 加权血管成像（T_2^* weighted angiography，SWAN）序列均可从不同断面及不同角度显示血肿的位置、形态、大小以及血肿与周围结构的关系。

（五）鉴别诊断

在患者有明确外伤病史的情况下，眼眶血肿无须与其他疾病鉴别；若无明确外伤病史，则需要与眶内肿瘤性病变如血管瘤、炎性假瘤相鉴别。

1. 血管瘤　①多呈类圆形，在 T_1WI 中呈稍低信号，在 T_2WI 中呈高信号。②在动态扫描中呈典型渐进性强化的特点。

2. 炎性假瘤　①在 T_1WI 中呈等信号，在 T_2WI 中呈等或低信号。②增强扫描显示病变呈中等程度至明显强化。

（六）治疗及预后

较小的眼眶血肿多无明显症状，一般采取保守治疗，早期进行冷敷、局部间断加压包扎、应用止血剂等可起到关键作用；较大的眼眶血肿易造成明显视力损害，对于这类眼眶血肿可行开眶手术减压，或在 B 超引导下穿刺，抽取血肿。

（七）关键要点

①突然起病。②患者多具有明确的外伤病史。③CT 显示眼眶内高密度肿块，MRI 显示其符合血肿信号演变特点，增强后无强化。

第七节 泪 器 损 伤

（一）概述

1. **概念** 泪器损伤包括泪腺损伤与泪道损伤。

2. **人口统计学特点** 发病年龄范围广泛，从幼儿至老年人均可发生，大多数发生于青壮年男性，女性较少见。

3. **病因** 泪器损伤很少单独发生，多伴发于颅面部外伤；少数情况下，如某些特定工作环境中的损伤或医源性损伤可导致泪器损伤单独发生。

（二）病理学表现

泪腺损伤多为钝挫伤，可伴出血或引起泪腺炎症；泪道损伤多造成骨性泪道的骨折，黏膜可出现水肿、出血、炎症细胞浸润等镜下表现。

（三）临床表现

泪腺损伤多伴随严重的颅面部外伤，由于后者往往有明显的症状，所以泪腺本身的损伤基本被忽略，而无明显表现。发生泪道损伤后，泪道变形、狭窄造成泪液引流不畅，主要表现为溢泪，合并感染时，出现溢脓。

（四）影像学表现

1. **最佳诊断线索** 泪腺损伤主要表现为泪腺增大、模糊；泪道损伤主要表现为骨性泪道骨折。

2. **发生部位** 骨性泪道骨折可发生于泪囊窝、鼻泪管。

3. **形态学表现** 泪腺损伤表现为泪腺增大或泪腺移位；骨性泪道骨折表现为泪道骨壁骨折、错位，泪道失去正常形态，局部塌陷。

4. **病变数目** 骨性泪道骨折可单发，亦可多发。

5. **CT 表现** 泪腺损伤主要表现为泪腺增大、边缘模糊；伴有出血时，泪腺密度增高；泪腺窝骨折时，可见到泪腺内骨折碎片；有时可见泪腺移位。泪道损伤表现为骨性泪道骨壁不连续，泪囊窝或鼻泪管失去正常形态，骨折碎片进入鼻泪管，鼻泪管在多数病例中变狭窄；伴发颅面部其他结构骨折。

6. **MRI 表现** 泪腺损伤后，其 MRI 信号变混杂，脂肪抑制 T_2WI 信号可较对侧增高，如伴有出血，在 T_1WI、T_2WI 中可显示点片状等或高信号影。MRI 可显示泪道软组织损伤性改变，泪囊与泪道黏膜失去正常环形形态，出血等导致信号不均匀。

7. **影像学检查方法选择** MRI 是显示泪腺损伤、泪囊与泪道黏膜的最佳检查方法，以脂肪抑制 T_2WI 序列尤佳。CT 是显示骨性泪道损伤的最佳检查方法。

（五）鉴别诊断

在明确患者外伤病史的情况下，泪器损伤无须与其他疾病鉴别；若无明确外伤病史，泪腺增大则需要与泪腺炎症、泪腺淋巴组织增生性病变相鉴别。

1. 泪腺炎症　①多伴有邻近眼睑炎性改变；②增强后可见强化。

2. 泪腺淋巴组织增生性病变　①在 T_1WI、T_2WI 中均呈均匀等信号；②增强后呈中等程度强化，强化程度多较均匀。

（六）治疗及预后

泪腺损伤多无须治疗，对于泪腺脱垂严重者可行复位治疗。对于泪道损伤造成溢泪者可行手术矫正，使泪道再通。

（七）关键要点

①明确外伤病史。②CT 或 MRI 显示泪腺增大，密度或信号改变。③CT 显示骨性泪道骨折。

（李　勇）

参 考 文 献

[1] 胡宗莉，蒋善明，魏欣，等. 急诊眼外伤致伤原因及致盲因素分析 [J]. 眼科新进展，2015，35（2）：136-140.

[2] KNYAZER B，BILENKO N，LEVY J，et al. Open globe eye injury characteristics and prognostic factors in southern israel: a retrospective epidemiologic review of 10 years' experience[J]. Isr Med Assoc J，2013，15（3）：158-162.

[3] 苏晓丹，许江涛. 儿童眼外伤致伤原因及损伤类型的统计与分析 [J]. 中国伤残医学，2013，21（4）：27-29.

[4] MARIYA NM，ASHOK KN，NOOR BN. Visual outcome of unilateral traumatic cataract[J]. JCPSP，2012，22（8）：497-500.

[5] 刘立民. 眼眶血肿的临床和影像学分析 [J]. 国际眼科杂志，2011，11（7）：1232-1233.

[6] MAN CY，STEEL D. Visual outcome after open globe injury: a comparison of two prognostic models -the ocular trauma score and the classification and regression Tree[J]. Eye，2010，24（1）：84-89.

[7] 胡海林，王俊芳. 球内异物 74 例手术疗效分析 [J]. 国际眼科杂志，2009，9（12）：1726-1728.

[8] CILLINO S，CASUCCIO A，DI PACE F，et al. A five-year retrospective study of the epidemiological characteristics and visual outcomes of patients hospitalized for ocular trauma in a Mediterranean area[J]. BMC Ophthalmol，2008，22（8）：630-633.

[9] 龚毅. 眼外伤 1 452 例临床分析 [J]. 国际眼科杂志，2008，5（8）：980-981.

[10] 史文净，孙洁. 机械性眼外伤并眼内异物的临床分析 [J]. 眼外伤职业眼病杂志，2007，29（5）：385-386.

[11] 张龄洁，麻张伟，黄耀忠，等. 复杂性虹膜损伤虹膜重建术的体会 [J]. 眼外伤职业眼病杂志，2005，27（2）：100-102.

[12] KNOX FA，BEST RM，KINSELLA F，et al. Management of endophthalmitis with retained intraocular foreign body[J]. Eye，2004，18（2）：179-182.

[13] 戴红梅. 住院眼外伤 498 例临床分析 [J]. 眼外伤职业眼病杂志，2002，23：77.

第六章
全身疾病在眼部的表现

第一节　甲状腺相关性眼病

（一）概述

1. **概念**　甲状腺相关性眼病（Graves disease），又称毒性弥漫性甲状腺肿、Parry 病，是甲状腺功能亢进的最常见类型。Graves 眼病（Graves' ophthalmopathy，GO）是一种与 Graves 病密切相关的眼病，故又称甲状腺相关性免疫眼眶病（thyroid-related immune orbitopathy）。30%～67% 的 Graves 病患者伴有不同程度的 Graves 眼病，一般两者同时出现，约 1/4 患者的 Graves 眼病可出现于 Graves 病之前或之后。此外，少数桥本甲状腺炎患者、甲状腺功能减退患者和甲状腺功能正常者也可出现不同程度的眼病。为强调 Graves 眼病与甲状腺内分泌轴异常之间的相关性，目前多使用甲状腺相关性眼病（thyroid-associated ophthalmophathy，TAO）来命名此类疾病。临床上常将 TAO 分为两种类型：第一种类型是甲状腺功能异常的 Graves 眼病，中青年女性多见，多为双眼发病；另一种类型是仅有眼部体征而甲状腺功能正常的甲状腺功能正常性 Graves 眼病，中年男性多见。

2. **人口统计学特点**　TAO 的发病率为每年 42.2/100 万，其发病率目前已居眼眶病之首。Graves 眼病在中青年女性中多见；甲状腺功能正常性 Graves 眼病在中年男性中多见。

3. **病因**　目前，TAO 的发病机制尚不明确，甲状腺和眼眶组织的共抗原学说是目前较为公认的发病机制。眼眶成纤维细胞表达的功能性促甲状腺激素受体，被认为是甲状腺滤泡细胞膜上的交叉性抗原，因此，其可活化自身免疫性 CD_4^+ T 细胞的识别功能，激活甲状腺、眶内组织及眼球外的自身抗原，产生各种黏附分子和细胞因子并激活 CD_8^+ T 细胞或 B 细胞，产生各种自身抗体。细胞因子刺激成纤维细胞增生并释放糖胺聚糖，从而引起眼眶局部的炎症，导致球后组织及眼外肌的水肿、变性，表现出相应的临床症状。此外，该病的发病及疾病的严重程度受外源性因素（吸烟、甲状腺功能异常等）及内源性因素（遗传基因、性别、年龄等）等的共同影响。

（二）病理学表现

1. **大体病理学表现**　在眼眶减压术中可见患者的眼外肌肌腹明显增粗，直径为正常值的 3～8 倍，质地较硬，无弹性。眼外肌的颜色改变与不同病程阶段有关，有的呈苍白、粉红，有的呈褐色或深红，夹杂有白色的纤维条纹；眼外肌被动牵拉明显受限，其周围脂肪大体观察未见异常。

2. 组织学表现　炎症反应、脂肪增生和糖胺聚糖沉积是 TAO 的主要病理过程。TAO 活动期的病理表现为眼外肌肥大，肌纤维边界不清，眶脂体水肿，细胞间隙增宽，肌细胞间的间质组织中和脂肪结缔组织间有大量糖胺聚糖堆积并有免疫细胞和炎症细胞浸润，浸润的细胞大多为 T 细胞，也可见浆细胞、单核细胞（或巨噬细胞）、肥大细胞。静止期 TAO 患者的眶脂体退变、眼外肌退变、纤维增生明显，部分纤维化。

（三）临床表现

TAO 患者常有眼部灼热、沙涩感、畏光、流泪等症状。患者可出现单眼或双眼眼球进行性前突，而双侧眼球进行性前突者诊断更为明确。眼睑征较为常见，表现为眼睑肿胀、上睑退缩、下睑松弛、瞬目反射减少、球结膜充血水肿等症状。眼外肌受累时表现为活动受限，患者出现复视或斜视，临床中多见下直肌病变，引起患侧眼球呈下转位，上转受限。眶尖区的眼外肌肥大可压迫视神经并产生相应症状，早期可表现为视盘水肿、静脉扩张，晚期多发生视神经萎缩、视力减退。诊断标准如下。

（1）眼睑退缩：如有眼睑退缩，则只要合并下列客观检查证据之一即可确诊。①甲状腺功能异常或调节功能异常；②眼球突出；③视神经功能障碍；④眼外肌受累。

（2）无眼睑退缩：如无眼睑退缩，则必须有甲状腺功能异常或调节功能异常并合并以下临床体征之一并排除其他原因引起类似的眼部体征。①眼球突出；②视功能障碍；③眼外肌受累。

（四）影像学表现

1. 最佳诊断线索　双侧眼球突出，泪腺脱垂，双侧多发、对称性眼外肌增粗，肌腹增粗为主，肌腱多不受累，常伴有眶脂体突出于眶隔前方。结合患者甲状腺功能异常及眼睑征表现多可考虑到 TAO 的诊断。

2. 发生部位　TAO 眼外肌受累顺序：一般以下直肌、内直肌增粗最多见，其次是上直肌和上睑提肌受累，外直肌受累较少。

3. 形态学表现　受累眼外肌以肌腹增粗最为显著，而肌腱及肌附着点正常，呈纺锤形。

（1）眼外肌增粗的诊断标准：冠状位 CT 图像上的国人眼外肌正常厚度，下直肌约为 4.8mm，内直肌约为 4.2mm，上直肌约为 4.6mm，外直肌约为 3.3mm。当相应眼外肌厚度超过正常参考值时可考虑眼外肌增粗。

（2）眼球突出度标准：临床中常以双侧眼球最大径平面、晶状体中心和视神经眶内段全程显示于同一面时为标准测量层面，以两侧眶外缘连线为基准线，测量眼角膜到连线的垂直距离，该测量值即眼球突出度。双侧眼球或单侧眼球突出度≥20mm，或双侧眼球突出度相差≥2mm 者被定义为眼球突出（图 3-6-1A）。

（3）泪腺脱垂的诊断标准：临床中通常在横断位泪腺显示最大的层面上进行观察及测量，泪腺脱垂一般表现为泪腺窝空虚，超过 1/2 的泪腺组织突出于眶缘前。

4. 病变数目　TAO 多表现为双侧、多条、对称性眼外肌增粗，单侧多条及单侧单条眼外肌肥大者少见。

5. CT 表现

（1）平扫表现：双侧多条眼外肌对称性肥大，主要表现为肌腹增粗，肌腱表现正常，少数病例中可出现肌腹和肌腱同时增粗。除眼外肌增粗以外，患者还可出现球后脂肪增多，推挤眼球及泪腺，使之前移，部分眶脂体突出于眶隔前，造成眼球突出、泪腺脱垂及眶脂肪疝；增多的脂肪一般密度正常，在病变急性期时，可在病变眼外肌周围的脂肪体中出现片絮状密度增高影，为炎症细胞浸润的表现。由于眶内结构的压迫作用，还可出现视神经增粗、眼上静脉扩张及眼眶内侧壁凹陷等异常表现（图 3-6-1B、C）。

（2）增强扫描表现：增粗的眼外肌可表现为轻至中度强化，病变晚期发生眼外肌纤维化时多无强化。

6. MRI 表现

（1）T_1WI 表现：常规 T_1WI 对眼眶精细解剖结构显示较好，冠状面联合斜矢状面检查可以全面显示增粗的眼外肌，病变眼外肌在 T_1WI 中多呈等或低信号，少许病程较长的病例中可见眼外肌中有斑点状 T_1WI 高信号影，多提示脂肪变性（图 3-6-1A）。

（2）T_2WI 表现：眼外肌的 T_2WI 信号值与疾病的临床活动性存在正比关系，在活动期，病变眼外肌在脂肪抑制 T_2WI 或 STIR 序列上多呈明显高信号，此时治疗效果相对较好。如肥大的眼外肌在 T_2WI 中呈等、低信号，多提示眼外肌发生纤维化改变，即非活动期病变，因此，脂肪抑制 T_2WI 或 STIR 序列为评估 TAO 处于活动期或非活动期提供了客观证据，对治疗提供了帮助（图 3-6-1D、E）。

（3）动态增强扫描表现：依据时间 - 信号强度曲线、定量参数及半定量参数可对 TAO 的分期进行评价。正常人的眼外肌多表现为流出型曲线，TAO 活动期患者的眼外肌多表现为平台型曲线，而非活动期患者的眼外肌多表现为持续上升型曲线。由于慢性期 TAO 患者的眼外肌微循环受损且间质纤维化，故眼外肌峰值强化率和眼外肌强化曲线最大斜率降低。目前有研究发现，TAO 活动期组患者的定量动态增强参数 K^{trans}、K_{ep} 均高于稳定期组，其中 K^{trans} 值是鉴别 TAO 活动期和 TAO 非活动期最敏感的参数。

7. 影像学检查方法选择　MRI，尤其是脂肪抑制 T_2WI 或 STIR 序列对于明确 TAO 患者的活动性炎症改变具有重要作用，不仅可以显示眼外肌是否肿胀，还可客观地量化炎性反应的程度并预测病变对于免疫抑制治疗的反应性。

（五）鉴别诊断

1. IgG4 相关性眼病　①最常表现为双侧泪腺弥漫性肿大，其次表现为眼外肌及三叉神经分支受累、增粗。受累眼外肌常表现为肌腱和肌腹均增粗，以眼上肌群受累最为常见。②可同时伴有全身其他器官的 IgG4 相关性疾病，最常受累的器官为胰腺及胆管。③实验室检查中可见血清 IgG4 浓度异常增高。

2. 颈内动脉海绵窦瘘　①眼眶静脉回流障碍可造成多条眼外肌淤血增粗，可出现搏动性眼球突出及眶部血管杂音。②眼上静脉迂曲、增粗，伴有同侧或双侧海绵窦异常增宽及强化。

3. 眼外肌转移瘤　①患者通常有原发性肿瘤病史，需活检，通过组织病理学检查证实。②表现为眼外肌结节状增粗。

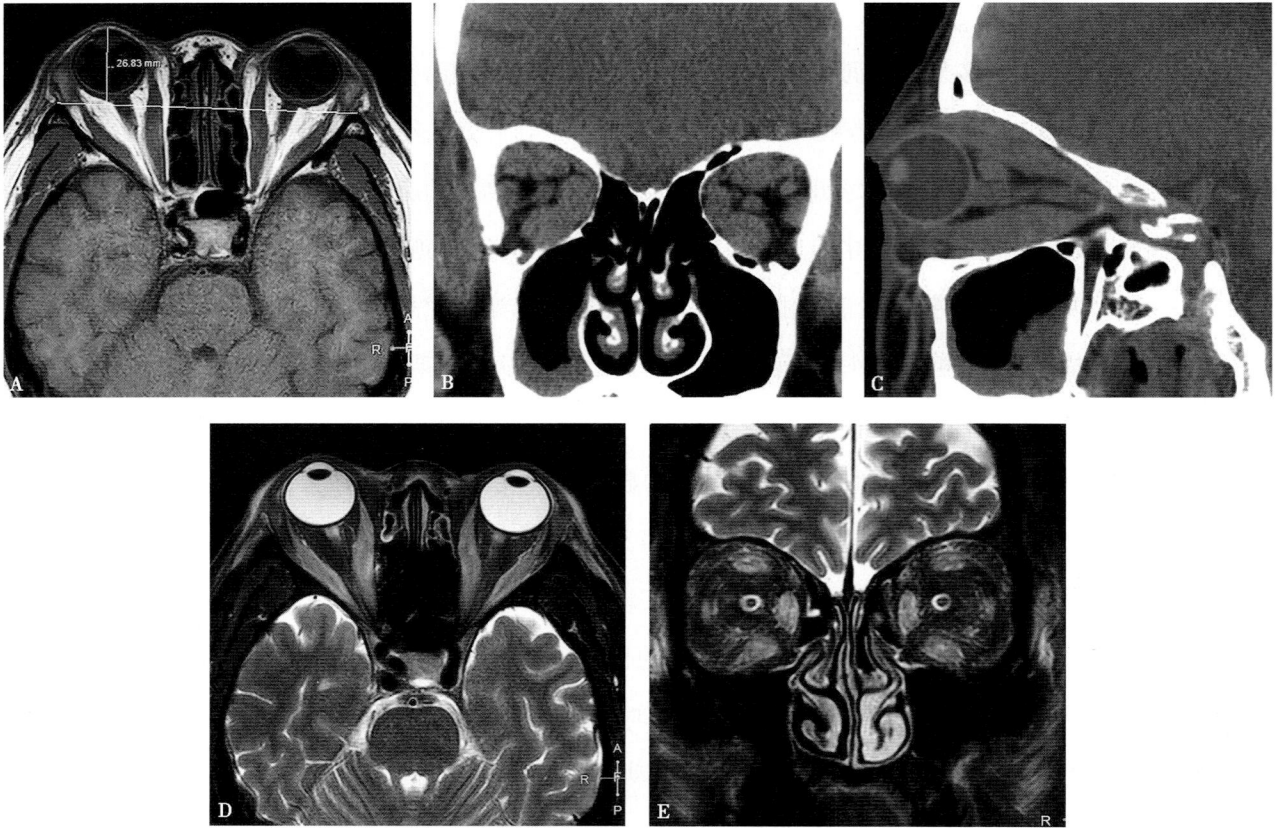

图 3-6-1　甲状腺相关性眼病

A. MR 横断面 T_1WI，示双侧眼球突出，右侧眼球突出度约为 26.8mm，同时伴有双侧泪腺脱垂；双侧内直肌、外直肌对称性增粗，肌腹增粗显著，病变眼外肌呈等 T_1 信号；B、C 为同一患者。B. CT 冠状面软组织算法重建图像，示双侧下直肌、内直肌、眼上肌群及外直肌增粗，密度均匀，同时可见由于回流障碍所导致的左侧眼上静脉增粗；C. CT 眼眶长轴矢状面软组织算法重建图像，示下直肌肌腹明显增粗，两端肌腱增粗较轻，局部眶脂体突出于眶隔前；D、E 为同一患者。D. MR 横断面脂肪抑制 T_2WI，示双侧病变内直肌及外直肌信号增高，双侧睑结膜及周围软组织内条片状 T_2 高信号，边缘不清；E. MR 冠状面脂肪抑制 T_2WI，显示病变活动期双侧眶脂体内炎症细胞浸润的表现，呈片絮状高信号影。

（六）治疗及预后

1. 治疗方案选择

（1）类固醇药物治疗：类固醇药物通过抗炎和免疫调节作用来治疗 TAO，可明显减轻活动期 TAO 患者的临床体征，所以常作为治疗活动期 TAO 的首选药物。全身类固醇治疗适用于病程较短（6 个月以内）以及处于炎症活动期的严重 TAO 患者，主要通过口服及静脉两种途径进行大剂量冲击治疗。

（2）放射治疗：眶周放射治疗适用于激素治疗无效、部分有效或停药复发者。放射治疗联合大剂量的激素治疗可更好地发挥作用，延长放射治疗作用时间，减轻放射治疗初期引起的软组织水肿。

（3）免疫抑制剂的应用：虽然免疫抑制剂因价格较高、副作用明显而不能作为一线治疗手段，但目前认为在大剂量糖皮质激素不能取得良好效果时，可以尝试免疫抑制剂与糖皮质激素的联合治疗。

（4）手术治疗：主要用于缓解急性期 TAO 患者由眼眶压力过高导致的急性视神经病变，或慢性期

TAO 患者由肌肉纤维化导致的斜视和高眼压症。

2. 糖皮质激素用药方案 ①泼尼松 60~80mg/d，连续服用 2~3 个月后逐渐减量，维持用药半年，或先静脉滴注地塞米松 15mg/d，逐渐减量，后口服泼尼松维持。②生理盐水 250mg＋甲泼尼龙 500mg，静脉滴注，每日 1 次，连用 3 日后改用泼尼松口服，逐渐减量维持。③泼尼松 20 周用药方案：泼尼松 60mg/d，2 周；40mg/d，2 周；30mg/d，4 周；20mg/d，4 周；然后 20mg/d 起，每 2 周减量 2.5mg/d，至停用约 8 周。④在全身使用糖皮质激素的同时，联合应用曲安奈德眼球周围注射，将药物注射到肥大的眼外肌及其周围，可单眼注射、双眼同时注射或双眼交替注射。一般每 2~3 周重复注射 1 次，3 次为一个疗程，直至病情稳定。

3. 预后 ①甲状腺功能异常对 TAO 患者眼病发生、发展和预后的影响尚不完全清楚，但尽早恢复甲状腺功能对治疗眼病有利。②放射治疗对眶内软组织水肿、未纤维化的眼外肌肿胀有显著疗效。有研究表明其治疗 TAO 眼球突出时的改善率超过 80%。

（七）关键要点

①临床表现为眼睑退缩、眼球突出，可伴有视神经功能障碍。②实验室检查提示甲状腺内分泌轴功能异常。③双侧多发，对称性眼外肌增粗，肌腹增粗为主，肌腱多不受累；受累眼外肌的 T_2WI 信号增高多提示病变处于活动期。

第二节 IgG4 相关性眼病

（一）概述

1. 概念 IgG4 相关性眼病（IgG4 relative ocular disease，IgG4-ROD），是近年来被认识的一种与 IgG4 密切相关的慢性系统性疾病，其特征为血清 IgG4 水平升高、IgG4+ 浆细胞浸润眼副器、多灶性纤维化以及闭塞性静脉炎，IgG4 相关性眼病的这些特征经常是全身系统性 IgG4 相关性疾病的首发症状。

2. 人口统计学特点 IgG4 相关性眼病可发生于任何年龄，在中老年人群中较多见，但也有儿童和青少年病例的报道，女性略好发，且多数患者有过敏性疾病史，如哮喘、过敏性鼻炎等。

3. 病因 IgG4-ROD 的确切病因和发病机制目前仍不十分清楚。但是大多数研究者认为该病的发生、发展是由多种因素导致的。①遗传因素：有研究发现，患者中 *HLA-DRB1*0450*、*HLA-DQB1*0491*、*HLA-DRB1*0701* 和 *HLA-DQB1*0202* 等位基因的表达频率明显增加。而 *DQB1* 所表达蛋白序列 57 位点的天冬氨酸被替代可能与复发相关。②自身免疫因素：目前发现抗核抗体、抗乳铁蛋白抗体和抗碳酸酐酶Ⅱ抗体水平升高可能与疾病的发生、发展相关。③过敏因素：在 IgG4 相关性疾病患者中可以见到 Th2 细胞和调节性 T 细胞的免疫反应增强，血清 IgE 水平增高、嗜酸性粒细胞数量增多，并且部分患者有过敏史。

（二）病理学表现

IgG4 相关性疾病的组织病理学特点主要包括以下三大特征：大量淋巴浆细胞浸润、席纹状纤维化和闭塞性静脉炎。IgG4-ROD 的主要表现为受累的泪腺、泪囊、眼外肌、结膜等组织中出现 IgG4$^+$ 浆细胞浸润，广泛纤维组织穿插在浆细胞群之间，切除标本的免疫组织化学结果显示组织内 IgG4$^+$ 浆细胞与 IgG$^+$ 浆细胞的比值 >40%，IgG4$^+$ 细胞 >10 个 / 高倍视野。密集层状胶原纤维化和淋巴滤泡形成在 IgG4 相关性泪腺炎中尤为显著，但闭塞性静脉炎、中性粒细胞浸润、嗜酸性粒细胞浸润在 IgG4-ROD 中相对少见。

（三）临床表现

IgG4 相关性眼病患者最常见的临床表现是双侧长期无痛性眼眶肿胀、眼球突出，视力损害不明显，结膜一般不受累，可伴有外周淋巴结肿大，个别患者可出现复视、视力下降等症状，眶周疼痛较少见。IgG4-ROD 患者多伴有全身系统性疾病，大多数患者有过敏性疾病史，如湿疹、支气管哮喘、过敏性鼻炎等。

IgG4 相关性疾病的诊断标准如下：①体格检查示单个或多个脏器存在弥漫性或局限性肿大。②血清学检查示血清 IgG4 水平≥1.35g/L。③组织病理学检查示淋巴细胞、浆细胞大量浸润及纤维化；IgG4$^+$ 浆细胞浸润，IgG4$^+$/IgG$^+$ 浆细胞比 >40%，且 IgG4$^+$ 浆细胞超过 10 个 / 高倍视野。确诊：① + ② + ③；拟诊：① + ③；疑诊：① + ②。当患者以某一器官表现为主时，若满足该器官的特异性诊断标准，亦可明确诊断为 IgG4 相关性疾病。

（四）影像学表现

1. 最佳诊断线索　双侧泪腺对称性弥漫肿大；双侧眼眶多条眼外肌增粗，肌腱和肌腹同时增粗；三叉神经分支受累、增粗；可伴有眼外腺体肿大，如腮腺、颌下腺等的肿大。

2. 发生部位　IgG4 相关性眼病最常累及双侧泪腺，其次易累及眼外肌、三叉神经分支、眶脂体、球后筋膜囊、视神经鞘膜等结构，结膜受累较少见。三叉神经分支受累中以额神经受累最为常见。

3. 形态学表现　眶内结构的受累可表现为局灶性结节或肿块，也可形成眼眶内弥漫性病变。IgG4 相关性眼外肌炎常表现为眼外肌增粗，肌腹及肌腱均增粗。

4. 病变数目　病变可只累及眼眶内一种结构，也可表现为多结构受累。除眼眶受累外，还可伴有全身其他器官的 IgG4 相关性疾病，如 IgG4 相关性胰腺炎、IgG4 相关性唾液腺炎、IgG4 相关性腹膜后纤维化等疾病。

5. CT 表现

（1）平扫表现：病变局限者，多表现为密度均匀、一致的等密度肿块（与肌肉相比）；累及眶脂体的弥漫性病变，多表现为边界不清、密度不均匀的片絮状软组织密度影，可呈网格状改变。出血、坏死及钙化少见。

（2）增强扫描表现：一般可出现中等至明显强化，强化可均匀或不均匀。

6. MRI 表现

（1）T$_1$WI 表现：与脑实质相比，病变多呈等或稍低信号，信号多均匀（图 3-6-2A）。

（2）T$_2$WI 表现：信号表现多样，以炎症细胞浸润为主时，病变多呈等或略高信号，以纤维增生为主时，病变多呈略低信号或不均匀等、低混杂信号（图 3-6-2B）。

（3）DWI 表现：与脑实质相比，病变多呈等信号。

（4）增强及动态增强表现：病变多明显强化，强化可均匀或不均匀，动态增强曲线多呈速升平台型。除显示病变本身外，通过增强扫描还可较好地评估三叉神经分支受累情况，观察图像时应注意颅底孔道内的异常强化（图 3-6-2C～F）。

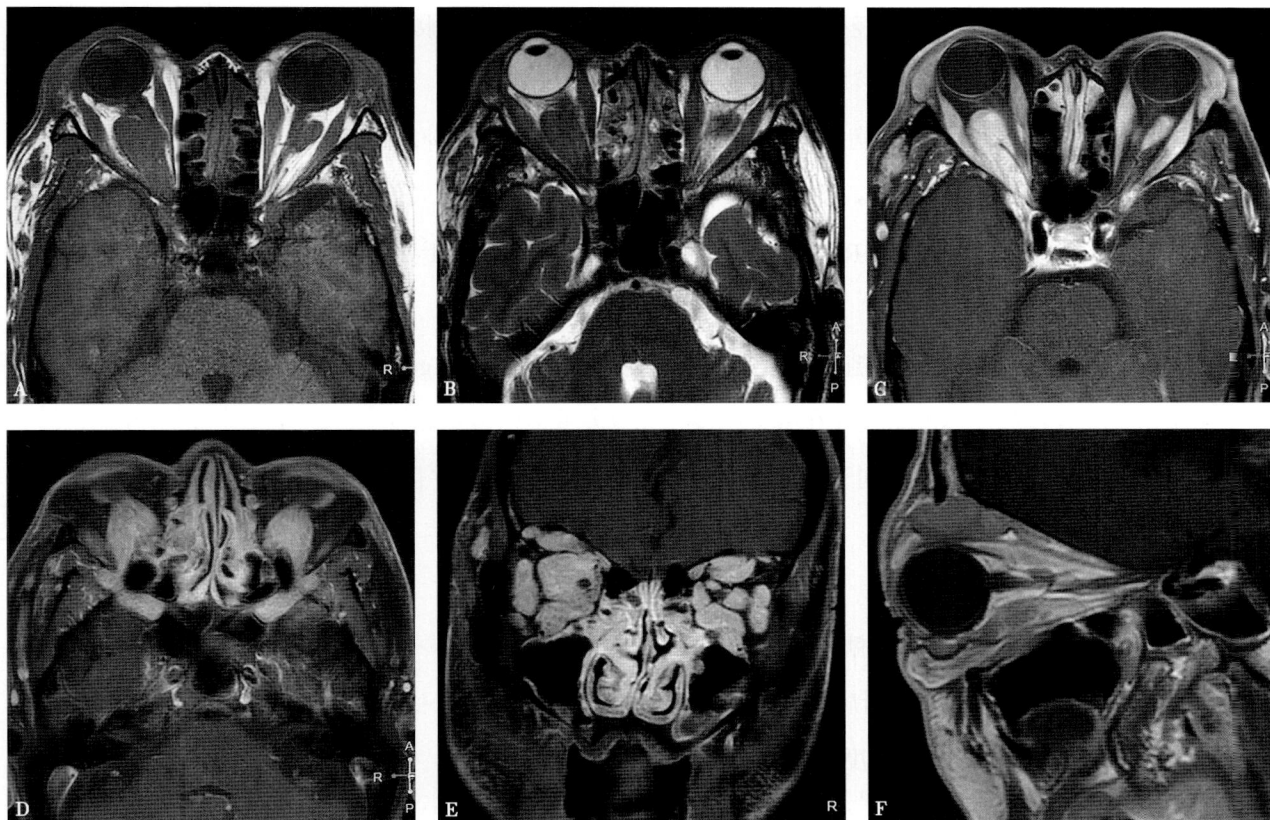

图 3-6-2　IgG4 相关性眼病

A～F 为同一患者。A. MR 横断面 T$_1$WI，示双侧眼球突出，泪腺增大，双侧眶内段视神经鞘膜周围包绕结节状及团块状等信号影；双侧内直肌及外直肌增粗，同时可见双侧颞部皮下等信号结节；双侧筛窦黏膜增厚；B. 横断面 T$_2$WI，示双侧肿大的泪腺、双侧增粗的眼外肌、双侧眶内段视神经鞘膜周围病变及双侧颞部皮下病变均呈略低信号，双侧筛窦黏膜增厚，且不均匀等、高信号；C. MR 增强后横断面 T$_1$WI 脂肪抑制图像，示病变明显强化，强化较均匀；D、E. 分别为 MR 增强后横断面 T$_1$WI 脂肪抑制图像和增强后冠状面脂肪抑制图像，示病变包绕在眶内段视神经周围，双侧多条眼外肌增粗伴明显强化，病变累及双侧翼腭窝及三叉神经分支（双侧鼻睫神经、泪腺神经及眶下神经）走行区；F. MR 增强后矢状面 T$_1$WI 图像，示额神经不均匀增粗伴明显强化。

7. 影像学检查方法选择　MRI 可明确显示示病变发生的部位、数量及累及范围，其信号特征可在一定程度上反映病变所处时期，是 IgG4 相关性眼病的首选检查方法。

（五）鉴别诊断

1. 眼眶淋巴瘤　①多见于中老年女性，黏膜相关淋巴组织淋巴瘤最常见，可原发于眼眶，也可是全身淋巴瘤一部分。②多起源于眼睑、结膜、泪腺等眼眶前部组织，向眼眶后部蔓延生长，多呈铸型生长，包绕眼球。邻近眶壁可无明显骨质破坏或出现虫蚀样骨质破坏,骨质破坏程度多轻微。③以炎症细胞浸润为主的 IgG4-ROD 在信号上较难同淋巴瘤鉴别,而 IgG4-ROD 的病理改变以纤维化为主时,其 T_2WI 信号多低于淋巴瘤。④眼眶淋巴瘤弥散受限程度较重,DWI 信号多高于 IgG4-ROD。⑤部分 IgG4 相关性眼病可以合并淋巴瘤。

2. 甲状腺相关性眼病 ①患者常有特征性眼睑征和甲状腺功能异常。②以眼外肌增粗为主要表现,一般无弥漫性泪腺肿大和三叉神经分支增粗。③双侧、多发、对称性眼外肌增粗,肌腹增粗为主,肌腱多不受累。

3. 急性泪腺炎 ①多单眼发病,好发于青壮年,多表现为上睑红肿,结膜充血,可有发热和局部压痛。②泪腺弥漫性增大,形态基本正常,密度正常或增高,呈轻、中度强化。③一般治疗后效果好;如果治疗效果差,反复发生,就要考虑到 IgG4-ROD 的可能。血清 IgG4 检查有助于鉴别诊断。

(六)治疗及预后

1. 治疗方案选择 研究发现糖皮质激素治疗可明显减轻大多数 IgG4-ROD 患者的临床症状,但是仍有一部分患者对激素治疗不敏感或存在激素减量期间复发或对激素不耐受。

免疫抑制剂和利妥昔单抗有利于持续减轻患者症状,减少复发,并且对于激素无效的难治性患者具有一定疗效。

2. 用药方案

(1)诱导缓解治疗:中等剂量糖皮质激素,相当于口服泼尼松 0.5～0.6mg/(kg·d),是目前最常推荐的起始用量。初始剂量治疗 2～4 周病情有效控制后可规律减量,每 1～2 周减 5mg。当泼尼松降至 20mg 时,可根据病情适当放慢减药的速度。

(2)维持治疗:经诱导缓解后,小剂量糖皮质激素(泼尼松≤10mg/d)维持治疗可降低复发率,维持治疗时间根据患者受累部位、症状、血清学指标、影像学检查和是否存在糖皮质激素治疗不良反应等决定,推荐疗程 1～3 年。

3. 预后 激素治疗可迅速缓解患者症状。治疗 1 周以上,眼球突出度可降至正常;治疗 1～2 个月后,组织肿大和视力可恢复正常;痊愈至少需 5 个月。停用激素治疗后疾病易复发,因此,有必要在症状缓解后采取氢化泼尼松维持给药或者联合使用一种免疫抑制剂和/或生物制剂如硫唑嘌呤、吗替麦考酚酯、利妥昔单抗,以预防复发或用于再发疾病的治疗。

(七)关键要点

①血清 IgG4 水平升高,激素治疗有效。②双侧泪腺对称性弥漫肿大;双侧眼眶多条眼外肌增粗,肌腱和肌腹同时增粗;三叉神经分支受累、增粗。③可合并全身其他器官 IgG4 相关性疾病。

第三节 朗格汉斯细胞组织细胞增生症

（一）概述

1. **概念** 朗格汉斯细胞组织细胞增生症（Langerhans cell histiocytosis，LCH）是一组以朗格汉斯细胞（Langerhans cell，LC）增生为特点的病变，早期研究根据其病变部位及范围将其分为三种类型：①单系统、单病灶，即嗜酸性肉芽肿；②单系统、多病灶，即汉 - 许 - 克病（Hand-Schüller-Christian disease）；③多系统、多病灶，即莱特勒 - 西韦病（Letterer-Siwe disease）。随着电镜和免疫组织化学技术的进步，近年来，研究者发现上述综合征的病理表现基本类似，因此，国际组织细胞协会将上述三类综合征统一命名为朗格汉斯细胞组织细胞增生症。根据最新的分类标准，将LCH划分为组织细胞/网状细胞增殖性疾病。

2. **人口统计学特点** LCH可在各个年龄段发病，不同的年龄段人群的发病率不同，约75%的患者在10岁以内发病，30岁以内发病者占90%，高发年龄为1～3岁，男、女发病率的比例为（1.2～1.5）：1。

3. **病因** 朗格汉斯细胞组织细胞增生症的病因及发病机制尚不清楚。目前多认为该病是细胞增殖失调所致，朗格汉斯细胞在易感个体内产生缺陷，引起免疫反应或炎症反应，导致有缺陷的朗格汉斯细胞克隆、增生，同时诱导正常的朗格汉斯细胞与其他细胞相互作用，导致组织损害的发生。其他可能原因还包括基因突变、免疫紊乱、细胞因子的异常表达、病毒感染及环境刺激等因素，也有学者认为该病是一种肿瘤性疾病。

（二）病理学表现

1. **大体病理学表现** 病变表现为软的肉芽肿样组织，呈灰红色或棕色，偶见黄色脂肪块。

2. **组织学表现** 朗格汉斯细胞常弥漫排列，疏密不一，呈网状、串簇状或片状，其间可夹杂数量不等的淋巴细胞、巨噬细胞、嗜酸性粒细胞、中性粒细胞、浆细胞及小血管，可呈肉芽组织样和肉芽肿性炎的背景。早、中期病变以组织细胞为主，晚期病变纤维化明显，病变中朗格汉斯细胞减少，淋巴细胞、浆细胞相对较多。

（三）临床表现

嗜酸性肉芽肿型LCH的临床症状多较轻，最常表现为单侧或双侧眼球突出，其他症状还包括眼睑肿胀、局部皮肤红肿、头痛、眶周痛、上睑下垂、眼球运动受限、视神经萎缩、视盘水肿。汉 - 许 - 克病多见于5岁以下儿童，男性患者多于女性，该病多以颅骨多灶性骨质破坏、眼球突出及尿崩症三联征为表现。莱特勒 - 西韦病多发生于婴儿期，多累及内脏器官、皮肤及骨髓，累及眼眶时表现为眼球突出、眼睑红肿、上睑下垂，患者的全身症状显著，常在发病后数周至1～2年内死亡。

LCH诊断标准：初诊仅依据病理检查光镜所见典型的LCH细胞。若要诊断则需要光镜检查结果加以下4项指标中≥2项指标呈阳性：①三磷酸腺苷酶；②CD31/S-100蛋白；③α-D-甘露糖酶；④花生凝集素受体。确诊是在光镜检查结果呈阳性的初诊基础上，外加以下3项指标中≥1项指标呈阳性：①朗格素阳性；②CD1a抗原（T6）阳性；③在电镜检查中发现病变细胞内含伯贝克颗粒（Birbeck granule）。

（四）影像学表现

1. 最佳诊断线索 10岁以下儿童，突眼；眼眶外侧壁、上壁交界区软组织肿块伴溶骨性骨质破坏，边缘清晰、锐利，呈刀切状，无硬化缘；临床症状轻，与骨质破坏程度不相符。

2. 发生部位 在头颈部以额骨受累最为常见，眼眶的病变通常位于上壁或外上壁，常累及额颧缝，病变以骨为中心，多累及眼眶肌锥外间隙，肌锥内间隙很少受累，病变易延伸到颞窝或颅中窝，浸润颞肌或硬膜外间隙。

3. 形态学表现 病变多表现为局限性不规则软组织肿块，边缘模糊、无包膜，多与邻近软组织分界不清。

4. 病变数目 在头颈部，病变多表现为单发局限性软组织肿块，少数患者可有多发病变或合并肝、脾、淋巴结、肺、胸腺等全身其他器官病变。

5. CT表现

（1）平扫表现：病变呈不规则等密度软组织肿块，部分病变中可见骨碎片及小死骨。受累骨质的表现以溶骨性骨质破坏为主，边缘清晰，呈刀切样，无硬化缘（图3-6-3A、B）。

（2）增强扫描表现：病变呈中度至明显强化，强化多不均匀。

6. MRI表现

（1）T_1WI表现：与脑灰质信号相比，病变多呈等或略低信号，信号多均匀（图3-6-3C）。

（2）T_2WI表现：与脑灰质信号相比，病变多呈混杂等或高信号（图3-6-3D）。

（3）DWI表现：与脑实质相比，病变多呈略低信号。

（4）增强扫描及动态增强表现：病变多呈中度至明显强化，强化多不均匀，增强后脂肪抑制图像可清晰显示病变周围组织结构受累情况（图3-6-3E）。动态增强曲线多呈速升平台型及持续上升型。

7. 影像学检查方法选择 HRCT骨窗可清晰、准确地显示该病较具特征性的骨质破坏情况，是该病最重要的影像学检查方法。MRI能更清楚地显示病变侵犯范围，为手术方案的制订和预后评估提供更多客观依据。

（五）鉴别诊断

1. 眼眶转移性神经母细胞瘤 ①胸部或腹部检查中可发现原发病灶。②病变进展速度快，病程较短，患者一般情况较差。③常表现为溶骨性骨质破坏伴骨膜反应，多见放射状骨针。

2. 白血病眼眶浸润（髓系肉瘤） ①儿童多发，进展速度快，多伴有肝脾肿大。②眶壁周围软组织肿块伴溶骨性骨质破坏，边缘模糊、毛糙。③常伴有骨膜反应及广泛的颅底骨髓信号异常。

3. 横纹肌肉瘤 ①病变进展迅速，短期内可明显增大。②病变多位于眼眶的内上部或上部，肿块范围大，肌锥内、外间隙同时受侵。

4. 眼眶骨髓炎 ①临床症状较急，多为鼻旁窦炎或外伤引起的病变。②早期骨质破坏边缘不清，治疗后或在病变晚期可出现骨质硬化。

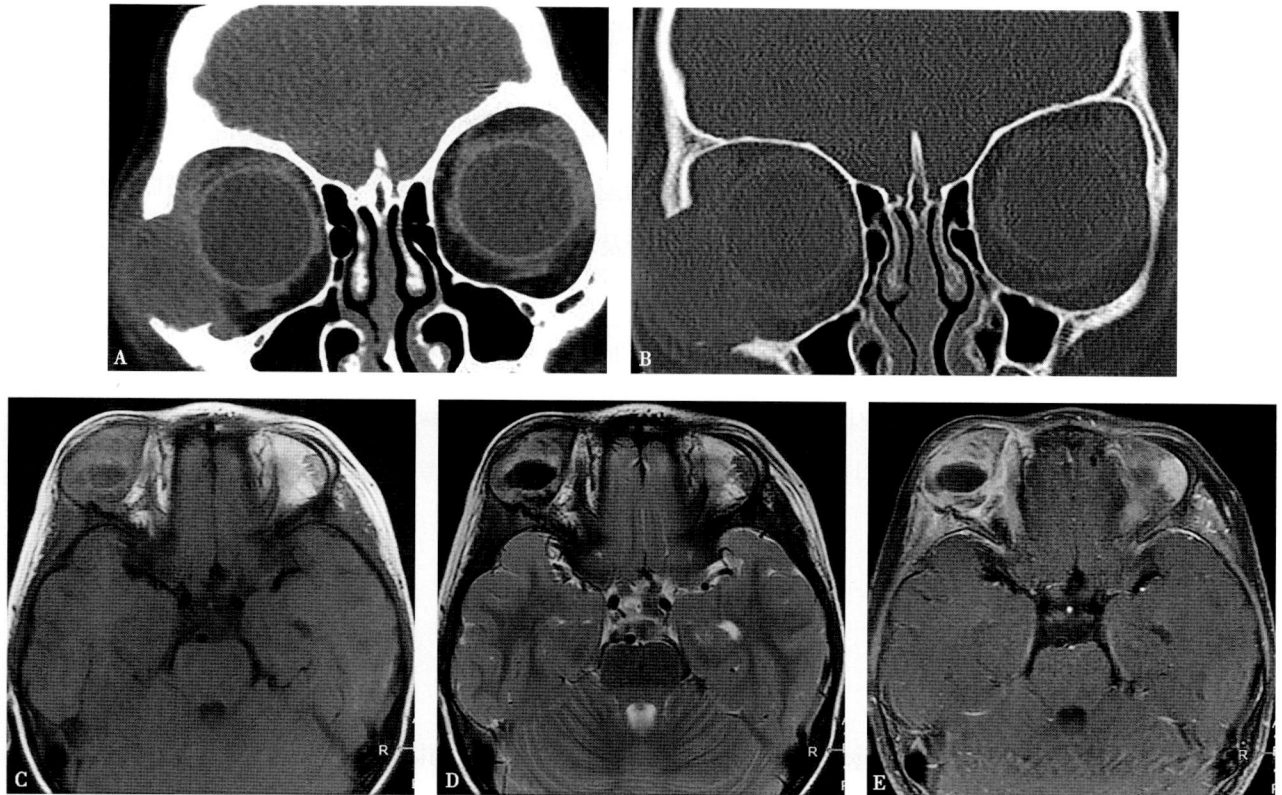

图 3-6-3　朗格汉斯细胞组织细胞增生症累及右侧眼眶

A、B 为同一患者，C～E 为另一患者。A. CT 横断面软组织算法重建图像，示右侧眼眶外侧壁周围不规则软组织密度肿物，密度均匀，向内挤压右侧眼球，肿物与邻近右侧泪腺及眼球壁分界不清；B. CT 横断面骨算法重建图像，示右侧眼眶外壁溶骨性骨质破坏，骨质边缘清晰、锐利，呈刀切状外观；C. MR 横断面 T_1WI，示右侧眼眶外上象限类椭圆形占位，病变信号不均匀，主体呈等信号，病变内出血呈斑片状略低信号区；D. MR 横断面 T_2WI，示病变呈略高信号，病变内出血呈低信号；E. MR 横断面增强后 T_1WI 脂肪抑制图像，示病变呈不均匀强化，病变周围软组织内亦可见边缘不清的条片状强化。

（六）治疗及预后

1. 治疗方案选择　①对仅有皮肤受累的 LCH 患者依然采取观察随访，也可以局部应用皮质激素或氮芥等进行治疗。②对于局限性骨损害，可采取刮除术，也可采取局部注射激素或小剂量放射治疗。③多系统受累的 LCH 患者需进行全身化疗。

2. 多系统受累 LCH 化疗方案　LCH 的化学治疗方案较多，有国际组织细胞协会的 LCH Ⅰ～Ⅳ 方案、日本 LCH 研究组的 JLSG-96/02 方案和欧洲的 DAL-HX83/DAL-HX90 方案等。以下以 JLSG-96 方案为例。

（1）JLSG-96 方案：所有患儿先接受 A 方案诱导治疗，即长春新碱、泼尼松、阿糖胞苷三药联合治疗 6 周，诱导有效者接受 A 方案维持治疗，诱导反应不佳者接受 B 方案诱导治疗，即柔红霉素、环磷酰胺、长春新碱、泼尼松四药联合治疗 6 周，之后进入维持治疗阶段，即表柔比星、长春新碱、泼尼松、甲氨蝶呤四药联合治疗与环磷酰胺、长春新碱、泼尼松三药联合治疗交替进行 6 个月。

（2）JLSG-96 方案疗效：对于单系统、单部位 LCH 和多系统、多部位 LCH，该方案的有效率分别为

96.9%、78.0%，复发率分别为 28.1%、45.3%，尿崩症的发生率分别为 3.1%、8.9%，患者的 5 年存活率为 100.0%、94.4%。

3. 预后 ①尽管单系统受累的 LCH 患者有可能出现骨折、皮肤破坏等并发症，但除肺部 LCH 外，其余单系统 LCH 都有较佳的预后，且病变往往会自行消退。②LCH 累及多个器官或系统时预后则较差，侵犯的器官数越多则患者的预后就越差。③LCH 的预后及转归也与发病年龄、累及器官的损伤程度有关。

（七）关键要点

①20 岁以下的儿童及青少年，特别是 10 岁以下儿童发生眼球突出。②影像学多表现为位于额骨、眼眶外侧壁、眼眶上壁的软组织肿块伴溶骨性骨质破坏，骨质破坏边缘清晰、锐利，呈刀切状，无硬化缘。③患者的临床症状较轻，与骨质破坏程度不相符。综合以上表现可以考虑到 LCH 的诊断。

第四节　韦格纳肉芽肿

（一）概述

1. 概念　韦格纳肉芽肿（Wegener granulomatosis，WG）是一种病因不明的非感染性坏死性系统性血管炎性疾患，常累及上、下呼吸道和肾脏，病变仅局限于一个解剖学部位而未累及多系统者称为局限性 WG。目前多将 WG 与显微镜下多血管炎（MPA）并称为抗中性粒细胞胞质抗体（ANCA）相关性血管炎。据报道，WG 患者中眼部受累者所占的比例可高达 50%，其中约 15% 患者以眼部症状为首发表现。WG 为致死性疾病，超过 90% 未经治疗的患者可在 2 年内死亡。

2. 人口统计学特点　WG 可发生于任何种族、任何年龄的人群。男性发病率略高于女性，发病年龄范围为 5～91 岁，但中年人多发，40～50 岁是发病的高峰年龄，平均发病年龄为 41 岁。据统计，在美国 WG 的患病率为 3/10 万，患者中白种人占 90% 以上。在欧洲 WG 的患病率为（24～157）/100 万。

3. 病因　WG 的病因尚不清楚，但目前多认为其是一种自身免疫性疾病，可能是遗传因素和环境因素相互作用的结果。近年的研究中发现，抗中性粒细胞胞质抗体（antineutrophil cytoplasmic antibody，ANCA）的水平与该病的发病和严重程度密切相关，可作为 WG 患者的血清标志物。ANCA 的产生可能与患者的自身免疫紊乱有关，也有可能和外源性病原体感染，特别是金黄色葡萄球菌感染相关。而患者体内产生的 ANCA 可以结合并激活中性粒细胞，使之释放氧自由基、溶解酶、炎症因子等，还可诱导形成免疫复合物，损伤血管内皮细胞，从而导致血管炎的发生。

（二）病理学表现

WG 的典型病理改变有三种：坏死、肉芽肿和血管炎。肉芽肿的中心为坏死灶，坏死灶中可以有多形核中性粒细胞或者无细胞。坏死灶可以呈团块状，也可以呈地图状。坏死灶周围有呈栅栏状排列的上皮样巨噬细胞、CD4[+] T 细胞、CD8[+] T 细胞、组织细胞、CD20[+]B 细胞、中性粒细胞、嗜酸性粒细胞、CD68[+] 巨噬细胞及 CD68[+] 多核巨细胞等。血管炎主要侵犯小到中等的血管，包括小动脉、小静脉、毛细血管、中动脉，受累血管周围有多形核白细胞浸润，血管内皮细胞可出现纤维素样坏死。

（三）临床表现

眼眶 WG 可原发于眼眶或由邻近鼻旁窦病变扩展累及所致，WG 可累及眼眶的任何区域，主要表现为眼球突出、视神经损伤、眼肌损伤、结膜炎、角膜溃疡、表层巩膜炎、虹膜炎、视网膜血管炎及视力障碍等，其中靠近角膜缘的巩膜结节、坏死及睫状体坏死性肉芽肿被认为是 WG 累及眼眶的一种特征性表现。大部分眼眶病变的 WG 患者同样有鼻旁窦疾病的症状和体征，后者的早期表现为一般鼻旁窦炎征象，随着病情进展可出现鼻中隔穿孔、鼻骨破坏、鞍鼻等表现，咽鼓管阻塞可引发中耳炎，鼻泪管阻塞所引起的溢泪也是 WG 的常见表现。此外，部分患者还可出现全身症状，如不适、发热、乏力、消瘦等。

目前，WG 的诊断标准采用美国风湿病学会于 1990 年发布的分类标准。①鼻或口腔炎症：痛性或无痛性口腔溃疡，脓性或血性鼻腔分泌物。②胸片异常：胸片显示结节、固定浸润病灶或空洞。③尿沉渣异常：镜下血尿（红细胞＞5 个／高倍视野）或出现红细胞管型。④病理性肉芽肿性炎性改变：动脉壁、动脉周围或血管（动脉或微动脉）外区域有中性粒细胞浸润形成肉芽肿性炎。符合以上 2 条或 2 条以上时可诊断为 WG，诊断的灵敏度和特异度分别为 88.2% 和 92.0%。

（四）影像学表现

1. **最佳诊断线索**　位于眼眶脂肪间隙的浸润性软组织肿块，伴有鼻中线广泛骨质破坏，残余骨质硬化，呈双线征改变，鼻腔和鼻旁窦缩窄。

2. **发生部位**　原发于眼眶的病变表现多样，眶脂体、眼球壁、眼外肌、视神经鞘膜、泪腺均可受累。继发于鼻腔、鼻旁窦病变者多表现为眶壁周围、眶脂体局限性或弥漫性受累，肌锥内、外间隙均可受累。

3. **形态学表现**　眶内结构受累表现多样，累及眶脂体者多表现为斑片状弥漫累及眼眶肌锥内、外间隙，边缘不清；累及泪腺者可表现为泪腺弥漫性肿大；累及眼外肌者可表现为受累眼外肌增粗，肌腱、肌腹均增粗；累及视神经鞘时可表现为视神经鞘膜增厚、模糊；累及眼球壁者可表现为眼球壁弥漫性增厚且边缘较模糊。

4. **病变数目**　眼眶原发性 WG 和原发于鼻腔而累及眼眶的 WG 病例中，均易出现眼眶内多结构受累，部分病例病变可只累及眶内单一结构。此外，还可伴有全身其他器官受累，如肺部和肾脏受累。

5. CT 表现

（1）平扫表现：眼眶原发性 WG 表现多样且不具有特征性，眼眶内各结构包括眶脂体、眼球壁、眼外肌、视神经鞘膜及泪腺均可受累。累及眶脂体者表现为脂肪间隙密度不均匀增高，边缘模糊；累及眼外肌者表现为受累眼外肌增粗，肌腱、肌腹多同时增粗；累及泪腺者表现为泪腺弥漫性肿大；累及眼球壁者可表现为眼球壁增厚等。继发于鼻腔病变者较具特征性，主要表现为中线区（鼻甲、鼻中隔等结构）骨质破坏，鼻背部塌陷，鼻腔缩窄，受累鼻旁窦黏膜增厚，窦壁骨质增生、硬化，呈双线征改变，病变经鼻腔、鼻旁窦浸润邻近眶内结构（图 3-6-4A、B）。

（2）增强扫描表现：病变呈中度至明显强化，强化多不均匀。

6. MRI 表现

（1）T₁WI 表现：与脑灰质信号相比，病变多呈等信号，信号多均匀（图 3-6-4C、D）。

（2）T₂WI 表现：与脑灰质信号相比，早期病变多呈等信号，晚期病变纤维化显著，多呈略低信号（图 3-6-4E）。

（3）DWI 表现：与脑实质相比，病变多呈略低信号。

（4）增强扫描表现：病变多呈中度至明显强化，强化多不均匀，增强后脂肪抑制图像可清晰显示病变向周围侵犯的范围，除眶内结构外，颅底孔道也是观察的重点部位（图 3-6-4F）。

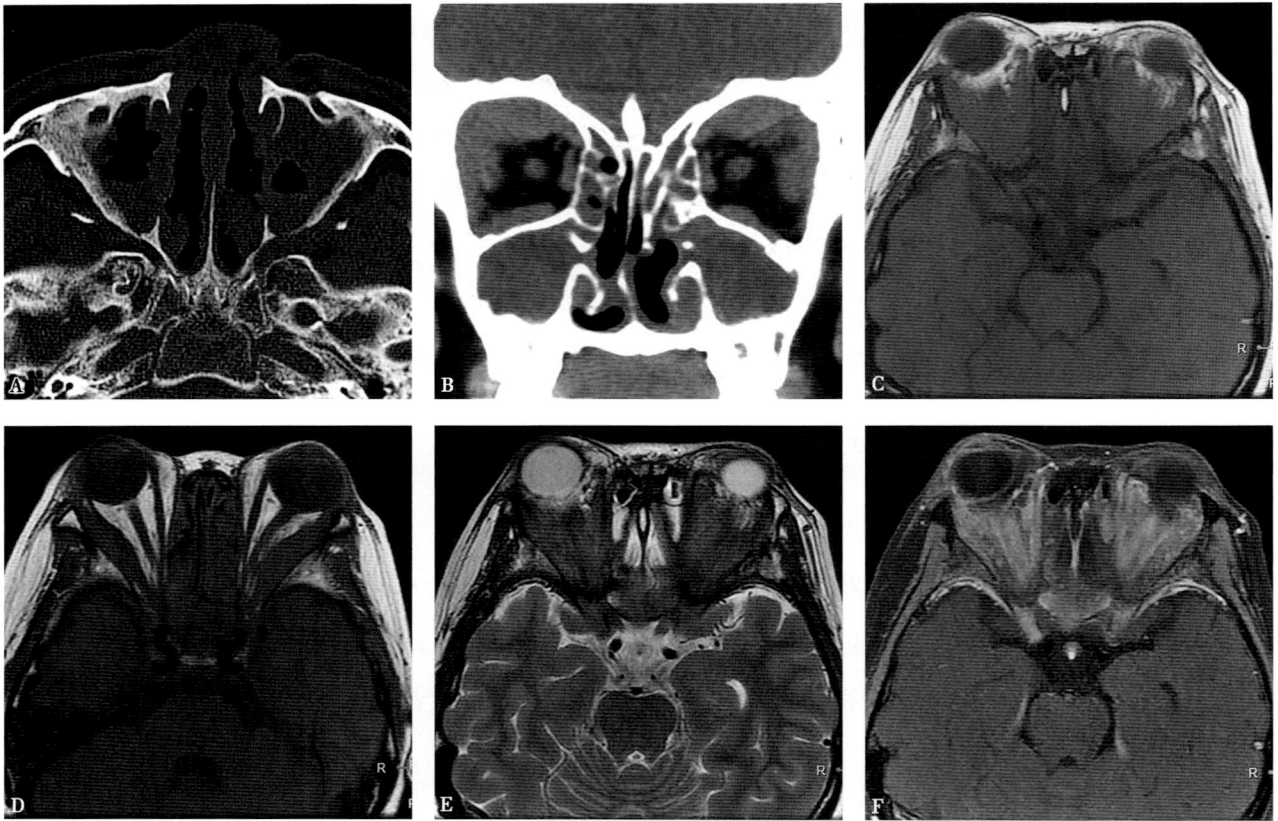

图 3-6-4 鼻腔 - 鼻旁窦韦格纳肉芽肿累及双侧眼眶

A～F 为同一患者。A. CT 横断面骨算法重建图像，示鼻背部软组织塌陷，双侧鼻腔缩窄，双侧上颌窦骨壁增生、肥厚，呈双线征改变；B. CT 冠状面软组织算法重建图像，示双侧筛窦、上颌窦内充满软组织密度影，双侧鼻腔边缘软组织增厚；双侧眼眶外上象限肌锥外间隙中，可见围绕眶周的不规则团块状软组织影，密度均匀，病变与邻近上斜肌、眼上肌群及外直肌分界不清；C，D. MR 横断面 T₁WI，示病变呈等信号，边缘模糊，双侧眼球受压前移；双侧外直肌肌腹及肌腱增粗，呈等信号；E. MR 横断面 T₂WI，与脑皮质相比，病变呈混杂略低信号；F. MR 横断面增强后 T₁WI 脂肪抑制图像，示病变呈不均匀中度强化。

7. 影像学检查方法选择 HRCT 骨窗可清晰、准确地显示鼻腔中线区骨质破坏、鼻腔缩窄及鼻旁窦窦壁骨质增生硬化情况，有助于病变的诊断与鉴别诊断。MRI 能更清楚地显示病变侵犯范围和信号特点，可为病变分期及预后评估提供更多客观依据。

（五）鉴别诊断

1. 眼眶蜂窝织炎　①起病急，临床症状及实验室检查均有相应的阳性表现。②常伴有鼻腔、鼻旁窦感染、手术及外伤等病史，局部眶壁可出现骨质缺损区或薄弱区。

2. IgG4 相关性眼病　①血清 IgG4 水平升高，激素治疗有效。②双侧泪腺对称性弥漫肿大最为常见，其他表现还包括双侧眼眶多条眼外肌增粗（肌腱和肌腹同时增粗）、三叉神经分支受累增粗及合并全身其他器官 IgG4 相关性疾病。

3. 致死性中线肉芽肿　①来源于 T 细胞或杀伤 T 细胞的淋巴瘤，表现为进行性肉芽肿增殖性溃疡性病变，又称 Stewart 型肉芽肿、坏死性肉芽肿。②病程短，常导致患者面部毁坏而致死，预后差，患者多在短期内死亡。

（六）治疗及预后

1. 治疗方案选择

（1）药物治疗：联合应用免疫抑制剂和糖皮质激素为 WG 诱导缓解期的首选治疗方案。

（2）手术治疗：主要针对非活动期病变，目的是缓解局部症状如鞍鼻畸形等。对于肾衰竭晚期的 WG 患者，可行肾脏移植。

（3）眼科治疗：联合全身药物治疗和眼科早期干预可以减轻眼部病损程度。

（4）抗感染治疗：金黄色葡萄球菌是加重 WG 的一个重要因素，抗感染治疗可显著减少 WG 的复发。

（5）血浆置换：血浆置换主要用于治疗发生急性肾衰竭和急性肺出血的 WG 患者。此外，在药物治疗的同时加用血浆置换有利于肾功能的恢复。

2. 韦格纳肉芽肿的标准治疗方案　每日口服环磷酰胺和糖皮质激素，通常口服环磷酰胺 2mg/（kg·d），对病情平稳患者可用 1mg/（kg·d），服药至少持续到临床缓解 1 年后。但在出现危及生命的并发症时，剂量可提高到 3～5mg/（kg·d）。糖皮质激素多从大剂量开始使用，通常超过 1mg/（kg·d），当发现临床症状有改善后，可逐渐减量，持续数月，直到停药。

3. 预后　未经治疗的 WG 患者预后很差，90% 以上未经治疗的 WG 患者在 2 年内死亡，死因通常是呼吸衰竭或 / 和肾衰竭。随着糖皮质激素、环磷酰胺和其他免疫抑制剂的应用，WG 患者的生存率明显提高，但近半数的患者在治疗后出现复发。初次诊断时的血浆肌酐水平是预后评估的重要指标，基础血肌酐水平 <1.7mg/dL 的患者 10 年生存率为 89%，而肌酐 >1.7mg/dL 时，患者的 10 年生存率仅为 24%。此外，年龄较大的患者以及全身型 WG 患者预后较差。

（七）关键要点

①眼眶 WG 多由邻近鼻旁窦病变扩展累及所致。②多表现为鼻腔中线区骨质破坏，鼻背部塌陷，鼻腔缩窄；受累鼻旁窦黏膜增厚，窦壁骨质增生、硬化，呈双线征改变；鼻腔、鼻旁窦病变浸润邻近眶内结构。③鼻黏膜活检和实验室 ANCA 检查有助于病变的确诊。

第五节 结核病的眼部表现

（一）概述

1. **概念** 眼结核（ophthalmic tuberculosis）是一种罕见的眶内组织受到结核分枝杆菌感染所引起的干酪样坏死性肉芽肿。眼结核可以是原发性的也可以是继发性的，原发眼结核多由眼睑皮肤外伤后结核分枝杆菌直接侵入所致，继发感染多是由血行播散传染所致。眼部组织除晶状体外均可发生结核，常见的疾病类型包括葡萄膜炎、间质性角膜炎、视网膜炎、巩膜炎、眶内脓肿、视神经病变和脑神经麻痹等，其中葡萄膜炎最为常见。

2. **人口统计学特点** 总体发病率较低，结核性眼部病变占全身结核病的 0.1%～1.5%，多见于患有活动性结核的青年和儿童，无性别差异。

3. **病因** 结核分枝杆菌首次入侵人体时，早期机体以巨噬细胞杀菌为主；2～4 周内机体免疫应答尚未出现，在该时期可出现一定程度的结核分枝杆菌血行播散，侵及肺、肾、骨、脑膜、眼等器官。发生原发感染 4 周后，可形成 T 细胞介导的迟发型变态反应。

（二）病理学表现

1. **大体病理学表现** 脉络膜结核瘤可以孤立存在，也可由一个大结节和数个小结节集合而成，大小不等，伴有干酪样坏死，一般在 5～15mm 之间，形状如蘑菇或呈半球状，更大者少见。病变无包膜、色灰黄、质软，常伴有视网膜脱离。

2. **组织学表现** 典型的病理改变为结核结节，亦称结核肉芽肿，其构成是中央为干酪样坏死，周边为由类上皮细胞为主要成分的细胞团，其中可见较大的多核巨细胞、淋巴细胞等炎症细胞，外周围绕淋巴细胞及纤维细胞，进行抗酸染色时，有时可以找到抗酸杆菌。有时病变不典型，无法找到多核巨细胞及干酪样坏死，仅见弥漫性分布的淋巴细胞和由少量类上皮细胞组成的结节。

（三）临床表现

眼结核的临床症状不典型，全身症状常不明显或被局部症状所掩盖。患者多以眼眶肿块、眼球突出等眼部症状就诊于眼科，而非因全身症状就诊于内科。葡萄膜结核的发病较为隐蔽，以渗出型为主的患者眼底可见圆形或椭圆形黄白色斑，其直径大小为 1～2 个视盘直径，周围有小出血点，血管旁常有白鞘。结核球多见于幼儿和青年，可单发或多发，病变局限于后极部，呈半球状隆起，周围有卫星样小结节和小出血灶。进行荧光素眼底血管造影时，眼球后极部在早期就可出现均匀一致的强荧光区，边界清晰，荧光逐渐增强，无明显渗漏，周围可见出血性遮蔽荧光。

眼结核的诊断主要根据眼部症状，同时结合针对结核的特殊检查结果进行综合分析判断。主要的特殊检查包括胸部影像学检查、结核分枝杆菌抗酸染色及培养、结核菌素皮肤试验、基因诊断及 γ 干扰素释放试验等。

（四）影像学表现

1. 最佳诊断线索　眼球后极部丘状等 T_1、等 T_2 信号肿块，边缘模糊，可伴有球后筋膜囊增厚；在肺部影像学检查中发现活动性肺结核表现。

2. 发生部位　病变发生部位及影像表现多样，可累及虹膜睫状体、视网膜脉络膜复合体、巩膜、球后筋膜囊等眼球结构，也可累及眼睑、泪腺及眶脂体等球外结构，可出现单一结构受累也可出现多结构受累。其中以眼球后极部脉络膜受累较为常见。

3. 形态学表现　结核瘤多表现为丘状、半圆形或匍匐状肿块，多位于眼球后极部。其他表现还可包括虹膜睫状体、巩膜、球后筋膜囊等结构不同程度增厚，眼睑、泪腺肿大，眶脂体弥漫性密度或信号异常等。

4. 病变数目　眼结核可单眼发病，也可双侧受累，常表现为眼睑、泪腺、眶脂体、虹膜睫状体、视网膜脉络膜复合体、巩膜、球后筋膜囊等多结构受累，少数病例中病变只累及眼眶内单一结构。

5. CT 表现　眼结核表现多样，不具特征性，可表现为患侧眼睑、泪腺弥漫性肿胀，虹膜睫状体、眼球壁、球后筋膜囊等结构不同程度增厚，眶脂体密度不均匀增高，视神经眶内段增粗等表现。

脉络膜结核瘤较为多见，多表现为位于眼球后壁的丘状软组织肿物，与肌肉相比多呈等密度，密度多较均匀，较少出现钙化，病灶周围可出现视网膜脱离及视网膜下积液等表现。在肺部影像学检查中多可发现活动期结核病灶。

6. MRI 表现

（1）T_1WI 表现：脉络膜结核瘤与脑皮质相比多呈等信号，信号均匀或不均匀，部分病灶中可见斑片状 T_1 低信号影。视网膜下积液可表现为丘状或 V 形的等或略低 T_1 信号影（图3-6-5A）。

（2）T_2WI 表现：脉络膜结核瘤与脑皮质相比多呈等或略低信号，信号均匀或不均匀，病变内坏死可表现为斑片状 T_2 高信号影。视网膜下积液可表现为丘状或 V 形的等或高 T_2 信号影（图3-6-5B）。

（3）DWI 表现：脉络膜结核瘤与脑实质相比多呈等信号。

（4）增强及动态增强表现：脉络膜结核瘤在增强后多明显强化，强化多不均匀（图3-6-5C），可见其内部小片状无强化的坏死区，动态增强曲线以持续上升型和速升平台型多见。除观察病变本身外，还应注意其他伴随征象，如病变邻近的球后筋膜囊增厚、强化，部分患者还可同时伴有脑内结核瘤和结核性脑膜炎等表现（图3-6-5D）。

7. 影像学检查方法选择　眼结核的影像学表现不具特征性，MRI 可明确病变的发病部位、范围、信号特点和强化特点，动态增强曲线模式可为病变定性提供更多客观依据，是眼结核的最佳影像学检查方式。

（五）鉴别诊断

1. 脉络膜转移癌　①脉络膜转移癌与脉络膜结核瘤的影像学表现相似，当发现眼球壁上的等 T_1、等 T_2 信号肿块时应当对转移瘤进行排查，脉络膜转移癌及脉络膜结核瘤均多源于肺部原发病变，因此，在诊断之前应当完善肺部影像学检查。②患者年龄较大时，病变进展较快，荧光素眼底血管造影显示病灶区出现荧光较晚，在静脉早期后出现，后期病灶处形成强荧光区。③动态增强曲线多呈速升流出型，流出率较高。

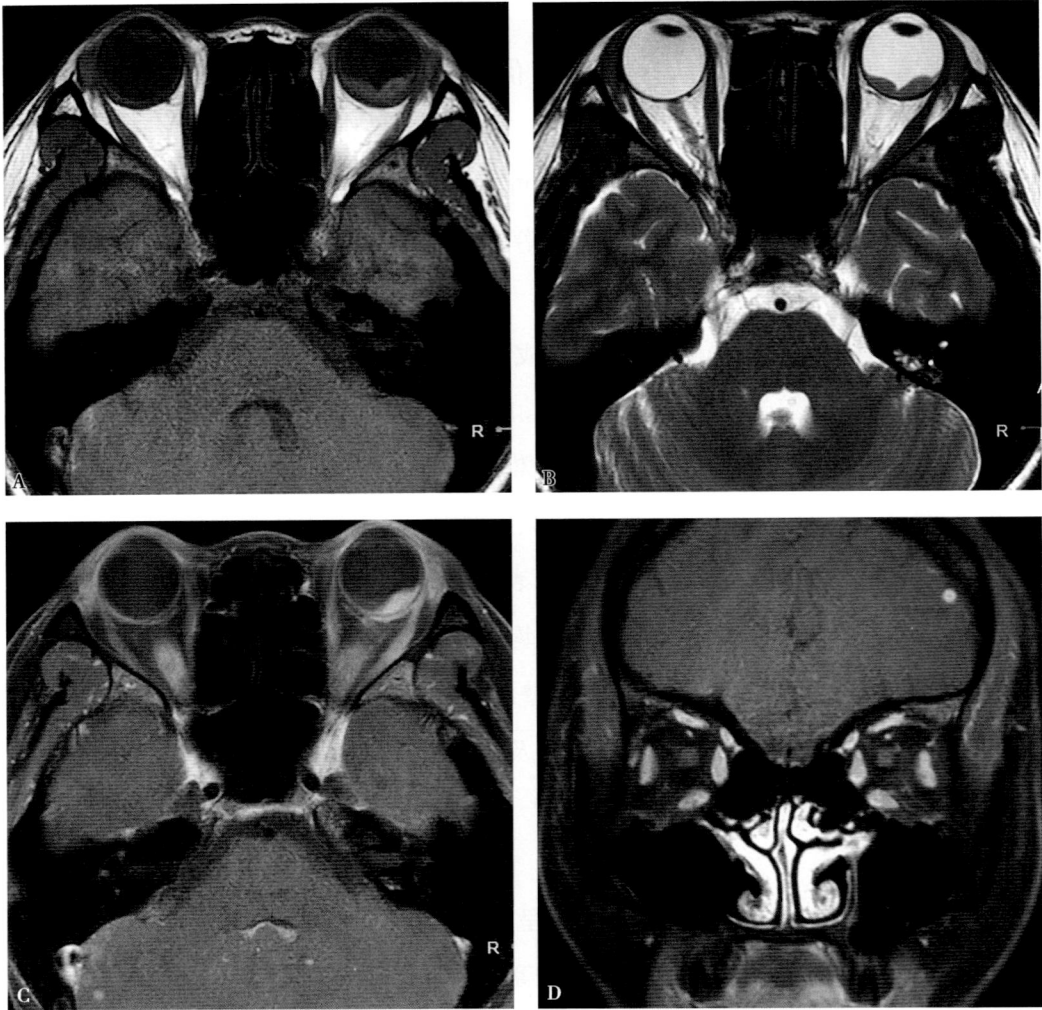

图 3-6-5　结核累及左侧眼球及颅内

A～D 为同一患者。A. MR 横断面 T_1WI，示左侧眼球后壁鼻侧及颞侧两处丘状等信号病变，颞侧病变信号不均，内见斑片状略低信号影；B. MR 横断面 T_2WI，示左侧眼球后壁鼻侧及颞侧两处病变呈等信号，颞侧病变内见高信号影；C. MR 横断面增强后 T_1WI 脂肪抑制图像，示左侧眼球后壁鼻侧病变无强化，为视网膜脱离伴视网膜下积液，而颞侧病变明显强化，强化欠均匀，病变邻近的球后筋膜囊受累后可见其增厚、强化；D. MR 冠状面增强后 T_1WI 脂肪抑制图像，示位于左侧额叶的环形强化的脑内结核瘤。

2. 眼球其他炎性病变　①结核性脉络膜炎需要与化脓性脉络膜炎和自身免疫性脉络膜炎进行鉴别。②化脓性病变起病急、进展快，反复发作，临床感染症状显著。自身免疫性病变需结合实验室检查以确诊。

3. 脉络膜黑色素瘤　①发病年龄为 50 岁左右，单眼发病，荧光素眼底血管造影中可见病灶早期呈斑驳状荧光区，晚期呈弥漫性荧光区，其中夹杂有色素团块性遮蔽荧光及肿瘤坏死性暗区。②该病的 MRI 典型表现为附着于眼球壁的蘑菇状肿块，在 T_1WI 中呈高信号，在 T_2WI 中呈低信号，轻、中度强化。

4. 脉络膜血管瘤　①多于中年以后发病，病变多位于眼底视盘附近，呈圆形或椭圆形橘黄色隆起，荧光素眼底血管造影中可见病变在动脉早期即显荧光，可见血管网形态，随即因渗漏而出现强荧光区。②部分患者可合并颜面部血管瘤（斯德奇-韦伯综合征）；病变在 T_2WI 中呈高信号，增强后明显强化。

（六）治疗及预后

1. 治疗方案选择　①药物治疗是主要治疗手段，多采用异烟肼、利福平等抗结核药与糖皮质激素联合应用。②对于视网膜及脉络膜的新生血管可采用激光等方法治疗。③出现较大脓肿、并发视网膜脱离等情况时，可考虑手术治疗。

2. 用药方案　①在前 2 个月联合应用异烟肼、利福平、乙胺丁醇及吡嗪酰胺四种抗结核药物，然后根据患者对治疗的反应调整药物类型及用量，再持续治疗 4~7 个月。②先联合应用异烟肼、利福平、乙胺丁醇及吡嗪酰胺四种药物 2 个月，接着再合用异烟肼和利福平 4 个月。

3. 预后　患者一经早期诊断，即应采取抗结核药与糖皮质激素联合治疗方法，数月后患者多可治愈，病灶减小或消退，仅留局部瘢痕，视力有望恢复、改善。

（七）关键要点

①儿童或年轻的脉络膜炎患者，病程较长，临床症状不显著；年龄较大的成年患者表现为痛性眼眶肿物，有结核病史和结核中毒症状，则应考虑到结核感染。②眼结核的影像学表现不具特征性。当发现位于眼球后极的丘状等 T_1、等 T_2 信号肿物，肿物在增强后明显强化时，均应考虑到脉络膜结核和脉络膜转移癌，结合肺部影像学检查有助于诊断及鉴别诊断。③除易累及脉络膜外，眼结核还可造成眼眶内多结构受累，如球后筋膜囊增厚、眶脂体密度或信号异常等，也可经血行播散累及颅内，进行 MRI 检查时应全面观察眼部及颅内情况。

第六节　自身免疫病的眼部表现

（一）概述

1. 概念　自身免疫病主要是由针对自身组织的免疫反应所引起的一类可导致相应组织甚至全身器官损伤、功能障碍，且出现相应的免疫学异常与临床表现的疾病。自身免疫病的发病机制十分复杂，常伴有自身反应性淋巴细胞和自身抗体的产生，其病程较长，目前只能对症处理，尚无根治方法。常见的自身免疫病主要包括：自身免疫性溶血性贫血、特发性血小板减少性紫癜、自身免疫性肾小球肾炎、肺出血肾炎综合征（Goodpasture syndrome）、溃疡性结肠炎、Wegener 肉芽肿、IgG4 相关性眼病、慢性活动性肝炎、恶性贫血、萎缩性胃炎、原发性肾上腺皮质萎缩、青少年型糖尿病、多发性硬化、重症肌无力、类风湿性关节炎、系统性红斑狼疮、硬皮病、多发性肌炎、皮肌炎、干燥综合征等 40 多种疾病。在过去，学界习惯根据器官或系统的不同而将自身免疫病当作各个不同的疾病对待，但随着对自身免疫病发病机制的深入研究，目前的研究者多将所有自身免疫病看成一类疾病实体。自身免疫病常累及眼眶，其临床症状、实验室检查结果及影像学表现多样，有待进一步研究。

2. 人口统计学特点　任何年龄、性别均可发病，但在女性中更为常见。

3. 病因　目前认为自身免疫病是环境因素和遗传因素共同作用的结果。引发自身免疫的方式很多，常见的有隔绝抗原及佐剂、与自身抗原相似的外源分子以及基因缺失等，其最终的结果是导致 CD4$^+$ T 细胞活化，一旦 T 细胞被激活，其就会促进自身免疫病的发生。依其分泌的细胞分子类型不同，T 细胞分为 Th1 细胞和 Th2 细胞两个亚群，Th1 细胞亚群促进细胞免疫的发生，促进肿瘤坏死因子的产生，进而造成细胞损伤；Th2 细胞亚群的破坏作用相对较小，其主要作用在于通过促进抗体的产生，对细胞外的入侵者起防御作用。

（二）临床表现

眼眶自身免疫病的表现多样且不具特征性，眼眶多双侧受累，也可只累及一侧，主要表现为受累结构的肿大和功能障碍，最常见的表现是眼球突出，眼眶球后任一结构肿大均可造成患侧眼球不同程度向前移位，严重者多伴有暴露性角膜炎。病变累及泪腺时，可造成泪腺肿大、脱垂，可伴有眼干、眼涩；累及眼外肌时多引起复视及眼球运动障碍；累及眶脂体时多表现为眼球突出、泪腺脱垂及眶脂肪疝；累及视神经时可出现视力下降、视盘水肿或视盘萎缩；累及结膜时可造成眼睑肿胀、结膜充血等；累及海绵窦时主要表现为其周围脑神经功能障碍，可出现眼球固定、瞳孔散大、角膜反射减弱等表现。

（三）影像学表现

根据受累结构不同，病变可有不同影像学表现，其主要影像学表现为受累结构肿大（或增粗）和信号异常，最终可导致病变器官纤维化。累及泪腺者，多表现为泪腺弥漫性肿大，泪腺睑部及眶部多同时受累，在 CT 上多呈均匀等密度，在 MRI 上多表现为泪腺的 T$_2$ 信号减低，呈等或稍高信号，增强后可明显强化，病变晚期泪腺纤维化时，强化程度减低。干燥综合征（Sjögren syndrome）患者除泪腺受累外，腮腺导管扩张被认为是其另一个重要特征，表现为腮腺肿大，其内弥漫分布点状或结节状不均匀信号，整个腮腺呈蜂窝状。累及眼外肌者，常表现为一条或多条眼外肌增粗，边缘毛糙，肌腹及肌腱多同时增粗，而甲状腺相关性眼病多为双侧对称性多条眼外肌肌腹增粗；病变处于急性期时，受累眼外肌的 T$_2$ 信号增高，增强后可见中度至明显强化（图 3-6-6）。累及眶脂体者表现为眶内脂肪增多，其内可见片絮状 T$_2$ 高信号影。视神经脊髓炎谱系疾病常累及视神经，病变急性期常表现为单侧或双侧视盘肿大，视神经增粗，冠状位 STIR 序列图像显示病变的视神经信号增高，增强后病变区出现较明显强化，累及视神经鞘膜者可表现为视神经鞘膜增厚、强化，呈双轨征改变，非活动期病变常造成视神经萎缩、变细。除视神经受累之外，视神经脊髓炎谱系疾病病例中常可见视束、下丘脑、侧脑室周围及脊髓内有多发异常 T$_2$ 高信号灶。福格特 - 小柳 - 原田综合征可累及眼、耳、脑膜、皮肤等多个器官和系统，在眼部主要表现为脉络膜增厚，增强后显著强化，多伴有视网膜脱离及视网膜下积液。IgG4 相关性眼病常造成眶内多结构受累，三叉神经分支增粗是其重要表现之一，其中，最常出现眼上肌群上方的额神经增粗及异常强化，因此对于颅底孔道结构的认识和观察十分重要。总之，眼眶自身免疫性疾病的表现十分复杂，该病可原发于眶内结构或器官，也可继发于全身其他器官病变，还可由眼眶周围结构和器官（如鼻腔、鼻旁窦、脑膜、视路等）病变累及眶内所致。当出现眼眶内多结构或单一结构弥漫性肿大及信号异常并伴有全身其他脏器病变时，在排除常见的眼眶特异性感染、非特异性感染及肿瘤的情况下，应当考虑到自身免疫病的诊断。最终确诊需结合临床检查、影像学检查及实验室检查综合判断。

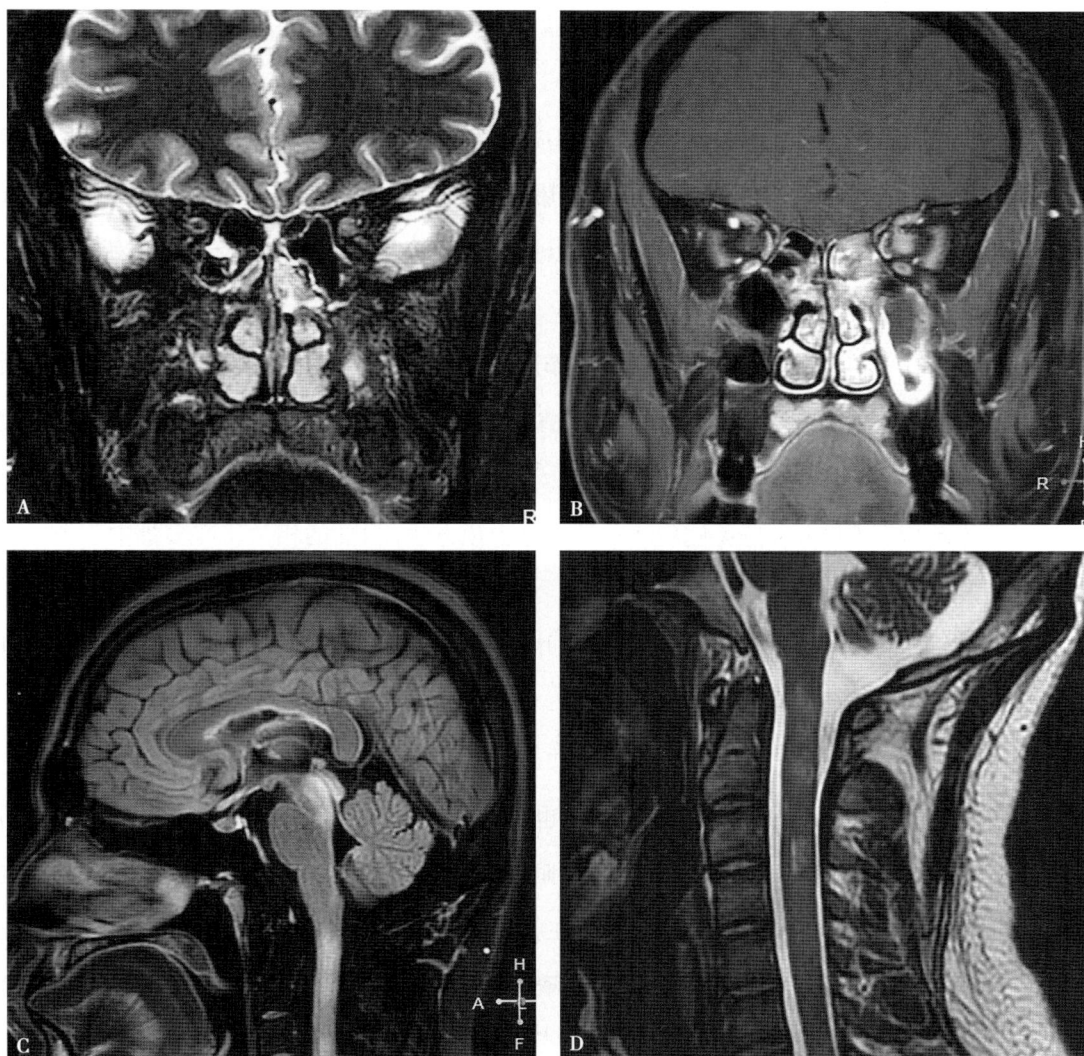

图 3-6-6 视神经脊髓炎谱系疾病累及左侧视神经、中脑及颈髓

A～D 为同一患者。A. MR 冠状面 STIR 图像，示左侧眶内段视神经增粗，信号增高；B. MR 增强后冠状面 T_1WI 脂肪抑制图像，示左侧眶内段视神经明显强化；C、D. 分别为 MR 矢状面 FLAIR T_2WI 及矢状面 T_2WI，示中脑背盖、四叠体及颈髓内多发斑片状高信号影，形态不规则，边缘不清。

（四）鉴别诊断

1. **眼眶淋巴瘤** ①多见于中老年女性，黏膜相关淋巴组织淋巴瘤最常见，可原发于眼眶，也可是全身淋巴瘤的一部分。②多起源于眶隔前组织，呈铸型生长，包绕眼球生长是其重要特征。邻近眶壁可无明显骨质破坏或出现虫蚀样骨质破坏，骨质破坏程度多轻微。

2. **急性泪腺炎** ①多单眼发病，好发于青壮年，多表现为上睑红肿，结膜充血，可有发热和局部压痛。②泪腺弥漫性增大，形态基本正常，密度均匀或增高，轻、中度强化。

3. **眼眶内实体肿瘤** 主要包括海绵状血管瘤、视神经鞘脑膜瘤、眼眶神经鞘瘤、视神经胶质瘤和转移瘤等，实体肿瘤通常有明显的占位效应，恶性肿瘤多可造成眶壁骨质破坏和眶外侵犯。

（五）治疗

治疗方案选择

（1）激素疗法：除对症治疗外，传统上多采用糖皮质激素联合免疫抑制剂的方法进行治疗，但其完全缓解率较低，病变易复发，且长期使用可能会出现感染、骨质疏松、股骨头坏死等不良反应。

（2）新型免疫抑制剂及抗炎药：该疗法不仅可以抑制干扰素、白细胞介素及肿瘤坏死因子的产生，还同时具有抗骨吸收和促进骨形成的作用。

（3）细胞治疗：利用自身反应性T细胞的免疫作用，抑制患者体内的自身免疫反应，使病情缓解。此外，自体外周血干细胞移植技术及间充质干细胞移植技术已被应用于经规范治疗后病情仍不能缓解的难治性自身免疫病的治疗当中。

（4）RNA干扰治疗：可作为自身免疫病潜在的治疗干预方法，目前的相关研究多集中于类风湿性关节炎及系统性红斑狼疮的治疗。

（5）其他：针对靶向蛋白或多肽的生物学治疗、中医植物药治疗及免疫治疗等，均在缓解自身免疫病及抑制其复发方面起到了重要作用。

（六）关键要点

①眼眶自身免疫病可原发于眶内结构或器官，也可继发于全身其他器官病变，还可由眼眶周围结构和器官（如鼻腔、鼻旁窦、脑膜、视路等）病变累及眶内所致。②当出现眼眶内多结构或单一结构弥漫性肿大及信号异常并伴有全身其他脏器病变时，在排除常见的眼眶特异性感染、非特异性感染及肿瘤的情况下，应当考虑到自身免疫病的诊断。③最终确诊需结合临床检查、影像学检查及实验室检查综合判断。

第七节 浆 细 胞 瘤

（一）概述

1. 概念 浆细胞瘤是一组以浆细胞异常增生并分泌大量单克隆免疫球蛋白为特征的恶性肿瘤，主要发生于骨髓和淋巴结，根据2008版的WHO淋巴造血组织肿瘤分类将其分为孤立性骨浆细胞瘤（solitary plasmacytoma of bone，SPB）和髓外浆细胞瘤（extramedullary plasmacytoma，EMP）两大类。SPB是指单发于骨的浆细胞瘤，该病罕见于头颈部。EMP是指原发于骨骼、骨髓之外任何其他部位的浆细胞瘤，80%的EMP发生在头颈部，是头颈部浆细胞瘤的主要类型。这两类病变均可进展为浆细胞性骨髓瘤，也称多发性骨髓瘤（mutiple myeloma，MM）。头颈部浆细胞瘤既可为MM的局部浸润，也可是SPB或EMP在头颈部的原发灶，同时，该病患者可因受累组织器官不同而出现不同临床表现。

2. 人口统计学特点 SPB是一种少见的恶性肿瘤，占所有浆细胞肿瘤的5%～10%，多发于男性，男、女之比为1.87：1，中位发病年龄为55岁。EMP的发病率略低于SPB，约占所有浆细胞肿瘤的4%。EMP

的中位发病年龄与 SBP 相当，并且此二者的发病率随年龄的增加而升高，但二者的发病年龄均明显小于 MM 的中位发病年龄（70 岁）。EMP 的男、女发病率之比约为 3∶1，患者的 10 年生存率为 70%，高于 SBP 的 40%～50%。

3. 病因　浆细胞瘤的发病原因尚不明确，近年来，研究者认为浆细胞瘤的发生、发展与细胞因子分泌、染色体异常、基因异常以及细胞周期调控等众多因素密切相关。白细胞介素 -6（interleukin-6，IL-6）是 MM 细胞中最重要的生长因子和保护因子，而白细胞介素 -1β 及黏附因子如 CD44、ICAM-1、LFA-1 的表达，可以促进 IL-6 的生成和释放。有研究发现，浆细胞瘤患者常出现 14 号染色体长臂基因异位，以发生于 3 处染色体位点者最常见：11q13、4p16、16q23，分别对应癌基因 *CCND1*、*FGFR3* 和 *c-MAF* 的失调控。此外，细胞周期调控紊乱也是浆细胞瘤的重要发病原因之一，有学者认为 p16 蛋白的甲基化对于 EMP 的进展有重要影响。

（二）病理学表现

1. 大体病理学表现　肉眼观察下，肿瘤组织大小不一，切面呈灰白色胶样，有出血者则为红色或暗红色息肉状。

2. 组织学表现　分化好者的肿瘤细胞核 HE 染色较深、染色质呈均质状或呈粗颗粒状分布在核膜边缘，使核呈"钟面观"。核仁很少见，核常偏位。胞质丰富，呈嗜碱性或嗜双色性。可见核周空晕，有些肿瘤细胞甚至难以与成熟的浆细胞相区别，可见到核分裂象。分化差者的肿瘤细胞异型性明显，核大而不规则，核质比较大，核膜厚，染色质分散，不呈车辐状排列，核仁大，可见双核、巨核，核分裂象常见，HE 染色中胞质蓝染，核周空晕不明显。

（三）临床表现

EMP 可发生于任何有淋巴网状组织的器官，80% 的 EMP 发生在头颈部，是头颈部浆细胞瘤的主要类型，其中以发生于鼻咽部和鼻旁窦者最常见，常引起鼻塞、鼻出血、局部隆起，伴疼痛和压痛，也可有上颌牙麻木疼痛、面部肿胀、嗅觉下降等表现，眼眶浆细胞瘤的临床表现并不特异，主要表现为眼球突出、肿胀以及局部肿块。EMP 中仅有 20%～30% 最终进展为 MM。EMP 的诊断原则如下：①位于骨髓外软组织中的孤立性病灶；②组织病理学检查证实为单克隆性浆细胞增生；③在骨扫描中未发现骨组织的病变；④在骨髓中检测到浆细胞增生。

SPB 的发生多集中于红骨髓较为丰富的中轴骨和扁骨，特别是椎体，头颈部及四肢少见，主要表现为受累骨骨质破坏所造成的疼痛及并发病理性骨折。发生于脊柱者可以表现为脊髓受压或神经压迫症状，还可出现瘫痪。58% 的 SPB 可进展为 MM。SPB 的诊断标准为：①血清和 / 或尿中无 M 蛋白成分；②由克隆性浆细胞引起的单独的骨破坏；③通过骨髓检查除外 MM；④原发部位以外的骨骼检查结果正常；⑤未引起相关的器官或组织损伤。

（四）影像学表现

1. 最佳诊断线索　中老年男性，进行性眼球突出，病程较短，影像学检查显示邻近眶壁或包绕眶壁周围的、边缘较清晰的均匀等密度软组织肿块,伴溶骨性骨质破坏,边缘无硬化及骨膜反应,在排除转移瘤及其他常见恶性肿瘤的情况下可以考虑浆细胞瘤的诊断。

2. 发生部位 多邻近眶壁或包绕眶壁周围,常累及眼眶肌锥外间隙和邻近的鼻腔、鼻旁窦及颅底。

3. 形态学表现 多呈椭圆形或分叶状肿块,边缘清晰。

4. 病变数目 一般为单侧眼眶、单发病变,进展为多发性骨髓瘤时可合并颅骨多发病灶。

5. CT 表现

(1)平扫表现:病变呈等或稍高密度,密度多均匀,部分病变内可见残存骨质,病变边缘清晰,邻近骨质多呈溶骨性骨质破坏,边缘较锐利,无硬化边及骨膜反应(图 3-6-7A、B)。

(2)增强扫描表现:增强后显示病变呈均匀的中度至明显强化。

6. MRI 表现

(1)T_1WI 表现:与脑实质相比,病变多呈均匀等信号,部分病变内可见点片状高信号影,可能与肿瘤内出血有关(图 3-6-7C)。

(2)T_2WI 表现:与脑灰质信号相比,病变多呈等信号(图 3-6-7D)。

(3)动态增强扫描结合延迟扫描表现:增强后病变呈中度至明显强化(图 3-6-7E),强化后信号均匀或不均匀,动态增强曲线多呈速升流出型曲线。

7. 影像学检查方法选择 通过 CT 检查可以观察肿瘤的骨质破坏特点,通过 MRI 可更好地观察病变侵犯范围并评估其信号特点,为肿瘤的诊断及鉴别诊断提供更多客观依据。

(五)鉴别诊断

1. 转移瘤 ①患者有原发性肿瘤病史,病程较短,疼痛明显。②多为蝶骨大翼周围的软组织肿块,边缘不清,形态不规则,信号多混杂,有沿眼眶外侧肌锥外间隙向后蔓延的趋势。③邻近骨质呈溶骨性骨质破坏,边缘呈虫蚀状或锯齿状。

2. 淋巴瘤 ①多起源于眶隔前组织,包绕眼球生长。②病变多呈均匀等 T_1、等 T_2 信号,弥散受限程度较重。③病变邻近骨质破坏程度多较轻微。

3. 鼻腔、鼻旁窦鳞状细胞癌累及眼眶 ①最多发生于上颌窦,其次是筛窦和鼻腔。②病变在 T_1WI 中多呈等信号,在 T_2WI 中呈等信号或低信号,病变内多可见坏死区,呈长 T_1、长 T_2 信号,增强扫描中病变呈轻或中度不均匀强化,坏死液化区不强化。

(六)治疗及预后

1. 治疗方案选择 ①浆细胞瘤对放射线具有较高敏感度,采取单纯的放射治疗可有较高的控制率,因此,对于头颈部浆细胞瘤一般首选放射治疗。②对于有较大侵犯范围或邻近重要器官(或结构)的浆细胞瘤,可以考虑在开展放射治疗前通过手术治疗来缩小病灶范围,以适当减小照射面积,提高组织耐受度。对于放射治疗失败者也可考虑手术治疗。③现在,辅助化疗的作用还没有被确定。有研究认为在放射治疗的同时加用化疗的方法可提高局部控制率及防止(或延迟)病变进展为 MM。

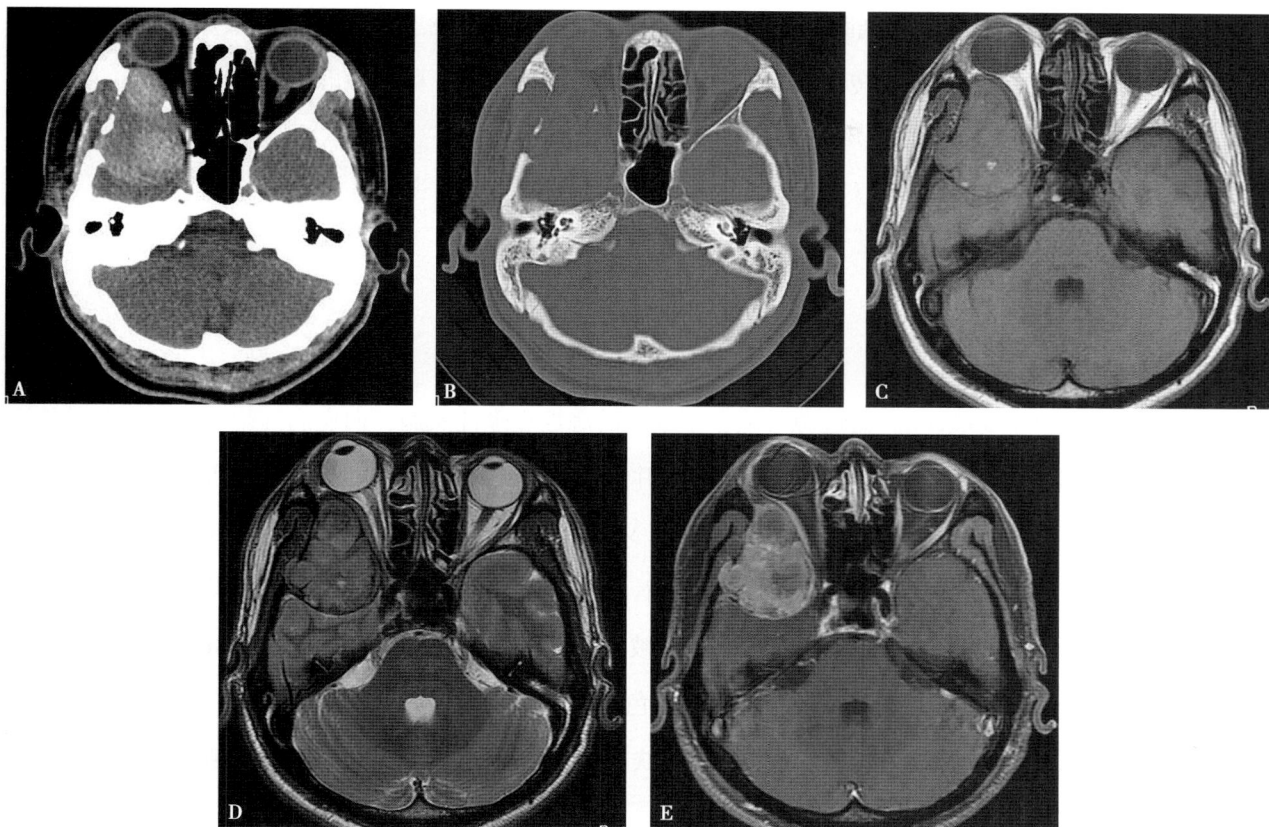

图 3-6-7　右侧眼眶髓外浆细胞瘤

A～E 为同一患者。A. CT 横断面软组织算法重建图像,示右侧蝶骨大翼区类椭圆形占位,密度略高于脑实质,其密度不均匀,病变向前推挤右侧眼球,向后挤压右侧颞叶；B. CT 横断面骨算法重建图像,示右侧蝶骨大翼及颞骨鳞部溶骨性骨质破坏,骨质破坏区边缘较清晰、锐利,无明显骨质增生及骨膜反应,病变边缘残留少量骨皮质；C. MR 横断面 T_1WI,与脑实质相比,右侧蝶骨大翼区病变呈等信号,其内散在少量出血,呈高信号；D. MR 横断面 T_2WI,示病变主体呈等信号,其内散在斑片状略低信号影,病变内出血仍为高信号；E. MR 横断面 T_1WI 增强后脂肪抑制图像,示病变呈中度强化,与眼外肌强化程度近似,且强化不均匀,右侧颞肌局部受累。

2. 放射治疗方案　对于头颈部 EMP,应该采用根治性放射治疗,放射治疗的范围包括原发病灶和原发病灶周围至少 2cm。假如颈部淋巴结被侵犯,则放射治疗的范围应该包括颈部淋巴结；对于发生在咽淋巴环(Waldeyer's ring)的病灶,放射治疗的范围应该包括第一梯队颈部淋巴结。对于肿瘤直径不到 5cm 的病灶,推荐的放射治疗剂量为 40Gy,分 20 次给予。对于肿瘤直径≥5cm 的病灶,推荐的放射治疗剂量为 50Gy,分 25 次给予。

3. 预后　①患者的预后依赖于肿瘤体积的大小及累及淋巴结的数量等。②总体来说,EMP 为浆细胞瘤中预后最好的一类,患者的 10 年无病生存率达 70%。EMP 具有向 MM 转化的可能性,10 年内转化率 <30%,但即使 EMP 进展为 MM,患者的 5 年生存率也为 100%。③SPB 较 EMP 预后差,其进展为 MM 的中位时间约为 25 个月,有 65%～84% 的 SPB 在 10 年内进展为 MM,其进展为 MM 的平均时间为 2～3 年。

(七)关键要点

①眼眶浆细胞瘤发病率低,一般不作为首要诊断选项。②中老年男性,进行性眼球突出,病程较短。

③影像学检查显示邻近眶壁或包绕眶壁周围的、边缘较清晰的均匀等密度或等信号肿块，伴溶骨性骨质破坏，无硬化缘及骨膜反应，在排除转移瘤及其他常见恶性肿瘤的情况下可以考虑浆细胞瘤的诊断。最终确诊依赖病理学检查。

第八节　白　血　病

（一）概述

1. 概念　白血病（leukemia）是起源于造血干细胞的恶性克隆性疾病。白血病细胞可在骨髓和其他造血组织中大量异常增殖，使正常造血功能受到抑制并浸润其他组织和器官。根据白血病细胞的成熟程度和疾病的自然病程，将白血病分为急性和慢性两类，又根据受累的细胞种类不同，将其分为急性淋巴细胞白血病、急性髓细胞性白血病、慢性淋巴细胞白血病、慢性髓细胞性白血病及其他少见类型的白血病。髓系白血病在骨膜下或软组织内所形成的局限性浸润被称为髓系肉瘤（myeloid sarcoma，MS）或粒细胞肉瘤（granulocytic sarcoma），因其肿瘤组织的切面常呈绿色，因此也被称为绿色瘤（chloroma），多见于急性髓系白血病患者中。髓系肉瘤分布范围较广，可累及皮肤、软组织、神经系统、淋巴组织、骨膜及骨组织等，尤其好发于眼眶、纵隔及子宫等处。

2. 人口统计学特点　目前，对于眼眶髓系肉瘤的分析所纳入的病例数都较少，一般而言，在急性白血病患者中髓系肉瘤的发病率为 2%～8%，发生于眼眶的髓系肉瘤占眼眶肿瘤的 6% 左右。髓系肉瘤的发病年龄跨度大，但多发生于儿童和青少年，男性略多于女性。

3. 病因　髓系肉瘤的确切发病机制尚不完全清楚，目前较多学者认为髓系肉瘤的发生与染色体异常具有明显的相关性，如 t（8；21）、inv（16）和 11q23。Dinand 等发现伴有 t（8；21）的急性髓性白血病患者发生髓系肉瘤的概率升高至 20%～25%。此外，t（9；22）、神经细胞黏附分子（neural cell adhesion molecule，NCAM）和 T 细胞标记（如 CD2、CD4、CD7）可能也与髓系肉瘤的发生有关。

（二）病理学表现

1. 大体病理学表现　肿瘤组织中的髓过氧化物酶（myeloperoxidase，MPO）含量不同，因此，新鲜肿瘤大体切面多呈浅绿色，有的可呈灰白色，质地较脆，触之易出血。

2. 组织学表现　显微镜下，肿瘤细胞多呈片状弥漫分布，形态及大小一致，胞质少、淡染，部分胞质呈嗜酸性颗粒状，核呈圆形或不规则形，有一定的异型性，核膜厚，可见核仁，部分肿瘤细胞中可见肾形核，核分裂象易见，可见散在分布的幼稚嗜酸性粒细胞。

3. 免疫组织化学表现　髓系相关抗原包括 MPO、溶菌酶、CD68（Kp-1）、CD117、CD15、CD43、CD33、CD13、CD14 等。其中，MPO 的灵敏度和特异度最高，被认为是髓系肉瘤的标记物。CD68 和溶菌酶不与淋巴细胞呈交叉表达，为髓细胞的敏感标志物，对鉴别髓系肉瘤和淋巴瘤意义很大。

（三）临床表现

眼眶髓系肉瘤可以是全身性白血病的局部表现，也可以是白血病的首发症状，并在 1 年内或更长时间后发展成全身性白血病。该病的主要表现为快速进展的眼球突出或眶周无痛性软组织肿块，肿块质韧，活动度差，部分患者伴有眼睑、结膜充血水肿，眼睑闭合不全，复视，累及颅内时可出现高颅压及相应的神经症状。该病非特异性的临床表现给诊断造成了困难，尤其是当它先于白血病发生时，要做出髓样肉瘤的诊断非常困难。确诊主要依据病理活检和免疫分型，患者应同时行骨髓细胞形态学检查、骨髓活检及染色体核型检查。

（四）影像学表现

1. 最佳诊断线索　儿童单侧或双侧眶骨膜下或肌锥外间隙软组织肿块，可伴有颅骨多部位受累；受累骨质出现不同程度的溶骨性骨质破坏伴骨膜反应；磁共振检查中常可发现颅底骨的弥漫性骨髓信号异常。

2. 发生部位　病变局限者为多位于单侧眼眶外上象限，易累及泪腺及泪腺窝周围。病变弥漫者易累及双侧眼眶上壁及外壁，并常伴有额骨、颞骨及顶骨多部位受累，病变具有侵袭性，可沿颅底孔道蔓延，浸润颅底神经、海绵窦及脑膜。

3. 形态学表现　眼眶周围的局限性病变多表现为梭形或不规则形软组织肿块，边缘可见分叶。病变也可呈扁平状，匍匐于颅骨及颅底骨周围。

4. CT 表现　与邻近眼外肌相比，病变多呈等密度软组织肿块影，密度多均匀、一致，肿瘤内部一般无钙化，增强后病变多呈中等至明显强化。病变浸润骨髓腔，造成骨髓腔密度不均匀降低，严重者可出现虫蚀样骨质破坏，病变易侵及骨膜从而造成毛刷状、放射状或层状的骨膜反应（图 3-6-8A、B）。在 CT 图像上，同样应当关注病变与邻近结构之间的关系，如病变与泪腺、眼外肌、视神经等之间的关系，当其间低密度的眶脂体消失时多提示病变累及该结构。

5. MRI 表现

（1）T_1WI 表现：MRI 尤其是 T_1WI 对于发现颅底骨骨髓信号异常具有重要意义，正常颅底骨骨髓含脂质，呈高信号，如骨髓信号广泛、弥漫性减低，则需要考虑到血液系统疾病的可能。需要注意的是，儿童骨髓腔内多为含水量较高的红骨髓，有时与病变难以鉴别，需结合增强图像进一步观察。髓系肉瘤与脑灰质信号相比，多呈等信号，且信号均匀（图 3-6-8C）。

（2）T_2WI 表现：与脑灰质信号相比，病变多呈低信号，脂肪抑制序列显示得更为清晰（图 3-6-8D）。

（3）DWI 表现：病变与脑灰质信号近似，ADC 值偏低，约为 1.0×10^{-3}。

（4）SWI 表现：病变内部及周边有多发条片状低信号影，反映肿瘤内部及边缘出血。

（5）增强及动态增强表现：增强扫描对于评估病变浸润范围具有重要意义，增强后，除观察病变大体形态及范围以外，还需注意颅底孔道、海绵窦及脑膜的受累情况。病变浸润骨髓需要与红骨髓相鉴别，红骨髓同样可以表现为在 T_1WI 中呈略低信号，但是在增强扫描中多不强化或轻度强化（图 3-6-8E、F）。动态增强扫描中，病变多快速、明显强化，动态增强曲线多呈速升平台型及速升流出型曲线。

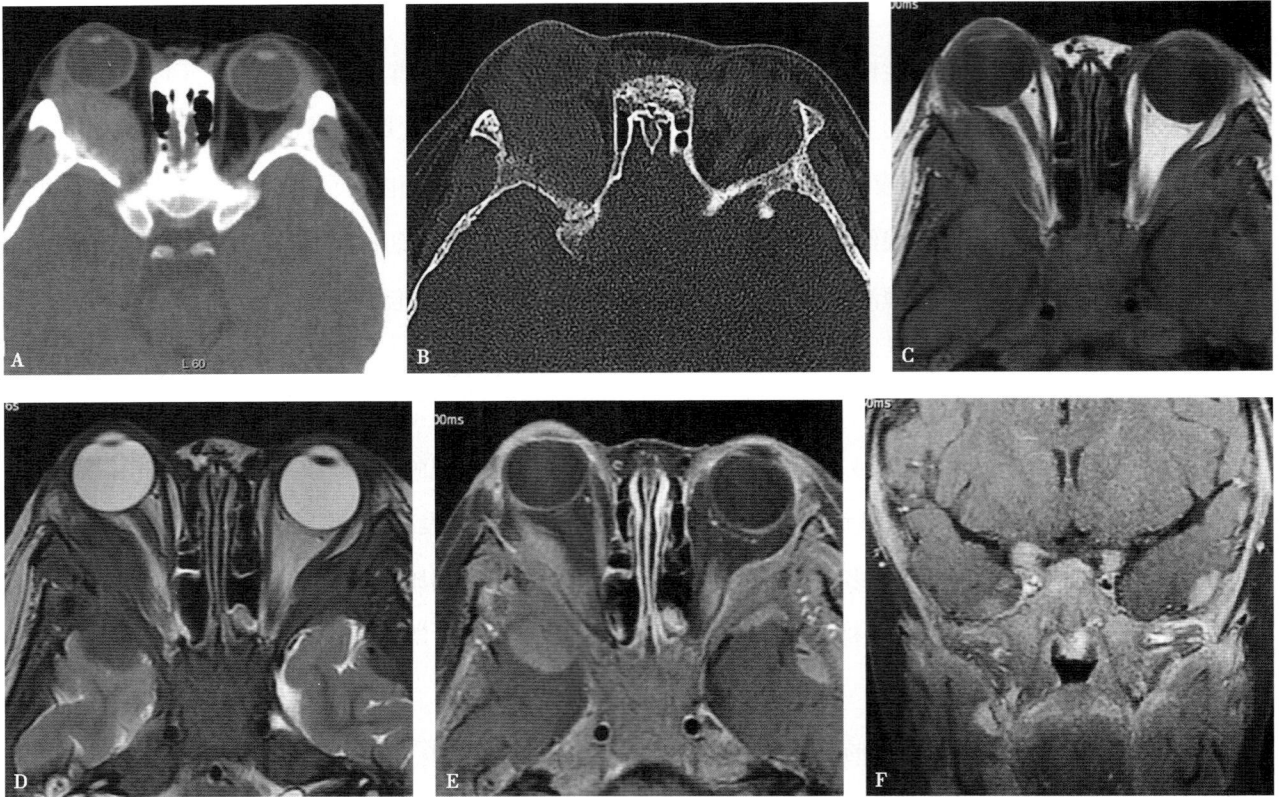

图 3-6-8 白血病累及颅底骨质及双侧眼眶

A～E 为同一患者。A. CT 横断面软组织算法重建图像,示双侧眼眶外侧壁周围梭形及扁平状软组织肿块,与脑实质相比呈等密度,密度均匀,与邻近外直肌及泪腺分界不清,右侧眼眶外侧壁可见毛刷状改变;B. CT 横断面骨算法重建图像,示右侧眼眶外侧壁局部骨皮质破坏,边缘毛糙,可以见到针状骨膜反应;C. MR 横断面 T₁WI,示双侧眶外侧壁周围软组织肿块,与脑灰质相比呈均匀等信号;颅底骨骨髓高信号影消失,代替为均匀的等信号影;D. MR 横断面 T₂WI,与脑灰质相比,病变呈低信号,病变累及双侧颅中窝,且与右侧外直肌分界不清。E、F. 分别为增强后横断面 T₁WI 脂肪抑制图像和增强后冠状面 T₁WI 脂肪抑制图像,示病变呈中度均匀强化;颅底骨骨髓腔呈中度均匀强化,代表了白血病对骨髓的弥漫性浸润。

6. 全身其他系统受累的影像学表现

(1)颅脑:白血病细胞破坏血管壁结构,可造成颅内血肿。脑内的髓系肉瘤多表现为密度不均匀的软组织肿块,可有瘤内出血及坏死,占位效应及瘤周水肿明显。

(2)肺部:主要包括白血病肺部浸润及肺部感染的影像学表现。多表现为多发磨玻璃影、结节影、网格影,肺外的胸部浸润还包括淋巴结肿大、胸膜增厚、胸膜腔积液、心包积液等。

(3)腹部:常见肝大、脾大及腹膜后淋巴结肿大。

(4)骨关节:大多数骨损害发生在残余红骨髓的部位,常见于中轴骨、骨盆及肱骨近端。脊柱周围髓系肉瘤多为纵行肿块,可经椎间孔累及椎管内。

7. 影像学检查方法选择 CT 具有检查速度快、儿童易配合的特点,成为眼眶髓系肉瘤的首选检查方法,可清楚地显示骨质破坏情况。而眼眶 MRI 检查,尤其是 T₁WI 及增强图像,可较好地显示病变与周围结构的关系及病变对骨髓、周围神经及脑膜的浸润情况。

（五）鉴别诊断

1. 眼眶转移瘤　①儿童，眼眶尤其是蝶骨小翼周围的软组织肿块，伴溶骨性骨质破坏及放射状骨针者，在这种情况下均应首先排除转移瘤，其中主要是神经母细胞瘤眼眶转移，需结合胸部及腹部影像学检查寻找原发病灶。②部分神经母细胞瘤转移灶中可见到钙化，与原发灶表现类似，而髓系肉瘤内一般无钙化。③神经母细胞瘤眼眶转移病例中较少出现广泛颅底骨或颅骨骨髓信号异常，出现广泛的骨髓信号异常时应考虑到血液系统疾病。

2. 横纹肌肉瘤　一般无位于眶壁及颅底的广泛骨髓信号异常的表现。

3. 朗格汉斯细胞组织细胞增生症　①边缘清晰、锐利的溶骨性骨质破坏，但无硬化边，无明显骨膜反应。②临床症状较轻，与骨质破坏程度不相符。

（六）治疗及预后

1. 治疗方案选择　①化疗能有效地延长患者的无病时间并提高其无病生存率，对于髓系肉瘤，目前多建议采用针对急性髓系白血病的标准诱导方案。②在需要快速缓解症状或减轻器官功能不全时，可适当联合局部治疗，如手术、放射治疗，以达到更好的局部控制效果。③异基因造血干细胞移植可被当作一线治疗方案，尤其是复发患者在第一次诱导化疗就达完全缓解时，可考虑异基因造血干细胞移植治疗。④靶向药物是治疗急性髓系白血病的新药，如酪氨酸激酶受体抑制剂、抗 CD33 单克隆抗体、法尼基转移酶抑制剂，可作为治疗髓系肉瘤的一个选择。

2. 急性髓系白血病诱导缓解治疗方案

（1）常规的诱导缓解方案：标准剂量阿糖胞苷（Ara-C）100～200mg·m^{-2}·d^{-1}，7 天联合去甲氧柔红霉素（IDA）12mg·m^{-2}·d^{-1}，3 天或柔红霉素（DNR）60～90mg·m^{-2}·d^{-1}，3 天。对于 IDA 和 DNR 的用量，可以根据患者的情况，按照下述化疗药物推荐剂量范围进行调整。

（2）含中、大剂量 Ara-C 的诱导治疗方案：标准剂量 Ara-C 100～200mg·m^{-2}·d^{-1}，7 天，IDA 10～12mg·m^{-2}·d^{-1}，3 天，DNR 45～90mg·m^{-2}·d^{-1}，3 天，阿克拉霉素（Acla）20mg·d^{-1}，7 天，高三尖杉酯碱（HHT）2.0～2.5mg·m^{-2}·d^{-1}，7 天（或 4mg·m^{-2}·d^{-1}，3 天）。

3. 预后　①髓系肉瘤预后欠佳，患者的中位生存时间为 2.5～22 个月。②单纯孤立性髓系肉瘤的预后要好于急性髓系白血病患者或伴有白血病的髓系肉瘤患者。③患者伴有 8 号染色体异常多提示疾病进展，且预后欠佳。

（七）关键要点

①儿童眼眶周围软组织肿块，尤其是病变位于蝶骨小翼周围，并且伴溶骨性骨质破坏及放射状骨针时，应首先排除神经母细胞瘤眼眶转移。结合胸、腹部影像学检查寻找原发病灶是关键。②白血病眼眶浸润所形成的髓系肉瘤多发生于儿童，进展速度快，多伴有肝脾肿大。③对于眶壁周围均匀等密度软组织肿块，伴溶骨性骨质破坏、骨膜反应及颅底骨骨髓腔广泛的信号异常，应考虑到白血病累及眼眶的表现。

（李　铮）

参 考 文 献

[1] GILBERT J. Thyrotoxicosis - investigation and management[J]. Clin Med（Lond），2017，17（3）：274-277.

[2] MAJUMDER A，WICK CC，COLLINS R，et al. Pediatric Langerhans cell histiocytosis of the lateral skull base[J]. Int J Pediatr Otorhinolaryngol，2017，99：135-140.

[3] KIM SM，KIM SJ，LEE HJ，et al. Differential diagnosis of neuromyelitis optica spectrum disorders[J]. Ther Adv Neurol Disord，2017，10（7）：265-289.

[4] YANG B，YIN Z，CHEN S，et al. Imaging diagnosis of orbital Wegener granulomatosis：a rare case report[J]. Medicine（Baltimore），2017，96（23）：e6904.

[5] 王珊，冯瑞娥. IgG4 相关性甲状腺疾病研究进展 [J]. 中华病理学杂志，2017，46（1）：67-70.

[6] CHEVALLIER KM，WIGGINS RH，QUINN NA，et al. Differentiating pediatric rhabdomyosarcoma and langerhans cell histiocytosis of the temporal bone by imaging appearance[J]. AJNR Am J Neuroradiol，2016，37（6）：1185-1189.

[7] WALE A，PAWLYN C，KAISER M. Frequency，distribution and clinical management of incidental findings and extramedullary plasmacytomas in whole body diffusion weighted magnetic resonance imaging in patients with multiple myeloma[J]. Haematologica，2016，101（4）：e142-144.

[8] YANG P，YE Z，TANG J，et al. Clinical features and complications of scleritis in Chinese patients[J]. Ocul Immunol Inflamm，2016，26（3）：387-396.

[9] STONE JH. IgG4-related disease：pathophysiologic insights drive emerging treatment approaches[J]. Clin Exp Rheumatol，2016，34（4 Suppl 98）：66-68.

[10] 童杨，管世鹤. IgG4 与 IgG4 相关性疾病的研究进展 [J]. 国际检验医学杂志，2016，37：631-632.

[11] 赵冬青，杜凡，高雯，等. IgG4 相关眼病的影像诊断 [J]. 实用放射学杂志，2016，32：1360-1363.

[12] 邵剑波，李欣. 儿童郎格汉斯细胞组织细胞增生症的 CT 与 MRI 诊断 [J]. 中华放射学杂志，2016，50（4）：316-320.

[13] 马建民，李静. 重视 IgG4 相关性眼眶疾病的研究 [J]. 中华实验眼科杂志，2015，33（12）：1060-1063.

[14] MENCONI F，MARCOCCI C，MARINÒ M. Diagnosis and classification of Graves' disease[J]. Autoimmun Rev，2014，13（4/5）：398-402.

[15] 张晓君，许贤. 视神经脊髓炎谱系疾病神经眼科表现 [J]. 中国现代神经疾病杂志，2014，14：845-848.

[16] 崔忆辛，马建民. Wegener 肉芽肿眼部表现一例 [J]. 中华实验眼科杂志，2014，32（7）：646-647.

[17] 鲜军舫，史大鹏，陶晓峰，等. 头颈部影像学：眼科卷 [M]. 北京：人民卫生出版社，2014：209-211.

[18] 赵桂秋，孙为荣. 眼科病理学 [M]. 2 版. 北京：人民军医出版社，2014：484-487.

[19] DOLMAN PJ. Evaluating Graves' orbitopathy[J]. Best Pract Res Clin Endocrinol Metab，2012，26（3）：229-248.

[20] 李书玲，王振常. 鼻、眶髓外浆细胞瘤的 MRI 诊断 [J]. 磁共振成像，2012，3（5）：352-354.

[21] 孙玮，董凌莉，高荣芬，等. IgG4 相关性疾病 [J]. 中华风湿病学杂志，2012，16（12）：835-838.

[22] 吕晶，刘红刚. IgG4 相关硬化性疾病头颈部病变的研究进展 [J]. 临床与实验病理学杂志，2012，28（4）：432-435.

[23] 孙国强. 实用儿科放射诊断学 [M]. 2 版. 北京：人民军医出版社，2011：207-208.

[24] 王振常，鲜军舫，兰宝森，等. 中华影像医学：头颈部卷 [M]. 2 版. 北京：人民卫生出版社，2011：67-69.

[25] 张美霞，张军军. 脉络膜结核的诊断及治疗 [J]. 中华眼科杂志，2012，48（2）：189-192.

[26] 杨本涛，刘淑玲，王振常. 鼻及鼻咽孤立性髓外浆细胞瘤的 CT 和 MRI 表现 [J]. 临床放射学杂志，2010，29（3）：307-311.

[27] SHAO H，XI L，RAFFELD M，et al. Nodal and extranodal plasmacytomas expressing immunoglobulin a：an indolent lymphoproliferative disorder with a low risk of clinical progression[J]. Am J Surg Pathol，2010，34（10）：1425-1435.

第四篇

神经眼科影像学

第一章
视路和视皮质解剖及影像学检查方法

视觉通路（visual pathway）即视觉的传导通路，简称视路，传统解剖学上将视路分为前视路与后视路，视神经、视交叉和视束被称为前视路，外侧膝状体是前、后视路的中继站，视放射为后视路，而视觉中枢为位于枕叶的视皮质。

任何视路结构的损害均可引起视力减退、视野变化，前视路的病变还可能导致视网膜改变、视盘水肿及视神经萎缩。

一、视路和视皮质影像检查方法

眼眶内解剖结构精细复杂，临床中首选 CT 评估眼眶的骨质以及眶内异物，而首选 MRI 评估视路结构。由于解剖关系、各部分疾病种类存在区别，在这里将针对视路和视皮质的检查方法分为眶内的视网膜、视神经和颅内的视路及视皮质结构两大部分来叙述。

（一）视神经

1. CT 扫描方法　通过三维容积扫描采集数据后，进行横断面、冠状面及斜矢状面重建，层厚和层间距为 2～3mm，FOV 为 12cm×12cm～15cm×15cm，进行软组织算法重建和骨算法重建，软组织窗可显示视神经及其病变，骨窗可显示视神经周围的骨质改变情况；对视神经管进行扫描时的层厚和层间距为 1.0～1.5mm，进行骨算法重建，可显示视神经管有无扩大或骨质破坏。在横断面上采用神经 - 眼平面（neuro-ocular plane，NOP）作为扫描基线，在斜矢状面上采用平行于视神经长轴的扫描基线，冠状面垂直于视神经长轴。视神经管横断面扫描基线采用鼻骨尖与后床突连线。对于视神经病变，CT 增强扫描价值有限，现不提倡使用。如有特殊需要，如观察视神经与眶内病变的关系时，可采用 MPR 和曲面重建（curved projection reformation，CPR）技术来显示视神经与眶内病变。另外，由于眼球对射线非常敏感，过量照射可导致白内障，故目前采用低管电压配合迭代重建技术，该方法或可降低辐射剂量，同时可提高图像质量。

2. MRI 扫描方法　常规采用横断面、冠状面和斜矢状面 T_1WI 和 T_2WI，层厚为 3～4mm，层距为 0～0.5mm，采用正交头线圈，FOV 为 15cm×15cm～20cm×20cm，矩阵为 256×256。增强扫描中采用脂肪抑制 T_1WI。采用脂肪抑制技术的 T_2WI 和 STIR 不仅能清楚显示视神经和蛛网膜下腔中的脑脊液，而且可显示视神经异常信号,因此,其是在测量视神经直径、评估视神经萎缩和诊断视神经炎中最有价值的序列。

(二)视交叉后视路和视皮质

1. **CT 扫描方法** 以神经 - 眼平面(NOP)作为扫描基线的参考基线进行三维采集,在该平面成像可把视神经的部分容积效应降至最低,之后进行横断面重建、冠状面重建和矢状面重建,层厚为 3~5mm。若单纯检查视交叉,则横断面扫描基线应平行于视交叉 - 后连合连线,冠状面平行于后连合 - 闩平面(posterior commissure-obex plane,PC-OB),层厚为 1.5~2.0mm。矢状面为正矢状面,在此平面上观察视交叉、视束与外侧膝状体连接处效果佳。

2. **MRI 检查** MRI 是视交叉后视路的首选检查方法。横断面采用视交叉 - 后连合平面(chiasmato-commissureal plane,CH-PC),即视交叉点上缘与后连合下缘切点的连线所在的平面,在正中矢状面图像上进行定位,该连线近似平行于侧脑室颞角与脑岛的平分线、外侧裂、与外侧裂平行的脑沟、海马长轴、视放射及颞叶部分,垂直于脑干长轴,可在同一层面上同时显示颅内段视神经、视交叉、池段视束及脚周段视束,还可显示外侧膝状体,但边界欠清晰。冠状面采用后连合 - 闩平面(posterior commissure-obex plane,PC-OP),即后连合前缘与闩后缘切点的连线所在的平面,该连线为 CH-PC 的垂线,几近垂直于后视路。CH-PC 线近似平行于距状裂,PC-OP 线垂直于距状裂,采用此扫描基线时可较清晰地显示枕叶初级视皮质的形态。扫描序列除常规 T_1WI、T_2WI 外,可使用反转恢复序列(inversion recovery sequence,IR sequence)显示脑白质,采用中、长反转时间时效果较好。

二、视路及视皮质影像解剖结构

(一)视神经解剖结构

视神经由视网膜神经节细胞的轴突汇集而成。从视盘开始向后穿过脉络膜及巩膜筛板出眼球,经视神经管进入颅内至视交叉前角止。全长为 42~47mm,可分为球内段、眶内段、管内段和颅内段四部分。

1. **大体解剖结构** 视神经的大部分为有髓鞘的神经纤维,但无神经膜,少部分为无髓鞘的神经纤维。黄斑区神经纤维位于视神经的颞侧部位,黄斑区以外的神经纤维分为颞上、下区和鼻上、下区共四个区,进入视神经相应的区域。接近视交叉时,视神经内旋 45°,颞上象限的神经纤维居正上方,鼻下象限者居正下方,颞下者位于颞侧,鼻上者位于鼻侧。

管内段和眶内段视神经纤维周围的鞘膜分为视神经外鞘、视神经内鞘和软膜鞘,是三层脑膜的延续。视神经外鞘是硬脑膜内层的延续,起点是视神经管眶口,向外移行至巩膜外 2/3 处。视神经内鞘延续自细薄的蛛网膜,起点为视神经颅内段处,在筛板处终止,与巩膜内层相延续。软膜鞘延续自软脑膜,富有血管,紧密包绕于神经周围,发出小隔进入神经束,大部分向四周连续于巩膜,少数和脉络膜及视神经边界组织相延续。视神经内鞘与外鞘之间有硬膜下隙,与软膜鞘之间有蛛网膜下腔,其内充填脑脊液,两层间隙均与颅内相应的腔隙相连。

2. 分段及走行

（1）球内段：由视盘向后至穿过巩膜筛板处为止，包括视盘和筛板部分视神经，长约1mm，可细分为三段——筛板前段、筛板段和筛板后段，位于筛板前方者为无髓纤维，直径为1mm，位于筛板后方者为有髓纤维，直径为3mm。

（2）眶内段：从眼球壁至视神经管的眶口部分。全长为25～35mm，直径（包括鞘膜）为3～5mm，在眶内呈S状弯曲，以保证眼球转动自如、不受牵制。视神经眶内段长轴与正矢状面间的夹角约为36°。

（3）管内段：为通过骨性视神经管的部分，长约6mm。本段视神经与蝶窦、后组筛窦等毗邻，关系密切。三层脑膜在管内上方紧密相连并粘连于骨管上，形成视神经的固定点，其意义在于避免视神经被拉入颅内或眶中。由于其处于骨管的紧密围绕之中，故头部外伤、骨折等可导致此段视神经严重损伤，称为管内段视神经损伤。

（4）颅内段：此段指颅腔入口到视交叉的部分，长约10mm，直径约为4.5mm。两侧视神经越向后，就越向中央接近，最后进入视交叉前部的左、右两侧角。

3. 视神经血液供应　供应视神经的血管具有中枢神经系统血管的所有特征和性能，其毛细血管内皮细胞之间没有空隙且紧密相连，微血管床在解剖学上类似于供应视网膜和中枢神经系统的血管，具有自身调节的生理特性和血脑屏障的功能，因而不受血压和眼压的影响。视神经各段的血供不同，分述如下。

（1）球内段：视盘由视网膜中央动脉的折返支供血；筛板前段视神经接受脉络膜小动脉供血，筛板段视神经由睫状后短动脉的向心支或Zinn-Haller动脉环供血；筛板后段视神经由睫状后短动脉及其分支以及视网膜中央动脉的分支供血。

（2）眶内段：主要由眼动脉及其分支供血，此外也接受泪腺动脉及脑膜中动脉分支的供血。中央部的血供来自轴心血管网（视网膜中央动脉），周边部分的血供来自软膜血管网。

（3）管内段：由颈内动脉直接发出的软脑膜动脉供血。

（4）颅内段：由颈内动脉、大脑前动脉及前交通动脉分别发出的分支供血。

4. 正常视神经的影像学表现　按照解剖结构将视神经分为四段。球内段包括视盘和眼球壁内段，正常时显示欠清晰，如有病变累及则可见显示。眶内段是从球壁后缘至视神经管眶口的视神经，在CT中表现为与脑白质等密度，视神经与周围神经鞘及蛛网膜下腔的密度相近、不能区分；T_1WI和T_2WI显示视神经与脑白质呈等信号，环绕在视神经周围蛛网膜下腔的脑脊液在T_1WI中呈低信号、在T_2WI中呈高信号，硬膜鞘在T_1WI中呈低信号，在T_2WI中与脑脊液信号不易区分（图4-1-1）；质子密度加权像上，视神经与周围脑脊液和神经鞘信号相似。视神经眶内段周围有较多脂肪，是T_1WI显示正常解剖结构及病变时的天然对比，但是在对病变更为敏感的T_2WI和增强后T_1WI上，脂肪影响了视神经、周围脑脊液和神经鞘信号的显示。因此通常需要抑制脂肪信号，使眼眶的正常结构及病变显示得更为清晰。较常用的脂肪抑制技术包括化学饱和法和短反转时间反转恢复（short TI inversion recovery，STIR）序列，近年来发现通过三点非对称回波水脂分离成像（iterative Dixon water-fat separation with echo asymmetry and least-squares estimation,IDEAL)技术可获得更好的成像质量。管内段视神经和颅内段视神经与视神经管邻近,CT 显示差,但 MRI 对其显示较好。T_1WI 和 T_2WI 显示视神经与脑白质呈等信号,管内段和颅内段蛛网膜下腔的脑脊液很少。Gd-DTPA 增强后视神经与周围神经鞘都不能强化,联合使用脂肪抑制技术时上述结构显示得更清楚。应用弥散张量成像(diffusion tensor imaging,DTI)及纤维束追踪技术可以显示视神经内的纤维走向,但由于其纤维追踪的精度与准确度仍有待进一步提高,故该技术尚未在临床广泛应用。

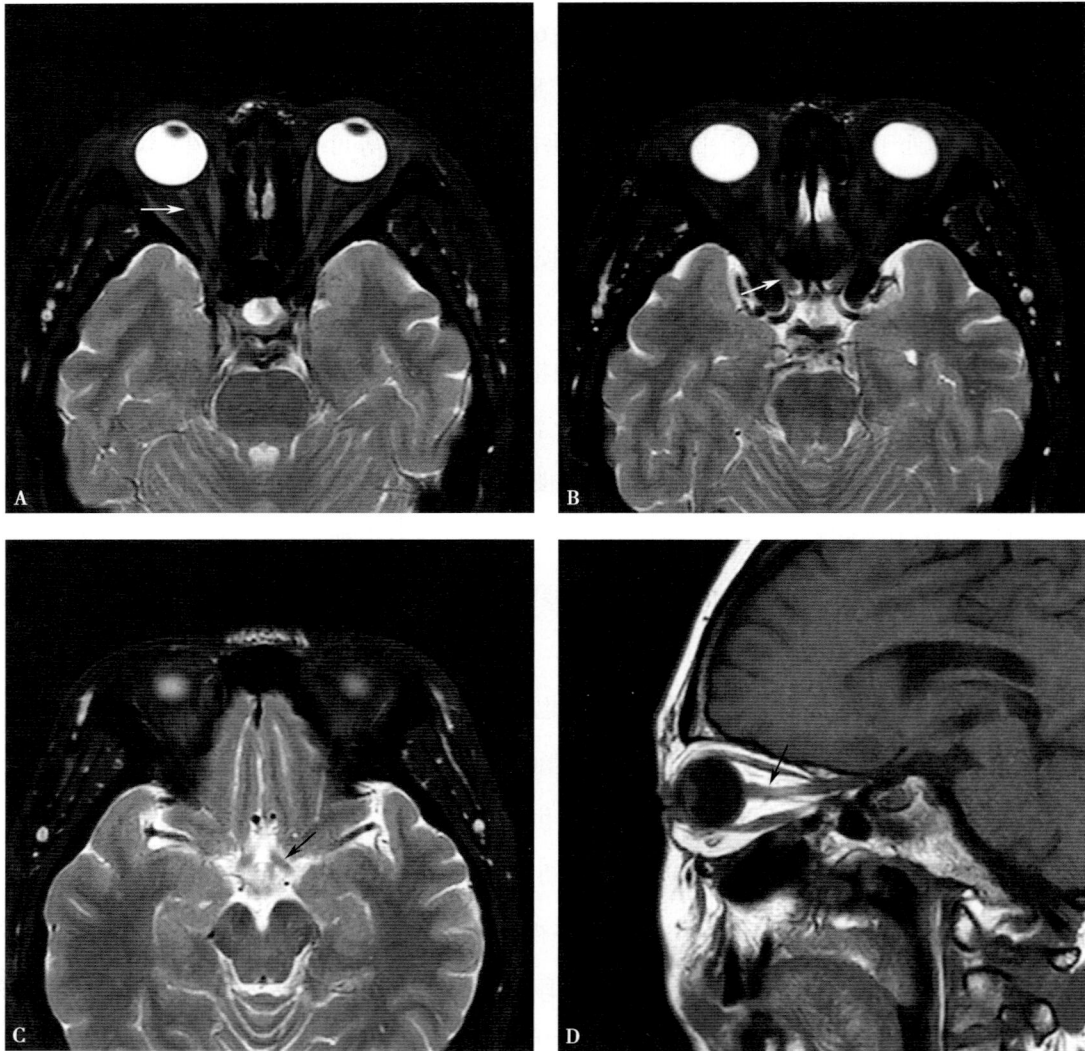

图 4-1-1　视神经走行

A～C. 横断面脂肪抑制 T_2WI。A. 显示视神经眶内段(白箭);B. 显示视神经管内段(白箭);C. 显示视束(黑箭);D. 斜矢状面 T_1WI 显示视神经眶内段(黑箭)。

(二)视交叉

视交叉位于鞍上池内,由两侧颅内段视神经在颅底交叉汇合而成。视交叉的解剖构成复杂,位置深在,毗邻许多重要结构,病变累及视交叉常引起复杂的临床表现。

1. 视交叉解剖结构　视交叉为一呈长方形的神经纤维块,位于蝶骨视交叉沟的后上方、第三脑室前壁和底部的交界处,构成第三脑室隐窝的向前延伸部。视交叉在脚间池前部,略呈倾斜,后缘比前缘高。在垂体上部,除其后缘之外均浸在脑脊液中。由于不同个体中视神经颅内段长短不同并且其汇成视交叉的角度大小不同,故其与垂体的位置关系因人而异。其横径约为 12mm,前后径约为 8mm,厚为 3~5mm。若以垂体为位置对比的基点,则统计资料表明,约 79% 个体视交叉位于垂体的后上方,即轻度后置位;12% 个体视交叉偏于垂体的前部,即轻度前置;5% 个体视交叉极度前置,位于视交叉沟之前;4% 个体视交叉极度后置到鞍背。视交叉与鞍背并不直接接触,两者相距 5~10mm,其间隔有脚间池。视交叉由交叉纤维和不交叉纤维组成。交叉纤维来自视网膜鼻侧,下象限的纤维形成交叉前膝,上象限的纤维形成交叉后膝,共同进入对侧视束;不交叉者来自颞侧并位于视交叉的外侧,向后进入同侧视束;来自黄斑的纤维占据视交叉的中部,不交叉纤维于视交叉侧部进入同侧视束,交叉纤维于视交叉后部进入对侧视束。

2. 视交叉的毗邻结构　视交叉前缘与鞍结节之间的间隙被称为视交叉前间隙。颈内动脉床突上段位于视交叉的两侧;鞍膈在视交叉下方,二者之间为交叉池;漏斗位于视交叉后方;视交叉上方为第三脑室,第三脑室底部在视交叉的前方和后方各有一个隐窝,位于前方者为视隐窝,位于后方者为漏斗隐窝。

3. 视交叉的血供　视交叉由基底动脉环(Willis' circle)及其分支供血。其血供常分为两组:上组起源于大脑前动脉,供应视交叉的外侧部分;下组起源于基底动脉、后交通动脉、大脑后动脉以及颈内动脉,供应整个视交叉。视交叉中心部仅由下组供血。

4. 视交叉正常 MRI 表现

(1)横断面:在视交叉下部层面,视交叉和部分颅内段视神经组成一个 U 形结构;在视交叉上部层面,视交叉和部分视束呈"回飞棒"形,其中心有视隐窝形成的低信号影;在视交叉中部层面,其形态介于 U 形和"回飞棒"形之间,由部分视神经、视交叉和部分视束组成。在视交叉前方,两侧颅内段视神经之间为视交叉前间隙,其两侧为颈内动脉,颈内动脉由前向后弧形走行并向外移行为大脑中动脉,视交叉后方为漏斗起始部、灰结节及成对的位于中线两旁的乳头体。

(2)冠状面:在视交叉后部层面,视交叉和邻近下丘脑组成一个 V 形结构,视隐窝呈泪滴状位于视交叉之上;在视交叉前部层面,视交叉与颅内段视神经呈哑铃状,视交叉之上的脑脊液由视隐窝向上延伸而来;在视交叉中部层面,视交叉、漏斗和垂体组成一个"工"字形结构。视交叉上方为鞍上池的视交叉以上部分,下方为位于垂体柄两侧的交叉池及其下方的垂体,外下方为颈内动脉断面,两侧为侧裂池的内侧部分。

(3)正中矢状面:视交叉呈条形,在第三脑室前下方,位于漏斗隐窝与视隐窝之间,由前下向后上斜行,通常与鞍结节呈 45°角。下方以交叉池与鞍膈、垂体相隔;大脑前动脉位于视交叉前上方。

(三)视束

1. 大体解剖结构　视束是指从视交叉后方至外侧膝状体之间的视路,长约 4cm,外观呈扁圆形,状如条带。视束起自同侧视交叉的后外侧角,双侧视束间的夹角为锐角,内缘以一条窄纤维束与第三脑室外侧壁相连,其他各缘游离,之后分别从左、右侧的前穿质和灰结节之间穿过,越向后走行越分开,向后外侧走行并组成脚间窝的前外侧界、环池的上界,紧靠大脑脚上部的前面,然后绕到外侧,与大脑后动脉接近,这时仅有较小的前部视束位于脑底，较大的后部视束被大脑颞叶所掩盖并在内囊与豆状核的下方向后走行，沿丘脑的后外侧缘进入外侧膝状体。视束在外侧膝状体水平分为较大的外侧支和较小的内侧支，外侧支止于外侧膝状体的外侧部分，内侧支止于外侧膝状体的内侧部分。视束内含有交叉纤维和不交叉纤维，在每一段视束中都包含来自对侧眼鼻侧视网膜交叉后的神经纤维和来自同侧眼颞侧视网膜未交叉的神经纤维。视觉神经纤维在视束中的排列位置是与其在视网膜的位置相对应的，来自视束同侧眼视网膜颞上象限和对侧眼视网膜鼻上象限的神经纤维位于视束腹内侧部分；来自视束同侧眼视网膜颞下侧部分和对侧眼视网膜鼻下象限的纤维位于视束背侧部分。视束的神经纤维在进入外侧膝状体前分为两根，其中外侧根较大，所含视觉神经纤维终止于外侧膝状体，所含传导瞳孔反应的传入神经纤维与视觉神经纤维分开后经四叠体上丘臂终止于中脑顶盖；视束的内侧根较小，所含纤维为双侧视束的联合纤维，终止于内侧膝状体，一般认为这些纤维与视觉活动无关。

2. 视束分段及解剖结构

（1）视束脑池段：除起始段的内缘借一条很窄的纤维束与第三脑室外侧壁相连外，其余部分均游离于脑池内。脑池段可再分为两段，前段为视束池段，行于鞍膈之上并由内向外越过动眼神经，在这段视束上方，有前穿质的后部以及第三脑室底部，该段视束内侧为灰结节；后段位于海马旁回及大脑脚之间。

（2）大脑脚周段：自分界处至外侧膝状体，此段视束与大脑脚关系密切，位于环池内、海马沟深部，内侧为大脑脚、脉络膜前动脉，下方为后交通动脉，上方为内囊及苍白球，外下方为颞叶海马回及钩、脉络膜前动脉。

3. 视束血供
视束由基底动脉环（Willis' circle）及其分支供血。其主要的供血动脉为脉络膜前动脉，起自颈内动脉或大脑中动脉，在走行过程中与视束发生两次交叉，发出多个分支至视束，供应视束前半的 1/3 及后半部分，视束前半的 2/3 由颈内动脉系统供血。其次有上、下两组动脉也为视束供血，上组动脉起源于大脑前动脉或前交通动脉，下组动脉起源于后交通动脉及来自大脑后动脉的脉络膜内、后动脉，均为穿通支动脉。大部分动脉分支先进入视束周围软膜下方，形成血管网，然后进入视束实质；每侧视束中部均有 1~2 支较粗大的中央小动脉穿入视束内部，而在表面没有分支。

4. 视束的正常 MRI 表现
视束在 T_1WI 及 T_2WI 中显示为等信号，在 STIR 中显示为中等略低信号，与脑白质信号强度一致。

（1）横断面：在视交叉-乳头体-后连合层面，双侧视束、视交叉及双侧视神经颅内段组成一个 X 形结构，或者双侧视束与视交叉组成一个"飞镖"样结构。脚周段视束环绕双侧大脑脚并向后逐渐紧密附着于大脑脚，直至最终汇入双侧外侧膝状体；双侧视束向前延续于视交叉，内侧为漏斗、第三脑室底部的漏斗隐窝及位于中线两旁成对的乳头体，外侧为海马及钩，外后方为大脑后动脉及后交通动脉，内后方为双侧大脑脚。同时，在此平面上还可显示视束外侧为颈内动脉，颈内动脉由前向后呈弧形走行并向外移行为大脑中动脉。

（2）冠状面：视束的各组断面均呈椭圆形。池段视束的起始部位于鞍上池内，在其中间，上方为第三脑室，下方为视交叉池，外侧为侧裂池；脚周段视束位于环池，内侧为皮质脊髓束，外侧为海马旁回及杏仁体，在此平面上可显示视束与外侧膝状体腹侧核相融合（图4-1-2）。

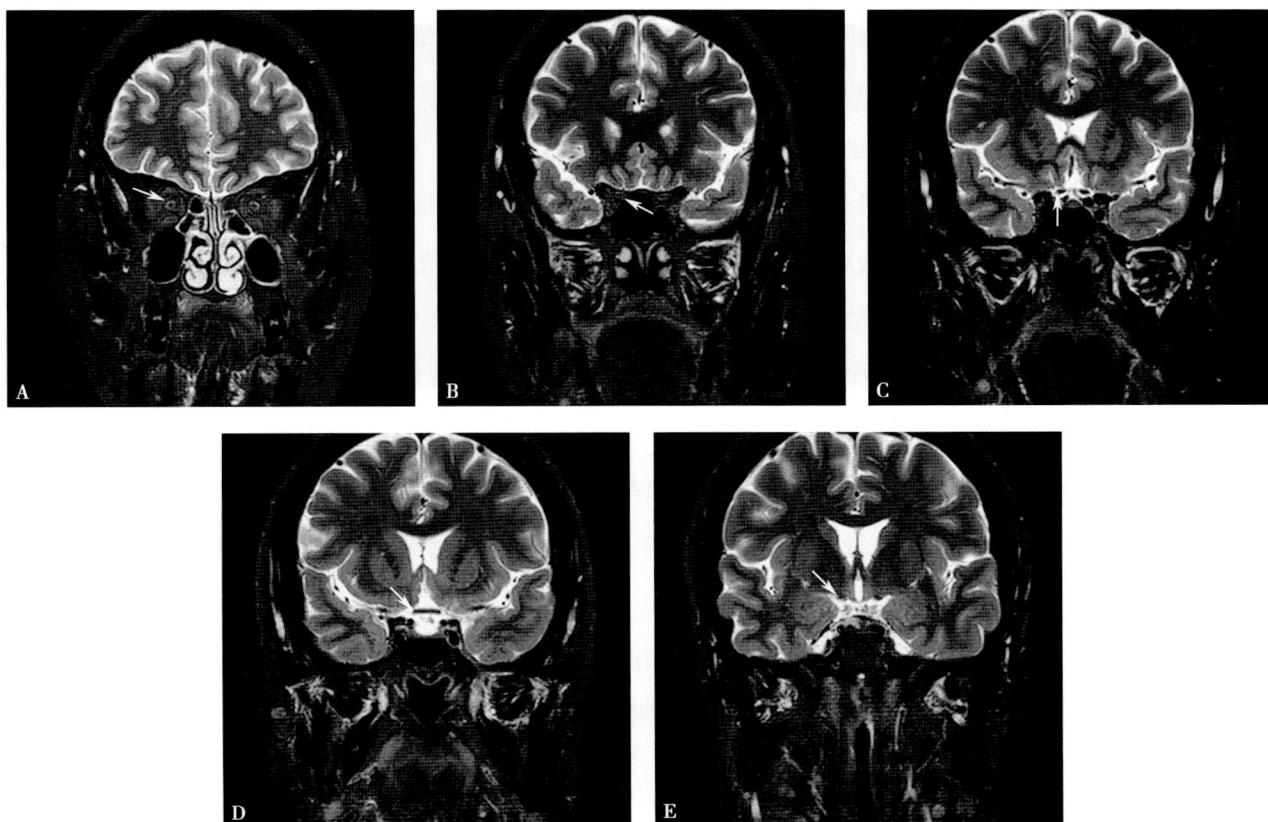

图4-1-2 双侧视神经、视交叉及视束

冠状面 STIR 示双侧视神经、视交叉及视束。A. 视神经眶内段（白箭），周围可见环形脑脊液高信号；B. 视神经管内段（白箭）；C. 视神经颅内段（白箭）；D. 视交叉（白箭）；E. 视束（白箭）。

①视束起始段层面：视束位于鞍上池内，外观呈哑铃状，即中间较扁为视交叉的后缘，两侧较厚为视束起始部；上方为第三脑室，下方为视交叉池，外侧为侧裂池。②视束池 - 前连合层面：双侧视束被第三脑室分开，视束内缘与脑室外下壁分界不清；双侧视束的外上方为基底核区，中线第三脑室上方为前连合，外侧为侧裂池、前穿质及杏仁体，下方为视交叉池、双侧大脑后动脉起始部。③乳头体层面：相当于脚周段视束的起始部，双侧视束间距加大，视束内侧紧邻皮质脊髓束，外侧为前穿质，上方为基底核区，下方为侧裂池及海马。④侧脑室室间孔层面：视束毗邻结构同上。

（3）旁矢状面：在海马 - 杏仁体层面，视束的末段与外侧膝状体腹侧核相融合；视束上方为内囊及苍白球，后上方为丘脑枕，前方为杏仁体，前下方为海马的头部，下方为侧脑室颞角。

（四）外侧膝状体

外侧膝状体（lateral geniculate body，LGB），是后丘脑的一部分，内含丘脑特异性感觉中继核，是前、后视路的中继站。

1. LGB 大体解剖结构　LGB 为呈椭圆形的灰质团块，位于环池后外侧的隐窝内，在丘脑枕的外下方，为视觉的皮质下中枢，外侧连于视束，内侧连于上丘臂，深面的细胞团是视觉传导通路的第三级神经元。LGB 向后发出神经纤维并组成视放射，经内囊后脚止于距状沟上、下的视区。

LGB 包含灰质层和白质层，白质层接受同侧视束的有髓视神经纤维，视网膜上半部投射于其内侧，视网膜下半部投射于其外侧；灰质层由构成第一级视觉中枢的神经细胞的细胞核构成，其发出的视觉纤维组成视放射。LGB 还通过上丘臂与四叠体中的上丘相连。

2. LGB 的血供　LGB 的前外侧部分主要由来自颈内动脉系统的脉络膜前动脉供血；LGB 的后内侧部分主要由来自椎动脉系统的大脑后动脉中央支、脉络膜后动脉和丘脑膝状体动脉供血；黄斑纤维束则由二者共同供血。Frisen 等证实了发生于 LGB 的小缺血灶导致双眼同侧性偏盲，脉络膜前动脉受累造成双侧视野 1/4 象限缺损，脉络膜后动脉受累造成水平状双侧同侧性扇形视野缺损，视野缺损呈片状（slice pie-like）。另外，许多学者证实，如果病灶累及 LGB 的六层结构，则发生双侧非一致性偏盲。

LGB 的正常解剖结构中同时含有神经元和白质纤维，在 MRI 中与周围的灰质、白质结构分界不清，虽然在 MRI 上主要显示为灰质信号，但在 T_1WI 和 T_2WI 上很难显示清晰；而在质子密度加权像上，LGB 呈高信号，信号较周围白质束高。

在横断面前连合 - 后连合基线下方 4mm 处的上丘层面上，LGB 略呈楔形，位于环池后外侧的隐窝，外侧缘锐利，由视放射界定，内缘为内侧膝状体，前内侧缘为内囊后肢，后方为丘脑枕，下外方为海马回，其直径为 4～6mm。

在冠状面后连合 - 闩层面（PC-OB 基线层面）上，LGB 位于内囊的下方、内侧膝状体的外侧、脉络膜裂的上方、视放射的内侧。

（五）视放射

1. 大体解剖结构　视放射（optic radiation）又名膝距束，由 LGB 背外侧核换元后发出的新纤维组成。其起点在侧脑室下角前缘，为密集的纤维束，称为视脚（optic peduncle）；随后呈扇形展开形成一个凸面向外的"新月"状结构并分别在颞叶、顶叶及枕叶形成一个明显的宽约 2mm 的类带状薄层，最后终止于视皮质。

2. 视放射的走行及纤维构成　视放射纤维平行排列，上半部纤维经顶叶下部、下半部纤维经颞叶，最终共同联合于枕叶皮质，形成初级视觉中枢。视放射主要分为三个解剖 - 功能柱（anatomic-functional bundles），即背侧束、外侧束和腹侧束；背侧束纤维对应同侧视网膜上半部黄斑外区域，由 LGB 下方发出后经内囊向后上方走行，在颞叶、枕叶内绕侧脑室下角的上壁，投射到距状裂上唇，即楔回；腹侧束纤维对应同侧视网膜下半部黄斑外区域，由 LGB 外下方发出、向前下稍延伸后，再向后方越过侧脑室下角前部，投射到距状裂下唇，即舌回；外侧束走行向后外方，对应周边视网膜区域，输送黄斑区冲动的纤维自 LGB 尾端发出，向上行再转向后方，行至"新月"状结构外侧并位于视放射中间部，构成视放射的大部分，这些纤维共同到达位于枕叶上极的纹状皮质。

除上述投射至皮质的神经纤维外,视放射还包含有从皮质至 LGB、丘脑、四叠体及动眼神经核的神经纤维。

3. 视放射血供 有三个来源,视放射前部(内囊后部之前)接受来自脉络膜前动脉的穿支动脉的供血;中央部(侧脑室旁的放射状纤维)由大脑中动脉的深支动脉供血;后部主要接受大脑后动脉,特别是距状裂动脉分支的血液供应。

4. 视脚、视放射的 MRI 解剖结构 视脚是 LGB 发出的纤维组成的,是视放射的起始段,呈带状板层结构,宽约 2cm,于 T_2WI 和 STIR 中在旁矢状面上显示,与脑白质呈等信号,与周围结构分界清晰。然后,视放射组成侧脑室三角区(主要位于枕叶区)外侧矢状层的绝大部分,由前向后走行,其显示层面与冠状面成像几乎垂直,与内侧矢状层相比,其在自旋回波弥散加权成像(SE diffusion-weighted imaging)上呈较低信号,在弥散加权成像上呈较高信号,在质子密度加权像上呈低信号,在 T_2WI 上呈中等至略高信号,外侧矢状层厚度为 0.9~1.4mm(平均 1.1mm);外侧矢状层的内缘与侧脑室之间的距离为 2.8~4.1mm(平均 3.2mm)。此后,视放射分为三支,分别为背侧束、外侧束和腹侧束,经颞叶、顶叶到达枕叶皮质。其中,腹侧束可有 Meyer 袢的变异。

老年人视放射的侧脑室旁段(外侧矢状层)及其周围白质结构在 T_2WI 中可表现为线状和层状的高信号影,Kitajima 等的研究表明这是因为该区的水分增加或血流动力学发生了改变,主要包括髓鞘脱失、出现小梗死灶和/或缺血灶以及血管周围间隙扩大,与患者视野的改变没有关系。

5. 视觉中枢

(1)视觉中枢大体解剖结构:视皮质指大脑皮质中主要负责处理视觉信息的部分,位于大脑后部的枕叶。人类视皮质包括纹状皮质(又称初级视皮质,包括 V1 区)及纹外皮质。初级视皮质位于布罗德曼(Brodmann)17 区,占据大脑枕叶内侧面距状裂的上、下唇,位于楔回和舌回之间,在距状裂下部的部分比在上部的部分大,进一步向前延伸 2cm。其前界为顶枕沟,后界为月状沟,可延伸到距所在大脑半球枕极 1.0~1.5cm 处,其范围存在个体变异。纹状皮质相对较薄,根据 Von Economo 和 Koskinas 所述,其厚度平均约为 2.2cm。纹外皮质包括布罗德曼 18 区和布罗德曼 19 区(包括 V2 区、V3 区、V4 区、V5 区)。左半球的视觉皮质从右视野接收讯息,而右半球的视觉皮质从左视野接收讯息。

(2)视皮质内的功能解剖:视皮质内的神经元与位于视网膜的感光细胞是一一对应的,因此视网膜各区所对应的神经元在此有严格的分布。中心视野(10°以内)对应的神经元占据纹状皮质后部的 50%~60%;单眼颞侧半视野对应的神经元邻近枕顶沟和距状沟联合区;黄斑区投射于枕极和盖(operculum)联合区。根据影像学检查,枕叶病变可定位于三个部位:前、中、后部;前部指枕顶沟附近,所占表面积不足枕叶的 10%。对应单眼对侧视野颞侧半;后部位于纹状皮质后部 50%~60%,即枕极和盖,此处病变累及黄斑区,对应中心视野(10°以内);中部指前、后部之间,主要接受对侧半视野 10°~60°之间传入的视神经纤维。

初级视皮质(V1 区)的输出讯息经两个渠道输出,分别称为背侧通路(dorsal stream)和腹侧通路(ventral stream）。背侧通路起始于 V1 区，通过 V2 区，进入背内侧区和中颞区（MT，亦称 V5 区），然后抵达顶下小叶。背侧通路常被称为"空间通路"（where/how pathway），参与处理物体的空间位置讯息以及相关的运动控制，例如眼急动（saccade）和伸手取物（reaching）。腹侧通路起始于 V1 区，依次通过 V2 区、V4 区，进入下颞叶（inferior temporal lobe）。该通路常被称为"内容通路"（who/what pathway），参与物体识别，例如面孔识别。该通路也与长期记忆有关。

（3）视皮质血供：枕叶的血液供应主要来源于大脑后动脉的距状沟支和大脑中动脉的分支，大约有 50% 正常脑的纹状皮质完全由距状沟支供血。大脑后动脉和大脑中动脉分支有较广泛的吻合，当其中一支动脉发生阻塞时，临床可出现"黄斑回避"现象。

（4）视觉中枢 MRI 解剖：纹状皮质是位于距状裂上、下唇的灰质部分，呈纹状，接受来自视放射的纤维。于正中矢状面上，距状裂全程位于枕叶的内侧面，始于枕极，向前成锐角止于顶枕沟，此点在冠状面上和矢状面上均可观察到，并且距状裂位于顶枕沟的下方、双侧侧脑室后脚的内侧。在 T_2WI 上，老年人纹状皮质的成像时间变短，信号减低。BA18 区位于枕叶初级视皮质外侧，BA19 区位于 BA18 区的外侧，主要包括楔回、舌回、枕外侧回及枕上回。

（李　婷）

参 考 文 献

[1] 贺新，刘宁. 眼眶 CT 扫描应用第二代双源 CT 低管电压配合 SAFIRE 重建技术的价值分析 [J]. 中国 CT 和 MRI 杂志，2019，17（7）：32-34.

[2] 李静，李婷，鲜军舫. 眼眶 MR 成像 IDEAL 技术脂肪抑制效果和图像质量评价研究 [J]. 放射学实践，2016，31（8）：695-699.

[3] 满凤媛，王振常，鲜军舫，等. 正常成人视束 MRI 研究 [J]. 中国 CT 和 MRI 杂志，2004，2（1）：19-24.

[4] FRISEN L. Quadruple sectoranopia and sectorial optic atrophy：a syndrome of the distal anterior choroidal artery[J]. J Neurol Neurosurg Psychiatry，1979，42（7）：590-594.

[5] KITAJIMA M，KOROGI Y，TAKAHASHI M，et al. MR Signal Intensity of the Optic Radiation[J]. AJNR Am J Neuroradiol，1996，17（7）：1379-1383.

[6] SCHOLTENS LH，DE REUS MA，DE LANGE SC，et al. An MRI Von Economo‐Koskinas atlas[J]. Neuroimage，2018，170：249-256.

[7] SCHNEIDER GE. Two visual systems[J]. Science，1969，163（3870）：895-902.

第二章
视路疾病的影像学表现

第一节　视网膜及视盘病变

一、视网膜脱离

（一）概述

视网膜脱离是多种原因导致的视网膜神经上皮和色素上皮之间出现积液，是一种临床表现而非单一疾病。该病的年发病率为$(0.6\sim0.8)/10\,000$，约有千分之三的人在其一生中某个时刻罹患视网膜脱落，该病最常见的发病年龄是$60\sim70$岁，男性比女性发病率高。

（二）病理学表现

视网膜出现小撕裂后，玻璃体渗到视网膜的后方导致视网膜脱落，视网膜的破裂可能是因为后部玻璃体剥离、眼睛受伤或是感染而发生的，视网膜脱离的其他危险因素包括近视以及进行过白内障手术。

（三）临床表现

患眼突然出现漂浮物及畏光，并且发生亚急性、无痛性、进展性视力下降，如病变波及黄斑则可有视物变形及中心视力下降。高度近视者易发生视网膜脱离。

（四）影像学表现

眼球内新月形或弧形影，典型者呈 V 形，尖端指向视盘，末端可达睫状体。因积液含蛋白质，故其在 CT 中表现与玻璃体相比呈高密度，其 MRI 信号较复杂；注入对比剂后各结构均无异常强化（见第六篇图 6-3-2）。

影像学检查方法选择：通过 CT 和 MRI 均能诊断该病变，MRI 能够准确显示原发疾病，但对脉络膜骨瘤的显示不如 CT。

（五）鉴别诊断

1. **脉络膜脱离**　呈半球形或梭形，不能达到视盘区。

2. **脉络膜肿瘤**　形态多样，强化明显。

（六）关键要点

①突发视力下降并出现视野缺损；②影像学检查显示眼球内 V 形影；③注射对比剂后无强化。

二、肿瘤相关性视网膜病变

对于肿瘤相关性视网膜病变，影像学检查的价值在于发现原发疾病，如脉络膜转移癌、脉络膜黑色素瘤、视网膜母细胞瘤，请参考第三篇第一章第五节。

三、视盘畸形

（一）概述

先天性视盘畸形（excavated optic disc anomaly）有很多种，如视神经缺损、视盘陷窝畸形、视神经发育不全、视盘色素沉着、视盘倾斜以及假性视盘水肿等，一般单用临床检查可基本确认。

（二）病理学表现

正常视盘为圆形或椭圆形，且呈粉红色；其通常垂直或轻度隆起，并有一个中央偏移称为视杯。正常视盘的水平直径约为 1.5mm。

先天性视盘畸形根据视盘大小或结构的异常以及视盘处有无异常组织来分类。根据视盘大小可以将先天性视盘畸形分为：视盘未发育、视盘发育不全、巨大视盘。此外，一种常见的畸形是凹陷性视盘异常，主要包括：牵牛花综合征、视盘缺损以及视盘周围葡萄肿。

1. 视盘未发育 视盘未发育是视神经未发育的表现之一。视神经未发育是一种罕见且病因不明的非遗传性事件。其特征为视神经、视盘、视网膜神经纤维层、神经节细胞以及视网膜血管系统的完全缺失。视神经未发育通常伴有多种其他眼畸形，包括小眼、白内障、前房角畸形、视网膜发育不良、眼前部缺损（虹膜或睫状体的裂隙或裂缝）、虹膜发育不全以及永存原始玻璃体增生症。

2. 视盘发育不全 视盘发育不全是最常见的先天性视盘异常。视盘发育不全时，视盘小，呈灰色或苍白色，周围有浅黄色的斑驳状晕征，晕的边缘有色素沉着或色素脱失环（双环征），视网膜大静脉多呈迂曲状。在组织学上，视盘发育不全是由于正常中胚层组织和神经胶质所构成的视神经轴突数目少于正常。

3. 巨大视盘 视盘异常增大且不伴有其他形态学异常。该病多为双侧性，视盘直径大于 2.1mm，视杯为圆形或横椭圆形，无垂直形切迹，杯盘比正常，且无其他异常。

4. 凹陷性视盘异常

（1）牵牛花综合征：包括视盘在内的眼底后极部呈漏斗形凹陷，形似牵牛花，检眼镜下可见视盘明显增大，呈橘红色或粉红色，在漏斗形视盘周围有一条脉络膜视网膜色素紊乱环带，视盘中央表面覆盖有成簇的白色神经胶质组织，血管增多。牵牛花综合征与经蝶骨的基底部脑膨出关系密切，因此，有些婴儿患者可能出现呼吸、内分泌以及神经系统功能异常。详见第三篇第一章第二节。

（2）视盘缺损：视盘扩大，与周围组织界限分明，呈白色闪光的碗状大凹陷，凹陷偏心向下。下方视网膜缘较窄甚至消失，而上方视网膜缘相对正常。偶见全部视盘呈完全性凹陷。视盘缺损患者常常同时有虹膜缺损和睫状体缺损。详见第三篇第一章第二节。

（3）视盘周围巩膜葡萄肿：很少见，通常单侧发生，表现为围绕视盘有一个深在的凹陷，视盘颜色正常或其颞侧苍白，位于凹陷的最低处。在凹陷的壁和边缘部，色素上皮和脉络膜有萎缩性色素改变，不同于牵牛花综合征，其凹陷明显更深，但是视盘边缘清晰，且视盘中央无神经胶质丛覆盖。患者多出现视力下降，但也有部分患者表现为轻度近视或视力接近正常。

（三）临床表现

①视神经发育不全或凹陷性视盘异常通常可导致视力不良和眼球震颤；单侧视盘异常的学龄前儿童通常出现内斜视。②部分视盘畸形可伴有中枢神经系统畸形，牵牛花综合征与经蝶骨的基底部脑膨出相关，因此患者可能出现智力发育不良及可疑基底部脑膨出等症状。③巨大视盘患者的视力可正常，部分患者出现轻度视力下降或生理性盲区扩大。

（四）影像学表现

1. 视盘完全缺损或部分缺损 CT 显示视神经与眼球连接部有缺损，球后可见低密度囊肿与眼球相通，MRI 显示病变呈长 T_1、长 T_2 信号，与玻璃体呈等信号，伴发视网膜脱离者表现为 V 形的等 T_1 信号、长 T_2 信号。

2. 视隔发育不全 视盘小，冠状面及矢状面 T_1WI 显示视神经、视交叉细弱，T_1WI 和 T_2WI 显示透明隔缺如，胼胝体发育不全。

3. 牵牛花综合征 为罕见的视盘先天异常，表现为视神经远端的漏斗形异常扩张，属于原发性胚胎期缺陷。多单侧发病，女性多见。临床中，患者的视力有不同程度的下降，可在数周内发生弱视。牵牛花综合征常合并经蝶骨的脑膨出，突出的组织进入鼻咽可能会导致咽漏、经口呼吸或打鼾。CT 显示视神经与眼球连接部呈漏斗状扩大，凹陷处为低密度充填，在 MRI 中呈 T_1WI 低信号、T_2WI 高信号。可出现浆液性视网膜脱离，呈 V 形 T_1WI 低信号、T_2WI 高信号。

4. 视盘缺损 CT 显示，病变在眼球后部与视神经相连部呈火山口状。

（五）检查方法选择

在临床中，该类疾病经眼底检查视盘即可做出诊断，而通过 CT 和 MRI 均能对该类疾病做出诊断并评估球后病变情况。

四、前部缺血性视神经病变

前部缺血性视神经病变包括动脉炎性和非动脉炎性两种。动脉炎性前部缺血性视神经病变在女性中多见，几乎均发生于 60 岁以上者，继发于巨细胞动脉炎，引起视神经的缺血性损害，表现为单侧或双侧急性严重视力下降合并全部视野缺失，伴有严重而持续的头痛、头皮疼痛及颞部疼痛；而非动脉炎性前部缺血性视神经病变为 50 岁以上人群中导致急性视神经病的最常见原因，发生该病时，视力减退突然发生，少有隐痛感，多见水平视野缺损。一般情况下依靠临床检查即能确诊此病，与视神经炎、感染性视神经病变和压迫性视神经病变进行鉴别时，需进行影像学检查，鉴别要点参考视神经病变部分。

第二节　视神经病变

一、特发性视神经病变

（一）概念

视神经炎是累及视神经的脱髓鞘病变,可单独发生或伴有多发性硬化。

（二）人口统计学特点

75% 视神经炎患者为女性,该病的发病年龄为 20～40 岁,一般发生于 40 岁以下者,平均发病年龄为 29～30 岁,儿童罕见,15%～20% 多发性硬化患者的首发表现为视神经炎。

（三）病理学表现

视神经炎可发生在视神经各段。发生在球内段者,称为视盘炎,发生于视神经球后各段者,称为球后视神经炎。炎症仅累及视神经中轴的乳头黄斑纤维束时,该病被称为轴性视神经炎;病变累及视神经实质时,称为间质性视神经炎;病变累及视神经整个横断面时,称为横断性视神经炎;病变累及视神经周围的纤维及视神经鞘时,称为视神经周围炎。

（四）临床表现

急性中心性视力下降,病变进展数天后,92% 患者伴有疼痛。典型的视野缺损为中心暗点,水平性半视野缺损也很常见。视神经炎分为急性视神经炎和慢性视神经炎,在 3～4 天中视力迅速下降者为急性,在 1～2 周中视力缓慢进行性下降者为慢性,急性者常单眼发病,慢性者常双眼发病。

（五）影像学表现

1. 最佳诊断线索　视神经增粗并明显强化。

2. CT 表现　病变在增强 CT 中表现为视神经增粗和强化。

3. MRI 表现　在 T_2WI 和 STIR 中,视神经呈节段性高信号,病变处于急性期时视神经直径正常或轻度增粗,增强后 T_1WI 示病变强化(见第三篇图 3-2-14),见于 56%～72% 成年单发视神经炎患者。病变处于慢性期时,视神经炎患者可发生视神经萎缩,增强后无强化。

使用脂肪抑制技术的 T_2WI 和质子密度加权成像对视神经炎脱髓鞘的显示率达 89%,对慢性视神经炎显示率较高,而使用化学位移脂肪抑制技术的增强后 T_1WI 显示急性视神经炎较好。如怀疑患者有多发性硬化则应行头颅 MRI,脑实质中有斑片状长 T_2 信号影时可诊断。通过磁化传递成像可定量观察病变范围和程度,由此可提高诊断的特异度、观察病变演变过程、评价视神经炎累及的视神经功能并追踪视神经恢复的情况。

4. 影像学检查方法选择　MRI 为首选检查方法,脂肪抑制技术的 T_2WI 和 STIR 为首选序列。

（六）鉴别诊断

1. 视神经鞘炎性假瘤　是一型不常见的眼眶炎性假瘤,临床和 MRI 表现与视神经炎容易混淆,但预后较好,对激素治疗非常敏感。发病年龄为 24～60 岁。视神经鞘炎性假瘤的 MRI 表现为视神经鞘信号异常并强化,视神经本身可强化,不伴有脑内或脊髓异常信号。

2. **视神经结节病** 是一种全身性肉芽肿性病变,可累及很多器官,15%～25% 患者的眼部受累,双侧泪腺增大高度提示结节病。该病在青年女性中多见。该病的 MRI 表现为视神经弥漫性管形增粗,边缘光滑,偶有分叶或呈偏心性分布,增强后明显强化并伴有硬脑膜、软脑膜强化。该病的 MRI 征象没有特异性,诊断时需结合胸片。

3. **视神经结核** 是结核性脑膜炎的晚期并发症,常导致视神经炎和视交叉蛛网膜炎,表现为视神经和视交叉增厚、强化,很少形成结核瘤。

4. **其他** 需要鉴别的还有浸润性病变如淋巴瘤,表现为软脑膜受累,视力急剧下降。

(七)关键要点

①急性发病,中心视力下降;②MRI 影像显示视神经异常改变。

二、放射治疗后视神经病变

(一)概述

放射性视神经病变(radiation-induced optic neuropathy,RION)是对头颈部肿瘤进行放射治疗后的一种罕见的不可逆转的并发症,可导致严重的、急性的单眼或双眼视力丧失,常发生于眼眶、鼻窦和鞍区放射治疗后,治疗时所用剂量常大于 45Gy,急性放射治疗后视神经病变常发生于放射治疗后的 6 个月到 2 年之间。

(二)病理学表现

该病的发病机制尚不完全清楚,有研究认为其是中枢神经系统的迟发型放射性坏死,主要表现为自由基产生,损伤了血管内皮细胞,血管发生炎性改变,继发神经组织缺血、缺氧,辐射诱导神经元及神经胶质细胞中的体细胞突变,最终导致脱髓鞘与神经元变性。

(三)临床表现

视力明显下降甚至失明,无疼痛。预后差。

(四)影像学表现

T_2WI 显示视神经或视交叉呈局限性高信号,其可能原因是放射治疗导致视神经变性和脱髓鞘改变;因放射治疗后血脑屏障通透性增高,故病变在增强后 T_1WI 中呈轻、中度强化。

(五)影像学检查方法选择

CT 对该病诊断价值不大,MR 增强 T_1WI 为首选的检查方法。

(六)鉴别诊断

视神经炎:患者无头颈部放射治疗病史,在 T_2WI 和 STIR 中,视神经呈节段性高信号,病变处于急性期时视神经直径正常或轻度增粗。

（七）关键要点

明确的放射治疗病史，病变位于放疗野内，视神经出现异常信号及强化。

三、创伤性视神经病变

（一）概述

脑外伤后，约 5% 的人出现视觉系统的部分损伤。间接性视神经损伤较直接性视神经损伤更常见。车祸伤是创伤性视神经病变最多见的原因（约 45%），还包括坠落伤占 27%，暴力伤占 13%，眼眶和视神经鞘膜下出血约占 10%。

（二）临床特点

外伤后，患者即刻主诉视力下降或失明，提示视神经直接损伤，若间隔一段时间后出现该症状，提示视神经鞘膜内出血压迫视神经。色觉或对比敏感度下降，视野出现中心暗点或弓形缺损。

（三）影像学表现及诊断要点

1. **视神经挫伤（contusion of optic nerve）**　临床中最常见的是视神经管骨折压迫伤或单纯性视神经挫伤，表现为伤后立即发生视力部分丧失或全部丧失，CT 检查中可发现视神经管骨折，部分病例中病变可表现为视神经增粗，但是大部分视神经挫伤很难通过 CT 检查发现，尤其是单纯性视神经挫伤；视神经挫伤在 MRI 中可表现为正常的视神经信号消失，病变在 T_2WI 尤其是 STIR 中呈高信号（见第三篇图 3-5-5）。

2. **视神经鞘膜下出血或血肿（bleeding or haematoma of optic nerve sheath）**　多见于颅脑外伤或颅底骨折病例中，病变可位于硬膜下隙或蛛网膜下隙，单纯从影像学上难以鉴别二者，但是蛛网膜下腔的病变临床表现类似于颅内高压的症状，早期出血或血肿在 CT 中表现为沿视神经走行的高密度影，在 MRI 中表现为短 T_1、短 T_2 信号影，边界多清晰，出血量小者为条形，出血量大者为梭形或椭圆形，进行 MRI 检查时需结合脂肪抑制技术。

3. **视神经断裂（rupture of optic nerve）**　主要见于眼眶、颅底或视神经管的骨折片以及锐器刺入眶内、切断部分或整个视神经的病例中，临床表现为立即丧失视功能，同时可因眶内出血或球后血肿而出现眼球突出。病变在 CT 和 MRI 中可直接显示为视神经的连续性中断，断端多不规整；同时可显示出血或血肿，进行 MRI 检查时需要运用脂肪抑制技术将其与脂肪性病变相鉴别。

4. **视神经撕脱（evulsion of optic nerve）**　指视盘发生撕脱，但视神经鞘仍保持连续。无论视神经发生完全性撕脱还是部分性撕脱，临床表现均为视功能完全丧失。目前，通过 CT 检查不能发现该种病变。进行 MRI 检查时需密切结合病史与临床检查。

5. **视神经异物**　单纯视神经异物罕见，多见与眶内异物并发。可运用 X 线片或 CT 检查发现金属异物，较精确定位需依靠 CT 检查。对于非金属异物的检查，MRI 具有优越性。

6. **影像学检查方法选择**　对于外伤性病变需首选 CT 检查以明确有无骨折和阳性异物，MRI 对视神经及其周围软组织结构的显示优于 CT。

（四）诊断要点

明确的外伤史，伤后立即出现的临床主诉和体征，影像学检查结果为阳性。

（五）鉴别诊断

1. 视神经挫伤需与特发性视神经炎鉴别　视神经挫伤患者有明确外伤史，视神经炎急性期时在 MRI 增强扫描中病变可有强化。

2. 视神经鞘膜下出血或血肿与视神经鞘脑膜瘤鉴别　出血或血肿可因损伤后的时间长短不同而呈复杂信号，无强化，视神经鞘脑膜瘤呈等信号，有典型双轨征强化。

四、视神经肿瘤

见第三篇第二章第五节。

第三节　视交叉病变

（一）概念

视交叉内解剖构成特殊，根据临床体征容易对该部位的病变进行定位、诊断，但其毗邻结构复杂，所以涉及的病变种类复杂。虽然文献报道的发生于视交叉的损害非常多，但是临床中所见的视交叉疾病种类相对较少。MRI 是识别视交叉病变最好的影像学检查方法，主要具有判断疾病种类、辅助定性诊断、评估病变特点。

（二）临床表现

视交叉受损的部位不同，临床表现也不相同。进行性视力下降提示视交叉前部受累，此时还会伴有同侧眼的中心暗点并伴有对侧眼颞上象限视野缺损；视交叉体部受累表现为完全性双颞侧偏盲。

（三）影像学表现

视交叉的大小、形态、密度或信号异常；视交叉或视交叉周围区域有异常密度或信号肿块；鞍上池的改变如变窄、扭曲和闭塞等；第三脑室前下部变形、扭曲等。

1. 视交叉本身的病变

（1）视交叉胶质瘤：视交叉最常见的肿瘤，视路胶质瘤中的 60%～80% 可累及视交叉，15% 的胶质瘤发生于神经纤维瘤病 I 型患者中。视交叉胶质瘤 70%～80% 为良性，20%～30% 为恶性。儿童多见，以良性为主，症状隐匿，病理上通常为毛细胞型星形细胞瘤。恶性者多发生于成人，偶可发生于儿童，常表现为视力迅速下降直至失明，病程不超过 1 年，病理上为间变性星形细胞瘤或多形性胶质母细胞瘤。视交叉胶质瘤可自发消退，也可经活检或部分切除后消退。肿瘤可沿视神经或视束蔓延，还可发生蛛网膜下腔播散。目前对视交叉胶质瘤的治疗仍然存在争议，学者们多倾向于放射治疗。CT 表现：视交叉区肿块，通常为圆形或卵圆形，少见的可为不规则形。肿块可呈实性、囊性或囊实性，增强后，实性者或实性部分强化，囊性者或囊性部分不强化，恶性者常发生坏死而有环形强化。以下三种表现可以提示诊断：①视交叉和视神经呈管状增粗；②视交叉区出现肿块伴视神经增粗；③视交叉区出现肿块伴视束增粗，但对于单纯鞍上球形肿块需进行组织学诊断。MRI 表现：与正常脑实质信号相比，肿瘤呈等或长 T_1、长 T_2 信号，注入对比剂后肿瘤有强化（见第六篇图 6-2-46）。囊性肿瘤或肿瘤的囊性部分呈长 T_1、长 T_2 信号，无强化；恶性者发生坏死，呈长 T_1、长 T_2 信号，环形强化。肿瘤增大可致脑积水。肿块可侵犯下丘脑、基底核、内囊、颞叶、脑干和侧脑室室管膜，亦可发生蛛网膜下腔播散。肿瘤的良恶性难以鉴别，有学者认为成年患者发生视力丧失，视神经和视交叉均增粗，鞍上出现肿块以及沿着视束走行的水肿或强化明显提示恶性胶质瘤。胶质瘤中的一部分为神经节胶质瘤，影像学上难以确定其组织类型。

（2）视交叉脑膜瘤：罕见。视交叉表现为增粗或形成肿块，病变可继续沿视束发展。CT 表现：病变常呈等密度，可囊变，增强后可见病变强化，横断面上可见位于强化肿块内的 U 形不强化影，代表视交叉，视束受累亦增粗、强化。MRI 表现：与灰质相比，病变呈等 T_1、等或长 T_2 信号，囊变者呈长 T_1、长 T_2 信号，强化明显，肿块内也可见 U 形不强化的视交叉影，病变不具有脑膜尾征。MRI 比 CT 更易显示病变的特点及其与周围结构的关系。

（3）视交叉淋巴瘤：10% 非霍奇金淋巴瘤可累及中枢神经系统，而其中 5% 可发生视路浸润。视交叉受累表现为增粗。CT 和 MRI 表现：视交叉增粗，中等强化，伴或不伴大脑半球（主要为白质）边界不清的低密度或长 T_1、长 T_2 信号的病变。单纯累及视交叉者与胶质瘤等不能鉴别。

（4）视交叉迷离瘤：很少见，是异位的正常组织，常引起视力下降。其 CT 和 MRI 表现缺乏特异性，表现为视交叉增粗，与脑白质呈等密度或等信号，显示均匀强化或环形强化。与脑膜瘤、胶质瘤及炎症无法鉴别。

（5）视交叉生殖细胞瘤：常由发生于下丘脑和漏斗的生殖细胞瘤直接累及所致。其典型表现为临床三联征，即视力下降、尿崩和垂体功能下降。CT 表现：可见鞍上池内等或稍高密度肿块，边界清楚或不清楚，可有点状钙化，视交叉增粗，显示异常对比增强。MRI 表现：视交叉增粗，于 T_1WI 上呈等信号，于 T_2WI 上呈低到高信号，注入 Gd-DTPA 后明显强化。MRI 比 CT 更能显示肿瘤的范围及视交叉的受累情况。

（6）视交叉转移瘤：罕见，表现为视交叉增粗，呈长 T_1、长 T_2 信号。由视网膜母细胞发展而来者呈长 T_1、长 T_2 信号，可见眼球内肿块沿视神经蔓延。

（7）视交叉海绵状血管瘤：罕见，无症状，常因出血被发现，常发生于 30～50 岁者。典型者表现为突然头痛、视力下降和双颞侧偏盲。CT 表现：视交叉增粗，边界清楚，其内有形状规则的不同数量的高密度钙化影，出血时见高密度影，可掩盖其中的钙化，无强化或有轻微强化。MRI 表现：视交叉增粗，发生隐性出血者中可见视交叉内有不同阶段的出血灶，周围有低信号的含铁血黄素环，病变无强化或有轻微强化；对于发生显性出血者，MRI 可显示视交叉内急性或亚急性出血，常掩盖原发病变。

（8）视交叉炎：为脱髓鞘病变，是一种非特异性炎症，最常见于多发性硬化病例中，其他发病原因有维生素缺乏、酒精中毒、药物、邻近鼻窦病灶、放射治疗、感染等。CT 有时可显示视交叉增粗，有时显示局灶性强化，但多数病变不易显示。MRI 可显示视交叉增粗，视交叉增粗可不对称，视交叉的粗细也可正常；病变有时呈长 T_2 信号，可显示不同程度强化，呈局灶性或弥漫性，也可仅显示视交叉脑膜强化。该病的影像学表现缺乏特异性，对其进行诊断需要依据病史。

（9）视交叉结节病：16% 的结节病可累及中枢神经系统，受累的主要为中线结构，常表现为颅底脑膜、脑神经以及下丘脑受累。在全身性结节病病例中，视路常受累，视交叉受累时可出现视交叉综合征。

视交叉结节病表现为视交叉增粗或于鞍上出现肿块，主要由蛛网膜炎所致，病变呈长、等或略短 T_1 信号，等或短 T_2 信号，均匀强化或环形强化，视交叉、下丘脑、漏斗和脑膜常同时受累，下丘脑受累时有时可见下丘脑病变呈结节状强化，有时可见垂体后叶高信号影向后上移位。单纯累及视交叉者与胶质瘤不易鉴别。

（10）颅底结核累及视交叉：罕见，可由血行播散或颅底结核直接播散而来，患者常出现视功能下降、尿崩和内分泌功能紊乱等表现。视交叉受累表现为视交叉增粗，邻近结构如漏斗亦增粗，明显强化，同时，颅底脑膜不均匀增厚、强化，有学者指出，下丘脑受累时结核结节常出现环形强化，与结节病的实性强化可以鉴别。

（11）朗格汉斯细胞组织细胞增生症：常见于小儿，累及中枢神经系统时最常见垂体后叶 - 下丘脑轴和小脑受累，也可累及脑膜和脑实质。视交叉受累常由垂体 - 下丘脑轴病变发展而来，临床表现为尿崩、视力下降。CT 表现：常为位于鞍上池的等或高密度肿块，可有视交叉及垂体漏斗增粗，第三脑室受压变形，增强后病变发生强化。MRI 表现：视交叉和下丘脑病变与脑白质呈等信号，注射 Gd-DTPA 后呈均匀强化，有时呈结节状强化。

（12）外伤及术后改变：①视交叉外伤。视交叉外伤导致双颞侧偏盲，是严重头部外伤的少见并发症，视交叉外伤常伴有下丘脑和垂体功能异常。CT 图像上，视交叉的损害不易显示。MRI 可直接显示视交叉形态的改变和位置异常，如离断、粗细改变、晚期视交叉萎缩等，可伴有垂体柄、下丘脑和第三脑室底的改变。②眼球摘除术后视交叉改变。眼球摘除术后视交叉可发生萎缩，可能原因为眼球摘除术后由于突触传入功能受损导致逆行性神经退行性变性。单眼摘除者常表现为同侧视交叉萎缩而使视交叉左、右侧不对称，视交叉主要表现为厚度减小，横径变化不大。MRI 比 CT 更能显示这种变化。③动脉瘤术后并发症。某些动脉瘤需采用加强动脉瘤壁的方法来治疗，术后发生局部炎症和纤维化，可影响视交叉的血供，如形成肉芽肿则可压迫视交叉。影像学表现：CT 和 MRI 均可显示原动脉瘤部位出现增强的肿块，视交叉可受压，也可仅表现为局部脑膜强化。MRI 可进一步显示肿块呈长 T_1、短 T_2 信号，环形强化，视交叉受压移位，邻近脑组织可发生水肿，视束亦可发生水肿。④蝶鞍内肿瘤经蝶骨切除术后并发症——脂肪填塞物压迫视神经。对蝶鞍内肿瘤行经蝶骨肿瘤切除术后，需在蝶鞍残腔内及蝶窦内填塞外源性脂肪、肌肉或可吸收的明胶海绵。蝶鞍内肿瘤术后，患者视力一般应有较大幅度的提高。若术后两周内视力恢复效果不好，则要考虑医源性视交叉压迫的可能。此时，脂肪填塞物压迫视交叉使之向上移位。MRI 显示填塞物呈短 T_1、稍长 T_2 信号。

2. 视交叉继发性病变　常由蝶鞍区肿瘤或肿瘤性病变引起，这些病变常引起视交叉位置和形态改变。病变直接浸润视交叉时,其厚度会发生改变,肿瘤长期压迫视交叉可引起视交叉萎缩,视交叉的信号往往无变化。可引起视交叉继发性病变的常见疾病包括垂体瘤、颅咽管瘤、脑膜瘤、拉特克囊肿(Rathke pouch cyst)、蛛网膜囊肿、皮样囊肿和表皮样囊肿、动脉瘤、生殖细胞瘤、胶样囊肿及脑积水等。

(1)垂体瘤:向上发展并突破鞍膈,压迫视交叉使之向前上移位,由于肿瘤各部分生长速度不同,故视交叉两侧受压可不对称。

(2)颅咽管瘤:发生于从鼻咽到第三脑室任何部位,在少见情况下可位于视交叉内。肿瘤可从不同方向压迫视交叉,多使视交叉向上移位。发生于第三脑室的颅咽管瘤可使第三脑室扩大而引起视交叉向前下移位,视交叉亦可受累、增粗。位于视交叉内的颅咽管瘤表现为视交叉增粗。

(3)脑膜瘤:发生于鞍膈的脑膜瘤常向上压迫视交叉;鞍旁脑膜瘤常压迫一侧视交叉并使之上抬;鞍结节脑膜瘤常使视交叉向后上移位,其可只压迫一侧视交叉。

(4)拉特克囊肿:向鞍上扩展时可压迫视交叉并使之向前上移位。

(5)蛛网膜囊肿、皮样囊肿和表皮样囊肿:视交叉可受压并向各方向移位。

(6)鞍上异位生殖细胞瘤:常引起视交叉向前上移位。

(7)动脉瘤:起源于颈内动脉海绵窦段的动脉瘤常压迫视交叉的一侧,起源于前交通动脉的动脉瘤常从视交叉的前上或前方压迫视交叉。

(8)胶样囊肿:常发生于第三脑室前部,使视交叉向前下移位。CT和MRI均能显示视交叉形态和位置的改变,但MRI显示更清楚。

(9)空蝶鞍:某些空蝶鞍患者的鞍上视觉系统即视神经、视交叉和视束可疝入鞍内。鞍上视觉系统疝入鞍内时CT难以显示,在MRI上可见视交叉位置下移,视神经、视交叉和第三脑室底形成的直线样结构的形态发生改变。

3. 视交叉先天疾病 发生于视交叉的先天疾病较少,多伴发于其他先天畸形,如视隔发育不良、无眼畸形等,这些先天畸形患者的视交叉未发育或发育不良。CT和MRI均能显示视交叉的缺如或变细,还可显示其他畸形。

第四节 视交叉后视路病变

视交叉后视路行程较长,包含的结构各不相同,毗邻结构复杂,因此临床症状多样,需要辅助影像学检查以明确诊断。

一、病理与临床表现

(一)视束

位于视束的局灶性病变较少见,主要有肿瘤、脱髓鞘病变、炎症和血管畸形;通常,视束受损多由周围毗邻结构的病变累及所致，包括肿瘤（鞍区肿瘤、第三脑室肿瘤）、起源于后交通动脉和大脑后动脉的动脉瘤、血管闭塞以及脑膜炎等。

完全性视束受损时，视野缺损的典型表现为完全性的对侧同向性偏盲。不完全的视束损伤会导致特征性的不对称双眼同侧性偏盲以及对侧瞳孔的轻度传入神经障碍，在前 1/3 视束内有瞳孔反射的传入神经纤维，此处病变可引起 Wernicke 偏盲性瞳孔强直，慢性病变可引起视束的萎缩。单侧视束损伤一般不影响视力。视束的下方区域内有第Ⅲ、Ⅳ、Ⅴ、Ⅵ脑神经，因此视束部位的病变偶尔可伴有这些脑神经受损引起的症状。

病因诊断：孤立性视束损伤最常见病因为蝶鞍旁肿瘤，其中最常见者为垂体腺瘤和颅咽管瘤，其次常见的原因为脱髓鞘病。视束神经胶质瘤主要见于神经纤维瘤病Ⅰ型患者中。

（二）外侧膝状体

单独损伤外侧膝状体（LGB）的病变极为少见，可由特征性的视野缺损而诊断。单独损伤 LGB 时的视野改变与视束受损时明显不同，存在黄斑回避现象，并且视野的改变是典型的楔形缺损。病变影响 LGB 内侧时，视野缺损表现为双眼的下方半盲；当病变影响 LGB 外侧时，视野缺损表现为双眼上方半盲；单独损伤 LGB 时不产生瞳孔传导障碍。可损伤 LGB 的病变主要包括胶质瘤、血管性病变、血管畸形、转移瘤和脱髓鞘疾病。

（三）视放射

首先，由于视放射是白质纤维束，故其最常见的病变为肿瘤和脱髓鞘。其次，视放射走行特殊，颞叶和顶叶内均有其纤维束，分布较分散，因此，造成视放射受累的常见病变为内囊病变，以出血多见；颞叶病变中造成视放射受累的常见病变有颞叶肿瘤和脓肿；造成视放射受累的顶叶病变以肿瘤居多。肿瘤主要包括胶质瘤、转移瘤和附近的脑膜瘤。

视放射病变的临床表现主要取决于病变位置。视放射病变造成双侧视野同侧性偏盲，且病变累及的部位越靠后，视野缺损的连续性越强。颞叶病变累及 Meyer 环，造成双侧视野上象限一致性偏盲；顶叶病变累及视放射引起双侧下半视野缺损；若病变发生在视脚，则视野改变特点与视束病变基本相同；视放射的纤维通过内囊后肢，且纤维较集中，因此内囊的病变可造成双眼一致性同侧偏盲，可合并对侧肢体感觉减退、对侧偏瘫，统称三偏综合征。黄斑回避（sparing of macula）常见。视放射的走行比较分散，直到病变较大时才出现症状。

（四）视皮质

视皮质病变主要是指发生在枕叶距状裂区脑灰质的病变。主要病变有脑血管病变、脑外伤和脑软化，其次是脑脓肿和肿瘤。

视皮质病变引起的功能改变包括：①单侧枕叶病变一般不影响视力，双侧枕叶病变可致对称性的视力下降。②视野改变，视皮质病变所致的视野损害比较典型，主要表现为双眼一致性病变对侧的同向性偏盲；视野缺损的大小和形态随病变性质、位置和范围的不同而有所不同。③皮质盲（cortical blindness）又称中枢盲，双侧枕叶发生广泛性病变时，双眼全盲，瞳孔对光反射完全正常。造成皮质盲的主要原因为外伤和炎症。④黄斑回避。⑤高级视功能障碍，包括视空间障碍、失读症、体象障碍、定向障碍、视觉忽视、视幻觉和视物变形。

二、MRI 对视交叉后视路病变的诊断作用

（一）血管性病变

梗死和出血是视交叉后视路常见病变；主要发病原因为由脑动脉硬化引起血管的阻塞和破裂，其会造成供血区域梗死或出血，其他原因可以是血管发育不良或外伤；损伤程度取决于受累组织的易损性、侧支循环的建立、脑组织缺血的程度和缺血持续时间的长短。临床起病急，患者突然出现偏盲，同时可伴有偏瘫。通过 MRI 可在早期发现病变并对病变进行分期。通过 MRI 弥散加权成像可发现超急性期病变。

1. **梗死**　是枕叶最常见的病变，也是最常见的血管性病变，由大脑后动脉及其分支阻塞所致；外侧膝状体的梗死是脉络膜动脉堵塞最常见的受累部位。主要由脑动脉粥样硬化或心源性血栓造成供血血管堵塞、供血区域缺血。临床起病急，患者突然出现偏盲、视物不清，可伴有偏瘫。主要见于中老年人。MRI 表现与病程长短有关，急性脑梗死表现为脑肿胀，T_2WI 显示脑沟变浅，病变在 DWI 中呈明显高信号；亚急性期病变呈长 T_1、长 T_2 信号，可有脑回样强化，水肿明显并伴有病灶内出血；慢性期病变较亚急性期磁化时间延长，边界清晰，最后形成软化灶，信号同脑脊液。

2. **出血**　可发生于视交叉后视路的各个部分。在中老年人中，主要由脑动脉硬化造成血管破裂；在年轻者中，出血可为血管畸形或外伤所致。出血灶的 MRI 表现为典型的脑出血的三个时期的表现，急性期表现为短 T_2 信号；亚急性期为短 T_1、长 T_2 信号，水肿明显；慢性期为长 T_1、长 T_2 信号，周围水肿减轻甚至消失。由血管畸形引起的出血灶处多可见原发病变，有报道称海绵状血管瘤所致视束出血表现为临床有反复急性发作的视力下降和偏盲。外侧膝状体病变的典型表现为双侧一致性的楔形视野缺损。

3. **血管畸形**　发生于视交叉后视路者主要有动静脉畸形（（arteriovenous malformation，AVM）和海绵状血管瘤，动脉瘤的影响主要是对视路结构的压迫。

AVM 是脑内最常见的血管畸形，90% 发生于幕上，发生于顶叶者最常见，之后依次为额叶和颞叶、基底核、丘脑及枕叶，发生于上述部位的 AVM 均可影响视交叉后视路的不同位置，MRI 对显示血管畸形有明显的优越性，该检查方法无创伤、无须对比剂、可显示病变全貌，甚至可显示增粗的供血动脉和扩张的引流静脉。

动静脉畸形可发生于后视路的任何部分，以枕叶最多见，为先天性病变，极少为获得性病变，畸形血管易破裂出血。MRI 可清晰显示畸形血管的流空信号。

（1）海绵状血管瘤：脑内型多发，好发于额叶、颞叶；发生于颅内视路的海绵状血管瘤罕见，其中以发生于视交叉者最多见，视束海绵状血管瘤仅见于个案报道，病变位于鞍上池和鞍旁，无并发症时很难发现，多发生反复出血，患者视力渐进性下降，MRI 对发现视束出血的诊断价值较高，而对于发生于外侧膝状体

的海绵状血管瘤的报道以出血性改变较多,很少有关于原发病的阐述。隐性出血者中可见位于病灶区的不同阶段出血灶,周围有低信号的含铁血黄素环,病变一般无强化,显性出血者中可显示急性或亚急性出血改变,常常不能发现原发病变。

(2)颅内动脉瘤:多见于30~40岁患者,主要发生于大血管及其分支血管,病变对视路的影响程度与血管瘤的发生部位、生长方向及其对视路结构的压迫情况有关。常累及视交叉后视路的动脉瘤发生部位是颈内动脉远侧支(如垂体上动脉、脉络膜前动脉)、大脑后动脉及后交通动脉。MRI的对比分辨率和空间分辨率高,能够进行多平面成像和血管流空效应成像,在无须对比剂时可显示动脉瘤的结构及其与视路的关系。

(3)其他:主要包括血管炎、斯德奇 - 韦伯综合征、怀 - 梅二氏综合征(Wyburn-Mason syndrome)。

①血管炎:是指血管壁的炎症和坏死,约5%中枢神经系统的梗死和出血由血管炎引起,其病因无特异性,包括原发性胶原血管病、继发性胶原血管病等感染性和非感染性因素。血管炎的MRI表现无特异性,可同时存在微小梗死灶、区域性梗死或出血,但MRI结果正常时并不能排除本病的存在。②斯德奇 - 韦伯综合征:又名脑面血管瘤病(encephalofacial angiomatosis),是先天性皮肤神经疾病,是一种静脉血管瘤病,在颅内主要累及枕叶、颞顶叶后部的软脑膜,在皮肤部分累及面部三叉神经分布区,表现为焰色痣(nevus flameus)。颅脑MRI对受累区的激发改变较为敏感,包括脑皮质萎缩、脑室扩张、脉络丛扩张、颅盖的偏侧肥大及脑回样强化。③Wyburn-Mason综合征:是罕见的神经皮肤病变,是一种AVM,病变自视网膜向后可累及整个单侧视路直至距状裂;患者偶尔有面部畸形。MRI显示迂曲的畸形血管和病变周围组织的改变。

(二)视交叉后视路肿瘤

视交叉后视路最常见的肿瘤是胶质瘤,其次为转移瘤和邻近结构脑膜瘤侵犯。

1. 胶质瘤 可以是原发的,也可由前视路向后蔓延而来,以后者多见,可向后直接累及外侧膝状体和视放射,在儿童期发生者多为原发性病变,最常见的发病年龄为10~20岁,包括位于视神经和视交叉的肿瘤,多为恶性星形细胞瘤和胶质母细胞瘤;肿瘤一经发现就比较大,很少侵犯软脑膜;肿物贯穿视路有助于该病的诊断;MRI显示受累结构增粗、体积增大,呈典型的长T_1、明显长T_2信号,病变的T_2WI信号具有特征性,增强后可有强化。该病也可是神经纤维瘤病Ⅰ型的并发肿瘤,约为视交叉后视路胶质瘤的50%,发病率为1:4 000,以儿童多见,发病年龄为4~5岁,50%的患者没有家族史,2/3的患者没有临床症状,其他患者可表现为眼球突出、斜视和视力下降,部分病例中肿瘤可自行消退,病变多伴有神经周围结构和软脑膜的侵犯;神经纤维瘤病Ⅰ型与星形细胞瘤的MRI区别:在T_2WI中可见位于基底核(尤其是苍白球)、脑干和小脑的高信号病灶,无占位效应,增强后无强化,病变在T_1WI上与脑灰质呈等信号。

2. 转移瘤 由前视路蔓延而来的视网膜母细胞瘤或三侧性视网膜母细胞瘤,多见于3岁以下的婴幼儿,9岁以后发病者少见,视网膜母细胞瘤向颅内转移的概率高达47%,其中大多数通过视神经鞘蔓延,部分可越过视神经直接侵入颅内;极少数肿瘤可自行消退;典型征象为肿瘤内有钙化灶,钙化灶发生于80%~90%的病例,肿瘤的MRI表现在T_1WI呈中低信号,在T_2WI中呈中等信号,增强后呈明显强化;钙化灶在各序列中均呈低信号,无强化。视交叉后视路转移瘤为全身转移瘤的一部分,包括脑实质内转移和脑膜转移。主要表现为视束增粗、LGB 体积增大、视放射区肿块和枕叶区的肿块,大部分病变在 T_1WI 中呈等或低信号,在 T_2WI 中表现为高信号,若合并有出血、坏死和囊变,则病灶信号不均匀,有占位效应,压迫周围结构移位,可出现水肿;注入对比剂后可有明显强化。

(三)邻近结构的肿瘤或类肿瘤病变对视交叉后视路的影响

邻近部位的肿瘤主要有鞍区、颞叶、顶叶、侧脑室、第三脑室及脑干等部位的肿瘤及附件结构的脑膜瘤,其他非肿瘤性病变如蛛网膜囊肿、脓肿、动脉瘤等,均可造成视路结构的形态、位置及组织学改变。这种改变在 MR T_2WI 中显示清晰,这主要是因为在 T_2WI 中脑池内脑脊液为高信号,能够形成对比,T_1WI 增强扫描有助于判断视路结构移位的方向及信号的改变。

视束解剖结构特殊,是视交叉后视路中最易受影响的结构。根据肿瘤发生部位和性质的不同,视束受累的情况各不相同。

受压移位主要以视束池段多见,常伴有终板和前连合移位,鞍区肿瘤对视束的压迫最常见,根据病变位置和形态的不同,其可压迫视束向下向后、向上向后移位,如垂体瘤、颅咽管瘤和鞍结节脑膜瘤等;颞叶肿块压迫视束向中线或对侧移位,同时可伴有大脑脚的位置改变;第三脑室肿瘤可造成双侧视束的分离移位。

形态改变主要是视束结构变细、走行迂曲。

信号改变:受累视束在 T_2WI 中为高信号,以往有报道这是颅咽管瘤的特异性表现,现多认为这是一种非特异性表现,还可见于直径大于 40mm 的垂体肿瘤、鞍结节脑膜瘤等。这种改变经减压治疗可消失。有学者发现视束的类水肿样改变可能是由于占位性病变压迫视束周围菲-罗间隙(Virchow-Robin space)的引流口导致其积水、扩大而发生的。

(四)脑白质病变

脑白质病变是一种范围很广的病变,包括脱髓鞘病变如多发性硬化(multiple sclerosis,MS)和神经退行性病变(如 Wernicke 脑病),以及其他病变如结节病。各病分布较为弥漫,可累及视交叉后视路。

MS 是一种反复发作、主要侵犯中枢神经系统白质的脱髓鞘疾病,病因不明,学者多倾向于其为病毒感染所致或属于自身免疫病,多见于青、壮年女性,起病急,可在数分钟或数天内达到高峰,少数病例起病隐匿、进展缓慢。病变最常见的表现为视神经炎,可累及视交叉后视路。其次常见的受累部位为视放射侧脑室周段,视放射区的病变很少造成视野的同侧性偏盲。位于视束和外侧膝状体的病灶较大并伴有同侧视野偏盲者可在 MRI 上发现,但是由于这两个结构太小,与脑脊液位置接近,所以小的病灶很难发现。因此,MRI 可显示的 MS 多位于侧脑室旁和胼胝体周围。病变在 MRI 中主要表现为 T_2WI 高信号结节灶,较陈旧病变可在 T_1WI 中显示为低信号,活动期病变在增强后可有强化。病灶与侧脑室壁垂直为其特征性改变。Wernicke 脑病多见于脑室周围的丘脑核团和乳头体;结节病以发生于视交叉和视神经为多见,表现为受累部位增粗,可向后累及视路。病变的 MRI 表现无明显特异性,主要为 T_2WI 高信号结节灶,早期病变在增强后可有强化。

（五）感染性病变

包括感染性（病毒性、细菌性）脑膜炎、脑炎或脑膜脑炎，可形成脑脓肿。患者起病急，临床症状重，确诊依赖于脑脊液的生化检查。脑膜炎的 MRI 表现较特异，有弥漫性脑膜增厚及强化，累及视束时病变呈环形强化。结核性脑膜炎以脑底部脑膜受累为著，以视交叉池及桥前池受累为著，增强后脑膜明显增厚、强化，另外，颅内结核可有脑梗死、脑炎及脑积水等表现。脑炎、脑脓肿为病变的不同时期，早期的脑炎表现为长 T_1、长 T_2 信号伴周围水肿，其迁延不愈导致脑脓肿，可形成环形强化灶。视路的放射治疗后损伤发生于治疗后 3 个月到 4 年间，治疗后 2 年为发病高峰，患者急速发生视力下降，且为永久性损害，多见于垂体瘤放射治疗后，增强后病变明显强化，现认为视力下降归咎于微血管的损害，伴毛细血管网的血管周围炎症、血管内皮细胞栓塞和水肿。

（六）先天发育异常

比较少见。可见视束部分或全部缺如；LGB 的单独畸形罕见；视放射可有先天性髓鞘异常；枕叶可发生皮质发育不良或皮质异位；先天无眼畸形患者可有视交叉后视路体积小。

三、MRI 诊断价值

一方面，由于 MRI 的密度分辨率较高，能够进行多平面成像，而无须患者变换体位；另一方面，由于视交叉后视路位置深在，结构迂曲，行程较长，毗邻结构多而复杂，需要进行多体位成像以充分显示其结构，因此，MRI 是视交叉后视路的首选检查方法。通常，视交叉后视路病变 MRI 成像中运用头线圈、薄层扫描、基本的自旋回波 T_1WI、T_2WI 进行多方位成像即可完成诊断，便于患者进行配合。MRI 对比剂敏感性较强，可提高病变与正常组织的对比度，更能显示病变的血供情况，有利于鉴别肿瘤、感染、炎症、缺血以及血管性病变。另外，MRA 可在无须对比剂的情况下进行血管成像，包括静脉成像和动脉成像，对怀疑有血管性病变的病例诊断价值较高，如缺血血管或畸形血管等。

（李 婷）

参 考 文 献

[1] MITRY D，CHARTERIS DG，FLECK BW，et al. The epidemiology of rhegmatogenous retinal detachment: geographical variation and clinical associations[J]. Br J Ophthalmol，2010，94（6）：678-684.

[2] GARIANO RF，KIM CH. Evaluation and management of suspected retinal detachment[J]. Am Fam Physician，2004，69（7）：1691-1698.

[3] FRASER S，STEEL D. Retinal detachment[J]. BMJ Clin Evid，2014，2014：0710.

[4] MARGO CE，HAMED LM，FANG E，et al. Optic nerve aplasia[J]. Arch Ophthalmol，1992，110（11）：1610-1613.

[5] BLANCO R，SALVADOR F，GALAN A，et al. Aplasia of the optic nerve: report of three cases[J]. J Pediatr Ophthalmol Strabismus，1992，29（4）：228-231.

[6] STORM RL，PEBENITO R. Bilateral optic nerve aplasia associated with hydranencephaly[J]. Ann Ophthalmol，1984，16（10）：988-992.

[7]　WEITER JJ，MCLEAN IW，ZIMMERMAN LE. Aplasia of the optic nerve and disk[J]. Am J Ophthalmol，1977，83（4）：569-574.

[8]　BRODSKY MC. Congenital optic disk anomalies[J]. Surv Ophthalmol，1994，39（2）：89-112.

[9]　MOHNEY BG，YOUNG RC，DIEHL N. Incidence and associated endocrine and neurologic abnormalities of optic nerve hypoplasia[J]. JAMA Ophthalmol，2013，131（7）：898-902.

[10] BROD MC. 先天性视盘异常 [J]. 国外医学：眼科学分册，1996，1：44-53.

[11] 张燕，李红阳，彭春霞，等. 放射性视神经病变的诊疗特征 [J]. 国际眼科杂志，2014，14（6）：1095-1099.

第三章
眼球运动系统解剖及影像定位

双眼协调运动的顺利完成依赖于眼球运动系统正常功能的维系,直接的眼球运动系统包括三对眼球运动神经、眼外肌及其周围结构,而眼球运动神经即动眼神经、滑车神经和展神经。双眼协调运动是一个复杂而精细的过程,没有明确和具体的单一中枢,现在已知的是全脑多部位广泛参与此过程,并且各部分功能各不相同,参与眼球协调运动调节的上位中枢包括脑干区的上丘、网状结构、内侧纵束及内侧纵束头端间质核,小脑的蚓部和绒球小结叶,锥体外系和动眼神经副核,大脑皮质的额叶和枕叶眼运动区。

由于眼球运动的解剖和功能特点,临床检查就尤为重要,可以通过临床检查判断病变的部位,据此进行相关部位的检查。因神经系统的生理特点,及时发现病因、把握治疗时机对预后有非常大的影响。

一、眼球运动系统临床影像学检查方法

眼球运动神经细小、行程长、毗邻结构复杂,而眼外肌眼球附着区的解剖结构非常细微,因此 CT 的分辨率不足以满足显示这些结构的需要,MRI 为首选影像学检查手段。CT 仅作为补充手段,必要时进行该项检查。

从解剖走行上,根据其毗邻关系,眼球运动神经可分为脑池段、海绵窦段及眶内段,各段结构的解剖关系特点不同,检查时所采用的 MRI 技术也不同。

(一)眼球运动神经检查方法

1. **脑池段** 选用头部相控阵线圈,患者采取仰卧位、头部固定,成像序列为三维快速平衡稳态成像序列(three dimensional fast imaging employing steady state acquisition, 3D-FIESTA) TR = 5.3ms, TE = 1.6ms。反转角为 60°, NEX = 4.0, 矩阵为 256 × 256, 视野(FOV)为 160mm × 160mm。层厚为 0.8mm,采集范围为脑干区,运用 MPR 技术处理采集所得三维数据,沿着眼球运动神经走行方向进行任意层面重组。

2. **海绵窦段** 选用头部相控阵线圈,患者采取仰卧位、头部固定,采用 Gd-PDTA 增强扫描,冠状面成像,基线垂直于鞍底,扫描范围为海绵窦前、后缘间,成像序列为 SE T_1WI(TR = 450ms, TE = 16ms), NEX = 2.0,矩阵为 288 × 224, FOV 为 160mm × 160mm,层厚为 2.0mm,层间距为 0.4mm。

3. **眶内段** 选用规格为 3 英寸(7.62cm)的相控阵双表面线圈,单眼斜冠状面增强扫描,基线与视神经

眶内段长径垂直，扫描范围前至晶状体、后达海绵窦前部，成像序列为 FSE T_1WI，成像参数：$TR = 440ms$，$TE = 9.0ms$，$ETL = 3$，$NEX = 2.0$，矩阵为 288×224，FOV 为 $120mm \times 120mm$，层厚为 2.0mm，层间距为 0.4mm。

（二）眼外肌

选用规格为 3 英寸的相控阵双表面线圈，3T MRI 扫描仪可使用头线圈，单眼扫描，均以视神经眶内段长径为参考基线，冠状面与其垂直，扫描范围前至晶状体、后达视神经管，横断面、斜矢状面与基线平行，横断面扫描范围包括水平眼外肌（内、外直肌），斜矢状面扫描范围包括垂直眼外肌（上直肌群、下直肌）；成像序列为 FSE T_1WI，成像参数：$TR = 440ms$，$TE = 9.0ms$，$ETL = 3$，$NEX = 2.0$，矩阵为 288×224，FOV 为 $120mm \times 120mm$，层厚为 2.0mm，层间距为 0.4mm。

（三）脑实质的成像方法

脑实质的成像方法同临床常规。

（四）MRI 技术的特殊应用

1. 眼球运动神经脑池段　三对眼球运动神经自脑干发出后均走行于脑池内，行程相对较直，由脑脊液包绕，周围除血管结构外无其他毗邻结构，因此，尽管神经较纤细，但应用适当的技术还是能够清楚显示。

眼球运动神经脑池段及其毗邻结构的解剖结构细微，显示这些结构时需要较高的分辨率，头部相控阵线圈的使用是必要的。根据神经的解剖特点，要选择使用其显示突出的 MR 成像序列，就要使脑脊液、血管和神经形成鲜明的对比。在 T_1WI 中，血管和脑脊液呈极低信号，神经呈等信号；MRA 成像（3D-TOF、PS 等技术）中，动脉呈高信号，脑脊液呈极低信号，神经呈等信号。以上两种成像序列虽然能够分辨神经，但是对于纤细的展神经和滑车神经还是很难显示，尤其是滑车神经。MP-RARE 技术显示较粗的脑神经如视神经、视交叉及视束效果较好，但对于纤细的眼球运动神经尤其是滑车神经显示效果不佳。重 T_2WI、T_2WI 中，脑脊液呈极高信号，血管呈流空信号，神经呈低信号，这两种成像序列可以清楚显示眼球运动神经脑池段，但是必须以神经走行方向为基线成像，神经走行稍有变异即难以辨认。对于采用三维成像方式时的成像效果简介如下。采用水成像技术时会在蝶窦发育良好的颅底出现大量伪影，遮盖脑干区的解剖结构，并且成像时间较长，对于同样的扫描范围需要将近 12 分钟来完成扫描。三维快速平衡稳态成像（three-dimensional fast imaging employing steady state acquisition，3D-FIESTA）序列对脂肪和水敏感，此两种成分呈明显高信号，其他成分均呈低信号，大血管呈流空信号，小血管呈高信号，对比良好，成像时间为 6～7 分钟，单独一组神经的成像时间为 1～2 分钟；此序列的缺点是 3D-FIESTA 图像上有目前条件下不可消除的卷褶伪影，因此扫描范围比真正需要的范围大；此序列的优点是不需要行增强扫描即能清楚显示眼球运动神经的形态。3D-CISS（3D constructive interference in steady state）是三维稳态进动结构相干序列，成像效果与 3D-FIESTA 相同，目前，采用该序列对Ⅵ、Ⅶ、Ⅷ、Ⅻ对脑神经的显示已有报道。

2. 眼球运动神经海绵窦段及眶内段　眼球运动神经海绵窦段及眶内段的解剖特点有相似之处，即毗邻结构的背景均为脂肪组织，在 T_1WI 中呈高信号，而神经呈等信号，二者形成天然的对比；二者间所不同的是海绵窦含有丰富的血窦,而眶内神经周围为小血管伴行,因此,对眼球运动神经海绵窦段及眶内段的检查中均需增强扫描以区别神经和血管。

(1)序列:选用 FSE T_1WI 显示解剖结构最好,但成像时间较长,受试者难以长时间保持眼球固定不动;眶内高信号脂肪背景为观察神经分支提供了良好的背景,而脂肪抑制技术多采用饱和法,降低了图像的整体信号强度,因此不使用该技术。

(2)线圈:如进行 3.0T 磁共振成像则只要用头部相控阵线圈即可。进行 1.5T 磁共振成像时需采用相控阵眼表面线圈。除视神经外,眶内其他各神经及其分支细小、周围毗邻结构复杂,需要使用眼表面线圈以提高分辨率,其缺点是采集时间较长,近总腱环区信号较弱。

(3)增强扫描:眼眶内走行有眼动脉和眼上、下静脉,其分支细小、迂曲,与神经结构紧密伴行,在常规扫描中呈低信号,与细小神经分支难以区别。增强扫描后这些血管明显强化、呈高信号,可以与神经区分开。但部分血管血流快或扫描时相较晚,仍可表现为无明显强化。

(4)成像方位:最佳成像平面为与视神经眶内段垂直的冠状面。

3. 观察技巧

(1)观察者对神经的解剖细节、其毗邻结构、其断面 MRI 解剖结构非常熟悉,要能够通过周围粗大解剖标志来判断神经应该出现的位置,如筛后动脉管很容易辨识,找到该结构所在层面后即可根据各条眼外肌寻找相应的眼球运动神经分支。

(2)由于冠状面与大多数血管垂直,故必须对连续层进行观察,获取整体信息,同时区别其他结构,如小血管。

4. 临床应用

在早期,大多数眼球运动神经麻痹被诊断为神经周围微小血管缺血,而没有进行神经影像学检查,有学者提出,对于 50 岁以下的单纯神经源性眼外肌麻痹患者,首诊均应行此项检查。

(1)神经的形态异常:运用 3D-FIESTA 时这类病变容易显示,包括神经源性斜视综合征、血管压迫及肿瘤,如神经源性斜视综合征包括杜安桡骨线综合征(Duane radial ray syndrome)I 型。有学者的相关研究证实了 3D-FIESTA 能够显示颅内眼运动神经不同程度的发育异常。

(2)神经的形态无异常:包括缺血性病变、炎性病变、神经根剪切伤等,此类患者需要进一步行 Gd-DTPA 增强扫描。迄今为止,除急性期有异常强化外,缺血性病变的其他期无阳性表现。

二、眼球运动系统影像解剖

(一)应用解剖

眼球运动分为单眼运动和双眼的协调运动,生理基础为眼外肌和眼球,指令来自眼运动神经。其中眼外肌每侧六条,眼球运动神经每侧三条,分述如下。

1. 动眼神经　动眼神经(oculomotor nerve)是第Ⅲ对脑神经,主要为运动神经,包括一些本体感觉神经纤维。该神经支配五条眼外肌,即上直肌、下直肌、内直肌、下斜肌和上睑提肌,均为横纹肌;支配两条眼内肌,即瞳孔括约肌和睫状肌,为平滑肌,由动眼神经中的副交感纤维支配。

(1)动眼神经核和动眼神经副核:动眼神经核(nucleus of oculomotor nerve)位于上丘平面、导水管周围灰质的腹侧、内侧纵束的背侧,上达第三脑室底部,下端止于上丘水平面之下,其中外侧核支配同侧下直肌、下斜肌和内直肌,还支配对侧上直肌;中央尾侧核支配上睑提肌。

动眼神经副核(accessory nucleus of oculomotor nerve)又称缩瞳核,位于动眼神经核的背内侧;由此核发出的副交感性节前纤维随同侧动眼神经出脑,止于眶内的睫状神经节,其发出的节后纤维支配睫状肌和瞳孔括约肌。

(2)动眼神经走行(图4-3-1):从神经核起始后呈弓状弯曲,穿经红核及黑质的内侧,在脑桥腹侧上缘、大脑脚内侧的动眼神经沟出脑。由软脑膜包绕的神经干走行于大脑后动脉之下、小脑上动脉之上,向前下方到达脚间池后部的外侧,在鞍背的侧缘跨过小脑幕附着缘,穿过蛛网膜及硬脑膜内层,在前、后床突的中点处自海绵窦外侧壁上缘刺入海绵窦,然后紧贴前床突下缘向前走行于海绵窦外侧壁中,在抵达眶上裂前2~3mm处分为上、下两支,沿视柱外侧穿行于眶上裂动眼神经孔中。上支细小,在总腱环内由上直肌起源处的下方入眶,其分支分别进入上直肌和上睑提肌;下支粗大,从鼻睫神经、展神经内侧穿过眶上裂,其分支分别进入下直肌、内直肌和下斜肌。

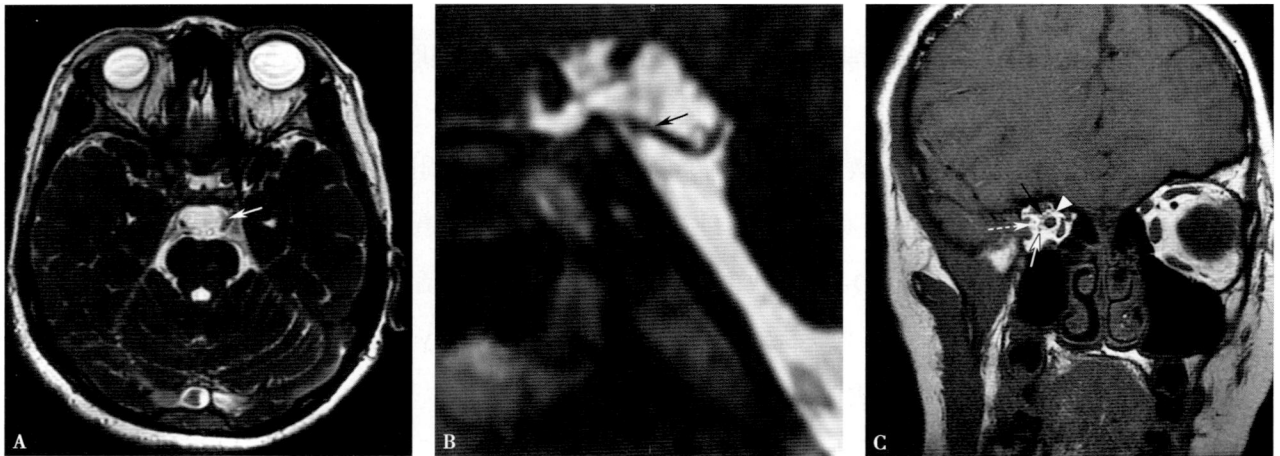

图4-3-1 动眼神经走行

A. 三维水成像横断面示动眼神经脑池段(白箭);B. 三维水成像斜矢状面重建示动眼神经脑池段(黑箭);C. 斜冠状面T₁WI示动眼神经在眶内分为上支(黑箭)和下支(白箭),还可见展神经眶内段(虚线白箭)和滑车神经眶内段(白箭头)。

(3)分支:动眼神经上支(superior branch of oculomotor nerve)在眶内位于上直肌和视神经之间,于上直肌的中、后1/3交界处进入上直肌,同时,其分支穿过内直肌或绕过其内侧缘,止于上睑提肌。

动眼神经下支(inferior branch of oculomotor nerve)沿视神经的下侧向前走行,分为三支,一支沿视神经下面前行,至内直肌中、后1/3交界处进入;一支在下直肌的中、后1/3交界处由上面进入;走行至下斜肌的分支最长，在下直肌与外直肌之间沿眶底前行，从下斜肌后缘的上面越过，于肌肉之间沿眶底前行，从下斜肌后缘的上面越过，于肌肉中间部分有 2～3 支细支进入该肌；由走行至下斜肌的分支分出一个粗短的分支到睫状神经节，该分支被称为睫状神经节副交感根，其成分为副交感节前纤维，睫状神经节发出的纤维中的小部分走行至瞳孔括约肌，大部分到睫状肌。

（4）毗邻动脉：动眼神经主要与以下动脉毗邻。①大脑后动脉：P1 段和动眼神经脑池段关系密切，走行在动眼神经的背侧（上方），在大脑脚前方越过动眼神经，大多数个体中，该动脉与动眼神经之间无间隙，紧贴神经表面，少部分个体中，该动脉与神经之间有一定的距离，极少数个体中，该动脉在正常情况下压迫神经，使之向下形成一弧度。②小脑上动脉：较大脑后动脉细，在动眼神经下方紧贴脑桥表面向后走行，大多数个体中，该动脉紧贴动眼神经下表面，部分个体中，该动脉与神经之间有一定距离。③后交通动脉：在动眼神经的背内侧向前走行，大多数个体中，该动脉与动眼神经之间不形成紧密接触或压迫，只有少数个体中，胚胎型后交通动脉与神经形成紧密接触，甚至压迫神经，使之形成弧度。但是，此区蛛网膜较厚，牢固地包绕着脉络膜前动脉、后交通动脉和动眼神经，基于这种解剖关系，后交通动脉瘤可直接压迫动眼神经，导致完全或不全麻痹。④基底动脉：该动脉经常发生偏移，年龄越大，偏移的可能性越大，易压迫动眼神经。

海绵窦内的动眼神经由下外侧动脉供血。下外侧动脉主要起始于颈内动脉。

2. 滑车神经　滑车神经（trochlear nerve）为第 Ⅳ 对脑神经，是最细长的眼球运动神经，在颅内的行程长约 75mm，直径为 0.6～1.8mm，是脑和脊髓中唯一起始于中央神经系背侧的运动神经，支配上斜肌。

（1）滑车神经核（nucleus of trochlear nerve）：位于中脑水管腹侧的灰质内，内侧纵束的背侧，相当于下丘的水平断面上。

（2）走行：滑车神经核发出纤维，神经纤维先向腹外侧行走，绕过中央灰质，朝向背侧及内侧，在前髓帆内与对侧滑车神经纤维发生完全交叉，然后在小脑上脚内侧、下丘下外方离开前髓帆并出脑，形成神经干，该神经有软脑膜包绕。

颅段：出脑后，滑车神经弯曲向前下侧，在环池内绕小脑上脚及大脑脚的侧面趋向脑底，穿过小脑上动脉与大脑后动脉之间进入基底池，向前在后床突的后外方自小脑幕游离缘穿入幕内。

幕潜行段：滑车神经在小脑幕内潜行一段后，穿过蛛网膜与硬脑膜内层，达颞骨岩部上缘，进入海绵窦的后部。

海绵窦段：滑车神经沿海绵窦外侧壁向前走行。在海绵窦的后部，动眼神经在滑车神经上侧，眼神经在其下侧；滑车神经继而逐渐上行，在海绵窦中部经外侧跨过，动眼神经达其上方，行至海绵窦前部，于前床突下方，与动眼神经和眼神经紧密相贴进入眶上裂。

眶上裂段：此段滑车神经与总腱环粘连不紧，易分离，在总腱环外侧，该神经于额神经内侧进入眼眶。

眶内段：此段滑车神经位于肌锥外间隙、额神经的内侧，在离总腱环（9.1±1.0）mm 处斜行于上睑提肌和眶筋膜之间，向内走行至上斜肌上缘。

（3）毗邻动脉：主要是与小脑上动脉相邻，滑车神经在环池内于其上方斜行经过。

3. 展神经　展神经（abducent nerves）是第Ⅵ对脑神经，支配外直肌。

（1）展神经核（nucleus of abducens nerves）：位于第四脑室底近正中平面处，脑桥被盖下部的面神经丘深面。展神经核接受来自对侧锥体束的纤维；此神经核通过内侧纵束与动眼神经核、滑车神经核及面神经核相联系；经顶盖脊髓束及四叠体上丘与视皮质发生联系。

展旁核（paraabducens nucleus）和膝上核：展旁核位于第四脑室底室管膜与展神经核背侧之间；膝上核在展神经核下部的背侧。此二核发出侧支至展神经核并经内侧纵束和网状结构走行至对侧动眼神经核的腹侧区。此二核调控两眼的侧方向运动，即共轭性水平向注视运动。

（2）走行：展神经脑内段是自展神经核发出的纤维，向腹侧及下方走行，经网状结构，在上橄榄核内侧穿过斜方体，经过锥体束的外侧，于延髓锥体上端与脑桥下缘之间的沟中分为7～8个根丝并出脑。各个小神经根向前方及上外方经过一段距离，其至其中少数小神经根直到穿过硬脑膜处才合成神经干。

展神经脑池段起自脑桥延髓沟，向前方及上外方进入蛛网膜下隙的脑桥池，在脑桥的表面走行，经小脑下前动脉的背侧，动眼神经、滑车神经和三叉神经的下方，基底动脉的外侧，沿颅后窝的枕骨斜坡上行，在后床突下方穿过硬脑膜，即进入 Dorello 管，在脑膜深面沿斜坡向上外方走行，经颞骨岩部尖端，跨过岩下窦至其外侧，经岩蝶韧带下侧，急剧弯曲向前，几乎以直角进入颅中窝的海绵窦后外侧部，即出 Dorello 管（图 4-3-2）。

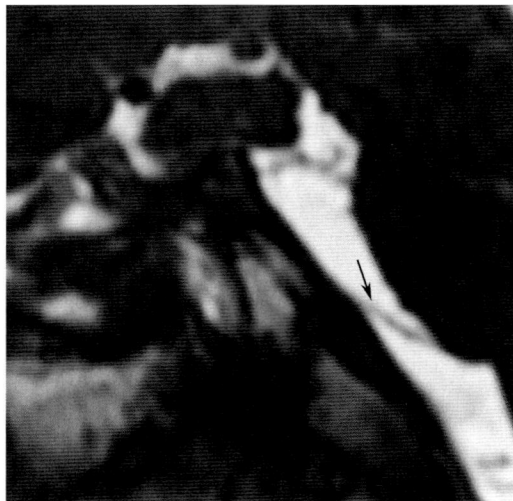

图 4-3-2　展神经脑池段
三维水成像斜矢状面重建示展神经脑池段（黑箭）。

Dorello 管为一骨性纤维管道，位于斜坡区的两层硬膜之间，覆盖的硬膜为海绵窦内侧壁；其前外侧壁为颞骨岩部上部的最前端，外侧壁为鞍背及后床突下方的斜坡上部，后内侧壁为岩蝶韧带；展神经在管内中央，周围为血管窦，展神经在斜坡处进入硬膜并由多股神经汇成一束。

展神经海绵窦段于海绵窦后部入窦，先向外转弯再向前紧贴颅内动脉上的海绵窦后外侧壁，向前走行并于颈内动脉水平段下外方与眼神经之间进入眶上裂。

展神经眶上裂段位于眶上裂中央区，在总腱环内外直肌前的两个头之间穿过眶上裂，位于鼻睫神经下方、动眼神经下支的外侧。

展神经眶内段位于肌锥内间隙，于外直肌内侧面的中、后 1/3 交界处分两支（上支较粗大）进入该肌。

（3）主要毗邻动脉：①小脑下前动脉，从展神经脑池段的腹侧越过，也可经过展神经和脑桥之间，或穿过展神经起始端纤维之间。②基底动脉，位于展神经脑池段的内侧。③颈内动脉海绵窦段，位于展神经海绵窦段的内侧，二者紧贴。颈内动脉的分支——下外侧动脉恒定地跨过展神经海绵窦段的中段。

4. 眼外肌 眼外肌每侧共六条，即内、外、上、下四条直肌和上、下两条斜肌。全部直肌均起于眶尖的总腱环并比较整齐地止于角巩膜缘的稍后方，因而连同四条直肌间的筋膜，形成一个肌性漏斗，漏斗的前部包绕着大半个眼球。上、下斜肌的起点均在眼眶的内侧壁，一上一下，均位于直肌下方并在与其交叉后附着于球壁。

（二）脑池段眼球运动神经解剖结构与影像

在 3D-FIESTA 序列图像上，主要有两种对比信号，脂肪和水呈高信号，除少部分血流缓慢的血管呈高信号外，大部分血管均呈流空信号，周围有脑脊液的高信号为背景。

1. 动眼神经（cranial nerve Ⅲ，CN3） 呈低信号，粗细均匀，自大脑脚内侧发出后经脚间池向前达鞍上池，表现为双侧对称的小圆点状低信号影。CN3 上方毗邻大脑后动脉，下方紧贴小脑上动脉，在不同个体中，相对位置关系差异较大。

2. 滑车神经（cranial nerve Ⅳ，CN4） 滑车神经脑池段在缰连合层面出脑，呈弧形细线状低信号影，显示率较低，仅为 62.5%，并且很难将 CN4 脑池段全部重建至同一层面。该神经在冠状面上显示为细小低信号影。CN4 自中脑下丘下外方发出，绕大脑脚的外侧向前，经小脑上动脉与大脑后动脉之间到达小脑幕游离缘，再向前走行的部分与小脑幕紧贴而观察不清。

3. 展神经（cranial nerve Ⅵ，CN6） 展神经脑池段在斜矢状面及斜横断面 MRI 图像上全程显示清晰，显示率达 97.5%，其在冠状面上显示为双侧对称的小点状低信号影，在部分个体中因颅底伪影而显示不清；CN6 自脑桥腹侧的桥延沟发出，进入桥前池并斜向外上方穿过斜坡硬膜进入 Dorello 管内，Dorello 管口的显示率为 87.5%；CN6 前方为小脑下前动脉，内侧为基底动脉。

（三）海绵窦段眼球运动神经解剖结构与影像

1. 大体解剖结构 动眼神经在斜坡上缘进入海绵窦后上部，而滑车神经进入海绵窦后中部，因此，在窦后部及中部，动眼神经位于滑车神经之上，二者前行至窦前部和眶上裂交界区，滑车神经于此绕行至动眼神经之上，此时，动眼神经分为上、下干经眶上裂中部入眶，而滑车神经于眶上裂外上部入眶。展神经自脑池段经岩尖区进入 Dorello 管前行，进入海绵窦下部，自颈内动脉海绵窦段外侧绕行至其下外侧，经眶上裂的中央部入眶。上述解剖学特点决定，只有在海绵窦中部层面，三对脑神经的解剖关系最容易观察。

2. MRI 解剖结构　海绵窦含有丰富的血窦，在 T_1WI 中与神经同呈等信号，在增强扫描中可以区别神经和血管。

在海绵窦（cavernous sinus，CS）中部层面，眼球运动神经均呈圆点状等信号影，其中，CN3 最粗大，位于海绵窦外上角，CN4 最细，位于海绵窦外壁、CN3 略下方的颈内动脉外侧，CN6 位于海绵窦内壁、颈内动脉下方。

（四）眶内段眼球运动神经解剖结构与影像

眼球运动神经眶内段的分布中，除下斜肌支和滑车神经外，其他各神经分支均于相应眼外肌的后、中 1/3 交界区自肌锥内间隙表面进入肌腹。将 MRI 图像与组织学切片对照观察各神经分支直至进入相应肌腹。

1. 大体解剖结构

（1）动眼神经：最粗大的眼球运动神经，在眶上裂眶口分为上、下干。下干由眶上裂中央的动眼神经孔（oculomotor foreman）进入眼眶肌锥内间隙并走行于视神经下方，随即分支为内直肌支、下直肌支和下斜肌支，前二者向前达筛后动脉管水平进入内直肌和下直肌，下斜肌支沿下直肌颞侧向前达眼球赤道水平并自眶面进入肌腹。上干自动眼神经孔外壁上部进入眼眶肌锥内间隙，向上达上直肌下方，显示为两支，因上直肌与视神经间距小、脂肪含量少，其间走行着较多小血管，同时，上干本身较细小，所以上干及其分支在 MRI 图像上显示欠佳；而下干走行于动眼神经孔内，由于周围的脂肪和血窦形成了良好背景，加之下干本身较粗大、视神经与下直肌间距大，所以其分支可以清晰显示。

（2）滑车神经：最细小的眼球运动神经，走行于肌锥外间隙、上直肌群与眶上壁之间，斜向经过上直肌群，在距眶尖约 10mm 处，自外上方进入上斜肌腹。因神经细小、行程较长且鼻上部肌锥外间隙脂肪含量很少，故 MRI 对滑车神经显示较差。

（3）展神经：自眶上裂中部的动眼神经孔外壁的略下方进入眼眶肌锥内间隙，自外直肌后、中 1/3 交界区进入肌腹。组织学切片和 MRI 图像均显示清楚。

2. MRI 解剖结构　眼球运动神经眶内段及毗邻结构均有脂肪组织为背景，脂肪在 T_1WI 中呈高信号，而眼运动神经呈等信号，二者形成天然的对比，但眶内神经周围有小血管走行，因此需行增强扫描以区别神经与血管。

冠状面组织切片上，眶内各神经及其分支、走行分布显示清晰。在活体眼眶 MRI 图像冠状面上，各神经及其分支均呈点状或细线状无强化等信号影。

（1）总腱环层面：CN3 下干位于动眼神经孔中央，其外侧孔壁处，自上向下依次为 CN3 上干、鼻睫神经、CN6。

（2）筛后动脉管层面：CN3 上干紧贴上直肌肌腹下表面，在视神经与下直肌之间，CN3 下干分支至下直肌、下斜肌和内直肌，外直肌肌腹内侧面紧贴 CN6；上直肌群与眶上壁之间的肌锥外间隙中，三支神经中最靠近鼻侧者为 CN4。

（3）筛前动脉管层面和眼球赤道层面：在筛前动脉管层面，下斜肌神经分支紧贴下直肌肌腹颞侧或略分开；在眼球赤道层面，神经分支自下斜肌下方入肌腹。

（五）眼外肌

与眼球运动相关的眼外肌在每侧共有六条，即内、外、上、下四条直肌和上、下两条斜肌。其具体解剖结构参考眼眶部分。MRI 横断面显示水平眼外肌及上斜肌，斜矢状面显示垂直眼外肌及下斜肌，冠状面显示各条眼外肌均较好。

三、眼球运动异常及相关通路疾病定位

（一）复视及视物显多症

复视可分为四大类：单眼复视、一过性双眼复视、持续性双眼复视及视物显多症（超过两个影像）。单眼复视多为患眼异常所致，与神经眼科关系不大。后三者病因复杂、广泛，这里仅叙述与神经系统密切相关者。例如，多发性硬化可致一过性双眼复视；核上性眼肌瘫痪可致双侧对称的持续性双眼复视；而视物显多症较复杂，涉及视觉系统和眼球运动系统的异常，如出现双眼异常时可能存在大脑的功能障碍。

（二）眼球震颤

眼球震颤是一种眼球的不自主节律性往返运动。多见于眼、耳和中枢神经系统疾病患者，但也可能是正常的生理现象。其病因是与神经眼科相关的延髓、脑桥、中脑、小脑及大脑损害。可见于血管病变、肿瘤、感染、多发性硬化等病例中。

（三）眼睑位置异常

眼睑的开、闭分别为上睑提肌和眼轮匝肌的作用。睑板肌使睑裂开大。常见的眼睑位置异常有上睑下垂、眼睑退缩、睑延滞和睑痉挛，其中，睑痉挛在面神经部分叙述。

1. 上睑下垂 由上睑提肌功能的减弱或消失引起。先天性者多为双侧发病，病因多为动眼神经或动眼神经核发育不良，如动眼神经上睑提肌分支缺如、动眼神经核的异常神经支配等。获得性发病原因包括核性和核下性动眼神经麻痹致双侧一致性改变；核上性大脑皮质病变多见于额叶或角回某一区域，可致对侧上睑下垂。

2. 眼睑退缩 神经源性的核上损害一般表现为双侧睑裂扩大，非持续性者常见于颅后窝病变，又称为颅后窝瞪目征或 Collier 征；持续性者多见于颅内炎症、中脑肿瘤和多发性硬化；阵发性者多见于舞蹈症。

3. 睑延滞 即眼球的上转和下转均相应地有下睑上提和上睑下垂的伴随运动。可导致该病的神经因素为各种原因的周期性瘫痪。

（李　婷）

参 考 文 献

[1] 王振常. 中华影像医学：头颈部卷 [M]. 北京：人民卫生出版社，2011.

[2] 满凤媛,王振常,赵堪兴,等. 3D-FIESTA 观察活体眼运动神经及初步临床应用 [J]. 临床放射学杂志,2007,26（3）：331-334.

[3] 焦永红,赵堪兴,王振常,等. 正常人眼球运动神经的 MRI 研究 [J]. 中华眼科杂志,2009,45（3）：219-224.

[4] 刘筠,祁吉,张文波,等. 视神经、眼运动神经和后组颅神经的 MRI 与解剖学对照研究 [J]. 中华放射学杂志,2000,34（4）：244-248.

第四章
眼球运动异常相关疾病的影像学表现

一、先天性病变

先天性眼球运动神经异常疾病属于一类复杂斜视综合征——先天性脑神经异常支配（congenital cranial dysinnervation disorder，CCDD），由 Engle 等于 2003 年首次提出。主要包括杜安桡骨线综合征（Duane radial ray syndrome，DRRS）、先天性眼外肌纤维化（congenital fibrosis of extraocularmuscles，CFEOM），上斜肌腱鞘综合征（Brown syndrome，BS），先天性眼 - 面麻痹综合征（Mobius syndrome，MS）、水平注视麻痹（horizontal gaze palsy）、上颌 - 瞬目综合征（Marcus Gunn syndrome）等多种表现型。CCDD 的病因是先天性发育异常，按照解剖学可能发生在三个部位，即中枢神经系统的神经核与核上联系、传导神经、眼眶内肌肉筋膜的发育异常，运用 MRI 显示形态学异常主要是传导神经核眼眶内肌肉筋膜的结构异常，以后者多见，包括单独或多条眼外肌发育不良或缺如、肌肉起点异常、神经分支异常支配等。

（一）杜安桡骨线综合征

杜安桡骨线综合征（Duane radial ray syndrome，DRRS）是最常见的 CCDD，为先天性水平运动障碍疾病，临床特征为眼球外展不同程度受限。该病由 Duane 于 1906 年首次报道。多为单侧发病，15%～20% 为双侧发病，除中国男女发病率相同外，其他地区女性发病率远高于男性。左眼受累较多见。大多数 DRRS 为散发病例，仅 10% 为家族遗传。该病的遗传方式为常染色体显性遗传。眼肌电图证实 DRRS 为神经源性疾病，即动眼神经分支至外直肌，神经冲动同时传导至内、外直肌使其收缩导致眼球退缩。Huber 等基于肌电图结果将 DRRS 分为三个亚型。Ⅰ型约占 75%，Ⅲ型占其余绝大多数，而Ⅱ型罕见。

1. **DRRS Ⅰ型** 是最常见的类型，临床表现为眼球外展受限或完全不能外展，内转正常，内转时内、外直肌同时收缩造成眼球后退及睑裂缩小。

MRI 表现：多数病例表现为患侧 CN6 脑池段及海绵窦段缺如，少数可表现为 CN6 纤细或起始位置异常；可观察到眶内段的外直肌支来源于 CN3 下干。外直肌前端肌腹和"pulley"（眼外滑车）结构正常，后部肌腹分为上、下两部分，眶内其余所有眼外肌及其支配神经分支正常。少数情况下患者可无临床症状而 MRI 显示 CN6 纤细但海绵窦段及眶内段未见异常，眶内无异常神经分支。可伴内耳畸形。

2. **DRRS Ⅱ型** 罕见，临床表现为眼球内转受限或完全不能内转，外展相对正常，但内转时内、外直肌同时收缩导致眼球后退及内转受限；提示展神经核及其神经发育正常，但外直肌存在来源于内直肌支的异常神经支配。

MRI 表现：仅有的几例报道为患侧 CN6 缺如或严重发育不良，外直肌区形态正常并有神经分支汇入。

3. DRRS Ⅲ型　所占比例仅次于 DRRS Ⅰ型，占 DBS 总发病率＜25%。临床表现为眼球内、外转都受限，企图内、外转时水平眼外肌同时收缩导致眼球后退和运动障碍，眼肌电图显示眼外肌有动眼神经和展神经的双重支配。

MRI 表现：患侧 CN6 缺如或严重发育不良，也可显示正常，但外直肌同时接受 CN3 下干分支支配。

（二）先天性眼外肌纤维化

先天性眼外肌纤维化（congenital fibrosis of extraocular muscle，CFEOM）是一组以先天性、非进行性、限制性眼外肌麻痹为特征的眼病。该病患者的眼外肌主动、被动牵拉试验结果呈阳性。1840 年 Baumgarten 首次描述了其临床特征，1879 年 Heuck 首次报告了该病的家族遗传性，1950 年 Brown 将其归类于广泛纤维化综合征，该病的病因为眼外肌及其腱鞘发生纤维化改变。近年来的分子遗传学和神经病理学研究提示，该病的真正病因可能是眼运动神经核的发育缺陷，显性遗传在西方国家多见，而隐性遗传在中东国家发病率较高。该病分为遗传性病例和散发性病例。分为三个亚型。

1. CFEOM Ⅰ型　临床表现为双眼发病、先天性非进行性眼肌麻痹、上睑下垂，第一眼位为下斜位、眼球上转不过中线。该型为常染色体显性遗传，目前在世界范围内尤其是在西方国家发病率稳步增长。尸检发现该病患者的动眼神经上干及其相应中间神经元缺如，其支配的上直肌和上睑提肌严重发育不良，除此之外，眼眶内各运动神经发育不良、多条眼外肌成分异常改变。

MRI 表现：患侧上直肌和上睑提肌严重发育不良，肌肉纤细或部分肌肉仅表现为少量索条影，内直肌、下直肌和下斜肌的肌腹和肌腱不同程度变细；外直肌多纤细，少数可正常，滑车神经及其所支配的上斜肌形态和信号未见异常征象。患侧动眼神经、展神经脑池段和眶内段均表现为不同程度异常改变；动眼神经脑池段明显变细，眶内段上干缺如，上直肌和上睑提肌区无支配神经分布，下干可正常、变细或观察不到，其余眼外肌分支显示，而展神经脑池段发育不良或未发育，眶内段可有 CN3 下干分支至外直肌。

2. CFEOM Ⅱ型　均双侧发病。临床表现为先天性上睑下垂，第一眼位固定为外展位，可伴有或不伴有外直肌肥大或萎缩，这种临床表现提示只有展神经及其支配的外直肌发育和功能正常。此型为常染色体隐性遗传，在中东地区发病率相对略高。基因研究进行了很多，但是 CFEOM Ⅱ型的 MRI 研究却少见报道。

MRI 表现：动眼神经脑池段纤细，双侧滑车神经和展神经分布及走行未见异常；眶内段上干未观察到，下干分支纤细，内直肌和下直肌观察欠佳；双侧上睑提肌和上直肌纤细呈细索条影；双侧下斜肌较细、走行较直；双侧内直肌略细。

3. CFEOM Ⅲ型　均单侧发病，为非进行性眼球运动异常病变，临床表现兼有 CFEOM Ⅰ型和 DRRS 的特征，如程度不同的上睑下垂和限制性眼肌麻痹，轻者眼位正常而眼球垂直运动受限，略严重者表现为双眼非对称性发病。该病为常染色体显性遗传，因不完全外显率，故表现类型各异，Engle 等认为 16q24.2-q24.3 基因与动眼神经的发育密切相关。

MRI 表现：表现多样。动眼神经变细，可显示不清。眼外肌呈不同程度变细。

（三）先天性眼 - 面麻痹综合征

是一种少见的口 - 颌 - 肢体畸形，1888 年德国神经学家 Mobius 首次报道该病。该病的确诊征象为面具脸伴展神经麻痹。目前，其病因尚不明确，推测为基因、缺血和感染三类。临床表现为双侧面瘫合并双眼外转受限，常合并多脑神经麻痹及肌肉、骨骼畸形，可伴智力低下。

MRI 表现：颅内改变主要是脑干变形，包括第四脑室底部平直（Ⅵ、Ⅶ神经核区），脑干区内侧膝状体形态缺如，脑桥发育不良，运用 CT 检查发现脑干Ⅵ神经核团区有钙化灶，所有这些征象均提示脑干延髓区相应脑神经核发育不良。

双侧展神经各段及面神经均缺如，可伴舌下神经、舌咽神经脑池段缺如；眶内段动眼神经下干可有分支走行至外直肌区。患眼外直肌纤细或正常。

（四）上斜肌腱鞘综合征

上斜肌鞘膜很厚，包绕上斜肌肌腱，与上直肌、上睑提肌、眶隔和内侧眶骨膜广泛相连，如果此种联系过分紧密，则会限制下斜肌的上转功能，致使眼球固定于向下注视的状态，即为上斜肌鞘综合征（RS）。此综合征由 Brown 于 1950 年首次提出，目前认为先天性发育异常所致 RS 属于 CCDD。

临床表现为眼球内上转时运动受限，被动转眼试验中，下斜肌上转受阻，不能达到正常生理范围。CT 和 MRI 主要观察上斜肌腱与眶内壁的夹角、肌腱的厚度和信号（或密度）。目前报道的主要为 MRI 显示在滑车和上直肌鼻侧可见纤维粘连带，上斜肌肌腱后部增粗、走行僵直、肌腹变细。

二、继发性病变

（一）动眼神经麻痹

病因各和各样，现在临床中常见并且研究较多的是糖尿病所致微血管梗死性动眼神经完全麻痹（眼外肌和瞳孔同时运动障碍），这也是动眼神经麻痹最常见的病因，但是影像学上少有相关研究。其次是毗邻动脉的动脉瘤，主要是后交通动脉瘤，多发生于 30 岁以上的成年人，青少年少见，动脉瘤压迫动眼神经的外侧部分，主要是支配瞳孔括约肌的神经分支受累，导致瞳孔散大和对光反应迟钝，伴不完全性麻痹。血管性病变（尤其是脑干梗死）可造成包括动眼神经麻痹在内的复杂综合征，如同时累及锥体束则会导致韦伯综合征（同侧眼肌麻痹和对侧半身瘫痪），累及红核则会导致贝内迪克特综合征（同侧眼肌麻痹和对侧意向性震颤）等。可导致动眼神经麻痹的肿瘤主要是动眼神经鞘瘤，罕见，其是源于动眼神经鞘膜细胞的良性肿瘤，好发于海绵窦段眼神经，首发症状多为动眼神经麻痹，可伴有周期性的其他神经功能障碍，术前易误诊，通过 MRI 可发现肿物。其他病因主要是创伤，闭合性颅脑损伤可使动眼神经出脑处的小神经根撕裂；也可由于近端神经干的挫伤性坏死，或神经干内、神经外膜下出血，产生单侧性动眼神经不全麻痹；

额部外伤常使动眼神经在穿入硬膜处撕裂而产生单侧性动眼神经麻痹；动眼神经损伤多伴有滑车损伤和展神经损伤，近半数病例还合并视神经损伤而形成眶尖综合征；部分病例合并三叉神经损伤，表现为眶上裂综合征或海绵窦综合征；有的病例合并面神经损伤。再者，海绵窦内、眶上裂区和眶尖区的病变易累及动眼神经导致动眼神经麻痹，如炎症（托洛萨 - 亨特综合征，即 Tolosa-Hunt syndrome）、肿瘤等。大约 1/3 的动眼神经麻痹为不明原因性，MRI 不能发现直接损伤改变，但是可以通过观察动眼神经所支配的眼外肌的变细来进行判断。

（二）滑车神经麻痹

最常见的病因是滑车神经本身的创伤（主要是由于行程长）、肿瘤，脑干梗死、动脉瘤压迫。大约 50% 的病例为不明原因性。次常见的病因为眶上裂和眶尖区的病变累及滑车神经。通过 MRI 很难发现滑车神经异常的直接征象，可通过观察上斜肌的改变来判断。

（三）展神经麻痹

展神经沿颅底的行程长，毗邻结构多，各种原因均可造成其麻痹；而展神经又是颅内最脆弱的脑神经，无论是与它邻近或是较远，任何大脑损害几乎都可影响到它，所以单纯的展神经麻痹没有定位诊断的价值。

病因主要有创伤，尤其是斜坡区、颞骨岩尖部（岩蝶韧带）、海绵窦及眶上裂区的损伤容易累及展神经，损伤部位多在展神经出脑后、进入硬膜前的一段，因挫伤、牵拉伤、撕裂伤或眶上骨折所致的展神经麻痹多合并动眼神经、滑车神经及眼神经的损伤，岩骨骨折常合并面神经损伤。其次是动脉瘤压迫，尤其以小脑下前动脉的动脉瘤为多见。可导致展神经麻痹的血管性病变主要为脑干梗死和发生于小脑下前动脉的动脉硬化。再者主要是肿瘤、脱髓鞘病变等。其他病因为眶上裂和眶尖区的病变累及展神经。40% 的展神经麻痹为不明原因性。对于无明显占位性改变的病变，在 MRI 上可观察外直肌改变，主要是变细。

（李 婷）

参 考 文 献

[1] 王振常. 中华影像医学：头颈部卷 [M]. 北京：人民卫生出版社，2011.

[2] 满凤媛，王振常，赵堪兴，等. 3D-FIESTA 观察活体眼运动神经及初步临床应用 [J]. 临床放射学杂志，2007，26（3）：331-334.

[3] 焦永红，赵堪兴，王振常，等. 正常人眼球运动神经的 MRI 研究 [J]. 中华眼科杂志，2009，45（3）：219-224.

[4] 王振常，鲜军舫，吴恩惠，等. 正常成人眶尖的 CT 和 MRI 研究 [J]. 中国 CT 和 MRI 杂志，2004，1：35-42.

第五篇

眼术后影像学

眼手术种类繁多,在眼疾治疗中所占比重很大,许多眼疾需要通过手术治疗才能痊愈或避免恶化;成功的眼手术能使患者重见光明,给其带来生活的快乐和希望,为其恢复工作和学习创造有利的条件。本篇着重介绍视网膜脱离、外伤性骨折、眼球异物、肿瘤等几种眼科常见病变的相关手术情况及其主要的并发症,认识和了解眼手术并发症及术后改变对评价手术效果及术后随访有很重要的意义。

第一章
视网膜脱离术后

一、概述

视网膜脱离（retinal detachment）是视网膜神经层与色素上皮层之间的分离，并非视网膜与脉络膜分离。视网膜神经层与色素上皮层同源于神经外胚叶，两者除在视盘及锯齿缘处紧密粘连外，其余部分仅由色素上皮层的突起及黏多糖物质将两者松松地贴在一起。因为色素上皮层内面与视网膜神经层仅为接触，而其外面与脉络膜的玻璃膜牢固结合，故在一些致病因素作用下，色素上皮与神经上皮分离，形成视网膜脱离。对于视网膜脱离，临床上常采用环扎带及球内注气、注重水、注硅油等手术帮助视网膜复位。

二、病理学表现

以往玻璃体腔注气仅被作为视网膜脱离手术中恢复眼压的一种措施，或在巩膜外使用或在通过层间加压术等方法封闭裂孔困难时使用。近年来，注气开始单独作为一种视网膜脱离手术的方法应用，称为充气性视网膜固定术。

硅油作为玻璃体腔内长久填充物，成为玻璃体手术的一个组成部分，已有 20 多年的历史。其优点是无色透明，屈光指数接近玻璃体，手术时不会改变玻璃体的屈光指数而便于手术操作；有一定黏度和表面张力，能封闭视网膜裂孔；不被组织吸收而能充分发挥眼内充填作用；不膨胀，术后无须对患者强调特殊体位。其缺点是后期有严重并发症。

全氟化碳液体是一组比重大于水的液体，故俗称"重水"，国内外经常使用的氟碳液体有三种：全氟辛烷、全氟葵烷和全氟三丁烷胺，近几年，国外临床上正在试用一种比重更大的氟碳液体——过氟氢菲；临床上应用氟碳液体处理复杂视网膜脱离已成为一种常规，其主要用于治疗巨大裂孔视网膜脱离、严重增生性玻璃体视网膜病变、严重眼外伤脉络膜上腔积血（或行视网膜切开或切除的病例）、严重的糖尿病增生性玻璃体视网膜病变、脱入玻璃体腔的晶状体或人工晶状体取出等。

巩膜环扎术（scleral encircling operation）包括单纯巩膜环扎术及巩膜外加压联合环扎术，巩膜环扎术能明显减小玻璃体腔容积，并且对眼球环扎平面的全周加压，力量均衡，因此能更有效地消除或减轻玻璃体牵拉,但手术形成的环周巩膜嵴很窄,顶压裂孔的作用差,所以临床上多加用巩膜层间加压或巩膜外加压,以增强封闭裂孔的作用。对于巩膜环扎带,一般采用宽度为 2.0mm、2.5mm 和 4.0mm 三种规格的弹性硅胶带。将巩膜环扎带固定在赤道区巩膜上,环扎带两端以相反方向穿过一段细硅胶管(约 4.0mm 长),也可用缝线结扎固定或用专门固定硅胶带的钽夹固定。对于加压物,其与眼球赤道平行摆放时多用硅胶轮胎,而取放射状摆放时常用硅胶海绵。

三、临床表现

视网膜脱离术中及术后的并发症很多,术中并发症包括角膜透明度降低、出血、低眼压、眼压升高、视网膜穿孔、新裂孔形成等;术后早期并发症有突发盲、感染、无菌性葡萄膜炎、眼前节缺血、脉络膜脱离、青光眼及白内障等;术后晚期并发症包括屈光不正、眼肌不平衡、持续性视网膜下积液、加压物(或填充物)脱出及融入眼内、黄斑部视网膜前膜形成以及囊样黄斑水肿等。

四、影像学表现

CT 显示环扎带为位于赤道附近的带状高密度影,环绕眼球一周,边缘清晰,形态规整(图 5-1-1A、B);邻近眼球壁凹陷,呈束腰征,眼球前后径常加大(图 5-1-1C)。由于空气密度较低,故球内气体在 CT 检查中显示良好,表现为玻璃体腔内的低密度影,与眼球壁形成良好对比,可清晰观察视网膜复位情况。球内充气时表现为玻璃体腔密度减低,呈气体样低密度;球内出血显示为相应区域密度增高。重水的表现与玻璃体相似;硅油的密度与脂肪接近,显示为低密度。

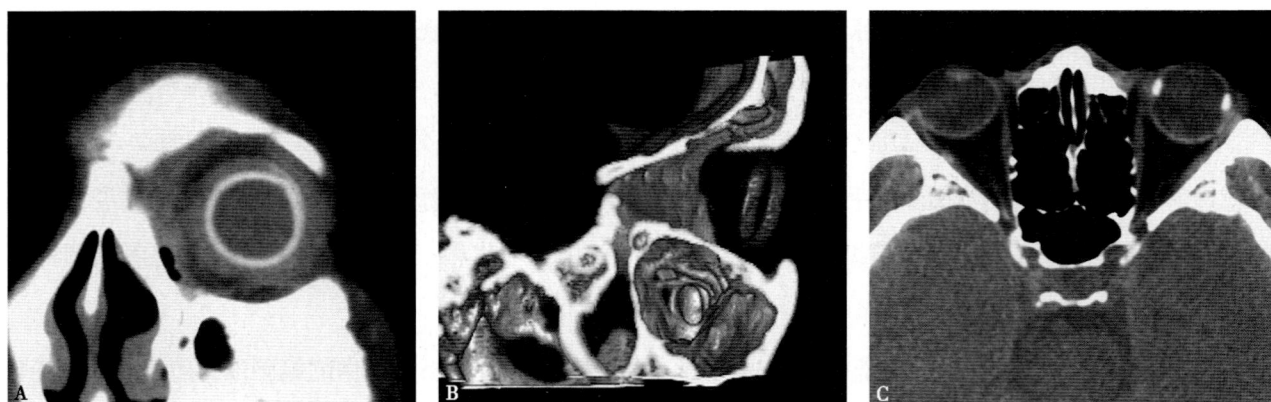

图 5-1-1　视网膜脱离术后 CT 表现

A. CT 冠状面软组织窗显示左眼球壁扎带为环形带状高密度影,环绕眼球一周,形态规整;B. CT 眼眶三维重建图像显示环扎带清晰、直观;C. CT 横断面软组织窗示左侧眼球壁凹陷,呈束腰征,眼球前后径增大。

MRI 中,环扎带显示为长 T_1、短 T_2 低信号,球内气体无信号;重水的信号与玻璃体相似;填充硅油时球内呈短 T_1、长 T_2 信号,增强扫描中无强化,脂肪抑制图像上,硅油信号减低(图 5-1-2)。

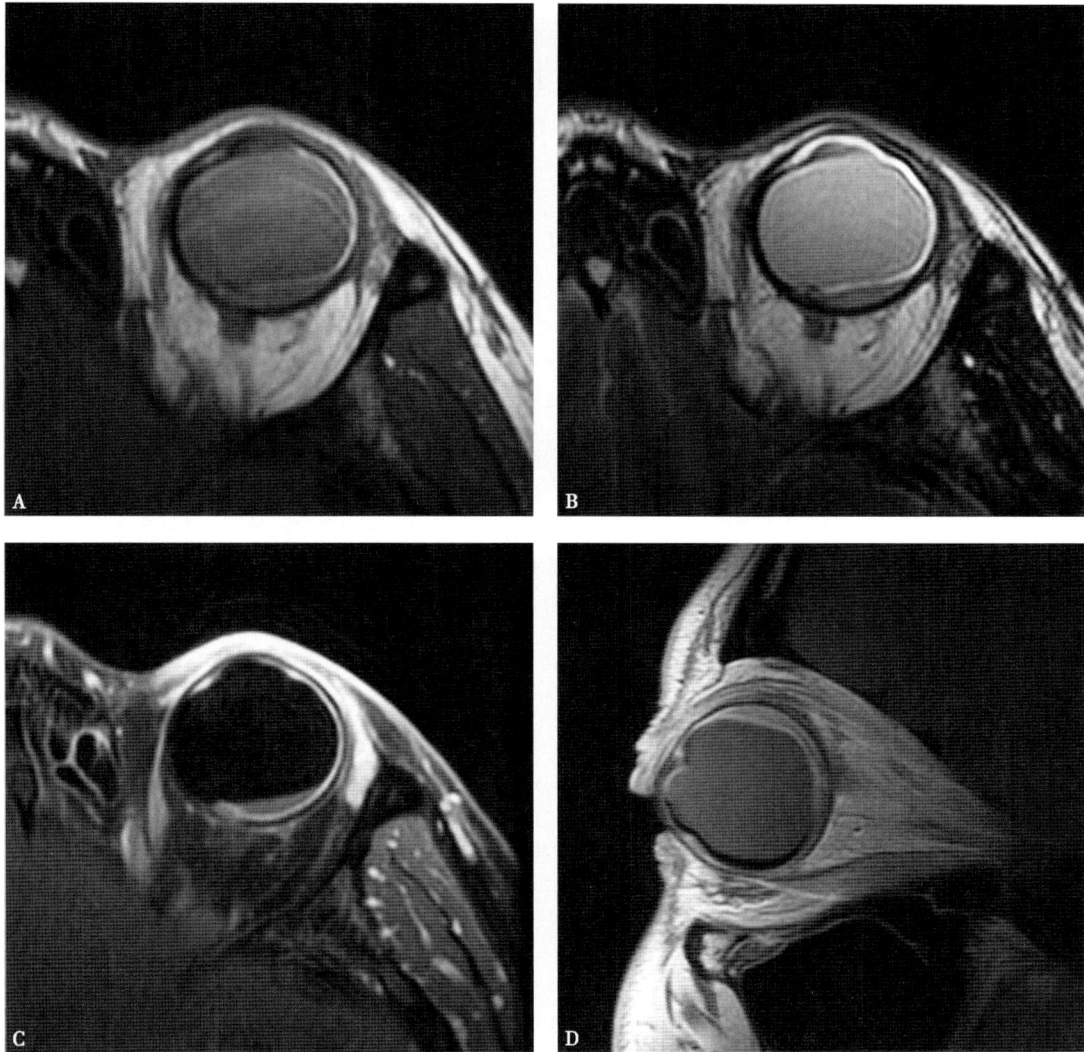

图 5-1-2 视网膜脱离术后 MRI 表现

A、B. 分别为 MRI 横断面 T_1WI 和 T_2WI，环扎带显示为长 T_1、短 T_2 低信号，球内气体无信号；C. MRI 增强后横断面脂肪抑制 T_1WI，眼内填充物信号减低；D. 增强后矢状面 T_1WI 显示眼内填充物无强化。

五、影像学检查方法选择

视网膜脱离术后复诊中常进行超声检查，CT 及 MRI 使用较少，常于检查其他病变时使用。平扫 CT 可以清晰显示环扎带位置及其形态，增强扫描没有帮助。MRI 可以清晰显示眼球壁及环扎带情况，观察视网膜脱离及网膜下积液时应选择超声或 MRI。

六、诊断要点

①环扎带位于赤道区域，环绕眼球一周，在横断面及矢状面上显示为眼球壁旁条片状异常密度（信号），在斜冠状面上可以显示为环状。在 CT 中为高密度，在 MRI 中为低信号。②眼内填充物由于密度、信号不同而表现各不相同。③无论是环扎带还是眼内填充物都表现为形态规整、边缘清晰锐利，增强扫描时无强化。

七、鉴别诊断

眼球异物：位于眼球边缘的阳性异物，在断层片上表现与环扎带相似，结合病史不难鉴别。眼球异物呈斑点状或团块状，位置不固定；环扎带环绕眼球一周，常位于赤道附近。对于球内填充物，结合手术史不难诊断。

环扎带位于眼球赤道附近，环绕眼球一周，在 CT 中呈高密度，在 MRI 中为低信号，边缘清晰，结合手术史不难诊断，同时应注意眼球变形及球内病变。

（闫钟钰）

参 考 文 献

[1] 宋鄂，崔治华，董宇，等. 显微镜直视下视网膜脱离术 [J]. 中国实用眼科杂志，2006，24（4）：423-425.

[2] 李强，孙力，陈诗兰. 重硅油填充在下方裂孔的视网膜脱离术中应用 [J]. 中华眼外伤职业眼病杂志，2012，34（7）：521-523.

第二章
眼外伤术后

关于眼外伤的临床特点、影像学表现、诊断与鉴别诊断,请参见第三篇第五章相关内容。本章主要阐述常见眼外伤术后的临床特点、影像学表现、影像学检查方案及诊断要点。

第一节 概 述

眼外伤是眼科常见病、多发病和重要的致盲性疾病,其致盲率居致盲眼病中的前三位,在美国是导致单眼盲的首要原因,在我国是 3 岁以上儿童眼球摘除的主要原因之一。流行病学资料表明,近年来我国眼外伤发生率升高,主要发生于 30 岁以下青年人。以首都医科大学附属北京同仁医院眼科中心为例,该中心每年收治严重眼外伤住院患者近 2 000 例,其中 90% 为青年男性,且其中多数是可以预防的。儿童眼外伤多为意外伤或误伤,且往往病史不明,就诊不及时,常被延误诊断。加之小儿不合作,检查、治疗又有困难,并发症相对较多,这也是预后差的主要原因。根据病史和影像学检查,眼外伤的诊断一般并不困难,但治疗不及时或处理不当可导致严重后果,而及时、正确的诊治可将视功能的损害降至最低,并减少或预防并发症的发生,提高患者生活质量。

对于单纯性眼外伤患者,需要进行急诊手术治疗的外伤包括:眼睑皮肤撕裂伤和 / 或睑板裂伤,但是,对动物咬伤所致皮肤创口应进行择期手术;泪小管断裂伤、眼外肌断裂伤;不能自行愈合、较大的结膜裂伤;眼球破裂伴有眼内容物脱出或怀疑有后巩膜裂伤、需进行巩膜创口探查者;前房积血有角膜血染危险者;继发性青光眼需进行前房穿刺放液或冲洗以控制眼压者;外伤性白内障、晶状体囊膜破裂造成瞳孔阻滞者及晶状体脱位继发青光眼者;角膜、前房异物,晶状体内异物伴前囊膜破裂,眼前段磁性异物;眼内炎等。需要做出明确诊断并经过充分术前准备后进行的手术包括:外伤性白内障、尚无晶状体皮质溢出,但有形成瞳孔阻滞危险者;睫状体断离范围较大,考虑药物治疗无效者;有眼内非磁性金属异物者,有位于后部玻璃体或视网膜的磁性异物者;玻璃体积血伴视网膜脱离者;孔源性视网膜脱离者;眶骨骨折且有眼外肌、眶内容物嵌顿者;有眶内金属异物者;眶内血肿造成进行性眼球突出、压迫视神经者;视神经管骨折者。正确处理眼外伤,准确把握手术时机,直接关系到受伤眼的预后情况。初诊时应注意眼外伤患者的病史采集、临床检查和影像学检查尽量完善，以掌握详细的第一手临床资料，及时制订正确治疗方案。眼外伤的处理原则包括术前用药、术前眼部准备、消毒、麻醉、手术器械及设备、术后常规处理等内容。

针对眼外伤的影像学检查包括 X 线片检查、CT、MRI、超声检查。目前，随着 CT 和 MRI 的发展和其在临床中的广泛应用，X 线片检查已不作为眼外伤影像学检查的首选；CT 检查已成为急诊眼球穿孔伤、怀疑眼内（或眶内）存有异物、怀疑眼球运动障碍、判断眼球是否破裂、判断眶壁有无骨折的首选检查项目。MRI 检查显示眼内和眶内软组织结构及病变比 CT 更清楚，但怀疑磁性异物是 MRI 检查的禁忌。眼部伤口处理后 1 周左右，酌情进行超声检查可了解玻璃体积血程度、机化程度及晶状体脱位情况，眼内异物位置、大小和形状，视网膜脉络膜脱离情况，除外后巩膜破裂伤或眼球萎缩。

影像学检查不仅有助于各种眼外伤的早期诊断、提高诊断准确性，还能用于眼外伤术后评估疗效、观察有无术后并发症。根据眼外伤术后评估内容的不同，所采用的影像学检查方法也不相同。例如，眼外伤术后评估眶壁骨折复位情况、眼部金属异物有无残留等首选 CT，而如需评估眼外伤术后软组织情况、眼部非金属异物有无残留等则首选 MRI。

第二节　眼内异物术后

一、临床特点

眼内异物是否取出主要取决于异物的理化性质及位置。眼内异物可以是眼球异物或眼眶内异物，可以是金属或非金属异物，金属异物又分为磁性或非磁性。眼内异物对眼组织损伤严重且可导致多种并发症，因此一般均需及时取出。眼内异物术后并发症也较多，如眼球异物取出术后并发症包括角膜水肿、浑浊、外伤性白内障、前房积血、继发性青光眼、视网膜脱离、眼内炎、交感性眼炎、眼球萎缩等；眼眶异物取出术后主要并发症包括眼外肌损伤、视神经损伤和眶内血管损伤等。

二、影像学表现

眼眶内异物完全取出术后，随着术后时间推移可出现不同表现，早期可见眶内间隙出血及眼外肌损伤等并发症改变（图 5-2-1），后期可表现正常或仅存少量纤维索条影。眼球异物取出失败或未完全取出时，影像学表现与眼球异物相似（详见相关章节），还可同时显示眼球异物所导致的并发症，如眶内感染或脓肿形成。

三、影像学检查方案

金属异物取出术后，进行评估时仍首选 CT 检查，一般不建议选用 MRI 检查。术中明确为非磁性异物或明确排除磁性异物存留，而需进行术后评估或观察有无并发症时，才能进行 MRI 检查。MRI 观察并发症情况优于 CT。

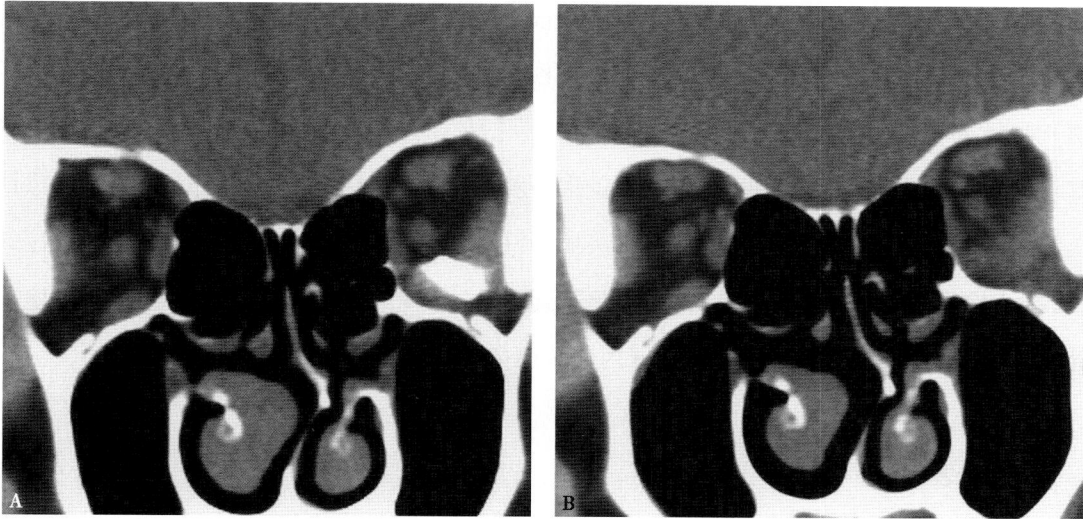

图 5-2-1 眼眶内异物及取出术后 CT 表现

患者男性,50 岁,左眼眶内异物取出前及术后 CT 表现。A. 术前冠状面 CT 软组织窗,显示左眼眶近眶尖部肌锥内间隙块状高密度影,边界清楚,边缘光滑、锐利,与外直肌、下直肌关系密切;B. 术后冠状面 CT 软组织窗,显示左眼眶近眶尖部肌锥内间隙块状高密度异物影消失,局部软组织肿胀伴少量渗出,视神经显示良好。

四、诊断与鉴别诊断要点

眼内异物取出术后有无异物残留是影像学检查及诊断的要点,CT 容易诊断阳性异物残留,而对于阴性异物如植物性异物术后残留,有时因其密度较低、与气体密度相近而诊断困难,此时通过降低 CT 窗位、增加窗宽或测量 CT 值有助于二者的鉴别诊断。必要时和无禁忌证的情况下,MRI 也有助于诊断阴性异物残留。眼眶内上部眶壁骨折小碎片、滑车钙化有时与眼眶内高密度异物难以鉴别,通过仔细观察、分辨高密度影的位置、分布特点可以帮助鉴别诊断,如眶壁骨折碎片贴近骨折处、滑车钙化通常为左右两侧对称分布且位置靠近上斜肌。

第三节 眼球破裂术后

一、临床特点

严重的眼球钝挫伤、锐器刺伤、爆炸伤等可导致眼球破裂。眼球破裂是开放性眼球损伤当中最为严重的一种类型,视力预后极差,曾是眼球摘除的适应证,但随着玻璃体手术的发展,已有相当多眼球破裂病例的眼球不需摘除。眼球破裂最常见的部位是在角巩膜缘,在少数病例中可发生于球结膜下、直肌下、后部巩膜甚至视神经周围,因其穿破的部位不易被直接发现,故称为隐匿性巩膜破裂。临床治疗原则是详细检查伤眼、发现裂口,先尽可能缝合修补伤口,再过 2 周左右可考虑行玻璃体切割术,有部分患者可保留眼球,还有可能有一定的视力,不主张行一期眼内容摘除术或眼球摘除术。除非眼球结构已经彻底破坏,无法修补，才考虑行眼内容摘除术或眼球摘除术，并根据病情一期植入义眼台，义眼台植入术后2～6周安装暂时义眼，义眼活栓钉的插入需义眼台充分血管化，需4～8个月才能进行。活动义眼安放的成功与否主要取决于眶植入物是否完全血管化，CT及MRI增强扫描常用于评价义眼台的血管化程度。眼球摘除术和眼窝填充术的适应证包括：①眼球贯通伤合并色素上皮嵌顿，炎症反复、加重，且发生了早期交感性眼炎；②绝对期青光眼、眼压无法控制、疼痛无法减轻；③眼球内恶性肿瘤；④严重的眼球萎缩；⑤严重的眼球破裂、视力完全丧失，无恢复希望；⑥角膜巩膜葡萄肿；⑦视力完全丧失、有碍美容，患者坚决要求行眼球摘除术。手术禁忌证包括：①严重的眼球内化脓性炎症；②眼眶蜂窝织炎。

二、影像学表现

根据眼球破裂严重程度、是否摘除眼球及是否植入填充物，眼球破裂术后可表现为眼球形态结构正常、变小、变形，眼球部分结构缺如或整个眼球缺如。CT可显示术后眼球形态正常或变形、变小（图5-2-2），眼球内有高密度出血、晶状体脱位、晶状体缺如（图5-2-3）或植入的人工晶状体（intraocular lens，IOL）（图5-2-4），MRI显示眼球壁连续性、术后并发症如眼球内不同时期的出血、术后感染或炎性病变等优于CT（图5-2-5），有较高的临床价值。眼球摘除术后的CT表现为正常眼球消失，眼球区为眼外肌影所代替，横断面图像显示内直肌与外直肌前端相连，斜矢状面图像显示上直肌与下直肌前端相连，冠状面图像显示"十"字征象（图5-2-6）。行眼球摘除术而保留结膜囊者，眼球区可见不规则团块状软组织密度影，类似萎缩的眼球，与眼外肌前端相连（图5-2-7）。眼球摘除后义眼台植入术后的CT表现为正常眼球消失，眼球区可见球形高密度影，密度不均匀，常呈网格状、斑点状、栅栏状（图5-2-8）；MRI上义眼台表现为T_1WI低信

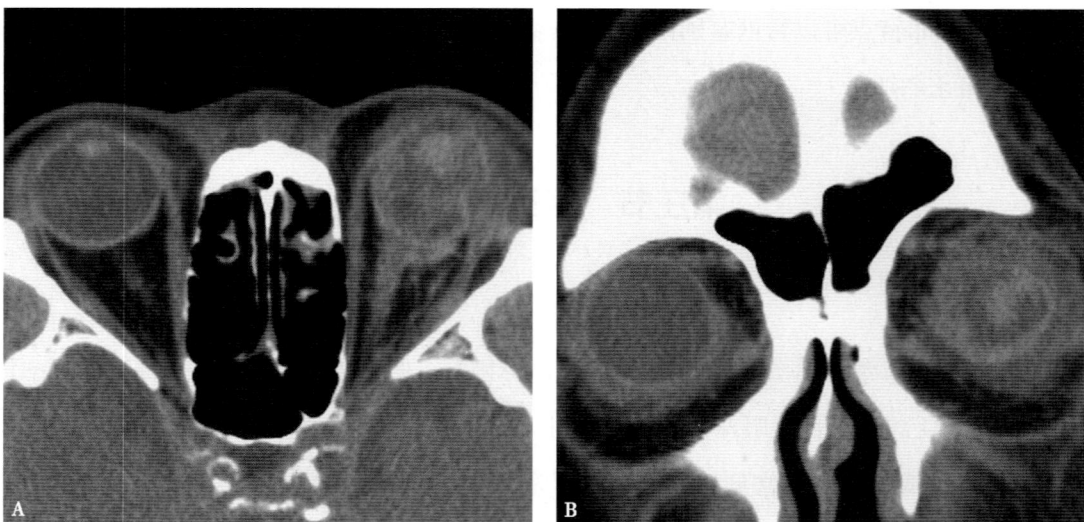

图5-2-2 眼球破裂术后CT表现

患者男性，68岁，左眼外伤眼球破裂术后，眼球未摘除CT表现。A、B. 分别为CT横断面和冠状面软组织窗，显示左眼球破裂术后眼球未摘除，眼球变小、变形，眼球壁增厚，晶状体肿大，玻璃体密度增高。

号、T₂WI 等或稍高信号（与脑实质比较），增强扫描时无强化或边缘环形强化，强化部分在组织学上为新生血管及肉芽组织，强化范围反映义眼台的血管化程度，眼外肌附着于义眼台表面（图 5-2-9）。

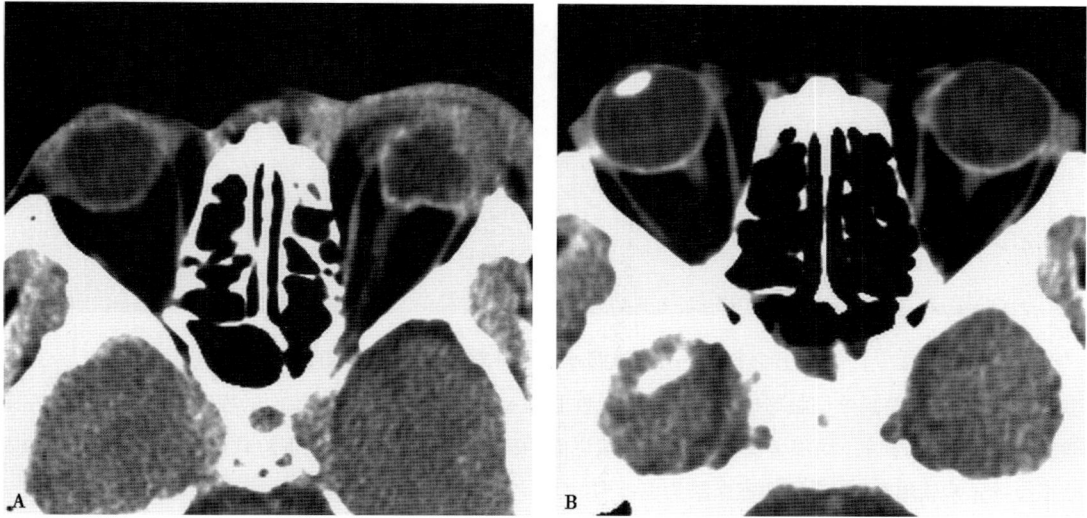

图 5-2-3　眼球破裂术前及术后 CT 表现

患者男性，46 岁，左眼外伤眼球破裂术前及术后 CT 表现。A. 术前横断面 CT 软组织窗，显示左眼球缩小、形态不规整、眼球内结构紊乱、眼睑肿胀；B. 术后横断面 CT 软组织窗，显示左眼球形态、体积恢复正常，晶状体未见显示，玻璃体密度均匀。

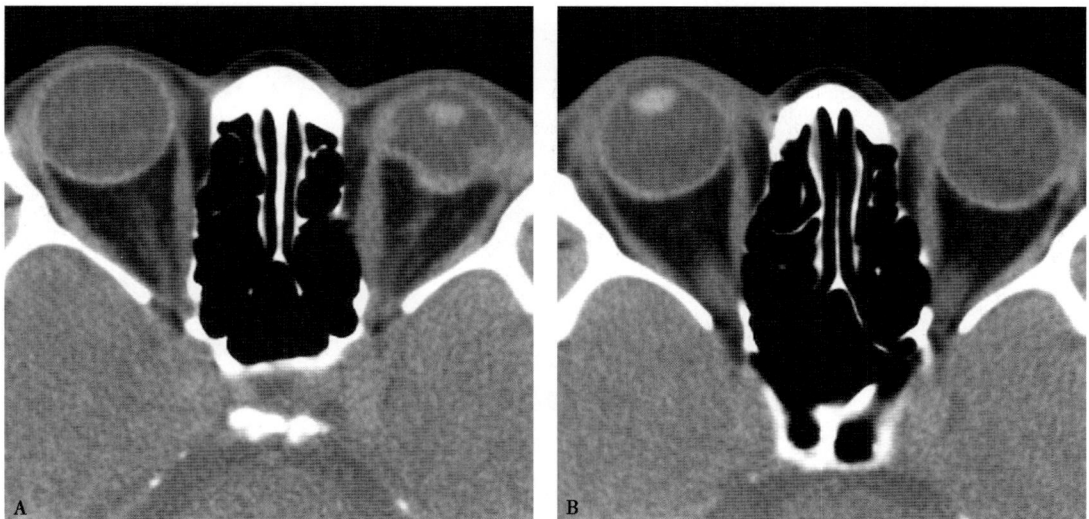

图 5-2-4　眼球破裂术前及人工晶状体植入术后 CT 表现

患者女性，47 岁，左眼外伤眼球破裂术前及术后 CT 表现。A. 术前横断面 CT 软组织窗，显示左眼球缩小、形态不规整；B. 术后横断面 CT 软组织窗，显示左眼球形态及体积恢复正常，可见植入的 IOL。

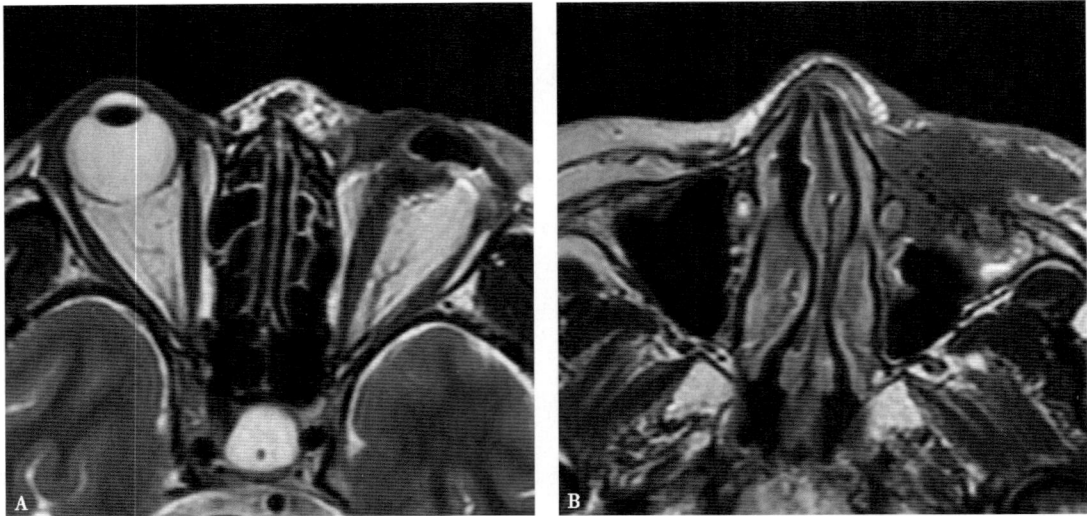

图 5-2-5　外伤眼球摘除术后并发炎性假瘤 MRI 表现

患者女性,67 岁,左眼外伤眼球摘除术后并发炎性假瘤 MRI 表现。A. 眼球层面的横断面 T_2WI,显示左眼球摘除术后,眼球缺如,局部可见义眼;B. 下睑层面的横断面 T_2WI,显示左下睑软组织增厚,皮下脂肪内见等信号异常软组织影,活检病理结果为炎性假瘤。

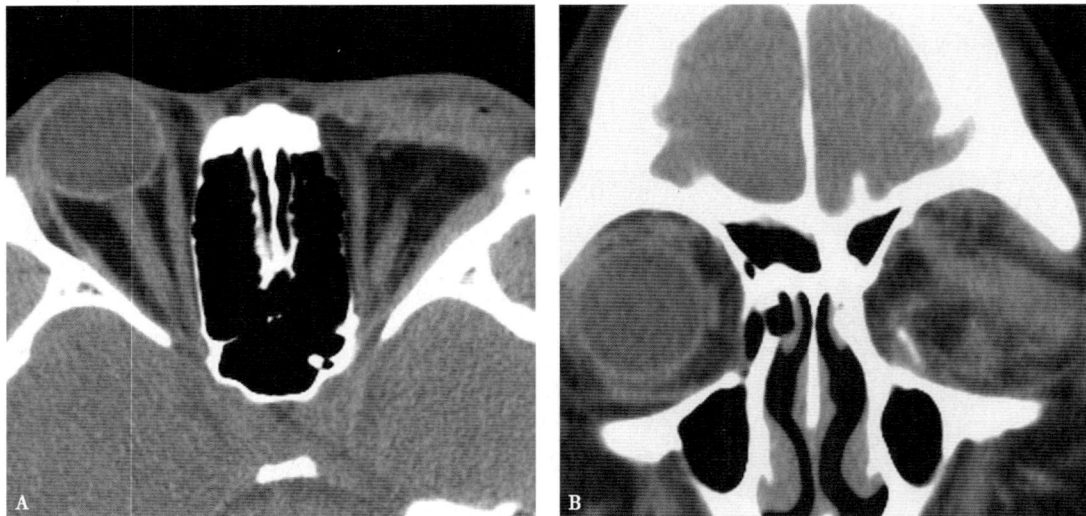

图 5-2-6　外伤眼球破裂眼球摘除术后 CT 表现

患者男性,20 岁,左眼外伤眼球破裂术后 CT 表现。A. 横断面 CT 软组织窗,显示左眼球摘除,左侧内直肌与外直肌前端相连;B. 冠状面 CT 软组织窗,显示左侧内直肌与外直肌前端相连、上直肌与下直肌前端相连,呈"十"字征象。

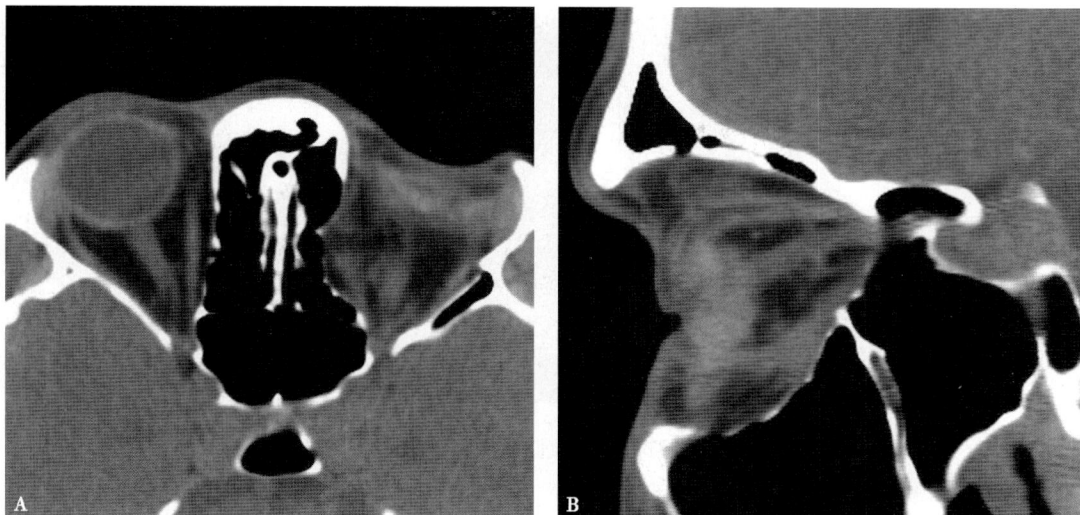

图 5-2-7 眼球破裂后眼球摘除术后 CT 表现

患者男性,24 岁,左眼外伤眼球破裂术后 CT 表现。A、B. 分别为横断面和矢状面 CT 软组织窗,显示左眼球摘除、保留结膜囊,表现为眼球区不规则团块状软组织密度影,与眼外肌前端相连。

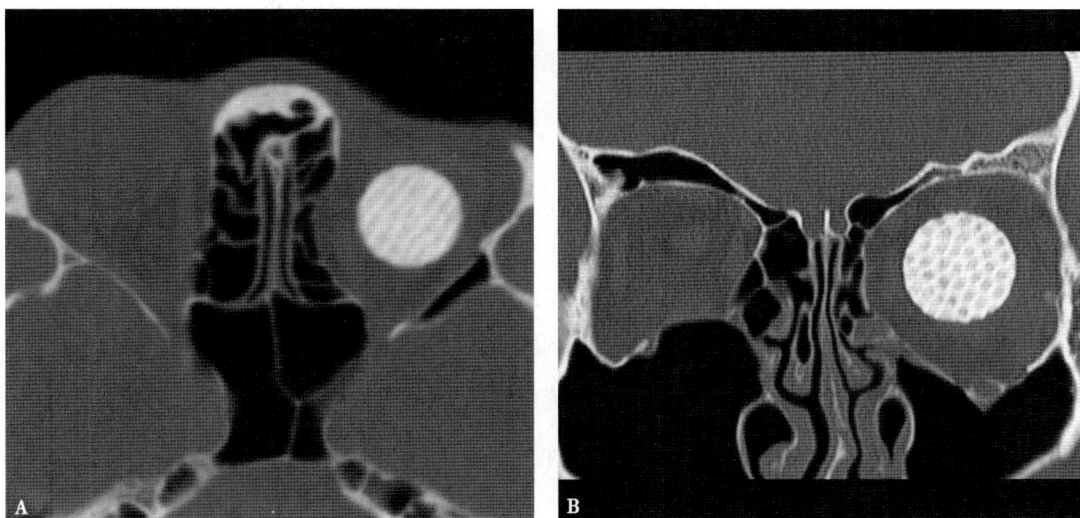

图 5-2-8 眼外伤眼球摘除、义眼台植入术后 CT 表现

患者男性,24 岁,左眼外伤眼球摘除、义眼台植入术后 CT 表现。A. 横断面 CT 骨窗,显示左侧植入的义眼台呈球形高密度影,密度不均匀,呈栅栏状;B. 冠状面 CT 骨窗,显示义眼台呈网格状。

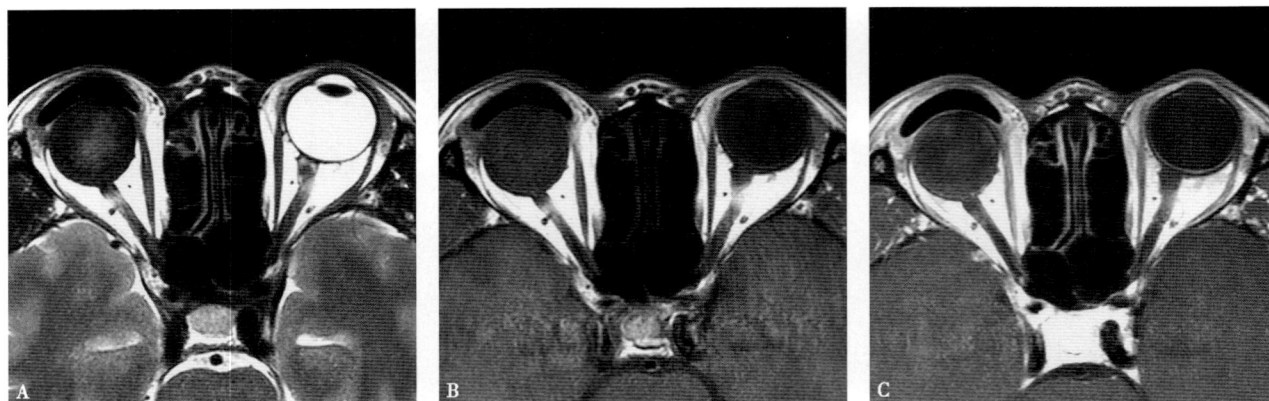

图 5-2-9　眼外伤眼球摘除、义眼及义眼台植入术后 MRI 表现

患者男性，42 岁，右眼外伤眼球摘除、义眼及义眼台植入术后 MRI 表现。A. 横断面 T_2WI，显示右侧义眼台呈球形，呈等、稍高信号，前方义眼呈低信号；B. 横断面 T_1WI，显示右侧义眼台呈稍低信号，前方义眼呈低信号；C. 横断面增强 T_1WI，显示右侧义眼台轻度不均匀强化。

三、影像学检查方案

首选 CT，可以显示眼球壁的完整性、球内出血、积气、晶状体脱位等，CT 骨窗显示高密度义眼台内部结构清楚，一般不需要行增强扫描。MRI 显示眼球壁和眼球内结构改变优于 CT，眼球摘除、义眼台植入术后，通过 MRI 增强扫描评估义眼台的血管化程度较 CT 增强效果好。因此，目前一般都采用 MRI 进行眼球摘除、义眼台植入的术后评估。

四、诊断与鉴别诊断要点

根据外伤手术史、较有特征性的影像学表现，一般不难诊断，CT 和 MRI 均可显示眼球形态及结构的异常，MRI 显示术后并发症、评估义眼台血管化程度的效果优于 CT。玻璃体切除术后，由于采用不同物质填充而影像学表现各异，需与术后并发症如眼球内出血或感染所致的异常密度或信号进行鉴别诊断，此时必须密切结合临床手术情况考虑。

第四节　眼眶外伤术后

一、临床特点

眼眶外伤所致眶壁骨折、眼外肌嵌顿或眼外肌断裂常需要手术治疗。眶壁骨折按骨折性质可分为爆裂性骨折与非爆裂性骨折，前者主要包括眶内壁骨折、眶底骨折、眶内下壁骨折，后者常见有眶顶骨折、眶 - 上颌 - 颧骨（orbital-maxillary-zygomatic，OMZ）骨折、鼻 - 眶 - 筛（naso-orbital-ethmoid，NOE）骨折。当爆裂性骨折引起眼外肌移位、眼球运动受限、复视和 / 或眼球内陷明显时，临床上常需行眶壁整复术，术后观察骨折断端及眼外肌整复情况首选眼眶CT检查。非爆裂性骨折是相对于爆裂性骨折而言的，眶区骨折中，除爆裂性眶内壁、下壁骨折外，余者统称为非爆裂性骨折，其临床症状复杂多样，手术应在与口腔颌面科、鼻科、神经外科等多科室的合作下完成。

二、影像学表现

进行手术修复的爆裂性骨折和非爆裂性骨折范围一般较大，发生眶内脂肪及眼外肌嵌顿者较多，整复术后CT检查除显示骨质缺损的范围外，主要还为了明确手术植入填充物的位置、填充物的大小、眼外肌复位效果和眼球内陷的矫正效果（图5-2-10、图5-2-11）。植入的填充材料在CT上通常表现为高密度影，各缘应略大于骨缺损各壁，骨缺损全部被遮挡严密。需要注意的是，骨折位置较深时，填充材料不能越过

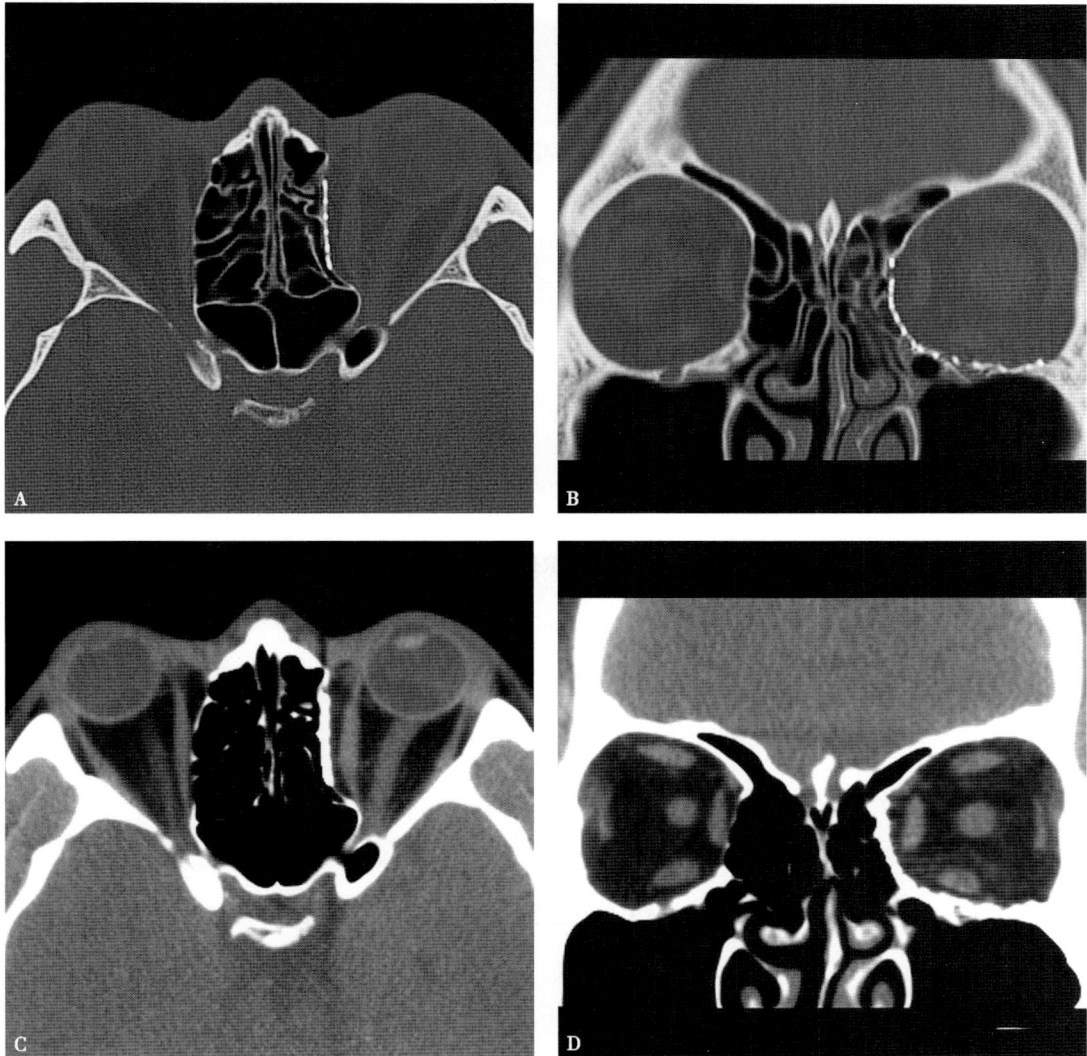

图5-2-10 眼眶内壁、下壁骨折术后CT表现

患者男性，33岁，左眼眶内壁、下壁骨折术后CT表现。A、B. 分别为横断面和冠状面CT骨窗，显示左眼眶内壁、下壁植入人工骨板影；C、D. 横断面和冠状面CT软组织窗，显示左内直肌、下直肌复位良好。

筛后动脉 5mm 以上，否则易损伤视神经。若同时矫正眼球内旋，则对于其填充材料大小应考虑到眼球内旋的矫正效果，一般情况下术侧眼球突出度应高于健侧 2mm。

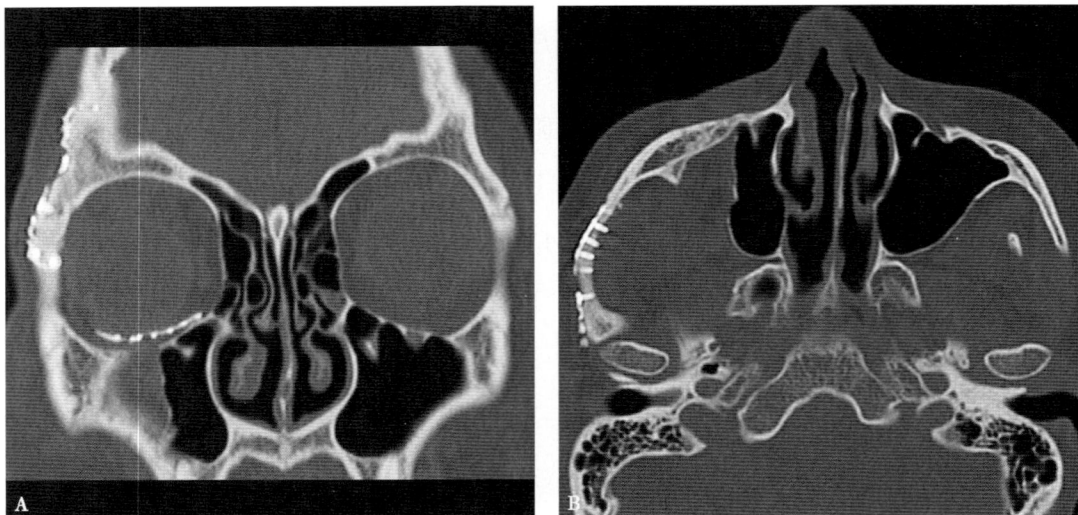

图 5-2-11　OMZ 骨折整复术后

患者女性，34 岁，右侧 OMZ 骨折整复术后 CT 表现。A. 冠状面 CT 骨窗，显示右侧眼眶下壁和额骨区高密度人工骨板及固定器影，骨折复位良好；B. 横断面 CT 骨窗，显示右侧颧弓处高密度固定器影，骨折复位良好。

三、影像学检查方案

首选 CT。眶壁骨折整复术后 CT 检查结果常需与术前 CT 进行对比。非爆裂性骨折整复术后还需行 3D 重建。术后并发症 CT 诊断困难时需联合应用 MRI，如并发感染、颅内并发症时。

四、诊断与鉴别诊断要点

根据外伤手术史、骨折与手术植入物的影像学表现，CT 诊断不难。MRI 显示术后并发症、评估软组织损伤程度的效果优于 CT。

第五节　视神经管减压开放术后

一、临床特点

视神经管减压开放术是手术治疗外伤性视神经病变的有效方法，通过去除视神经管的一部分骨壁，使其开放，降低管内压力，改善微循环，减轻视神经水肿，从而促进视神经功能的恢复，挽救视力。目前国内外尚无统一、公认的手术时机选择标准，首都医科大学附属北京同仁医院眼科中心目前的习惯做法是伤后

2周内可以考虑行视神经管减压开放术，但如CT显示明显的视神经管骨折致视神经管狭窄或骨片嵌入，则其手术时机可放宽。以往的手术路径是鼻外开筛入路和眶缘-筛前-筛后入路，目前应用最多的、最主要的术式是鼻镜下经鼻视神经管减压开放术，其次是经颅视神经管减压开放术。鼻镜下经鼻视神经管减压开放术可去除视神经管内、下壁，在蝶窦气化好的情况下也可做上壁的加压，该术式的优点是患者头面部无切口、更微创且减压范围充分、并发症少。可能的并发症包括出血、脑脊液漏、眶内结构损伤。经颅视神经管减压开放术可去除视神经管上壁及部分侧壁，减压范围也比较充分，目前多采用经颅骨硬脑膜外入路，手术方法多种，如经额、经额颞、经眶上锁孔入路等，其中最常用经额入路视神经管减压术。

二、影像学表现

以最主要的术式——鼻镜下经鼻视神经管减压开放术为例，术前视神经管和鼻窦CT可明确视神经管骨折程度、蝶窦气化情况、有无蝶上筛房和蝶窦内分隔情况。术后视神经管CT可显示患侧手术路径上相应区域的异常表现，包括骨质连续性中断、骨质不完整、鼻窦内积液以及鼻腔填塞物影。对于CT图像应重点观察患侧眶尖和视神经管内壁骨质缺损即视神经管开放范围（图5-2-12），以及有无手术并发症如眶内结构损伤。

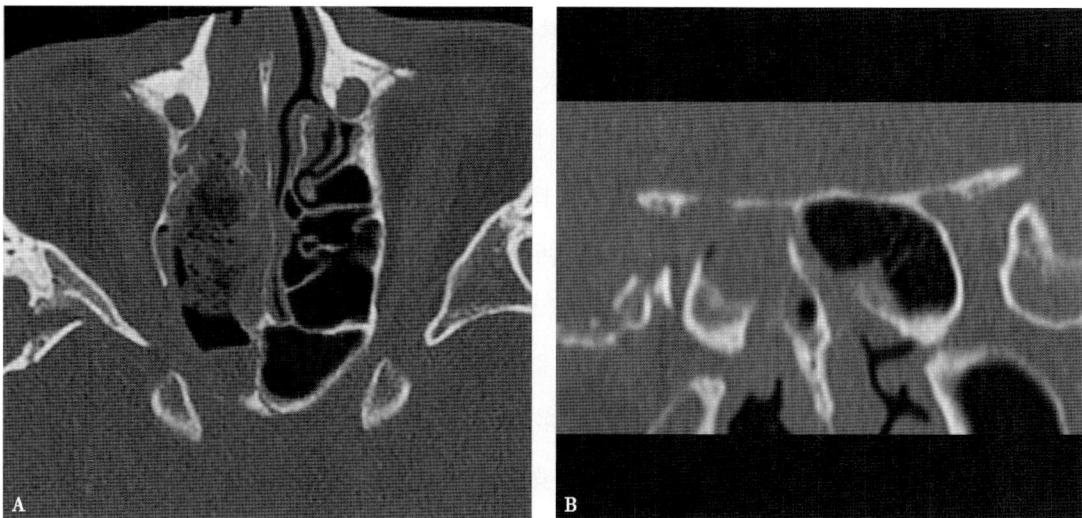

图5-2-12　内镜下经鼻视神经管减压开放术后CT表现

患者男性，25岁，内镜下经鼻右视神经管减压开放术后CT表现。A、B.分别为横断面和冠状面CT骨窗，显示右视神经管内壁、下壁骨质缺如，右鼻腔及筛窦骨质缺损。

三、影像学检查方案

术前和术后影像学检查首选CT，可用于明确骨折程度、选择手术入路、判断术后视神经管开放情况及判断有无手术并发症。CT一般采用骨窗，进行多平面重建，显示骨折、术后骨质改变的效果较好，而显示眶内软组织损伤及视神经管内段、颅内段损伤较为困难，如经视神经管减压开放术后患者的患侧视力无明显改善，则需行视神经 MRI 以明确视神经损伤情况。

四、诊断与鉴别诊断要点

通过比较术前和术后 CT 的影像学表现，一般诊断不难。因此，经 CT 发现眶尖及视神经管壁骨质不完整时，应密切结合外伤手术史、术前 CT 和临床手术情况进行诊断，不能盲目诊断为单纯骨折。

第六节　晶状体、玻璃体外伤及视网膜脱离术后

一、临床特点

晶状体在发生外伤后可混浊、脱位、囊膜破损，还会合并相邻眼组织结构的损伤，手术治疗对恢复完整视功能有重要意义。手术方法主要包括白内障囊外摘除术、白内障超声乳化术及 IOL 植入术。对于眼底无明显病变者，可以一期植入 IOL；对于继发青光眼和眼后段病变者，需要实施联合手术；对于伴发虹膜根部断离的患者，应同时进行损伤的修复或 IOL 植入。而玻璃体损伤最常用的手术治疗方法是玻璃体切除术，该手术的目的在于清除眼内积血及混浊物，治疗白内障，除去异物或感染物，联合治疗外伤引起的并发症如视网膜脱离等，以恢复视路透明性、修复并健全组织、治疗炎症、保存一定视力或保留眼球。外伤后，如发现进展迅速的视网膜脱离则需尽早手术，以免脱离范围迅速扩大，累及黄斑区或伴发视网膜血管桥破裂出血。视网膜脱离手术方法很多，外伤性视网膜脱离手术主要包括巩膜外冷凝外加压术、玻璃体视网膜联合手术和硅油填充及取出术。钝伤性视网膜脱离病例中的视网膜裂孔大多位于周边部，巩膜外冷凝外加压术有时可有效解决问题。复杂穿透伤或机械性眼外伤可引起严重的玻璃体积血、脱出、嵌顿，导致外伤性视网膜脱离，这时巩膜外冷凝外加压术一般不能解决问题，需要进行玻璃体手术或玻璃体视网膜联合手术如玻璃体切除术、球内注入气体（或重水、硅油）等帮助视网膜复位。总之，对不同原因及形式视网膜脱离的患者，临床上经常需要选择联合多种手术操作，常用的组合包括巩膜外冷凝、环扎、外加压、引流视网膜下液、玻璃体腔内气体填充、前房穿刺降低眼压等，可使脱离的视网膜复位。硅油填充适用于发生了严重眼外伤的病例，该治疗方法使复杂性视网膜脱离的手术成功率显著提高，但硅油长期存留于眼内可引起一系列眼部并发症，在一定程度上影响术后视力的恢复，因此，在病情允许的情况下应适时取出。

二、影像学表现

严重眼外伤致眼球破裂术后的影像学表现详见本章第三节。晶状体、玻璃体外伤引起的晶状体脱位、玻璃体积血及外伤性视网膜脱离术后 CT 和 MRI 可显示晶状体复位、IOL 植入（图 5-2-4）、环扎术（图 5-2-13）、玻璃体切除、球内注入气体（或重水、硅油）等术后表现（图 5-2-14、图 5-2-15），不同手术的影像学表现各异。

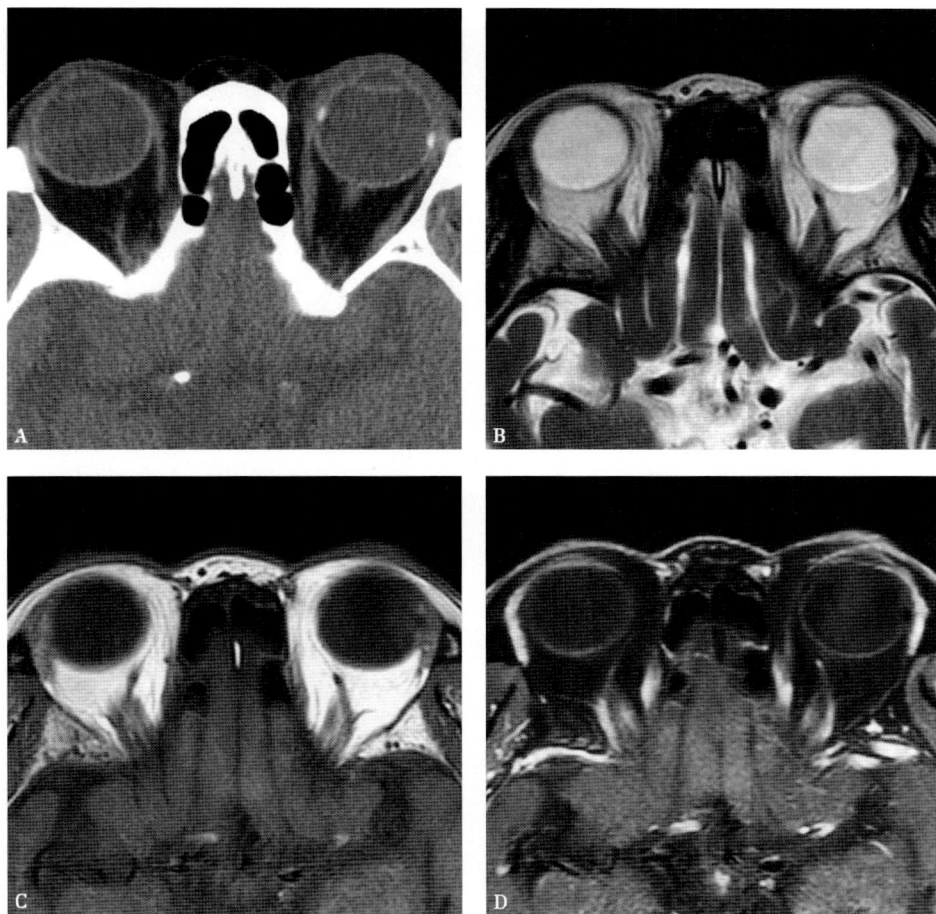

图 5-2-13　左视网膜脱离环扎术后及双侧 IOL 植入术后

患者女性,80 岁,左眼视网膜脱离环扎术后及双侧 IOL 植入术后 CT 和 MRI 表现。A. 横断面 CT 软组织窗,显示左眼球赤道水平环形高密度环扎带影,双侧人工晶状体呈线状稍高密度影;B、C. 横断面 T_2WI 和 T_1WI,显示左眼球环扎带呈低信号,双侧人工晶状体呈线状低信号;D. 横断面增强后脂肪抑制 T_1WI,显示环扎带及人工晶状体均不强化。

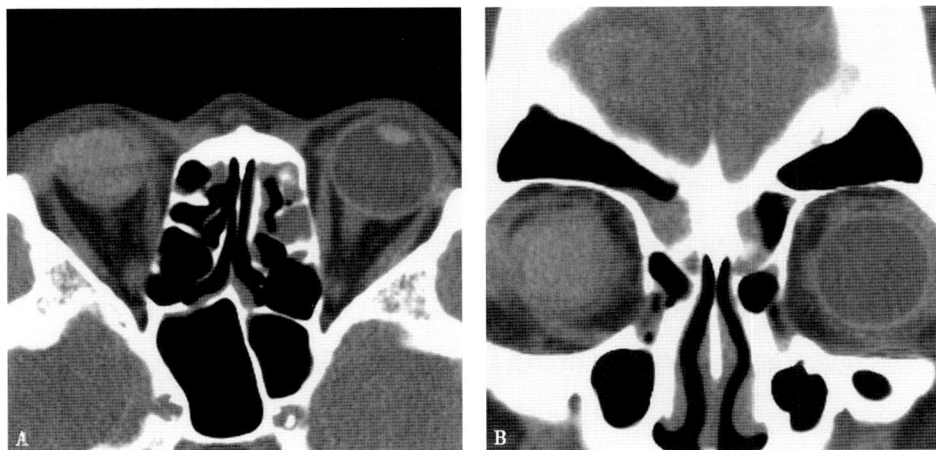

图 5-2-14　眼球硅油填充术后 CT 表现

患者男性,57 岁,右眼球硅油填充术后 CT 表现。A、B. 分别为横断面和冠状面 CT 软组织窗,显示眼球内填充的硅油呈团状高密度影。

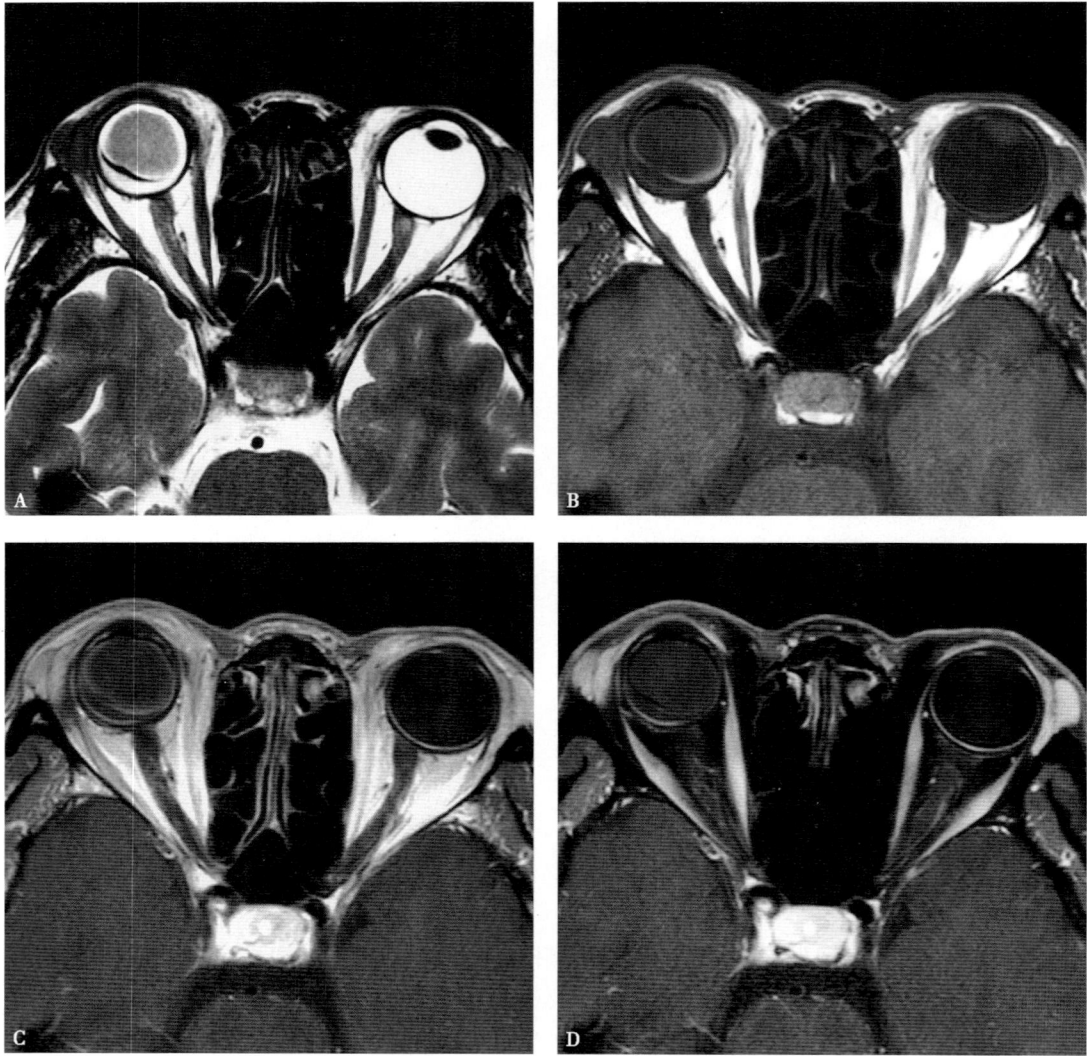

图 5-2-15　视网膜脱离硅油填充术后 MRI 表现

患者女性，59 岁，右眼视网膜脱离硅油填充术后 MRI 表现。A、B. 横断面 T₂WI 和 T₁WI，显示右眼球内硅油呈稍高信号；C、D. 增强 T₁WI 非脂肪抑制和脂肪抑制序列图像，显示脂肪抑制序列图像上硅油内的稍高信号被抑制。

三、影像学检查方案

晶状体、玻璃体外伤及视网膜脱离术后复查常选择眼部超声检查，而 CT 及 MRI 应用较少。对于较复杂的眼外伤，术后可进行 CT 平扫，一般不需行增强扫描，可观察术后晶状体复位、IOL 位置、环扎带及球内注入物情况，如需观察更细微的眼组织结构可选择 MRI。

四、诊断与鉴别诊断要点

应对术前与术后影像学表现进行对比并密切结合外伤手术史、临床手术情况，诊断不难。

第七节 泪器损伤术后

一、临床特点

泪小管损伤是眼睑外伤中的常见疾病,对泪小管断裂的治疗不当会引起永久性溢泪,对于新鲜的泪小管断裂应在伤后24小时内积极行吻合手术,成功率可达90%;如未能及时吻合或一期吻合失败,则最好在7日内行二次吻合。眶壁骨折或/和鼻骨骨折可造成泪囊及鼻泪管损伤,导致鼻泪管阻塞,引发慢性泪囊炎,也可造成终生溢泪。因此,泪道的修复与重建十分重要,目前常用的手术方法包括泪小管断裂吻合术和外伤性泪囊炎手术,后者主要有鼻腔泪囊吻合术和泪囊摘除术。对于手术前、后的泪道通畅情况,有条件的医院如首都医科大学附属北京同仁医院眼科中心可行泪囊碘油造影螺旋CT扫描,能帮助眼科医师判断术前泪道损伤严重程度、确定手术方案、观察术后泪道是否通畅。

二、影像学表现

外伤性鼻泪管阻塞行患侧鼻腔泪囊吻合术后的泪囊碘油造影螺旋CT扫描及多平面重建图像可显示术区骨质缺损及重建后的人工泪道是否通畅(图5-2-16)。泪囊碘油造影CT如显示对比剂通过泪道通畅,即泪囊区无对比剂滞留或聚集,而同侧鼻腔中有对比剂显影,则说明该侧泪道通畅,否则提示该侧泪道阻塞。

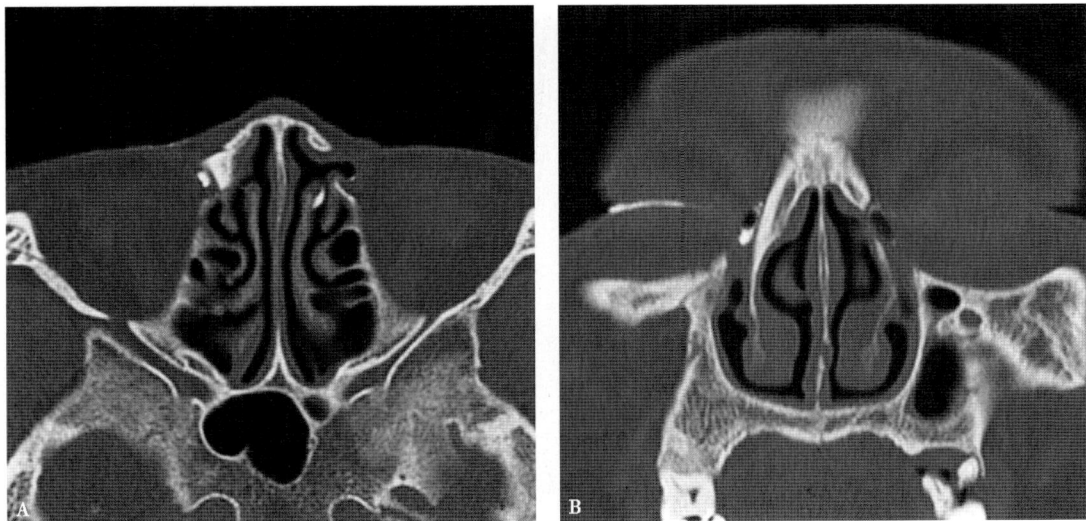

图 5-2-16 左鼻腔泪囊吻合术后双侧泪囊碘油造影

患者女性,66岁,左鼻腔泪囊吻合术后双侧泪囊碘油造影CT表现。A、B. 横断面和冠状面CT骨窗,显示左上颌骨额突及泪骨骨质缺损,重建后的泪道与鼻腔相通,对比剂通过顺畅,左泪囊区无对比剂滞留;右侧泪囊区有少许对比剂滞留,右侧鼻腔未见对比剂,提示右泪道阻塞。

三、影像学检查方案

首选 CT。泪囊碘油造影螺旋 CT 薄层扫描所获得的整个泪道及其相邻结构原始图像，经 CT 后处理工作站进行多平面重建，可多方位、多角度观察术前骨折、泪道损伤情况及术后人工泪道重建后的通畅情况。

四、诊断与鉴别诊断要点

如上所述，通过泪囊碘油造影螺旋 CT 及多平面重建不仅可以明确外伤后骨折所致泪道损伤情况，同时还能观察泪道修复与重建术后泪道是否通畅，结合临床检查与手术情况容易诊断。

（陈晓丽）

参 考 文 献

[1] 庞秀琴，卢海，王海燕. 同仁眼外伤手术治疗学 [M]. 2 版. 北京：北京科学技术出版社，2016.

[2] 王振常，鲜军舫. 头颈部影像学：眼科卷 [M]. 北京：人民卫生出版社，2014.

第三章
眼球肿物切除术

一、概述

眼球是视觉器官最重要的组成部分，担负着重要的视觉功能，眼球内组织发生病变将直接影响视功能。根据其在眼球内发生部位的不同，肿物分为葡萄膜肿物、视网膜肿物、视盘肿物及玻璃体肿物，葡萄膜肿物又分为虹膜肿物、睫状体肿物及脉络膜肿物。手术包括肿物局部切除及眼球摘除术。

二、临床特点

一般认为，眼球内恶性肿瘤和已有球外蔓延或全身转移的肿瘤禁忌局部肿瘤切除术，赤道以后，尤其是眼球后极部肿瘤，多在早期即影响视力，且多属于恶性，即使为良性，因后极部有重要的血管和神经，也不能做局部切除，而应做眼球摘除术或眶内容摘除术，或用冷冻、电凝固、放疗或化疗等。仅部分良性肿瘤可以进行局部切除。

虹膜肿物位于眼球前节，通过透明的角膜和前房可以直接观察到，因此，虹膜肿物易于早期发现。虹膜肿物分为肿瘤和非肿瘤两类，非肿瘤性的有色素上皮增生、外伤植入性虹膜囊肿或虹膜珍珠状囊肿；虹膜肿瘤又分为原发性肿瘤和转移性肿瘤，原发性肿瘤有良性和恶性之分，良性肿瘤有先天性或自发性虹膜囊肿、虹膜血管瘤、虹膜神经鞘瘤、虹膜黑色素细胞瘤和虹膜色素上皮腺瘤，一般在早期均可进行手术切除肿瘤而保留眼球；恶性肿瘤包括恶性黑色素瘤，因其恶性程度一般较低，术后很少复发，故可局部切除；另一种恶性肿瘤为转移性珍珠样虹膜黑色素瘤，因其易转移，故不宜做局部肿瘤切除，而应做眼球摘除。虹膜转移性肿瘤均为恶性，有虹膜转移性鳞状细胞癌、皮肤恶性黑色素瘤、淋巴瘤、滤泡性甲状腺癌和食管癌转移至虹膜等，不宜做眼球局部肿瘤摘除，为解除患者痛苦，可考虑行眼球摘除术。

睫状体前面与虹膜相连，后面与脉络膜相连，三者在组织结构上有着密切的联系，因此，睫状体肿物有时会延伸到虹膜或脉络膜，而虹膜和脉络膜的肿物也可能延伸到睫状体。睫状体肿物以黑色素细胞瘤较多见，其次是睫状体髓上皮瘤、恶性或良性睫状体上皮瘤、睫状体囊肿或睫状体上皮囊肿；恶性肿瘤以恶性黑色素瘤多见，因其恶性程度较低，通常不转移，故可以局部切除。睫状体转移瘤以肺癌转移所致者居多,亦有乳腺癌转移者,多为全身恶性肿瘤的晚期,不宜行局部肿物切除,常进行眼球摘除术等治疗。

脉络膜肿瘤是成人最常见的眼内肿瘤,可分为良性肿瘤、恶性肿瘤和脉络膜转移癌。良性肿瘤包括血管瘤、骨瘤、神经鞘瘤、黑痣等;脉络膜黑色素瘤是成年人最常见的眼内恶性肿瘤;脉络膜转移癌是由全身其他器官的恶性肿瘤转移而来,眼内转移多数位于脉络膜。

视网膜肿瘤中,以视网膜母细胞瘤最为多见,其是儿童期常见的眼内恶性肿瘤,在视网膜母细胞瘤中存在肿瘤细胞凋亡现象,这种肿瘤细胞凋亡积极参与了视网膜母细胞瘤退化的过程,而导致视网膜母细胞瘤的自发退化,因此应慎重选择临床治疗方案,而不宜做眼局部肿瘤切除术。视网膜神经胶质瘤、视网膜星形细胞瘤、视盘色素瘤等罕见。

玻璃体肿物罕见。

三、病理特点

肿物局部切除后的常见并发症有眼内出血、玻璃体脱出、脉络膜或视网膜脱离、术后感染及肿瘤复发。

眼球摘除术是一种破坏性手术,是在眼球的视功能已完全丧失或无恢复希望的前提下,为解除患眼剧痛之苦或其对健眼的威胁、或眼球内恶性肿瘤时为防止肿瘤扩散危及生命,以及有碍美容需要改善外观者方选择该手术。眼球摘除分单纯眼球摘除术及眼球摘除后眶内充填物植入术。

眼球摘除术中,保持结膜完整,紧贴角膜缘沿环形一周剪开球结膜,紧贴巩膜面分别分离筋膜囊至四条直肌附着处,再在四肌之间的四个象限向球后分离。眼球摘除后,如不在眶内植入充填物,则把上、下直肌及内、外直肌配对结扎,形成十字形肌肉交叉;眼球摘除植入填充物后将四条直肌分别缝合在植入物的相应位置。

眼球摘除后眶内充填材料有生物组织材料及人工合成材料。生物组织材料包括自体组织、同种异体组织及异种异体组织;人工合成材料包括金属、生物陶瓷及聚合物等,羟基磷灰石是目前应用较多的眶内充填材料,于1985年由Perry首先用于眼科临床,1993年国内开始应用。植入羟基磷灰石后其周围血管可迅速长入,骨细胞沉积于其表面,呈连续和向心性长入植入物的微孔中,可使羟基磷灰石骨化及血管化,使其成为机体的组织部分而不被排出。

眶内充填物植入术后常见的并发症有上睑下垂、义眼台偏移、运动不佳、感染、结膜囊狭窄及形成结膜囊肉芽组织等。

四、影像学表现

眼球内肿物局部切除术后CT及MRI可以无异常表现,出现并发症如眼内出血、脉络膜或视网膜脱离、术后感染及肿瘤复发时表现各异,请参见相关章节影像学表现。

眼球摘除术后,影像学表现为正常眼球缺如,眼外肌及视神经短缩,若为义眼台植入者则可见眼眶前部眼球区球形异常密度(或信号)影(图5-3-1),常见的植入物为羟基磷灰石,CT表现为高密度影,密度不均,边缘光整,其前方有或无义眼;部分患者无义眼台,义眼直接放置于眶内;MRI表现为长T_1、短T_2信号影,信号不均,呈网格状,血管长入后增强扫描时可见强化。注意义眼台在眼眶内的位置及眼外肌附着点是否正常。

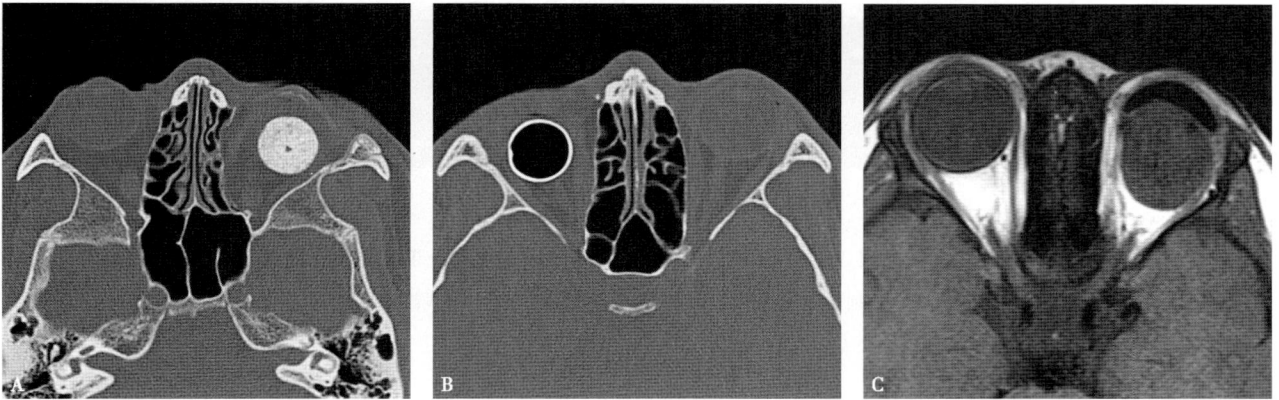

图5-3-1　眼球摘除术后

A. CT横断面骨窗显示左侧义眼植入,表现为球形高密度影;B. CT横断面骨窗显示右侧眼眶内环形高密度影;C. MRI横断面T_1WI脂肪抑制像显示左侧眼眶前方义眼台及义眼植入,眼外肌及视神经短缩。

眼球恶性肿瘤术后复发时,眶内出现异常密度(或信号)影,与原发病变特点相似(图5-3-2),视神经残端复发时可见对比剂强化。

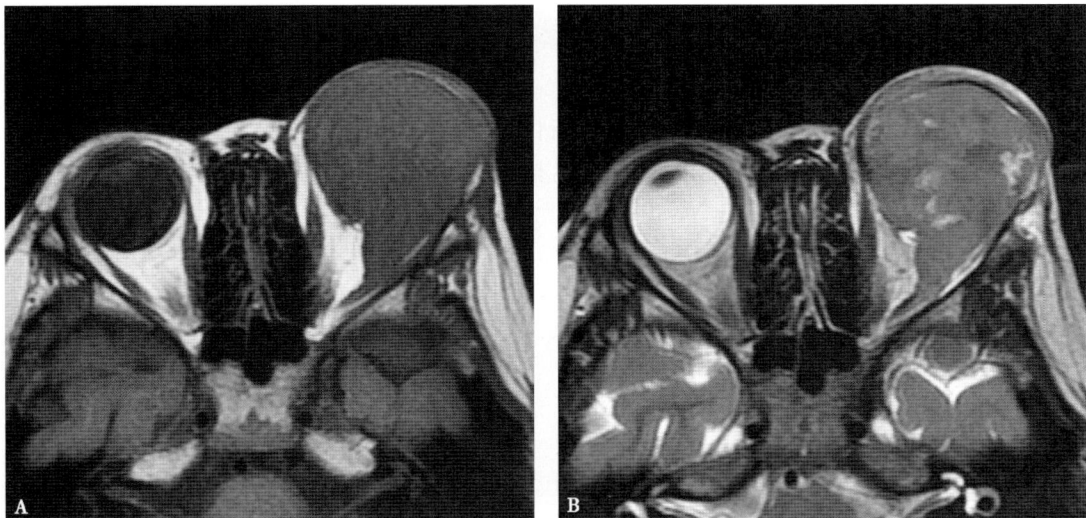

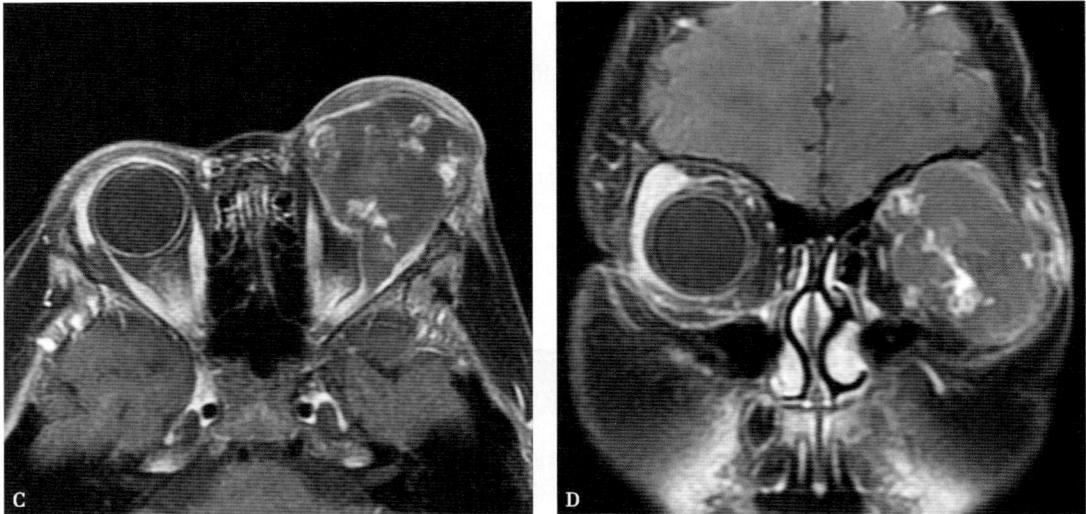

图 5-3-2　眼球恶性肿瘤术后复发

A、B 分别为 MRI 平扫横断面 T_1WI 和 T_2WI，显示左侧眶内出现长 T_1、长 T_2 软组织信号影；C、D. 分别为增强后横断面和冠状面脂肪抑制 T_1WI，显示软组织不均匀强化，视神经残端强化提示复发。

五、影像学检查方法选择

X 线片价值有限；CT 平扫可以清晰显示义眼台、义眼片、眼外肌及视神经残端，增强扫描有助于显示肿瘤复发；MRI 显示病变复发较 CT 敏感。

六、诊断要点

了解原发病变影像学特点，详细了解手术方式，仔细辨认异常改变为术后状态还是病变复发。

（闫钟钰）

参 考 文 献

[1] 闫妍,原公强,董晓光,等. 793 例眼球摘除临床病因分析 [J]. 眼科研究,2007,25（6）:449-449.

[2] 王振常,鲜军舫. 头颈部影像学:眼科卷 [M]. 北京:人民卫生出版社,2014.

第四章
眼眶手术术后

眼眶是一个窄小的解剖空间，内含许多重要结构，眶尖部神经、血管及肌肉密集，位置深在，所以眼眶手术是一类容易出现并发症的手术。

一、临床特点

眶内病变常引起眼球突出。成年人眼眶病变主要包括甲状腺相关性眼病、海绵状血管瘤、炎性假瘤、静脉血管瘤、颈动脉海绵窦瘘、鼻窦黏液囊肿、神经鞘瘤、皮样囊肿、表皮样囊肿、脑膜瘤和静脉曲张；儿童时期的常见眼眶病变包括静脉血管瘤、视神经胶质瘤、毛细血管瘤、神经纤维瘤、皮样囊肿等，恶性肿瘤主要是横纹肌肉瘤、绿色瘤。

引起眼球内陷的眶内病变主要有静脉曲张、眶壁骨折、硬化性炎性假瘤、转移癌及面部（或眶部）发育异常等。

二、病理特点

手术治疗是多数眼眶肿瘤的主要治疗方法，根据病变的位置、性质和范围采取不同的手术入路。手术包括活检、肿瘤切除、眶内容摘除术、引流及减压术等，其中，减压术包括视神经鞘减压术、视神经管减压术及眼眶减压术，眼眶减压术主要用于治疗甲状腺相关性眼病引起的视神经压迫或作为明显眼球突出时的一种减压手术。

眼眶手术入路分为前路开眶、经结膜入路、外侧开眶、内侧开眶、经额入路开眶术及眶内容摘除术几种。

1. 前路开眶 前路开眶术式较多，包括以下几种，根据病变的性质、范围不同而采用不同的入路。

（1）外上方皮肤入路：主要用于治疗赤道前部的肿瘤、睑部（及邻近眶隔后）的肿瘤（及囊肿），切口位于外上方眉弓部。

（2）内上方皮肤入路：经眼眶内上方眶缘开眶，用于治疗眶中部以前的眶内上方肿瘤、额筛窦黏液囊肿以及经眼上静脉栓塞颈动脉海绵窦瘘等，切口位于眶内上方眉弓下。

（3）眶上部皮肤入路：也称眉弓下皮肤入路，适用于眶上部的肿瘤以及球后视神经上方、视神经内上方或眶尖部内侧的肿瘤,切口位于眉弓下眶缘处。

（4）下睑睫毛下皮肤入路:是眶下部皮肤入路的改良手术,其优点在于切口隐蔽,外观瘢痕小,术野较宽阔,适用于甲状腺相关性眼病的眶底减压、眶底爆裂性骨折的修复及眶底部肿瘤的治疗等,切口位于下睑睫毛下 1～2mm 处。

2. 经结膜入路　经结膜入路的优点是术后遗留瘢痕不明显,缺点是术野较窄。主要用于治疗眶前部静脉血管瘤、囊肿、结膜下肿瘤、眼球附近肿瘤及肌锥内粘连不重的海绵状血管瘤等。切口位于肿物相应位置的结膜。

3. 外侧开眶　是治疗球后肿瘤的一种标准手术入路,包括常规外侧开眶及 S 形切口外侧开眶,由于外侧开眶可以结合其他术式,所以,它已成为当今最常用的开眶术式。此术式适用于治疗球后肌锥内肿瘤、泪腺肿瘤、眶尖部肿瘤及位置较深的皮样（或表皮样）囊肿等,切口位于外眦角外侧的水平直线上或自眶上缘外上方眉弓下缘沿眶缘切口达外眦时水平转向外侧,此时切口呈 S 形,眼眶外壁被锯开。

4. 内侧开眶　一般需要切除部分筛窦以扩大术野,故也称为经筛窦内侧开眶。适用于治疗视神经内侧的肿瘤、内直肌内侧的肿瘤、筛窦黏液囊肿、骨瘤等。皮肤切口距内眦 4mm。上颌骨额突凿除范围:上界为额鼻缝,下界为泪囊窝中部,内侧保留一窄骨板与鼻骨相连。筛窦切除的范围:上界不超过额鼻缝,后界达后筛孔。

5. 眶内容摘除术　是治疗恶性肿瘤的必要手段,对于眼眶的恶性和良性病变,为了挽救生命、解除疼痛、改进外观,有时需要行眶内容摘除术。包括全眶内容摘除术、部分眶内容摘除术、扩大眶内容摘除术及超眶内容摘除术或全眶切除术（切除范围包括鼻窦等邻近结构）。全眶内容摘除术的切除范围包括眼球、眶内软组织和骨膜,有时包括眼睑;保留部分眶内软组织的眶内容摘除术称部分或次全眶内容摘除术;扩大眶内容摘除术是指将眶内容摘除后,再将受到肿瘤侵犯的骨壁一并切除的手术。对于颅鼻眶沟通肿瘤需采用超眶内容摘除术,根据肿瘤主体位置及侵袭的范围和方向不同,选择不同入路或联合入路切除肿瘤和修复颅底缺损。

6. 经额入路开眶术切除眶内肿瘤　始于 1921 年,目前,经颅开眶术在一些情况下已被外侧开眶术所代替,经颅开眶术主要有以下四个步骤:开颅、经硬膜内入路达视交叉、于硬膜外打开眶顶和眶顶骨缺损区的修复。适用于视神经肿瘤、颅眶沟通性肿瘤及眶尖部肿瘤。

三、影像学表现

采用不同手术入路,相应区域出现异常表现,包括骨质连续性中断、结构紊乱及显示内固定物等,MRI 可以显示骨髓信号改变。肿物完全切除时,眶内可以无异常改变,或仅见少量瘢痕影;肿瘤部分切除或术后复发时,病变密度及信号特点与原发性肿瘤相似。视神经肿瘤切除术后,视神经存在或部分缺如（图 5-4-1）。眶内容摘除术后眶内正常结构消失,术后早期眶腔内可见大量积血（图 5-4-2A）,以后眶内空虚或有少量瘢痕形成（图 5-4-2B）。

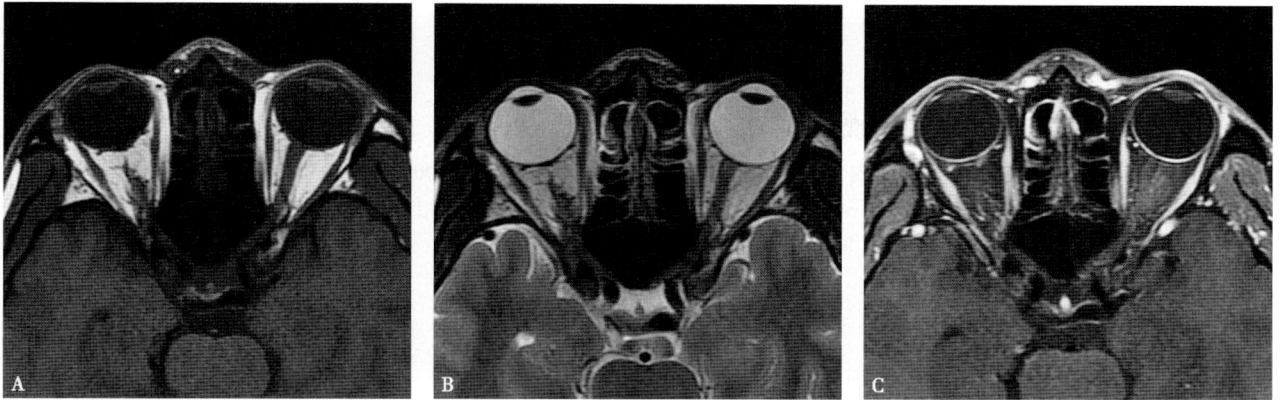

图 5-4-1　视神经肿瘤切除术后改变

A～C. 分别为 MRI 平扫横断面 T_1WI、T_2WI 及增强后脂肪抑制 T_1WI，显示右侧视神经肿瘤切除术后，视神经存在或部分缺如。

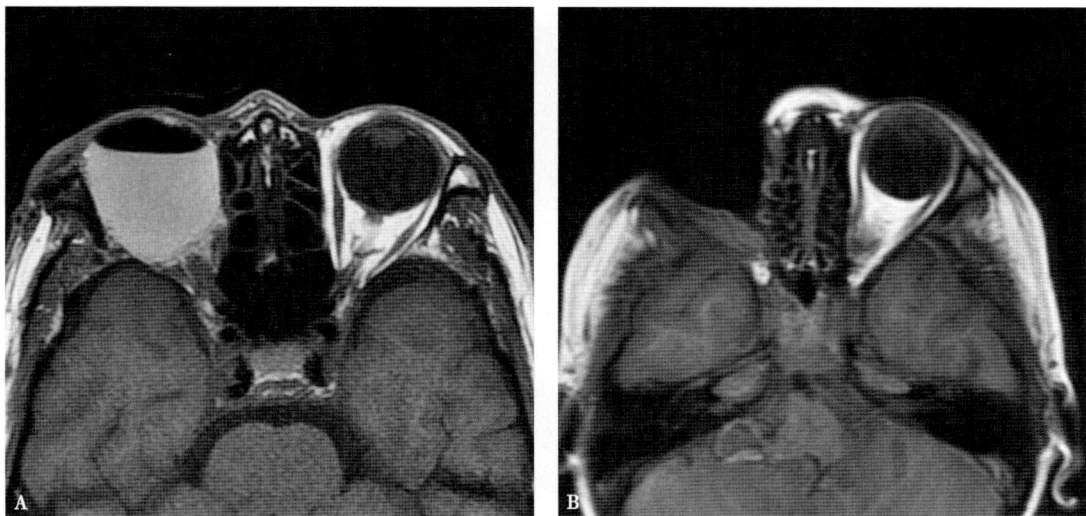

图 5-4-2　眶内容摘除术后眶内积血

MRI 平扫 T_1WI 显示右侧眶内容摘除术后眶内正常结构消失，术后早期眶腔内可见大量积血（A），以后眶内主要结构缺失，并伴有少量瘢痕形成（B）。

四、影像学检查方法选择

X 线片能够显示眶壁骨质改变情况，但显示骨皮质、骨松质、骨小梁等结构不如 CT 清晰。CT 除显示骨质改变外，还可以显示眶内结构改变情况。MRI 显示眶内结构优于 CT，同时对于眶壁骨质破坏的显示较 CT 敏感，缺点是价格昂贵，检查所需时间较长。有条件时应首选 MRI 检查。

五、诊断要点

了解原发病变影像学特点，详细了解手术方式及手术入路，仔细辨认异常改变是术后状态还是病变复发。

（闫钟钰）

参 考 文 献

[1]　赵红姝,魏文斌,史季桐.眶内容摘除术 147 例回顾性分析 [J].中华眼科杂志,2023,59(5):388-397.

[2]　何为民,罗清礼,郭波.161 例眼眶内容物摘除术的病因分析 [J].眼科研究,2009,27(9):788-791.

第五章
白内障术后

一、概述

白内障手术的目的是重建患者视力。晶状体摘除后需要矫正屈光才能使患者获得良好视力，白内障手术，也就是人工晶状体植入术，是矫正无晶状体眼的最有效方法。其优点是，在解剖上和光学上取代了原来的晶状体；术后患者恢复视力迅速；周边视野正常，无环形暗区；无须戴入和摘除等操作。

二、临床特点

人工晶状体分为前房型和后房型两种，前房型人工晶状体由于效果欠佳故目前应用较少；后房型人工晶状体疗效好，并发症少，目前在临床上被广泛应用。对于白内障，临床首选治疗方法为白内障超声乳化摘除联合人工晶状体植入术，即使用超声波将晶状体核粉碎、使其呈乳糜状，然后连同皮质一起吸出，术毕保留晶状体后囊膜，同时植入人工晶状体。

三、病理特点

各种原因如老化、遗传、局部营养障碍、免疫与代谢异常、外伤、中毒、辐射等，都能引起晶状体代谢紊乱，导致晶状体蛋白质变性而发生混浊，发生白内障。

四、影像学表现

CT 表现为正常晶状体缺如，晶状体区可见稍高密度影，呈条状，在薄层重建图像上可呈圆形，边界清晰，增强后无明显强化。MR 平扫 T_1WI 和 T_2WI 中，人工晶状体均呈低信号，边缘清晰，增强后无明显强化。

五、影像学检查方法选择

CT 及 MRI 平扫能清晰显示人工晶状体，一般无须行增强扫描检查。

六、诊断要点

一侧或两侧眼球内正常晶状体未显示，在相应位置行 CT 平扫可见细条形略高密度影（图 5-5-1）；在 MR T_2WI 中呈低信号，在 T_1WI 中呈略低信号或等信号，增强后无强化（图 5-5-2）。

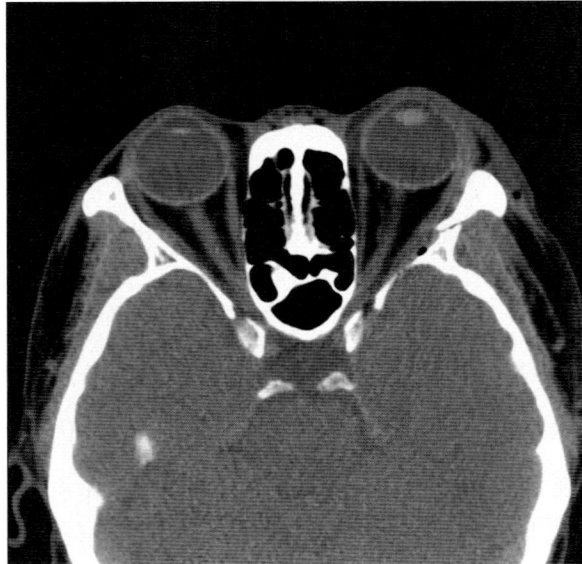

图 5-5-1 右眼白内障人工晶状体植入术后 CT 表现

CT 横断面示右眼正常晶状体未显示，可见条状高密度人工晶状体影。

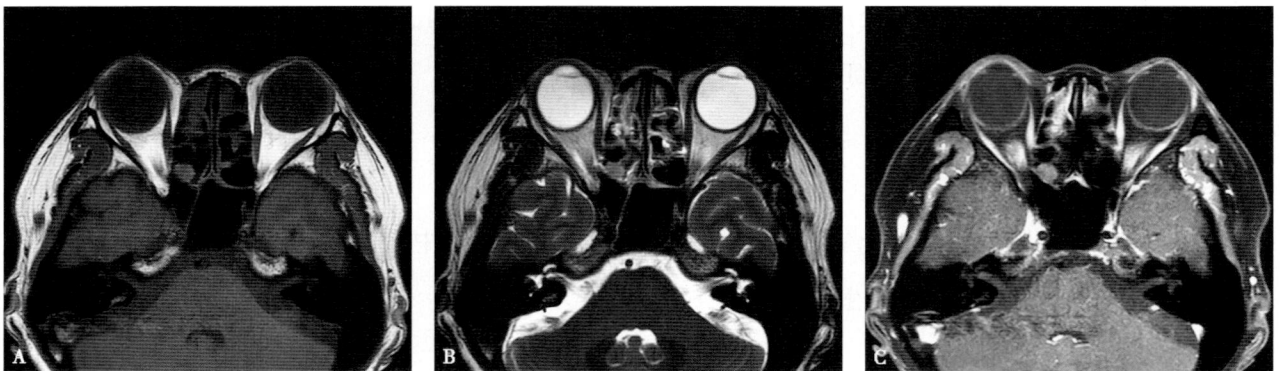

图 5-5-2 双侧白内障人工晶状体植入术后 MRI 表现

为另一患者双侧白内障晶状体植入术后 MRI 表现。A～C. 分别为 T_1WI、T_2WI 及增强后脂肪抑制 T_1WI 横断面图像，人工晶状体在平扫中均呈低信号，增强后无明显强化。

七、鉴别诊断

外伤后晶状体脱位：正常位置晶状体未见，脱位晶状体可位于眼球内玻璃体后方或眼球外，常常伴眼球形态异常，结合病史不难诊断。

（闫钟钰）

参 考 文 献

[1] 张志明,王燕,张定义. CT 检查在眼外伤中的临床应用价值 [J]. 中华眼外伤职业眼病杂志,2011,33(6):417-420.

[2] 许建斌,胡建章,徐国兴. 眼眶 CT457 例回顾性分析 [J]. 中国实用眼科杂志,2013,31(6):754-758.

第六章
义眼植入术后

一、概述

眼球内恶性肿瘤和已有球外蔓延或全身转移的肿瘤禁忌局部肿瘤切除术，赤道以后的肿瘤，尤其是眼球后极部肿瘤，多在早期即影响视力，且多属于恶性，即使为良性，因后极部有重要的血管和神经，故也难以局部切除，而应做眼球摘除术或眶内容摘除术；对于眼眶外伤后眼球破裂严重者，一般也行眼球摘除术以及义眼植入。

二、临床特点

眼球摘除后若不植入填充物，就会出现继发畸形，如眼窝凹陷、下睑外翻或松弛下垂，严重影响美观，降低患者生活质量。义眼台植入术后眼眶饱满，装配义眼后外观逼真，转动自如，患者的容貌可得到极大改善。

三、病理特点

合适的义眼台是可与结膜和眼球筋膜囊无张力缝合的最大球体，术中应将义眼台植入肌锥内，眼球筋膜囊覆盖于义眼台前面。羟基磷灰石义眼台是一种较理想的眼窝重建眶内植入材料，生物相容性好，无致敏性，其微孔结构有利于周围血管向内生长，不易发生移位，感染发生率低。通过配套附件与义眼片连接后，义眼片与义眼台球体同步运动，外观逼真。

四、影像学表现

眼球摘除术后，影像学表现为正常眼球缺如，眼外肌及视神经短缩，若为义眼台植入者则可见眼眶前部眼球区球形异常密度（或信号）影，常见的植入物为羟基磷灰石。CT 表现为高、低密度影，密度不均，边缘光整，其前方有或无义眼（图 5-6-1），部分患者无义眼，义眼直接放置于眶内；MRI 表现为等、短 T_1 信号，长 T_2 信号，信号不均，呈网格状（图 5-6-2），血管长入后增强扫描时可见强化。注意义眼台在眼眶内的位置及眼外肌附着点是否正常。MRI 显示义眼台血管化有两种类型，一种是植入物周围迅速强化并逐渐发展呈弥漫性增强；另一种是强化限定于植入物周边而不向中央扩展（图 5-6-3）。

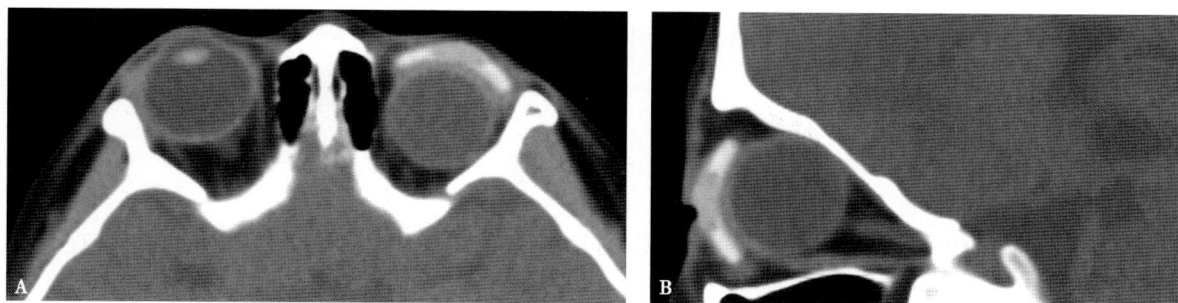

图 5-6-1 眼外伤后义眼植入后 CT 表现

A、B. 分别为 CT 平扫横断面、斜矢状面,可见左侧眼球前方植入的义眼呈弧形高密度影,边界清晰。

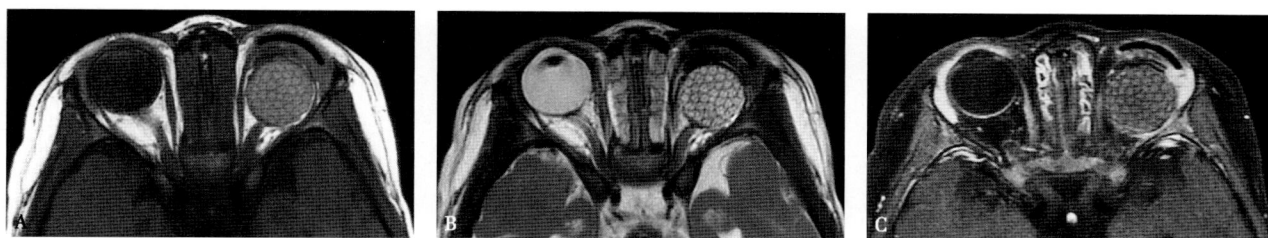

图 5-6-2 眼球摘除术并义眼及义眼台植入术后,义眼台未血管化

A、B. MRI 横断面 T_1WI 及 T_2WI 图像,左侧义眼台呈短 T_1、长 T_2 信号,内部信号欠均匀,呈网格状,前方义眼呈长 T_1、短 T_2 信号;C. 增强后义眼台及前方义眼无明确强化。

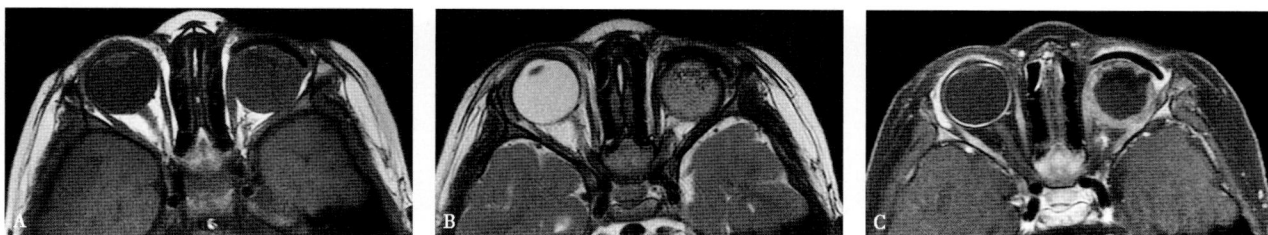

图 5-6-3 眼球摘除术并义眼及义眼台植入术后,义眼台血管化

A、B. MRI 横断面 T_1WI 及 T_2WI,左侧义眼台呈等 T_1、长 T_2 信号,内部信号欠均匀,前方义眼呈长 T_1、短 T_2 信号;C. 增强后义眼台内可见新生血管形成环状强化影,前方义眼无明确强化。

五、影像检查方法选择

CT 平扫可以清晰显示高密度义眼台、义眼片及义眼台内结构,还可显示眼外肌、视神经残端与义眼附着情况;MRI 增强检查显示新生血管及肉芽组织在义眼台内的生长情况较 CT 增强效果好。

六、诊断要点

了解原发病变影像学特点,详细了解手术方式。眼球摘除术后表现为眼球缺如或眼球区见到义眼台,眼外肌及视神经形态、走行、附着处接近正常，义眼台内可见新生血管及肉芽组织生长。

（闫钟钰）

参 考 文 献

[1] 杨明迪，彭秀军，樊郑军，等. 羟基磷灰石义眼台植入术并发症防治体会 [J]. 眼外伤职业眼病杂志，2002，24（1）：66-67.

[2] 杨红伟，刘德成. 义眼台植入术的临床应用 [J]. 眼外伤职业眼病杂志，2008，30（2）：156-157.

第六篇

眼部病变影像鉴别诊断

第一章
眼部病变概述

　　眼部组织结构多样，包括眶骨壁、眼外肌、眼球、泪器、神经及血管等，并且在眶内形成不同解剖间隙，包括骨膜下间隙、肌锥外间隙、肌锥内间隙、巩膜外隙、眶隔及隔前结构。熟悉眶内解剖部位及结构，对病变定位及定性诊断均有帮助。根据致病原因，眼部病变可分为先天性疾病、炎症、肿瘤、外伤、代谢和内分泌性疾病及寄生虫类疾病等。不同病变好发于或累及眼部不同组织结构及解剖部位，出现相应临床表现。

　　眼部先天发育性病变是胚胎期间发育异常形成的眼眶、眼球和眼副器的发育畸形。常见病变包括永存原始玻璃体增生症（PHPV）、外层渗出性视网膜病变、视盘缺损和牵牛花综合征、先天性无眼球、大眼球、眼眶发育畸形、眼外肌萎缩及眼外肌发育不良等。

　　眼外伤是指眼球及眼副器受到外来的物理性或化学性因素的作用，造成的眼组织器质性及功能性的损害，是眼科常见的急诊病症之一。眼外伤的种类很多，根据外伤的致伤因素，可分为机械性和非机械性。机械性眼外伤最为常见，通常又分为闭合性和开放性两大类。非机械性眼外伤常包括热烧伤、电离辐射伤和化学伤等。诊断外伤时应重点关注眶内及球内有无异物，异物性质及部位，异物与周围结构如视神经、眼外肌的关系。眶壁骨折也是重点观察内容，观察重点包括眶壁或视神经管壁骨折及骨折片移位，眼外肌增粗、移位、嵌顿及离断，血肿形成或眶内容物疝出，还有邻近软组织损伤情况等。

　　眼部炎性病变在临床中比较常见。按病程可分为急性、亚急性和慢性。感染性炎症中，眼内化脓性感染称为眼内炎，组织破坏快速而严重。慢性感染性炎症可表现为肉芽肿反应；按感染途径可分为外伤性、鼻旁窦源性、血源性，其中以鼻旁窦源性者最多见。按是否有特定原因或确切区别于其他病变的特征，眼部炎性病变分为特异性和非特异性（特发性）。特异性炎症可为感染性炎性病变（如蜂窝织炎和脓肿等）或非感染性炎性病变（如 Wegener 肉芽肿等），非感染性炎性病变与慢性感染相似，也可表现为肉芽肿反应。非特异性炎症均为非感染性炎性病变，主要为炎性假瘤，分为泪腺炎型、肌炎型、眶前部炎症型、眶尖炎症型和弥漫型等。炎性病变可累及眼部眶隔前及眶隔后结构。临床上依据发病部位分类，常见的有泪道炎症、眼球筋膜炎、眼部蜂窝织炎、脓肿、炎性假瘤等。此外，眼部炎性病变还包括出现眼球突出同时伴有甲状腺功能亢进的甲状腺相关性眼病。

　　对于眼部脉管性病变，根据其临床表现、血管内皮细胞的组织病理学特点及生物学特性，学界将其分为血管瘤和脉管畸形。海绵状血管瘤是成人眶内最常见的良性肿瘤，多位于肌锥内间隙；淋巴管瘤是胚胎时期因淋巴管发生、发育异常而形成的错构瘤，属于无血流的静脉-淋巴管畸形，分为弥漫性淋巴管瘤和局限性淋巴管瘤；毛细血管瘤又称草莓痣或焰痣，是婴幼儿最常见的眼眶脉管性肿瘤，一般出生后即有，或在出生后3个月以内发生，多发生于眼睑。血管瘤沿颜面部三叉神经第一支和第二支分布区发生时，称为斯德奇-韦伯综合征并可伴有脉络膜血管瘤或脑膜血管瘤。静脉曲张属于可扩张的静脉血流性畸形，不是真正的肿瘤，分为原发性静脉曲张和继发性静脉曲张。颈动脉海绵窦瘘一般指颈内动脉海绵窦段本身或其在海绵窦区的分支破裂，与海绵窦之间形成异常的沟通。眼上静脉增粗和海绵窦扩大是其特征性影像学表现。

眼部肿瘤及肿瘤样病变类型繁多，诊断时首先需进行定位，判断病变是否来源于眼睑眶隔前、泪腺、视神经、玻璃体、球壁、球后肌锥内间隙或肌锥外间隙；其次需观察病变的影像学特征，如视网膜母细胞瘤的典型钙化、脉络膜黑色素瘤典型的信号特征、海绵状血管瘤的"渐进性强化"、神经鞘瘤的不均匀密度或信号、视神经鞘脑膜瘤的双轨征及视神经胶质瘤的视神经迂曲增粗等；再次，根据来源于眼眶不同结构而对其类型进行辨别，包括主要来源于视神经的视神经胶质瘤、视神经鞘脑膜瘤，来源于眼眶内神经者包括神经鞘瘤、神经纤维瘤等，来源于泪腺者包括良性混合瘤、恶性混合瘤、腺样囊性癌等，来源于眶壁者包括眶壁骨瘤、骨纤维性结构不良等，其他还包括横纹肌肉瘤、转移瘤、绿色瘤、扁平肥厚型脑膜瘤等多种类型；此外，眼部肿瘤及肿瘤样病变发病率具有年龄相对集中的特点。成人中，眼眶常见肿瘤主要有泪腺多形性腺瘤及眼眶海绵状血管瘤等，恶性肿瘤中多见泪腺腺样囊性癌及脉络膜黑色素瘤。儿童中，眼眶最常见者为血管瘤，眼球内最常见者为视网膜母细胞瘤；皮样囊肿与表皮样囊肿在儿童及青少年中较为多见。

CT不仅可用于眼外伤后眼内（眶内）异物的显示，还可以对构成眼眶的骨壁进行观察。通过CT可观察的内容包括有无骨折及肿瘤对邻近骨壁的改变，如骨壁受压变形、骨质破坏等。软组织窗用于观察眼眶肿瘤、炎症及血管畸形等的密度改变。MRI的软组织分辨率高，在脉络膜黑色素瘤、眼部软组织病变及视路病变的诊断方面优于CT扫描，对眼部病变的显示更加细致、清晰。同时，MRI的功能成像如DWI、灌注成像和分子成像等新技术被广泛应用于病灶的定性诊断和定量分析。三维容积扫描技术包括T_1加权三维磁化强度预备梯度回波序列（magnetization prepared rapid gradientecho，MP-RAGE）、T_2WI可变翻转角的三维快速自旋回波（3D sampling perfection with application optimized contrasts using different flip angle evolutions，3D-SPACE）、三维稳态进动结构相干（3D constructive interference in steady state，3D-CISS）序列等越来越多地运用于眼部相关微细解剖结构的显影。

（王新艳）

第二章
眼眶病变诊断与鉴别诊断

第一节　肌锥内间隙病变

（一）概念

眼眶体积小，解剖结构复杂，在这个狭小的空间内可以发生多种疾病（外伤、炎症、肿瘤等），不同种类的疾病间缺乏临床特异性，为临床诊治带来很大麻烦和困难。以往国内外学者对眼眶各结构进行影像学分区的研究发现，精确定位能够有效地缩小疾病的鉴别诊断范围，甚至对于疾病的良恶性判断有提示作用。

根据 Lemke 等提出的眼眶影像学分区法，将眼眶分为八区，即眶隔前区、骨膜下区、肌锥外区、肌锥区、肌锥内区、眼球区、泪腺区及视神经鞘区。

（二）肌锥内间隙的解剖定位

肌锥内间隙，指位于四条直肌及其肌间膜所围成的肌锥内与视神经鞘之间的间隙，前界为眼球后壁，向后达视神经管（图 6-2-1）。肌锥内间隙包含的主要组织成分为脂肪、血管、神经等。肌锥内间隙的病变以良性病变多见，其中脉管性病变最多，占所有眼眶占位性病变的17%。

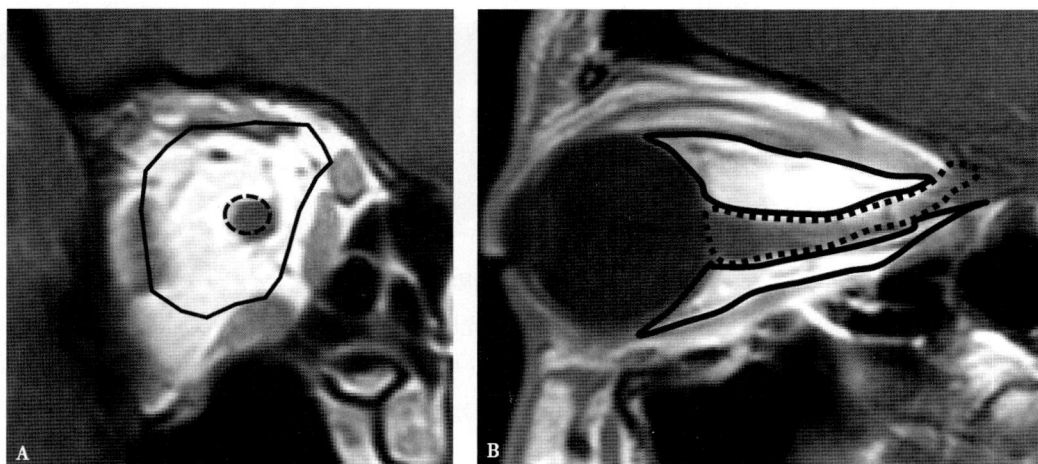

图6-2-1　肌锥内间隙的解剖定位

A、B. 冠状面与矢状面显示实线与虚线之间区域为肌锥内间隙。

（三）鉴别诊断

肌锥内间隙病变的鉴别诊断主要包括脉管性病变、实性肿瘤（良、恶性）、炎性病变（蜂窝织炎、炎性假瘤）等。

1. 脉管性肿瘤　根据血流动力学不同，脉管性病变分为四类：①无血流类，如真正的淋巴管瘤；②静脉血流类，如静脉曲张、淋巴静脉畸形；③低流量类，海绵状血管瘤；④高流量类，动静脉畸形。

（1）海绵状血管瘤诊断要点：①成人中最常见的原发性眶内肿瘤，大部分位于肌锥内间隙；②常见于中年女性；③无痛性渐进性突眼；④圆形或卵圆形，也可沿神经长轴方向蔓延生长；⑤"由点到面"渐进性强化（图6-2-2）；⑥边界清楚；⑦在DWI上扩散无受限、ADC值不减低。

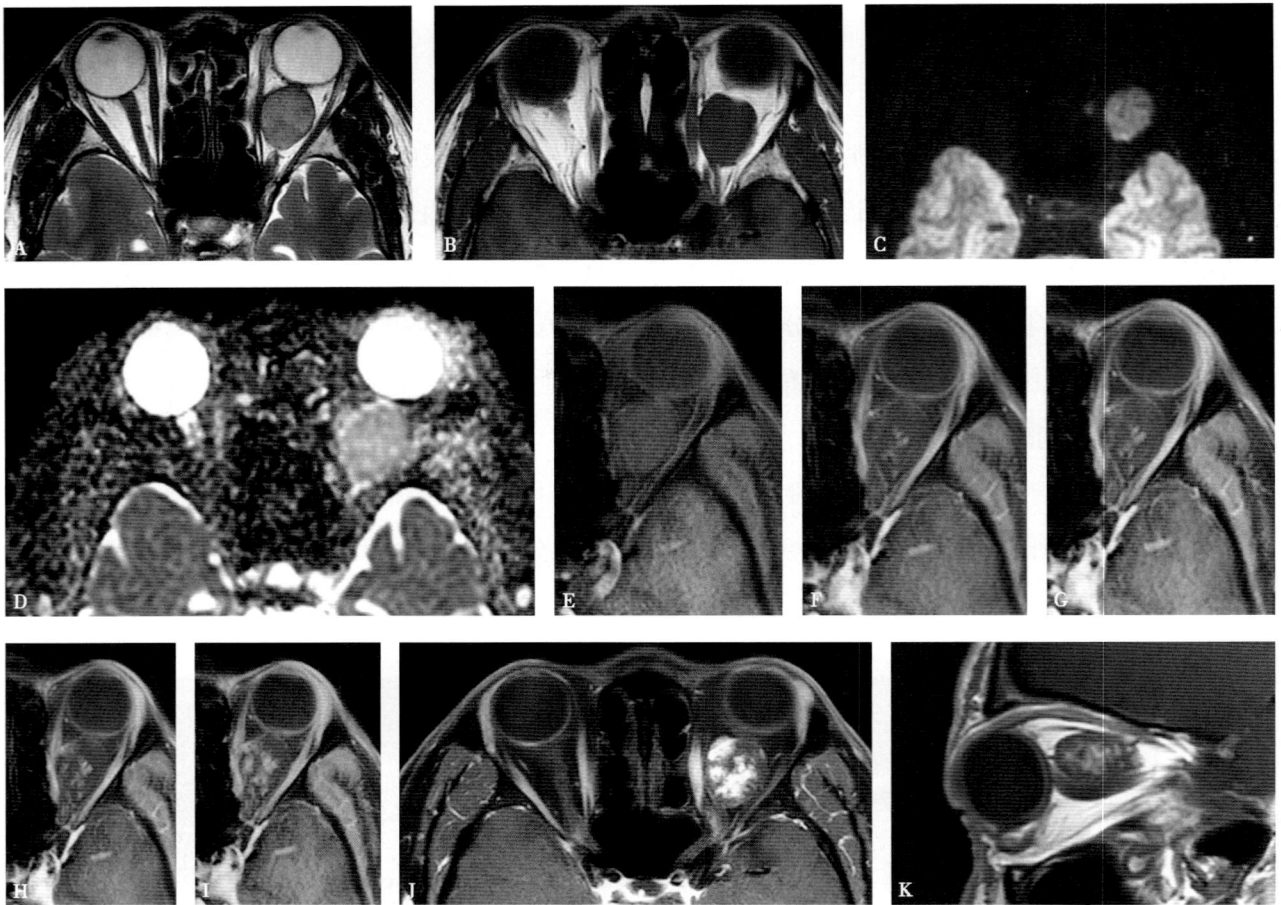

图6-2-2　左眼眶海绵状血管瘤

A. 横断面 T_2WI，左眼眶肌锥内间隙中可见一类圆形肿块影，边缘光滑、清楚，呈高信号；B. 横断面 T_1WI，肿块呈略长 T_1 信号；C、D. 弥散加权成像和ADC图，病变在DWI图上呈稍高信号（与脑白质比）、在ADC图上仍呈稍高信号，说明DWI上高信号并非扩散受限所致，可能与 T_2WI 穿透效应有关；E～I. 动态增强扫描系列图像，显示增强早期病变中心出现点、片状强化，随着时间的延长，强化范围逐渐扩大，呈"由点到面，渐进性强化"；J、K. 增强后横断面及矢状面图像，可见强化范围进一步扩大。

（2）毛细血管瘤诊断要点：①常见于婴幼儿；②眼睑草莓痣或眼睑蓝紫色、蓝色肿物；③可自行消退；④发生于肌锥内间隙者少见，多位于眼睑或眶隔前，可向眶内蔓延（图 6-2-3、图 6-2-4）；⑤分叶状、不规则形，边界不清；⑥轻至明显强化。

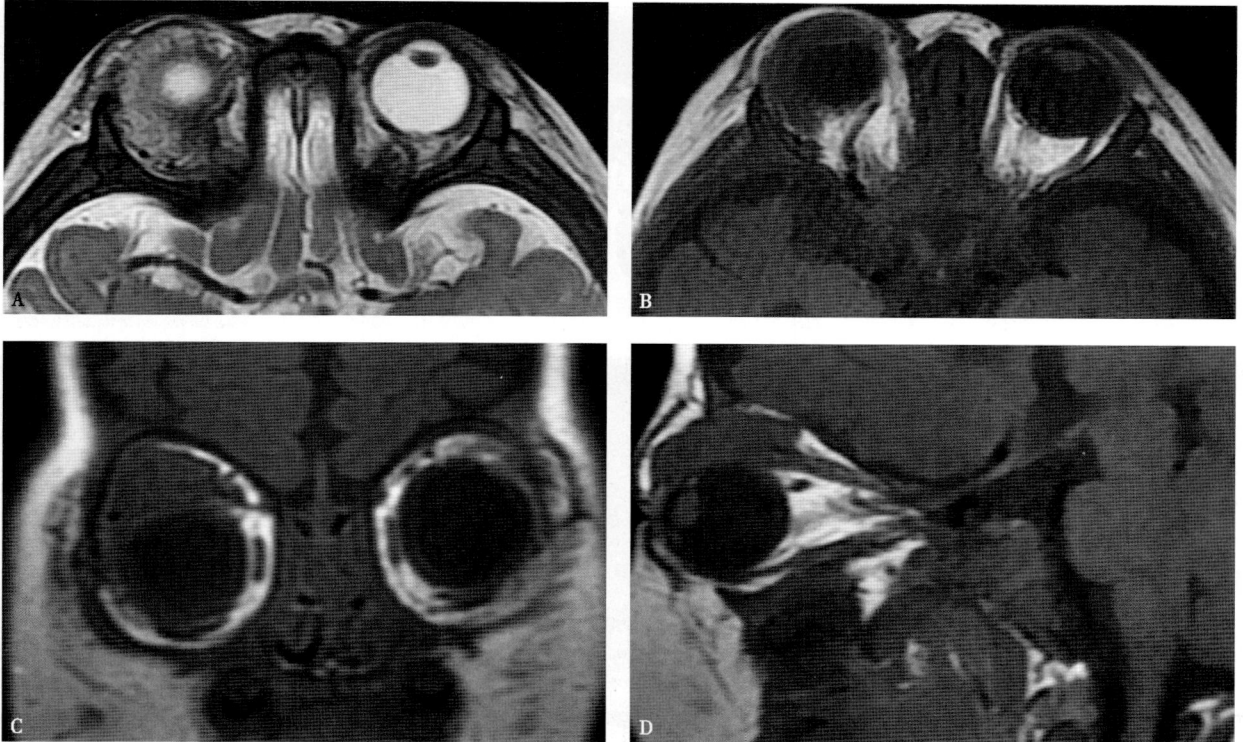

图 6-2-3　右侧眼眶肌锥外间隙毛细血管瘤

患儿男性，4 个月，右上睑略青，哭时肿胀明显，术后病理：毛细血管瘤（增生期）。A．横断面 T_2WI，右眼球眶隔前方、颞上方肌锥外间隙高信号肿块影，其内可见流空血管影；B～D．平扫横断面、冠状面及斜矢状面 T_1WI 显示病变位于肌锥外间隙，呈略低信号。

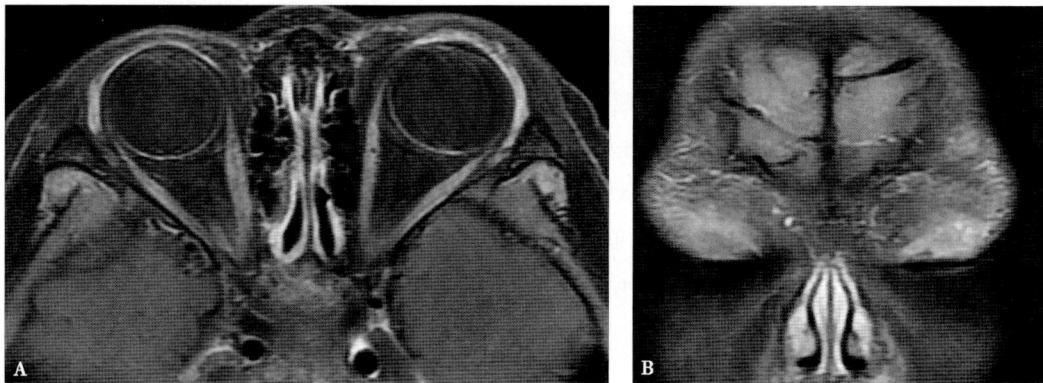

图 6-2-4　左眼睑眶隔前毛细血管瘤

患儿女性，4 岁，左眼睑软组织较对侧略增厚。术后病理：毛细血管瘤（消退期）。A、B．增强后横断面及冠状面图像，显示病变位于左眼睑眶隔前，增强后可见强化。

（3）静脉曲张诊断要点：①低头时眼球突出或突出明显加重；②病变在静脉加压前显示不明确或体积较小，而加压后病变体积明显增大（图6-2-5）；③形态不规则、边界清楚；④可见静脉石（图6-2-5A、B）；⑤增强后明显强化；⑥可伴有血栓或出血，病变在短期内明显增大。

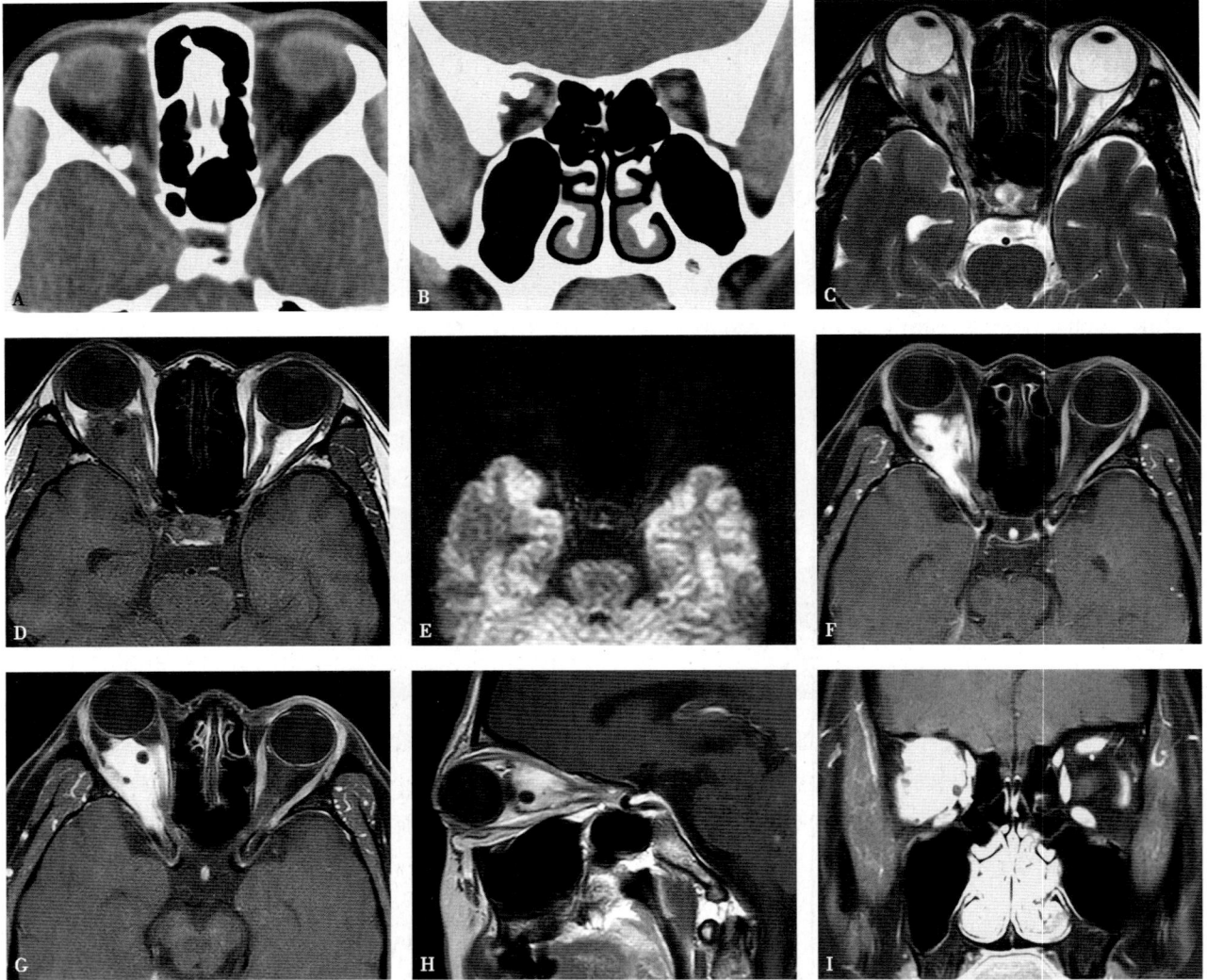

图6-2-5　右眼眶静脉曲张

A、B. 眼眶平扫横断面和冠状面软组织窗，显示右眼眶近眶尖区肌锥内间隙中可见斑片状软组织密度影，其外上方可见多发高密度静脉石；C. 横断面 T_2WI，示病变主要位于肌锥内，体积较未加压前 CT 图像明显增大，前缘达球后界，边缘略分叶，病变呈混杂的等及高信号，其内低信号静脉石随增大瘤体位置前移；D. 横断面 T_1WI，病变呈等、略低信号；E. 弥散加权图像，病变呈低信号；F、G. 增强后相邻两个层面的横断面图像，病变区域明显强化，边界清楚，其内静脉石未强化，位置前移；H、I. 增强后矢状面及冠状面图像，显示病变主体位于肌锥内间隙。

（4）淋巴管瘤诊断要点：①常见于婴幼儿、儿童期，在青少年期、成人早期缓慢进展；②进行性无痛性突眼、间断性发作；③上呼吸道感染时，眼球突出加重，感染痊愈时，突眼减轻；④常弥漫性跨间隙生长，累及肌锥内、外间隙及眼睑区，局限性病灶可位于肌锥内；⑤多房，病变内可见分隔；⑥常伴出血，信号混杂，病变内可见液 - 液平面（图6-2-6）；⑦增强后不强化或囊壁及分隔轻度强化；⑧可伴有同侧颅内血管畸形，尤其是发育性静脉畸形（图6-2-6）。

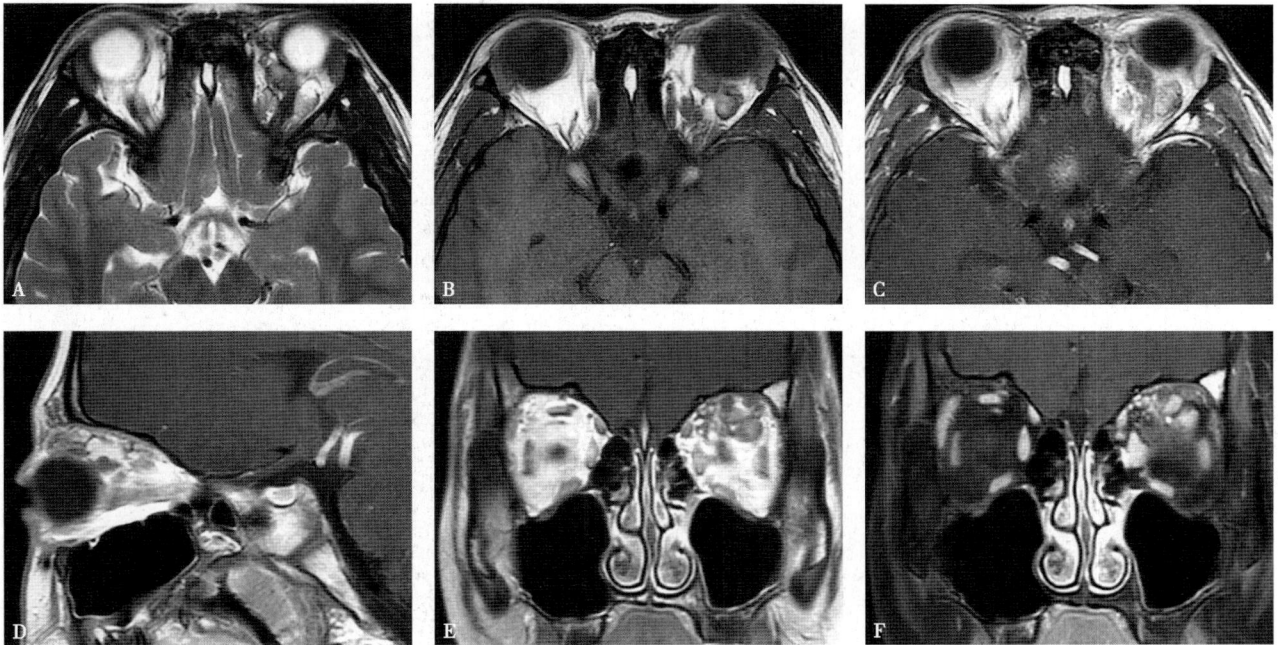

图6-2-6　左眼眶静脉性淋巴管瘤

患儿男性，13岁，左眼球略突出，左眼眶静脉性淋巴管瘤。A. 横断面T$_2$WI示左眼眶肌锥内、外间隙不规则多房囊状混杂稍高信号影，其内可见液 - 液平面；B. 病变在横断面T$_1$WI中呈等及稍低信号；C～E. 分别为增强后横断面、矢状面及冠状面图像，显示病变跨越肌锥内、外间隙，增强后未见明确异常强化；F. 增强后脂肪抑制序列冠状面图像，显示眶内病变中未见异常强化影，同时左眼眶外上壁较对侧明显异常强化，为眶壁脉管性病变。

2. 周围神经鞘起源的病变

（1）神经鞘瘤：神经鞘瘤（Schwannoma/neurilemmoma）是具有包膜、生长缓慢的良性施万细胞的增生。由于视神经没有施万细胞，所以视神经不会发生神经鞘瘤。眼眶的神经鞘瘤可起自眶内任何一条周围神经（第Ⅲ～Ⅵ对脑神经）而形成偏心性肿块，还可发生于交感神经束、副交感神经束及睫状神经的施万细胞；最多见于三叉神经的眼分支（眼神经）。神经鞘瘤发生在眼眶上方明显多于下方，外侧多于内侧。

眼眶神经鞘瘤的典型部位是肌锥外间隙（图6-2-7），由于肿瘤常起源于眼神经的额支，而后者进一步分成滑车上神经和眶上神经，因此病变主要位于上象限（图6-2-7）。由于眼神经三分支中额神经、泪腺神经走行于肌锥外间隙，鼻睫神经走行于肌锥内间隙，因此肌锥内、外间隙均可发生神经鞘瘤（图6-2-8）。Housepian等推测肌锥内间隙神经鞘瘤来源于鼻睫神经，还有学者认为肌锥内间隙神经鞘瘤来源于展神经。

病变的形状与发病部位有关，病变可沿眼轴向前、后方生长并与神经走行方向一致，如病变位于眶尖则呈锥形，而病变位于眶上裂时则呈哑铃形（图6-2-7），出现"哑铃形"外观也是诊断眼眶神经鞘瘤的重要线索。

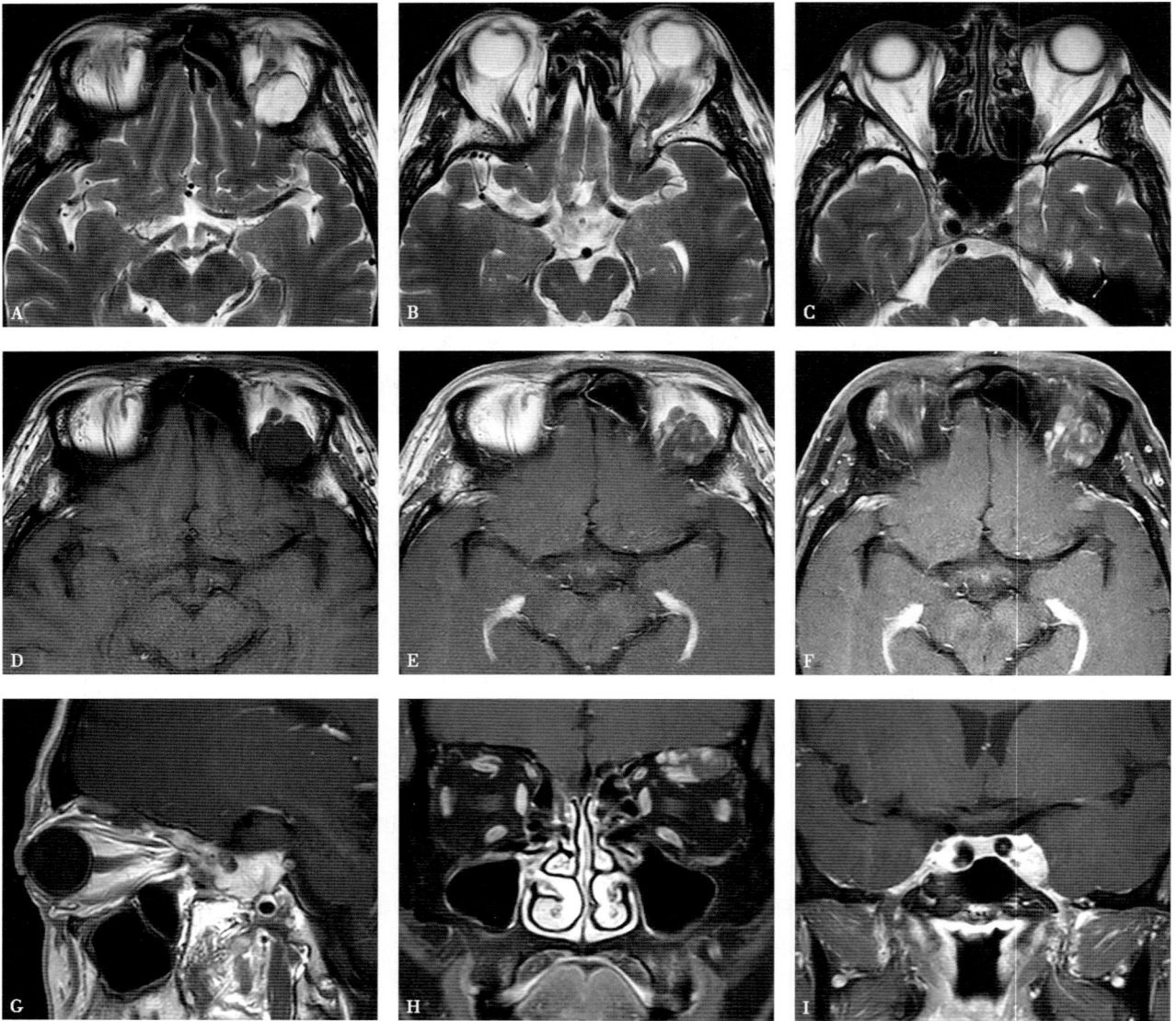

图6-2-7　左眼眶三叉神经眼支神经鞘瘤

A～C. 横断面 T_2WI 由上到下的左眼眶上象限水平、左眶上裂水平、左侧海绵窦三叉神经半月节水平图像，显示沿三叉神经眼支走行区可见高信号影，半月节区病变内混杂等信号影，病变边界清楚，高信号部分为 Antoni B 成分，等信号区为 Antoni A 成分；D. 横断面 T_1WI 显示病变呈低信号；E、F. 增强后横断面非脂肪抑制及脂肪抑制图像，显示病变不均匀强化，其内可见无强化区；G. 增强后矢状面图像，显示病变沿三叉神经眼支分布区生长，略呈串珠样或哑铃样外观，强化不均匀，靠近海绵窦的实性部分呈明显强化，对应 T_2WI 上等信号 Antoni A 区；H、I. 增强后冠状面脂肪抑制图像，从前到后为靠前眶内层面、海绵窦半月节层面图像，显示病变主要位于三叉神经眼支分布区即眼眶上象限、肌锥外间隙，靠前部分强化不均匀，无强化区范围较大，对应 T_2WI 上高信号 Antoni B 区，半月节区强化显著，仅见少量无强化区。

　　镜下神经鞘瘤存在两种主要病理改变。Antoni A 型以细胞为主，主要由成束或呈条索状排列的纺锤形细胞构成触觉小体样结构，称 Verocay 小体，即细长的肿瘤细胞呈栅栏样排列；Antoni B 型是指在黏液基质内疏松分布的星状细胞团。这两种病理改变常同时出现在同一个肿瘤内。

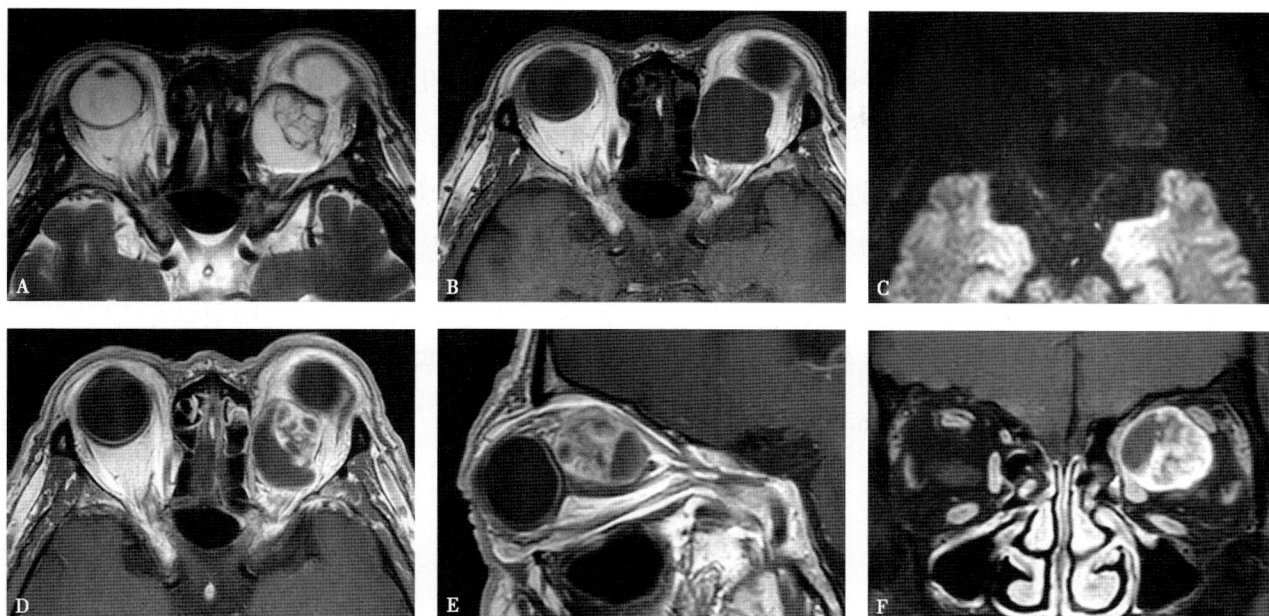

图6-2-8 左眼眶肌锥内间隙神经鞘瘤

A. 横断面 T_2WI 示左眼眶内上象限肌锥内间隙类圆形囊实混合性高信号影,边界清楚,内部可见等信号分隔；B. 横断面 T_1WI 中病变呈低信号；C. 横断面弥散加权 DWI 中病变呈低信号,未见扩散受限；D、E. 增强后横断面及矢状面图像,显示病变不均匀强化,囊壁及分隔区明显强化,对应 T_2WI 上等信号 Antoni A 区,不强化区对应 T_2WI 高信号区,代表 Antoni B 区；F. 冠状面增强后脂肪抑制序列图像,病变位于肌锥内间隙,推挤邻近眼外肌,与之分界清楚,增强后病变呈不均匀强化。

MRI 对于眼眶神经鞘瘤的显示和评估较 CT 效果好,它能更准确地定位及确定病变范围。神经鞘瘤在 T_1WI 上呈等信号,边界清楚；其在 T_2WI 上呈高信号,且信号不均匀。神经鞘瘤这种不均匀性反映的是肿瘤内部混合了实性和囊性两种成分,也即是 Antoni A 和 Antoni B 的细胞成分。Antoni B 区在 T_2WI 上表现为高信号,而 Antoni A 区在 T_2WI 上表现为等信号,增强后能强化(图 6-2-7、图 6-2-8)。注入对比剂后神经鞘瘤表现为不均匀强化,这与海绵状血管瘤在静脉延迟扫描中呈渐进性强化的形式不同。另外,肿瘤长轴与眼轴方向一致,眶尖区脂肪间隙清晰,通过这一点可与视神经本身来源的肿瘤以及眶尖区炎性假瘤鉴别。

(2)神经纤维瘤：眼眶的神经纤维瘤分三型,局限性神经纤维瘤、弥漫性神经纤维瘤、丛状神经纤维瘤。丛状神经纤维瘤是最常见类型的周围神经鞘瘤,而且对神经纤维瘤病 I 型(NF-1)的诊断具有重要的提示意义。弥漫性神经纤维瘤与 NF-1 的相关性不确定,孤立的眼眶神经纤维瘤是罕见的。

孤立性神经纤维瘤的临床和影像学特征在很大程度上是无法与神经鞘瘤鉴别的。

孤立性神经纤维瘤常发生在眼眶上象限肌锥外间隙,造成眼球向下移位。但因为缺乏包膜,故孤立性神经纤维瘤的边界不如神经鞘瘤清楚。囊变以及在 T_2WI 中呈不均匀信号对提示神经鞘瘤有帮助。有时神经鞘瘤和神经纤维瘤在影像学上鉴别困难,但神经纤维瘤较神经鞘瘤更有恶变倾向,结合临床病史对区分二者有帮助；神经纤维瘤常伴随 NF-1 发生,而神经鞘瘤在神经纤维瘤病 II 型(NF-2)病例中更常见。

（3）恶性周围神经鞘瘤：常在原有良性神经源性肿瘤的基础上恶变而来，或者出现时就是恶性的。发病率很低，最多见于坐骨神经，在颅面部及眼眶罕见。NF-1 患者在一生中有 10% 的风险进展为恶性神经鞘瘤，此情况最常见于丛状神经纤维瘤。良、恶性病变的临床和影像学特点鉴别困难，可通过与以往检查比较进行动态观察，若出现病变在近期迅速增大，出现软组织肿块伴骨质破坏，则对提示恶性病变有意义。

3. 炎性假瘤 炎性假瘤大多发生于肌锥外或肌锥内、外间隙，而肌锥内间隙单独发生者较少，眶尖型炎性假瘤可发生在此间隙，弥漫型炎性假瘤范围广泛，常累及肌锥内、外间隙等多个间隙。炎性假瘤表现为片块状 T_1WI 等信号、T_2WI 等或低信号影（图 6-2-9），境界不清，向后扩散至海绵窦，累及颅内，引发托洛萨-亨特综合征（Tolosa-Hunt syndrome）。常累及眼外肌是其特点。

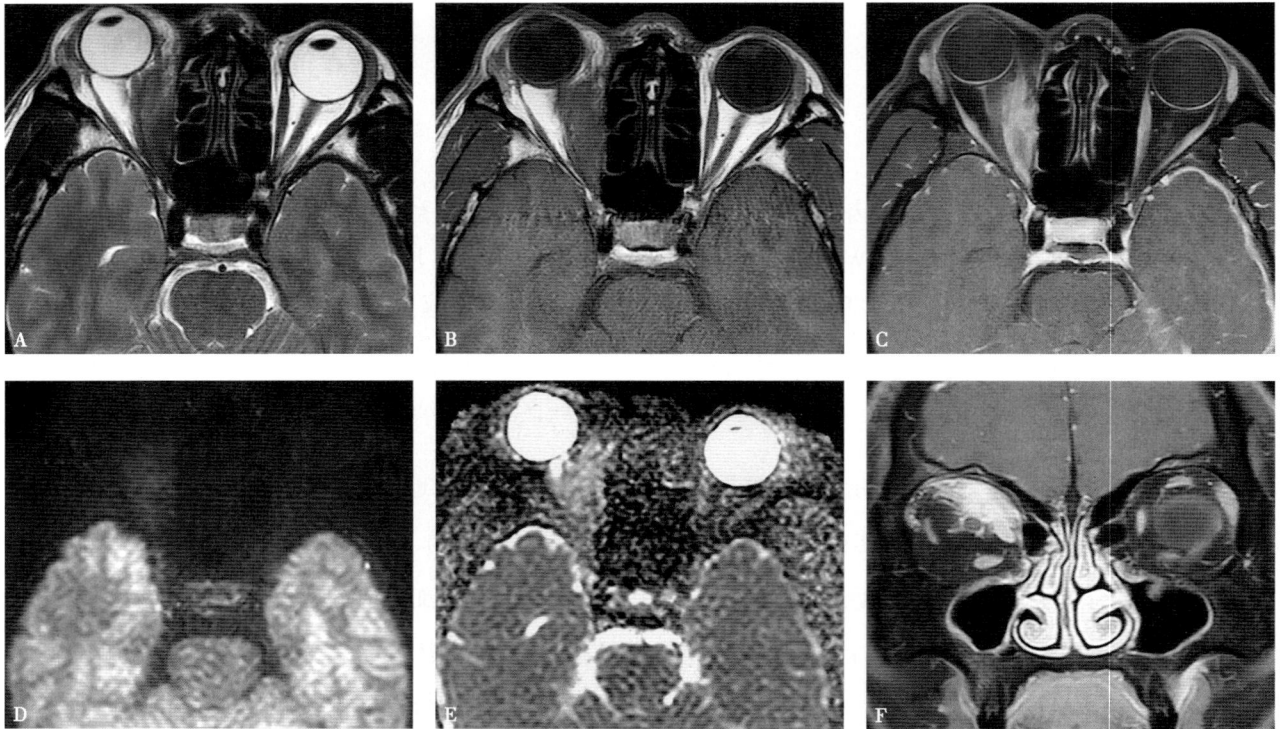

图 6-2-9 右眼眶肌锥内、外间隙炎性假瘤，激素治疗有效

A. 横断面 T_2WI 显示右眼眶内象限肌锥内、外间隙条片状低信号影（与脑白质比），与内直肌、视神经鞘分界不清；B. 横断面 T_1WI 示病变呈等、低信号；C. 增强后横断面脂肪抑制序列图像，病变强化明显，边界不清，与海绵状血管瘤和神经鞘瘤均不同；D、E. 横断面弥散加权 DWI 和 ADC 图像显示病变呈低信号，无扩散受限表现，ADC 值为 $1.26 \times 10^{-3} mm^2/s$；F. 增强后冠状面脂肪抑制序列图像显示病变位于肌锥内、外间隙，累及眼上肌群、上斜肌及内直肌。

4. 淋巴瘤 眼眶淋巴瘤多位于肌锥外间隙或同时累及多个间隙。肌锥内淋巴瘤也具有眼眶淋巴瘤的沿眼眶结构匍匐性生长的特点，表现为沿眼球后缘匍匐性生长的片状 T_1WI 等信号、T_2WI 等或稍高信号影，境界欠清晰，包绕视神经，推压眼外肌，增强后呈轻度或中度强化；动态增强曲线呈速升平台型或速升流出型，而炎性假瘤的动态增强曲线呈持续上升型，DWI 上淋巴瘤扩散受限，ADC 值明显低于良性病变（图 6-2-10），有助于鉴别。双侧眼眶受累也与炎性假瘤不同（图 6-2-9）。

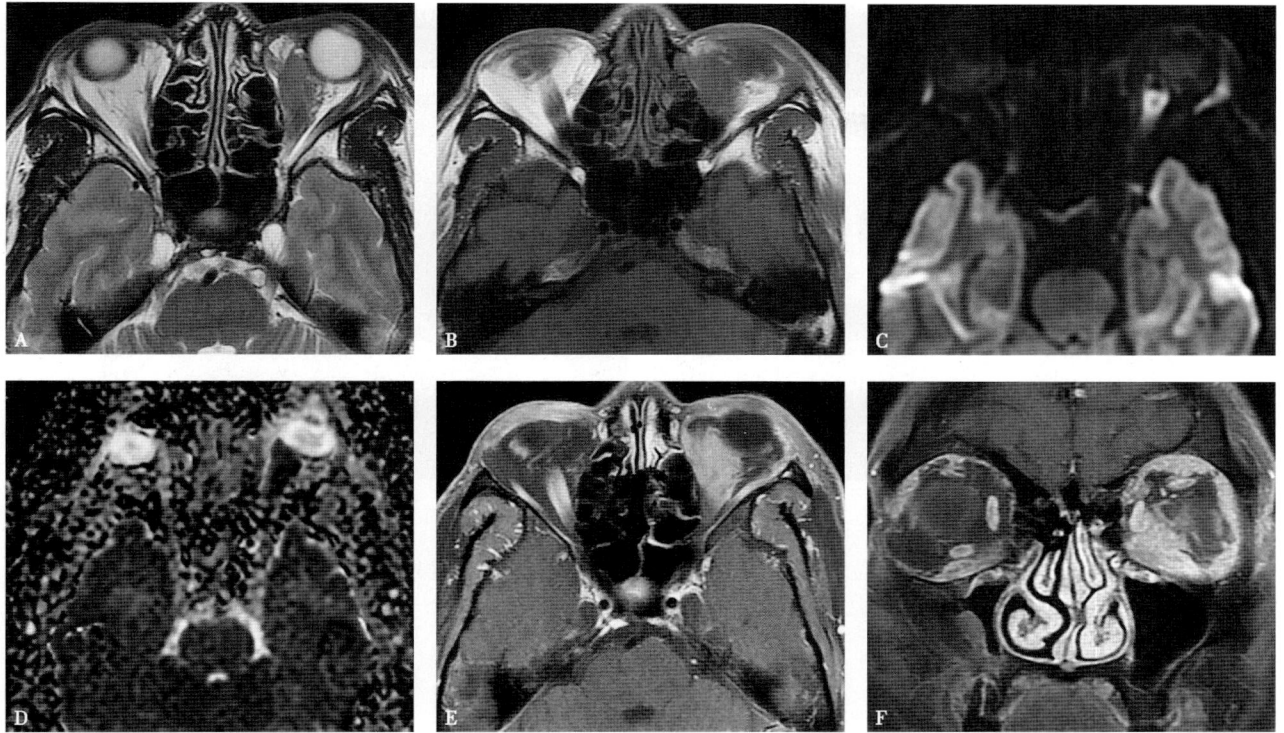

图 6-2-10　双侧眼眶淋巴瘤

A. 横断面 T_2WI 显示肌锥内间隙不规则团块状等、略低信号影，边界欠清晰；B. 横断面 T_1WI 示病变呈等、低信号；C、D. 横断面 DWI 和 ADC 图显示病变区扩散受限，病变在 DWI 中呈高信号，在 ADC 图中信号显著降低，ADC 值低于 $0.8 \times 10^{-3} \mathrm{mm}^2/\mathrm{s}$；E、F. 增强后横断面及冠状面图像，显示病变呈轻、中度强化，仔细观察，病变不仅累及内下象限肌锥内、外间隙，且双侧眼眶沿眶缘肌锥外间隙均可见病变累及。

　　总之，眼眶肌锥内间隙病变以良性为主，其中以脉管性病变为最多见，其次为神经源性肿瘤。鉴别诊断还需考虑年龄、临床表现、肿瘤史以及特征性影像学改变。

第二节　肌锥外间隙病变

一、概述

（一）概念

根据 Lemke 等学者提出的眼眶影像学分区法，将眼眶分为八区，即眶隔前区、骨膜下区、肌锥外区、肌锥区、肌锥内区、眼球区、泪腺区及视神经鞘区。

（二）肌锥外间隙的解剖定义

眼眶肌锥外间隙是指位于四条直肌及其肌间膜所构成的肌锥与眶骨膜之间的区域，前界为眶隔（图 6-2-11）。此区域主要包含脂肪、少量血管及神经结构。

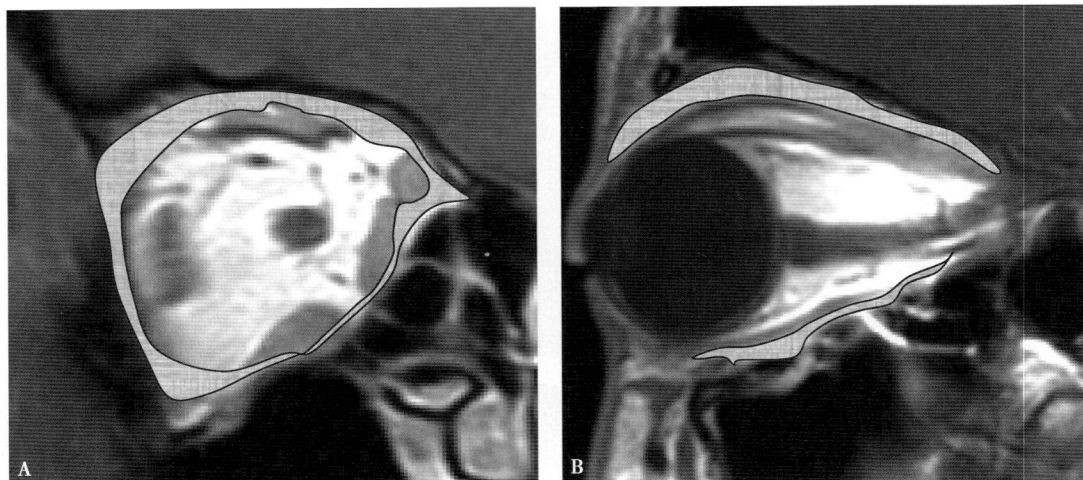

图 6-2-11　肌锥外间隙的解剖定位

A、B. 冠状位与矢状位图像,显示黄色填充区域为肌锥外间隙范围。

(三)儿童与成年人

和眼眶其他各分区结构一样,肌锥外间隙病变在儿童和成人之中的发病率有所不同。10 岁以前的儿童中,肌锥外间隙最常见的肿瘤是毛细血管瘤(图 6-2-3、图 6-2-4),而成人中最常见的是淋巴增生性病变,其是眼眶中最常见的占位性病变之一,占眼眶肿瘤的 10%~15%。

(四)发病率概况

肌锥外间隙最常见的疾病是淋巴增生性病变,其中淋巴瘤发病率最高,国内外文献报道其发病率占眼眶肌锥外间隙病变的 20.4%~32.8%;其次为转移瘤、脉管源性病变、间叶来源肿瘤、神经源性肿瘤,其他病变少见。感染或眼眶的炎性病变可表现为肿块浸润肌锥外间隙,鼻旁窦、骨源性病变及眼外肌的疾病也能够侵犯肌锥外间隙,但不作为眼眶肌锥外间隙主要病变进行阐述。

二、眼眶常见肌锥外间隙疾病诊断及鉴别诊断

(一)淋巴瘤

淋巴瘤最好发于肌锥外间隙前部,病变中心常位于眼眶外上 1/4 象限,具有沿眼睑、眼球、眼外肌等眼眶结构匍匐性生长的特点,与眼眶结构分界欠清晰,40% 患者中病变可累及前方泪腺。常为单侧发病,约 25% 较高级别淋巴瘤累及双侧眼眶。眼眶淋巴瘤的临床、病理及影像学特征请详见第三篇第四章第二节淋巴瘤有关内容。

(二)转移瘤

眼眶转移瘤是指从身体其他部位原发性肿瘤扩散至眼眶的恶性肿瘤,占眼眶全部肿瘤中的 1%~13%。根据原发病变不同,眼眶转移瘤表现多样,临床容易误诊。发生于眼眶的转移瘤多为一侧发病,双侧发病者少见。

　　成人眼眶转移瘤中，女性中最多见的是乳腺癌来源的转移瘤，占眼眶转移瘤的48%～53%，男性中最常见的是肺癌来源的转移瘤，其次是前列腺癌；成人中其他可发生转移的原发性肿瘤为黑色素瘤、肾癌、消化道恶性肿瘤等，儿童中转移瘤最常见于神经母细胞瘤、肾母细胞瘤（Wilms tumor）和尤因肉瘤。

　　转移瘤的临床症状进展迅速，病程为几周到几个月不等。最常见的症状是眼球突出和运动受限；疼痛、复视及视力下降不少见；偶尔可观察到眼球下陷，常与乳腺癌浸润眶内脂肪，使其纤维化而导致眼球回缩有关（图6-2-12）。

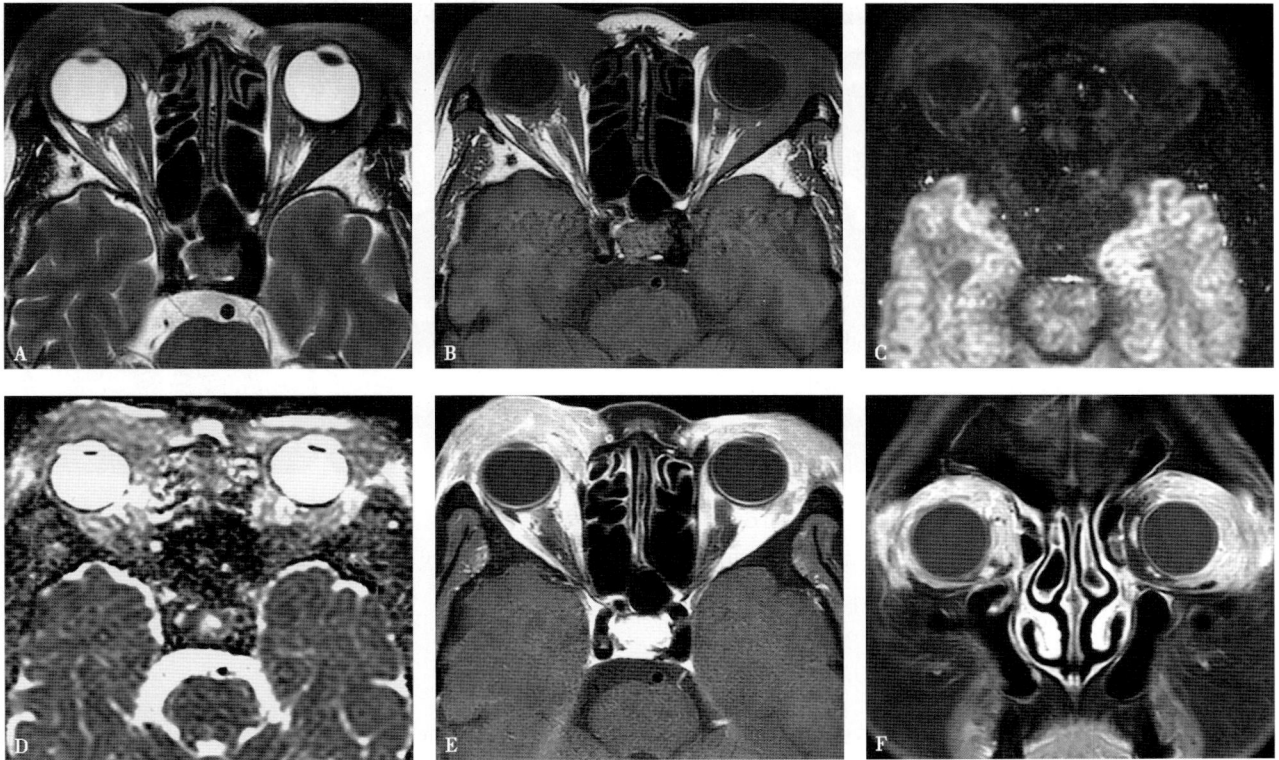

图6-2-12　乳腺癌全身骨转移伴双侧眼眶转移、双侧眼球内陷

A、B. 横断面 T_2WI、T_1WI，显示双侧眼眶内及眼睑多发 T_1WI、T_2WI 低信号影，眼球内陷与肿瘤浸润眶内脂肪，使其纤维化而导致眼球回缩有关；C、D. 横断面 DWI 和 ADC 图像，显示病变区扩散受限不明显；E、F. 增强横断面和冠状面脂肪抑制序列图像，显示病变明显强化，范围累及双侧眼睑与眶内肌锥内、外间隙，病变与眼外肌、眼球分界不清。

　　CT上，转移瘤可发生在眼眶内某一个结构，也可弥漫性分布，其中发生在肌锥外间隙者较多。约2/3眼眶转移瘤患者同时伴有眶骨改变，大多为溶骨性骨质破坏（图6-2-13），少数病例中可发生成骨性转移，表现为松质骨密度增高，多见于前列腺癌转移。眼眶转移瘤形态多不规则，密度与原发性肿瘤一致，多为等密度，少数可表现为高密度，主要见于黑色素瘤，密度可不均匀，增强后明显强化。

　　眼眶转移瘤在MR T_1WI 中表现为等或低信号、在 T_2WI 中呈高信号，黑色素瘤呈短 T_1、短 T_2 信号，增强后转移瘤病变明显强化。

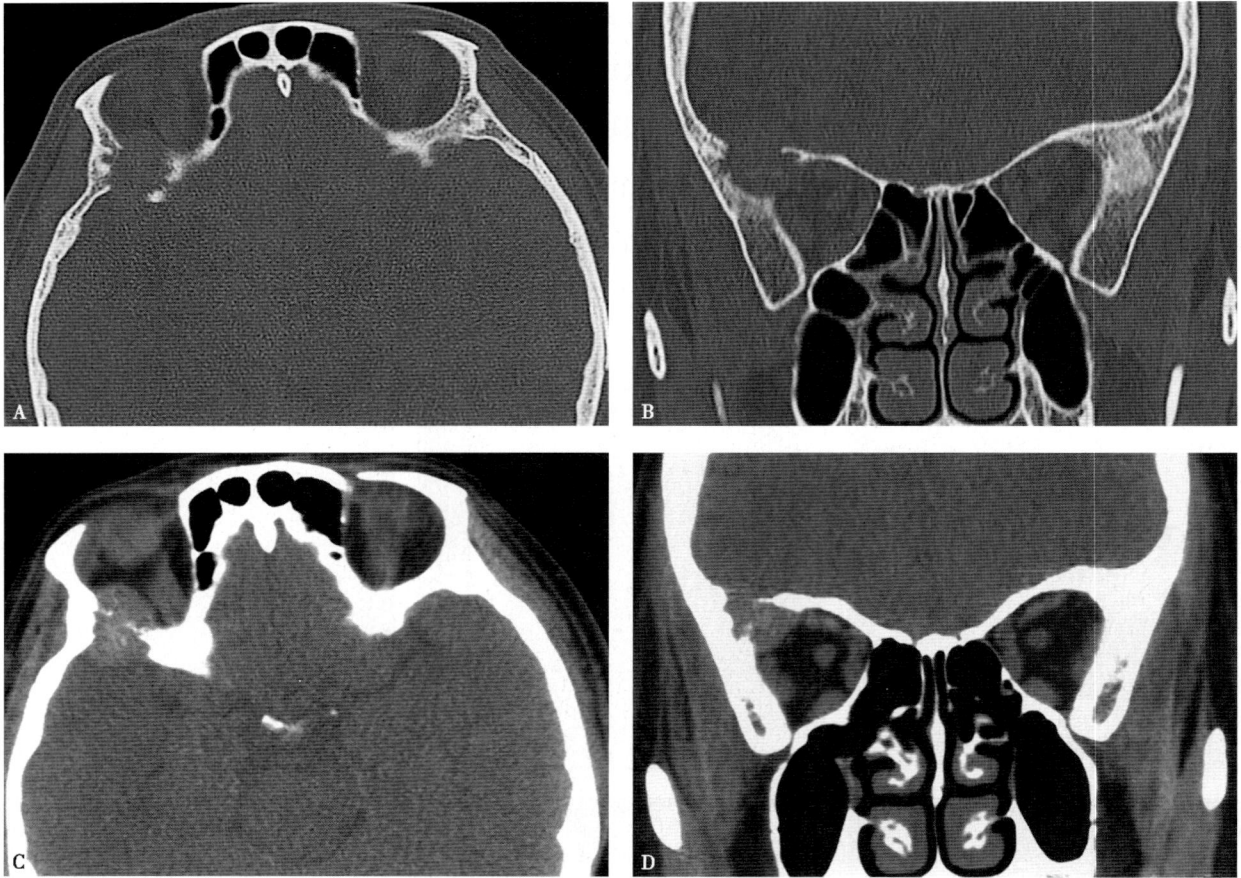

图 6-2-13 肺癌右眼眶转移

A、B. 平扫 CT 骨窗横断面和冠状面图像，显示右眼眶外上壁溶骨性骨质破坏；C、D. 平扫 CT 软组织窗横断面和冠状面图像，显示骨质破坏区内有软组织肿块形成。

影像学上很难确定转移瘤的原发性肿瘤部位，转移瘤可以浸润眼眶、脂肪以及骨。但是不同的恶性肿瘤往往转移到特定组织。乳腺癌容易转移到眶脂体和眼外肌，前列腺癌容易扩散至骨（图 6-2-14），黑色素瘤更容易转移至眼外肌并引起眼外肌的增粗。这些肿瘤转移的倾向对于鉴别诊断以及寻找原发灶有一定指导作用。

（三）横纹肌肉瘤

横纹肌肉瘤是儿童中常见的肌锥外间隙肿瘤，它是儿童发病率最高的间叶性肿瘤。发病的高峰年龄是 5～10 岁。患儿在临床上常表现为近期迅速进展的眼球突出。

病理上，横纹肌肉瘤是起源于具有向横纹肌细胞分化潜能的原始间叶细胞的恶性肿瘤，组织学上大部分为疏松的黏液结构与致密的细胞所构成，属中胚层来源的恶性肿瘤。2002 年国际病理学会（International Academy of Pathology, IAP）将横纹肌肉瘤分为三型：胚胎性、腺泡性和多形性。其中胚胎性横纹肌肉瘤在儿童中最为多见，平均发病年龄为 8 岁，男、女比例为 5∶3；多形性横纹肌肉瘤常发生在成人；腺泡性横纹肌肉瘤发生于儿童和青年，预后较差。

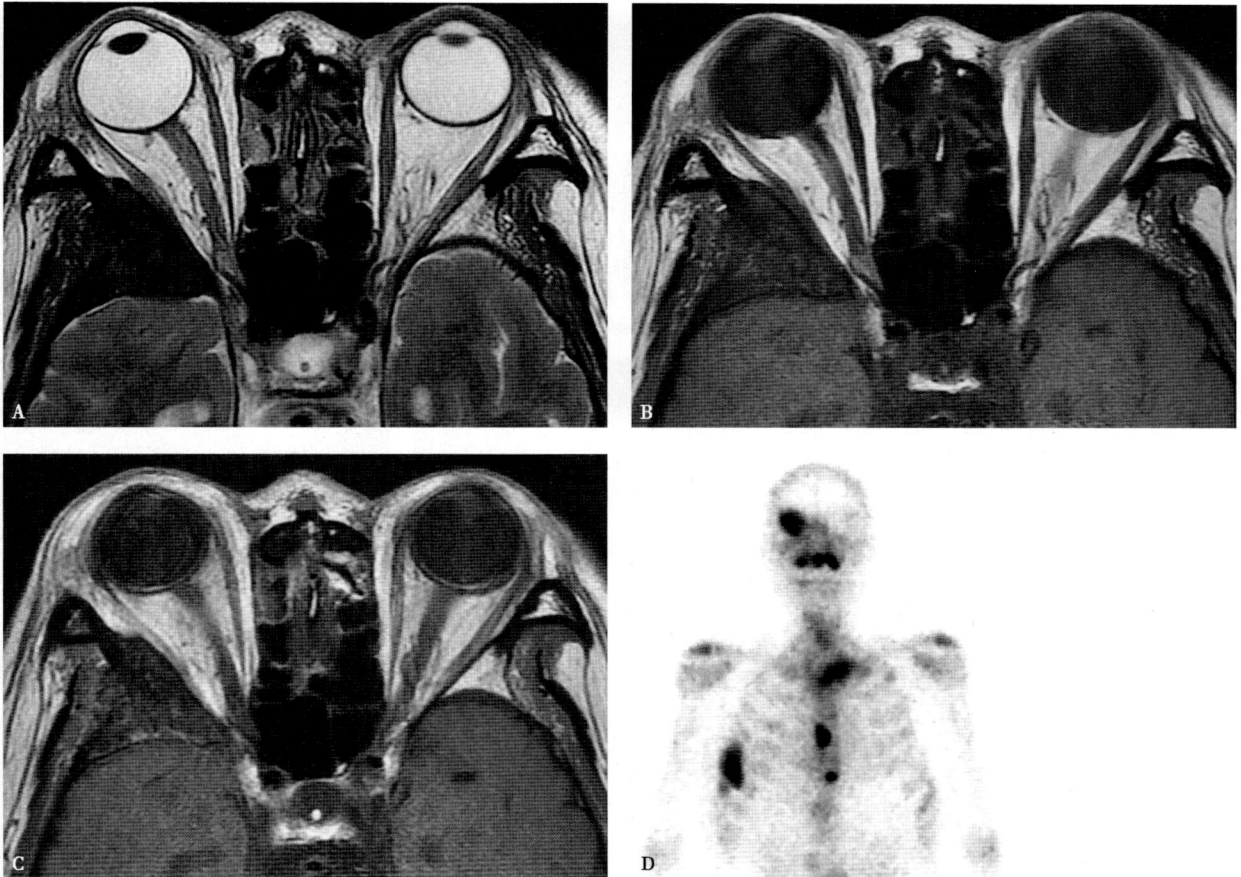

图 6-2-14 前列腺癌全身骨转移伴右眼眶眶壁转移

A～C. 横断面 T$_2$WI、T$_1$WI 及增强 T$_1$WI 图像，显示右眼眶外壁增厚，骨质破坏，髓腔内高信号脂肪成分被 T$_1$WI、T$_2$WI 低
信号肿瘤组织取代，增强后呈轻度强化；D. 全身骨 ECT 核素扫描图像，显示右眼眶、脊柱及肋骨多发核素异常浓聚灶。

CT 上，横纹肌肉瘤显示为与肌肉等密度的软组织肿块，边缘欠规整，主要位于眼眶内侧，密度较均匀，
增强后呈中度至明显强化，病变处于进展期时可见眶壁呈虫蚀状或筛孔状的骨质破坏，并可见病变侵犯鼻
旁窦等眶周结构（图 6-2-15）。病变晚期可出现区域淋巴结转移，未经治疗的横纹肌肉瘤很少出现钙化。

MRI 表现：肿瘤在 T$_1$WI 中呈低信号，在 T$_2$WI 中呈明显高信号，增强后病变呈中度至明显强化，当合
并囊变和出血时，表现为信号不均（图 6-2-15D），眶壁受累时在 T$_1$WI 中可见到骨髓腔内高信号影被病变
信号取代。少数情况下，发生坏死的横纹肌肉瘤可能与眶周亚急性感染形成的脓肿混淆，DWI 上，脓肿表
现为中心部脓腔扩散受限，呈高信号，而肿瘤坏死中心部呈低信号。

（四）毛细血管瘤

毛细血管瘤是儿童最常见的眼眶肌锥外间隙肿瘤，发病率占所有新生儿的 1%。病变可以在患儿出生
前就存在或出生后即有，肿瘤分为增生期及退化期：肿瘤在增生期迅速生长，退化期是指在患儿出生后的
5～7 年里大部分病变可出现自然消退现象。病变可单独发生，也可以和某些综合征伴发，如颅后窝畸形、
血管瘤、动脉畸形、主动脉缩窄以及其他心脏畸形和眼部异常。

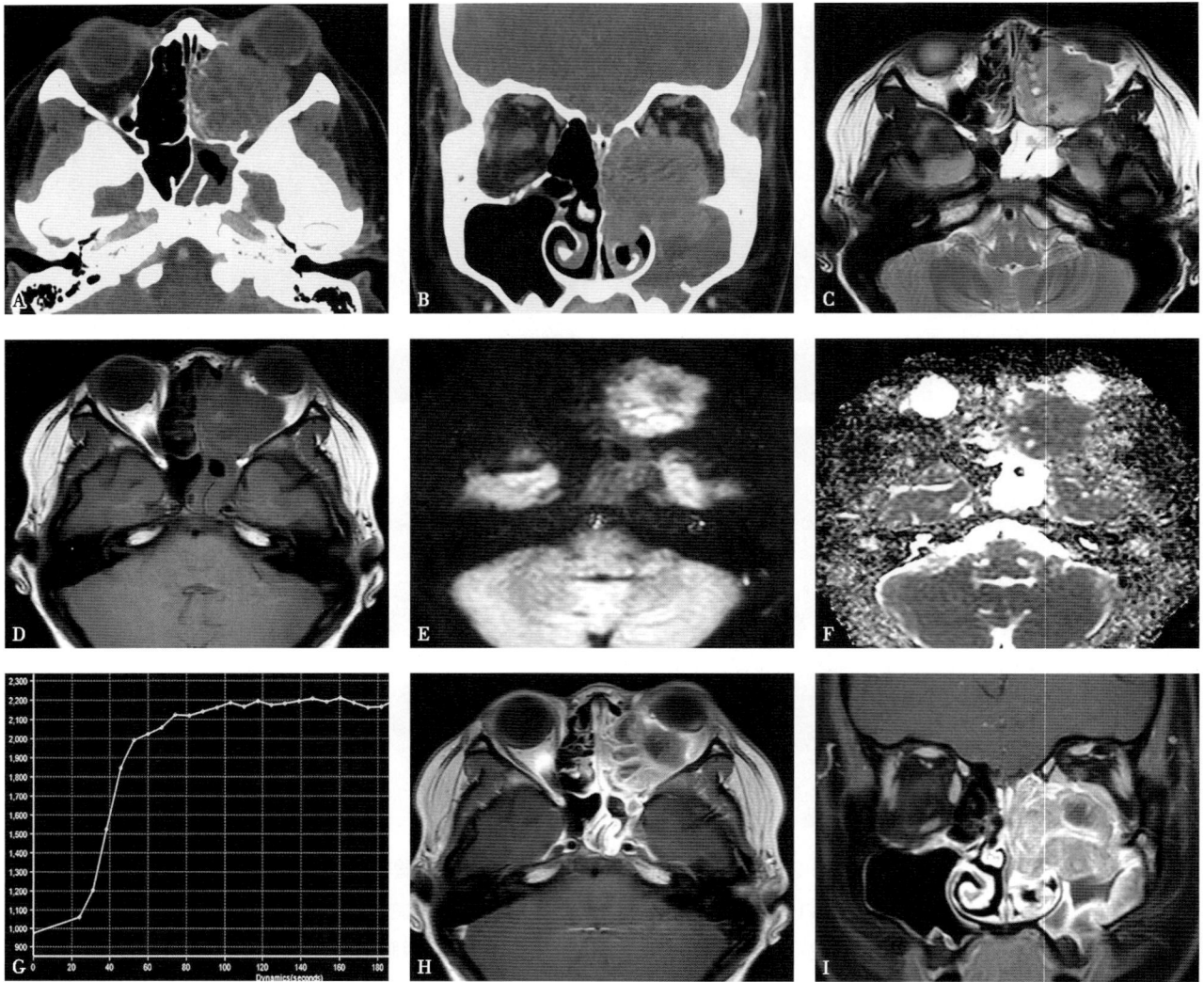

图6-2-15　左侧鼻眶沟通性横纹肌肉瘤

A、B. 平扫 CT 软窗横断面和冠状面图像，显示左眼眶、鼻腔及上颌窦内软组织密度肿块影，病变破坏眼眶、筛窦、上颌窦及鼻甲骨质，累及眶内，与内直肌、下直肌分界不清，眼球受压、变形、前移；C. 横断面 T₂WI，显示病变呈较高信号；D. 横断面 T₁WI 显示病变呈等、略低信号，内有散在稍高信号影；E、F. 横断面 DWI 和 ADC 图，显示病变呈稍高信号，扩散略受限，ADC 值略减低；G. 动态增强曲线，病变的动态增强曲线呈速升平台型；H、I. 增强后横断面及冠状面脂肪抑制 T₁WI，显示病变呈中等程度强化，病变向内侧累及左侧筛窦、鼻腔，向下累及左侧上颌窦。

大体上，毛细血管瘤表现为覆盖于皮肤表面的蓝色肿块，可触及较丰富的供血血管。组织学上，它是一种良性肿瘤，由毛细血管和增生的上皮细胞聚集而成。镜下，无包膜的肿瘤细胞呈分叶状；薄壁的毛细血管、大小不一的血管空隙存在于细小的纤维间隔内。在增生期，内皮细胞数目迅速增加；在退化期，肿瘤细胞数目迅速减少，血管组织被纤维组织代替，血管闭塞，肿瘤皱缩而消失，临床表现为肿瘤自发消退。

在眼眶内，大多数血管瘤完全或大部分位于肌锥外间隙，少数侵犯至颅内。

CT 上，毛细血管瘤患者的眼眶扩大，骨壁边缘表现为扇贝样压迹。肿瘤形态不规则，边界清楚，呈与眼外肌相等的软组织密度,密度不均匀,常存在低密度影,极少肿瘤出现钙化,增强后肿瘤呈轻度及明显强化,强化不均匀。

肿块在 MR T_1WI 中与眼外肌信号相等,在 T_2WI 中呈高信号,病变周围可见增粗的动脉供养血管以及分叶状病变周围的引流静脉,增强后病变明显强化。

三、影像学表现

(一)鉴别诊断关键要点(表 6-2-1)

1. **年龄**　成年人中更多见淋巴瘤和转移瘤,而婴幼儿中最常见毛细血管瘤,肿瘤为患儿生来即有或出生后 3 个月内发生,对于儿童、青少年要注意横纹肌肉瘤的可能性大。

表 6-2-1　眼眶肌锥外间隙病变的诊断及鉴别诊断要点列表

疾病	好发年龄	好发部位	形态	骨质改变	信号是否均匀	T_2WI	强化	DWI	其他
淋巴瘤	老年人	眼眶外上 1/4 象限	分叶状,包绕正常结构、眼球塑形而不变形	骨破坏轻微	均匀	等	均匀强化	高	多为双侧;出现全身病变;累及泪腺、眼外肌、眶周及球后脂肪有提示意义
转移瘤	成人	眼眶前部,沿直肌及筋膜扩散	癌:形态不规则;类癌、肾癌、恶性黑色素瘤:形态规则	骨破坏严重	多样,与原发瘤一致	与原发瘤一致	与原发瘤一致	高	乳腺癌可引起眼球内陷、眼肌麻痹,在 T_2WI 中信号较低
横纹肌肉瘤	儿童、青年	肌锥外间隙最多,内上象限为著	规则或不规则引起眼球变形	骨破坏可见	均匀或不均匀,可伴坏死	高	轻、中度	稍高	晚期可出现淋巴结转移
毛细血管瘤	婴幼儿	肌锥外间隙	分叶状	骨质膨胀或压迹	欠均匀	高,可见短 T_2,细分隔及流空	显著均匀强化	不高	肿瘤消退期可仅见脂肪沉积 + 不均匀强化

2. **病史**　以往有明确恶性肿瘤病史能够提示转移瘤;儿童出现短期迅速发生和发展的眼球突出、移位,对横纹肌肉瘤有重要提示意义。

3. **T_2WI**　婴儿毛细血管瘤、横纹肌肉瘤是高亮的,而淋巴瘤、转移瘤及炎性病变是等或低信号的。

4. **DWI**　肿瘤实性部分明显扩散受限而呈高信号,对恶性肿瘤尤其是淋巴瘤有提示作用,可帮助鉴别良、恶性肿瘤,还可帮助鉴别恶性肿瘤与炎性病变。

5. **眶壁骨质破坏**　转移瘤、40% 的横纹肌肉瘤病例中会出现明显骨质破坏,淋巴瘤病例中骨质破坏轻微;婴儿毛细血管瘤不破坏骨质,可出现骨质膨胀或扇贝样压迹。

6. **特殊征象**　淋巴瘤信号均匀,包绕眼球而很少引起正常结构变形、破坏,病变范围广泛而占位效应轻微,与其他病变不同;横纹肌肉瘤可引起眼球等正常结构的明显移位、变形;毛细血管瘤中可见短 T_2 信号分隔及流空信号影,与其他肌锥外间隙病变不同。

（二）影像学检查方法选择

CT 是检查成人眼眶肿瘤及肿瘤性病变的首选检查方法，既可显示肿瘤的位置、形态又可清晰显示眶壁受累情况。MRI 敏感性、特异性较高，可清晰显示病变形态、信号改变，对诊断、鉴别诊断有帮助，尤其是对病变与眼外肌、视神经的关系及眶外侵犯如海绵窦侵犯、颅内侵犯的显示较 CT 好。另外，MRI 平扫及增强扫描是儿童毛细血管瘤的首选检查方法。用于观察肌锥外间隙肿块最好的扫描体位是冠状位，在冠状位上，肌肉、骨壁可以被清晰区分，肿瘤与各解剖结构的关系也可被明确显示出来。

总之，眼眶肌锥外间隙病变中恶性者多于良性者；在成年人中以淋巴瘤、转移瘤多见，而在儿童中以毛细血管瘤、横纹肌肉瘤多见，各种好发疾病有其各自的影像学特点，结合患者年龄、病史、动态增强扫描及 DWI 等技术应用，对于眼眶肌锥外病变的诊断、鉴别诊断和术前定位具有重要参考价值。

第三节　骨膜下间隙病变

一、概述

（一）眶骨膜与骨膜下间隙的定义

眼眶的骨膜是眼眶的重要解剖结构，它构成了鼻旁窦和眼眶内容物之间的软组织屏障。它是一层致密有韧性的筋膜组织，覆于眼眶骨壁表面，和眶骨连接很疏松，但在眶缘、骨缝、眼眶的孔、裂、泪囊窝及滑车窝等处，骨膜和眶骨连接牢固，不易分离。眶骨膜向后延续为视神经鞘的硬膜层，并与围绕眶上裂的硬脑膜相连续，使得眼眶骨膜下间隙通过眶上裂与颅内的硬膜外间隙潜在连通；在眶下裂处，眶骨膜与颧骨、颞骨及蝶骨大翼的骨膜相延续，参与形成颞下窝和翼腭窝的解剖边界；在泪后嵴，眶骨膜分为两层，一层覆盖于泪囊表面，另一层附着在泪囊窝的骨壁上，向下与鼻泪管的骨膜相续；眶骨膜向前与面部骨膜相续并与眶隔相融合。

眼眶骨膜下间隙是指位于眶骨膜和眶骨之间的一个潜在空隙，正常时并不存在。眶骨膜与眶壁骨质连接疏松，导致外伤或感染时，眶骨膜可因其下积血、积脓而与眶骨分离，而其在骨缝、孔裂等处的连接牢固，常使得病变边界规整且较局限而不跨越骨缝。

（二）发病机制

通过眼眶的每一个开口，眶骨膜与邻近结构的骨膜相连续。筛骨纸板将眼眶与筛窦气房分隔开，纸板上常有很多个裂口，因此覆盖于鼻旁窦的黏膜可直接与眶骨膜接触，此外，鼻旁窦与眼眶之间存在分布广泛的、缺少瓣膜的血管及静脉吻合，这样的解剖基础会使感染性病原菌很容易从鼻旁窦扩散至眼眶，导致脓性物质的迅速堆积。潜在的骨膜下间隙发生膨胀和机械性压力升高会导致严重的视力损害。

骨膜下间隙血肿为骨膜破裂或骨营养血管破裂的结果，是由血液积存于骨膜和骨壁之间而形成的。主要发病原因为外伤、手术、血液系统疾病，甚至为各种诱因使得眶内静脉压急剧升高、自发破裂所致；它还可以是帽状腱膜下血肿的扩展以及颅脑外伤后颅内硬膜外血肿的延续。血肿多位于眶上壁，为额部外伤后,血液因重力作用积聚而成。眶内壁与眶外壁骨膜下间隙血肿病例中,血液沿骨膜下间隙下移,不易积聚。

(三)常见疾病

眶骨膜下间隙的解剖基础决定了这个区域容易被鼻旁窦病变累及、侵犯。眶骨膜下间隙最常见的疾病为脓肿与血肿,其他病变还包括皮样囊肿、鼻旁窦黏液囊肿、眶骨肿瘤、蝶骨嵴脑膜瘤及上颌窦癌等其他部位病变直接侵犯或蔓延。

二、骨膜下间隙病变诊断与鉴别诊断

(一)骨膜下脓肿

1. **人口统计学特点** 鼻旁窦炎患者3%出现眼眶合并症,其中20%患者出现眼眶脓肿。

2. **年龄特点** 好发于儿童、青少年。

3. **临床表现** 近来有鼻旁窦炎、上呼吸道感染或发热史,血象显示白细胞增多。眼部出现眼睑水肿、突眼和疼痛,15%～30%患者出现视力下降。

4. **病理上脓肿的形成过程** 鼻旁窦炎造成筛窦外壁的骨髓炎;黏膜血供减少、骨膜下间隙缺乏血供而影响抗生素的进入,导致骨膜下潜在间隙中脓液积聚。术中观察到眶骨与眶周脂肪间隙空间扩大,其内可见黄绿色脓液。

5. **部位** 骨膜下脓肿常继发于急性鼻旁窦炎,尤其是筛窦炎,因此发生于眼眶内象限肌锥外、沿筛骨纸板分布者最常见。

6. **影像学诊断**

(1) CT表现:CT上,眼眶内象限眶周脂肪间隙密度增高,脓肿表现为一边界清楚、低密度的眶骨膜下肿块(图6-2-16),增强后呈环状强化,内部强化不明显,与身体其他部位脓肿表现类似。偶尔,病变内还可见含气影。间接征象包括:眼球突出、移位,内直肌向内侧移位,筛窦内密度增高,CT骨窗上可见筛骨纸板裂口。

(2) MRI表现:病变在T_1WI中呈等信号,在T_2WI中呈稍高信号,增强后病变呈环形强化(图6-2-16),邻近眶周、眶内可见不均匀强化。在DWI中,病变边缘呈低信号、病变内部呈高信号。

7. **诊断要点** ①鼻旁窦炎、急性上呼吸道感染病史;②病变位于眼眶内象限、沿筛骨纸板分布;③凸透镜形肿块,增强后呈环形强化;④邻近眶内、眶周有蜂窝织炎改变,内侧有筛窦炎表现;⑤筛骨纸板可见裂口。

8. **最佳影像学检查手段** 轴位、冠状位增强CT是首选检查技术,MRI能够更好地显示病变范围,尤其对确定颅内是否存在病变有价值。

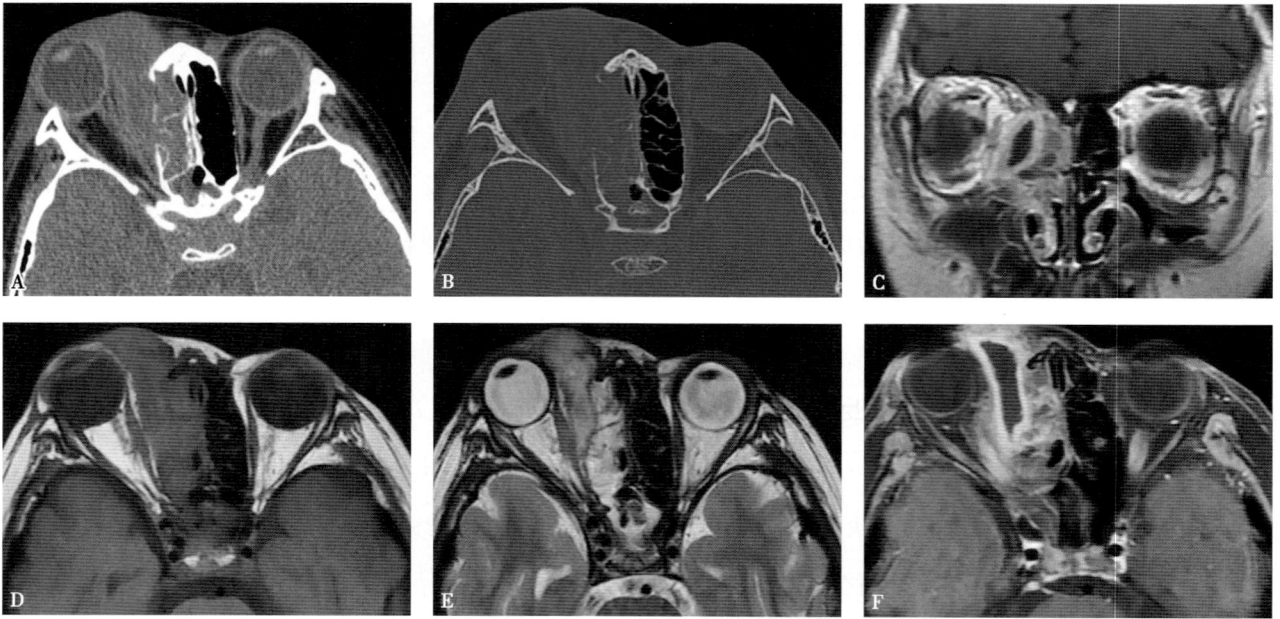

图 6-2-16　右眼眶骨膜下脓肿,右筛窦炎

A、B. 横断面 CT 软组织窗及骨窗示右眼球突出、外移,右眼眶内象限骨膜下间隙增宽,其内可见较低密度软组织影,局部筛骨纸板不连续,病变边界不清,与内直肌、眼球内壁分界欠清晰;C. 冠状位增强 T_1WI 显示病变位于筛窦外壁并累及眼眶,右侧筛窦炎;D～F. 分别为横断面 T_1WI、T_2WI 及增强后 T_1WI 脂肪抑制序列,病变区呈等至稍长 T_1、长 T_2 信号,增强后病变边缘呈环形强化、外界不清,内部未见强化。

（二）骨膜下血肿

1. 病史　①有明确外伤或手术史;②血小板减少症、血友病、白血病等血液系统疾病病史或凝血功能障碍性疾病病史;③抗凝药物使用史。

2. 临床表现　根据出血量的大小而异。出血量小,症状不明显;出血量大,可因占位效应出现一系列症状:痛性单侧眼球突出、复视、眼球运动障碍,甚至是视觉功能受损。

3. 影像学诊断

（1）CT 表现:眶壁骨膜下血肿在 CT 上表现为梭形或扁平状肿块,密度均匀,边界清楚,病变一般不跨越骨缝(图 6-2-17),可伴有眶壁骨折。

（2）MRI 表现:骨膜下血肿的 MRI 信号符合颅内硬膜外血肿的演变过程。其在超急性期呈略长 T_1、短 T_2 信号;在急性期呈等或略长 T_1、短 T_2 信号(图 6-2-17);在亚急性期呈短 T_1、短或长 T_2 信号;在慢性期呈长 T_1、长 T_2 信号。

4. 诊断要点　①明确的外伤史;②病变多位于眼眶上壁;③梭形、扁平状软组织密度肿块,宽基底与眶壁相连;④新鲜血肿在 CT 上呈高密度,边界清楚;⑤亚急性血肿在 MRI 上呈 T_1WI、T_2WI 高信号,增强后不强化。

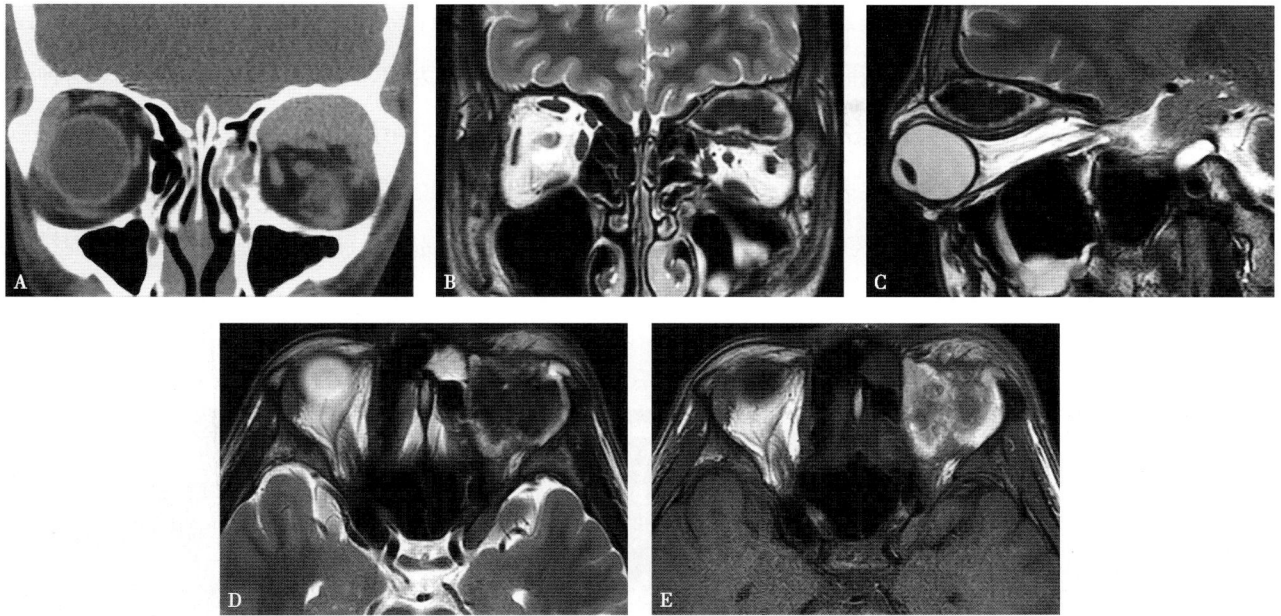

图 6-2-17　左眼眶上壁骨膜下血肿（急性期）

A. 冠状面 CT 平扫软组织窗，沿眼眶上缘可见梭形软组织密度影，宽基底与眶壁相连，密度均匀、边界尚清，肌锥外间隙脂肪层受压变薄；B、C. 冠状面和矢状面 T_2WI 示左眼眶上象限骨膜下边界清楚的肿块，以短 T_2 低信号为主，边缘可见线样 T_2WI 高信号影围绕；D、E. 横断面 T_2WI 和 T_1WI，肿块在 T_1WI 中以不均匀等、稍低信号为主，边缘呈短 T_1 高信号，在 T_2WI 中以低信号为主，边缘围以线样高信号影，代表血肿从急性期开始向亚急性期发展。

5. 最佳影像学检查手段　对于眼眶外伤患者，CT 检查是首选检查方法，既可显示骨折又可显示骨膜下血肿。眼眶外伤的成像方位至少需要横断位、冠状位，甚至结合矢状位，才能够全面观察、明确诊断、避免漏诊。通过 MRI 可以进一步判断出血时期并明确颅内是否伴有损伤。

（三）眶骨膜脑膜瘤

起源于眶骨膜的脑膜瘤发病率占眶内脑膜瘤第二位，仅次于视神经鞘脑膜瘤（原发视神经管内或眶内段视神经鞘起源）。由于肿瘤的原发部位多在蝶骨大、小翼眶面，肿瘤沿骨膜扩展，刺激骨膜，引起骨质增生性改变，眼球多向下、向内移位，有时在眶深部可扪及扁平样肿物，故该病又称眼眶扁平肥厚型脑膜瘤。眶骨膜为颅内硬脑膜的延续，在视神经管内与脑膜是同一层膜状结构，二者在眶尖区分离。

1. 临床表现　与其他脑膜瘤一样，好发生于中年女性，一般病史较长。早期常以眼球突出或运动障碍为主；其他症状包括视力下降、头痛、复视。

2. 病理特点　病变血供丰富，多呈紫红色，有时可见局部硬脑膜血管异常增多。病理类型以上皮样型多见。

3. 影像学表现　病变一般只发生于一侧眼眶，主要表现为一侧蝶骨大翼增生、肥厚，伴有明显或不明显的软组织肿块。

（1）CT 表现：CT 上，病变骨质增生、肥厚，边缘毛糙呈毛刷状，密度低于骨皮质而高于骨松质（图 6-2-18），增强后可有强化。软组织肿块常呈扁平状,密度较均匀,增强后明显强化,强化程度较均匀。

(2)MRI 表现:MRI 上,肿瘤围绕蝶骨大翼生长,突向眶内者多为扁平状,可压迫外直肌及视神经(图 6-2-18);突向颅内者呈半圆形较多,也可为扁平状,边缘清楚,多与脑组织分界清楚,推压颞叶并可造成颞叶大片水肿。肿块在 T_1WI 上表现为等信号或略低信号,在 T_2WI 上为略高或高信号,增强扫描后呈均匀明显强化。MRI 不仅可显示病变的眶内改变,如脑膜的增厚、海绵窦受累,还可显示病变与周围结构的关系以及颅内、外侵犯情况。

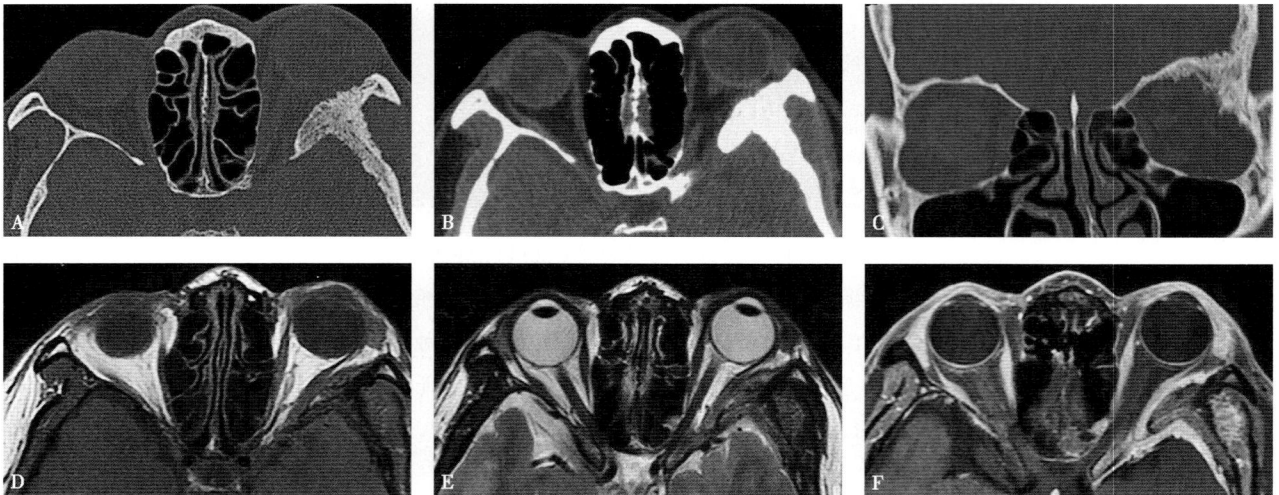

图 6-2-18 左眼眶扁平肥厚型脑膜瘤

A~C. 横断面 CT 骨窗、软组织窗及冠状面 CT 骨窗,左眼眶外壁骨质增生、硬化肥厚,边缘欠规整,呈毛刷状外观,其眶面表面可见增厚的软组织密度影,左侧眼球突出、外直肌受压内移;D~F. 横断面 T_1WI、T_2WI 及增强脂肪抑制 T_1WI,左侧蝶骨大翼骨质增厚,骨髓腔内高信号脂肪成分被等信号影取代,围绕蝶骨大翼的脑膜增厚、形成扁平状软组织肿块,增强后明显强化;病变沿脑膜累及中颅底,颞叶表面脑膜增厚、强化。

4. 影像学检查方法选择 CT 是诊断眶内扁平肥厚型脑膜瘤的首选影像学检查手段,能够清晰显示眶壁骨质弥漫性增生、硬化,尤其是累及蝶骨嵴者,对提示扁平肥厚型脑膜瘤有重要价值;MRI 对于显示眶内病变范围及颅内、外侵犯情况等具有优势,可为临床手术方案制定提供更充分的信息。扫描序列应包括自旋回波序列及增强后 T_1WI 脂肪抑制序列。

5. 诊断线索 围绕蝶骨大翼呈扁平状生长的肿块;眼眶外壁骨质增生、肥厚,边缘毛糙,多呈毛刷状,不伴有骨质破坏和骨膜反应,增强后明显强化。

6. 小结 眼眶的骨膜下间隙是一个潜在腔隙,它是一个重要的解剖结构,因为其独特解剖基础而容易被各种病理过程侵犯。通过 CT 观察骨质和 MRI 显示范围,是诊断及鉴别诊断的重要工具。尽管疾病种类多样,但都具有各自特点。结合病史、患者年龄、发病经过,同时结合较具特征性的 CT、MRI 表现,诊断不难。

第四节 泪腺区病变

一、概述

（一）概念

泪腺位于肌锥外间隙外上方的泪腺窝内。泪腺与上直肌、外直肌邻近，独立于眼球之外。它较深地嵌在上睑提肌的外缘，被后者分成较大的眶部和较小的睑部。

（二）分类

累及泪腺和泪腺窝的病变较多，分类较多。按组织学起源，泪腺区病变可以分为上皮来源和非上皮来源的病变：上皮来源的病变主要来自泪腺的腺泡，形成较大的肿瘤；非上皮来源的病变包括先天性病变、炎性病变以及浸润性病变。按临床表现，泪腺区病变可以分成两组：第一组病史较长，以泪腺混合瘤为多见，患者常表现为超过1年的无痛性泪腺区肿大；第二组病史较短，常伴疼痛，包括癌、炎性病变以及淋巴瘤等。

（三）常见鉴别诊断

泪腺区病变的鉴别诊断应当包括以下几类：肿瘤、淋巴增生性病变、眼眶特异性炎症、结缔组织病及其他情况。泪腺区最常见的良性肿瘤是多形性腺瘤，最常见的恶性肿瘤是腺样囊性癌；淋巴增生性病变包括良性反应性淋巴组织增生、淋巴组织不典型增生及淋巴瘤；炎性病变包括急性泪腺炎、慢性泪腺炎、炎性假瘤和IgG4相关疾病；结缔组织病中，较多发的是眼眶结节病及干燥综合征等。其他病变还包括泪腺肿大、皮样囊肿、额窦黏液囊肿及转移瘤等，这些病变也可累及此区域。

二、泪腺区疾病的鉴别诊断

（一）上皮来源肿瘤

所有泪腺窝肿块中，上皮来源肿瘤占40%~50%，其中良性混合瘤约占60%，泪腺的眶部是最常见的受累部位；剩下的大部分是恶性肿瘤，腺样囊性癌是泪腺最常见的恶性上皮性肿瘤，占所有上皮性肿瘤的29%。

1. 良性混合瘤（benign mixed tumor, BMT）或多形性腺瘤 良性混合瘤是泪腺最常见的肿瘤，表现为缓慢生长的、逐渐增大的无痛性上睑肿块，病史常在1年以上，患者没有炎症的症状和体征。近期突然出现疼痛可能表明恶变，如果在初次手术中能够彻底切除肿瘤，则预后非常好。如果肿瘤被活检或切除不完全，则复发率高达28%，而且容易恶变。

增强CT是首选的检查方法，在软组织窗和骨窗中的评估对诊断是很重要的。CT上，良性混合瘤表现为一个密度均匀或不均匀的、边界清楚的、圆形或卵圆形的实性肿块，病变中偶尔可见钙化，局部骨质可见受压、变形、吸收改变（图6-2-19）。MRI上，肿瘤与肌肉相比，在T_1WI中呈等或略低信号、在T_2WI中呈等或稍高信号，增强后呈中度到显著强化（图6-2-20）。

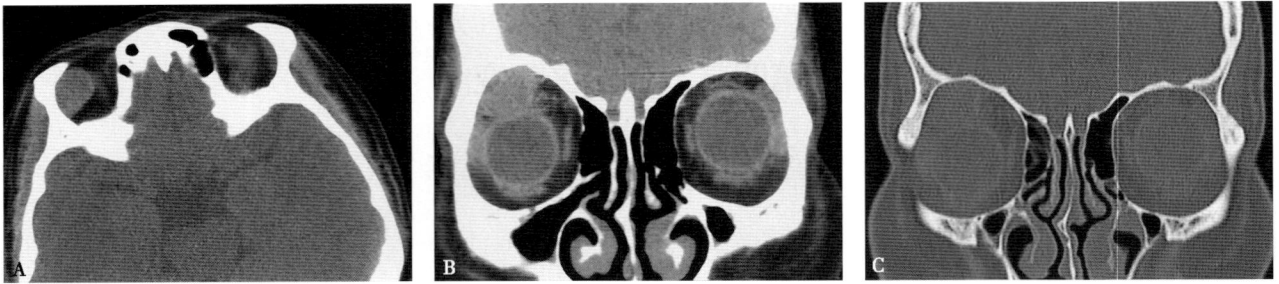

图 6-2-19　右侧眼眶多形性腺瘤

A、B. 平扫 CT 横断面及冠状面软组织窗图像，显示右侧泪腺区的一个边界清楚、卵圆形、软组织密度肿块；C. 平扫 CT 冠状面骨窗图像，显示肿瘤压迫眼眶上壁骨质形成光滑、扇贝样压迹，而非骨质破坏。

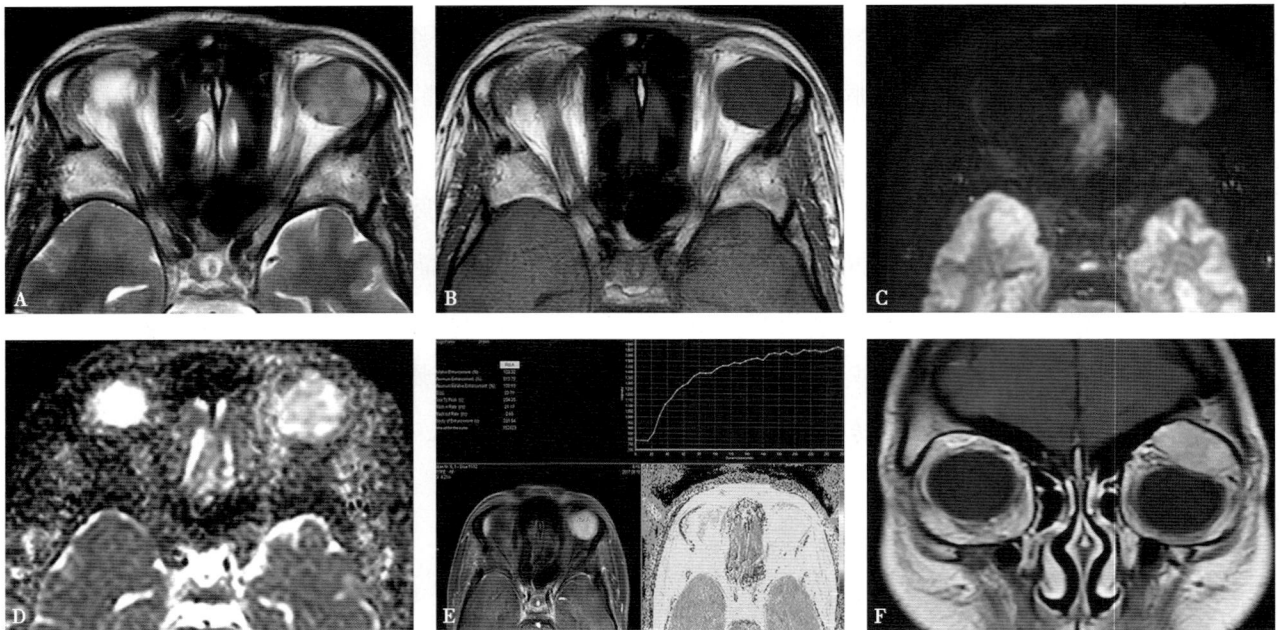

图 6-2-20　左侧泪腺多形性腺瘤

A、B. 横断面 T_2WI、T_1WI 显示左侧泪腺窝区类圆形实性肿块，信号欠均匀，在 T_1WI 中呈低信号，在 T_2WI 中呈等及稍高信号，边界清楚，邻近眶壁骨质呈受压改变；C、D. 横断面 DWI 和 ADC 图，显示病变在 DWI 中呈等信号，在 ADC 图中呈等及稍高信号，未见明确扩散受限；E、F. 增强后动态增强曲线及冠状面图像，显示病变明显强化，内部可见小灶状无强化区，动态增强曲线呈持续上升型，病变位于眼眶外上象限肌锥外间隙，与正常泪腺组织分界不清，左侧眼球受压向内下移位。

诊断要点：①常见于中年女性，单侧受累；②缓慢发生的无痛性眼球突出或眼球运动障碍；③位于泪腺窝或睑部泪腺区，相应区域未见正常泪腺或病变与泪腺分界不清；④形态规则，边界清楚；⑤增强后呈轻到中度强化；⑥泪腺窝骨质受压呈扁平状或骨质吸收变薄。

2. 腺样囊性癌（adenoid cystic carcinoma，ACC）　腺样囊性癌是泪腺恶性上皮源性肿瘤中最常见的类型，发病年龄往往较良性混合瘤患者年轻，发病高峰年龄为 40 岁左右。病史通常很短，伴有疼痛，泪腺窝区可触及固定且较硬的肿块。肿瘤有侵犯神经、血管的倾向，可出现由疼痛造成的眼球运动受限和眼球突出。

增强 MRI 是首选的影像学检查方法，尤其在评估神经周围侵犯方面效果更佳。CT 在显示骨质破坏和钙化方面有优势。

ACC 在 CT 上表现为不规则形、边界清楚或不清的实性肿块，病变呈结节状浸润邻近组织，可有钙化和骨质破坏（图 6-2-21）。MRI 上，肿块在 T_1WI 中与邻近肌肉相比呈等信号，在 T_2WI 中呈稍高信号，增强后呈中度强化，有沿神经侵犯的趋势。

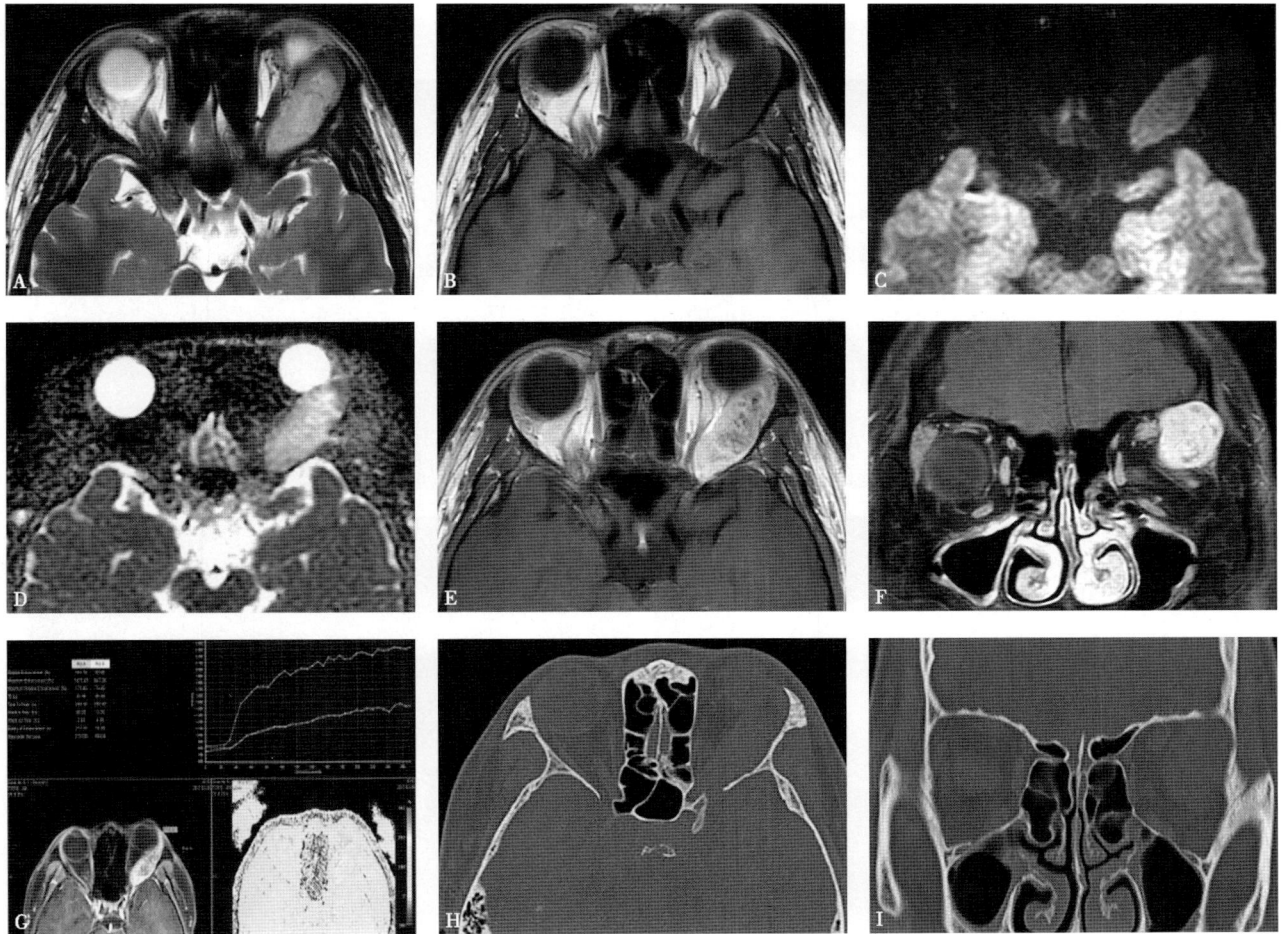

图 6-2-21　左侧泪腺窝区腺样囊性癌沿眶外壁向眶尖生长

A、B. 横断面 T_2WI、T_1WI 显示左侧泪腺窝区不规则形软组织团块影，在 T_1WI 中呈低信号，在 T_2WI 中呈高信号，病变沿眶壁向后生长，与正常泪腺组织分界不清，推挤眼球向前下移位，病变与眼上肌群、外直肌关系密切；C、D. 横断面 DWI 和 ADC 图显示病变扩散受限不明显，病变在 DWI 中信号较高，可能与 T_2 穿透效应有关，病变在 ADC 图中呈较高信号；E、F. 增强横断面 T_1WI 和冠状面脂肪抑制 T_1WI 显示病变位于眼眶外上象限，增强后明显强化，强化不均匀，内部可见多发小囊状不强化区；G. 动态增强曲线显示瘤体内不同强化区域均呈持续上升型曲线，影像学表现与神经鞘瘤高度重叠；H、I. CT 骨窗横断面和冠状面图像显示左眼眶腔略增宽，眶外壁骨质欠光整，骨皮质变薄，可见轻微虫蚀状骨质破坏区。

　　诊断要点：①病变发展迅速，眶区疼痛明显，单侧起病；②肿块位于眼眶外上象限泪腺窝区，形态不规则，呈扁平状，早期即可沿眶外壁向眶尖生长；③骨质呈虫蚀样或广泛破坏；④增强后不均匀强化，可见小囊状无强化区；⑤可沿血管、神经蔓延，可直接侵犯或"跳跃转移"。

（二）非上皮源性病变

　　本质上，泪腺非上皮源性病变中的绝大多数是炎性病变和淋巴增生性病变，如急（慢）性泪腺炎、眼眶特发性炎性假瘤、结节病、干燥综合征以及淋巴瘤等。

　　1. 急（慢）性泪腺炎　急性泪腺炎可以是细菌性或病毒性的，通常单侧发病。患者常为小儿及青壮年，表现为炎症的体征，如皮肤发红、局部压痛和溢泪。急性起病，泪腺部肿胀、疼痛，影像学检查显示泪腺增大，边缘毛糙，眶壁骨质未受累（图6-2-22）。应用合适的抗炎药后很快缓解。

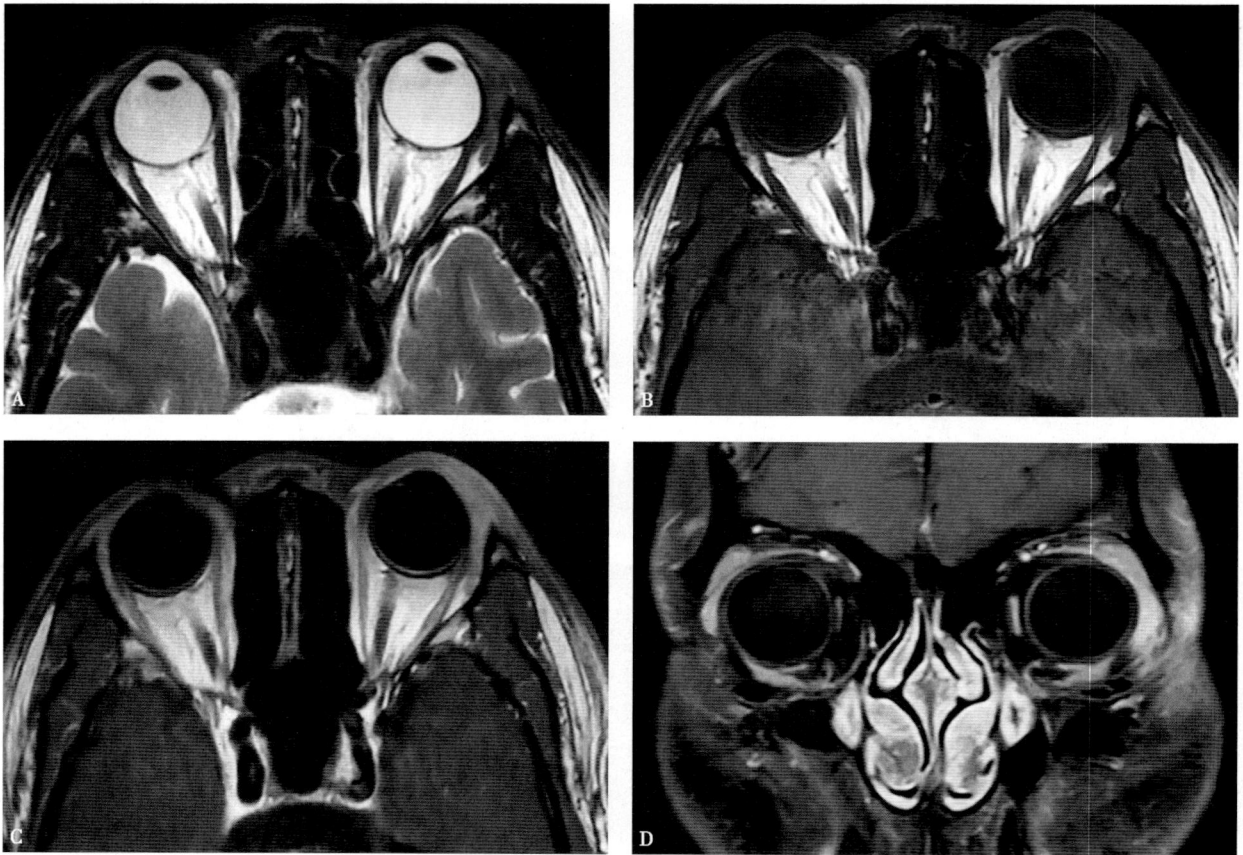

图6-2-22　左侧急性泪腺炎

急性泪腺炎患者，左上睑肿胀，发热2天。A～C. 横断面 T_2WI、T_1WI 及增强 T_1WI 图像，显示左侧泪腺肿大伴显著强化，邻近颞颞部软组织肿胀，眼睑及颞颞部皮下可见强化影；D. 增强后冠状面脂肪抑制 T_1WI，显示左侧泪腺增大伴异常强化，邻近颞颞部皮肤可见斑片样强化影，边界欠清晰。

　　慢性泪腺炎可由急性感染演变而来，还可能与结节病、甲状腺相关眼眶病，Wegener 肉芽肿以及干燥综合征等非感染性炎性病变有关，后几种非感染性炎性病变多双侧发病，进展缓慢，可反复发生。慢性泪腺炎表现为眼睑外上侧出现无痛性包块,质软,活动好,眼球突出少见,多不伴有流泪。在影像学上表现为泪腺肿大,无眶壁骨质及邻近结构改变(图6-2-23);有时慢性泪腺炎和浸润性肿瘤鉴别困难,需要在排除了感染性病变后进行活检才能确诊。

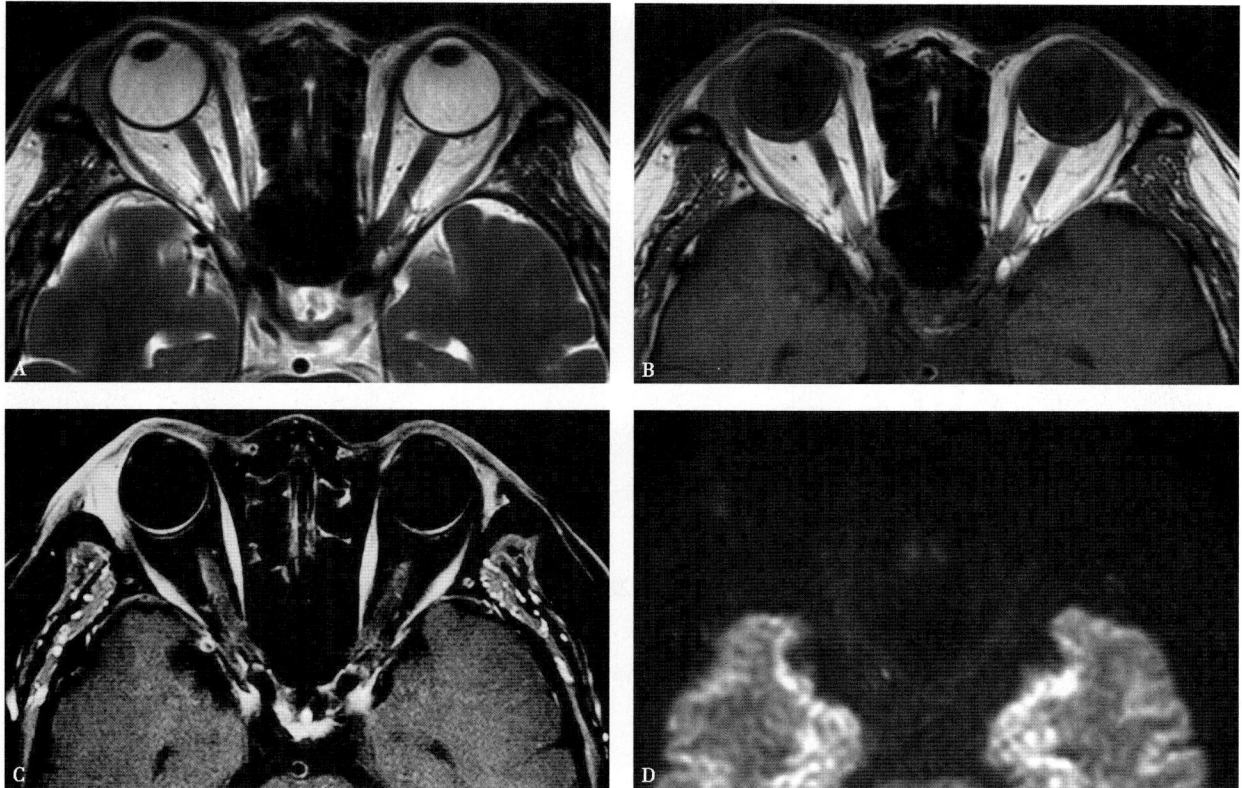

图6-2-23 右侧慢性泪腺炎

A~C. 横断面 T_2WI、T_1WI 及增强后脂肪抑制序列图像,显示右侧泪腺体积增大,边界尚清,在 T_1WI 中呈等信号,在 T_2WI 中呈稍高信号,增强后明显强化,邻近眼睑皮肤略增厚,皮下可见斑片样强化;D. 横断面 DWI 示病变区未见明确扩散受限;未见眶壁骨质及邻近结构改变。

2. 眼眶特发性炎性假瘤 泪腺是眼眶特发性炎性假瘤(idiopathic orbital inflammatory pseudotumor, IOIP)的第二好发部位。发生于泪腺的 IOIP,又称泪腺型炎性假瘤。IOIP 是一种以获得性免疫为基础的疾病过程,它一般不伴有全身系统性疾病。泪腺型炎性假瘤常单眼发病,典型表现为单侧眼眶肿物伴有疼痛,肿物常位于眼眶外上 1/4 象限,病变累及整个泪腺,常伴有眼球及眶内其他邻近结构的受累。病变可急性或慢性发作,急性发作表现为剧痛、红肿;慢性发作表现为上颞部无痛性肿块伴眼球固定和眼肌固定。病变处于急性期时,类固醇激素治疗有效。

单侧泪腺区病变的 CT 和 MRI 表现:单侧泪腺区可见轻到中等程度的泪腺肿大,增强后可见中到明显程度强化。IOIP 可表现为外直肌受累并伴有巩膜炎或眼球筋膜鞘积液(图6-2-24)。

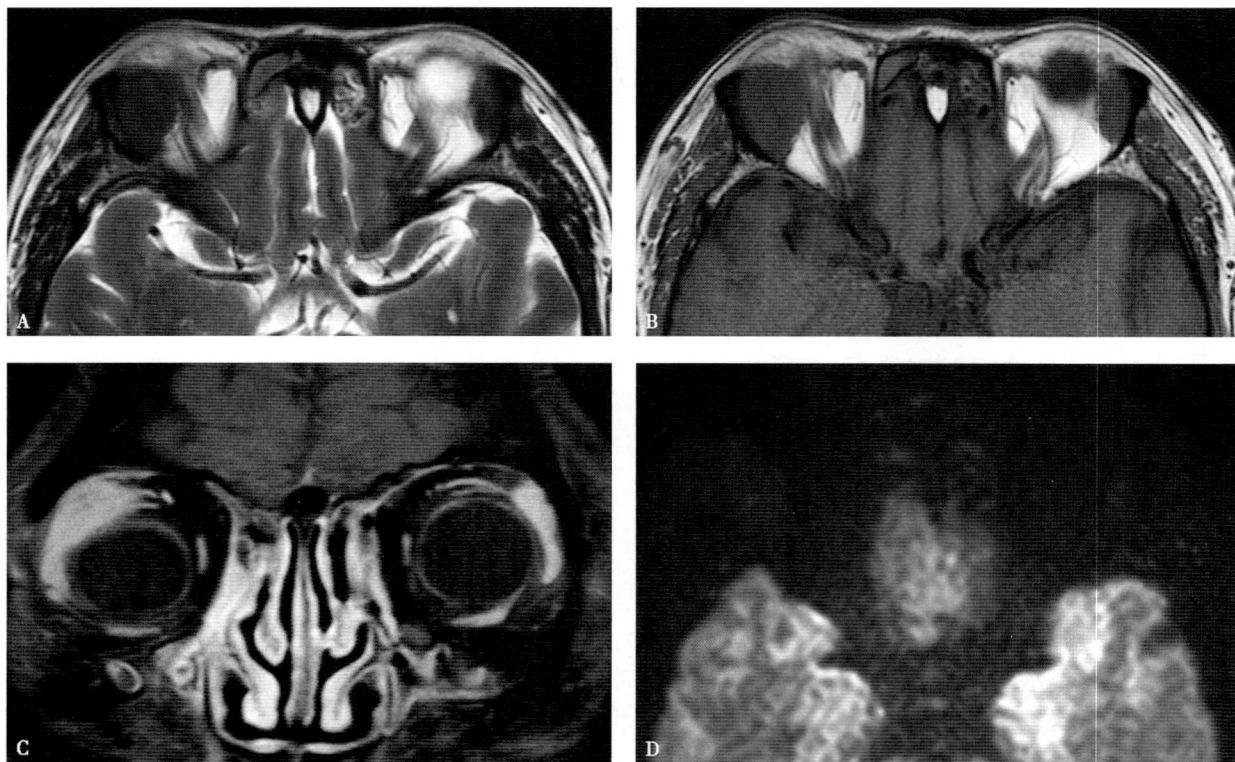

图 6-2-24　眼眶特发性炎性假瘤（IOIP）

A、B. 横断面 T_2WI、T_1WI，显示双侧泪腺弥漫性卵圆形增大，右侧为著，病变在 T_1WI 中呈低信号，在 T_2WI 中呈低信号；C. 增强后冠状面脂肪抑制图像，显示病变呈中等程度异常强化，边界欠清晰并浸润右侧眼上肌群、外直肌分界；D. 横断面 DWI 显示病变区未见明确扩散受限；患者激素治疗有效。

3. 肉芽肿性炎性病变　主要包括结节病和 Wegener 肉芽肿。

（1）结节病：结节病通常在 20～40 岁成人中发病，临床表现多样。患者中的 20%～25% 可出现眼眶受累征象，泪腺受累常是结节病患者最初的影像学表现。影像学上，该病表现为双侧泪腺弥漫性肿大，病变在 CT 上呈软组织密度，边界较清，增强后明显强化，无眶壁骨质改变，眼眶其他结构受累包括眼外肌增粗、视神经鞘膜增厚、眼睑肿胀增厚、眶突前部软组织肿胀增厚（图 6-2-25A～D）。MRI 上显示泪腺、眼睑及眶缘前软组织增厚、肿胀，在 T_1WI 中呈等信号，在 T_2WI 中呈等信号，增强后呈轻至中度均匀或不均匀强化（图 6-2-25）。

（2）Wegener 肉芽肿：Wegener 肉芽肿（WG）是一类以坏死性肉芽肿性血管炎为特点的疾病，比较少见，常累及多个器官，包括上下呼吸道、肾脏及眼。男性发病率是女性的 2 倍，发病高峰年龄在 40 多岁。尽管病因不明，但受累病变组织对抗中性粒细胞胞质抗体（anti neutrophil cytoplasmic antibody，ANCA）具有高度敏感性。WG 患者中的 40%～50% 出现眼眶受累表现，眼眶的 WG 可以是全身性疾病使眼眶受累的表现，也可以仅局限在眼眶。单独的眼眶受累可能是该病的最初表现。该病最常见的眼部病变特点是进行性边缘溃疡性角膜炎、巩膜炎、表层巩膜炎以及结膜炎。后节受累包括视网膜炎伴静脉充血、葡萄膜炎及视神经病变。

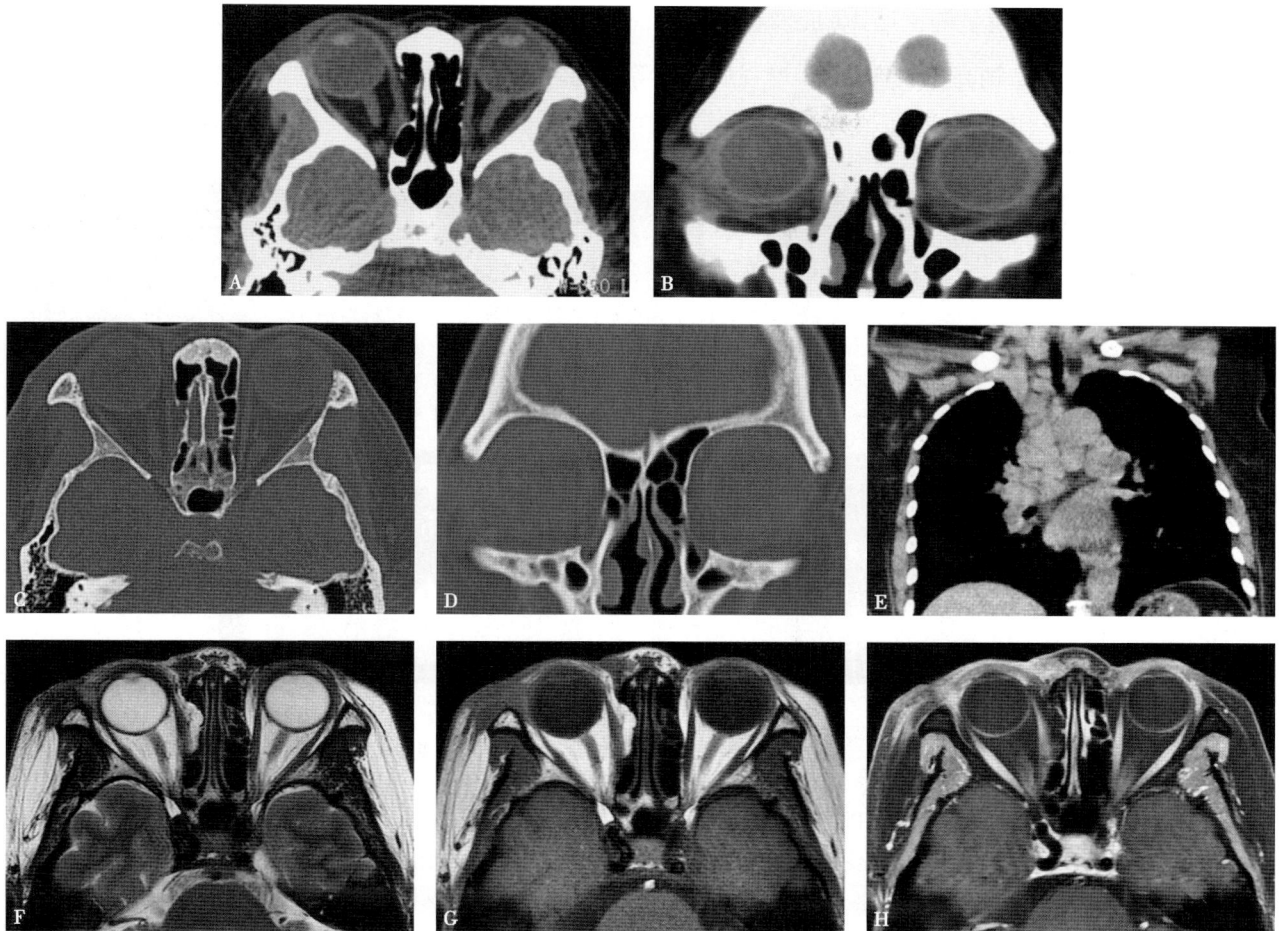

图 6-2-25　右侧泪腺结节病伴邻近皮下软组织肿胀

A、B. 平扫 CT 软组织窗横断面和冠状面图像，显示右侧泪腺肿胀、增大，边界模糊不清，邻近右侧眶突前皮肤软组织略增厚、肿胀，皮下脂肪层可见斑片状密度增高影；C、D. 平扫 CT 骨窗横断面和冠状面图像，示邻近骨质未见异常；E. 平扫 CT 纵隔窗冠状面图像，示双肺门及纵隔多发肿大淋巴结，病理证实为结节病；F～H. 横断面 MR 平扫 T_2WI、T_1WI 及增强 T_1WI，显示右侧泪腺体积较左侧增大，在 T_1WI 中呈等信号，在 T_2WI 中呈稍高信号，增强后明显强化，邻近右侧眼睑、颧突前方软组织增厚、肿胀，增强后呈斑片状明显强化，边界欠清。

　　影像学上，原发性眼眶受累的病变表现为眼眶脂肪间隙的浸润性改变，如果病变是鼻旁窦病变累及所致，则还可观察到鼻腔及鼻旁窦的异常，病变主体位于鼻旁窦。病变早期的 CT 或 MRI 表现是非特异的，最常见的表现为眼眶附属器官受累及鼻旁窦炎症。WG 进展期患者因鼻软骨破坏而进展为"鞍鼻"畸形，影像学上表现为鼻腔、鼻旁窦伴眼眶受累的软组织影，同时合并鼻甲和鼻中隔骨质破坏，增强后明显强化。眼眶内可见单侧或双侧肿块，鼻泪管引流可出现受阻，泪腺增大（图 6-2-26）；有时可出现眼睑结节、泪腺炎和眼睑肿胀。双侧眼眶受累比较常见。MRI 能显示肉芽肿以及鼻旁窦、鼻腔黏膜的炎症、溃疡。病变进展至晚期时纤维化较显著，则在 T_1WI 及 T_2WI 上均呈较低信号，增强后呈轻度至中度强化。慢性进行性眶尖综合征也与 WG 有关。

CT 上,病变与肌肉呈等密度,鼻腔及鼻旁窦可见病变。MRI 上,在 T_1WI 中可见软组织病变浸润脂肪,T_2WI 示病变呈等、稍高于肌肉信号,增强后呈中等不均匀强化(图 6-2-26)。

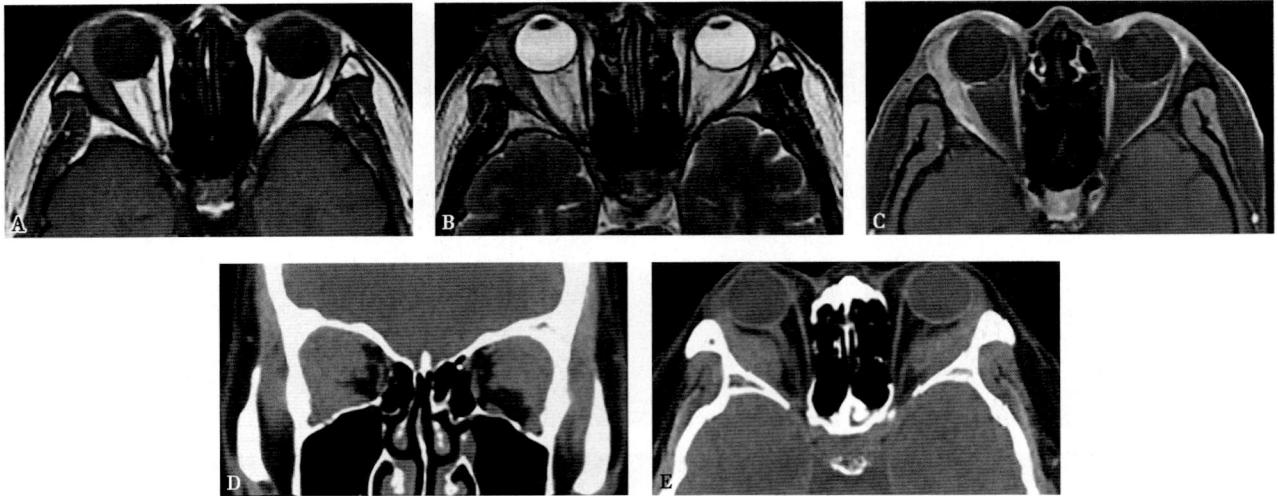

图 6-2-26　Wegener 肉芽肿

同一患者,病理证实 Wegener 肉芽肿。A～C. 患者首诊 MRI 横断面图像,分别为 T_1WI、T_2WI、增强后 T_1WI,示右侧泪腺体积明显增大,累及眶部、睑部,在 T_1WI 中呈等信号,在 T_2WI 中呈稍高信号,增强后明显强化,邻近右侧眼睑肿胀;D、E. 冠状面和横断面 CT 平扫软组织窗图像,显示患者 4 年后复查,疾病较前进展,双侧泪腺受累,体积较前明显增大,以眶部增大为著,病变侵犯双侧眼外肌并与视神经分界不清,病变同时累及内侧肌锥外间隙。

4. 结缔组织病　Sjögren syndrome,即干燥综合征,是一种慢性全身系统性自身免疫性疾病,常累及泪腺和唾液腺。导管周围淋巴细胞的浸润导致泪腺和唾液腺肿大、腺泡细胞萎缩,最终引起腺体的透明变性和纤维化。干燥综合征好发于中年女性。该病的影像学表现与其他累及泪腺的炎性病变、淋巴增生性病变类似,无特异性影像学表现。CT 上,该病表现为边界清楚的双侧泪腺肿大;MRI 上,肿大的腺体在 T_1WI 和 T_2WI 上均与肌肉信号呈等信号(图 6-2-27)。

5. 淋巴增生性病变　眼眶的淋巴增生性病变范围较广,包括从良性反应性淋巴组织增生(图 6-2-28)到淋巴瘤(图 6-2-29)的疾病过程,常常累及泪腺。成人发病时表现为在数月内发生渐进性眼睑肿胀,缺乏炎性的症状和体征。泪腺是眼眶内存在淋巴细胞和浆细胞的结构,因此也被称作黏膜相关淋巴组织。淋巴增生性病变可以原发于泪腺,也可以是全身性疾病的一部分。

双期增强 CT、动态增强 MRI 及 DWI 有助于淋巴瘤和炎性病变的鉴别。双侧泪腺炎性肿大或浸润性病变的影像学表现如下。CT 上,双侧泪腺受累肿大。MRI 上,病变与肌肉在 T_1WI、T_2WI 中呈等信号,增强后呈中等程度强化并包绕眼球呈塑型样改变(图 6-2-29)。病变在 DWI 中表现为扩散受限,呈高信号,ADC 值降低,在高 b 值的情况下,ADC 值降低至 $0.8 \times 10^{-3}mm^2/s$ 以下,动态增强曲线呈速升平台型或流出型(图 6-2-29)。

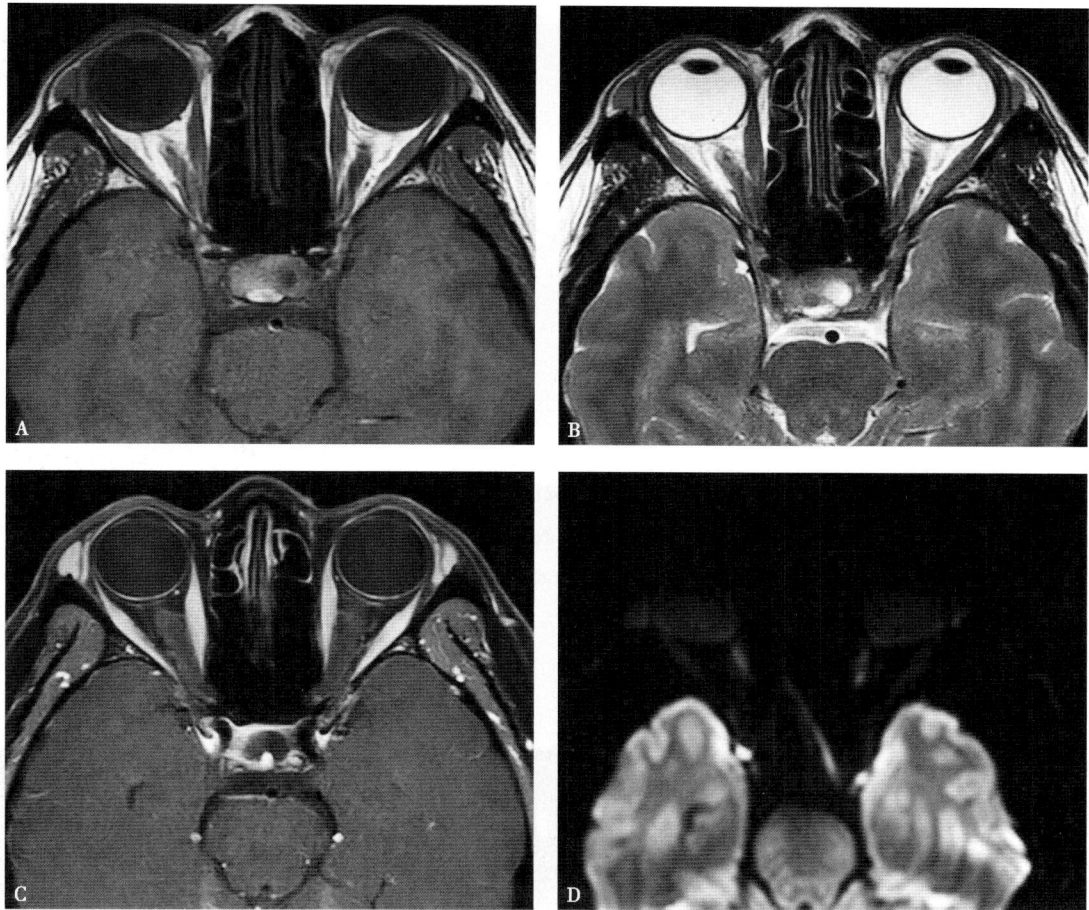

图 6-2-27　干燥综合征

A、B. 横断面 MR 平扫 T_1WI、T_2WI，显示双侧泪腺略肿大，右侧为著，右侧泪腺位置前移，双侧泪腺在 T_1WI、T_2WI 中均呈等信号；C. 增强后横断面 T_1WI，显示双侧泪腺均匀强化，边界清楚；D. 横断面 DWI 示双侧泪腺区未见明确扩散受限，与其他泪腺炎性病变类似，无特异性影像学表现。

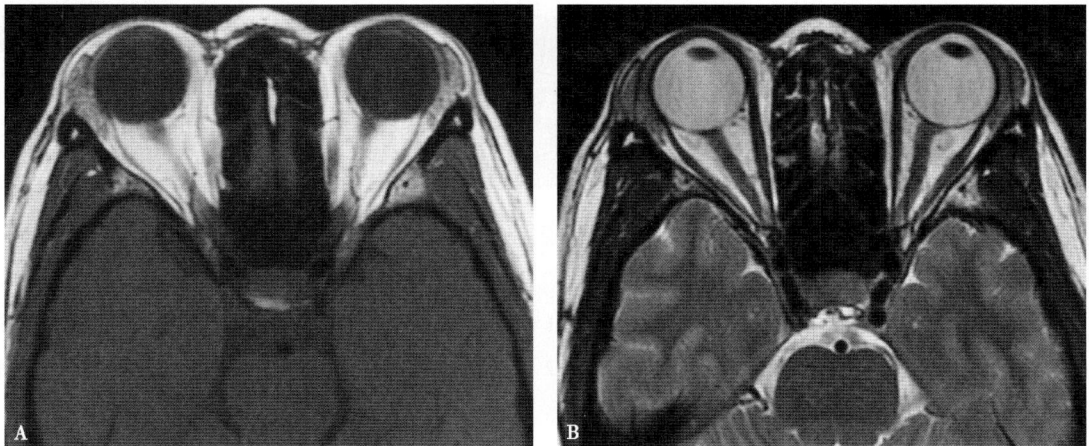

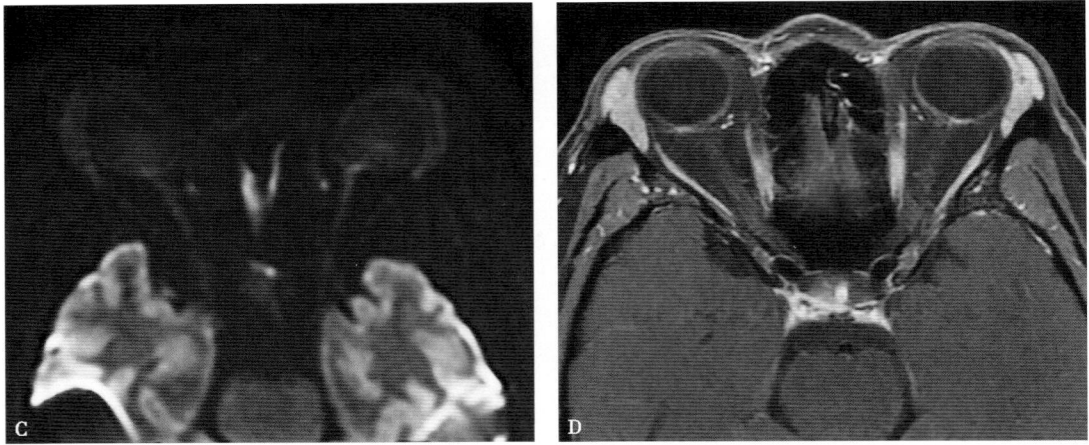

图 6-2-28　双侧泪腺良性反应性淋巴组织增生

A、B. 横断面 T_1WI、T_2WI 显示双侧泪腺略增大，形态正常，位置略前移，在 T_1WI 中均呈等信号，在 T_2WI 中呈稍高信号；C. 横断面 DWI 示双侧泪腺区未见扩散受限，呈低信号；D. 增强后横断面 T_1WI 示双侧泪腺中等程度强化，强化较均匀。

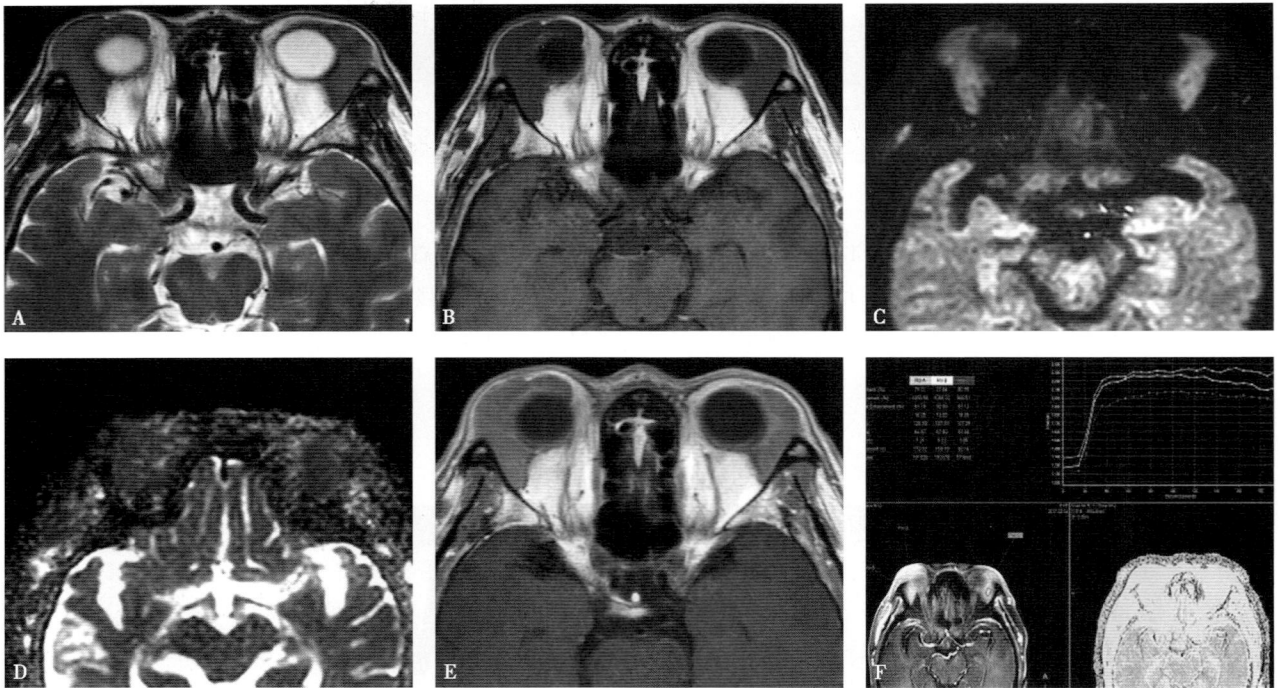

图 6-2-29　双侧泪腺 T 细胞淋巴瘤

A、B. 横断面 T_2WI、T_1WI 显示双侧泪腺弥漫性肿大，眶部、睑部均受累，病变包绕眼球呈塑型性生长，在平扫 T_1WI 中呈低信号，在 T_2WI 中呈等、低信号，信号均匀；C、D. 横断面 DWI 和 ADC 图，显示双侧泪腺肿大，扩散受限，呈明显高信号，在 ADC 图中呈明显低信号，ADC 值约为 $0.608 \times 10^{-3} mm^2/s$；E、F. 增强后横断面 T_1WI 和动态增强曲线，显示双侧泪腺明显强化，强化均匀，动态增强曲线呈速升平台型。

6. 先天性病变 皮样囊肿和表皮样囊肿。

在 CT 上,皮样囊肿内可见脂肪密度影、环状强化、脂-液平面及骨的改变,而表皮样囊肿中可见液体密度影。

MRI 上,皮样囊肿在 T_1WI 中呈稍高于肌肉的信号,在脂肪抑制序列中对比增强、呈轻度强化;表皮样囊肿在 T_1WI 中呈低信号,在 T_2WI 中呈高信号,类似于水(详见第三篇第二章第四节皮样囊肿和表皮样囊肿)。

7. 鉴别要点小结 泪腺及泪腺窝区病变种类繁多,某些特点有助于缩小鉴别诊断范围,可帮助在活检或手术前提示诊断。泪腺区病变发生的侧别有一定规律,单侧发病者包括急性泪腺炎、炎性假瘤,良、恶性上皮样肿瘤也可考虑;双侧发病多见于慢性泪腺炎、肉芽肿性炎、全身系统性疾病、结缔组织病、淋巴造血系统疾病等。病程发作的急缓对鉴别诊断有帮助,急性起病多见于急性泪腺炎、慢性炎症的急性发作;慢性病程多见于肿瘤、全身系统性疾病等。从发病率角度,泪腺的多形性腺瘤是最多见的肿瘤,因此需首先排除多形性腺瘤的可能。从症状有无疼痛也可部分鉴别,急性痛性突眼,见于急性泪腺炎、炎性假瘤及腺样囊性癌等;而无痛性眼球突出、肿胀,则见于慢性泪腺炎、全身系统性疾病、淋巴组织增生性病变等。影像学上,CT 上的轻微骨质破坏,更多见于恶性肿瘤,如腺样囊性癌、淋巴瘤等;而眶壁骨质光滑的压迹,多见于多形性腺瘤等良性上皮样肿瘤;MR T_2WI 信号较低时,应注意鉴别淋巴瘤、炎性假瘤;DWI 上明显扩散受限时,应注意排除淋巴瘤。尽管如此,泪腺病变在影像学上常存在重叠,最终诊断依靠病理学。

第五节 泪囊区病变

一、概述

(一)泪道的解剖结构

泪道系统主要由三个结构构成:泪小管、泪囊及鼻泪管。每一个泪小管位于每一侧上、下睑。泪囊是一个长度为 13～15mm 的纵行结构,位于骨性泪窝内。泪窝结构由上颌骨额突和泪骨组成。罗森米勒瓣(Rosenmüller's valve)位于泪小管和泪囊之间的联合部,作用是阻止眼泪从泪囊反流回眼球。泪囊体部从内眦部向下移行为膜性鼻泪管,鼻泪管进入上颌骨的骨性鼻泪管,开口于下鼻道外侧壁前部,开口处形成鼻泪管襞(Hasner's fold)。

(二)泪道的疾病

泪道疾病主要表现为泪道阻塞,按发病原因分为先天性泪道阻塞和后天获得性泪道阻塞。先天性泪道阻塞通常是覆盖于鼻泪管鼻侧末端的鼻泪管襞发生膜性阻塞所致。研究显示 35%～73% 的孕后期胎儿存在鼻泪管襞闭锁,生后啼哭、呼吸运动和泪液可帮助鼻泪管襞发生自发破裂而并不引起明显的临床症状,当鼻泪管襞持续未发生破裂时,其可引起鼻泪管、泪囊内分泌物聚集,压力升高,继而导致罗森米勒瓣功能性闭锁,泪囊、膜性鼻泪管扩张,突出于内眦、鼻道内,形成内眦区囊肿和鼻腔黏膜下囊肿,代表性疾病为先天性泪囊突出,常发生于出生后不久的儿童。后天性泪道阻塞主要为成人泪道狭窄或阻塞,多见于中年人,最常见致病原因为炎症及其引起的瘢痕形成,其次为肿瘤或泪道中存在泪石等。

二、病理生理及分类

1. **先天性泪囊突出**　鼻泪管襞(Hasner's fold)完全闭锁,少量黏液或羊水被包裹在泪囊和鼻泪管内,这种情况叫先天性泪囊突出,甚至可双侧发病。大体上,该病表现为位于内眦部肌腱部下方的蓝色肿块。

2. **感染性泪囊炎**　泪道梗阻塞导致泪液流出的减少、细菌繁殖、发生感染。若未经治疗或治疗不及时,则急性泪囊炎可进展成眶前蜂窝织炎、坏死性筋膜炎甚至是眼眶蜂窝织炎。

3. **泪囊肿瘤**　可分为上皮和非上皮肿瘤。良性上皮肿瘤包括鳞状细胞乳头状瘤、移行细胞乳头状瘤、嗜酸细胞瘤、良性混合瘤。恶性上皮肿瘤包括鳞状细胞癌、移行细胞癌、黏液表皮样癌、腺样囊性癌及分化较差的腺癌。非上皮肿瘤主要包括纤维组织细胞瘤、淋巴增生性病变、恶性黑色素瘤、血管外皮瘤、脂肪瘤及神经纤维瘤等。泪囊起源的肿瘤中,恶性病变发生率为55%～72%。恶性上皮源性肿瘤,尤其是侵袭性移行细胞癌,常常局部复发甚至发生远处转移,往往是致命的。

三、临床表现

先天性泪囊突出患儿常以溢泪、内眦区囊肿、鼻塞及反复泪囊炎等症状就诊。鼻塞常在患儿生后不久即出现,由于新生儿的呼吸为鼻式呼吸,故严重的鼻道阻塞可引起呼吸窘迫症状;内眦区囊肿位于眼眶内下象限,较大的囊肿多呈淡蓝色,小的囊肿有时在临床中不易发现。如治疗不及时,则可发生急性泪囊炎。

急性泪囊炎起病急,患眼充血、流泪,有脓性分泌物。泪囊红、肿、热、痛明显,病变常累及颜面部。该病患者还可出现眼睑肿胀,结膜充血、水肿,颌下及耳前淋巴结肿大。治疗不及时可演变成蜂窝织炎,甚至出现眶周脓肿等症状。

慢性泪囊炎的主要症状为溢泪,泪囊部皮肤潮红、糜烂、出现慢性湿疹表现。挤压泪囊区有黏液或脓性分泌物自泪点溢出。在慢性泪囊炎的基础上发生急性感染,临床上称之为"慢性泪囊炎急性发作"。该病在急性期可表现为泪囊区肿物、皮肤红肿、压痛明显;冲洗泪道时的表现提示上、下泪小管或泪总管部分或完全阻塞;实验室检查中可有白细胞明显升高,抗生素治疗有效。

泪囊区肿瘤表现为较长时间的溢泪、流脓、反复出现泪道阻塞症状,当泪囊区扪及结节样实体性肿块时,应考虑泪囊区肿瘤。血性溢泪、冲洗不通畅的泪囊炎、内眦韧带以上的实质性肿块,是提示泪囊恶性肿瘤的三联征。

四、影像学表现与鉴别诊断

（一）先天性泪囊突出

该病在 CT 上表现为泪囊窝低密度囊性肿块，常伴有扩张的鼻泪管（图 6-2-30）。内眦部囊性肿块、鼻泪管扩张、鼻腔黏膜下囊肿，是 CT 上诊断泪囊突出的三联征。完全鼻泪管梗阻患者较无梗阻患者或部分梗阻患者泪囊更大，差异有统计学意义。MRI 上，泪囊突出是一个边界清楚、多房伴分隔的泪囊窝肿块，表现为 T_1WI 低信号，T_2WI 高信号。

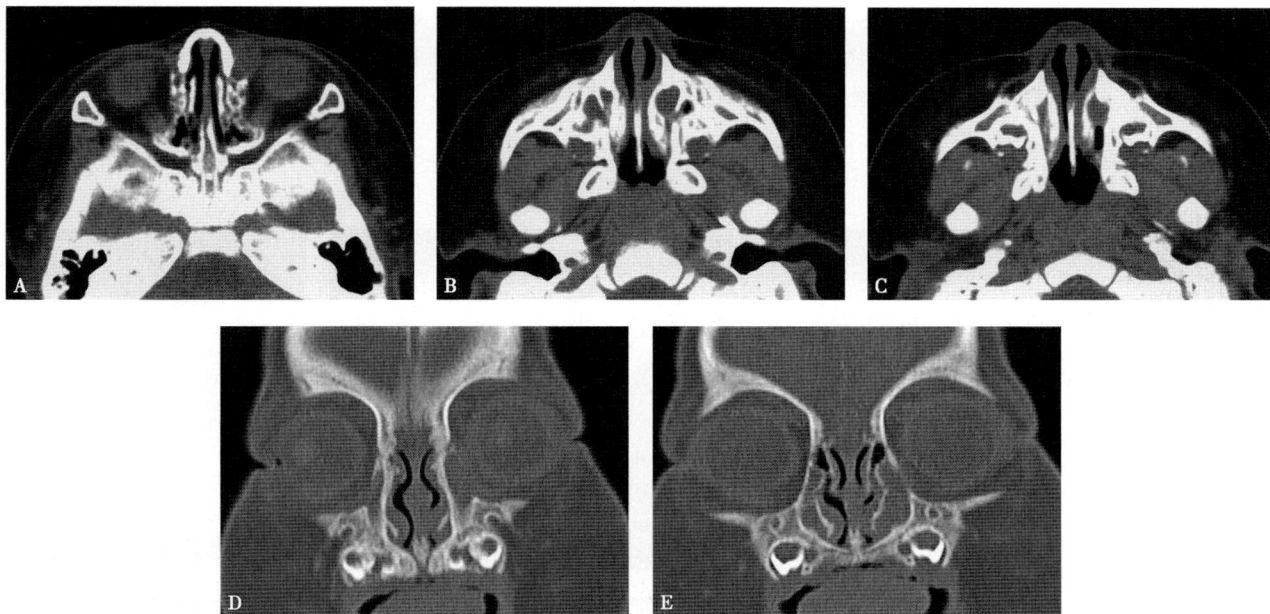

图 6-2-30 左侧泪囊突出

患者女性，3 个月，左侧内眦部触及硬结样肿物。A～C. 为横断面 CT 软组织窗图像，分别显示泪囊、鼻泪管中下段及鼻泪管下端下鼻道开口处层面，泪囊明显增大、扩张，鼻泪管增宽，鼻泪管下端鼻腔开口处可见囊肿突向鼻道内，左侧下鼻甲向内侧移位；D、E. 冠状面 CT 骨窗示左侧泪囊窝及骨性鼻泪管增宽、扩张，眶缘骨质完整。

先天性泪囊突出的鉴别诊断：在临床上需要与先天性泪囊突出相鉴别的主要为发生在内眦部位的其他肿物及鼻部肿物，如内眦部皮样囊肿或表皮样囊肿、泪囊憩室、脑膜脑膨出等。

1. 内眦部的皮样囊肿或表皮样囊肿 CT 示病变位于骨性泪囊窝附近，为与正常泪囊邻近的孤立的囊性肿物（图 6-2-31），不出现任何流泪等与泪道阻塞性疾病相关的临床症状。根据所含成分，病变有较典型的 MRI 信号特点，在 T_2WI 中呈高信号，在 DWI 中扩散受限；皮样囊肿含脂质成分，在脂肪抑制序列中信号减低。

2. 泪囊憩室 比较少见的泪道疾病，主要由泪囊组织的外翻引起。其在三维重建的 CT 上表现为一个与正常泪囊组织相沟通的囊性肿物影像。

3. 脑膜脑膨出 可为内眦部肿物，CT 显示局部眶骨缺损并出现内眦部肿物，肿物与颅内脑组织相连续（图 6-2-32）。

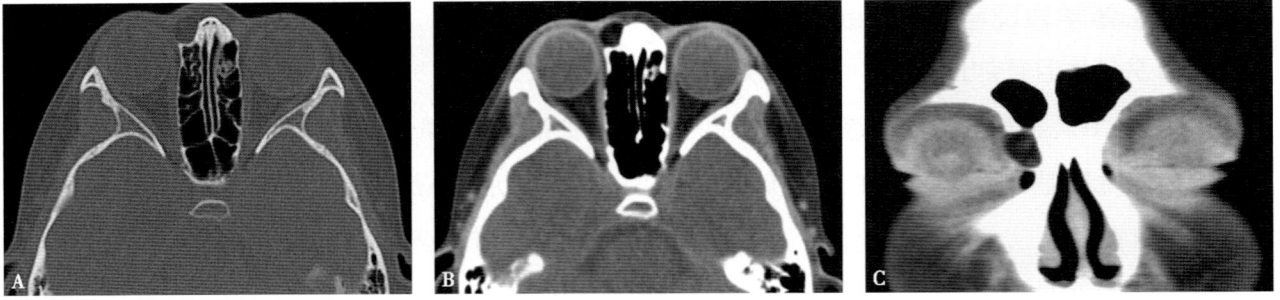

图 6-2-31　右泪囊区皮样囊肿

患者女性，10 岁，右泪囊区皮样囊肿。A. 横断面 CT 骨窗图像示右侧内眦部肿块，邻近右侧鼻骨受压凹陷，局部骨质表面光整；B、C. 横断面和冠状面 CT 软组织窗图像，示右侧内眦区肿物呈脂肪密度，右侧泪囊内含气，呈受压改变。右侧泪囊窝及鼻泪管无扩张，患者在临床上无泪道阻塞相关症状。

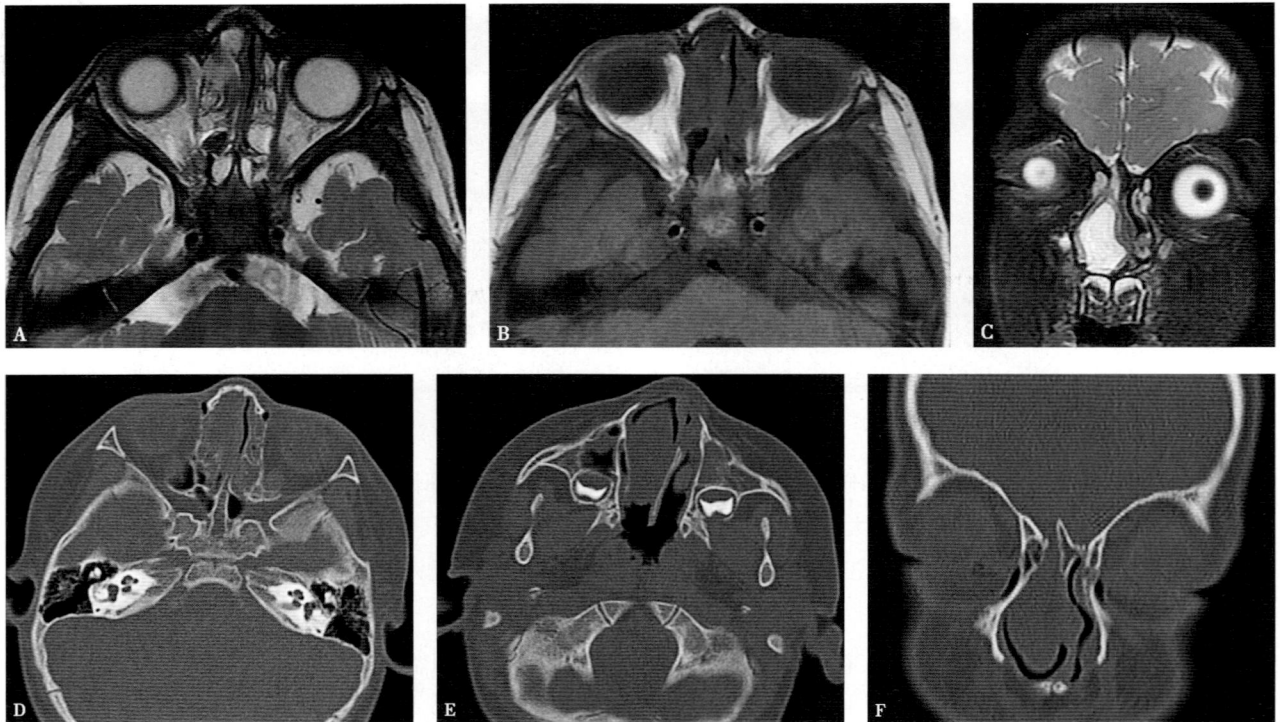

图 6-2-32　脑膜脑膨出

患者女性，1 岁，脑膜脑膨出。A～C. MR 横断面 T$_2$WI、T$_1$WI 及冠状面 T$_2$WI 脂肪抑制序列图像，显示右侧鼻腔内可见囊状 T$_1$WI 低信号，T$_2$WI 高信号影，与前颅底脑脊液影相通；D、E. CT 横断面骨窗图像，显示右侧鼻泪管下端通畅，右鼻腔较大囊性肿块形成；F. CT 冠状面骨窗图像显示前颅底骨质不完整、部分缺损。

（二）急、慢性感染性泪囊炎

发生急性泪囊炎时忌用泪囊造影（dacryocystography，DCG）检查。慢性泪囊炎在 DCG 中显示为泪囊的扩大，鼻泪管存在部分梗阻或完全梗阻；当存在脓或泪石时可见充盈缺损。

　　CT上，慢性感染性泪囊炎表现为眼眶内下象限肿块伴泪囊囊性扩大（图 6-2-33），泪囊区软组织增厚，边缘欠规整，有时可见骨质增生、硬化或泪石影。发生急性泪囊炎时，可见泪囊区软组织影，边缘模糊，累及眶隔后，眶内出现斑片模糊影较常见，提示蜂窝织炎，若疾病进一步进展，则在泪囊窝可形成脓肿，表现为周围环形强化的肿块。

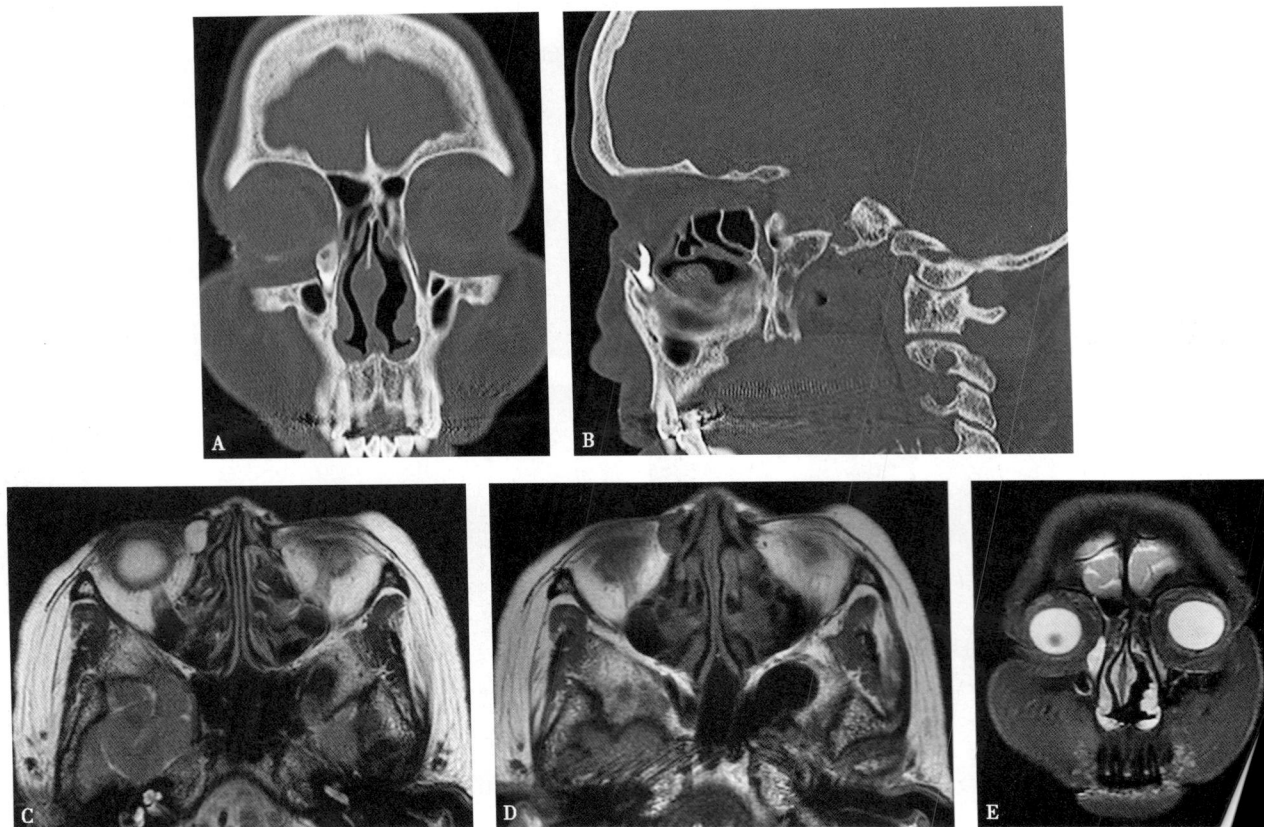

图 6-2-33　右侧慢性泪囊炎

患者女性，58 岁，双眼流泪 3 年，右眼冲洗不通，右眼内眦部肿块半年，临床诊断为慢性泪囊炎。A、B. 分别为 CT [造影]后骨窗冠状面和矢状面图像，示右侧泪囊增大，对比剂潴留，右侧鼻腔及鼻咽部未见对比剂显影；左侧泪道通畅，鼻泪管、鼻腔及鼻咽部可见细线样对比剂显影；C~E. 分别为 MR 横断面 T_2WI、T_1WI 和冠状面 T_2WI 脂肪抑制[像]，示右侧泪囊增大、增宽，形成类圆形囊状影，边缘光整、边界清楚，邻近骨质及周围结构未见明确破坏。

　　MRI上，急性泪囊炎显示为泪囊区脓肿的影像学特点，在 T_1WI 中呈低信号、在 $T_2W[I]$ [增]强后呈边缘强化（图 6-2-34）。慢性泪囊炎表现为泪囊区软组织信号影，在 T_1WI 中呈低[信号、T_2WI 呈]高信号，边界清楚（图 6-2-33）；MR 水成像显示泪囊增大，呈单囊或多囊状，纤维组织[增生时泪]囊也可体积缩小。

　　CT 是泪囊炎影像学检查的首选方法，MRI 可对病变范围进行更加详细的评[价]

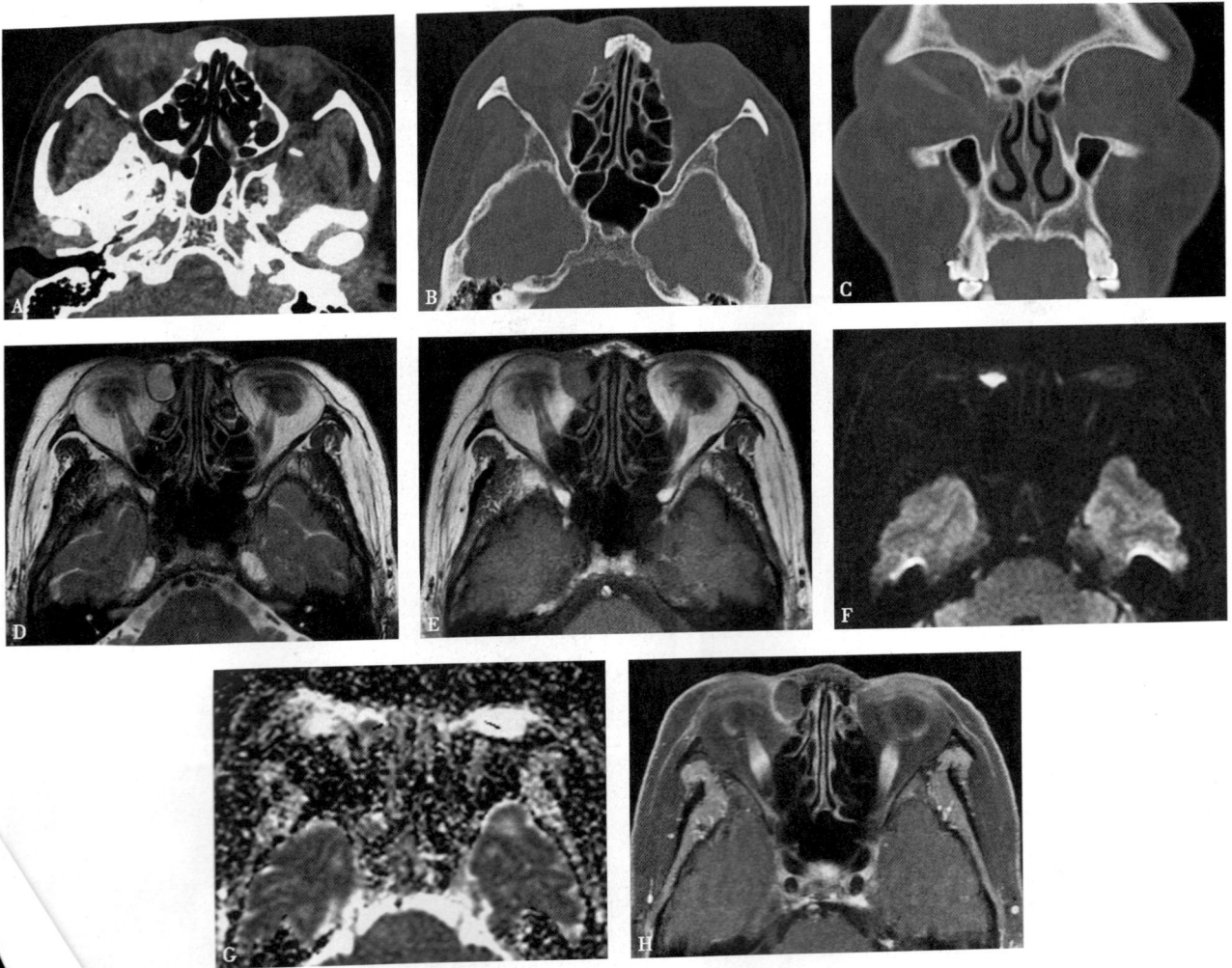

图6-2-34　急性泪囊炎合并脓肿形成

……岁,急性泪囊炎合并脓肿形成。A~C. 右眼肿胀3天来诊CT图像,A和B为CT横断面软组织窗和骨窗图像,

……骨窗图像,显示右侧内眦部软组织密度影,边界不清,泪囊增大,右侧眼睑肿胀明显,皮下脂肪层密度增高,

……E. 发病2周后眼眶MRI检查,D和E为横断面T₂WI、T₁WI,显示右侧内眦部软组织肿胀,泪囊增大,其内

……WI高信号;F和G为DWI序列及ADC图,泪囊区明显扩散受限,ADC值明显降低,符合脓肿改变;

……制T₁WI图像,显示右侧内眦部泪囊肿大,边缘环形强化,边界模糊不清,右侧颌面部软组织略肿胀。

……比炎性病变

……某些系统性炎性疾病,一些特殊的临床和病理特征有助于其诊断和治疗。相

……非特异……鉴别诊断不特异。

……括鼻旁窦……包括眼球、眼眶以及泪道引流系统等多个部位。该病在DCG上表现

……该首先治……CT及MRI上可显示除眼眶外其他部位存在伴随的病理变化,包

……泪囊壁活……肿大、视神经肿瘤以及眼眶肿块,累及泪道的结节病的治疗中,应

……泪管梗阻或泪囊不规则,且欲行泪囊鼻腔造瘘术,则应当进行

438

Wegener 肉芽肿患者中 50% 出现眼部症状,包括感染性泪道炎、泪囊肿块以及溢泪,影像学表现不特异,仅用放射学方法很难做出确切诊断。当 CT 或 MRI 上出现鼻旁窦受累以及广泛的骨质破坏时,结合患者病史及特殊实验室检查结果,对提示 Wegener 肉芽肿诊断有价值。

(四)泪囊肿瘤

泪道系统的肿瘤罕见,因可出现溢泪、脓性分泌物等症状,故早期往往被误诊为慢性泪囊炎。按肿瘤的来源及发生部位,泪囊肿瘤分为泪囊原发性肿瘤及来源于泪囊邻近器官或组织的泪囊继发肿瘤。按组织学分类,其分为上皮性肿瘤和非上皮性肿瘤。最常见的原发良性上皮性肿瘤包括乳头状瘤、嗜酸性腺瘤和良性混合瘤;最常见的原发性恶性肿瘤为鳞状细胞癌(图 6-2-35)、未分化癌、移行细胞癌及黏液表皮样癌;常见的非上皮源性恶性肿瘤为淋巴瘤(图 6-2-36)和恶性黑色素瘤(图 6-2-37)。泪囊恶性肿瘤的鉴别诊断如下。

1. 慢性泪囊炎与恶性泪囊肿瘤的鉴别　①慢性泪囊炎的肿块从不越过内眦韧带、达到该韧带以上,触压时肿块随按压体积缩小,而泪囊肿瘤体积不变小。②CT 显示泪囊炎病例中泪囊窝骨质有时可增生、硬化而无骨质破坏;泪囊恶性肿瘤病例中可见骨性鼻泪管增宽、扩张,眶缘骨质破坏,文献报道泪囊原发性恶性肿瘤病例中骨质破坏发生率在 31.25% 以上。③泪囊造影显示慢性泪囊炎病例中泪囊排空缓慢,未见充盈缺损。④慢性泪囊炎、泪囊增大,表现为囊性肿块,而泪囊恶性肿瘤通常表现为实性肿块。⑤结合病史,缺乏红、肿、痛表现;出现血性溢泪或挤压泪囊出现血性分泌物,应警惕恶性肿瘤。

2. 泪囊原发良性肿瘤与恶性肿瘤鉴别　①发病率:良性肿瘤较低,恶性肿瘤发病率高(占 55%~72%)。②形态与边界:良性肿瘤形态规则、边界较清,骨质膨胀改变;恶性肿瘤形态不规整、边界不清,骨质膨胀伴邻近骨质破坏。③密度、信号与增强:良性肿瘤在 CT 上呈等密度、在 MRI 上 T_1WI 呈等信号,T_2WI 呈稍高信号;恶性肿瘤在 CT 上呈等密度,在 MRI 上 T_1WI 呈等信号,T_2WI 呈等或稍低信号,无特异性。两类肿瘤在增强后均呈中等程度强化,良性乳头状瘤有时可不均匀强化;恶性黑色素瘤具有典型信号特点,在 T_1WI 中呈高信号,在 T_2WI 中呈低信号,增强后显著强化。④泪道冲洗:良性肿瘤病例中泪道冲洗通畅;恶性肿瘤病例中泪道冲洗无效,完全阻塞。

3. 鳞状细胞癌与淋巴瘤鉴别　①发病率:鳞状细胞癌是泪囊恶性肿瘤中最常见的组织学类型。②骨质破坏:鳞状细胞癌可有,淋巴瘤少见且轻微。③特殊信号特点:鳞状细胞癌在 T_2WI 中呈等、稍低信号,淋巴瘤在 T_2WI 中信号偏低;DWI 上淋巴瘤扩散明显受限,ADC 值显著降低,通常低于鳞状细胞癌。④均匀度:鳞状细胞癌信号可不均匀,淋巴瘤信号均匀。

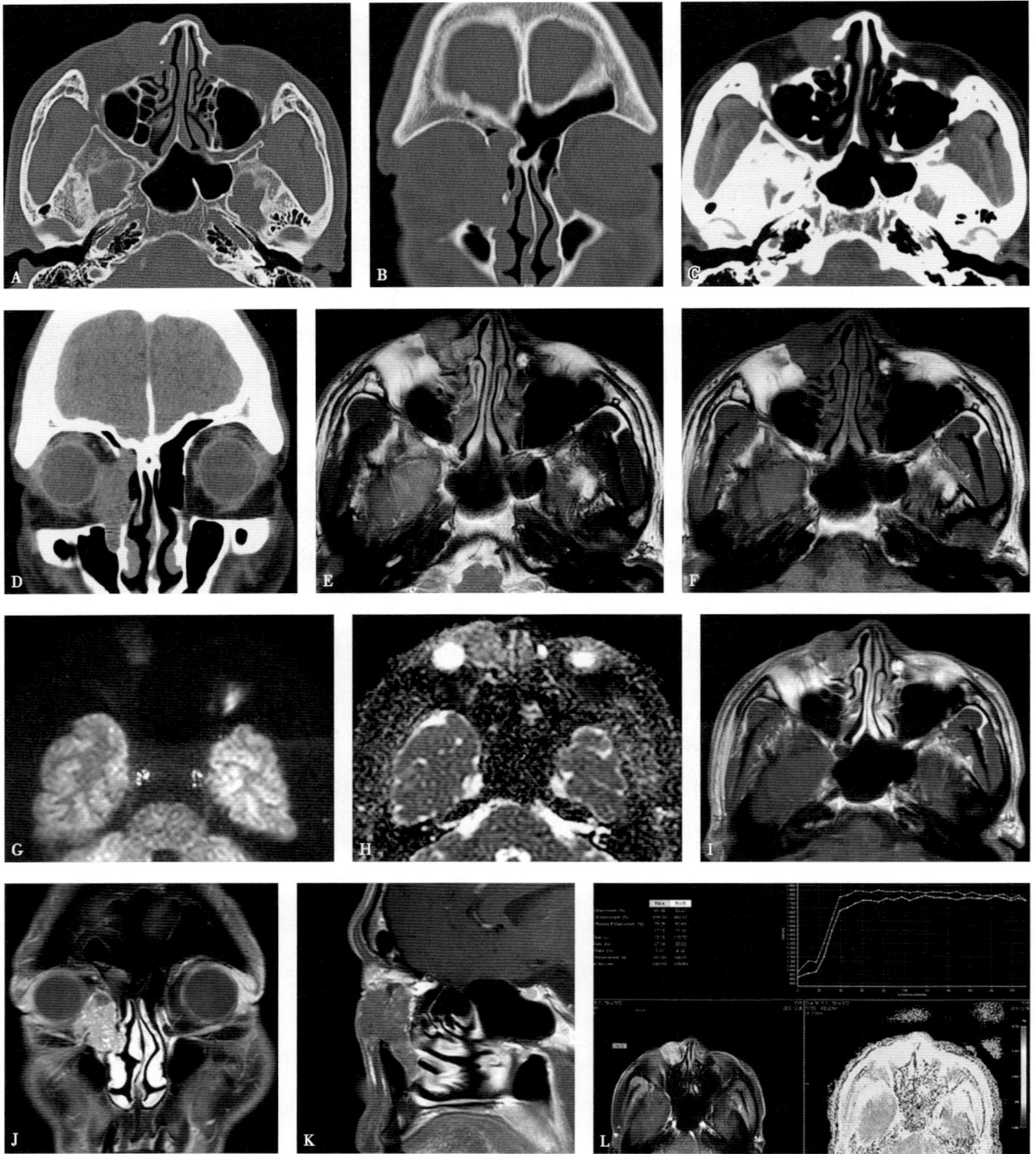

图 6-2-35　右侧泪囊鳞状细胞癌术后复发

A～D. A 和 B 为横断面及冠状面 CT 骨窗图像，C 和 D 为横断面及冠状面 CT 软组织窗图像，显示右侧泪囊窝眶缘骨质破坏，局部可见软组织肿块影，向后内上方累及右侧额窦、筛窦，向下沿鼻泪管蔓延，向前外侧累及眼眶；E、F. MR 横断面 T₂WI、T₁WI 序列平扫图像，显示右侧泪囊区不规则分叶状实性肿块，泪囊窝骨质破坏，鼻泪管增宽，在 T₂WI 中呈等略低信号；G、H. DWI 序列和 ADC 图，显示病变扩散受限，在 DWI 中呈稍高信号，ADC 值降低；I～K. 增强后横断面、冠状面及矢状面 T₁WI，显示右侧泪囊肿块呈中等程度强化，肿块累及右侧眼眶、鼻腔并沿鼻泪管蔓延；L. 动态增强曲线呈速升平台型。

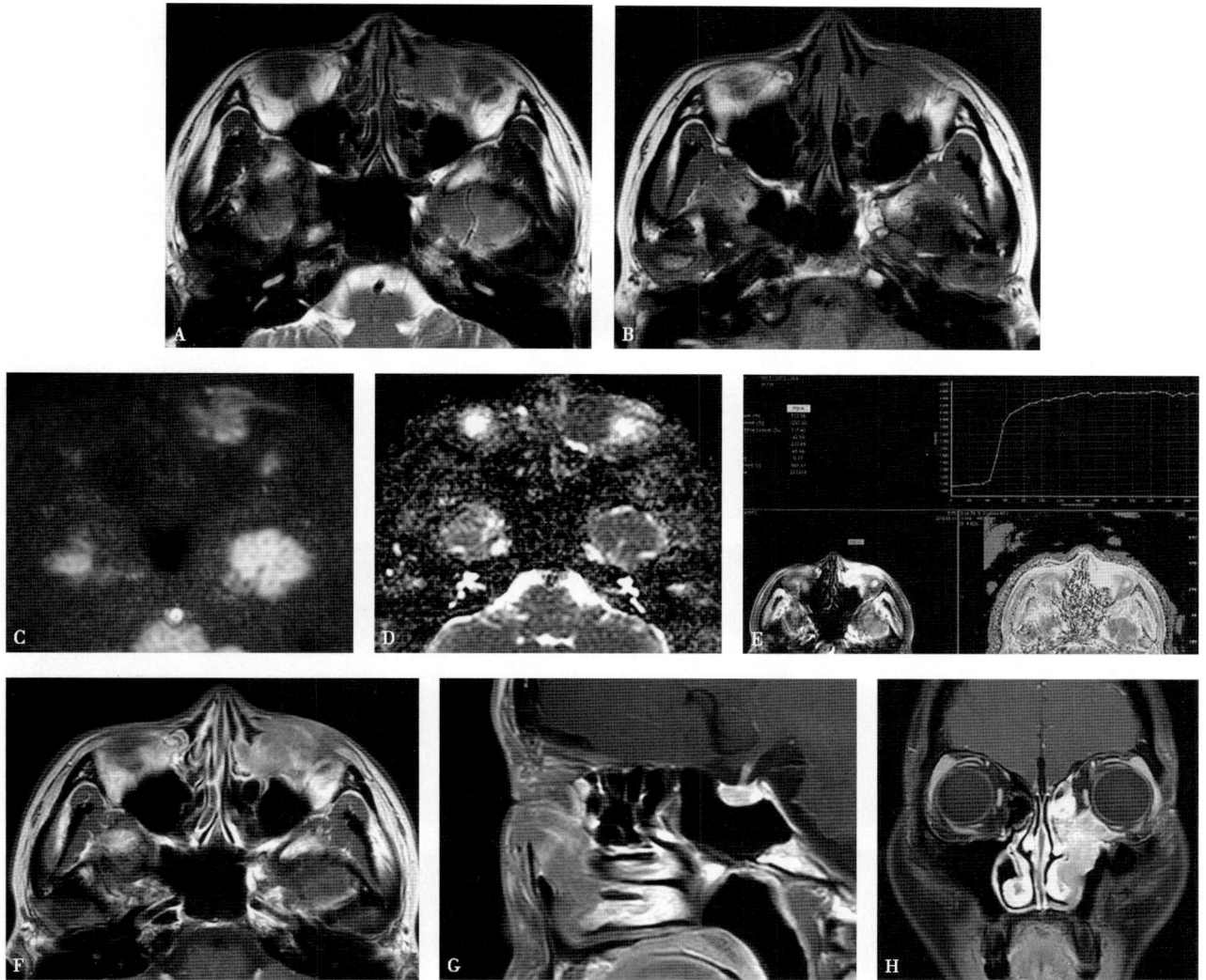

图 6-2-36 左侧泪囊区非霍奇金淋巴瘤

A、B. 横断面 T_2WI、T_1WI 序列图像,显示左侧内眦及面颊部软组织肿胀,泪囊增大,形成不规则实性肿块,在 T_1WI 中呈低信号,在 T_2WI 中呈等、稍低信号,边界不清,病变向周围蔓延并累及面颊部皮下;C、D. 横断面 DWI 序列和 ADC 图,显示病变区扩散受限,在 DWI 中呈稍高信号,ADC 值显著降低,约为 $0.7 \times 10^{-3} mm^2/s$;E. 动态增强曲线呈速升平台型;F~H. 横断面、矢状面增强 T_1WI 及冠状面脂肪抑制 T_1WI,显示病变呈中度强化,病变向周围结构蔓延,累及前方面颊部软组织,沿鼻泪管蔓延至鼻腔及硬腭,向眼眶侵犯并部分围绕眼球塑形生长。

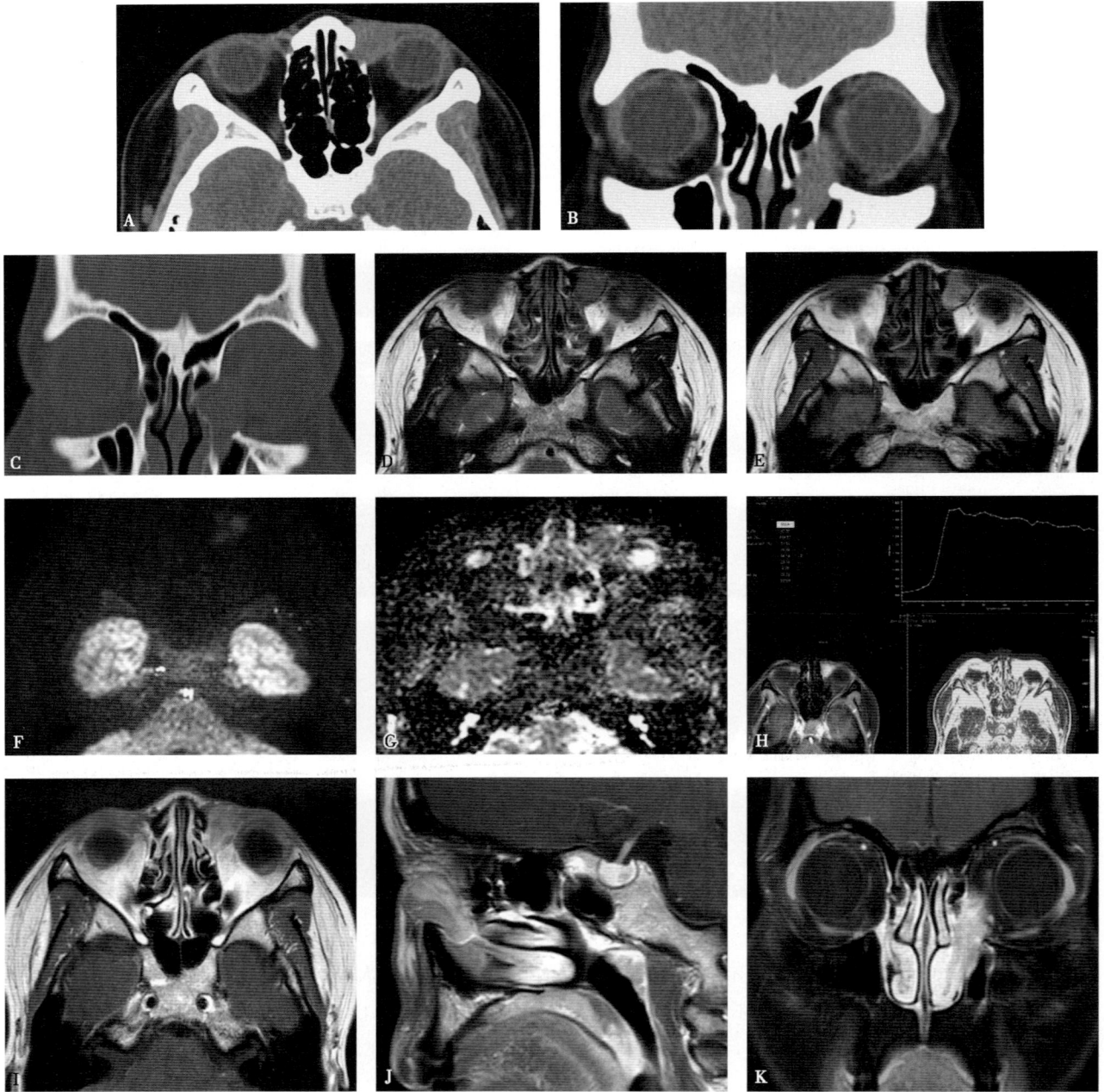

图 6-2-37　左侧泪囊鼻泪管区恶性黑色素瘤

A～C. 横断面和冠状面软组织窗及冠状面骨窗 CT 图像,显示左侧泪囊、鼻泪管区软组织肿块影,沿鼻泪管蔓延,骨性鼻泪管增宽、扩张,眶缘及筛窦骨质破坏、不完整,病变累及眶内并向前累及内眦部皮肤;D、E. 横断面 T₂WI、T₁WI 显示实性肿块影,在 T₁WI 中呈高信号,在 T₂WI 中呈等信号;F、G. 横断面 DWI 序列及 ADC 图显示病变轻度扩散受限,在 DWI 中呈等、稍高信号,ADC 值略减低;H. 动态增强曲线,呈速升流出型;I～K. 横断面、矢状面增强 T₁WI 及冠状面脂肪抑制 T₁WI,显示泪囊区肿块强化,沿鼻泪管累及下鼻道。

4. 泪囊原发性恶性肿瘤与鼻腔筛窦肿瘤侵犯泪囊鉴别　①首发症状：泪囊原发性恶性肿瘤首先出现眼部症状，表现为溢泪和/或内眦部肿物；原发于筛窦的恶性肿瘤首先出现鼻部症状，侵及眼眶引起的早期眼部症状主要是眼球突出、复视、眼球运动障碍和视力下降。②泪囊原发性恶性肿瘤早期症状易于发现，通过询问病史，结合泪囊造影、影像学检查，可以早期发现、早期确诊；原发于筛窦的恶性肿瘤起病隐蔽，就诊时多属晚期。③病变主体位置有差别：泪囊原发性恶性肿瘤的病变中心位于泪囊，侵及筛窦时前组筛窦较后组筛窦先受累；原发于筛窦的恶性肿瘤病变以筛窦为中心，被发现时病变多向筛窦外侵犯，眶内、额窦、上颌窦均可受累（图6-2-38）。

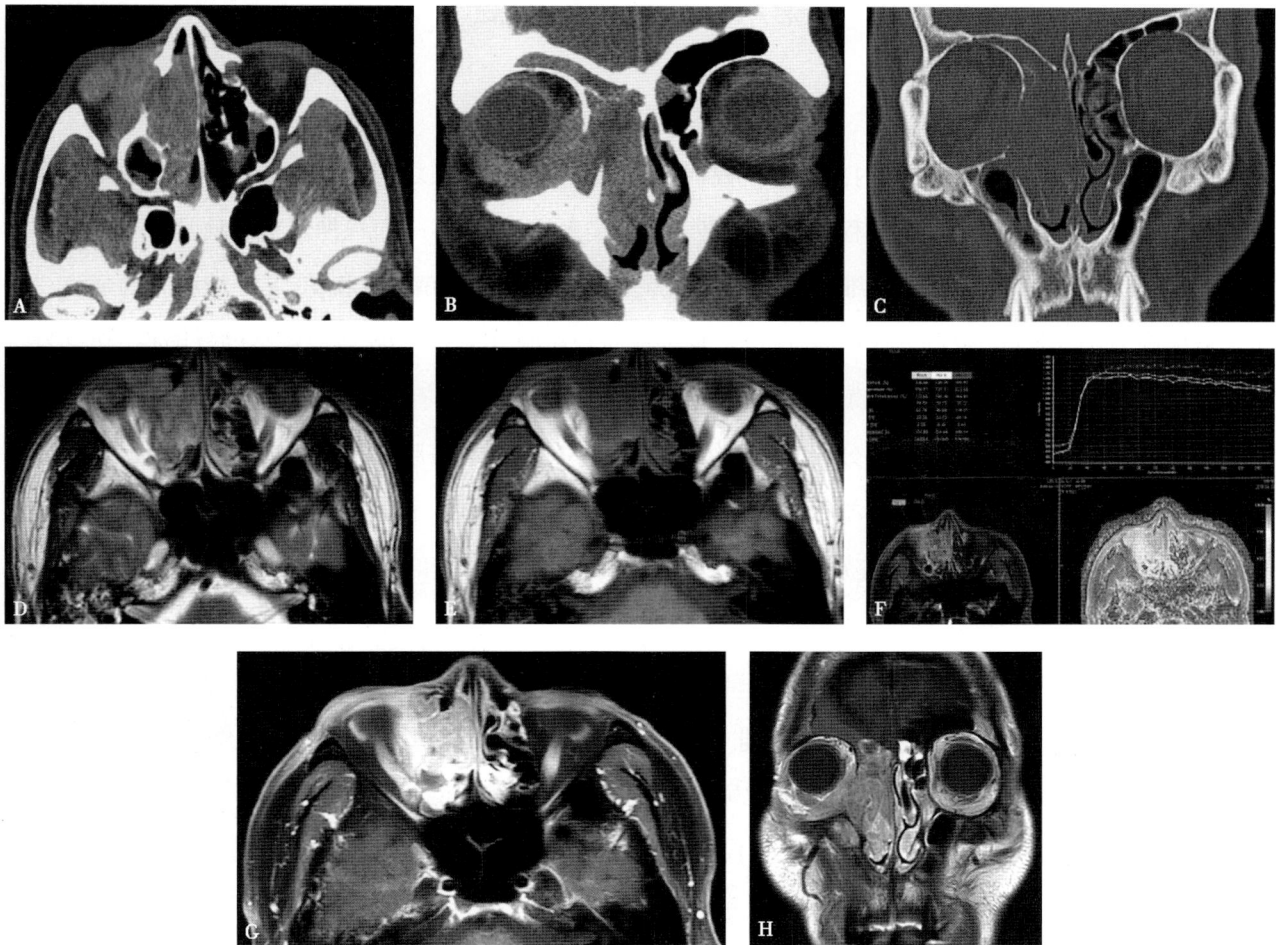

图6-2-38　成人右侧鼻腔横纹肌肉瘤侵犯泪囊区

A～C. 横断面、冠状面CT软组织窗及冠状面骨窗图像，显示右侧鼻腔筛窦区巨大软组织肿块，破坏邻近右侧筛窦窦壁、中下鼻甲及眶缘骨质，病变累及眼眶内象限，进而向内前累及泪囊区；D、E. 横断面T_2WI、T_1WI，显示右侧鼻腔筛窦区不规则实性肿块累及右侧泪囊区，在T_1WI中呈低信号，在T_2WI中呈稍高信号；F. 动态增强曲线呈速升缓降流出型；G. 横断面T_1WI增强脂肪抑制序列，显示病变明显强化；与左侧泪囊、鼻泪管相比，右侧增宽，增宽程度不及泪囊原发性肿瘤明显；H. 冠状面T_1WI增强序列，显示右侧鼻腔病变累及眼眶及泪囊区，病变主体位于鼻腔，邻近骨质明显破坏。

五、治疗与预后

泪道肿瘤的治疗方法随着肿瘤的病理类型不同而不同。对于良性病变,可通过泪囊鼻腔造瘘术切除病变。对于侵袭性病变,必须切除所有泪道附件,包括泪小管、泪囊及到下鼻道的全程鼻泪管。恶性上皮源性肿瘤往往沿泪道引流系统生长,因此能否治愈主要取决于手术切除的范围、是否能够将泪道引流系统完整切除,除此之外还需要辅以鼻侧切开术及放射治疗。

继发性肿瘤侵犯泪道的治疗需要更复杂的手术,包括鼻旁窦切除、眶内容摘除术以及淋巴结清扫,需要根据原发部位及转移的范围确定手术方式。

第六节　视神经病变

一、视神经大体解剖

视神经和眼球构成眼眶的最内部结构。视神经位于视盘至视交叉之间,全程分为四段:球壁段、眶内段、管内段和颅内段。胚胎发育过程中视神经是中枢神经系统的一部分,而视神经鞘是脑膜的一部分。在视神经管内段和眶内段,视神经纤维周围的鞘膜分为三层,即外鞘、内鞘和软膜鞘,是三层脑膜的延续。外鞘是硬脑膜内层的延续,起点为视神经管眶口,向前移行至巩膜外 2/3。内鞘续自细薄的蛛网膜,起点为视神经颅内段,在筛板处终止,与巩膜内层相续。软膜鞘续自软脑膜,富有血管,紧密包绕于视神经周围,发出小隔进入神经束,软膜鞘的大部分向四周连续于巩膜,小部分和脉络膜及视神经边界组织相延续。内鞘与外鞘之间有硬膜下隙,与软膜鞘之间为蛛网膜下腔,其内充填脑脊液,两层间隙均与颅内相应间隙相连。

本节内容主要是眶内病变的鉴别诊断,所以同为前视路的视交叉和视束的病变不包括在内,仅对视神经眶内段病变的鉴别诊断进行讨论。

二、根据临床发病急缓的病因分类

视觉障碍可根据发病速度分为急性视觉障碍和渐进性视觉障碍。

急性视觉障碍的相关病因包括炎症、创伤及缺血,相应的疾病为急性视神经炎、视神经损伤及缺血性视神经病变。

渐进性视觉障碍的病因则常常是肿瘤和炎性病变等非肿瘤性病变。肿瘤,如视神经鞘脑膜瘤、视神经胶质瘤,可为起自视神经鞘复合体本身的病变。此外,渐进性视觉障碍还可由其他肿瘤侵犯、累及视神经,如淋巴瘤、转移瘤或头颈部其他部位肿瘤的直接侵犯引起。炎性病变可包括感染、甲状腺相关性眼病、炎性假瘤或者结节病等;此外颅内压增高等也可引起视神经改变从而引起视力下降。

三、发病年龄及相关疾病

1. **急性视神经炎**　常发生于年轻人,常常与多发性硬化有关,50%～60% 的视神经炎病例最终进展成多发性硬化,15%~25% 的多发性硬化患者最初的症状即表现为视神经炎。并不是所有出现急性视神经炎症状的患者都诊断为多发性硬化,还有另一种类型的急性视神经炎,是特发性孤立性单症状性的视神经炎。

2. 视神经胶质瘤 80% 发生于 10 岁以前的儿童。罕见发生于成人。视神经胶质瘤与神经纤维瘤病有很高的相关性,在神经纤维瘤病 I 型(NF-1)病例中可见到双侧发生的视神经胶质瘤。大多数视神经胶质瘤是发生于青少年的毛细胞型星形细胞瘤(WHO I级);发生在成年人的视神经胶质瘤,虽罕见,但常呈侵袭性,进展快,致死率高,与 NF-1 无关,此类病例中可见到间变性星形细胞瘤和多形性胶质母细胞瘤等类型。临床上,视神经胶质瘤与其他视神经肿瘤很难鉴别,其中发病年龄是最重要的诊断因素。

3. 视神经鞘脑膜瘤 好发于成人,更常见于女性。发病年龄为 50 岁左右。视神经鞘脑膜瘤通常分成两种类型:原发于视神经眶内段、管内段周围蛛网膜下腔内或异位的蛛网膜颗粒的僧帽细胞者;继发性脑膜瘤是指来自蝶骨大翼、鞍结节以及嗅沟区的脑膜瘤侵犯到视神经管或眼眶内。双侧眼眶受累可见于神经纤维瘤病患者、多发脑膜瘤患者或与之前的放疗有关。

四、症状、体征及其他临床表现的差别

1. 急性视神经炎 患者在短期内出现的视力丧失,眼痛或转眼痛,进展与恢复反复交替是这类疾病的重要特点。使用皮质醇治疗有效,如果激素治疗无效,病情逐渐进展、恶化而无好转,则应考虑其他诊断。

2. 视神经胶质瘤 视力丧失、起病隐匿是最先被发现的症状,随后出现眼球突出。体格检查时,可见视神经萎缩、瞳孔反射检查中有不同程度的视野缺损。此类肿瘤的自然病程几乎都是良性的,大多数生长缓慢,部分可自然消退。视神经胶质瘤一般不转移。

3. 视神经鞘脑膜瘤 典型临床表现为渐进性眼球突出及视力丧失。体格检查显示为视盘异常,或肿胀或萎缩,视野缺损,常有中央区黑点,眼球运动受限。

4. 感染 根据病变部位、范围不同而不同。眶隔前感染会表现为眼眶肿胀、发红、突眼、疼痛、视觉改变异常。眶隔后感染会迅速累及眼外肌,影响其功能并影响视力。眼眶蜂窝织炎在晚期会出现严重眼球突出甚至眼睛完全遮盖而睁不开,最终导致单眼失明。眼球感染或感染性视神经炎会导致视力丧失。

5. 炎性假瘤 急性或慢性的视力障碍,视神经周围炎更常表现为视野缺损。

五、视神经增粗影像学鉴别要点及典型表现

随着影像学技术的进步,视神经结构在高分辨率 CT 和 MRI 上能够被清晰显示,多平面重建技术、多方位成像技术使得视神经病变在轴位、冠状位能够被很好地评估。视神经病变的形态异常通常包括增粗和变细,变细通常提示视神经萎缩,而表现为视神经增粗的疾病范围更广,更容易混淆,是鉴别诊断的难点。在这里主要对引起视神经增粗的疾病进行影像学表现的鉴别。

1. 急性视神经炎 在 MRI 上表现为受累视神经增粗,T_2WI 信号增高,增强后呈轻度强化,在脂肪抑制序列上显示较清楚(图 6-2-39)。

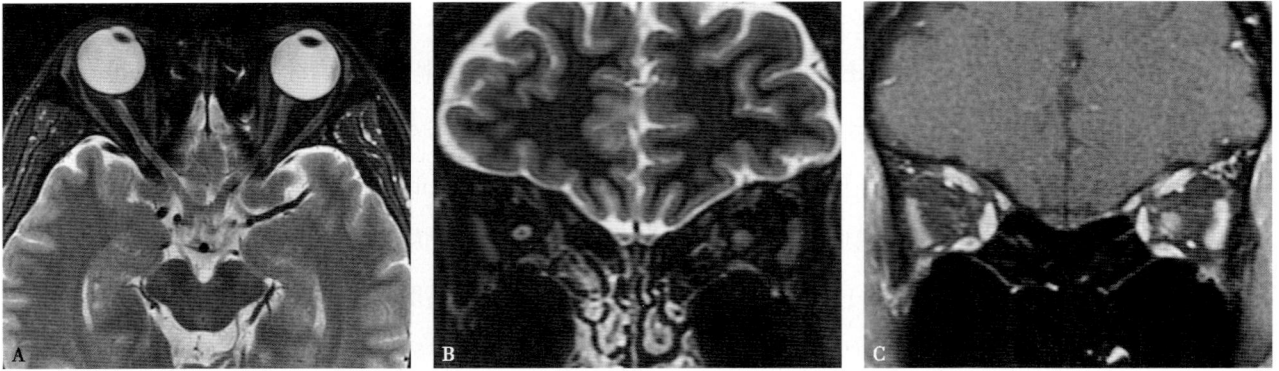

图 6-2-39　左侧急性视神经炎

患者男性，33 岁，左眼视力下降 1 周。A、B. 横断面及冠状面 T_2WI 脂肪抑制 STIR 序列图像显示左侧视神经眶内段弥漫性增粗，信号增高；C. 冠状面 T_1WI 增强图像显示病变明显异常强化。

2. 视神经胶质瘤　最重要的是视神经与肿块很难区分开来。

①CT 上，90% 病例中视神经管增宽，比视神经鞘脑膜瘤更常见，骨质增生、硬化却不明显（图 6-2-40）。病变在 CT 上呈低或等密度，在未经过放疗的患者中很少见到钙化。②MRI 是最优的显示视神经胶质瘤的方法。典型视神经胶质瘤的表现是边界清楚的梭形增粗，走行迂曲。MRI 上，病变在 T_1WI 中呈等信号、在 T_2WI 中呈等到高信号（图 6-2-41），在 T_2WI 中，在肿瘤周围可见高信号环，这种表现很像扩大的蛛网膜下腔，但是其在病理上实际对应的是软脑膜浸润和增生。③增强后肿瘤表现多样，可见囊变区，肿瘤可完全或部分强化（图 6-2-41），不均匀强化与黏液物质沉积有关，常表现为斑点状透亮区。

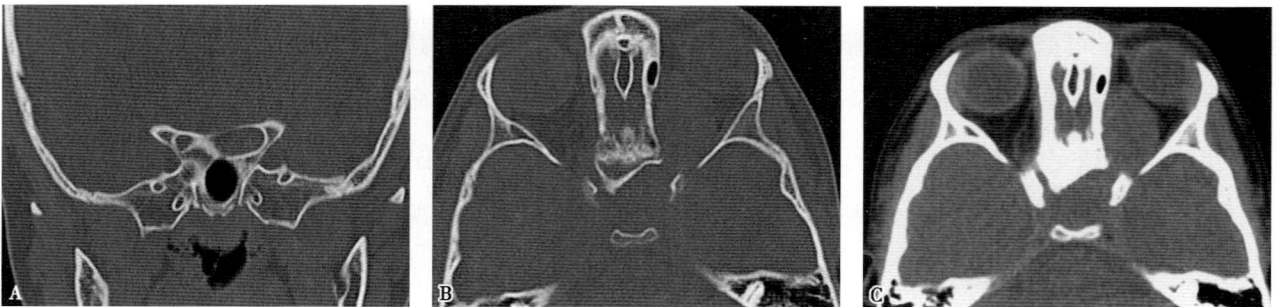

图 6-2-40　左侧视神经胶质瘤 CT 表现

患者女性，5 岁，左眼球突出，CT 示颅眶占位，术后病理证实为视神经胶质瘤。A、B. CT 冠状面和横断面骨窗图像，显示左侧视神经管明显增宽、扩张，视神经管骨壁光滑、受压，未见增生、硬化或毛糙改变；C. CT 横断面软组织窗图像，显示左侧视神经正常结构消失，视神经眶内段明显呈梭形膨大，病变经扩张的视神经管延伸至视交叉，以视神经管为中心呈哑铃形改变，病变内密度欠均匀，外周密度稍高，内部密度稍低。

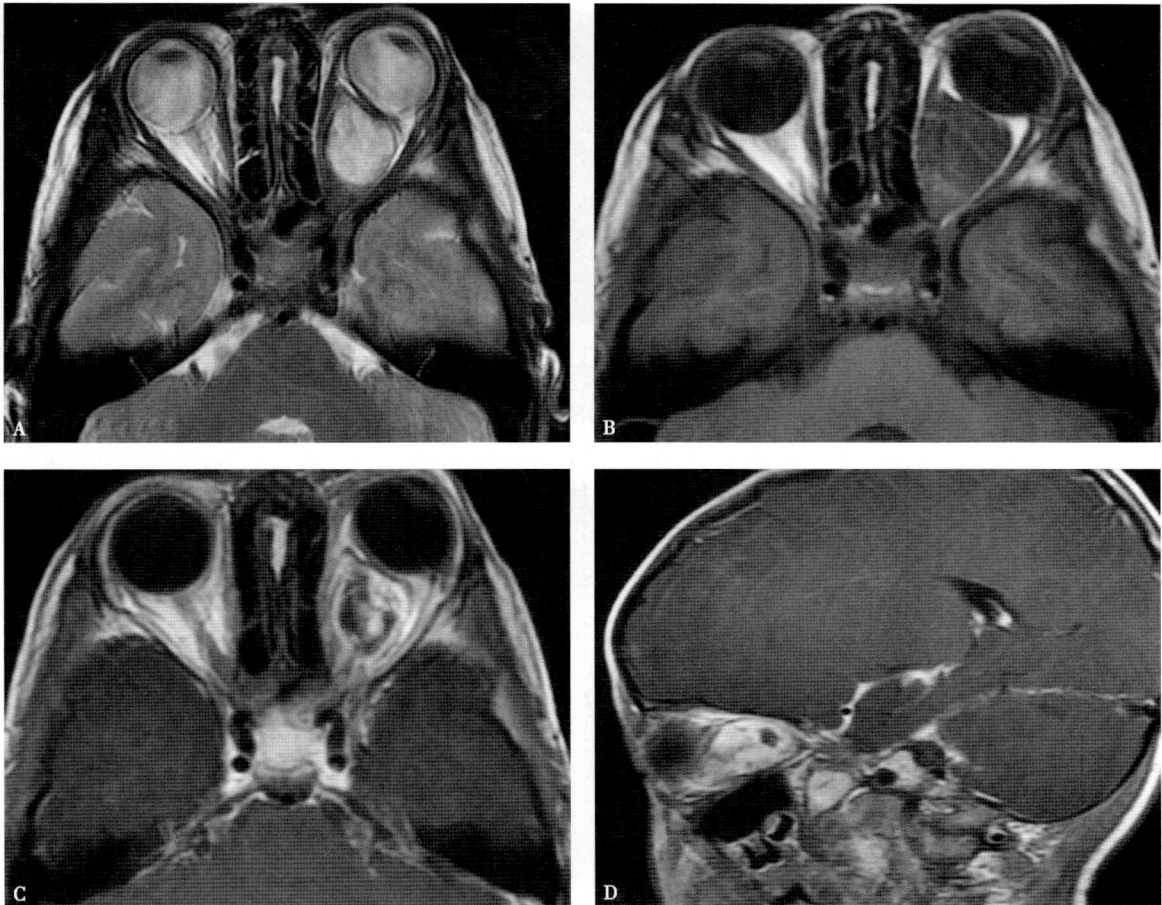

图 6-2-41 左侧视神经胶质瘤 MRI 表现

与图 6-2-40 为同一患者，术后病理证实为视神经胶质瘤。A、B. 横断面 T_2WI 和 T_1WI，显示左侧视神经明显增粗，呈纺锤形，在 T_1WI 中呈等、略低信号，在 T_2WI 中呈高信号，边界清楚，与正常视神经无法区分；C. 横断面增强 T_1WI，显示视神经病变明显强化，内部强化不均匀，可见不强化区，病变经扩张的视神经管向颅内蔓延；D. 矢状面增强 T_1WI，显示正常视神经破坏、消失，局部可见异常强化的梭形肿块。

3. 视神经鞘脑膜瘤 原发性视神经鞘脑膜瘤表现为视神经鞘增粗、扩大。CT 较 MRI 能更好地显示骨质变化及钙化情况。

①CT 上，脑膜瘤经常表现为与视神经鞘复合体呈等密度，出现钙化时呈高密度（图 6-2-42），视神经鞘脑膜瘤钙化不多见，但是比视神经胶质瘤钙化多见。在 CT 轴位上能够看到视神经穿行通过肿瘤，产生轨道征，在冠状位上表现为面包圈征，表现为低密度的神经被周围高密度的肿瘤围绕。CT 骨窗上可显示视神经管管壁增生、硬化、毛糙、欠光整（图 6-2-42）；CT 上出现骨质增生、硬化改变，通常提示继发性脑膜瘤累及。②MRI 上，以在 T_1WI、T_2WI 中呈等信号者常见，有时病变表现为 T_1WI 低信号、T_2WI 高信号（图 6-2-43），有时可见到局限性脑脊液积聚，在视神经鞘和眼球之间可形成视神经周围囊肿。在增强 MRI 轴位图像上，由于位于视神经两侧的肿瘤明显强化，而视神经强化不明显，所以表现为独特的轨道征，在冠状位上，则表现为面包圈征或靶征（图 6-2-43）。

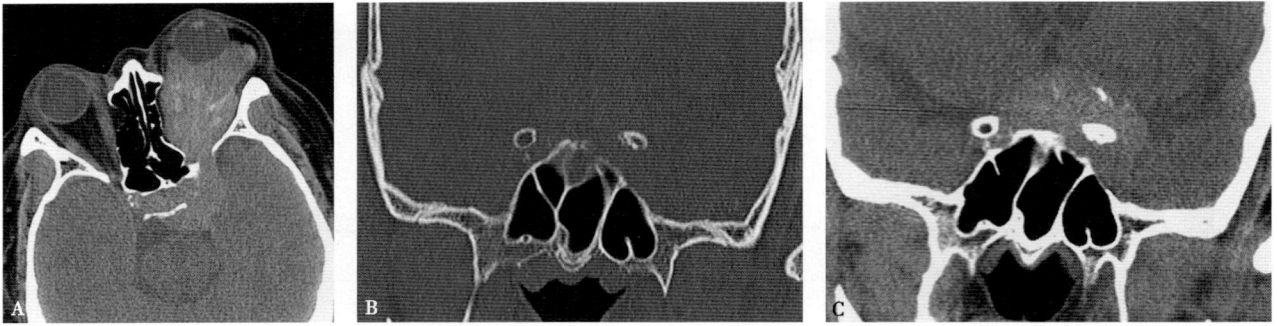

图 6-2-42　左侧视神经鞘脑膜瘤 CT 表现

患者男性,53 岁,左眼视神经鞘脑膜瘤 10 余年。A. CT 平扫横断面软组织窗,显示左侧眼眶肌锥内间隙不规则软组织密度肿块,包绕视神经,其内密度不均匀,整体高于同层脑实质,其内另见多发条状、点片状高密度钙化灶,病变向前包绕眼球后壁,向后经眶上裂及视神经管与颅内沟通;B、C. CT 平扫冠状面骨窗和软组织窗,显示左侧视神经管扩大,神经管内下壁及外壁可见增生、硬化、毛糙,欠光整。

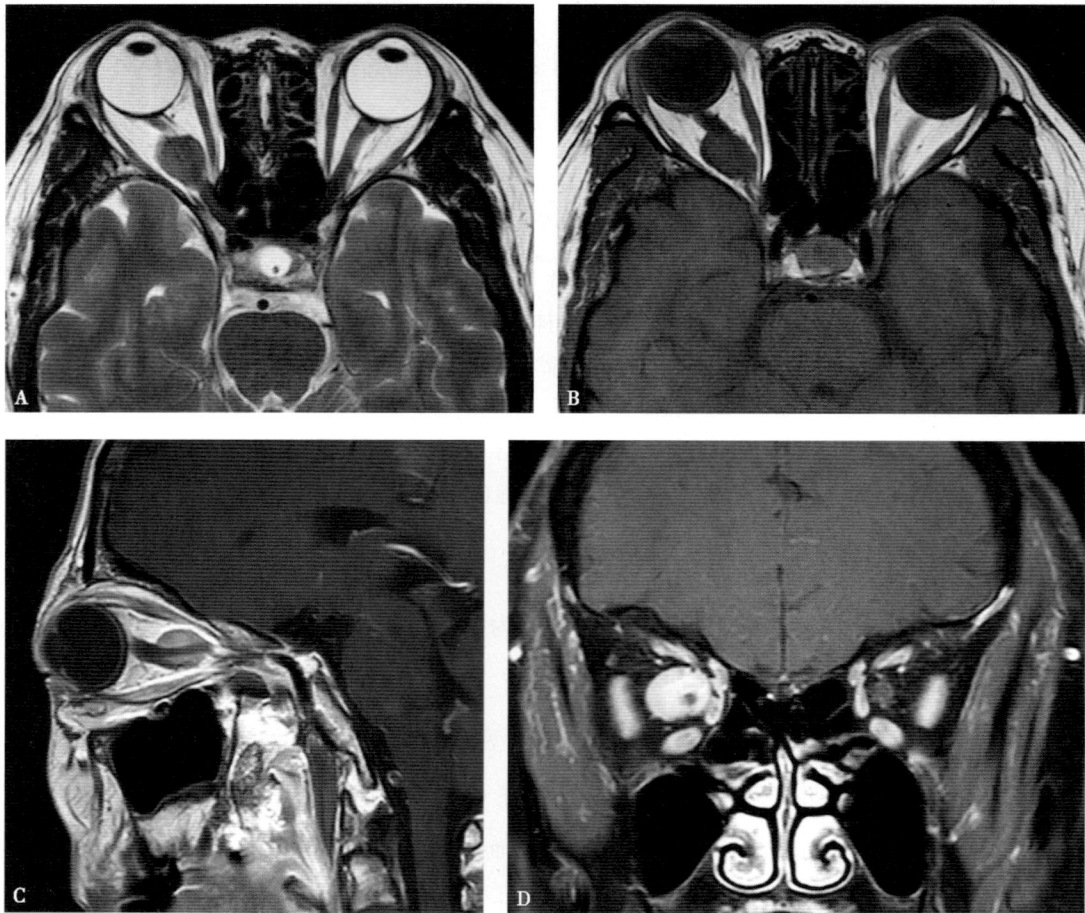

图 6-2-43　右侧视神经鞘脑膜瘤 MRI 表现

患者女性,51 岁,右眼视物模糊多年,近 1 个月出现右眼突出,眼胀明显。A、B. MRI 横断面 T_2WI、T_1WI,显示围绕视神经眶内段中后部可见一纺锤形实性肿块,在 T_1WI、T_2WI 中呈等信号,病变中央可见视神经穿行通过;C、D. MRI 增强矢状面和增强冠状面脂肪抑制 T_1WI,显示肿块在增强后明显强化,而穿行其中的视神经未见强化,呈现轨道征,冠状面上显示强化的肿块实质围绕中央不强化的视神经,表现为面包圈征或靶征。

4. 炎性假瘤　视神经增粗及视神经鞘强化，如伴有眼眶前部、眶尖、弥漫性眼眶受累等表现，常可提示眼眶炎性假瘤的诊断。当视神经鞘单独被累及时，和视神经胶质瘤、视神经鞘脑膜瘤鉴别困难，病变在 T_2WI 中的表现可作为参考（图 6-2-44）。

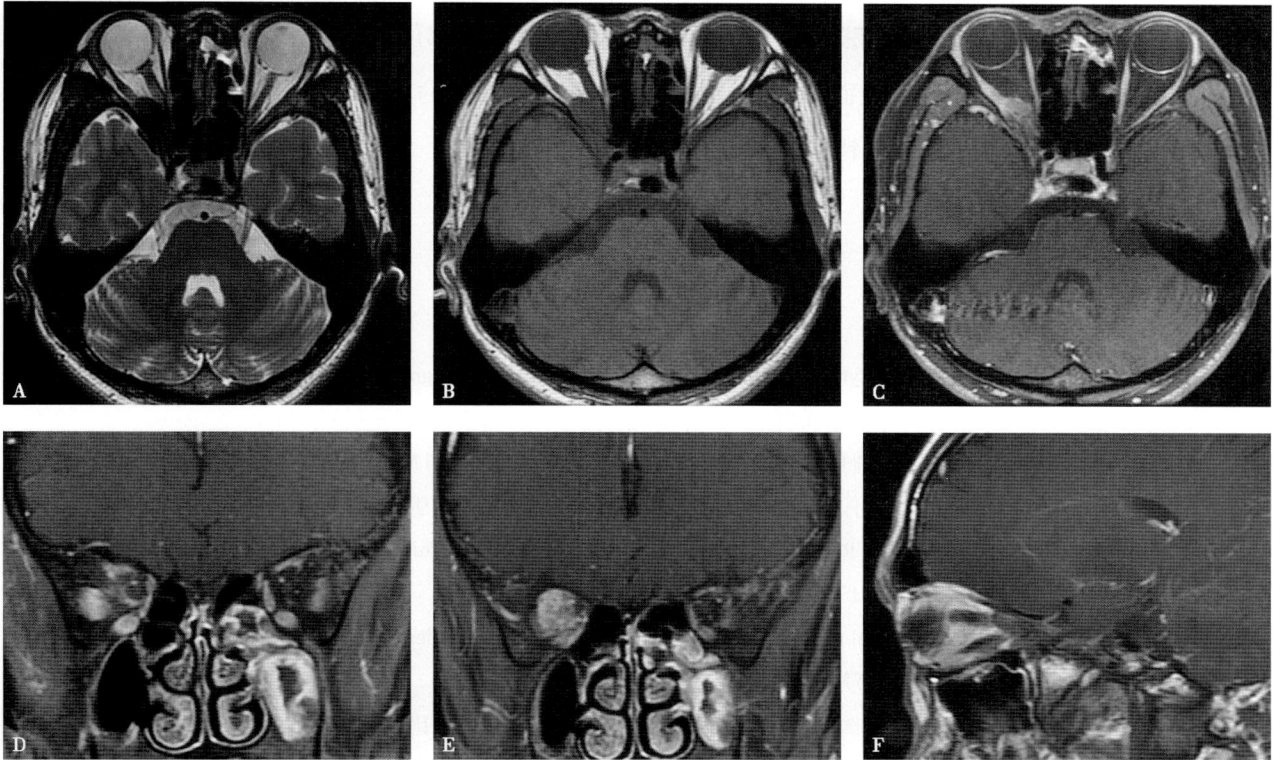

图6-2-44　右侧眼眶炎性假瘤 MRI 表现

患者男性，29 岁，右眼上睑下垂 1 个月，查体见右瞳孔散大，直接、间接对光反射迟钝，4 年前行斜视矫正术。A～C. MRI 横断面 T_2WI、T_1WI、增强后 T_1WI 图像，显示右侧眶尖区可见一不规则形异常信号影，在 T_1WI 中呈等信号、在 T_2WI 中呈低信号，增强后呈中等程度强化，与右眼外直肌及视神经眶内段分界不清；D、E. 冠状面增强后脂肪抑制 T_1WI 前后连续两个层面的图像，显示右侧视神经鞘膜增厚，呈环形强化，眶尖区病变呈肿块样包绕压迫视神经，肿块强化、视神经本身强化弱，易与视神经鞘脑膜瘤混淆；F. 矢状面增强后 T_1WI 显示病变形态不规则，轻、中度强化，与邻近结构分界不清。

六、视神经病变小结

除视神经萎缩外，视神经病变在影像学上多数表现为视神经或视神经鞘增粗或异常强化。引起视神经增粗的病变很多，种类复杂，抓住一些临床或影像学特征可以帮助医师缩小疾病诊断范围。从急性起病与渐进性发展方面可初步鉴别：若为急性起病，则可以考虑急性视神经炎、外伤、缺血性视神经病变等；缓慢起病、渐进发展的疾病应包括肿瘤、感染、甲状腺相关性眼病（格雷夫斯眼病）、炎性假瘤等。发病年龄对发生于视神经及视神经鞘的肿瘤鉴别有意义，视神经胶质瘤好发于儿童，视神经鞘脑膜瘤好发于成年女性。视力障碍发生的临床特点也对鉴别诊断有帮助，视神经胶质瘤患者一般先出现视力下降，后出现无痛性眼球突出；而脑膜瘤患者先出现眼球突出，后出现视力下降；视神经炎患者可出现眼球转动时轻微疼痛,疼痛是炎性病变有别于肿瘤的一个特点,病情好坏交替也是一个鉴别要点。视神经病变还常常伴随其他疾病,视神经胶质瘤常合并神经纤维瘤病,视神经鞘脑膜瘤可以是颅内脑膜瘤或鞍结节脑膜瘤向眶内延伸的一部分,急性视神经炎和多发性硬化关系密切,格雷夫斯眼病患者常有甲状腺功能亢进的病史。结合患者的临床病史和治疗经过,也对鉴别诊断有帮助,急性视神经炎病例中,激素治疗有效,病程可反复交替;视神经其他肿瘤比如转移瘤、淋巴瘤等病例中,患者身体的其他部位会有原发性肿瘤的证据。抓住典型的征象,轴位轨道征以及冠状位面包圈征、靶征是视神经鞘脑膜瘤的典型表现;偏心的纺锤形肿块与视神经无法区分,是视神经胶质瘤的特点等。

（王　媛）

参 考 文 献

[1] SUN B, SONG L, WANG X, et al. Lymphoma and inflammation in the orbit: diagnostic performance with diffusion-weighted imaging and dynamic contrast-enhanced MRI[J]. J Magn Reson Imaging, 2017, 45(5): 1438-1445.

[2] 李隽,许永华,徐林,等. 眼眶肌锥外间隙肿瘤 MR 影像学分析 [J]. 中国 CT 和 MRI 杂志, 2015, 13(8): 1-4.

[3] 鲜军舫,史大鹏,陶晓峰. 头颈部影像学: 眼科卷 [M]. 1 版. 北京: 人民卫生出版社, 2014.

[4] TAILOR TD, GUPTA D, DALLEY RW, et al. Orbital neoplasms in adults: clinical, radiologic, and pathologic review[J]. Radio Graphics, 2013, 33(6): 1739-1758.

[5] KHAN SN, SEPAHDARI AR. Orbital masses: CT and MRI of common vascular lesions, benign tumors, and malignancies[J]. Saudi J Ophthalmol, 2012, 26(4), 373-383.

[6] 王振常,鲜军舫,兰宝森. 中华影像医学: 头颈部卷 [M]. 2 版. 北京: 人民卫生出版社, 2011.

[7] SHINDER R, AL-ZUBIDI N, ESMAELI B. Survey of orbital tumor at a comprehensive cancer center in the United States[J]. Head Neck, 2011, 33(5): 610-617.

[8] GUJAR SK, GANDHI D. Congenital malformation of the orbit[J]. Neuroimag Clin North Am, 2011, 21(3): 585-602.

[9] GOH PS, GI MT, CHARLTON A, et al. Review of orbital imaging[J]. Eur J Radioly, 2008, 66(3): 387-395.

[10] DEMIRCI H, SHIELDS CL, KARATZA EC, et al. Orbital lymphoproliferative tumors: analysis of clinical features and systemic involvement in 160 cases[J]. Ophthalmology, 2008, 115(9): 1626-1631.

[11] 郭健,王振常,鲜军舫,等. 眼眶肿块的 MR 扩散加权成像研究 [J]. 临床放射学杂志, 2008, 27(6): 774-777.

[12] 鲜军舫,王振常,罗德红,等. 头颈部影像诊断必读 [M]. 北京: 人民军医出版社, 2007.

[13] 何立岩,鲜军舫,王振常,等. MR 及动态增强扫描诊断眼眶淋巴瘤的价值 [J]. 中华放射学杂志, 2007, 41(9): 918-921.

[14] LEMKE AJ, KAZI I, FELIX R. Magnetic resonance imaging of orbital tumors[J]. Eur Radiol, 2006, 16(10): 2207-2219.

[15] OHTSUKA K, HASHIMOTO M, SUZUKI Y. A review of 244 orbital tumors in Japanese patients during a 21-year period: origins and locations[J]. Jpn J Ophthalmol, 2005, 49(1): 49-55.

[16] HARNSBERGER HR. Diagnostic Imaging: Head and Neck[M]. Philadelphia: Lippincott Williams &Wilkins, 2004.

第三章
眼球病变诊断与鉴别诊断

第一节　巩膜及巩膜下间隙病变

一、概述

眼球壁分为三层，外层为纤维膜，中层为葡萄膜，内层为视网膜，其中，外层纤维膜的后 5/6 为巩膜。巩膜由致密、相互交错的胶原纤维和弹性纤维组成，质地坚韧，可保持眼球的形状，保护球内结构。巩膜纤维束之间血管很少，这种解剖结构特点决定了其病理改变单一，炎性病变较常见，肿瘤少见。

二、鉴别诊断

1. **巩膜炎**　主要特征是浅层巩膜或深层巩膜的水肿，按病变部位分表层巩膜炎（发生于浅层）和巩膜炎（发生于深层），根据病变部位，巩膜炎又分为前巩膜炎和后巩膜炎。

鉴别诊断要点：①中年女性最常见；②可双眼先后发病；③临床表现为眼痛和压痛，视力下降，头痛；④在 CT 及 MRI 中表现为眼球壁弥漫性或结节状增厚，增强后呈轻、中度强化。

2. **巩膜葡萄肿**　分为部分巩膜葡萄肿和全巩膜葡萄肿，根据解剖位置，部分巩膜葡萄肿分为前巩膜葡萄肿、赤道部巩膜葡萄肿及后巩膜葡萄肿。

鉴别诊断要点：①巩膜向外膨出；②膨出囊腔的密度、信号与玻璃体密度、信号一致；③囊腔边缘与巩膜连续（图 6-3-1）。

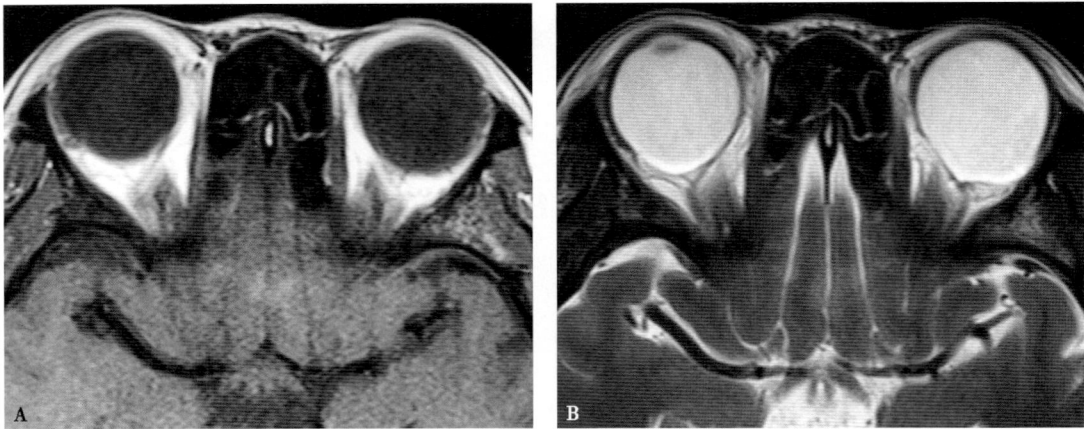

图6-3-1 双侧眼球后巩膜葡萄肿

A、B. 横断面 T_1WI 及 T_2WI 显示眼球前后径增大,后极局限性隆起,呈长 T_1、长 T_2 信号。

第二节 脉络膜病变

一、概述

脉络膜是眼球壁的中层,富含色素,血流丰富而缓慢,这些特点使其易受感染、自身免疫、肿瘤等因素影响。脉络膜的疾病中,炎症最常见,其次是肿瘤。

二、鉴别诊断

1. **葡萄膜炎** 鉴别诊断要点:①青壮年常见;②临床表现为眼前黑影、暗点或闪光,视力下降;③在CT及MRI中表现为眼球壁弥漫性或结节状增厚,增强后呈轻、中度强化(图3-1-5)。

2. **脉络膜黑色素瘤** 脉络膜黑色素瘤占葡萄膜黑色素瘤的85%左右,好发于眼球后极脉络膜外层。

鉴别诊断要点:①成人中最常见的眼球恶性肿瘤;②肿瘤呈梭形、半球形或蘑菇形;③在CT中密度较均匀,略高于眼球壁;④MRI对该病的诊断有特异性,这是因为脉络膜黑色素瘤含有顺磁物质,即黑色素,MRI检查中可见其在 T_1WI 中呈高或极高信号,在 T_2WI 中呈低信号(图3-1-8);⑤无色素黑色素瘤在MRI中无特异性表现,诊断困难。

3. **脉络膜转移癌** 脉络膜转移癌是成人中最常见的眼内恶性肿瘤之一,在我国,以肺癌转移最为多见,乳腺癌转移次之。

鉴别诊断要点:①呈新月形、梭形或结节状;②在 T_1WI 中呈等信号,在 T_2WI 中呈等、高信号(图3-1-10);③增强后呈中度至明显强化;④有原发灶;⑤原发灶不明的情况下,对于无特异性黑色素信号特征的脉络膜占位,需进行肺CT等检查以排除转移瘤。

4. 脉络膜血管瘤　脉络膜血管瘤是先天性血管发育畸形，属于眼球少见的良性肿瘤，好发于青少年或成人，约 50% 伴斯德奇 - 韦伯综合征。

鉴别诊断要点：①病变多较小，CT 检查不敏感；②在 MRI 中具有特征性表现，梭形肿块，在 T_1WI 中呈等低信号，在 T_2WI 中呈高信号，增强后呈均匀明显强化（图 3-1-11）。

5. 脉络膜骨瘤　脉络膜骨瘤亦称脉络膜骨性迷离瘤，是由成熟骨组织构成的良性肿瘤。

鉴别诊断要点：①单侧或双侧发病；②CT 表现具有特异性，表现为眼球壁后壁点状、条形或弧形骨性高密度影（图 3-1-12）。

第三节　视网膜病变

1. 视网膜母细胞瘤　视网膜母细胞瘤是婴幼儿中最常见的恶性肿瘤，约 30% 患儿双眼受累。

鉴别诊断要点：①3 岁以下儿童占 98%；②临床表现为白瞳征；③CT 表现典型，为眼球内伴有钙化的肿块（图 3-1-17）；④MRI 显示钙化不敏感，其优势为显示肿瘤的侵犯范围以及有无视神经受累。

2. 外层渗出性视网膜病变　外层渗出性视网膜病变又称视网膜血管扩张症，为视网膜血管扩张伴有不同程度的视网膜内和视网膜下渗出。

鉴别诊断要点：①好发于学龄期儿童和青少年，男性多见；②单眼发病，无钙化；③在 CT 中表现为视网膜不规则增厚，球后新月形略高密度影（图 3-1-7）；④MRI 显示视网膜脱离及视网膜下渗出、出血更清晰。

3. 视网膜脱离　视网膜脱离是指视网膜神经上皮与色素上皮的分离，分为孔源性视网膜脱离和非孔源性视网膜脱离。

①多为单眼发病；②CT 的诊断价值有限，一般不作为常规检查；③MRI 显示典型视网膜脱离呈 V 形（图 6-3-2），尖端指向视盘，开口指向睫状体，视网膜下积液表现多样。

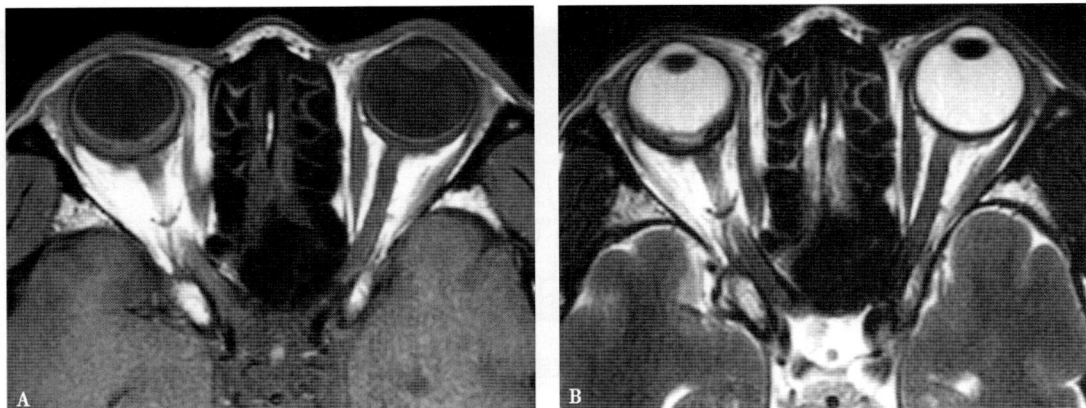

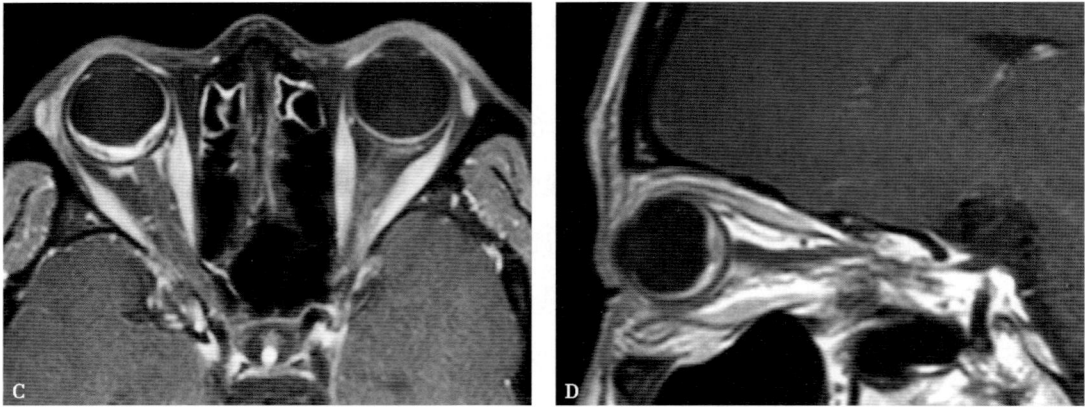

图 6-3-2　右侧眼球视网膜脱离伴网膜下积液

A、B. 横断面 T_1WI、T_2WI 显示病变呈等 T_1、长 T_2 信号；C、D. 增强后横断面及矢状面 T_1WI 显示前方强化的视网膜以及后方无强化的积液。

第四节　虹膜睫状体病变

1. 虹膜睫状体黑色素瘤　鉴别诊断要点：①虹膜睫状体区梭形、半球形或蘑菇形肿块；②影像学特征与脉络膜黑色素瘤类似，在 CT 中密度较均匀，呈略高密度；③在 MRI 中呈特征性的 T_1WI 高或极高信号，T_2WI 为低信号（图 6-3-3）。

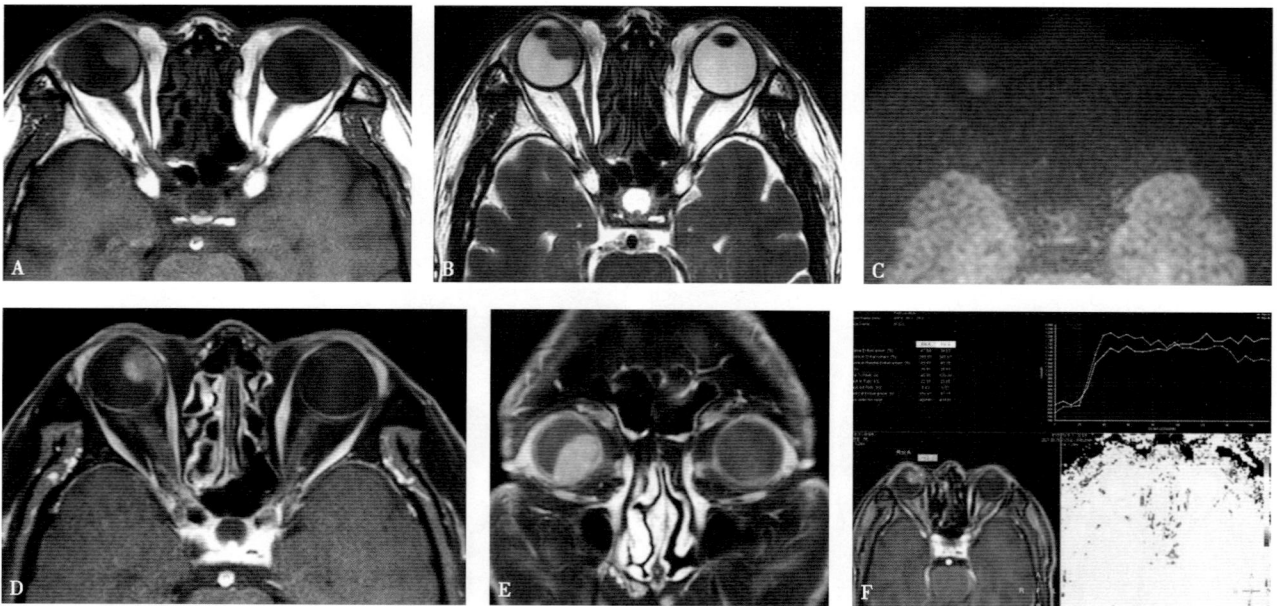

图 6-3-3　右侧虹膜睫状体黑色素瘤

A、B. 横断面 T_1WI、T_2WI 显示右侧眼球虹膜睫状体区软组织肿块影，呈短 T_1、等 T_2 信号；C. 弥散加权成像显示病变弥散受限，与脑实质相比呈等信号；D、E. 增强后横断面及冠状面 T_1WI 及脂肪抑制图像显示病变不均匀强化，邻近眼球壁增厚、强化；F. 动态增强曲线呈速升平台型。

2. **虹膜睫状体平滑肌瘤**　虹膜睫状体平滑肌瘤起源于虹膜瞳孔括约肌、虹膜间充质细胞、睫状体平滑肌，最常见于睫状体。

鉴别诊断要点：①眼球平滑肌瘤十分少见；②容易与黑色素瘤混淆；③在 CT 中表现为虹膜睫状体区稍高密度结节；④MRI 检查中，在 T_1WI 中呈稍高信号，在 T_2WI 中呈稍低信号。

3. **睫状体无色素上皮瘤**　起源于睫状体无色素上皮层的良性肿瘤，发病率很低，常发生于有眼内炎症病史者或继发于眼外伤。

4. **虹膜淋巴瘤**　可为全身性淋巴瘤的累及或者单独发生于虹膜睫状体。

鉴别诊断要点：①肿瘤呈浸润性生长，形态不规则；②在 CT 中呈均匀等密度；③MRI 检查中，在 T_1WI 及 T_2WI 中均呈均匀等信号。

（王新艳）

参 考 文 献

[1] CUNNANE MB, CURTIN HD. Imaging of orbital disorders[J]. Handb Clin Neurol, 2016, 135: 659-672.

[2] 李隽, 徐林, 唐作华, 等. 眼眶肌锥内病变磁共振成像影像学表现 [J]. 实用医学影像杂志, 2016, 17（5）: 388-390.

[3] 鲜军舫, 史大鹏, 陶晓峰. 头颈部影像学: 眼科卷 [M]. 北京: 人民卫生出版社, 2014.

[4] TAILOR TD, GUPTA D, DALLEY RW, et al. Orbital neoplasms in adults: clinical, radiologic, and pathologic review[J]. RadioGraphics, 2013, 33（6）: 1739-1758.

[5] RATO RM, CORREIA M, CUNHA JP, et al. Intraorbital abducens nerve Schwannoma[J]. World Neurosurg, 2012, 78（3/4）: 375.e1-375.e4.

[6] 王振常, 鲜军舫, 兰宝森. 中华影像医学: 头颈部卷 [M]. 2 版. 北京: 人民卫生出版社, 2011.

[7] 姚建华, 陶晓峰, 汤光宇, 等. 眼眶影像学新五分区对眼眶占位性病变的诊断价值 [J]. 第二军医大学学报, 2008, 29（3）: 280-285.

[8] 鲜军舫, 王振常, 罗德红, 等. 头颈部影像诊断必读 [M]. 北京: 人民军医出版社, 2007.

[9] LEMKE AJ, KAZI I, FELIX R. Magnetic resonance imaging of orbital tumors[J]. Eur Radiol, 2006, 16（10）: 2207-2219.

[10] HARNSBERGER HR. Diagnostic imaging: head and neck[M]. Philadelphia: Lippincott Williams, 2004.

[11] SHIELDS JA, SHIELDS C, SCARTOZZI R. Survey of 1264 patients with orbital tumors and simulating lesions: the 2002 Montgomery Lecture. part 1[J]. Ophthalmology, 2004, 111（5）: 997-1008.

[12] ROOTMAN J. Vascular malformations of the orbit: hemodynamic concepts[J]. Orbit, 2003, 22（2）: 103-120.

[13] DERVIN JE, BEACONSFIELD M, WRIGHT JE, et al. CT findings in orbital tumours of nerve sheath origin[J]. Clin Radiol, 1989, 40（5）: 475- 479.

第四章
眶骨病变诊断与鉴别诊断

第一节　眶　骨　外　伤

概述

眼眶由筛骨、额骨、泪骨、上颌骨、腭骨、蝶骨以及颧骨七块骨构成。当眼部受到各种外伤时，掌握眼外伤后眶壁的情况有利于评估眼眶外伤的程度。在临床尤其是急诊中，造成眼眶骨折的外伤较常见的有车祸、撞伤、砸伤、摔伤、刀扎伤、踢伤及拳击伤等，其造成的眶骨损伤也表现不一。

常见的眼眶骨折分型方法较多。

（1）按骨折分布：单眶壁骨折、双眶壁骨折、多眶壁复合骨折。

（2）按骨折部位：眶底骨折、眶缘及眶底骨折、颧骨三脚架骨折、面部复合型骨折。

（3）按骨折类型：眼眶爆裂骨折、眼眶直接骨折及眼眶复合型骨折。

（4）按骨折范围及其他部位受累情况：单纯型骨折、复杂型骨折、复合型骨折。

我国的临床以及影像科室目前多采用按骨折类型分型的方法，该方法较为简单实用。①眼眶爆裂骨折：是指外力作用于眼部，致使眶压突然增高，导致眶壁薄弱处即眼眶下壁、内侧壁骨折，断端下陷或内陷。②眼眶直接骨折：是指外力直接作用于眼眶缘而发生的骨折。③眼眶复合型骨折：指上述两种骨折同时存在。

关于眶骨骨折的病理、影像、临床表现等请详见第三篇第五章第四节。

第二节　眶骨先天发育异常

眶骨先天发育异常相关内容，请详见第三篇第二章第二节先天发育异常。

第三节　眶骨肿瘤及肿瘤样病变

一、骨瘤

（一）概述

1. **概念**　骨瘤（osteoma）是一种来源于骨膜组织的良性骨性肿瘤，好发于颅面骨，占眼眶肿瘤的0.6%～20.0%。

2. **人口统计学特点**　该病常始于青年时期，成年后才确诊。一般在儿童或青春期前发病，发病年龄为11～73岁，男性较女性多见。

3. **病因**　对于眼眶骨瘤的病因，目前有三种学说：胚胎残留、外伤、感染。目前，学者多倾向于胚胎残留，认为不同胚胎来源组织的交界部位易发生肿瘤，而上颌骨和蝶骨系膜成骨和软骨成骨混合而成的。

（二）病理学表现

1. **大体病理学表现**　骨瘤分为致密（象牙型）骨瘤、松质（海绵型）骨瘤和混合骨瘤，仅含骨组织。由骨表面骨膜发生的骨瘤称为外周性骨瘤，致密似骨皮质，又称致密骨瘤。由骨内膜发生的骨瘤称为中心性骨瘤，疏松似骨松质，又称松质骨瘤。骨瘤为境界清楚的硬组织块，边界清晰，有时呈分叶状，边缘光滑。

2. **组织学表现**　镜下所见有两种组织类型：一种为致密骨型，含粗大骨小梁，质地坚硬如骨皮质，如象牙状，又称为象牙型骨瘤；另一种为松质骨型，其内骨小梁较细，含较多的骨髓腔，疏松如海绵，称为海绵型骨瘤。

（三）临床表现

临床症状取决于肿瘤的大小、发生的部位。大多数眼眶骨瘤起源于鼻旁窦，以位于额窦、筛窦及额筛区者较为多见，病灶较小时并不产生明显的眼部症状。

较大的骨瘤据其所在部位对周围结构的压迫而引起相应症状。影响窦口引流时，可有窦口阻塞和窦腔感染的相应症状；波及眼眶时，其可引起眼球突出、移位和视力障碍。额窦来源和位于眶顶部的骨瘤可造成面部不对称、眼球向下方移位和眼球突出，患者一般不会有视力改变。筛窦骨瘤则使眼球向外侧移位，在眼眶、鼻上方可触及肿瘤，可伴有鼻泪管堵塞。上颌窦骨瘤一般没有眼部表现，但太大的骨瘤可造成眼球向上移位、突眼和视力下降。蝶窦骨瘤则易影响视力，致视神经萎缩，但患者很少有眼球突出与眼球移位。

（四）影像学表现

1. **最佳诊断线索**　眼眶壁（或合并鼻旁窦）肿物；圆形或分叶状；边界清晰；病灶致密，呈骨样；增强后无强化。

2. **发生部位**　大部分发生于鼻旁窦，少数发生于眶骨，影像学表现较为简单。

3. **X线表现**　通过传统的X线片一般可明确诊断。骨瘤表现为骨样高密度肿物，基底部较窄，也可有一蒂从眶壁或鼻旁窦延伸至眶内,肿物的眶内部分较大,略呈分叶状或圆形。

4. CT表现　瘤体主要位于眶内或鼻旁窦内,表现为密度一致的骨样高密度影(图6-4-1),CT值可达1 500HU,在骨窗中呈不规则高密度影,边缘清晰,呈圆形或分叶状。致密骨瘤中很难分辨骨皮质与骨小梁;松质骨瘤很少单独发生,其周围环绕骨皮质,其内为骨小梁结构。肿瘤向眶内突出,可使邻近结构受压推移,眼球壁可轻度受压变形,眼外肌群可受压、移位。

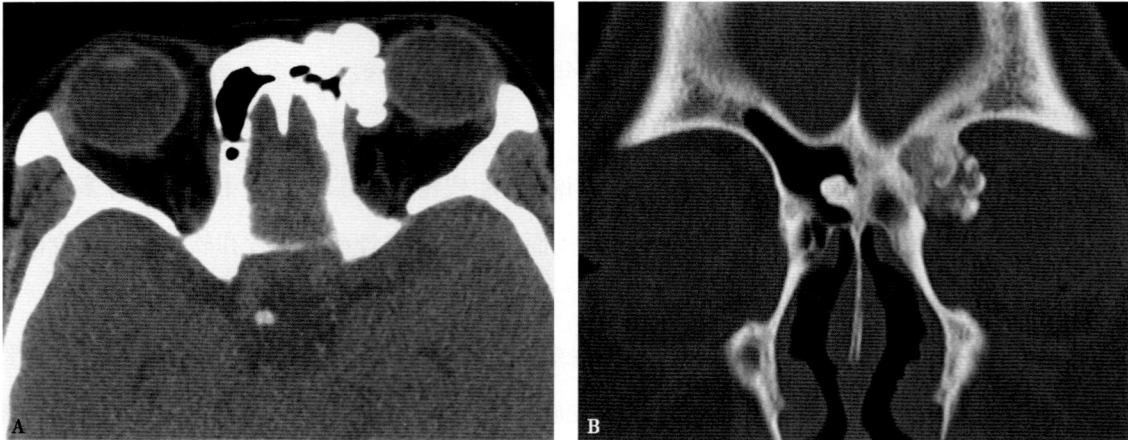

图6-4-1　左侧眼眶内上壁骨瘤

A. 眼眶CT平扫横断面软组织窗显示左侧眼眶内象限不规则高密度影;B. 冠状面CT骨窗显示眼眶内上壁不规则高密度影,边缘清晰,略呈分叶状。

5. MRI表现　MRI对骨质结构的显示常受到限制,对骨瘤的显示效果不及CT。骨瘤在T_1WI及T_2WI上均呈低信号,信号均匀或不均匀,瘤体位于眶骨内或向外突出、与眶骨相连。骨瘤对邻近软组织的推移在MRI中的显示较CT清晰。

6. 影像学检查方法选择　CT对骨质结构显示佳,可明确病变的起源、范围及肿瘤密度特点并可以进行三维重建,为选择手术入路提供依据,是眼眶骨瘤的首选影像学检查方法。MRI对软组织显示清晰,可以显示肿瘤邻近结构的受压、推移程度。

(五)鉴别诊断

1. 骨纤维性结构不良　表现为骨质膨大、弥漫性增厚,可同时引起颅骨、面部骨骼的病变,严重者引起视神经管狭窄,视神经受压。

2. 眶骨脑膜瘤　常见蝶骨大翼脑膜瘤,其可引起眶骨壁硬化、增厚,可见骨壁周围软组织肿块,增强后明显强化。

(六)治疗及预后

①骨瘤为良性肿瘤,不会发生转移,其进展缓慢,病程较长,可达数十年。对于较小骨瘤随访即可,对于较大或引起明显症状的肿瘤可手术切除,蝶窦骨瘤需尽早处理,否则可能影响视力,如手术不能完全切

除肿瘤，2～8年后可复发。②多发骨瘤同时伴有肠息肉及软组织纤维瘤者，可发展为肠腺癌与软组织纤维肉瘤，预后差。

（七）关键要点

①眶壁致密骨样肿块，边界清晰，增强后无强化。②一般无明显症状。

二、软骨瘤

（一）概述

1. 概念 软骨瘤（chondroma）是常见的良性骨肿瘤，临床上好发于四肢长骨及短骨的末端，发生于眼眶者罕见。

2. 人口统计学特点 多见于青壮年。

3. 病因 眼眶内唯一存在的软骨结构只有上斜肌的滑车，滑车属于透明软骨，来源于滑车成熟软骨的良性肿瘤才是真正的眼眶软骨瘤。

（二）病理学表现

1. 大体病理学表现 软骨瘤表现为边界清楚、光滑，有如珍珠的白色半透明外观的病变。剖面外层通常为致密的纤维组织或纤维软骨层，而中央区为淡黄色、均质半透明的透明软骨基质。

2. 组织学表现 肿瘤为成熟的软骨组织，由软骨细胞和软骨基质组成，有分叶结构；软骨细胞无异型性，呈卵圆形，居于陷窝内，胞核中位，细胞间有淡蓝色软骨基质，可伴有钙化及骨化，有时软骨细胞呈多角形，细胞间为黏液基质。

（三）临床表现

起源于滑车的软骨瘤在临床上表现为出现于眼眶鼻侧上部（滑车部位）的一逐渐增大的硬性肿块，与相邻骨组织相连致肿块固定，无压痛，边界清楚、可呈分叶状。肿瘤表面皮肤无改变，可伴有患眼上斜肌功能障碍。

（四）影像学表现

1. 最佳诊断线索 眼眶内上部（滑车区）质硬、类圆形、边界清晰的肿块，CT示其内可见钙化，MR T_2WI 示肿块中央区信号为高信号，需考虑软骨瘤。

2. 发生部位 眼眶内上部（滑车区）。

3. 形态学表现 类圆形、边界清晰的肿块。

4. 病变数目 单发。

5. CT表现 病灶边界清晰、光整，内部密度均匀，部分病灶中心可见砂粒状或斑点状钙化。邻近眼球者可局限性压迫眼球、使之凹陷。

6. MRI表现 病灶在 T_1WI 中常呈稍低信号，T_2WI 显示病灶中央可见较高信号区，钙化成分在 T_1WI 及 T_2WI 中均呈低信号。

7. 影像学检查方法选择　CT 检查，特别是骨窗薄层扫描检查可以发现病灶内细微钙化，因此是眼眶软骨瘤的首选检查方法。MRI 的软组织分辨率高，通过 T_2WI 可以发现病灶中央的高信号区，亦是重要的检查方法。

（五）鉴别诊断

眼眶内软骨瘤罕见，需与眼眶内其他良性肿瘤鉴别。

（六）治疗及预后

软骨瘤为良性肿瘤，患者视力预后良好，肿瘤切除后全身预后亦很好。但如果切除不彻底，软骨瘤也可复发以及发生恶变转化为软骨肉瘤。

（七）关键要点

①眼眶内上部（滑车区）；②无痛性类圆形肿物；③CT 显示病灶密度均匀或伴点状钙化；④在 T_2WI 中可见病变中央高信号灶。

三、成骨细胞瘤

（一）概述

1. 概念　成骨细胞瘤（osteoblastoma）又称为骨母细胞瘤，其中的大多数为良性肿瘤，少数为恶性骨母细胞瘤。

2. 人口统计学特点　常见于青年患者，80% 的患者在 30 岁前发病，25 岁为发病高峰年龄，男、女之比为 2:1。

3. 病因　至今尚不明确。可能与病毒性感染、非化脓性感染、血管异常等因素有关。

（二）病理学表现

1. 大体病理学表现　肿瘤质硬，为红褐色肿块。

2. 组织学表现　成骨细胞瘤是由大量成骨细胞及杂乱排列的骨小梁与纤维构成的，成骨细胞常呈圆形，核规则。

（三）临床表现

临床上，该病起病缓慢，局部有疼痛和肿胀，随发生部位的不同而出现相应压迫症状，可表现为眼球突出、眼球移位、斜视。

（四）影像学表现

1. 最佳诊断线索　青年男性患者，眶骨局部类圆形膨胀性低密度区，病灶边缘硬化，无骨膜反应，内部出现斑点状、大片状钙化。

2. 发生部位　病变好发于脊柱，其次为长管状骨和手骨、足骨，偶见于颅骨的蝶骨大翼和其他扁骨。

3. 形态学表现　形态规则，膨胀性生长，边界清楚或不清。

4. 病变数目　单发多见。

5. CT 表现　骨破坏呈膨胀性,存在高密度硬化缘和钙化点。病变可分为中心型、皮质型、骨膜下型和松质型。

6. MRI 表现　在 MRI 上显示的病变范围较 CT 大,信号对比较明显。病变内致密部分(骨化和钙化成分)及周边骨壳在各序列中表现为低信号,其内纤维基质与脑灰质相比在 T_1WI 及 T_2WI 中均呈等信号,注入对比剂后可明显强化。病灶周围硬化缘在 T_1WI 和 T_2WI 中均表现为低信号环。病灶相邻髓腔和软组织内出现充血水肿区。病变的骨膜反应不明显,周围软组织可轻度肿胀,而软组织肿块不明显。增强扫描示血供丰富的骨样组织发生强化,病灶相邻髓腔和软组织轻度强化,而病灶内钙化、囊变和出血区不强化。

7. 影像学检查方法选择　CT 检查可以明确病变发生的部位、范围,骨窗可以清晰显示病变骨的膨胀及内部钙化,是眶骨成骨细胞瘤的首选影像学检查方法。MRI 检查可以显示病变内的不同组织成分,对诊断有一定帮助。

(五)鉴别诊断

1. 骨样骨瘤　根据临床病史和影像学特点可以鉴别。骨样骨瘤患者多有夜间疼痛,服用水杨酸制剂可缓解,成骨细胞瘤则表现为局部钝痛或无明显临床症状。骨样骨瘤病变直径多 <1.5cm,而成骨细胞瘤瘤巢直径常 >2cm,组织学特征多变,骨质一般明显膨胀,其内有钙化、边缘硬化等特征。

2. 眶骨血管瘤　患者于 40～60 岁发病,肿瘤呈膨胀性生长,边界清晰,典型病变内出现放射状条纹、蜂窝状改变。成骨细胞瘤患者的发病年龄多为 30 岁以下,病灶内可见斑点状、大片状钙化。

3. 软骨母细胞瘤　好发于 10～20 岁人群,多见于长骨骨骺或干骺端,肿瘤内有骨小梁,晚期钙化呈砂粒状。

(六)治疗及预后

1. 治疗方案选择　①手术治疗方法主要为局部刮除术和植骨填塞空腔。多可治愈,复发率低。②放射治疗适用于无法手术者、术后复发者或需行辅助治疗者。

2. 预后　成骨细胞瘤术后应随访,密切观察,以防恶变。对接受放射治疗的病例更应观察其是否转化成纤维肉瘤或骨肉瘤。术后复发率不超过 10%。

(七)关键要点

①以青年多见。②缓慢发生的肿块,伴钝痛。③口服水杨酸制剂无效。④形态规则,膨胀性生长,边界清楚或不清。⑤眶骨局部类圆形膨胀性低密度区,病灶边缘硬化,无骨膜反应,内部出现斑点状、大片状钙化薄。⑥病理检查中可见肿瘤组织中有大量的成骨细胞、骨样组织和血管纤维组织。

四、骨肉瘤

(一)概述

1. 概念　骨肉瘤(osteosarcoma)是最常见的原发性恶性骨肿瘤,好发于长骨的干骺端,颅骨发生的骨肉瘤少见，罕见于眶骨，但它较常作为一种放射治疗后（特别是在视网膜母细胞瘤患者接受放疗后）在眶骨发生的继发性肿瘤。

2. 人口统计学特点　多见于小儿和青年人。

3. 病因　部分为原发性骨肉瘤，部分继发于佩吉特病、纤维性结构不良或放疗后，尤其是发生于视网膜母细胞瘤放射治疗后的继发性骨肉瘤，亦有文献报道远处原发性骨肉瘤转移至眼眶。

（二）病理学表现

1. 大体病理学表现　浸润性肿块，白至棕褐色，质地可软或硬。

2. 组织学表现　可见明显异型的梭形细胞或卵圆形细胞，胞质丰富、呈嗜碱性，核偏心，染色质凝集、呈炭块状，肿瘤细胞产生粉红色骨样基质分布在细胞周围或呈细小条索状。有丝分裂象多见，有新骨片破坏，常在肿瘤基质内见到软骨样组织、纤维样组织和大量血管组织。

（三）临床表现

发生于眼眶的骨肉瘤疼痛明显，向眶内生长时可推压眼球移位，引起单侧进行性眼球突出、眼球移位、疼痛、眶周麻木、眼睑水肿和结膜充血。当肿瘤起自筛骨或额骨时，其继发于一个坚固的可扪及且常常可见的肿块，使眼球向下或外侧移位。而来自蝶骨翼的肿瘤则仅导致眼球突出而没有可扪及的肿块。

（四）影像学表现

1. 最佳诊断线索　儿童或青少年患者，有眼眶放射治疗史、佩吉特病病史、纤维性结构不良病史或其他原发性骨肉瘤病史者，当出现眼眶骨质破坏伴周围软组织内瘤骨形成时，需考虑眼眶骨肉瘤。

2. 发生部位　眶骨及周围，可累及眼眶外其他结构，如颞窝、上颌窦或颅内。

3. 形态学表现　不规则形。

4. 病变数目　单发多见。

5. CT 表现　眶骨局部成骨性或溶骨性骨质破坏，骨结构消失，伴周围软组织肿块形成（图 6-4-2），肿块内可有片状高密度肿瘤骨。肿瘤可向颅内侵犯，压迫脑组织，向眶内生长并挤压眶内容物，邻近的眼外肌常受累而显示不清。肿瘤向下侵及上颌上颌骨牙槽骨，CT 薄层扫描可明确有无骨质破坏，还可明确周围软组织浸润的范围。

6. MRI 表现　表现为局部骨变形，正常骨质信号消失，依据肿瘤内成分的不同，MRI 信号各异。CT 显示的肿瘤骨在 MRI 上表现为斑片状低信号影。如肿瘤内血管丰富，则病灶内可见点条状流空信号影，肿瘤内坏死表现为长 T_1、长 T_2 信号，出血表现为短 T_1、短 T_2 信号。邻近眼外肌先受累，表现为信号减低或消失，之后眼球受压移位。MRI 多方位成像可显示肿瘤浸润范围，还可显示肿瘤与肌肉、神经、血管等周围正常结构的关系。

7. 影像学检查方法选择　CT 可以明确眶骨骨质破坏，清晰显示病变内的肿瘤骨，是眼眶骨肉瘤的首选影像学检查方法。MRI 可明确肿瘤浸润范围，还可显示肿瘤与肌肉、神经、血管等周围正常结构的关系。

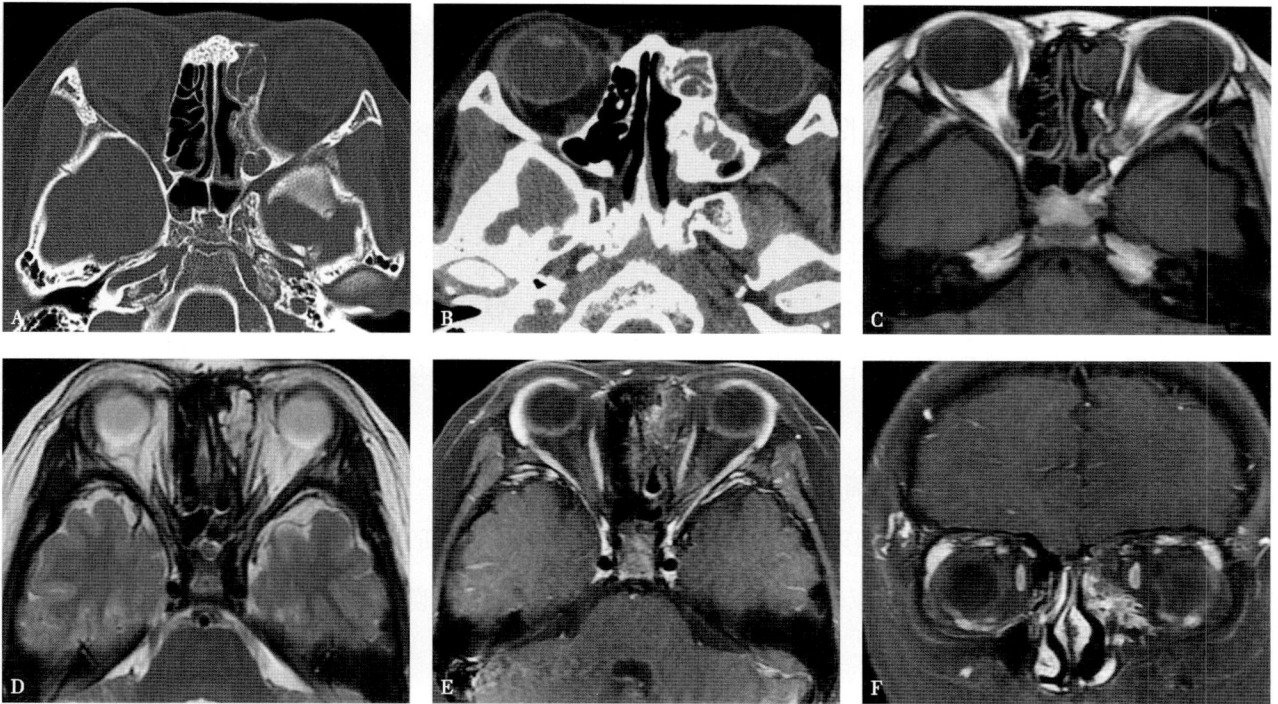

图6-4-2　左侧眼眶内下壁骨肉瘤

A、B. 眼眶CT平扫横断面骨窗及软组织窗显示左侧筛窦及眼眶内下壁不规则软组织肿块影，内可见片状高密度影；C、D. 横断面 T_1WI、T_2WI 显示病变呈长 T_1、长 T_2 信号；E、F. 增强后横断面及冠状面 T_1WI 脂肪抑制图像显示病变呈明显不均匀强化，侵犯眼眶内下象限。

（五）鉴别诊断

软骨肉瘤（chondrosarcoma）：鉴别要点是软骨肉瘤多由鼻旁窦扩展到眼眶，早期多表现为鼻部症状，以后才会出现眼球突出、移位，影像学检查中可见病变多累及鼻旁窦，组织学检查可以明确鉴别。

（六）治疗及预后

1. 治疗方案选择　骨肉瘤治疗极为困难，目前的主要方法是在明确诊断后行扩大的眶内容摘除术，术后可能遗留明显的外观缺陷。手术后需要继续放疗和化疗。

2. 预后　预后不良，即使手术后继续放疗和化疗，复发概率仍然很大，患者在1～2年内死亡。

（七）关键要点

①常见于儿童和青少年；②快速进展的进行性眼球突出；③有眼肿瘤放疗病史，或佩吉特病病史、纤维性结构不良病史；④溶骨、成骨或混合性骨质破坏；⑤可见不规则软组织肿块形成，其内可见肿瘤骨形成；⑥病变可累及眼眶外其他结构，如颞窝、上颌窦或颅内。

五、软骨肉瘤

眶骨软骨肉瘤（chondrosarcoma）起源于软骨或成软骨结缔组织，是一种常见的恶性骨肿瘤，发病率仅次于骨肉瘤，但发生于眶壁者少见，其病理、临床及影像学表现请详见第三篇第二章第七节软骨肉瘤。

六、尤因肉瘤

（一）概述

1. 概念　尤因肉瘤（Ewing sarcoma）是高度恶性的小圆细胞性肿瘤，它占所有原发性骨肿瘤的 6%～8%，是儿童和青少年中最常见的恶性原发性骨肿瘤。

2. 人口统计学特点　多发生于儿童和青少年，30 岁以下发病者占 90%，20 岁以下发病者占 75%，发病高峰年龄为 5～13 岁。白种人多见，男性多于女性，男、女比例约为 1.5∶1～1.6∶1。

3. 病因　是起源于骨髓的间充质细胞、以小圆细胞含糖原为特征的恶性骨肿瘤。

（二）病理学表现

1. 大体病理学表现　白色肿瘤组织，质地坚硬。

2. 组织学表现　单一的小圆形嗜碱细胞，有显著核仁，缺乏细胞质，可以见到有丝分裂。90% 的过碘酸希夫（PAS）染色可显示胞质糖原。电镜下胞质边界光滑、没有基底膜，只有很少的细胞间隙，集群的糖原颗粒出现在固定区域。

（三）临床表现

多表现为眼球突出，可伴视野缺损、眼球运动障碍、斜视、上睑下垂、头痛等。病变局部可触及肿块并有压痛。患者可有全身症状，如体温升高、白细胞增多、红细胞沉降率增速等感染症状。碱性磷酸酶水平可升高。

（四）影像学表现

1. 最佳诊断线索　眼眶骨壁的骨质破坏伴不均质软组织肿块，病变可累及鼻旁窦、颞窝及颅内。

2. 发生部位　眼眶及周围结构或颅内。

3. 形态学表现　不规则。

4. 病变数目　单发多见。

5. CT 表现　表现为巨大的软组织肿块伴骨质破坏，肿块不均质，可见伴有坏死区，增强后肿瘤呈不均匀强化。肿瘤可突入眼眶内并引起眶内容物移位。

6. MRI 表现　肿瘤信号不均匀，在 T_1WI 中呈低信号，在 T_2WI 中呈高信号，增强后呈明显不均匀强化，病灶内部可见坏死区（图 6-4-3）。

7. 影像学检查方法选择　CT 对骨质破坏显示清晰，应作为本病的首选影像学检查方法。MRI 可以明确肿瘤范围、邻近结构及累及程度，是重要的检查手段。

（五）鉴别诊断

本病较少见，在影像学检查中缺乏特征性表现。鉴别诊断主要包括横纹肌肉瘤、神经母细胞瘤、绿色瘤等，往往需由病理明确诊断，成人发病者需与淋巴瘤鉴别，眼眶淋巴瘤多发生于泪腺及眼睑区，其密度及强化均匀，邻近骨质破坏不明显。

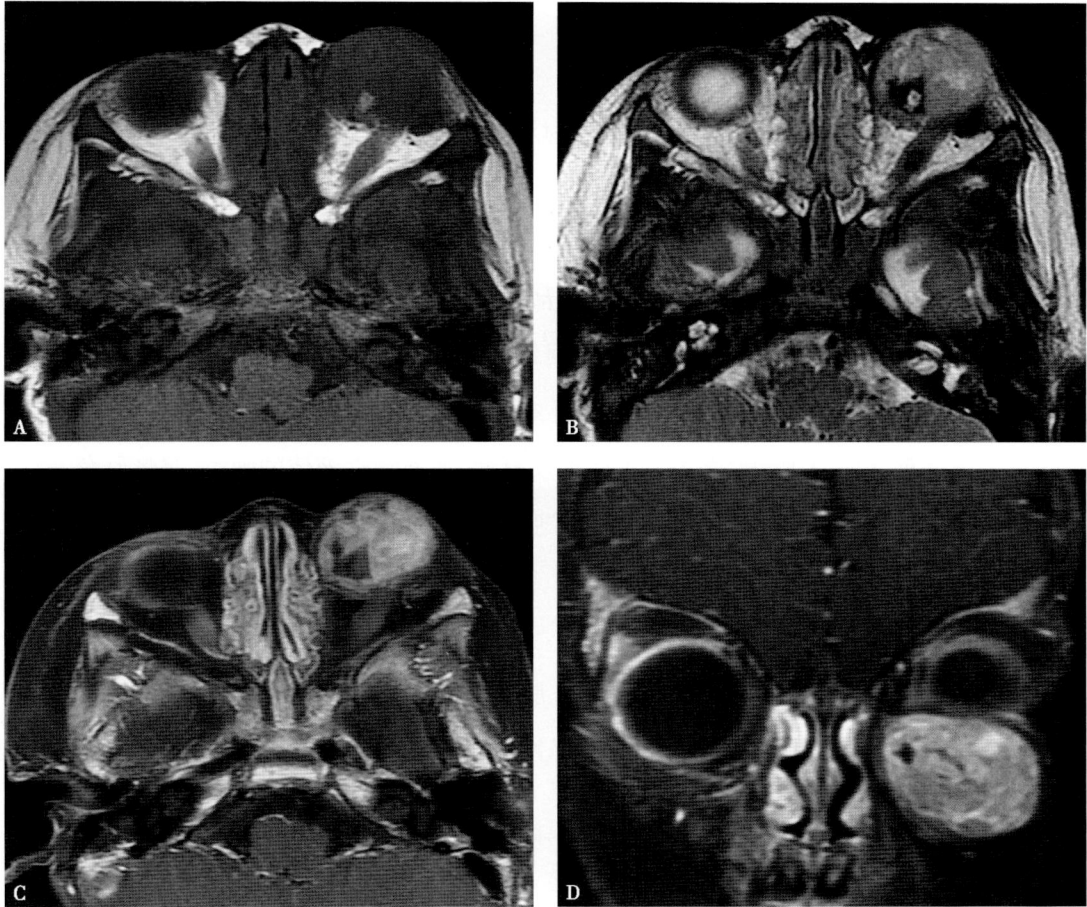

图6-4-3 左侧眼眶下壁尤因肉瘤

A、B. 横断面 T_1WI、T_2WI 显示左侧眼眶下壁区域软组织肿块，呈长 T_1、长 T_2 信号，信号不均匀；C、D. 增强后横断面、冠状面 T_1WI 脂肪抑制图像显示病变呈明显不均匀强化，可见小片状未强化区，累及下睑软组织。

（六）治疗及预后

1. **治疗方案选择** 本病对放射治疗敏感，放疗后可获缓解，可局部控制，但预后差。

2. **预后** 多数学者认为，本病的预后与患者的年龄、性别无密切关系，肿瘤部位是影响预后的一个重要因素。

（七）关键要点

①常见于青少年，男性多见；②眼眶骨壁的骨质破坏伴不均质软组织肿块。

七、纤维性结构不良

骨纤维性结构不良（fibrous dysplasia）是一种病因不明、缓慢进展的自限性良性骨纤维组织疾病，可单骨或多骨受累。眼眶骨纤维性结构不良仅占眼眶肿瘤中的 0.65%。眼眶纤维性结构不良相关内容，请详见第三篇第二章第七节骨纤维结构不良。

八、动脉瘤样骨囊肿

（一）概述

1. **概念** 动脉瘤样骨囊肿（aneurysmal bone cyst）是一种良性肿瘤样病变，常常发生于长骨、椎体、肋骨，发生于眼眶和颅骨者罕见，国内仅见个案报道。

2. **人口统计学特点** 本病好发于儿童或青少年，大多数患者为 10 岁以下儿童，无性别差异。

3. **病因** 其病因不明，有人认为其是血管结构异常或血流动力学障碍所致的继发改变，也有报道其伴有其他骨病变，如骨化性纤维瘤、成软骨细胞瘤、骨巨细胞瘤、骨纤维性结构不良等，患者有时有外伤史。

（二）病理学表现

1. **大体病理学表现** 肉眼观为厚薄不一的骨壁及囊性、含有血性液体的肿块，呈紫红色。

2. **组织学表现** 镜下典型表现为病变由许多扩张的血囊组成，囊壁由纤维结缔组织构成，无内皮细胞衬里，间杂有反映增生的骨样组织及骨小梁。

（三）临床表现

临床表现为眼球突出、移位，眶部可扪及肿块。肿瘤常发生在额骨，使眼球下移，来源于眼眶外侧壁的肿瘤可致颞窝肿胀，来源于眼眶内侧壁者可导致鼻塞症状，而累及蝶骨者可压迫视神经并导致视神经萎缩而使患者失明。

（四）影像学表现

1. **最佳诊断线索** 膨大伴骨质破坏，病灶边界光滑，密度（信号）较高且不均匀，内有骨性分隔需考虑动脉瘤样骨囊肿。

2. **发生部位** 眶壁处较硬肿块。

3. **形态学表现** 形态不规则。

4. **病变数目** 单发多见。

5. **CT 表现** 在眼眶上方可见膨胀性、骨皮质呈现吹气球样的骨质病变区，具有厚薄不一的高密度骨性外壳，边界清晰，内有骨嵴形成的空腔，腔内的软组织呈中、低密度，用软组织窗和骨窗分别显示更加清晰（图 6-4-4）。

6. **MRI 表现** 在 T_1WI 中相当于 CT 骨环处为无信号区，其内为中、低信号区。在 T_2WI 中，无信号骨环更明显且增厚，其内为高信号区，典型病例内可见液 - 液平面或分层（图 6-4-4）。静脉注射 Gd-DTPA 后，病变内分隔明显强化。

7. **影像学检查方法选择** CT 特别是骨窗可以清晰显示病变处骨质的改变，如病灶内的骨嵴，还可以多平面重建，是首选影像学检查方法。MRI 可明确病变发生的部位、范围及肿瘤信号特点，且对病灶内液体分层的显示较为敏感，可帮助进行鉴别诊断。

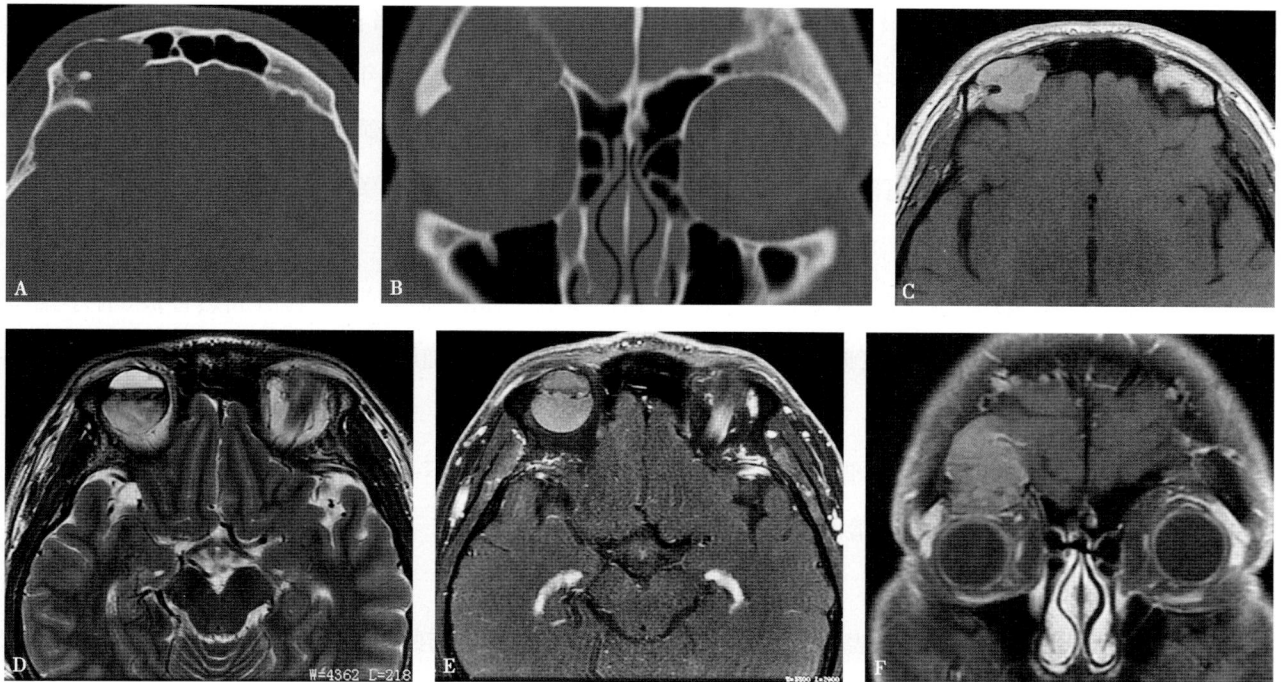

图6-4-4　右侧眼眶上壁动脉瘤样骨囊肿

A、B. 眼眶 CT 平扫横断面及冠状面骨窗显示额骨右侧不规则软组织密度影，骨质受压吸收，边缘可见骨性外壳；C、D. 横断面 T₁WI、T₂WI 显示右侧眼眶上壁区域软组织肿块，呈短 T₁、长 T₂ 信号，信号不均匀，T₂ 图像可见病变内液 - 液平面；E、F. 增强后横断面、冠状面 T₁WI 脂肪抑制图像显示病变内分隔强化。

（五）鉴别诊断

1. 骨囊肿　为单侧囊样病灶，壁清晰、光整，囊液密度（信号）均匀，内没有骨性分隔，增强后无明显强化。

2. 骨血管瘤　40～60 岁发病，肿瘤呈膨胀性生长，边界清晰，典型病变内出现放射状条纹、蜂窝状改变。

3. 成骨细胞瘤　多为 30 岁以下发病，病灶内可见斑点状、大片状钙化。

（六）治疗及预后

1. 治疗方案选择　手术切除。

2. 预后　手术切除不彻底易复发。

（七）关键要点

①患者为青少年；②眼球突出，眶壁处较硬肿块；③肿块密度（信号）较高且不均匀；④肿块内有骨性分隔；⑤增强后明显强化。

九、骨内血管瘤

（一）概述

1. 概念　原发性骨内血管瘤（primary intraosseous hemangioma，pH）在临床上少见，占原发性骨肿瘤的 1%，其中以脊椎骨内血管瘤最为常见，其次为颅骨，累及眼眶诸构成骨者占 5%。

2. 人口统计学特点 发病年龄为 1 个月至 77 岁不等，其中发病高峰年龄为 40～60 岁，女性多于男性，两者之比约为 3：2，眼眶常见受累骨为额骨、颧骨、蝶骨，亦可发生于上颌骨、筛骨、泪骨。

3. 病因 发病原因不明，可能为先天性疾病或与患者过去的外伤史有关。

（二）病理学表现

1. 大体病理学表现 肿物呈灰紫红色，质硬，切面呈蜂窝状。显微镜下：其由成熟骨板、骨小梁组成，间隙内为大小不一的扩张血管腔，管腔内充满红细胞，内衬内皮细胞，管腔环绕有平滑肌及成纤维细胞等。

2. 组织学表现 病变由成熟骨板骨、小梁组成，间隙内为大小不一的扩张血管腔，管腔内充满红细胞，内衬内皮细胞，管腔环绕有平滑肌及成纤维细胞等。

（三）临床表现

眼眶骨内海绵状血管瘤一般表现为逐渐增大的硬性肿块，肿物与眶壁相连，不活动，与皮肤无粘连。根据肿瘤原发部位的不同而出现相应压迫症状，如肿瘤位于眼眶前部，则可以触及肿物，对视力影响较小；如肿瘤位于眼眶后部，则主要表现为眼球突出、眼球向肿物对侧移位、斜视、眼球运动障碍和眼球压迫症状，如视盘水肿、视功能不同程度损害。

（四）影像学表现

1. 最佳诊断线索 眼眶骨内膨胀性肿物，边界清晰，其内可见放射状条纹、蜂窝状改变。

2. 发生部位 眶骨内。

3. 形态学表现 蜂窝状、类圆形。

4. 病变数目 单发多见。

5. CT 表现 CT 薄层扫描中可见局部眶骨呈膨胀性改变，边缘清楚、锐利。病变区骨密度减低，呈蜂巢（皂泡）状改变，其内骨小梁交错，部分骨小梁可呈放射条纹状。有时肿物表现为骨囊样改变，肿物表面呈骨密度，肿物内部则呈相对低密度。

6. MRI 表现 对于眼眶骨内血管瘤 MRI，文献报道少，病变在 T_1WI 中呈低、等信号，在 T_2WI 中呈高信号。

7. 影像学检查方法选择 CT 检查，特别是骨窗薄层检查可以明确病变的发生，为首选影像学检查方法。

（五）鉴别诊断

1. 多发性骨髓瘤和骨转移瘤 常有全身其他部位的病变，且有明显的骨质破坏，可与骨内血管瘤相区别。

2. 嗜酸性肉芽肿 多见于 3～10 岁的儿童，有明显的骨质破坏改变，易与骨内血管瘤鉴别。

3. 单发性骨囊肿 呈中心性膨胀，瘤性骨囊肿呈偏心性扩张。

（六）治疗及预后

1. 治疗方案选择　病变不影响眼眶内容物时可随访观察，有症状时可手术切除。

2. 预后　预后较好。

（七）关键要点

①40～60岁发病，女性多见；②逐渐增大的硬性肿物，与眶壁相连，与皮肤无粘连；③膨胀性骨性肿物；④边界清晰，X线或CT示肿物呈细条状、蜂窝状、放射条纹状或囊状。

（韩晓伊）

参 考 文 献

[1] PATEL KC，KALANTZIS G，EL-HINDY N，et al. Sclerotherapy for orbital lymphangioma-case series and literature review[J]. In Vivo，2017，31（2）：263-266.

[2] LALLY SE. Update on orbital lymphatic malformations[J]. Curr Opin Ophthalmol，2016，27（5）：413-415.

[3] 鲜军舫，史大鹏，陶晓峰，等. 头颈部影像学：眼科卷[M]. 北京：人民卫生出版社，2014：209-211.

[4] 孙国强. 实用儿科放射诊断学[M]. 2版. 北京：人民军医出版社，2011：207-208.

[5] 王振常，鲜军舫，兰宝森，等. 中华影像医学：头颈部卷[M]. 2版. 北京：人民卫生出版社，2011：67-69.

[6] 陆再英，钟南山. 内科学[M]. 7版. 北京：人民卫生出版社，2008：600-613.

[7] 王振常，蒋定尧，鲜军舫，等. 眶颅沟通性病变的CT和MRI研究[J]. 中华放射学杂志，2001，35（5）：351-354.

[8] MAFEE MF，PRUZANSKY S，CORRALES MM，et al. CT in the evaluation of the orbit and the bony interorbital distance[J]. AJNR AmJ Neuroradiol，1986，7（2）：265-269.

[9] DUTTON GN. Congenital disorders of the optic nerve: excavations and hypoplasia[J]. Eye（Lond），2004，18（11）：1038-1048.

[10] O'SULLIVAN PJ，HARRIS AC，MUNK PL. Radiological features of synovial cell sarcoma[J]. Br J Radiol，2008，81（964）：346-356.

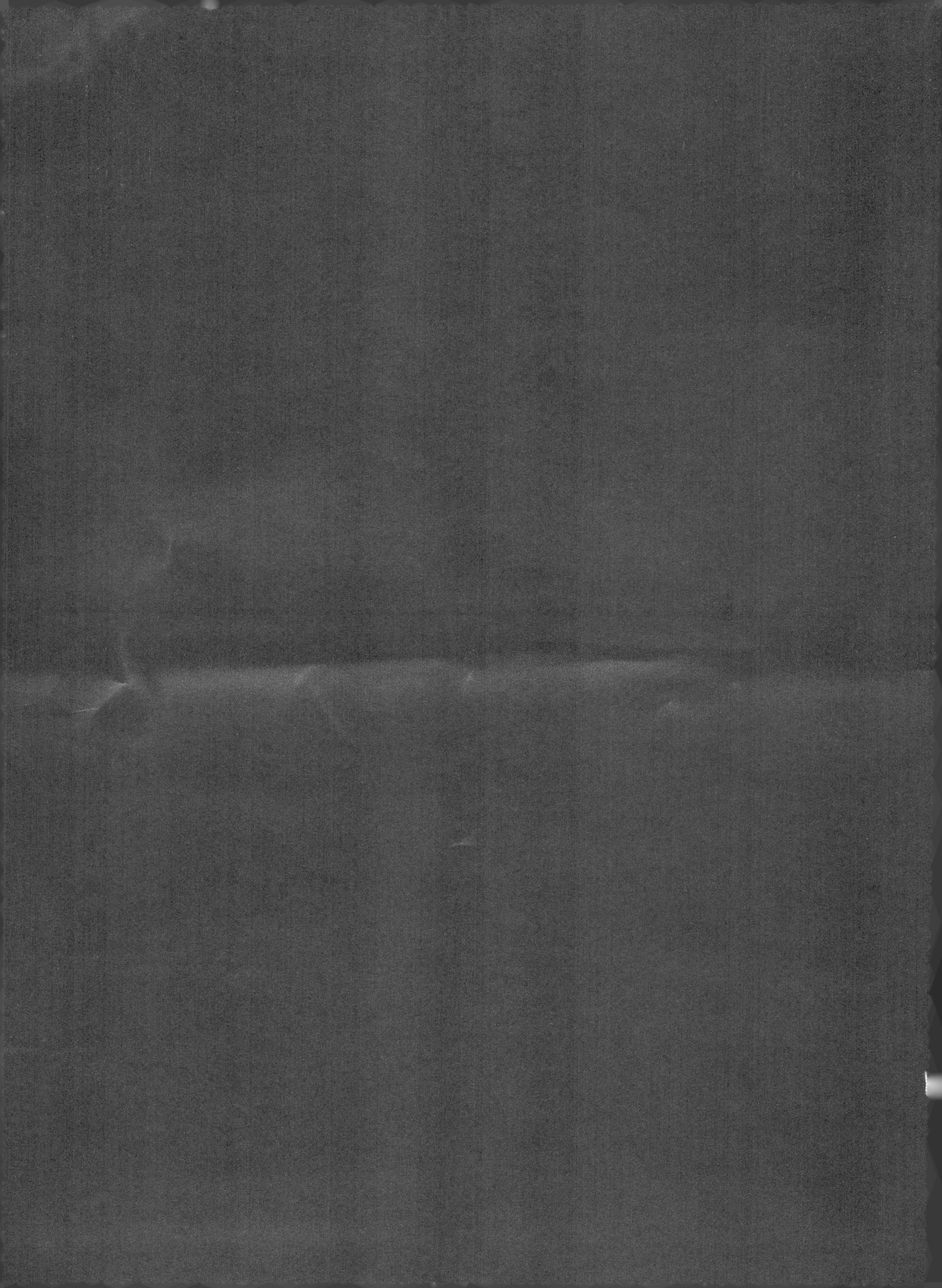